GLOMERULOPATIAS
Patogenia, Clínica e Tratamento

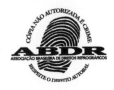

GLOMERULOPATIAS
Patogenia, Clínica e Tratamento

Rui Toledo Barros
Maria Almerinda V. F. Ribeiro Alves
Márcio Dantas
Gianna Mastroianni Kirsztajn
Yvoty Alves dos Santos Sens

Sarvier, 3ª edição, 2012

Projeto gráfico/Capa
CLR Balieiro Editores

Impressão/Acabamento
Gráfica FTD

Direitos Reservados
Nenhuma parte pode ser duplicada ou
reproduzida sem expressa autorização do Editor.

sarvier
Sarvier Editora de Livros Médicos Ltda.
Rua dos Chanés 320 – Indianópolis
CEP 04087-031   Telefax (11) 5093-6966
E-mail: sarvier@sarvier.com.br
São Paulo – Brasil

Site: www.sarvier.com.br

Dados Internacionais de Catalogação na Publicação (CIP)
(Câmara Brasileira do Livro, SP, Brasil)

Glomerulopatias : patogenia, clínica e tratamento /
Rui Toledo Barros...[et al.]. -- 3. ed. -São Paulo :
SARVIER, 2012.

Outros autores: Maria Almerinda V. F. Ribeiro Alves,
Marcio Dantas, Gianna Mastroianni Kirsztajn, Yvoty
Alves dos Santos Sens
Vários colaboradores.
Bibliografia.
ISBN 978-85-7378-230-1

1. Glomerulonefrites 2. Glomérulos renais – Doenças
I. Barros, Rui Toledo. II. Alves, Maria Almerinda R..
III. Dantas, Marcio. IV. Kirsztajn, Gianna Mastroianni.
V. Sens, Yvoty Alves Santos.

12-10361

CDD-616.612
NLM-WJ 353

Índices para catálogo sistemático:

1. Glomerulopatias : Medicina 616.612

GLOMERULOPATIAS
Patogenia, Clínica e Tratamento

Rui Toledo Barros
Maria Almerinda V. F. Ribeiro Alves
Márcio Dantas
Gianna Mastroianni Kirsztajn
Yvoty Alves dos Santos Sens

3ª Edição

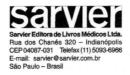

Sarvier Editora de Livros Médicos Ltda.
Rua dos Chanés 320 – Indianópolis
CEP 04087-031   Telefax (11) 5093-6966
E-mail: sarvier@sarvier.com.br
São Paulo – Brasil

COLABORADORES

ALINE LÁZARA RESENDE
Médica Nefrologista. Aluna de Pós-Graduação da Faculdade de Medicina da Universidade de São Paulo.

CILENE CARLOS PINHEIRO
Médica Coordenadora da Unidade de Terapia Intensiva do Hospital e Maternidade Santa Joana e Promatre Paulistana. Médica do Serviço de Clínica Médica do Hospital do Servidor Público Estadual de São Paulo. Médica Intensivista do Hospital Municipal Dr. Carmino Caricchio. Pós-Graduanda do Serviço de Nefrologia da Faculdade de Medicina da Universidade de São Paulo, São Paulo, SP.

CLARICE KAZUE FUJIHARA
Doutora em Fisiologia. Bióloga da Disciplina de Nefrologia do Departamento de Clínica Médica da Faculdade de Medicina da Universidade de São Paulo, São Paulo, SP.

CRISTIANE BITENCOURT DIAS
Doutora em Nefrologia pela FMUSP. Médica Nefrologista do HC-FMUSP. Professora do Curso de Medicina da UNICID.

DENISE MARIA AVANCINI COSTA MALHEIROS
Doutora em Patologia. Docente Coordenadora do Curso de Patologia Renal da FMUSP. Médica Responsável pelo Serviço de Patologia Renal da Divisão de Anatomia Patológica do HC-FMUSP. Médica Pesquisadora do Laboratório de Investigação Médica de Fisiopatologia Renal da FMUSP (LIM 16).

DINO MARTINI FILHO
Mestre em Patologia. Docente do Departamento de Patologia da Faculdade de Ciências Médicas da Santa Casa de Misericórdia de São Paulo, São Paulo, SP.

ELEN ALMEIDA ROMÃO
Professora Doutora. Docente da Divisão de Nefrologia do Departamento de Clínica Médica do Hospital das Clínicas da Faculdade de Medicina de Ribeirão Preto da Universidade de São Paulo, Ribeirão Preto, SP.

ELIZABETH DE FRANCESCO DAHER
Professora Doutora em Nefrologia pela Universidade de São Paulo. Professora Associada da Disciplina de Nefrologia do Departamento de Medicina Clínica

da Faculdade de Medicina da Universidade Federal do Ceará. Chefe do Serviço de Nefrologia do Hospital Universitário Walter Cantídio da UFC, Fortaleza, CE.

GIANNA MASTROIANNI KIRSZTAJN
Professora Adjunta Livre-Docente e Médica Nefrologista da Universidade Federal de São Paulo (UNIFESP). Coordenadora do Setor de Glomerulopatias da UNIFESP-EPM, São Paulo, SP.

GYL EANES BARROS SILVA
Professor Doutor. Docente do Departamento de Patologia, Laboratório de Patologia Renal, da Faculdade de Medicina de Ribeirão Preto da Universidade de São Paulo, Ribeirão Preto, SP.

JOSÉ BUTORI LOPES DE FARIA
Professor Titular da Disciplina de Nefrologia do Departamento de Clínica Médica da Faculdade de Ciências Médicas da UNICAMP, Campinas, SP.

JOSÉ MAURO VIEIRA JÚNIOR
Médico Nefrologista. Doutor em Nefrologia pela Faculdade de Medicina da Universidade de São Paulo, São Paulo, SP.

LECTICIA BARBOSA JORGE
Médica Nefrologista. Médica Assistente do Hospital das Clínicas da Faculdade de Medicina da Universidade de São Paulo, São Paulo.

LEONARDO DE ABREU TESTAGROSSA
Doutor em Ciências pela Faculdade de Medicina da Universidade de São Paulo. Médico Patologista da Divisão de Patologia do Hospital das Clínicas da FMUSP. Especialista em Anatomia Patológica pela Sociedade Brasileira de Patologia.

LUCILA MARIA VALENTE
Doutora em Nefrologia pela Escola Paulista de Medicina, UNIFESP. Coordenadora do Serviço e da Residência Médica em Nefrologia do Hospital das Clínicas da Universidade Federal de Pernambuco, Recife, PE.

LUIZ ANTÔNIO RIBEIRO DE MOURA
Professor Adjunto-Doutor, UNIFESP/EPM. Responsável pelo Setor de Patologia Renal do Hospital do Rim e Hipertensão, Fundação Oswaldo Ramos – UNIFESP/EPM.

MARCELLO F. FRANCO
Professor Titular do Departamento de Patologia da Universidade Federal de São Paulo.

MÁRCIO DANTAS
Professor Associado da Divisão de Nefrologia do Departamento de Clínica Médica da Faculdade de Medicina de Ribeirão Preto da Universidade de São Paulo, Ribeirão Preto, SP.

MARIA ALMERINDA V. F. RIBEIRO ALVES
Doutora em Medicina. Docente da Disciplina de Nefrologia do Departamento de Clínica Médica da Faculdade de Ciências Médicas da UNICAMP, Campinas, SP.

MARIA FERNANDA CORDEIRO DE CARVALHO
Doutora em Nefrologia. Docente da Disciplina de Nefrologia do Departamento de Clínica Médica da Faculdade de Medicina de Botucatu, UNESP, Botucatu, SP.

MARIA HELENA VAISBICH
Doutora em Medicina (Nefrologia) pela Escola Paulista de Medicina, UNIFESP. Médica Assistente da Unidade de Nefrologia do Instituto da Criança do Hospital das Clínicas da Faculdade de Medicina da Universidade de São Paulo, São Paulo, SP.

MARILDA MAZZALI
Doutora em Clínica Médica. Docente da Disciplina de Nefrologia do Departamento de Clínica Médica da Faculdade de Ciências Médicas da UNICAMP, Campinas, SP.

MARÍLIA BAHIENSE-OLIVEIRA
Doutora em Nefrologia. Docente da Disciplina de Clínica Integrada da Escola Bahiana de Medicina e Saúde Pública. Coordenadora do Serviço de Nefrologia do Hospital Ana Nery, UFBA, Salvador, BA.

MIGUEL MOYSÉS NETO
Doutor em Clínica Médica (Nefrologia). Médico Nefrologista da Divisão de Nefrologia do Departamento de Clínica Médica e Coordenador do Serviço de Transplante Renal do Hospital das Clínicas da Faculdade de Medicina de Ribeirão Preto da Universidade de São Paulo, Ribeirão Preto, SP.

OSVALDO MEREGE VIEIRA NETO
Doutor em Clínica Médica (Nefrologia). Médico Nefrologista e Coordenador da Enfermaria da Divisão de Nefrologia do Departamento de Clínica Médica do Hospital das Clínicas da Faculdade de Medicina de Ribeirão Preto da Universidade de São Paulo, Ribeirão Preto, SP. Docente de Nefrologia da UNIARA, Araraquara, SP.

PATRICIA MALAFRONTE
Doutora em Nefrologia pela Faculdade de Medicina da Universidade de São Paulo, São Paulo, SP.

PEDRO JABUR
Professor Titular. Docente da Disciplina de Nefrologia do Departamento de Clínica Médica da Faculdade de Ciências Médicas da Santa Casa de Misericórdia de São Paulo, São Paulo, SP.

RENATO COSTA MONTEIRO
Professor Titular de Imunologia do Hospital Bichat, Universidade Paris Diderot, Paris, França. Diretor da Unidade de Pesquisa em Nefrologia do Instituto Nacional de Saúde e Pesquisa Médica da França (INSERM, U699).

ROBERTO SILVA COSTA
Professor Titular. Docente do Departamento de Patologia, Laboratório de Patologia Renal, da Faculdade de Medicina de Ribeirão Preto da Universidade de São Paulo, Ribeirão Preto, SP.

ROBERTO ZATZ
Professor Titular. Docente da Disciplina de Nefrologia do Departamento de Clínica Médica da Faculdade de Medicina da Universidade de São Paulo, São Paulo, SP.

RODRIGO HAGEMANN
Médico Nefrologista do Hospital Estadual Bauru. Pós-Graduando do Departamento de Clínica Médica da Faculdade de Medicina de Botucatu – UNESP.

ROSA MARLENE VIERO
Doutora em Patologia. Docente do Departamento de Patologia da Faculdade de Medicina de Botucatu, UNESP, Botucatu, SP.

RUI TOLEDO BARROS
Doutor em Nefrologia. Docente da Disciplina de Nefrologia do Departamento de Clínica Médica da Faculdade de Medicina da Universidade de São Paulo, São Paulo, SP. Chefe do Grupo de Nefrologia Clínica do Serviço de Nefrologia do HCFMUSP, São Paulo, SP.

SILVIA TITAN
Doutora em Nefrologia. Médica Assistente da Divisão de Nefrologia do Hospital das Clínicas da Faculdade de Medicina da Universidade de São Paulo, São Paulo, SP.

VANESSA SANTOS SILVA
Professora Doutora em Fisiopatologia em Clínica Médica na Área de Nefrologia. Médica Nefrologista do Hospital das Clínicas da Faculdade de Medicina de Botucatu, UNESP, Botucatu, SP.

VICENTE DE PAULO CASTRO TEIXEIRA
Doutor em Medicina. Pesquisador Associado da Disciplina de Nefrologia do Departamento de Medicina Clínica da Escola Paulista de Medicina, UNIFESP, São Paulo, SP.

VICTOR HAMAMOTO SATO
Médico Nefrologista. Médico Preceptor da Nefrologia do Hospital das Clínicas da Universidade de São Paulo. Médico Assistente do Centro de Nefrologia e Diálise da Hospital Sírio Libanês.

VIKTORIA WORONIK
Doutora em Nefrologia. Docente da Disciplina de Nefrologia do Departamento de Clínica Médica da Faculdade de Medicina da Universidade de São Paulo, São Paulo, SP.

VINICIUS SARDÃO COLARES
Doutor em Nefrologia pela Universidade de São Paulo. Médico Assistente da Santa Casa de Misericórdia de Juiz de Fora, Juiz de Fora, MG.

YVOTY ALVES DOS SANTOS SENS
Professora Doutora em Nefrologia. Docente da Disciplina de Nefrologia do Departamento de Clínica Médica da Faculdade de Ciências Médicas da Santa Casa de Misericórdia de São Paulo, São Paulo, SP.

APRESENTAÇÃO

As edições anteriores do livro "Glomerulopatias: Patogenia, Clínica e Tratamento", lançadas em 1999 e 2006, tiveram suas tiragens esgotadas. Diante dos notáveis avanços nesta área da Nefrologia e da contínua procura por novos exemplares, consideramos oportuna a preparação da 3ª edição, na qual os capítulos presentes na edição anterior foram revisados e atualizados e novos capítulos foram incorporados.

Entre os novos capítulos, uma descrição mais detalhada dos conhecimentos genéticos atuais pode ser encontrada no capítulo "Aspectos Celulares e Moleculares do Glomérulo", no qual se discutem a importância e o impacto do grande avanço verificado nos últimos anos com a identificação das proteínas podocitárias e suas relações com a permeabilidade glomerular às proteínas. O também novo capítulo "Estratégias nas Glomerulopatias Proteinúricas" discute, de modo crítico, os resultados dos estudos clínicos mais relevantes sobre este tema e apresenta propostas de intervenção baseadas em evidências. Para apresentar o importante envolvimento renal secundário à etiologia infecciosa, foi elaborado o capítulo "Glomerulonefrites Associadas às Doenças Virais", com o merecido destaque para os vírus B e C das hepatites e para o vírus da imunodeficiência adquirida (HIV).

Agradecemos aos Autores de cada capítulo que muito se empenharam para que este livro se torne uma fonte de informação didática e abrangente nesse tema complexo das doenças glomerulares. Agradecemos também todo o apoio da Sarvier Editora de Livros Médicos Ltda, em particular à sua equipe de revisores, tornando possível esta 3ª edição com eficiência e rapidez.

Finalmente, esperamos que este livro auxilie os médicos e pesquisadores interessados no estudo e na abordagem clínica dos pacientes com glomerulopatias.

RUI TOLEDO BARROS
MARIA ALMERINDA V. F. RIBEIRO ALVES
MÁRCIO DANTAS
GIANNA MASTROIANNI KIRSZTAJN
YVOTY ALVES DOS SANTOS SENS

PREFÁCIO DA 1ª EDIÇÃO

Este é o primeiro livro brasileiro inteiramente dedicado a sistematizar, sintetizar e transmitir o conhecimento acumulado sobre glomerulopatias, com ênfase nos aspectos de aplicação clínica.

Mesmo na literatura nefrológica internacional, são raros os livros dedicados exclusivamente ao tema das glomerulonefrites, salientando-se entre estes o de Thomas Addis, "Glomerulonephritis" (1950), o de Priscilla Kincaid-Smith, T.H. Mathew e E. Lowell Becker, intitulado "Glomerulonephritis, Morphology, Natural History and Treatment" (1973), e o de Eric G. Neilson e William G. Couser "Immunological Renal Diseases" (1997), que conseguiram, a seu tempo, desempenhar o papel a que este livro se propõe, isto é, fornecer aos clínicos e aos nefrologistas uma visão atualizada das glomerulonefrites que sirva de embasamento para as decisões clínicas e referencial para os que se dedicam à investigação.

Precedendo os capítulos que abordam cada um dos tipos de glomerulonefrites, é enfocada a propedêutica clínica e anátomo-patológica, bem como é analisada a fisiopatologia das síndromes que comumente revelam a presença de lesão glomerular.

Além das glomerulonefrites e diferentemente dos livros acima citados, este aborda glomerulopatias produzidas por mecanismos não-imunológicos de lesão, tais como as nefrites de determinação genética e a nefropatia diabética. Tendo-se em vista que essa nefropatia é a principal causa de insuficiência renal crônica e que as nefrites hereditárias, devido à sua relativa raridade, trazem dificuldades para os clínicos que com ela se deparam, compreende-se a oportunidade e a importância da inclusão desses capítulos.

Os capítulos que encerram este livro são o seu complemento natural; ao abordarem as glomerulopatias dos transplantes e os mecanismos de progressão das glomerulopatias, enfocam áreas em que, nos últimos anos, acumularam-se muitos conhecimentos. Assinale-se que as informações científicas sobre os mecanismos de progressão das glomerulonefrites já influenciam e tudo indica que deverão, no futuro, influenciar muito mais as condutas diante das glomerulopatias.

A formação científica e a experiência dos editores e dos autores deste livro são a garantia de sua utilidade para todos os nefrologistas.

DINÁH BORGES DE ALMEIDA
Professora Emérita da Faculdade
de Medicina de Botucatu – UNESP

PREFÁCIO DA 2ª EDIÇÃO

DINÁH BORGES DE ALMEIDA redigiu o Prefácio da 1ª Edição (1999) do livro "Glomerulopatias". Transcrito nesta segunda Edição, aquele primeiro prefácio ressalta os méritos de "Glomerulopatias" que o faziam diferente e melhor que outros textos publicados na literatura estrangeira. Em 1999, ainda estava entre nós Vítor Soares, um expoente na área das doenças glomerulares e, por isso, um membro destacado na editoria do livro.

Seis anos se passaram entre a primeira e a presente edição. Na atualidade, esse tempo é por demais longo, e propicia um enorme acúmulo de conhecimentos novos. Tal acúmulo requereu dos autores e editores embasamento científico, vivências clínicas e cultura médica geral para decidirem, entre as novidades, aquelas que, já consolidadas, deveriam ser integradas ao texto para torná-lo mais atualizado e permitir ilações para o futuro. O livro contém um capítulo novo sobre epidemiologia das glomerulopatias. A epidemiologia tornou-se primordial para direcionar a investigação clínica e a pesquisa básica.

É sempre oportuno salientar a nossa crescente capacitação para publicar textos médicos em português, alguns traduzidos para outras línguas. Há poucos decênios eram as apostilas derivadas de aulas. Hoje, possuímos massa crítica de cérebros e de experiências próprias para publicar, desde tratados abrangendo extensas áreas da medicina até livros restritos a segmentos especializados do conhecimento médico. Os tratados ensinam um pouco de tudo para muitos e os textos especializados ensinam quase tudo para poucos, porém em maior profundidade.

"GLOMERULOPATIAS" é um livro de consulta para estudantes e médicos em geral. É uma leitura obrigatória para nefrologistas.

MARCELLO MARCONDES MACHADO
Professor Emérito
Faculdade de Medicina, USP

PREFÁCIO DA 3ª EDIÇÃO

Como é habitualmente observado, publicações na forma de Livros Técnicos Especializados, em especial na área médica, têm sua tiragem inicial entre 2.000 e 3.000 exemplares. Quando o estoque na Editora fica bastante reduzido, é solicitado aos Organizadores/Editores que autorizem nova reimpressão ou então que preparem nova edição, atualizada e, quando necessário, com novos capítulos.

No GLOMERULOPATIAS, tema bastante específico, que atinge uma gama de leitores relativamente restrita, é pouco frequente que novas ou sucessivas edições sejam submetidas. Assim sendo, esta 3ª edição do Glomerulopatias foge à regra. É fácil o "diagnóstico": Sucesso Editorial!

O sucesso editorial em nossa área advém da mescla de qualificação do produto com a vontade dos Organizadores/Editores em fornecer para a comunidade, no caso, a nefrológica, uma obra revisada, atualizada e de importância, já que o tema é árido, muitas vezes controverso e com avanço significativo de novas informações que levam a mudanças na prática profissional.

Este é o exemplo desta 3ª edição, revisada e atualizada, mostrando a capacidade dos responsáveis, os Professores Doutores, todos especialistas estabelecidos na Nefrologia (**Rui Toledo Barros, Maria Almerinda V. F. Ribeiro Alves, Márcio Dantas, Gianna Mastroianni Kirsztajn e Yvoty Alves dos Santos Sens**) em oferecer um livro de qualidade para nossa comunidade nefrológica.

Escassas são as obras de Autores nacionais, com experiência própria, que podem ser difundidas. Muitas das obras disponíveis decorrem do fruto de experiências profissionais que, apesar da importância, não refletem o conhecimento ou mesmo a realidade da nossa comunidade. Assim, a importância de um livro em que os autores, além da experiência comprovada, pertencem ao local onde seus conhecimentos serão aplicados, dadas as peculiaridades em vários aspectos das doenças, no caso, as glomerulopatias, passa a ser de significativa importância.

Nesta 3ª edição, o livro está organizado em 5 Seções com 30 Capítulos. Iniciam com a seção I, Introdução, oferecendo aspectos históricos das glomerulopatias. Em seguida, Aspectos histológicos, celulares e moleculares do glomérulo. Os modelos animais que fornecem excelentes alternativas para o estudo fisiopatológico são apresentados, fornecendo informações e bibliografias aos interessados em potenciais pesquisas nesta área. Ainda nesta Seção, descrevem as Classificações atualizadas, dados recentes de Epidemiologia e abordam a Síndrome nefrótica em seus múltiplos aspectos:

fisiopatológicos, complicações e tratamento. É abordado o importante instrumento diagnóstico, a biópsia renal, bem como os mecanismos de progressão dessas doenças e estratégias nas proteinúrias, um verdadeiro pesadelo para o nefrologista.

Na Seção II descrevem as diferentes glomerulopatias, seguindo a classificação clássica, mas introduzindo os mais recentes conhecimentos e farto material bibliográfico. As lesões mínimas, a GESF, as membranosas e membranoproliferativas, as por IgA, as crescênticas e por depósito que são minuciosamente descritas e atualizadas. A seguir, nas Seções III e IV, são apresentadas as importantes e frequentes glomerulopatias associadas às doenças sistêmicas. Esta seria uma coletânea de capítulos de interesse não só para o nefrologista, mas também para o médico clínico geral e de outras especialidades. A nefrite lúpica, as vasculites, as associadas às paraproteínas e a importante nefropatia diabética. Esta última de impacto epidemiológico, sendo, em termos mundiais, a primeira causa responsável entre os pacientes em diálise. As glomerulopatias de muito interesse ao nosso meio são revisadas e atualizadas, associadas a doenças infecciosas e parasitárias, como as secundárias a infecções bacterianas, virais e parasitárias.

Finalizam esta obra descrevendo as glomerulopatias em situações especiais, como as associadas a causas hereditárias, a síndrome hemolítico-urêmica, comum em nosso continente, mas que recentemente provocou um surto importante na Europa, aquelas associadas à gestação que tanto provocam ansiedade e preocupação aos pacientes, familiares e inclusive ao médico atendente. Não poderiam faltar capítulos voltados às glomerulopatias pós-transplante, dado o crescente aumento deste procedimento, bem como àquelas que acometem os indivíduos idosos, de progressiva observação, dado o caráter de envelhecimento da população mundial, incluindo a brasileira.

Dessa maneira, é um deleite dispor de uma obra deste porte, atualizada e com características científicas de elevado nível. Sem dúvida, repercute o substancial aumento do nível científico que temos observado nestes últimos anos, fruto de um esforço hercúleo, pelas dificuldades inerentes de um País que ainda deixa a desejar no seu investimento em ciências e na educação em geral.

Os Organizadores/Editores e Autores estão de parabéns pelo seu desprendimento ao se debruçarem nesta árdua tarefa, que é transmitir conhecimento atualizado de forma didática, como observado neste Livro.

É claro também que a Editora que promove esta obra deve ser homenageada pela sua abnegação em trabalhar em um mercado onde a lucratividade é duvidosa.

NESTOR SCHOR
Professor Titular de Medicina/Nefrologia da Escola Paulista de Medicina/UNIFESP
Membro Titular da Academia Brasileira de Ciências
Membro Titular da Academia Nacional de Medicina
Ex-Presidente da Sociedade Brasileira de Nefrologia
Ex-Presidente da Sociedade Brasileira de Investigação Clínica

CONTEÚDO

SEÇÃO I – INTRODUÇÃO

1. A História das Glomerulopatias 3
   Marilda Mazzali
2. Um Pouco De Histologia: Anatomia Microscópica Do Corpúsculo Renal 26
   Luiz Antônio Ribeiro de Moura
3. Aspectos Celulares e Moleculares do Glomérulo 36
   Vicente de Paulo Castro Teixeira
4. Modelos Animais Utilizados no Estudo das Glomerulopatias 58
   Márcio Dantas, Gyl Eanes Barros Silva e Elen Almeida Romão
5. Classificação das Síndromes Glomerulares 83
   Viktoria Woronik e Vicente de Paulo Castro Teixeira
6. Epidemiologia das Glomerulopatias 91
   *Marília Bahiense-Oliveira, Patricia Malafronte e
   Gianna Mastroianni Kirsztajn*
7. Propedêutica das Glomerulopatias 103
   Maria Almerinda V. F. Ribeiro Alves
8. Síndrome Nefrótica: Fisiopatologia, Complicações e Tratamento 123
   Cristiane Bitencourt Dias e Viktoria Woronik
9. Biópsia Renal 143
   Lecticia Barbosa Jorge e Victor Hamamoto Sato
10. Mecanismos de Progressão das Glomerulopatias 153
    Roberto Zatz e Clarice Kazue Fujihara
11. Estratégias nas Glomerulopatias Proteinúricas: Tratamento Conservador 169
    Silvia Titan

SEÇÃO II – GLOMERULOPATIAS PRIMÁRIAS

12. Glomerulopatia de Lesões Mínimas 181
    Márcio Dantas, Roberto Silva Costa e Maria Helena Vaisbich

13. Glomerulosclerose Segmentar e Focal 218
    Aline Lázara Resende e Leonardo de Abreu Testagrossa
14. Nefropatia Membranosa 233
    Vanessa Santos Silva, Rodrigo Hagemann e Rosa Marlene Viero
15. Glomerulonefrite Membranoproliferativa 277
    Gianna Mastroianni Kirsztajn
16. Nefropatia por IgA e Púrpura de Henoch-Schönlein 295
    Viktoria Woronik, Denise Maria Avancini Costa Malheiros e Renato Costa Monteiro
17. Glomerulonefrites Crescênticas 319
    Maria Almerinda V. F. Ribeiro Alves
18. Glomerulopatias por Depósitos Fibrilares Não Amiloides 337
    Gianna Mastroianni Kirsztajn e Marcello F. Franco

SEÇÃO III – GLOMERULOPATIAS ASSOCIADAS ÀS DOENÇAS SISTÊMICAS

19. Nefrite Lúpica 355
    Vinicius Sardão Colares e Rui Toledo Barros
20. Vasculites de Pequenos Vasos 372
    Maria Almerinda V. F. Ribeiro Alves
21. Glomerulopatias Associadas às Paraproteinemias 391
    Yvoty Alves dos Santos Sens e Dino Martini Filho
22. Nefropatia Diabética 407
    José Butori Lopes de Faria

SEÇÃO IV – GLOMERULOPATIAS SECUNDÁRIAS ÀS DOENÇAS INFECCIOSAS E PARASITÁRIAS

23. Glomerulonefrites Secundárias às Infecções Bacterianas 449
    José Mauro Vieira Junior e Rui Toledo Barros
24. Glomerulonefrites Associadas às Doenças Virais 470
    Osvaldo Merege Vieira Filho
25. Glomerulonefrites Associadas às Doenças Parasitárias 481
    Lucila Maria Valente, Elizabeth De Francesco Daher e Gianna Mastroianni Kirsztajn

SEÇÃO V – GLOMERULOPATIAS EM SITUAÇÕES ESPECIAIS

26. Glomerulopatias Hereditárias 519
    Maria Almerinda V. F. Ribeiro Alves
27. Síndrome Hemolítico-Urêmica 540
    Yvoty Alves dos Santos Sens, Dino Martini Filho e Pedro Jabur

28. Glomerulopatias e Gestação 562
    Cilene Carlos Pinheiro, Viktoria Woronik
29. Glomerulopatias Após o Transplante Renal 581
    Maria Fernanda Cordeiro de Carvalho e Marilda Mazzali
30. Glomerulopatias nos Idosos.. 604
    Miguel Moysés Neto, Osvaldo Merege Vieira Neto e Márcio Dantas

ÍNDICE REMISSIVO 627

SEÇÃO I

INTRODUÇÃO

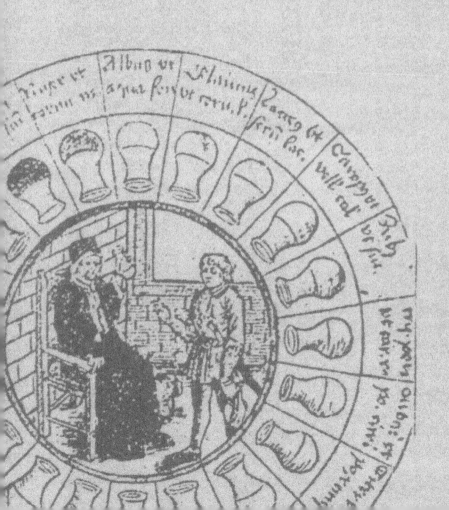

1

A HISTÓRIA DAS GLOMERULOPATIAS

Marilda Mazzali

MEDICINA ANTIGA

Hipócrates (460-370 a.C.) e a Escola Médica de Kos forneceram elementos para o diagnóstico de vários processos patológicos, com a descrição de sinais, sintomas e implicações prognósticas. A Medicina Hipocrática traça as raízes da Nefrologia Clínica, e Hipócrates pode ser considerado também o "Pai da Nefrologia". De acordo com ele, nenhum outro sistema orgânico permitia tantas informações diagnósticas como o sistema urinário e os rins. Em seus escritos há diversas referências à formação dos cálculos renais e também a necessidade de diferenciação das infecções urinárias de origem alta e baixa. Vários de seus aforismos sugerem insuficiência renal: "urina incolor é ruim" (Aforismo IV, 72), glomerulonefrites: "bolhas na superfície da urina indicam doenças dos rins e sofrimento prolongado" (Aforismo VII, 34) e o mau prognóstico dessas doenças: "doenças dos rins e da bexiga são de difícil cura em idosos" (Aforismo VI, 6). O que torna essas observações mais interessantes é a ausência do conhecimento da anatomia e da fisiologia renais nessa época.

Existem várias controvérsias sobre a origem e o mecanismo da formação da urina. Na Medicina Hipocrática, a bexiga era considerada a fonte da formação da urina, e a participação dos rins nesse processo era discutível. Já Aristóteles (384-322 a.C.), observando a ausência de rins em aves e peixes, deduziu que esses órgãos não eram essenciais para a vida. Entretanto, em estudos posteriores, passou a considerar o rim o adjuvante na formação da urina. Segundo Aristóteles, os rins teriam duas funções principais: ancorar os vasos sanguíneos e separar o excedente de líquido do sangue, modificando-o para que a bexiga formasse a urina. Galeno (131-201 d.C.), por sua vez, considerava que o rim formava a urina a partir de um processo de "coagem". Os galenistas acreditavam que o rim possuía duas cavidades, superior e inferior, separadas por uma membrana com poros minúsculos, invisíveis a olho nu, denominados *colatorium*. O sangue chegava a essa porção superior e, através do *colatorium*, passavam apenas as substâncias lesivas, formando a urina. Ainda no século II, Aretaeus de Capadócia desenvolveu várias teorias sobre a formação da urina, criando uma ponte entre a escola Hipocrática e a de Galeno. Aretaeus também descreveu detalhadamente a litíase e a cólica renais, a litíase vesical e as glomerulonefrites, caracterizadas por "urina contendo sangue, periodicamente, em indivíduos pálidos, sem apetite, com olhar lento e edemaciado, alguns deles afetados por melancolia e paralisia". Descreveu também as infecções urinárias, a gota e o diabetes, sugerindo alguns tratamentos com ervas.

Entretanto, apesar do pouco conhecimento sobre o rim na Medicina Antiga, muito foi escrito sobre a urina. Civilizações tão antigas, como os Babilônios (século IV a.C.), já descreviam alterações de cor e a presença de cilindros como "vermes", e de albumina como "enovelados de linha", na urina. Nos escritos sânscritos há referência acerca de 20 diferentes formas da doença, cada uma com sua respectiva alteração urinária característica, todas associadas a desequilíbrio entre os quatro humores: sangue, fleuma, bile negra (cólera) e bile amarela (melancolia).

Segundo Hipócrates, a análise da urina, do pulso e da temperatura eram três sinais a considerar em indivíduos doentes. Entretanto, nem ele nem Galeno atribuíram grande importância semiológica à análise da urina, nem associaram suas alterações com doenças que não aquelas primárias do trato urinário.

A análise das características do pulso e da urina marcou o desenvolvimento da Medicina baseada em evidências semiológicas, estabelecendo o limite entre o científico e o irracional. Existe uma lacuna entre Galeno (século II d.C.) e Theophilus (século VII ou século IX d.C.), coincidente com a queda do Império Romano e o início da Idade Média. Nesse período, alguns autores apenas resumiram os trabalhos de Galeno e de Hipócrates, mas sem novas sugestões.

IMPÉRIO BIZANTINO E IDADE MÉDIA

A uroscopia e as primeiras ilustrações anatômicas

Durante o Império Bizantino (330 a 1453 d.C.), quando a realização de necropsia era livre, houve um grande avanço na descrição de várias doenças, incluindo as do trato respiratório, as anemias, as doenças reumáticas e psiquiátricas, entre outras. Nesse período também surgiram vários elementos para o desenvolvimento da Nefrologia, incluindo as descrições de insuficiência renal aguda e crônica, nefrites agudas e crônicas, pielonefrites, doenças necróticas e úlceras renais. Acreditava-se também que o diabetes era uma afecção dos rins.

A macroscopia renal, de forma mais detalhada, foi investigada por Oribasius (325-403 d.C.), que descreveu capilares de difícil visualização, ou "corpos renais", através dos quais o rim absorveria a urina. No estudo das causas de insuficiência renal, Aetius Amidanus (502-575 d.C.) descreve a inflamação renal, tumores, lesões externas do parênquima e as intoxicações. Também sugere que "o aumento do volume e da concentração da urina estão associados à recuperação", propondo a utilização de diuréticos, tais como salsa e canela, para auxiliar a recuperação desses pacientes.

A observação e o estudo da urina com finalidades diagnóstica e prognóstica podem ser considerados o principal marco científico do período Bizantino. Durante os séculos VI e VII d.C., tratados de uroscopia foram escritos por Theophillus, Magnus e Stephanus Atheniensis.

Theophillus, no século VII, passa a defender a análise da urina como método diagnóstico, tão importante quanto a análise do pulso, sendo que, em alguns casos, considerava as alterações urinárias como patognomônicas de algumas doenças. Para isso, utilizava a teoria da formação da urina como *percolatium* dos humores, definição utilizada pela primeira vez no século II, por Aretaeus de Capadócia. Theophilus, em seu tratado *De Urinis*, divide a análise de urina em três partes: a) o que é urina, b) o local de sua origem e de sua separação e c) os seus diferentes aspectos, iniciando a discussão com observação sobre os humores. Nesta teoria do *percolatium*, a urina seria formada a partir do sangue que, originariamente denso, seria diluído no fígado e, através da veia cava, chegaria ao dorso, onde seria transformado em urina, um líquido claro, com sedimento regular e liso, tão balanceado quanto o sangue.

Alguns séculos depois, em 1250, Magistrado Maurus, da Escola de Salerno, publica o livro *Regulae Urinarum*, sugerindo que a urina era o resultado de três digestões consecutivas dos líquidos corporais, com separação da parte pura da impura pelo organismo. A primeira parte dessa digestão ocorreria no trato digestório, onde a parte pura dos líquidos seria separada, entraria na veia mesentérica e então seguiria pela veia porta, chegando ao fígado, onde ocorreria a segunda digestão, gerando os quatro humores: sangue, fleuma, cólera e melancolia. O sangue corresponderia à parte pura, que chegava ao fígado pelo trato gastrintestinal, enquanto os outros três humores seriam as impurezas. Após esta separação, restava um sobrenadante com as impurezas inespecíficas, ou urina. Os humores gerados no fígado eram armazenados em órgãos específicos: a cólera na vesícula biliar; a fleuma nos pulmões, o cérebro e articulações e a melancolia no baço. O sangue, juntamente com a urina, seguiria para a veia cava inferior e daí para os rins, onde seria filtrado através de poros inespecíficos, os *uritides pori*. Após deixar os rins, o sangue seguiria para os tecidos periféricos, sítios da terceira digestão, quando então deixaria as veias através de poros, seria purificado e passaria a fazer parte destes tecidos. Assim, a doença manifestar-se-ia pelo aumento de um dos humores, transportado de volta ao fígado e incorporado à mistura sangue/urina. Assim, a qualidade e as características da urina dependeriam do humor em excesso. Como cada um desses humores apresentava características específicas de temperatura e umidade, a avaliação da urina em recipientes específicos, as *mátulas*, indicaria qual humor em excesso e, consequentemente, qual a doença.

A uroscopia preconizava a análise da urina baseada na cor, na concentração e no sedimento, de tal forma que cabia ao médico a identificação e a localização do humor em excesso para o diagnóstico adequado da doença. As mátulas eram recipientes especiais, subdivididas em quatro porções: turvação na porção superior correspondia a doenças da cabeça; turvação na segunda porção, ao acometimento de coração e pulmões; da terceira porção à doença de orgãos internos e, turvação da quarta porção, ou base, às doenças dos órgãos genitais e bexiga. Assim, de acordo com o nível da urina onde o sedimento se depositasse e das características desse sedimento (humores), haveria um diagnóstico diferente.

RENASCIMENTO

O desenvolvimento da anatomia renal, a descrição das estruturas microscópicas e as primeiras correlações anatomoclínicas

O Renascimento foi um período de grandes mudanças, não apenas com a redescoberta das civilizações grega e romana, mas também pela revitalização do espírito científico, em que se destacaram Leonardo da Vinci, Galileu, Vesalius, entre outros.

A grande contribuição de Vesalius (1514-1564) foi na anatomia, em que reavaliou vários conceitos anteriores. Até o final da Idade Média, aceitava-se a teoria da formação da urina de Galeno (século II d.C.), ou a teoria do *colatorium*. Vesalius, dissecando rins de cães, refutou a ideia de Galeno, de duas cavidades separadas por uma membrana. Em seu livro, *De Humanis Corporis Fabrica*, introduz o conceito de que o sangue arterial e venoso, chegando ao rim, seria filtrado pelo próprio parênquima renal, por características inatas desse tecido e que o filtrado produzido chegaria à cavidade renal (pelve), deixando o rim através das vias urinárias.

Outro anatomista que se interessou pelo estudo do rim foi Bartolomeu Eustachio (1524-1574), cujos desenhos indicavam a existência dos túbulos renais, além da descrição das adrenais, das lobulações renais e do rim pélvico. Suas ilustrações sugerem claramente a vasculatura infrarrenal, o sistema calicinal e sua relação com a papila renal e os ductos coletores, que serviriam para mover a urina do rim para a pelve renal. Entretanto, seus desenhos ficaram esquecidos até o século XVIII, quando Lancisi os publicou em 1714.

Novas teorias sobre a formação da urina surgiram nessa época. Giovani Alfonso Borelli (1608-1679), reeditando a teoria da peneira de Galeno e a descrição de Vesalius, propôs que a urina era separada mecanicamente do sangue por um estreitamento progressivo dos vasos: "há dois tipos de espaços, como uma peneira: o venoso, que absorve as partículas do sangue, por causa da sua configuração, mas não a água. Há vasos próprios nos rins que absorvem as partículas de água, mas não do sangue, que são separadas do soro aquoso como resultado do estreitamento destes funis".

Apenas após a invenção do microscópio por Galileu Galilei é que se tornou possível a observação histológica do rim. Em 1662, Lorenzo Bellini revela a presença de vários túbulos na medula, conforme Eustachio havia sugerido no século anterior. Alguns anos depois, em 1666, Marcelo Malpighi descreve o glomérulo, afirmando que o parênquima renal não era homogêneo, mas dividido em lóbulos ou pirâmides. Também descreve a existência de diminutos vasos, cujas extremidades formavam glomérulos ou corpúsculos renais: "o rim é formado por pequenos corpúsculos arredondados, como ninhos de pequenos vermes, ligados aos túbulos proximais. Estes corpúsculos são unidos como maçãs aos vasos sanguíneos, formando uma estrutura semelhante à de uma árvore". Baseado nesses achados, sugeria que essas estruturas mantinham o fluxo sanguíneo e a partir daí a urina era separada e passava para os túbulos, enquanto o sangue retornava à circulação pelas veias. Assim, Malpighi definiu a direção do fluxo sanguíneo renal, além de descrever glomérulos e túbulos, sugerindo sua função. É dele também a definição de que nem todas as alterações urinárias eram associadas às malformações, sugerindo que "algumas anormalidades que aparecem na urina não ocorrem por anormalidades na estrutura renal, mas por alterações no sangue".

Os relatos de Borelli e Malpighi levaram outros pesquisadores a estudar a estrutura do parênquima renal, como Frederik Ruysch (1638-1731) que demonstrou, após a injeção de cera no rim, que a maior parte do córtex renal era formada por túbulos, além de ter sido o primeiro a reconhecer o tufo capilar, que descreveu como glândula.

Nessa época, relatos de alterações renais baseadas em necropsia eram frequentes, surgindo as primeiras correlações anatomopatológicas. Giovani Battista Morgagni (1682 a 1771) relacionou sinais e sintomas de várias doenças com achados de necropsia, sendo considerado o trabalho precursor da patologia, apresentando descrições de várias alterações renais, tais como agenesia, lobulação fetal, cistos, duplicidade de sistema pielocalicinal, além da uropatia obstrutiva. Sugeria também o crescimento renal compensatório: "o sangue, que não pode chegar a um dos rins, é desviado para a artéria oposta e, por este fluxo adicional, o rim sofre distensão". Também notou que "se por alguma razão um dos rins não secreta ou não elimina urina, essa deficiência é suprida pelo outro, que aumenta de volume".

A definição de anúria e de sintomas urêmicos também aparece nos trabalhos de Morgagni. Sugeria que, para a ocorrência de anúria, havia necessidade de obstrução renal bilateral. Entretanto, apesar de descrever sinais e sintomas de uremia, não foi capaz de reconhecer as consequências da falência renal.

O principal problema renal no Renascimento era a litíase, o que gerou várias teorias sobre a formação dos cálculos. Malpighi acreditava que eram formados nos túbulos e causavam lesão renal progressiva, enquanto John Hunter (1728-1793) sugeria que o processo era semelhante ao da calcificação da casca do ovo, e Morgagni atribuía a formação dos cálculos à redução do volume urinário.

Com o desenvolvimento do microscópio, vários cientistas passaram a analisar a urina à procura de elementos causadores de cálculos. Nicolaus Claude Fabricius de Peiresc (1580-1637), provavelmente o primeiro a realizar microscopia de urina, em 1630, descreve a presença de aglomerados de formas variadas, que em sua opinião explicariam a dor na passagem pelo trato urinário. Outras avaliações microscópicas de urina também descreviam apenas cristais, sendo que a melhor delas é à de Robert Hooke (1635-1703), que publica, em 1665, o resultado de 57 observações de urina descrevendo "cristais como aglomerados de pequenos corpos opacos, de cores variadas, do branco ao vermelho, e com formas variadas, de romboides a retangulares".

Martin Frobenius Ledermüller (1719-1769) descreve diferentes elementos da urina de um mesmo indivíduo, analisada em diferentes espaços de tempo, sugerindo que a dieta teria relação com a excreção urinária de cristais.

Os primeiros relatos de correlação entre microscopia de urina e história da doença são de Herman Boerhaave (1668-1738) que, analisando a urina de indivíduos hígidos à procura de precursores de litíase, observou que a urina de indivíduos normais não continha esses precursores. Outro relato é o de Domenico Gusmano Galeazzi, que descreveu "poucos glóbulos misturados a cristais circulantes" em uma paciente com alcaptonúria.

Nessa época surgem também as primeiras publicações relatando a presença de albumina na urina de pacientes edemaciados, quer em presença de ácido acético (Dekkers, 1694), quer de ácido nítrico (Cruickshank, 1798) ou após aquecimento (Cotugno, 1764). Domenico Cotugno (1736-1822), aquecendo a urina de um indivíduo com edema, observou a formação de um coágulo branco, semelhante à albumina do ovo cozido. O mesmo experimento foi realizado com a urina de pacientes diabéticos que apresentavam menor quantidade dessa substância coagulável em urina.

Entretanto, ainda havia uma lacuna no entendimento da relação entre a anatomia e a fisiologia renais. Em 1747, Albrecht von Haller publica *Primae Lineae Physiologiae*, onde afirma, com base no conhecimento prévio sobre a existência de glomérulos e túbulos, que "a água passa facilmente das artérias renais para o ureter e, na doença renal, o sangue faz o mesmo caminho". A relação entre filtrado glomerular, glomérulos e túbulos só foi entendida cerca de um século mais tarde, com os relatos de Richard Bright e William Bowman.

SÉCULO XIX

Microscopia de urina e os primeiros relatos de glomerulonefrites

A primeira metade do século XIX é a fase mais importante na história da microscopia de urina, quando passou a ser utilizada sistematicamente na investigação de pacientes, e ensinada a partir da Ecole de Paris. Este avanço ocorre graças ao aprimoramento dos microscópios por C.L. Chevalier (1804-1850) e J.J.Lister (1789-1869).

As primeiras descrições de glomerulonefrites também datam do início deste século. Nessa época, o significado do edema e o da albuminúria eram desconhecidos. Enquanto alguns autores consideravam o edema uma doença específica, outros o classificavam como resultado de diferentes doenças, ou como consequência de doenças hepáticas, cardíacas, pulmonares, por acometimento de ovários ou por obstrução do sistema circulatório. A presença de albumina na urina de pacientes com edema era um relato recente (Cotugno, 1764; Cruisckshank, 1789; Wells, 1811; Blackall, 1813), mas ainda não relacionado às doenças renais, que na época se limitavam à litíase e à infecção urinária. Isto parece estranho, uma vez que, no século VI d.C., Aetius havia postulado a associação entre edema e rins endurecidos, que Avicena (980-1037d.C.) havia descrito a presença de urina clara e aquosa no edema e que, em 1476, Saliceto havia associado hidropsia, urina escassa e rins endurecidos. Aparentemente, esses relatos ficaram esquecidos até que Richard Bright associou albuminúria, edema e doença renal, demonstrando a presença de albumina na urina de 24 pacientes com edema e doença renal, comparada à ausência de albuminúria em 11 casos de edema e hepatopatia e em 4 casos de edema e cardiopatia. Assim, além de sugerir a existência de diferentes tipos de hidropsia, Bright postulou que a albuminúria era um sinal de nefrite e que, portanto, o edema de causa renal poderia ser reconhecido pela presença de albumina na urina.

Apesar de haver mencionado vários tipos de nefrite de gravidades diferentes, 17 dos 24 pacientes inicialmente descritos por Bright evoluíram para óbito, o que o levou a considerar essa entidade uma doença fatal mas que, em alguns poucos casos, poderia evoluir para cura. Dessa forma, teve início uma outra era, onde a presença de albumina na urina diferenciava o indivíduo saudável daquele que morreria em breve, causando um certo pânico. Foram necessários novos estudos de Bright para afastar esta visão pessimista da albuminúria e da doença renal.

Estudos posteriores de Richard Bright e de Joseph Toynbee, com análise microscópica de tecido renal, demonstraram alterações nos corpúsculos de Malpighi nos pacientes com doença de Bright, permitindo, em 1841, a publicação de várias ilustrações desses experimentos. Assim como W. Bownan, J. Toynbee acreditava na existência de um glomérulo no início de cada túbulo, mas a forma real de comunicação entre eles ainda era desconhecida. Toynbee continuou seus estudos de microscopia renal injetando material colorido nos rins, tanto por via vascular como ureteral, e encontrando diferentes alterações nos rins de pacientes com doença de Bright, o que o levou a postular a existência de três estágios da doença: uma fase aguda, com glomérulos hipertrofiados e aumento do volume renal; um estágio tardio, com rins aumentados de volume, superfície lisa e glomérulos com dilatações; e uma terceira fase, com rins de tamanho reduzido e superfície granulosa, onde a injeção de material colorido, tanto por via arterial como ureteral, era dificultada, com presença de glomérulos contraídos e atrofia tubular.

Após cerca de 20 anos de estudo, Bright sugeriu que a doença poderia ser difusa, envolvendo vários órgãos, enquanto em outras situações era limitada ao rim, porém com prognóstico sombrio nos casos de cronicidade. Surgia então a tétrade de Bright, para auxiliar no diagnóstico: edema, alterações cardiovasculares, distúrbios metabólicos e doença renal.

Ao mesmo tempo que Richard Bright descrevia as glomerulonefrites, Pierre Rayer (1793-1867) e Eugene Napoleon Vigla (1813-1872) introduziam a análise microscópica da urina na prática clínica, descrevendo pela primeira vez, em 1835, a presença microscópica de cristais na urina que, macroscopicamente, apresentava pus. Entre 1839 e 1841, publicaram o *Tratéé des Maladies des Reins*, onde descrevem uma série de cristais, células globulosas e escamosas, muco, pus, sangue, lipídeos, esperma, leite (contaminante) e leveduras em microscopia de urina. Além disso, descrevem pela primeira vez a presença de hemácias e leucócitos na urina de indivíduos hígidos, criando o conceito de hematúria e leucocitúria microscópicas.

Pierre Rayer postulava que as alterações renais e da urina eram diretamente relacionadas, e que o estudo de uma necessitava do estudo da outra. Seus métodos de análise de urina promoveram grandes mudanças, associados à utilização de métodos científicos. Assim, por meio do aerômetro de Baumé, notou que a urina de indivíduos saudáveis apresentava maior densidade que a da "nefrite albuminosa crônica", sugerindo que a presença de albumina na urina seria compensada por uma redução da ureia e de outros sais. Neutralizando a urina com soluções de amônia bastante diluídas, notou também que os cristais de urato estavam presentes na urina ácida, fato que podia ser corrigido pela alcalinização. Demonstrou ainda que a urina normal não continha albumina, mas esta poderia ser extraída em quantidades variadas, em diferentes doenças. Apesar de descrever a albuminúria e sua importância, não encontrou um bom método para sua quantificação.

Baseado nesses achados de microscopia de urina, Rayer et al. correlacionaram a presença de grande quantidade de corpúsculos hemáticos, muco, células escamosas e fibrina com as nefrites agudas ou *nephrite albumineuse aiguéé*, a presença de substâncias amorfas e lamelares, muco, lipídeos, cristais de ácido úrico e fosfatos amorfos com a síndrome nefrótica ou *nephrite albumineuse chronique*; e a presença de pus, hemácias, *debris* celulares, cristais de ácido úrico e trifosfato com as pielonefrites ou *pyelonephrite aiguéé et chronique*.

Dessa forma, as doenças renais poderiam ser divididas em dois grandes grupos, as "nefrites albuminosas" de caráter inflamatório, mas não supurativo, correspondendo à doença crônica de Bright ou às glomerulonefrites atuais, caracterizadas por hematúria microscópica e albuminúria; e a "nefrite supurativa", conhecida anteriormente aos trabalhos de Bright e que foi dividida por Rayer em forma simples ou por disseminação hematogênica e "pielonefrite", por contaminação ascendente ou associada a malformações. O mérito de Pierre Rayer está em ter estabelecido as nefrites supurativas agudas e crônicas como entidades clínicas. Também dividiu o conhecimento nefrológico em três partes, com o estudo da natureza e da química da urina e sua correlação com a clínica.

Três de seus discípulos também apresentaram importantes colaborações nessa área: Tissot (1833), estudando edemas, confirma os achados de Bright; Désir (1835) desenvolve o estudo sistemático da albuminúria; e Bureau (1837) estabelece que a presença de pus na urina identifica a pielite como uma doença diferente da nefrite albuminosa. Nesse mesmo período, Alfred Donné (1801-1878) descreve alterações urinárias à microscopia, requisitando para si a "paternidade" da introdução da microscopia de urina.

Ainda no início do século XIX, o estudo dos cilindros teve importante participação dos alemães, principalmente de Johan Franz Simon (1807-1843) que, em 1842, descreveu cilindros como "tubos com matéria amorfa, semelhante à albumina coagulada. Alguns tubos vazios, outros cheios de material granular, em alguns pontos mais escuros que outros. O quanto eles estão presentes como complicação de doenças renais merece investigações posteriores". Tais observações o levaram a acreditar que os cilindros estavam associados à presença de uma pequena quantidade de albumina na urina, mas não necessariamente de hemácias.

Dois outros relatos de microscopia de urina tornam-se importantes nessa época: Louis Alfred Becquerel (1814-1862) descreve hemácias irregulares na doença de Bright, o que foi provavelmente o primeiro relato de dismorfismo eritrocitário; e George Johnson, que descreve a presença de lipídeos na urina de pacientes com degeneração gordurosa dos rins, sugerindo sua utilização para o diagnóstico diferencial entre nefrites agudas e crônicas.

Em 1875, a classificação dos cilindros era completa e semelhante à atual, sendo reconhecida sua formação nos túbulos renais. Sua natureza, entretanto, permanecia obscura. Jacob Henle (1809-1885) achava que os cilindros eram o resultado da coagulação intratubular, enquanto Carlo Rovida (1844-1877) os considerava elementos albuminoides. O problema só foi resolvido em 1950, quando Tamm e Horsfall descobriram as principais proteínas contidas nos cilindros.

A segunda metade do século XIX foi caracterizada pelo grande desenvolvimento tecnológico e da Medicina, com o aprimoramento das lentes para microscopia por Ernest Abbe (reduzindo as distorções), com o desenvolvimento das centrífugas, das colorações especiais e com o avanço nas correlações clinicopatológicas. Em 1872, surge o conceito de dismorfismo eritrocitário, a partir dos estudos de George Harley (1829-1896), descrevendo a morfologia dos eritrócitos na urina na doença de Bright.

Ao mesmo tempo que a microscopia de urina se desenvolvia, outros estudiosos passaram a analisar, também por microscopia, o tecido renal obtido a partir de necropsias. Até então, a classificação da doença de Bright era baseada apenas no aspecto macroscópico do rim. Em 1842, Gottlieb Gluge (1812-1898) observa, pela primeira vez, grânulos inflamatórios no rim, identificados como corpúsculos de Malpighi ou glomérulos inflamados, sugerindo que a microvasculatura renal seria o local primário de lesão na doença de Bright. Essas observações foram corroboradas pelos achados de Valentim, Henle e Reinhardt. Surgiram então várias classificações da doença de Bright, baseadas em observações clínicas e de necropsias, estas geralmente obtidas em estágios adiantados da doença. Essas classificações surgiram tanto na Inglaterra, com Copland (1832), Prout (1835) e Graves (1831), como na França, com Rayer (1835) e Solon (1838), e na Alemanha, com Henle (1848), Reinhard (1850) e Virchow (1852), muitos deles ainda utilizando o termo genérico de nefrites, uma vez que não havia consenso entre os autores sobre qual a estrutura primariamente lesada, se os glomérulos ou os túbulos. O termo "glomerulonefrite" foi utilizado pela primeira vez em 1868 por Theodore A. Edwin Klebs (1834-1913), definido como uma forma de nefrite intersticial, com envolvimento do tecido intersticial do glomérulo, reconhecida como "doença de Klebs".

Apesar do progresso da análise microscópica da urina, dos primeiros avanços na histologia renal e da diferenciação das formas aguda e crônica, a doença de Bright permanecia como uma entidade única. Em 1896, Hermann Senator (1834-1911) propõe uma classificação das doenças renais inflamatórias, baseando-se na evolução clínica, em nefrites agudas (parenquimatosa e difusa), nefrite difusa crônica sem enduração e nefrite crônica com enduração ou nefrocirrose.

SÉCULO XX

O grande avanço na Nefrologia como ciência – o desenvolvimento da biópsia renal e da classificação das doenças glomerulares

O novo século começou com o surgimento da nova classificação da doença de Bright, por Lohlein (1910), que as dividia em primárias e secundárias. Entretanto, o primeiro grande marco na classificação das doenças renais surge com Franz Volhard e Karl Theodor Fahr que, em 1914, separam as glomerulonefrites, lesões predominantemente glomerulares, das doenças primariamente vasculares e de um terceiro grupo de doenças degenerativas ou nefroses, sem componente inflamatório. Essa classificação baseava-se na etiologia, na patogênese e nas alterações anatômicas das doenças glomerulares, servindo como base para classificações subsequentes (Quadro 1.1).

Quadro 1.1 – Classificação das glomerulonefrites por Volhard e Fahr (1914).

Doenças degenerativas (nefroses)
   Aguda, crônica, rins contraídos da hipertensão arterial e nefroses necrosantes

Doenças inflamatórias (nefrites)
   Glomerulonefrites difusas com hipertensão arterial
      – Aguda, crônica sem insuficiência e crônica com insuficiência
   Nefrites focais sem hipertensão arterial
      – Glomerulonefrite focal aguda, glomerulonefrite focal crônica
      – Nefrite intersticial séptica e nefrite intersticial embólica

Doenças ateroscleróticas (escleroses)
   Nefrosclerose benigna e nefrosclerose maligna

Poucos anos depois, em 1918, Franz Volhard reclassifica as glomerulonefrites, embasado em sua experiência clínica, dividindo-as em nefroses (nefrite parenquimatosa, edematosa, sem hipertensão arterial), glomerulonefrite difusa aguda (hemorrágica, com ou sem edema, e acompanhada de hipertensão arterial) e glomerulonefrite difusa crônica (parenquimatosa, edematosa e com hipertensão arterial). Nessa época, a existência de um episódio agudo, mesmo que subclínico, nos pacientes que evoluíam com a forma crônica da doença, já era aceito por vários autores, incluindo Volhard (1918) e Thomas Addis (1931).

Na década de 1920, Thomas Addis (1881-1949) notou, na análise microscópica da urina de pacientes com doença de Bright, um sedimento rico em hemácias, leucócitos, células epiteliais e cilindros, que se tornavam mais escassos com o passar do tempo, indicando a transformação da doença aguda em crônica. Para facilitar seu estudo, criou as câmaras de contagem de células na urina, as "câmaras de Addis". Estudando o sedimento urinário de indivíduos normais e com doença renal por mais de 30 anos, Addis montou um novo sistema de classificação, diagnóstico e tratamento, baseado na doença de Bright, propondo sua classificação em três categorias:

1. **Doença de Bright – forma hemorrágica, ou glomerulonefrite dos patologistas**: caracterizada por hematúria e cilindros hemáticos e que poderia ser subdividida em formas inicial, ativa, latente, cicatricial e terminal. Também reconheceu a origem estreptocócica nessa forma de doença.
2. **Doença de Bright – forma degenerativa**: presença de urina com predomínio de células epiteliais, podendo ser de origem tóxica, infecciosa ou criptogênica.
3. **Doença de Bright – forma aterosclerótica**: a mais frequente das três, sem alterações urinárias típicas, mas associada à presença de hipertensão arterial sistêmica.

Essa classificação de Addis (1925) lembrava a de Volhard e Fahr (1914), que dividia a doença de Bright em nefrites, nefroses e esclerose. A grande diferença é que a classificação de Addis se baseava na urinálise. Para que a análise de urina pudesse ser útil na classificação das nefrites, Addis padronizou o método de coleta de urina com jejum de 12 horas, além de definir a contagem de células, cilindros, hemácias e leucócitos, conhecido como "contagem de Addis" e de padronizar a quantificação da proteinúria. Também sugeriu a utilização da dosagem de creatinina sérica como marcador de função renal, padronizando a reação de picrato alcalino.

Em 1942, Arthur Ellis lança uma nova classificação das glomerulonefrites, baseado nos achados clínicos, de urinálise e de microscopia, dividindo-as em:

- **Tipo I** – quadro agudo, com hematúria, associado à presença de infecção prévia. À microscopia, podia ser notada proliferação de células próprias do glomérulo, além de células circulantes, como polimorfonucleares. No quadro rapidamente progressivo descrevia a presença de crescentes e necrose fibrinoide do tufo glomerular.
- **Tipo II** – clinicamente caracterizado por edema generalizado e albuminúria em pacientes sem antecedentes de infecção. Microscopicamente, oberva-se espessamento difuso da parede capilar, proliferação e lobulação glomerular.

Seguiram-se várias propostas de classificação de lesões glomerulares, como a de Allen (1951), que considerava os aspectos histológicos das doenças, separando-as em difusas, focais e degenerativas. Entretanto, até então, toda a análise histológica era realizada em material de necropsias. Com o advento das biópsias renais, um novo material para análise histológica surgiu, permitindo o estudo das doenças glomerulares em estágios iniciais, além da avaliação da sua progressão.

A biópsia renal percutânea foi precedida por séculos pelas observações macroscópicas das necropsias, culminando com os trabalhos de Ricahrd Bright (1827) e Pierre Rayer (1835), baseados nas descrições anteriores de Morgagni e Bichat. A ideia de análise de material vivo, ou biópsia, surgiu com a Dermatologia, sendo realizada pela primeira vez em 1895.

As primeiras biópsias renais surgiram no final do século XIX, com George Michael Edelbohls (1896), que realizava incisões capsulares em rins de pacientes com doença de Bright com a finalidade de reduzir a pressão intrarrenal nas nefrites hemorrágicas graves. Em alguns pacientes, durante a incisão capsular era retirado material para análise histológica. A primeira descrição histológica detalhada da doença de Bright data de 1902. Entretanto, todos esses relatos histológicos pecavam pela ausência de ilustrações, lacuna esta que só foi preenchida em 1923, em um relato de Norman Gwyn, que descreve um caso de glomerulonefrite em paciente submetido à cirurgia por litíase renal, no qual o achado histológico provavelmente era associado à hipertensão arterial. Vários relatos de alterações histológicas renais em biópsias cirúrgicas seguem-se até o final da década de 1940, época em que a capsulotomia para tratamento da doença de Bright era prática comum.

No início da década de 1940, P. Iversen e K. Roholm introduziram a técnica de biópsia percutânea de fígado. Em 1944, Nils Alwall (1904-1986), na Suécia, realiza pela primeira vez uma biópsia aspirativa renal, baseado na técnica de Iversen. Para tanto, localizava o rim por meio de radiografias, algumas vezes realizando pielografia retrógrada. Entretanto, um acidente hemorrágico em um dos procedimentos, com óbito do paciente, fez com que abandonasse a técnica. Outros relatos da mesma época sugerem o uso da agulha de Vinn-Silvermann, como no trabalho de Antonio Perez Ara, de Cuba.

Em 1949, Iversen e Brunn passam a realizar rotineiramente biópsias renais aspirativas, em Copenhagen, publicando seus dados em 1951, fato que atraiu a atenção de muitos médicos. A biópsia era realizada no rim direito, com o paciente sentado, após localização radiológica do órgão, e os achados histológicos correlacionados com os estudos funcionais e com a análise da urina pela técnica de Addis. Essa publicação fez com que a biópsia renal fosse difundida mundialmente, e variações da técnica passaram a ser descritas. O desconforto da biópsia com o paciente sentado fez com que Victoriano Pardo et al. (1953), em Cuba, descrevessem a biópsia com o paciente em decúbito ventral, com insuflação perirrenal para a localização do rim. Neste mesmo relato, encontra-se a primeira descrição de células espumosas em glomérulos de pacientes com síndrome nefrótica.

Em 1954, Kark e Muehrcke descrevem a técnica de biópsia percutânea com o paciente em decúbito ventral apoiado em um coxim e a utilização de respiração profunda para a localização do rim, obtendo material adequado para análise na maioria dos casos, sem complicações graves. Nessa mesma época, Murray Franklin, em Chicago, modifica a agulha de Vinn-Silvermann, tornando-a mais adequada para a obtenção de fragmentos de parênquima renal. Esse desenvolvimento das agulhas e da técnica de biópsia renal, difundido mundialmente graças aos esforços do grupo de Chicago, com grande divulgação dos resultados em eventos médicos, no final da década de 1950 e início dos anos 1960, culminou com a publicação do primeiro atlas de biópsias renais, *o La Biopsia Renale Transcutanea*, em 1961, por Pietro Leonardi e Arturo Ruol, da Universidade de Pisa.

As biópsias, que inicialmente eram analisadas em colorações comuns (hematoxilina-eosina, PAS e Masson), passaram a ser analisadas também por outras técnicas em desenvolvimento nessa época, como a microscopia de imunofluorescência e a eletrônica, além de novos processamentos, como a impregnação com metenamina prata.

No final da década de 1940, Albert H. Coons et al. desenvolveram o método de conjugação de anticorpos com corantes fluorescentes, permitindo a identificação de antígenos em tecido através da microscopia de imunofluorescência (IF). A realização de IF em material de necropsia não era vantajosa, uma vez que a preservação tecidual dificultava essa coloração. Em 1956, Mellors e Ortega publicam o primeiro estudo com análise de intensidade de imunofluorescência em biópsias renais de pacientes com diferentes doenças glomerulares comparadas a controles normais, sugerindo a participação dos imunocomplexos na patogênese das doenças glomerulares.

Também na década de 1940 foi introduzida a técnica de microscopia eletrônica em Medicina (Burton et al., 1940). Em 1957, Marilyn Farquhar et al. avaliaram diferentes glomerulonefrites à microscopia eletrônica, estabelecendo a relação entre alteração estrutural de podócitos, com fusão de pedicelos e a síndrome nefrótica.

Com a utilização rotineira da técnica de imunofluorescência em biópsias renais, a partir da década de 1950, novas lesões glomerulares foram identificadas, como a glomerulonefrite por anticorpos antimembrana basal (Duncan et al., 1965) e a nefropatia por depósitos de IgA (Berger e Hinglais, 1968). A microscopia eletrônica também permitiu a identificação e a localização de depósitos de proteínas ao longo da membrana basal glomerular (Churg, 1962), e a presença de alterações na membrana basal glomerular nas glomerulonefrites hereditárias, como a presença de irregularidades e de depósito de pequenas partículas escuras na síndrome de Alport (Hinglais, 1972) e o depósito de grumos de colágeno na lâmina densa na síndrome de *nail-patella* (Bem-Bassat, 1971).

Esse *boom* na realização de biópsias renais, associado ao desenvolvimento de técnicas histológicas, permitiu o surgimento de inúmeras classificações das glomerulonefrites, até a classificação de R. Habib (1961), estritamente baseada na morfologia do glomérulo (Quadro 1.2).

Quadro 1.2 – Classificação das glomerulonefrites – Habib et al., 1961.

Lesão mínima
Espessamento da parede capilar
Glomerulonefrite proliferativa endocapilar
Glomerulonefrite proliferativa extracapilar
Glomerulonefrite proliferativa endocapilar com nódulos hialinos (glomerulonefrite lobular)
Inclassificável

Várias outras classificações surgiram até que, em 1966, Heptinstal tentou organizá-las, baseado em critérios clínicos e morfológicos. Em 1970, Cameron propôs que o termo glomerulonefrite fosse utilizado apenas na descrição de lesões anatômicas de glomérulos com processo inflamatório evidente, propondo uma divisão entre doença glomerular primária e secundária. Novas classificações surgiram na década de 1970, baseadas tanto em critérios puramente morfológicos (Habib, 1970; Churg, 1970), como em variações de acordo com as formas de apresentação (Zollinger, 1971).

Novamente Cameron, em 1972, tenta organizar a classificação das glomerulonefrites, dividindo-as em formas proliferativa e não proliferativa, sugerindo também que a classificação poderia ser feita de quatro formas: etiologia e patogênese, modo da lesão, morfologia ou apresentação clínica. Seguiram-se então inúmeras outras classificações para as glomerulonefrites, até que em 1974 a Organização Mundial de Saúde reuniu vários pesquisadores e, combinando os dados das classificações anteriores com os relatos de microscopias de imunofluorescência e eletrônica, lança uma nova classificação em 1982, atualizada em 1995.

Na década de 1970 surgiram também as agulhas descartáveis, além do desenvolvimento de outras técnicas para a localização do rim, como a ultrassonografia e, a partir da década de 1980, com o advento da biópsia renal percutânea guiada pelo ultrassom, o procedimento passou a ser cada vez mais realizado por radiologistas no lugar de nefrologistas.

Com o desenvolvimento da técnica de biópsia renal, o advento de diálise e do transplante renal, a Nefrologia passou a existir como especialidade, com a criação da Sociedade Internacional de Nefrologia em 1960, sendo que nessa época já existiam a Sociedade do Reino Unido (1950), dos países de língua francesa (1957) e a italiana (1957). No final da década de 1950 surge na Itália a *Minerva Nefrologica*, o primeiro periódico da especialidade.

O grande impacto da biópsia renal pode ser resumido pela observação de Roland e Dimond, em 1963: "No curto espaço de 15 anos, a biópsia renal trouxe contribuições para o diagnóstico, tratamento e manuseio de pacientes com doenças renais. Isso trouxe nova luz a anatomia, patologia e bioquímica do rim, saudável e doente. Precisamos ampliar nosso conhecimento sobre sua patogênese e fisiopatologia".

A segunda metade do século XX foi caracterizada pelo desenvolvimento de novas técnicas para avaliação e localização de potenciais marcadores e mecanismos de lesão renal. Nestas técnicas, tornam-se de fundamental importância as colorações imunológicas (imunofluorescência, imuno-histoquímica e hibridização *in situ*), com o desenvolvimento de novos anticorpos e conjugados, métodos de fixação tecidual e de microscopia, que tornaram possível a localização de proteínas envolvidas na patogenia das glomerulonefrites, em material fresco ou armazenado, assim como em doença humana e modelos animais. O desenvolvimento de anticorpos mono e policlonais, aliados à manipulação genética de animais experimentais, com o desenvolvimento de animais transgênicos em 1982 e de animais depletados de genes específicos (*knock-out*) em 1989, permitiram o desenvolvimento de modelos experimentais das glomerulonefrites humanas, com elucidação das transformações moleculares e celulares destas doenças. Outras técnicas desenvolvidas no final do século XX incluem isolamento, identificação e expressão de DNA e RNA em tecido renal, permitindo a identificação de marcadores teciduais e elucidação dos padrões de sinalização celular das doenças renais.

SÉCULO XXI

Decifrando a patogênese da doença renal: genética, biomarcadores e bioengenharia

O século XXI começa com a busca de marcadores precoces e não invasivos, que identificassem os pacientes em risco para doença renal e que pudesse servir como indicadores prognósticos, identificados como "biomarcadores". Esta denominação engloba agentes biológicos, bioquímicos e moleculares, caracterizados por ensaios de fácil realização, interpretação simples e reprodutibilidade em diferentes laboratórios. Assim, aos clássicos ureia, creatinina e proteinúria foram adicionadas outras substâncias, descritas inicialmente nos modelos de insuficiência renal aguda e transplante renal e identificadas como potenciais marcadores de alguns modelos de glomerulonefrites. Entre estes marcadores destacam-se quimiocinas, como o MCP-1 (*monocyte chemoattractant protein 1*), o NGAL (*neutrophil gelatinase associated lipocalin*) e o TWEAK (*tumor necrosis factor like inducer of apoptosis*), identificados como potenciais marcadores para atividade de nefrite lúpica.

A identificação de padrões de excreção proteica em urina, ou "assinaturas" de diferentes doenças, tornou-se possível com o desenvolvimento dos proteomas, ou análise de proteínas em urina através de espectroscopia de massa. A distribuição peculiar dessas proteínas, constante em algumas doenças, permitiu a identificação de diferentes mecanismos de excreção proteica. O grande desenvolvimento no entendimento das doenças glomerulares vem com a identificação da função e característica de células podocitárias, iniciado nos últimos anos do século XX, mas com grande desenvolvimento nos primeiros anos deste século, levando à criação de um novo grupo de doenças glomerulares, ou podocitopatias.

Os estudos em podócitos e a identificação das proteínas envolvidas na manutenção do equilíbrio da membrana basal glomerular também permitiram a identificação de genes associados ou "responsáveis" pelo desenvolvimento de alguns tipos de glomerulonefrites. Para esta identificação, os *microarrays*, ou microensaios com expressão de diferentes genes em grupos de pacientes com doenças semelhantes, associados ao estudo genético de famílias com doença renal, permitiram a identificação de padrões genéticos em casos de síndrome nefrótica corticorresistente, modificando tanto o diagnóstico como a abordagem terapêutica.

A busca por biomarcadores menos invasivos, que possam reduzir a necessidade de biópsias renais, pode ser considerada o grande objetivo deste século, a nefrologia moderna.

INTRODUÇÃO

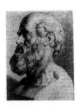

Hipócrates (460-370 a.C.)
Urina incolor é ruim
Doenças de rim e bexiga são de difícil cura em idosos
Bolhas na superfície da urina indicam doenças dos rins e sofrimento prolongado

Aristóteles (384-322 a.C.)
Rim como coadjuvante na formação da urina

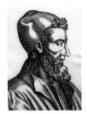

Galeno (131-201 d.C.)
Teoria da formação de urina por coagem, ou *colatorium*

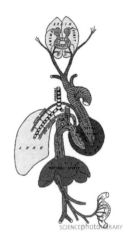

Rim de Galeno

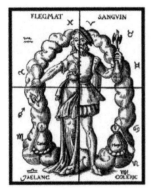

Theophillus (século VII d.C.)
Considera a avaliação da urina como diagnóstico

Escola de Salerno (~1250)
Regulae urinarum

Teoria da formação da urina por *percolatium*, a partir dos humores

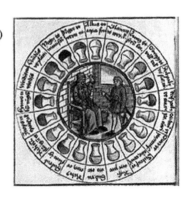

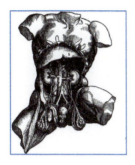

Vesalius (1514-1564)
De Humanis Corporis Fabrica

Bartholomeu Eustachio (1524-1574)
Descrição de vasculatura renal, túbulos e adrenais

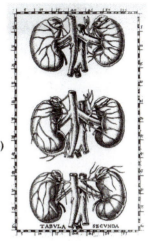

Galileu Galilei (1610)
Invenção do microscópio

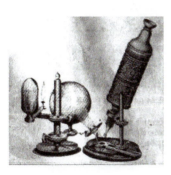

Primeira análise microscópica da urina (1630)
Nicolas Claude Fabricius de Peiresc (1580-1637)

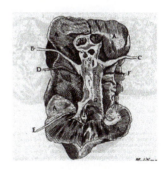

Lorenzo Bellini (1662)
Desrição de túbulos em medula

Robert Hooke (1635-1703)
Descreve cristais na urina (1665)

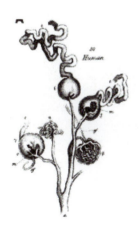

Marcello Malpighi (1666)
Desrição do glomérulo (corpúsculo de Malpighi)

INTRODUÇÃO

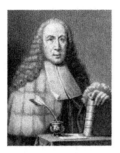

Giovanni Battista Morgagni (1682-1771)
(Pai da Anatomia Patológica)
O sangue que não pode chegar a um dos rins, é desviado para a artéria oposta

Define anúria e sintomas urêmicos

Herman Boerhaave (1668-1738)
Primeiros relatos de correlação entre microscopia de urina e história de doença

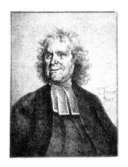

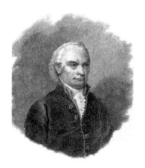

Domenico Cotugno (1736-1822)
Presença de albumina na urina, após aquecimento (1764)

Albrecht von Haller (1708-1777)
Primae lineae physiologiae
A água passa facilmente das artérias renais para o ureter e, na doença renal, o sangue faz o mesmo caminho

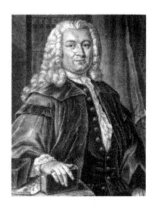

A HISTÓRIA DAS GLOMERULOPATIAS

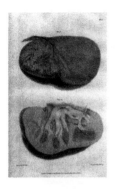

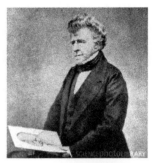

Richard Bright (1789-1858)
Associação entre albuminúria, edema e doença renal

Joseph Toynbee (1815-1866)
Demonstra alteração nos corpúsculos de Malpighi na doença de Bright

Richard Bright

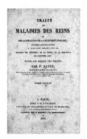

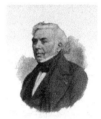

Pierre Rayer (1793-1867)
Eugene Napoleon Vigla (1813-1872)
Análise microscópica da urina na prática clínica

Tratéé de Maladies des Reins (1839/41)

Pierre Rayer

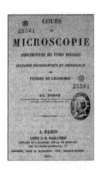

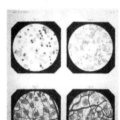

Alfred Donné (1801-1878)
Tratado de alterações urinárias à microscopia (1844)

Louis Alfred Becquerel (1814-1862)
Primeiro relato de hematúria na doença de Bright

1868: Surge a descrição de glomerulonefrite ou doença de Klebs
Theodore A Edwin Klebs (1834-1913)

1872: Conceito de hematúria dismórfica
George Harley (1829-1896)

1896: Classificação das doenças renais inflamatórias
Hermann Senator (1834-1911)

21

1914: Classificação das doenças renais por Volhard e Fahr:
Doenças degenerativas (nefroses), doenças inflamatórias (nefrites) e doenças ateroscleróticas (escleroses)
Franz Volhard (1872-1950) e Karl Theodor Fahr (1877-1945)

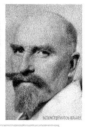

1918: Nova classificação das glomerulonefrites:
Nefrose, glomerulonefrite difusa aguda e glomerulonefrite difusa crônica
Franz Volhard (1872-1950)

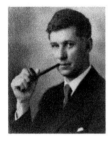

Thomas Addis (1881-1949)
Transformação de doença aguda em crônica baseada na urinálise
Criação das câmaras de Addis para contagem de células em urina
1925: Classificação de Addis para doença renal baseada na urinálise
Padronização da urinálise e da dosagem de creatinina

1942: Classificação de Ellis (Arthur Ellis)
Nefrites tipos I e II

1944: Primeira biópsia renal
aspirativa
Nils Alwall (1904-1986)

1941-1950: Desenvolvimento da técnica de imunofluorescência
1940: Utilização de microscopia eletrônica em Medicina

1954: Biópsia renal com paciente em decúbito ventral
RM Kark e RC Muehrcke

1956: Avaliação de imunofluorescência em doenças glomerulares
Mellors et al. Am J Pathol 1956

1957: Microscopia eletrônica em doenças glomerulares
Mellors et al. Am J Pathol 1956

1960: Criação da Sociedade Internacional de Nefrologia

1961: Publicação do primeiro atlas de biópsias renais
La Biopsia Renale Transcutanea, Pietro Leonardi e Arturo Ruol

1961: Classificação de Habib para doenças glomerulares

1965: Descrição de glomerulonefrite antimembrana basal glomerular
Duncan et al.

1966: Classificação de Heptinstall

1968: Nefropatia por depósitos de IgA
Berger e Hinglais

1971: Grumos de colágeno em MBG na síndrome de *nail patella*
Bem-Bassat et al.

1972: Irregularidade da membrana basal glomerular na doença de Alport
Hinglais et al

1972: Classificação de Cameron

1982: Classificação da Organização Mundial da Saúde

1995: Classificação da Organização Mundial da Saúde revisada

1990´s: Classificações específicas para diferentes doenças glomerulares

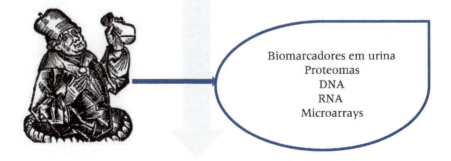

REFERÊNCIAS BIBLIOGRÁFICAS

MEDICINA ANTIGA
1. Dardioti V, Angelopoulus N, Hajiconstantinou V. Renal diseases in the Hippocratic era. Am J Nephrol 17:214-216, 1997.
2. Eknoyan G. Arabic Medicine and Nephrology. Am J Nephrol 14:270-278, 1994.
3. Eftychiadis AC. Diseases in the Byzantine World with special emphasis on the nephropaties. Am J Nephrol 17:217-221, 1997.
4. Marandola P, Musitelli S, Jallous H, Speroni A, De Bastiani T. The Aristotelian kidney. Am J Nephrol 14:264-269, 1994.
5. Poulakou-Rebelakou E. Arateus on the kidney and urinary tract diseases. Am J Nephrol 17:209-213, 1997.
6. Purkerson Ml, Wechsler L. Depictions of the kidney through the ages. Am J Nephrol 17:340-346, 1997.

IMPÉRIO BIZANTINO E IDADE MÉDIA
1. Angeletti LR, Cavarra B. Critical and historical approach to Theophilus de Urinis. Urine as blood's percolation made by the kidney and uroscopy in the Middle Ages. Am J Nephrol 14:282-289, 1994.
2. Angeletti LR, Cavarra B. The Péri ouron treatise of Stephanus of Athens: Byzantine uroscopy at the 6th-7th centuries AD. Am J Nephrol 17:228-232, 1997.
3. Bonomini V, Campieri C, Zuccoli M. Guilielmus de Salicileto and his contributions to renal medicine. Am J Nephrol 17:274-281, 1997.
4. Dal Canton A, Castellano M. Theory of urine formation and uroscopy diagnosis in the Medical School of Salerno. Kidney Int 34:273-227, 1988.
5. Diamandopoulos AA. Uroscopy in Bizantinium. Am J Nephrol 17:222-227, 1997.
6. Oldoni M. Uroscopy in the Salerno School of Medicine. Am J Nephrol 14:483-487, 1994.
7. Pasca M. The Salerno School of Medicine. Am J Nephrol 14:478-482, 1994.

RENASCIMENTO
1. Andreae L, Fine LG. Unravelling dropsy: from Marcello Malpighi's discovery of the capillaries (1661) to Stephen Hale's production of oedema in an experimental model (1733). Am J Nephrol 17:359-368, 1997.
2. Chevalier RL. Kidney and urologic disorders in the age of enlightment. Am J Nephrol 14:461-466, 1994.
3. DeBroe ME, Sacré D, Snelders ED, DeWeerdt DL. The Flemish anatomist Andrea Vesalius (1514-1564) and the kidney. Am J Nephrol 17:252-260, 1997.
4. DeSanto NG, Capasso G, Ciacci C, Gallo L, Eknoyan G. Origins of Nephrology: the 17th Century. Am J Nephrol 12:94-101, 1992.
5. Fogazzi GB, Cameron SJ. Urinary microscopy from the seventeen century to the present day. Kidney Int 50:1058-1068, 1996.
6. Fogazzi GB. The description of the renal glomeruli by Marcello Malpighi. Nephrol Dial Transplant 12:2191-2192, 1997.
7. Mezzogiorno V. Marcello Malpighi (1628-1694). Am J Nephrol 17:269-273, 1997.
8. Schena FP. Domenico Cotugno and his interest in proteinuria. Am J Nephrol 14:325-329, 1994.

SÉCULO XIX
1. Fine Lg, English JA. John Blackall (1817-1860): failure to see the obvious in dropsical patients with coagulable urine? Am J Nephrol 14:371-376, 1994.
2. Fogazzi GB, Cameron SJ, Ritz E, Ponticelli C. The history of urine microscopy to the end of 19th Century. Am J Nephrol 14:452-547, 1994.
3. Keith NM, Keys TE. Contributions of Richard Bright and his associates to renal disease. Arch Int Med 94:5-21, 1954.
4. Maher JF. The comprehension of Nephrology in America a century ago. Am J Kidney Dis 13:65-73, 1991.
5. Ritz E, Küster S, Zeier M. Clinical Nephrology in 19th Century German. Am J Nephrol 14:443-447, 1994.

SÉCULO XX
1. Bem Bassat M, Cohen L, Rosenfeld J. The glomerular basement membrane in the nail patella syndrome. Arch Pathol 92:350-355, 1971.
2. Berger J, Hinglais N. Les dépôts intercapillaires d'IgA-IgG. J Urol Nephrol 74:694-695, 1968.
3. Cameron JS. Glomerulonephrities. Br Med J 4:285-289, 1970.
4. Cameron JS. A clinicians view of the classification of glomerulonephritis. In Kincaid Smith P, Mathew TH, Lowell-Becker E. Glomerulonephritis. New York, John Wiley, 1973, p. 63.
5. Cameron JS. The enigma of focal segmental glomerulosclerosis. Kidney Int 50(Suppl 57):S119-S131, 1996.
6. Cameron JS. Arthur Arnold Osmoan (1893-1972): a forgotten pioneer of Nephrology. Nephrol Dial Transplant 12:1526-1530, 1997.

7. Cameron JS, Hicks J. The introduction of renal biopsy into Nephrology from 1901 to 1961: a paradigm of the forming of Nephrology by Technology. Am J Nephrol 17:347-358, 1997.

8. Churg J, Bernstein J, Glassock RJ. Renal disease: classification and Atlas of Glomerular Diseases. 2nd ed, Tokyo, Igasu-Shoin, 1995.

9. Churg J, Grishman E. Electron microscopy of glomerulonephritis. Curr Top Pathol 61:107-153, 1976.

10. Churg J, Mautner W, Grishman E, Eisner GM. Structure of glomerular capillaries in proteinuria. Arch Int Med 109:97-115, 1962.

11. Churg J, Sobin LH. Renal disease: classification and Atlas of Glomerular Diseases. 1st ed, Tokyo, 1982.

12. Coons AH, Kaplan MH. Localization of antigen in tissue cells. II. Improvements in a method for the detection of antigen by means of fluorescent antibody. J Exp Med 91:1-13, 1950.

13. Duncan DA, Drummond KN, Michael AF, Vernier RL. Pulmonary hemorrhage and glomerulonephritis. Report of six cases and study of the renal lesion by fluorescent antibody technique and electron microscopy. Ann Int Med 62:920-938, 1965.

14. Ellis A. Natural history of Bright's disease. Lancet 1:1-7, 34-36, 72-76, 1942.

15. Farquhar MG, Vernier RL, Good RA. An electron microscopic study of the glomerulus in nephrosis, glomerulonephritis and lupus erythematosus. J Exp Med 106:649-660, 1957.

16. Habib, Michielsen P, de Monteira E, Hinglais N, Galle P, Hamburger J. Clinical, microscopic and electron microscopic data in nephrotic syndrome of unknown origin. In Wolstenholme GFW, Cameron MP. Ciba Symposiun on Renal Biopsy. London, Churchill, 1961.

17. Hierholzer K, Hierholzer J. Renal imaging techniques. Am J Nephrol 17:369-381, 1997.

18. Hinglais N, Grunfeld JP, Bois E. Characteristic ultrastructural lesion of the glomerular basement membrane in progressive hereditary nephritis (Alport's syndrome). Lab Invest 27:473-478, 1972.

19. Jones DB. Nephrotic glomerulonephritis. Am J Pathol 33:313-329, 1957.

20. Kark RM, Mueurke RC. Biopsy of the kidney in prone position. Lancet 22:1047-1049, 1954.

21. Mellors RC, Ortega LG. New observations on the pathogenesis of glomerulonephritis, lipid nephrosis, periarteritis nodosa and secondary amyloidosis in man. Am J Pathol 32:455-499, 1956.

22. Okabayashi A, Kondo I, Shigematsu H. Cellular and histopathologic consequences of immunologically induced experimental glomerulonephritis. Curr Top Pathol 61:1-43, 1976.

23. Peitzman SJ. Thomas Addis (1881-1949): mixing patients, rats and politics. Kidney Int 37:833-840, 1990.

24. Richet G. From Bright's disease to modern nephrology. Pierre Rayer's innovative method of clinical investigation. Kidney Int 39:787-792, 1991.

25. Schena FP. Domenico Cotugno and his interest in proteinuria. Am J Nephrol 14:325-329, 1994.

26. Schwarz U, Ritz E. Glomerulonephritis and progression: Friederich Theodor von Frerichs, a forgotten pioneer. Nephrol Dial Transplant 12:2776-2778, 1997.

27. Thoenes GH. The immunohistology of glomerulonephritis: distinctive marks and variability. Curr Top Pathol 61:61-106, 1976.

28. Witting C. The terminology of glomerulonephritis: a review. Curr Top Pathol 61:45-60, 1976.

SÉCULO XXI

1. Aebersold R, Mann M. Mass spectrometry-based proteomics. Nature 422:198-207, 2003.

2. Hildebrandt F. Genetic kidney diseases. Lancet 375:1287-1295, 2010.

3. Kim MJ, Frankel AH, Tam FWK. Urine proteomics and biomarkers in renal disease. Nephron Exp Nephol 119; e1-e7, 2011.

2

UM POUCO DE HISTOLOGIA: ANATOMIA MICROSCÓPICA DO CORPÚSCULO RENAL

Luiz Antônio Ribeiro de Moura

Ao observar-se ao microscópio, em pequeno aumento, um corte histológico de parênquima renal cortical, é praticamente inevitável que ao glomérulo dirija-se de imediato a atenção. Não pela quantidade, mas pelo aspecto visual diferente que esta estrutura encerra ao ser comparada com a monotonia do compartimento tubular, certamente mais volumoso.

Este destacado componente, o glomérulo, é uma estrutura vascular e epitelial, de configuração esférica, que mede aproximadamente 200 micrômetros de diâmetro, em média, em secções pelo plano equatorial. Os de localização justamedular são maiores, podendo ter diâmetros até 50% maiores que os corticais. Por estar no limite de resolução do olho humano desarmado, a identificação destas estruturas ao exame macroscópico pode ser conseguida por intermédio de lupas simples sob iluminação adequada, um procedimento bastante útil para garantir a representatividade de fragmentos corticais obtidos por biópsia percutânea. Considerando-se o formato esférico, em analogia ao globo terrestre, reconhecem-se no corpúsculo renal os polos vascular e urinário, antagonicamente dispostos (Fig. 2.1).

Historicamente, o glomérulo foi reconhecido, valendo-se do recém-criado microscópio, por Marcello Malpighi (*De viscerum structura exercitatio anatomica*, 1666), com uma estrutura glandular, local de provável comunicação entre ramos vasculares sanguíneos arteriais e venosos, vistos ao seu entorno. A denominação corpúsculo de Malpighi foi justa homenagem a este pioneirismo.

Não menos importante foi a participação do cirurgião inglês William Bowman (1842), por meio de suas observações, ao utilizar-se de um microscópio composto com maior poder de resolução — 10 vezes mais potente que aquele empregado por Malpighi — graças à evolução tecnológica que permitiu corrigir as aberrações cromáticas, decorrentes da superposição de duas lentes. Bowman demonstrou que as artérias se tornavam capilares dentro do glomérulo e que depois se reuniam novamente para formar um segundo sistema porta ao redor dos túbulos. Também pertencem a ele as descrições das células epiteliais que revestem os túbulos renais e a conexão destes a um espaço periglomerular no qual os capilares se projetariam, denominado em sua homenagem como espaço urinário e cápsula de Bowman. Além disso, parece ter sido o primeiro a relatar a presença de uma estrutura biológica correspondente ao que viria a ser denominado de membrana basal glomerular.

CAPILARES GLOMERULARES

Do ponto de vista vascular, o corpúsculo renal é composto de ramos capilares interpostos entre duas arteríolas, o que vem a constituir um sistema porta arterial. O ramo arteriolar aferente tem estrutura básica similar aos demais do organismo. Sua túnica média possui de uma a três camadas musculares. Na região mais distal, estas células musculares, também denominadas de mioepitelioides, formam aglomerados de quatro a cinco células, várias delas contendo grânulos citoplasmáticos nos quais foram identificadas renina e lipofuscina. Dependendes de estímulo, as células que são agranulares podem, por metaplasia, vir a se transformar em células granulares. Essa região distal da arteríola aferente, juntamente com a porção distal da eferente, o mesângio extraglomerular e a mácula densa (porção especializada do túbulo distal) constituem o aparelho justaglomerular.

A partir do polo vascular, a arteríola aferente sofre uma divisão inicial em quatro a oito capilares, denominados lóbulos, com subdivisões posteriores. Todos estes ramos capilares seguem em direção ao polo urinário. Neste local, curvam-se sobre si mesmos e prosseguem em curso de volta ao ponto de origem. São descritas anastomoses capilares intra e interlobulares. Nas proximidades do polo vascular, os capilares voltam a se unir, ainda dentro do glomérulo, para formar a arteríola eferente.

Existem diferenças de calibre entre as arteríolas aferentes e eferentes, sendo os maiores diâmetros observados nas primeiras. Também ocorrem variações entre as arteríolas eferentes de acordo com sua localização no córtex renal. As eferentes dos glomérulos superficiais têm cerca da metade do diâmetro e uma camada muscular única. As dos justamedulares são maiores e podem ter de duas a quatro camadas musculares na túnica média.

A porção interna dos capilares glomerulares é revestida pelas células endoteliais, inicialmente descritas por Todd e Bowman (1856), cujos núcleos se localizam nas regiões próximas ao eixo dos lóbulos (Figs. 2.2 e 2.3). Assim, as partes livres das alças capilares são constituídas, na sua parte interna, praticamente pelos citoplasmas das células endoteliais (Figs. 2.5 e 2.6). Estes citoplasmas exibem poros sem diafragmas, constantemente abertos, fato que os diferencia dos demais endotélios fenestrados do organismo, de forma arredondada ou ovalada, e que medem entre 50 e 100nm. Coube a Oberling, em 1951, por microscopia eletrônica, a caracterização morfológica destes citoplasmas fenestrados e suas relações com a membrana basal glomerular.

A membrana celular da superfície luminal é recoberta por glicoproteínas polianiônicas, entre elas a podocalixina, que conferem carga elétrica negativa. Na região da

INTRODUÇÃO

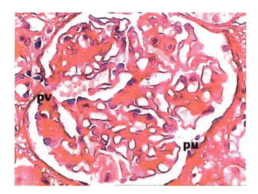

Figura 2.1 – Glomérulo com células, matriz e alças capilares em composição habitual, identificando-se os polos vascular (**pv**) e urinário (**pu**) (microscopia de luz comum; Picro-Sírius – 400x).

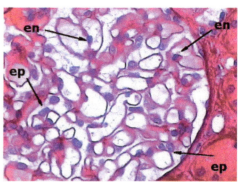

Figura 2.2 – Núcleos das células endoteliais (**en**) (posicionados na região axial do mesângio) e das epiteliais viscerais (**ep**) (porção externa das alças capilares) (microscopia de luz comum; Picro-Sírius – 400x).

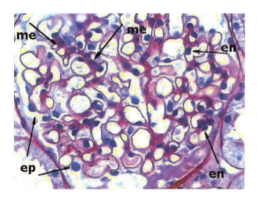

Figura 2.3 – Células endoteliais (**en**), mesangiais (**me**) e epiteliais viscerais (**ep**) (microscopia de luz comum; PAS – 400x).

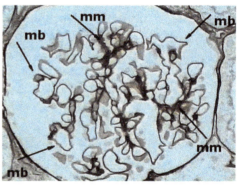

Figura 2.4 – Membrana basal glomerular (**mb**) e matriz mesangial (**mm**) (microscopia de luz comum; Prata de Jones – 400x).

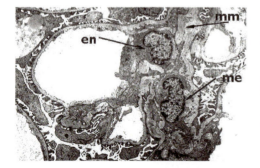

Figura 2.5 – Alça capilar na qual identificam-se célula mesangial (**me**), matriz mesangial (**mm**) e célula endotelial (**en**) (microscopia eletrônica de transmissão – 5.600x).

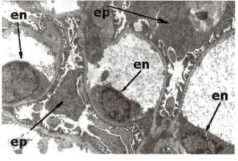

Figura 2.6 – Células endoteliais (**en**) e epiteliais viscerais (**ep**) com processos podálicos característicos (microscopia eletrônica de transmissão – 5.600x).

saída da arteríola eferente, as células endoteliais agrupam-se e formam saliência para o lúmen, para a qual se postula um possível papel de receptor de arrasto (*shear stress*) da circulação glomerular.

Diferentemente de uma estrutura passiva, servindo apenas de barreira entre o intra e extravascular, a célula endotelial glomerular é de grande importância nos fenômenos de controle da coagulação do sangue, inflamação e processos imunes. É ainda responsável pela síntese e liberação de fatores como a endotelina 1 e EDRF.

MESÂNGIO

Os capilares glomerulares são mantidos em posição por um arcabouço arboriforme de células e matriz que constituem o mesângio, no qual cada ramo corresponde ao eixo de um lóbulo. Podem-se definir, neste mesângio, áreas intercapilares, axiais e centrolobulares. Os capilares ficam em contato com o mesângio na sua região centrolobular, local em que são identificados os núcleos das células endoteliais e são separados entre si pelas porções intercapilares.

A primeira descrição das células mesangiais foi feita por Key (1860), caracterizadas à época como uma projeção do estroma conjuntivo para o interior do glomérulo. O termo mesângio foi cunhado por Zimmermann, nas publicações de 1929 e 1933, para caracterizar topograficamente esse compartimento. As observações de Kimmelstiel (1935), em associação com Wilson (1936), das lesões intercapilares da glomerulopatia diabética foram importantes reforços dessa ideia. Entretanto, a existência do mesângio foi, por muito tempo, negada por diversos investigadores, incluindo vários daqueles que se utilizavam de observações à microscopia eletrônica, que o atribuíam a um artefato técnico. O reconhecimento definitivo das células mesangiais veio com as publicações de Yamada, em 1955, complementado, logo depois, por Suzuki, com a descrição da matriz extracelular mesangial.

As células mesangiais têm forma irregular e ocupam a porção axial do mesângio (Figs. 2.3 e 2.5). Possuem prolongamentos citoplasmáticos que contêm feixes de microfilamentos contráteis (actina, miosina e alfa-actinina) e são ancorados na região subendotelial dos ângulos formados entre o mesângio intercapilar e o início das paredes livres dos capilares. Habitualmente, os prolongamentos de uma mesma célula fixam-se em ângulos opostos, o que lhes confere uma função peculiar na manutenção da estrutura do corpúsculo renal. As junções intercelulares são feitas por complexos unitivos, muitos deles caracterizados como desmossomos. Em cortes histológicos de pouca espessura (2 a 4μm), considera-se critério de normalidade a presença de até dois núcleos de células mesangiais por secção transversal.

A matriz mesangial é composta dos colágenos III, IV, V e VI, proteínas microfibrilares (fibrilina, MAGP, MP78, MP340), glicoproteínas (fibronectina) e vários tipos de proteoglicanos como biglicanos, decorina). Ela é sintetizada e degradada pelas próprias células mesangiais. A rede de microfibrilas (colágeno e fibrilas elásticas) é responsável por fixar as células mesangiais na membrana basal glomerular. Como critério de normalidade para a matriz mesangial, admite-se que ocupe uma extensão não superior à distância dada pela soma do diâmetro de dois núcleos de células mesangiais (Figs. 2.4 e 2.5).

As células mesangiais elaboram hormônios vasoativos, prostanoides, PAF (*platelet activator factor* ou fator ativados de plaquetas) e respondem à angiotensina II e fator natriurético atrial por intermédio de receptores para essas moléculas. São capazes, nos processos de agressão ao tecido renal, de funções de reparo e proliferação, pois podem produzir e sofrer os efeitos de fatores de crescimento e mediadores inflamatórios. Estes efeitos, muitas vezes, são mantidos mesmo depois de cessada a ação do agente lesivo. Entre outras funções, salienta-se também a capacidade de endocitose (coloides, macromoléculas, agregados proteicos e imunocomplexos) e clareamento dessas moléculas em direção à matriz mesangial. Cerca de 2% das células mesangiais têm capacidade de fagocitose, possuem receptores para porção cristalizável das imunoglobulinas (segmento Fc), capacidade de expressão de antígenos de histocompatibilidade de classe II e possibilidade de apresentação de antígenos.

Existe ainda uma porção do mesângio que se estende para fora do glomérulo, também constituída de células e matriz. Este mesângio extraglomerular, que faz parte do aparelho justaglomerular, é constituído pelas células de Goormaghtigh imersas em matriz e têm uma forma cônica, com a base dirigida para a mácula densa e o ápice em direção ao mesângio intraglomerular.

EPITÉLIO

Células epiteliais fazem parte do corpúsculo renal envolvendo-o (folhetos visceral e parietal da cápsula de Bowman) ou em associação com as arteríolas aferente, eferente e o mesângio extraglomerular (mácula densa).

A mácula densa é identificada por sua morfologia distinta de células cúbicas ou colunares, dispostas lado a lado, com núcleos apicais e organelas na porção basolateral. No citoplasma há mitocôndrias de pequeno porte. A membrana basal encontra-se fusionada com a das células do mesângio extraglomerular e a matriz extracelular.

O epitélio parietal da cápsula de Bowman é constituído por células achatadas, com poucos microvilos e, habitualmente, um cílio central. Na região do polo urinário faz uma transição abrupta com o epitélio cilíndrico especializado do túbulo contornado proximal. No citoplasma, identificam-se filamentos de actina. A membrana basal é multilamelada e composta por colágeno XIV e proteoglicanos, especialmente o sulfato de condroitina.

O epitélio visceral do espaço urinário representa uma população celular das mais estudadas, não só por sua configuração anatômica peculiar, mas também, e principalmente, pelo papel funcional no mecanismo de filtração glomerular.

A primeira descrição de células com características epiteliais dispostas sobre a superfície capilar deu-se em 1845 e foi devida a Joseph von Gerlach. O desenvolvimento das lentes objetivas com imersão em óleo, em 1880, permitiu melhor visualização dessas células e consequente maior convencimento da comunidade científica. Contudo, foi Wilhelm von Möllendorff, em 1927, o responsável pela descrição dessas estruturas como um arranjo de prolongamentos protoplasmáticos aderidos à membrana basal.

A ratificação dos achados de von Möllendorff foi feita por Dalton, em 1951, já com o uso do microscópio eletrônico. Surgiram então as denominações de podócitos para as células epiteliais e de pedicelos para os prolongamentos podálicos, por Hall em 1953, e a descrição das fendas de filtração, por Yamada em 1955. Esta foi sensivelmente melhorada por Farquhar, em 1961, que, por intermédio de estudos em animais de experimentação, reforçou a importância funcional dos podócitos nos processos de filtração glomerular.

O microscópio eletrônico por varredura, surgido em 1970, introduziu a visão tridimensional da anatomia externa dos podócitos.

As células do epitélio visceral são as menos numerosas entre as constituintes do corpúsculo renal, numa proporção de 1:3 com as endoteliais e 1:2 com as mesangiais (Fig. 2.3). Por outro lado, são as de maior volume, fato que chama a atenção principalmente em glomérulos de crianças no primeiro ano de vida. São capazes de se dividirem até o período neonatal. Na forma madura, são consideradas células permanentes, com muita dificuldade para se replicar. Em situações de intensa estimulação, os podócitos podem sofrer metaplasia e dividir o núcleo. Nestes casos, não raro, identificam-se figuras de mitose. Considera-se o podócito como o principal responsável pela síntese da membrana basal glomerular.

O corpo celular podocitário exibe prolongamentos citoplasmáticos denominados processos primários que, por sua vez, dão origem a ramificações arborescentes, os pedicelos, os quais se interdigitam com os das células vizinhas, fixando-se à membrana basal (Figs. 2.5 e 2.6). Estudo ultraestrutural, com cortes semisseriados e sequenciais, realizado por Neil et al. (2005), permitiu evidenciar compartimentos e espaços sub e interpodocitários, cuja drenagem para o espaço urinário se faz por intermédio de poros pequenos e eventuais, conferindo a estas células a capacidade de represar o filtrado glomerular, além de moldá-lo conforme mudanças do volume celular.

Identificam-se no citoplasma do corpo celular um proeminente retículo endoplasmático, o aparelho de Golgi, os lisossomos e as mitocôndrias. Essas organelas são escassas nos processos podálicos.

Os podócitos são células polarizadas, cujo domínio luminal fica voltado para o espaço urinário, e basal, que mantém contato com a membrana basal. Em toda a superfície celular há receptores para C3b e gp 330/megalina. A megalina, em particular, está associada com o retículo endoplasmático e o aparelho de Golgi no corpo celular e com reentrâncias especiais da membrana (*coated pits*).

A membrana luminal podocitária é recoberta por sialoglicoproteínas, particularmente podocalixina e podoendina, que lhe conferem carga elétrica negativa. A neutralização destas cargas promove retração dos pedicelos e formação de complexos

31

unitivos entre os podócitos adjacentes. A remoção dos ácidos siálicos da superfície celular produz descolamento dessas células da membrana basal.

A membrana basal podocitária contém resíduos N-acetil-D-galactosamina de glicoconjugados e proteínas podocitárias específicas, entre elas a sinaptopodina.

Essas células epiteliais possuem citoesqueleto constituído por microtúbulos e filamentos intermediários, principalmente vimentina e desmina. Os microfilamentos são mais abundantes nos processos podálicos, distribuindo-se longitudinalmente ao longo de seus eixos. No corpo celular, esses microfilamentos contornam a membrana plasmática. Já na região basal dos pedicelos, são fixados em uma área densa da membrana celular. A fixação dos pés dos podócitos à membrana basal é feita por meio de integrinas que interagem com proteínas do citoesqueleto, em particular com a talina e a vinculina.

Entre os pedicelos, existe uma região especializada denominada de fenda de filtração, que tem a aparência de um "zíper", com largura constante de 30 a 40nm, contendo fileiras de poros que medem 4 × 14nm, dispostos de cada lado de uma barra central com espessura de 11nm. Considera-se que essa estrutura seja uma forma modificada de complexo unitivo intercelular. No local da fenda, várias proteínas têm sido descritas, entre elas: nefrina, P-caderina, CD2AP, FAT, podocina e Neph1. Na região de junção com a membrana plasmática, identifica-se a proteína ZO-1. A descrição de mutações gênicas envolvendo síntese e expressão dessas proteínas é um campo em expansão como substrato para a compreensão de certos tipos de glomerulopatias familiais.

MEMBRANA BASAL

Imediatamente sob os pedicelos podocitários, circundando a porção livre dos capilares e o mesângio intercapilar, encontra-se a estrutura biológica denominada de membrana basal. Tem espessura de 240 a 340nm, sendo ligeiramente mais volumosa nos indivíduos do sexo masculino. Ao microscópio de luz comum é comparada a um traçado a lápis de ponta fina, com capacidade de impregnar-se pelas soluções corantes contendo sais de prata (Fig. 2.4). À microscopia eletrônica, em cortes de tecidos submetidos aos fixadores tradicionais compostos por glutaraldeído, exibe aspecto trilamelado, com uma porção central densa (lâmina densa) ladeada por faixas mais claras (lâminas raras interna e externa).

A avaliação da espessura da membrana basal glomerular é um dos critérios importantes para o diagnóstico de síndromes associadas à malformação e/ou à mutação das cadeias constituintes do colágeno. Uma estimativa de cálculo pode ser feita ao comparar-se a espessura da lâmina rara interna com a da densa, cuja proporção costuma ser em torno de 1:5. A escolha da lâmina rara interna é baseada no fato de ela ser mais facilmente identificada e ter limites mais nítidos, quando comparada com sua correspondente interna. Contudo, a boa prática recomenda a medida efetiva da espessura, em vários pontos de várias alças e, de preferência, em glomérulos diferentes, calculando-se o valor pela média harmônica dos segmentos de interceptação ortogonal.

Analisada em continuidade, a membrana basal alterna porções convexas (periférica ou pericapilar) e côncavas (perimesangial), determinando, nos pontos de intersecção, os ângulos mesangiais, região na qual se prendem as microfibrilas de sustentação das células e matriz mesangiais.

No que diz respeito a sua composição, identificam-se, primordialmente, colágeno tipo IV, proteoglicano heparan sulfato, laminina e fibronectina. Em menor quantidade, há colágenos tipos V e VI, componente P do amiloide e entactina/nidogene. Uma das peculiaridades da membrana basal glomerular é apresentar isoformas de colágeno tipo IV e laminina.

A laminina é o principal componente não colágeno. É formada por três cadeias polipeptídicas (A/B1/B2), duas das quais são glicosiladas e ligadas por pontes de dissulfito. A cadeia B1 pode ser substituída pela homóloga laminina-S. A laminina liga-se ao colágeno tipo IV, diretamente ou por intermédio da entactina, e aos receptores de integrina e não integrina nas membranas plasmáticas do endotélio e podócito. O endotélio liga-se ao colágeno tipo IV pela integrina alfa-3-beta-1 e à fibronectina pela alfa-5-beta-1.

O mais importante proteoglicano da membrana basal é o sulfato de heparan. Constitui-se de uma proteína central (400kDa) com três cadeias laterais de glicosaminoglicanos. Podem também ser encontrados proteoglicanos com proteínas centrais menores. As moléculas de proteoglicanos agregam-se em forma de rede e são hidrofílicas, o que permite reter as moléculas de água no interstício da matriz. Têm também ação anticoagulante por prevenir a ligação de hidrogênio e adsorção de proteínas plasmáticas aniônicas, além de serem responsáveis por manter o fluxo de água pela membrana basal.

O colágeno tipo IV constitui grande parte da membrana basal. Cada fibra, ou monômero, é composta por hélices triplas de aminoácidos periodicamente dispostos (cadeias alfa) por uma extensão de 400nm. São conhecidos seis tipos de cadeias alfa, individualizadas pela composição molecular e nomeadas por algarismos arábicos. Os arranjos em hélices triplas, habitualmente, contêm dois tipos de cadeias alfa e apresentam na porção carboxiterminal um domínio globular não colágeno (NC1). Na região aminoterminal há um bastão de hélices triplas com 60nm de comprimento, conhecido como domínio 7S. A interação entre os monômeros pelo domínio 7S forma dímeros; tetrâmeros são constituídos pela união de quatro monômeros por intermédio do NC1 ou por ligações laterais entre o NC1 e a região colágena das fibras. Essa disposição habilita formar um arranjo tridimensional poligonal que permite flexibilidade e serve de arcabouço para o depósito da matriz.

As isoformas de colágeno tipo IV encontradas na membrana basal podem variar conforme a localização. Na lâmina densa, prevalecem as cadeias alfa-3, alfa-4 e alfa-5. Nas lâminas raras e na matriz mesangial, predominam as cadeias alfa-1 e alfa-2.

ARQUITETURA E PERMEABILIDADE

Tendo-se em mente o arranjo espacial do conjunto das estruturas descritas, há que se imaginar um sistema de sustentação que permita manter a estabilidade, principalmente em face da pressão hidrostática, que pode atingir 45mmHg, níveis muito superiores aos que são submetidos os outros vasos capilares do organismo.

Mecanicamente, a membrana basal glomerular funciona como uma capa mais ou menos rígida ao redor dos capilares, interrompida nas áreas de reflexão sobre o mesângio intercapilar. Nestes pontos, entram em ação os processos filamentares das células e matriz mesangiais que, ao unirem ângulos opostos, permitem a ancoragem das áreas de reflexão. Adicionalmente, fibrilas com capacidades contráteis, também presentes no mesângio, auxiliam na manutenção da tensão no local.

Outro sistema é mantido pelos podócitos ao fixar os pontos de reflexão da membrana basal entre capilares adjacentes. Apesar de o citoesqueleto podocitário não ser tão proeminente nos pedicelos da face livre dos capilares, na região do mesângio intercapilar, existem processos podálicos que têm esse compartimento muito desenvolvido. De forma também bastante extraordinária, a ação do sistema contrátil, existente nos pedicelos, com actina, alfa-actinina e miosina dispostas em orientação longitudinal, e a firme fixação da base desses pedicelos à membrana basal, graças às proteínas intermediárias vinculina, talina e às integrinas alfa-3-beta-1 que se ligam fortemente ao colágeno IV, fibronectina e laminina, funcionam como pequenas e múltiplas placas estabilizadoras, contrapondo-se à distensão dos capilares.

A membrana basal e a fenda de filtração representam aproximadamente 50% da resistência hidráulica total da parede capilar, permitindo permeabilidade para água, pequenos solutos e íons. A seletividade do que é filtrado fica condicionada ao tamanho, à forma e à carga elétrica das moléculas. A barreira endotelial restringe parcialmente pelo tamanho e, de forma mais adequada, pela carga elétrica, em função das glicoproteínas e proteoglicanos presentes na superfície celular. Já a rede de colágeno e a matriz da membrana basal e a fenda de filtração balizam o tamanho.

BIBLIOGRAFIA

1. Arakawa M. A scanning electron microscope study of the human glomerulus. Am J Pathol 64: 467-476, 1971.

2. Couchman JR, Beavan LA, McCarthy KJ. Glomerular matrix: synthesis, turnover and role in mesangial expansion. Kidney Int 45:328-335, 1994.

3. Farquhar MG, Vernier RL, Good RA. Studies on familial nephrosis: II. Glomerular changes observed with the electron microscope. Am J Pathol 33: 791-817, 1957.

4. Farquhar MG, Wissig SL, Palade GE. Glomerular permeability. I Ferritin transfer across the normal glomerular capillary wall. J Exp Med 113:47-66, 1961.

5. George CRP. The cellular history of the glomerulus. J Nephrol 16:949-957, 2003.

6. Haas M. Alport syndrome and thin glomerular basement membrane nephropathy: a practical approach to diagnosis. Arch Pathol Lab Med 133:224-232, 2009.

7. Holzman JB, St John PL, Kovari JA, Verma R, Holthofer H, Abrahamson DR. Nephrin localizes to the slit pore of the glomerular epithelial cell. Kidney Int 56:1481-1491, 1999.

8. Mundel P, Shankland SJ. Podocyte biology and response to injury. J Am Soc Nephrol 13:3005-3015, 2002.

9. Neal CR, Crook H, Bell E, Bates DO. Three-dimensional reconstruction of glomeruli by electron microscopý reveals a distint restrictive urinary subpodocyte space. J Am Soc Nephrol 16:1223-1235, 2005.

10. Ramage IJ, Howatson AG, McColl JH, Maxwell H, Murphy AV, Beattie TJ. Glomerular basement membrane in children: a stereologic assessment. Kidney Int 62:895-900, 2002.

11. Reiser J, Kriz W, Kretzler M, Mundel P. The glomerular slid diaphragm is a modified adherens junction. J Am Soc Nephrol 11:1-8, 2000.

12. Winn MP. 2007 Young Investigator Award: TRP'ing into a new era of glomerular disease. J Am Soc Nefrol 19:1071-1075, 2008.

3

ASPECTOS CELULARES E MOLECULARES DO GLOMÉRULO

Vicente de Paulo Castro Teixeira

O conhecimento básico da morfologia e função renal começou a ser sistematicamente organizado há cerca de quatro séculos por eminentes anatomistas italianos. Coube de forma justa a Marcello Malpighi (1628-1694) a fama de ser o descobridor do glomérulo, porquanto em sua publicação de 1666 é encontrada a primeira descrição daquela estrutura como pequenas glândulas redondas no córtex renal que se assemelhavam a "novelos de vermes" pendentes das extremidades das artérias terminais. Entretanto, o termo glomérulo só foi cunhado mais de 100 anos depois pelo médico russo Alexander Schumlanski (1748-1795), que, além de confirmar a presença dos corpúsculos "malpighianos", uma vez que, até então, sua existência ainda era controversa, deu-lhes o nome de corpos glomerulares vasculares em alusão à palavra latina *glomerulus* que significa "pequena bola de fios". Embora o trabalho de Malpighi tenha proporcionado grande progresso no entendimento da arquitetura renal, foram ainda necessários mais dois séculos para que a organização morfológica e funcional glomerular fosse descrita como hoje a conhecemos, em grande parte devido aos estudos de William Bowman em meados do século XIX[1,2].

Atualmente, o glomérulo é entendido como uma estrutura sofisticada para ultrafiltração plasmática, processo pelo qual se inicia a formação da urina e que está entre as principais funções do rim. Nas últimas três décadas cresceu de forma substancial o volume de informações sobre o glomérulo normal e doente. Grandes avanços têm sido reportados, principalmente em relação à fisiopatologia glomerular, em decorrência da aplicação de novas técnicas de investigação que utilizam os conceitos de biologia e genética molecular. Com isso, há o ressurgimento de novas hipóteses e teorias, aumentando o interesse sobre o assunto e, consequentemente, impulsionando a pesquisa nefrológica.

Todo esse interesse é plenamente justificável, haja vista que o glomérulo é alvo de numerosas doenças progressivas que culminam com doença renal crônica, às vezes mesmo quando terapias ditas adequadas são instituídas[3]. E, para que sejam desenvolvidas novas terapias mais racionais e de maior eficácia para pacientes com doenças glomerulares, é fundamental que se tente identificar novos alvos terapêuticos. Por conseguinte, a compreensão das bases moleculares dos componentes glomerulares é um passo importante e lógico neste processo.

O glomérulo apresenta estrutura complexa e é constituído pelo tufo glomerular, propriamente dito, e um compartimento extra que reveste a membrana basal da cápsula de Bowman. O tufo glomerular é constituído fundamentalmente por três diferentes tipos celulares: células endotelial, mesangial e epitelial visceral, também conhecida como podócito. Revestindo a cápsula de Bowman, encontra-se o quarto tipo celular residente do glomérulo, que tem sido motivo de atenção nos últimos anos, a célula epitelial parietal. O arcabouço glomerular no qual as células estão dispostas é composto por três matrizes extracelulares distintas, embora todas apresentem componentes de membrana basal como seus maiores constituintes. Delimitando a cápsula de Bowman, encontra-se uma matriz que consiste de membrana basal dupla circundada por tecido conjuntivo intersticial pericapsular. No mesângio, encontra-se a matriz mesangial, com conteúdo similar à membrana basal, apesar de não se apresentar como em estrutura laminar característica. A terceira matriz é aquela da alça capilar, conhecida como membrana basal glomerular (MBG), uma das mais intensamente estudadas de todas as membranas basais. Este capítulo tem como objetivo fazer uma revisão abrangente sobre os aspectos celulares e moleculares dos componentes do glomérulo, enfatizando recentes descobertas sobre a composição molecular do diafragma da fenda, um tipo especial de complexo juncional do podócito[4-6], e apresentar a célula epitelial parietal, até há pouco ignorada em textos sobre o glomérulo.

CÉLULA MESANGIAL

A célula mesangial tornou-se o foco das atenções no início da década de 1990, depois de amargar uma longa indiferença por parte dos pesquisadores, desde a sua descrição por Zimmerman em seu trabalho clássico de 1933. Fato estranho, pois a célula mesangial constitui o eixo central do glomérulo, estando em continuidade com o mesângio extraglomerular e contiguidade com o aparelho justaglomerular. Na realidade, há duas populações distintas de células mesangiais. A primeira constitui 85 a 95% do total de células mesangiais e tem como principal característica a presença de rede de elementos contráteis, incluindo actina, miosina e tropomiosina, comparável às células de músculo liso. O segundo tipo apresenta primordialmente atividade fagocítica e expressa antígeno comum leucocitário, algumas, inclusive, expressam o determinante Ia. Tais células podem representar de 5 a 15% das células mesangiais residentes e apresentam características de monócitos/macrófagos, sendo derivadas da medula óssea[7].

As várias funções propostas para as células mesangiais foram baseadas em suas características morfológicas e em sua localização. Elas atuam como células contráteis especializadas e, juntamente com o podócito, influenciam a hemodinâmica glomerular por meio da alteração do fluxo capilar intraglomerular e a superfície de ultrafiltração glomerular. Por se localizar contiguamente ao endotélio capilar fenestrado, sem a membrana basal interveniente, as células mesangiais podem entrar em contato direto com o plasma e seus constituintes e, em decorrência de sua atividade fagocítica, pode estar envolvida com a captação e depuração de macromoléculas, tais como complexos imunes do glomérulo. Nesse contexto imunológico, já foi demonstrado que a célula mesangial expressa receptores tipo Toll que reconhecem receptores de superfície de bactérias e RNA viral, sugerindo que tais células podem fazer parte do sistema imune inato[8]. Além disso, são responsáveis por produzir e degradar a matriz mesangial que, além de prover suporte estrutural do glomérulo, afeta o fluxo de macromoléculas através do mesângio. Por conseguinte, a célula mesangial exerce grande influência na fisiologia e fisiopatologia renal. No glomérulo normal esses processos são rigorosamente regulados, de forma que os diferentes mecanismos envolvidos nessas funções sejam bem coordenados. Por outro lado, em numerosas doenças renais, tais processos estão comprometidos, levando principalmente à proliferação de células mesangiais e à expansão da matriz mesangial[9].

Para exercer essa grande influência sobre a fisiopatologia renal, a célula mesangial possui extenso repertório de proteínas. Elas possuem numerosos receptores para diferentes biomoléculas, incluindo eicosanoides e neuropeptídeos e vários fatores de crescimento cujos estímulos provenientes de lesões metabólicas ou fisiológicas ocasionam, além da contração e relaxamento celular, basicamente três respostas distintas: mesangiólise, por apoptose ou necrose, proliferação mesangial e/ou expansão mesangial por maior depósito de matriz.

A contração da célula mesangial acontece, em geral, em resposta a compostos vasoativos e fatores de crescimento que utilizam receptores vinculados à proteína G, os quais ativam a fosfolipase C, resultando na liberação de cálcio intracelular como segundo mensageiro. Entre eles, incluem-se hormônios como angiotensina II, vasopressina, norepinefrina e endotelina; fatores de crescimento como fator ativador de plaqueta (PAF) e fator de crescimento derivado da plaqueta (PDGF); derivados do ácido araquidônico como o tromboxano A_2, $PGF_{2\alpha}$ e leucotrienos C4 e D4; e algumas citocinas, incluindo interleucina-1 e 6. Além disso, imunocomplexos que ocupam os receptores Fc das células mesangiais também induzem a contração celular. Em contrapartida, os hormônios que agem através das cascatas do AMPc e GMPc relaxam a célula mesangial pelo antagonismo aos fatores acima ou por efeito relaxador direto[10].

A proliferação mesangial constitui uma das principais manifestações de muitas doenças glomerulares. Esse aumento do número de células deve-se não somente à infiltração de células inflamatórias, como também à proliferação das células residentes. Numerosos fatores são capazes de induzir direta ou indiretamente o aumento das células mesangiais por meio da fosforilação de tirosinas cinases, de tirosina, de serina/treonina ou cinases ativadas por mitógeno. Incluem-se nesses casos o PDGF, interleucinas-1, 6 e 8, fator de crescimento epidérmico (EGF), tromboxano e vasopressina. O fator de crescimento transformador beta (TGF-β), por sua vez, dependendo das circunstâncias, exerce efeito proliferativo ou antiproliferativo sobre as células mesangiais. Outras substâncias antiproliferativas são a vitamina D, o fator atrial natriurético, o óxido nítrico e os proteoglicanos sulfato de heparina[11,12].

A maioria das substâncias acima mencionadas é produzida pela célula mesangial e age de forma autócrina ou parácrina, influenciando os processos fisiológicos e fisiopatológicos mesangiais (Quadro 3.1). Os estímulos iniciais para sua produção podem ser os mais variados possíveis, incluindo hiperglicemia e depósdito de imunocomplexos, os quais desencadeiam mecanismos fisiopatológicos que culminam na expansão da região mesangial devido à proliferação celular, do acúmulo de matriz ou de ambas, como observado em várias doenças glomerulares[13,14].

CÉLULA ENDOTELIAL

A célula endotelial é um componente altamente dinâmico e biologicamente ativo dos vasos sanguíneos. Reconhecem-se, pelo menos, três tipos de endotélio quanto à sua estrutura, sendo o endotélio glomerular um tipo peculiar de capilar "poroso". A célula endotelial glomerular possui fenestrações de 60-80nm. Essas fenestrações apresentam diafragmas durante o período de desenvolvimento mas, posteriormente, são modificadas para poros abertos na fase adulta. Esses poros concentram-se na periferia do citoplasma, distante do corpo celular, e estão dispostos em arranjos separados por faixas de citoplasma, denominados placas de crivo. Dessa forma, tais fenestrações distribuem-se em regiões do citoplasma celular que estão opostas às fendas de filtração dos pedicelos, do outro lado da membrana basal glomerular, compatível com sua função de filtração.

Como todo endotélio, o endotélio glomerular possui um revestimento superficial gelatinoso com cerca de 300nm, composto principalmente de sialoproteínas e proteoglicanos, denominado de glicocálice, que absorve uma camada extra de proteínas, a designada camada superficial endotelial, e que está em equilíbrio com o plasma circulante. Essas camadas participam da regulação da permeabilidade do endotélio e da modulação nas interações celulares e dos ligantes com o endotélio. Estudos com técnicas de preservação do glicocálice conseguiram demonstrar que as fenestrações apresentam plugues filamentosos, conhecidos como *fascinae fenestrae*, com composição bioquímica peculiar que provavelmente seja decisiva para suas propriedades de permeabilidade.

Muitas das funções do endotélio refletem sua condição de interface entre o sangue e os tecidos. Ela funciona, primeiramente, como barreira de permeabilidade e contribui para a regulação do tônus vasomotor, através da secreção de compostos vasoativos, que promovem contração da célula muscular lisa vascular, como a endotelina e o PDGF, ou seu relaxamento, como o óxido nítrico e as prostaciclinas. Participa ainda na manutenção da fluidez do sangue, controlando a coagulação por meio de produção e secreção de proteínas, incluindo a trombomodulina, proteína S e prostaciclinas, e de sua capacidade de catalisar a ativação do plasminogênio em plasmina. Pode, ainda, ser coadjuvante nas respostas imunes por meio do direcionamento da circulação dos linfócitos no corpo e da sua ação como célula apresentadora de antígeno para linfócitos T auxiliares (CD4+). Finalmente, a célula endotelial desempenha papel crucial na inflamação, em geral, e na patogênese das vasculites sistêmicas, em particular[15,16].

Quadro 3.1 – Mediadores secretados pela célula mesangial*.

Categoria	Regulação
Hormônios e fatores de crescimento	
Endotelina	Aumenta: PDGF, AII, AVP, trombina, TXA_2, TNF-α, TGF-β
	Diminui: GMPc, AMPc
PDGF	Aumenta: PDGF, EGF, trombina, TGF-β, FGF, AII, endotelina
TGF-β	Aumenta: PDGF, EGF, trombina, ANP
CTGF	Aumenta: TGF-β
	Diminui: NO, GMPc
bFGF	
NGF	
IGF-1	Paralela com a densidade celular em cultura
VEGF	Aumenta: estiramento mecânico, AII, TGF-β, hipóxia
M-CSF	Aumenta: TNF-α, IL-1bA
GM-CSF	
Eritropoeitina	Aumenta: hipóxia, PGE_2
Adrenomedulina	Aumenta: soro, TNF-α
Citocinas	
IL-1α, IL-1β	Induz: soro, fatores de crescimento
TNF-α	Aumenta: LPS
	Diminui: PGE, HSP
IL-12	Aumenta: LPS, TNF-α
MIF	Aumenta: IFN-γ, PDGF
IL-6	Aumenta: PDGF, IL-1, TNF-α e LPS
IL-10	Aumenta: LPS, TGF-β
Quimiocinas	
Quimiocinas CXC: IL-8, GRO, CINC, IP10, MIP2	Aumenta: mediadores pró-inflamatórios, imunocomplexos e fatores de crescimento
Quimiocinas CC: MCP-1, RANTES	Aumenta: mediadores pró-inflamatórios, imunocomplexos e fatores de crescimento
Quimiocinas CX3C: Factalcina	Induz: TNF-α
Lipídeos bioativos	
PAF	Aumenta: LPS, TNF-α, IL-1β, AII
Eicosanoides $PGE_2 \gg PGF_{2\alpha} > 6\text{-ceto-}PGF_{1\alpha}$ HETEs EETs	Aumenta: IL-1, TNF-α, complexos imunes, AII, AVP, endotelina, trombrina
Óxido nítrico	Induz: TNF-α, IL-1
	Inibe: TGF-β

AII = angiotensina II; ANP = peptídeo atrial natriurético; AVP = arginina vasopressina, bFGF = fator de crescimento fibroblástico básico; AMPc = monofostato de adenosina cíclico; GMPc = monofosfato de adenosina cíclico; CINC = quimioatraente de neutrófilo induzido por citocina; CTGF = fator de crescimento de tecido conjuntivo; EET = ácido epoxi-eicosatrienoico; EGF = fator de crescimento endotelial; FGF = fator de crescimento fibroblástico; GM-CSF = fator de crescimento estimulatório-colônia de macrófagos e granulócitos; GRO = oncogene relacionado a crescimento; HETE = ácido hidroxieicosatrienoico; IGF-1 = fator de crescimento similar à insulina-1; IL = interleucinas; IFNγ = interferon gama; IP-10 = proteína 10 induzível pelo interferon; LPS = lipopolissacarídeo; MCP-1 = proteína 1 quimioatraente de monócitos; M-CSF = fator de crescimento estimulatório-colônia de macrófagos; MIF = fator inibidor de migração de macrófago; MIP = proteína inflamatória de macrófago; NGF = fator de crescimento do nervo; PAF = fator ativador de plaquetas; PDGF = fator de crescimento derivado de plaquetas; PGE = prostaglandina E; PGF = prostaglandina F; RANTES = expresso e secretado por célula T normal, regulado sob ativação; TGF-β = fator transformador de crescimento beta; TNF-α = fator alfa de necrose tumoral; TX = tromboxanos; VEGF = fator de crescimento endotelial vascular.

Esse papel no processo inflamatório pode ser exercido principalmente de duas maneiras. Na primeira, o endotélio vascular pode ser o alvo principal da lesão. Na segunda, as células endoteliais podem participar ativamente na amplificação e manutenção do processo inflamatório. Em geral, a resposta vascular à inflamação resulta na amplificação da resposta inflamatória, reparo e remodelamento vascular e, por fim, à oclusão vascular, que é responsável pelas complicações mais graves dos pacientes com vasculites sistêmicas. A célula endotelial pode ser lesada, direta ou indireta, por agentes infecciosos, principalmente vírus, pelo depósito de imunocomplexos e consequente ativação do complemento e por anticorpos específicos anticélula endotelial ou anticorpos anticitoplasma de neutrófilos (ANCA). A amplificação da resposta inflamatória pela célula endotelial acontece por intermédio de três principais mecanismos, quais sejam, a expressão de moléculas de adesão, a produção de citocinas e a angiogênese[17,18].

A expressão de moléculas de adesão é um dos mais importantes eventos no mecanismo fisiopatogênico da inflamação. A célula endotelial é capaz de expressar vários tipos de moléculas de adesão em resposta a estímulos variados, tais como componentes do complemento, ANCA e citocinas. Na realidade, a infiltração vascular requer interações finamente reguladas entre leucócitos, células endoteliais e matriz, as quais são mediadas pelas moléculas de adesão. Associado a isso, a célula endotelial, como mencionado, apresenta potencial para produzir variedade de citocinas, quimiocinas e fatores de crescimento em um microambiente inflamado. Esses dois processos se complementam e se retroalimentam, mantendo o processo inflamatório em curso. Vale ressaltar que as células endoteliais renais, quando estimuladas, podem expressar diferencialmente perfis de citocinas nos diversos compartimentos renais.

Com base no exposto acima, é fácil deduzir que a célula endotelial pode afetar ou ser afetada de várias formas nos processos patológicos glomerulares. Estados que promovem o aumento da permeabilidade aos solutos, a hipercoagulação dentro das alças capilares e a interação aumentada com os leucócitos em decorrência da sua ativação pelas citocinas são algumas das maneiras de como a célula endotelial contribui para as doenças glomerulares[19,20].

MEMBRANA BASAL GLOMERULAR (MBG)

As membranas basais são estruturas especializadas da matriz extracelular que separam os tecidos em compartimentos, fornecem substrato para o ancoramento das células, controlam as trocas de substratos e fluidos e proveem informações de sinalização para organização, diferenciação, manutenção e remodelação dos tecidos. Vários de seus componentes são específicos ou representam constituintes gerais de matriz com diferenças quantitativas e/ou qualitativas na sua localização. Dessa forma, a composição das membranas basais difere entre si, inclusive dentro de um mesmo órgão. O rim é um exemplo clássico: cada néfron e ducto coletor são individualmente revestidos por uma membrana basal de definição molecular heterogênea correspondente em vários aspectos à natureza segmentar do néfron. Acredita-se, inclusive, que a heterogeneidade molecular das membranas basais possa contribuir para a especificidade funcional manifestada pelos distintos segmentos do néfron[21].

Durante a glomerulogênese, as células precursoras do podócito e células endoteliais sintetizam os componentes de matriz, formando membranas basais independentes, que são posteriormente fusionadas para formar a MBG. Com a maturação, o podócito continua sintetizando e depositando componentes de matriz, enquanto a célula endotelial suspende sua contribuição. A MBG madura é uma estrutura plana gelatinosa em que a água perfaz 90-93% do volume e cuja integridade estrutural é conferida por uma rede heteropolimérica constituída principalmente por colágeno tipo IV, laminina, nidógeno e proteoglicanos[22].

O colágeno tipo IV é o maior constituinte das membranas basais em mamíferos. Ele pertence a uma família de isoformas de proteínas de tripla hélice compostas por diferentes combinações das seis cadeias alfas geneticamente distintas. As membranas basais, em geral, possuem o colágeno tipo IV formado por cadeias α_1 e α_2 em trímeros $\alpha_1:\alpha_1:\alpha_2$. As cadeias α_3, α_4, α_5 e α_6, em contraste, apresentam distribuição tecidual mais restrita. A MBG é um desses casos especiais, onde foram identificados dois tipos de colágeno tipo IV com composições de cadeias distintas. No desenvolvimento normal do glomérulo, no período embrionário e fetal, a rede de colágeno tipo IV é montada com a disposição $\alpha_1:\alpha_1:\alpha_2$. Posteriormente, existe uma troca na síntese de cadeias para formar a MBG adulta, cuja configuração é $\alpha_3:\alpha_4:\alpha_5$. Esta conformação do adulto é essencial para a manutenção duradoura da estrutura e função da MBG, porquanto mutações em qualquer dos genes codificadores dessas cadeias interrompem a troca durante o desenvolvimento e resultam em MBG fetal que é mais predisposta à degradação proteolítica com danos posteriores à função renal e progressão para insuficiência renal crônica[23].

Depois do colágeno tipo IV, a laminina é o constituinte mais prevalente das membranas basais. De forma semelhante ao colágeno, as lamininas também são componentes de uma grande família de proteínas, compostas de três cadeias polipeptídicas geneticamente distintas que se entrelaçam em padrão cruciforme. Ela é considerada de grande importância para a diferenciação celular e adesão. O padrão de expressão espaço-temporal de algumas lamininas é diferente em vários tecidos e durante o desenvolvimento, um fator a mais que contribui para a heterogeneidade das membranas basais. No caso específico da MBG, existe também uma forma fetal, a laminina-10, que é substituída no pós-natal pela forma adulta, a laminina-11. Distúrbio nessa transição resulta em síndrome nefrótica grave, sugerindo um relevante papel dessa proteína na filtração glomerular normal[24].

Os proteoglicanos (PGs) são moléculas de grande dimensões constituídos por um núcleo proteico no qual se ligam covalentemente cadeias de glicosaminoglicanos (GAGs), tais como sulfato de heparan (SH), sulfato de condroitina (SC) e ácido hialurônico[25]. A maioria dos PGs da MBG estão associados com SH, conhecidos como proteoglicanos de sulfato de heparan (PGSH). Acredita-se, inclusive, que, em virtude da carga predominantemente negativa conferida pelo SH, os PGs contribuam para a formação de uma barreira elétrica que impede a passagem das proteínas plasmáticas através da MBG[26]. A agrina e o perlecan são exemplos de PGSH encontrados em membranas basais. Além de estar presente na membrana basal especializada da junção neuromuscular, em que possui papel relevante no aparelho sináptico, a agrina é expressa nos glomérulos predominantemente dentro da MBG, sendo o maior componente PGSH da MBG humana[27]. Ela se acumula em grande quantidade na MBG e apresenta distribuição homogênea. Sua presença contribui para a incorporação de poliânions dentro da MBG, sugerindo um papel de destaque na manutenção da permeabilidade seletiva glomerular[28]. Além disso, ela estabelece uma ligação da membrana basal com o citoesqueleto de actina por meio da sua interação com a laminina e o complexo distroglicano presente no domínio basal dos podócitos[29]. Essa interação é complexa e pode influenciar a porosidade e permeabilidade da MBG[30].

O nidógeno, também conhecido como entactina, é uma glicoproteína de cadeia única composta de três domínios que podem ligar-se, de forma simultânea, a diferentes moléculas na MBG, como colágeno tipo IV, laminina e proteoglicanos. Essa propriedade da entactina de estabelecer ligação cruzada entre os principais componentes da MBG sugere importante função na montagem daquela estrutura. Em animais geneticamente deficientes para entactina-1, a distribuição de colágeno tipo IV e laminina permaneceu inalterada, enquanto as cargas aniônicas foram significantemente modificadas, juntamente com as propriedades de permeabilidade seletiva[31].

CÉLULA EPITELIAL VISCERAL GLOMERULAR: O PODÓCITO

A célula epitelial visceral glomerular, conhecida como podócito, encontra-se entre os tipos celulares mais complexos, diferenciados e especializados do nosso corpo. É uma célula terminalmente diferenciada com organização celular complexa que apresenta características epiteliais e mesenquimais. Ela se dispõe na parte externa do capilar glomerular, com seu corpo suspenso no espaço urinário do glomérulo. O corpo celular emite expansões citoplasmáticas ou processos primários que originam delicados processos secundários, os quais, por sua vez, envolvem os capilares glomerulares e ancoram o podócito na membrana basal glomerular (MBG) (Fig. 3.1). Os processos podocitários secundários, ou pedicelos, interdigitam-se com seus similares de podócitos adjacentes e cobrem completamente a superfície externa dos capilares glomerulares. Os espaços formados entre os pedicelos contíguos são denominados fendas de filtração que são atravessados por junção celular especializada, denominada diafragma da fenda. Essa junção forma a barreira final à perda de proteínas no glomérulo, explicando, dessa forma, por que a lesão podocitária é tipicamente manifestada por proteinúria intensa[32,33].

Mais recentemente, estudos com técnicas sofisticadas de microscopia verificaram que os corpos e os processos primários dos podócitos também mantêm contato com a MBG por meio de estruturas denominadas processos ancorantes que dão origem a um espaço subpodocitário (ESP) distinto que, por sua vez, mantém contato com

INTRODUÇÃO

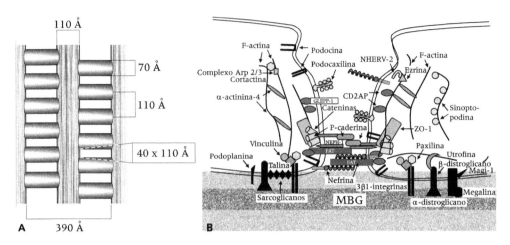

Figura 3.1 – Diagrama da composição molecular do diafragma da fenda em duas épocas. **A)** Modelo proposto por Rodewald e Karnovsky em 1974. **B)** Extraído de Luimula Regulation of the key molecules of glomerular ultrafiltration in proteinuric models (2002).

o resto do espaço urinário da cápsula de Bowman através de alguns poucos poros. Dessa forma, o ESP é definido como o espaço formado entre a MBG e os corpos e processos primários dos podócitos. O ESP cobre cerca de 60% da superfície de filtração glomerular e apresenta-se como um espaço tortuoso conferindo resistência e complacência adicionais ao processo de filtração glomerular[34,35].

O podócito é organizado de forma polarizada com um domínio luminal voltado para o espaço de Bowman e um domínio basal que permanece aderido à MBG[36]. Toda célula polarizada mantém a separação dos domínios de membrana através das junções oclusivas e aderentes. No caso especial do podócito, essa separação é mediada pelo diafragma da fenda, que possui característica juncional mista e funciona, ainda, como um ultrafiltro decisivo para a filtração plasmática. De forma que a membrana plasmática do podócito pode ser dividida em três domínios distintos: apical, diafragmático e basal. Cada domínio possui agrupamentos de proteínas, algumas das quais essenciais para a manutenção tanto da integridade do seu próprio domínio quanto para a estabilidade total da estrutura podocitária[30].

DOMÍNIO APICAL DO PODÓCITO

No domínio apical do podócito encontram-se principalmente duas proteínas dignas de nota: a podocalixina e a proteína epitelial glomerular 1 (GLEPP1, sigla em inglês).

PODOCALIXINA

Essa proteína de membrana é o principal componente molecular do domínio apical do podócito, conferindo-lhe carga negativa. Ela parece também desempenhar importante papel no desenvolvimento normal do podócito e no funcionamento da barreira de filtração, pois foi demonstrado que animais sem o gene da podocalixina não apresentam pedicelos e fendas de filtração. Além disso, a podocalixina está conectada intracelularmente com o citoesqueleto de actina através das proteínas ezrina e fator regulatório 2 do trocador Na^+/H^+ (NHERF, em inglês), e quando esse complexo podocalixina/ezrina/NHEF/actina é rompido ocorre perda dos pedicelos e proteinúria, sugerindo o envolvimento da podocalixina na morfologia podocitária[37].

GLEPP1

Até há poucos anos não havia muitos detalhes sobre a GLEPP1 e suas interações bioquímicas e funções. Conhecia-se apenas que animais com deficiência dessa proteína apresentavam morfologia anormal do podócito, taxa de filtração glomerular diminuída e que eram propensos a desenvolver hipertensão arterial. Entretanto, recentemente, um estudo tratando de síndrome nefrótica resistente a esteroides reportou várias famílias em que a mutação no gene da GLEPP1 foi detectada e os pacientes afetados apresentavam podócitos com fusão e retração dos pedicelos e extensa transformação microvilosa[38].

DOMÍNIO BASAL DO PODÓCITO

Para sua conexão com a membrana basal, o podócito utiliza receptores de membranas, sendo os principais as integrinas, as tetraspaninas e os distroglicanos.

INTEGRINAS

Esses receptores são proteínas heterodiméricas formados por cadeias αβ que ligam dinamicamente a matriz extracelular ou células adjacentes com o citoesqueleto. Na "sola" do pedicelo a isoforma mais abundante é a $α_3β_1$, essencial para o desenvolvimento do tufo glomerular e para a funcionalidade do podócito. Animais globalmente nocauteados para ambas as cadeias $α_3$ e $β_1$, ou nocauteados apenas nos podócitos, apresentam defeitos múltiplos que vão da ausência de ramificação dos capilares até proteinúria maciça, com retração dos pedicelos e laminações da MBG[39,40].

A importância dessa integrina tornou-se ainda mais evidente em experimentos com a proteinocinase acoplada à integrina (ILK), uma das cinases responsáveis pela sinalização gerada pelas integrinas. Através de sua capacidade de interação com a integrina $α_3β_1$, presente no domínio basal e com a catenina-β, que faz parte do complexo intracitoplasmático das caderinas no diafragma da fenda, a ILK estabelece um circuito sensor das alterações ocorridas principalmente nesses dois domínios e media a sinalização de resposta a tais mudanças. Ela é uma serina/treonina cinase de complexa arquitetura molecular com quatro domínios capazes de funções distintas que, além de desempenhar seu papel enzimático típico de uma fosfocinase, constitui-se molécula de montagem na transdução de sinais[41-43]. Animais nocauteados apenas nos podócitos para o gene dessa proteína desenvolvem doença renal proteinúrica progressiva. Além disso, a indução da ILK é um achado comum na lesão podocitária progressiva tanto *in vitro* quanto *in vivo*[44,45]. Recentemente, comprovamos que ela é ativada apenas nos podócitos em pacientes com GESF e em um modelo experimental de GESF e que também ativa alternativamente a via de sinalização Wnt[46].

TETRASPANINAS

As tetraspaninas pertencem a uma família de proteínas integrais de membrana, altamente conservadas filogeneticamente, que interagem com outras proteínas de membranas como as integrinas e a superfamília das imunoglobulinas. Especificamente, a tetraspanina CD151 está expressa no domínio basal podocitário onde se associa com grande afinidade à integrina $\alpha_1\beta_3$ e parece estar envolvida na maturação e manutenção da MBG, já que animais deficientes para essa proteína apresentam proteinúria com alteração da estrutura da MBG, incluindo espessamento e laminações[47]. Além disso, há relato clínico de que uma mutação no gene *TSPAN24*, codificador da CD151, acarreta nefropatia terminal hereditária, manifestada inicialmente por síndrome nefrótica, associada com epidermólise bolhosa e surdez neurossensorial[48].

DISTROGLICANOS

Os distroglicanos são heterodímeros $\alpha\beta$ que funcionam como receptores de matriz, com função principal de ancoragem, vinculando várias proteínas de matriz como a laminina, agrina e perlecan ao citoesqueleto. Já foi verificado que os distroglicanos se encontram no domínio basal do podócito. A importância do complexo de adesão do podócito à MBG mediado pelos distroglicanos ainda não é conhecido, mas há estudo sugerindo que eles estão diferencialmente afetados em doenças proteinúricas, podendo ser utilizados como um auxiliar diagnóstico em casos de biópsias indefinidas[49].

DIAFRAGMA DA FENDA (DF)

Como referido anteriormente, o DF é uma junção intercelular especializada que une os pedicelos adjacentes e, atualmente, considerado parte fundamental do filtro glomerular. Além disso, ele pode funcionar como sensor responsável pela regulação da morfologia do pedicelo mediante transdução de sinais para o citoesqueleto de actina. Rodewald e Karnovsky[50], baseados em microscopia eletrônica, foram os primeiros a propor, há quase 40 anos, um modelo estrutural do DF. Entretanto, apesar dos esforços empreendidos, sua composição molecular permaneceu por muito tempo desconhecida. A complexidade estrutural do DF começou a ser realmente desvendada a partir da marcante descoberta da mutação no gene denominado *NPHS1*, codificador da nefrina, uma proteína que, aparentemente, compõe a espinha dorsal do diafragma[51]. Desde então, a lista de proteínas que constituem o DF está expandindo-se rapidamente. De maneira que, atualmente, sabe-se que o DF é um complexo multiproteico altamente dinâmico e suscetível a lesões, que recruta componentes de transdução de sinais e inicia a sinalização para regular programas biológicos complexos no podócito[52] (Fig. 3.1). No quadro 3.2 estão citadas as proteínas relacionadas com os processos podocitários, onde são destacadas as proteínas localizadas no diafragma. A descoberta de várias novas proteínas e a caracterização de suas interações físicas e funcionais estão ajudando a definir a região de inserção do diafragma na membrana podocitária como um importante *locus* funcional do podócito[53].

NEFRINA

Pesquisadores investigando a síndrome nefrótica congênita finlandesa (SNCF) isolaram, com a técnica de clonagem posicional, o gene *NPHS1*, e constataram que ele se encontrava defeituoso nos indivíduos afetados por essa condição[54]. A SNCF é uma doença autossômica recessiva que acomete aproximadamente 1 em 10.000 recém-nascidos na Finlândia, caracterizada por proteinúria maciça ainda *in utero*, e desenvolvimento de síndrome nefrótica grave logo após o nascimento. O produto do gene *NPHS1*, denominado nefrina, é uma glicoproteína transmembranosa tipo 1 composta de 1.241 aminoácidos e com massa molecular de 132,5kDa em humanos. Ela sofre modificações pós-tradução e seu peso aumenta para cerca de 185kDa. A nefrina pertence à superfamília das imunoglobulinas (Igs) e apresenta, tipicamente, na região extracelular oito domínios característicos das Igs e um módulo fibronectina tipo III, uma região que atravessa a membrana plasmática e uma curta região intracelular C-terminal rica em resíduos serina e tirosina com potenciais sítios de fosforilação. Ela se localiza no rim, pâncreas e sistema nervoso central[55]. No rim, a nefrina é sintetizada pelo podócito e localiza-se predominantemente no diafragma da fenda[56,57]. Durante a embriogênese renal, ela começa a ser detectada apenas no estágio de alça capilar[58]. Por suas propriedades bioquímicas e estrutura presumível, foi aventada a hipótese que nefrinas adjacentes interajam através de dimerização homofílica, cruzando o DF e formando estrutura semelhante àquela proposta por Rodewald e Karnovsky.

Distúrbios na expressão da nefrina resultam em proteinúria e retração podocitária. Os camundongos nocauteados para nefrina apresentam morte neonatal com proteinúria grave. Em doenças proteinúricas clínicas e experimentais, entre elas nefropatia diabética e nefropatia membranosa, foi encontrada infrarregulação da nefrina[59-61]. Em rins de pacientes com mutação grave de *NPHS1* não há expressão de nefrina e a microscopia eletrônica não mostra a típica imagem filamentosa do DF[62].

Contudo, a nefrina parece ser mais do que apenas um componente estrutural do DF. Há evidências de que ela seja uma espécie de sensor da integridade do DF e mudanças na sua distribuição, como acontece em doenças proteinúricas, pode ser responsável pela ativação de uma cascata de sinalização em resposta à nova situação. A fosforilação da nefrina induz alterações na organização do citoesqueleto de actina,

Quadro 3.2 – Proteínas expressadas pelos processos podocitários.

Molécula	Domínio	Tipo	Função
NHERV-2	Apical	IC	Ligação podocalixina-actina
Ezrina	Apical	IC	Ligação podocalixina-actina
GLEPP-1	Apical	TM	Fosfatase de membrana
Cateninas	Apical	IC	Associação com as caderinas
Caderina P	Diafragma	TM	Componente do DF
FAT	Diafragma	TM	Componente do DF
Neph1	Diafragma	TM	Componente do DF
Nefrina	Diafragma	TM	Componente do DF
Podocina	Diafragma	IM	Associação com a nefrina
CD2AP	Diafragma	IC	Associação com a nefrina
Densina	Diafragma	TM	Associação com α-actinina-4
ZO-1	Diafragma	IC	Componente do DF
Distroglicano	Basal	TM	Receptor para matriz extracelular
Integrina $\alpha_3\beta_1$	Basal	TM	Receptor para matriz extracelular
Vinculina	Basal	IC	Ligação entre citoesqueleto e integrina
Talina	Basal	IC	Ligação entre citoesqueleto e integrina
Paxilina	Basal	IC	Ligação entre citoesqueleto e integrina
Tetraspanina	Basal	TM	Associa-se com a integrina $\alpha_3\beta_1$
MAGI-1	Basal	IC	Associação com megalina
Urotrofina	Basal	IC	Ligação entre distroglicanos e actina
Sarcoglicanos	Basal	TM	Ligação entre distroglicanos e integrina
Podoplanina	Basal	IM	desconhecida
α-Actinina-4	Associado à actina	IC	Cruzamento dos filamentos de actina
Cortactina	Associado à actina	IC	Associação com Arp 2/3
Arp 2/3	Associado à actina	IC	Formação de novos feixes de filamentos
Sinaptopodina	Associado à actina	IC	Associação com microfilamentos de actina
ILK	Associado à actina	IC	Transdução de sinais via integrina

TM = transmembrana; IC = intracitoplasmático; IM = integral de membrana.

contribuindo para o desenvolvimento da retração podocitária. Recentemente foi observado que a nefrina é capaz de transmitir sinais, ativando o fator de transcrição AP-1 através da ativação de determinadas proteinocinases. Essa sinalização é reforçada pela podocina, que interage com o domínio citoplasmático da nefrina[63].

PODOCINA

A podocina é o produto do gene *NPHS2*, recentemente identificado por clonagem posicional e cuja mutação foi determinada como causa de síndrome nefrótica autossômica recessiva resistente a esteroide[64]. Os pacientes desse subgrupo são acometidos precocemente na infância e progridem rapidamente para insuficiência renal terminal com quadro de glomerulosclerose segmentar e focal (GESF). Essa doença não recidiva após o transplante e não há manifestações extrarrenais. A podocina tem peso molecular aproximado de 42kDa e pertence a uma família de proteínas denominadas estomatinas, proteínas integrais de membrana plasmática que estão associadas às balsas lipídicas (*lipid rafts*), estruturas especializadas da membrana plasmática relacionadas com sinalização celular, tráfego de membranas e citoesqueleto[65]. A expressão da podocina restringe-se ao podócito, precisamente ao DF, onde se acumula em forma oligomérica nas balsas lipídicas[66]. A podocina parece ser crucial na manutenção da barreira de filtração glomerular, uma vez que camundongos nocauteados para podocina desenvolvem proteinúria grave e morrem poucos dias após o nascimento. A lesão renal caracteriza-se por esclerose mesangial maciça e na microscopia eletrônica observa-se fusão dos podócitos e ausência do DF[67]. Estudos *in vivo* demonstraram que ela interage com a nefrina e CD2AP (CD2-*Associated Protein*) através do seu domínio carboxiterminal e pode atuar como uma proteína de montagem no recrutamento de outras moléculas para o DF[68]. Estudos *in vitro* demonstraram colocalização de nefrina e podocina no citoplasma dos podócitos e que provavelmente essa associação seja sinérgica no que se refere à sinalização intracelular. A desestruturação do citoesqueleto do podócito com a citocalasina resulta na dissociação entre podocina, nefrina e CD2AP no interior do citoplasma e na perda da nefrina e podocina da superfície celular.

CD2AP

A proteína CD2AP funciona como molécula adaptadora e era conhecida originalmente como um componente de linfócitos T, onde interage com o receptor CD2 e desempenha relevante papel na orquestração da denominada sinapse imunológica entre as células T e B. Seu peso molecular é de 80kDa e sua expressão já foi encontrada em vários tecidos. CD2AP possui três domínios SH na extremidade aminoterminal, típico de moléculas adaptadoras, sugerindo uma função integradora de proteínas no processo de sinalização[69]. No rim adulto, ela foi localizada principalmente no glomérulo, embora também seja encontrada nos túbulos proximal e distal e ducto coletor[70]. No glomérulo, foi localizada no podócito, na região citoplasmática do DF[71]. Durante a embriogênese renal, a CD2AP parece desempenhar um papel crítico, especialmente para o podócito em desenvolvimento. Ultimamente, ela se destacou de forma inesperada na fisiopatologia renal. Camundongos nocauteados para o gene *CD2AP* desenvolvem síndrome nefrótica com proteinúria surgindo a partir da segunda semana pós-natal e morrem de insuficiência renal em torno de seis semanas[72]. Os podócitos apresentam retração podocitária extensa associada com proliferação mesangial, expansão de matriz e glomerulosclerose. Como já citado, CD2AP, nefrina e podocina estão fixadas e estreitamente vinculadas nas balsas lipídicas. Nesses complexos, a CD2AP estabelece a comunicação do DF com o citoesqueleto de actina do podócito. Além disso, foi demonstrado ainda que CD2AP se associa com várias proteínas envolvidas na montagem do filamento de actina, incluindo WASp, complexo Arp 2/3, proteína capeadora da actina CAPZ e cortactina[73]. Recentemente, um estudo mostrou que CD2AP e nefrina podem ligar-se à PI3K (hidroxicinase-3 de fosfoinositídio) e envolver-se na via de sinalização da PKB/Akt, resultando na inativação de Bad, uma proteína pró-apoptótica da família Bcl-2. Logo, é possível que, em condições fisiológicas, a integridade do DF confira proteção do podócito contra apoptose[74]. Outro fato interessante é que animais heterozigotos *CD2AP+/-* apresentam níveis reduzidos da proteína CD2AP e desenvolvem tardiamente alterações glomerulares caracterizadas por depósitos de imunoglobulina subendotelial, subepitelial e mesangial, sem anormalidades imunológicas, sugerindo que os depósitos sejam decorrentes mais por falha na depuração das Igs pelo podócito do que por depósito aumentado. Corroborando com essa hipótese, foi observado que a administração de dose baixa de anticorpo nefrotóxico que não induz proteinúria no animal selvagem causou aumento significante da proteína urinária nos animais heterozigotos[72].

NEPH1

Uma nova molécula integrante do DF foi recentemente descoberta através de mutagênese mediada por retrovírus. Denominada de Neph1, ela pertence à superfamília das Igs, sendo intimamente relacionada a duas outras proteínas conhecidas por Neph2 e Neph3[75]. A Neph1 apresenta homologia de sequência com a nefrina, e seu domínio intracitoplasmático liga-se ao domínio carboxiterminal da podocina e à proteína zona *occludens-1* (ZO-1)[76]. Além disso, ela possui na região extracelular cinco repetições de Ig e provavelmente interage com a nefrina, participando na constituição da espinha dorsal do DF[77]. O desarranjo dessa interação *in vivo* pela aplicação de diferentes combinações de anticorpos contra Neph1 e nefrina resulta em proteinúria com DF preservado[78]. Quando usados os dois anticorpos combinados foi observada a redução significante de ZO-1. Camundongos nocauteados para *NEPH1* manifestam proteinúria e letalidade perinatal, sugerindo que as moléculas da superfamília das Igs sejam elementos básicos na barreira de filtração glomerular[75].

Atualmente, está formando-se novo conceito no qual é proposto que os componentes das famílias de proteínas nefrina e Neph1 formariam junções celulares especializadas que estariam envolvidas na demarcação da via, orientação, formação de complexos pré-fusionais e organização básica das extensões celulares em várias células e organismos, incluindo o rim de mamífero. Vale observar que todos esses programas dependem estritamente das redes intracelulares de sinalização[79].

ZO-1

A ZO-1 foi a primeira proteína a ser localizada na região citoplasmática do DF. Ela possui massa molecular de 225kDa e se encontra exclusivamente no local de inserção citoplasmática das junções oclusivas das células epiteliais polarizadas, o que levou à conclusão precipitada de que o DF fosse uma junção oclusiva modificada. A neutralização das cargas negativas da superfície dos pedicelos leva à rápida substituição do DF por junções oclusivas, talvez para manter os podócitos ainda juntos até a formação de novo DF. Foi demonstrado que a ZO-1 interage com o citoesqueleto de actina e pode também participar em transdução de sinais pela fosforilação de resíduos de tirosina[80]. A ZO-1 também se liga na face citoplasmática do DF com a caderina P, um membro da superfamília das caderinas[81].

CADERINAS

As caderinas são moléculas de adesão intercelular que estabelecem interações homofílicas dependentes de cálcio. Elas são proteínas formadoras das junções aderentes, desmossomos e hemidesmossomos, cuja principal função é o estabelecimento do vínculo entre o citoesqueleto das células entre si e entre a matriz extracelular. O achado recente da caderina-P na região extracelular do DF fazendo associação com ZO-1 no citoplasma permitiu a inferência de que o DF é uma junção aderente modificada[82]. Com base nessa conclusão, foi proposto que a caderina P seria a proteína estrutural básica do DF, enquanto as outras proteínas se encarregariam da propriedade seletiva específica do DF. Contudo, a importância da caderina P para o DF ainda não está bem clara, porquanto animais deficientes para o gene da caderina P são viáveis, férteis e sem danos renais relatados. Além disso, humanos com mutação do gene *CDH3* que codifica a caderina P apresentam defeitos na retina e pelos, mas nenhuma deficiência renal[83,84]. Essas evidências apontam para um papel menos relevante da caderina P na filtração glomerular ou para uma redundância funcional. Complicando um pouco essa análise, Liu et al. demonstraram que o bloqueio da caderina P com anticorpo específico resulta em proteinúria significante em ratos[78].

A hipótese da redundância funcional da caderina P foi reforçada pela descoberta de outro componente da superfamília das caderinas no DF. Esse componente é uma molécula muito grande que apresenta 34 repetições sequenciais de caderina no domínio extracelular e massa molecular em torno de 500kDa[85,86]. Foi denominada FAT (*focal adhesion targeting*) e parece exercer função relevante para a barreira de filtração glomerular, uma vez que camundongos com falha de FAT manifestam retração podocitária e proteinúria.

DENSINA

Mais recentemente, o grupo de Holthöfer da Universidade de Helsinque, pesquisando moléculas adicionais que pudessem interagir com a nefrina, descobriu que a densina também entra na constituição do DF[87]. Essa molécula pertence a uma família de proteínas conhecida como LAP. Tais proteínas têm sido localizadas até agora em epitélios especializados e estão envolvidas com a manutenção da forma celular, polaridade basal-apical celular e adesão intercelular. A densina só havia sido encontrada no sistema nervoso central nas sinapses neuronais. A imunomicroscopia eletrônica mostrou que a densina se aloja particularmente no DF e, embora exista ainda escassa informação a seu respeito, sugere-se que ela faça parte ativa do complexo associado à nefrina na manutenção da citoarquitetura podocitária e na conexão do DF com o citoesqueleto. Corroborando com essa especulação encontramos o fato de que a densina pode ligar-se diretamente com a α-actinina-4, uma isoforma de actinina não muscular, encontrada nos processos podálicos. Estudo recente demonstrou que há uma associação da densina com o complexo caderina-catenina e, dessa forma, possa estar envolvida nos contatos intercelulares, inclusive o diafragma da fenda[88].

TRPC6

Recentemente, foi relatado um subgrupo de GESF familial que tem como principal característica a mutação no canal iônico TRPC6. Esse canal faz parte de uma família de canais de cátions não seletivos que desempenham amplo papel como sensor mecânico e químico, permitindo que as células captem alterações no meio em que vivem e que estão envolvidas com a regulação intracelular de cálcio. O TRPC6 é encontrado em todo o podócito e no diafragma da fenda parece interagir com a nefrina e podocina[89]. Especula-se que interações funcionais entre essas proteínas poderiam servir para monitorar a integridade do sistema de filtração, além de captar estímulos mecânicos e disparar cascatas de sinalização mediadas pelo cálcio que podem alterar a dinâmica do citoesqueleto[89].

Além das proteínas específicas do DF, existem outras relacionadas com o citoesqueleto de actina ou com a interação do podócito com a MBG cujas disfunções resultam em proteinúria. Entre estas se encontram a α-actinina-4 e também, a mais recentemente descrita, a miosina 1E (MYO1E).

α-ACTININA-4

Kaplan e Pollak reportaram famílias com mutações no gene *ACTN4*, codificador da α-actinina-4, que exibiam uma forma autossômica dominante de glomerulosclerose segmentar e focal[90]. A α-actinina-4 é expressa em grande quantidade nos pedicelos e funciona na ligação cruzada dos filamentos de actina, ajudando na manutenção da estrutura do citoesqueleto[91]. Há indicação de que ela é a molécula-alvo da nefrotoxicidade causada pelo aminonucleosídeo de puromicina, uma droga que causa proteinúria maciça em modelo animal de doença de lesão mínima[92]. A molécula de α-actinina-4 é capaz de interagir com moléculas constituintes do complexo de adesão focal mediado pelas integrinas na MBG e com a molécula de α-catenina, participante do complexo estabelecido na porção citoplasmática do DF. Por conseguinte, a α-actinina pode ligar esses dois compartimentos distintos dos processos podálicos, oferecendo uma explicação viável para a hipótese de que o citoesqueleto de actina poderia funcionar como uma via final comum na organização da retração podocitária, independentemente do local subjacente original ou da causa de lesão do podócito[93].

MYO1E

As miosinas são motores moleculares que transportam cargas ao longo dos filamentos de actina de forma dependente de ATP. A MYO1E é uma miosina de classe I associada à membrana que apresenta três domínios bem delimitados: um domínio motor, um domínio que se liga a uma ou mais cadeias leves de calmodulina e um domínio transportador. Ela é expressa em vários tecidos e, no rim, está presente principalmente no podócito, onde provavelmente é responsável pela motilidade e estabilização do citoesqueleto. Krendel e Kim mostraram que camundongos nocauteados para essa proteína apresentavam podócitos defeituosos com retração dos pedicelos e MBG espessada e desorganizada, e que evoluíam para IRC com fibrose tubulointersticial e glomerulosclerose[94]. Esse fenótipo foi verificado posteriormente em humanos, quando foram encontrados pacientes pediátricos com quadro de GESF, manifestados por SNRE, nos quais foram identificadas mutações no gene da MYO1E. As lesões ultraestruturais encontradas caracterizavam-se por podócitos com transformação microvilosa e retração dos pedicelos e desorganização da MBG, confirmando a importância dessa proteína para a homeostase do podócito e a consequente integridade da barreira de filtração glomerular[95]. Além disso, amplia o espectro de mutações genéticas de proteínas podocitárias que se manifestam como doença renal proteinúrica.

CÉLULA EPITELIAL PARIETAL (CEP)

Até recentemente, a CEP era completamente ignorada quando se tratava de questões relacionadas ao glomérulo. No entanto, as novas abordagens das doenças glomerulares têm focalizado a lesão primária no tipo celular específico, como, por exemplo, podocitopatias, no caso de síndromes nefróticas, endoteliopatias para microangiopatia trombótica e mesangiopatia em caso de glomerulopatias proliferativas mesangiais. Até agora não há evidências de uma entidade glomerular cuja lesão primária seja direcionada à CEP. Contudo, sabe-se que essa célula pode contribuir para a fisiopatogênese de algumas doenças glomerulares, reagindo à lesão com proliferação celular vigorosa[96].

Na realidade, essa célula compartilha a mesma linhagem com o podócito no início da glomerulogênese, separando-se na fase capilar quando ambas começam a apresentar marcadores distintos, tais como WT-1 no podócito e PAX2 na CEP, o que permite identificá-las em condições normais. Entre as várias possíveis funções atribuídas à CEP encontra-se a de ser a última barreira seletiva de permeabilidade para o ultrafiltrado urinário, já que apresenta aparelho juncional bem desenvolvido, com junções oclusivas e desmossomos, impedindo, dessa forma, a passagem de proteínas e ultrafiltrado para o espaço periglomerular e tubulointersticial. Dentre as outras funções atribuídas à CEP, encontram-se a captação de albumina, contratilidade e sensor mecânico[97].

Recentemente, alguns estudos levantaram a hipótese de que a CEP poderia atuar como célula progenitora local e que poderia, após migrar para o tufo glomerular através do pedículo vascular, diferenciar-se em podócitos em casos de lesões que levem à perda dessas células[98]. Além disso, já não parece haver mais dúvidas de que, nas lesões proliferativas crescênticas, a CEP é um importante contribuidor juntamente com leucócitos e podócitos. Dessa forma, a CEP prolifera nas glomerulonefrites pauci-imunes humanas e em vários modelos de glomerulopatia colapsante. Mais recentemente, um estudo detalhado sugere que a CEP não apenas contribui para o desenvolvimento e a progressão das lesões escleróticas definidoras da GESF, como pode ser relevante para a etiologia de todas as glomeruloscleroses[99].

REFERÊNCIAS BIBLIOGRÁFICAS

1. Mezzogiorno A, Mezzogiorno V, Esposito V. History of the nephron. Am J Nephrol 22:213-219, 2002.

2. George CR. The cellular history of the glomerulus. J Nephrol 16:949-957, 2003.

3. Fogo A. Nephrotic syndrome: molecular and genetic basis. Nephron 85:8-13, 2000.

4. Barisoni L, Kopp JB. Update in podocyte biology: putting one's best foot forward. Curr Opin Nephrol Hypertens 12:251-258, 2003.

5. Miner JH. Glomerular basement membrane composition and the filtration barrier. Pediatr Nephrol 26:1413-1417, 2011.

6. Tryggvason K. Unraveling the mechanisms of glomerular ultrafiltration: nephrin, a key component of the slit diaphragm. J Am Soc Nephrol 10:2440-2445, 1999.

7. Veis JH. An overview of mesangial cell biology. Contrib Nephrol 104:115-126, 1993.

8. Schlöndorff D, Banas B. The mesangial cell revisited: no cell is an island. J Am Soc Nephrol 20:1179-1187, 2009.

9. Davies M. The mesangial cell: a tissue culture view. Kidney Int 45:320-327, 1994.

10. Ooi BS, Cohen DJ, Veis JH. Biology of the mesangial cell in glomerulonephritis – role of cytokines. Proc Soc Exp Biol Med 213:230-237, 1996.

11. Veis JH, Yamashita W, Liu YJ, et al. The biology of mesangial cells in glomerulonephritis. Proc Soc Exp Biol Med 195:160-167, 1990.

12. Martin J, Eynstone L, Davies M, et al. Induction of metalloproteinases by glomerular mesangial cells stimulated by proteins of the extracellular matrix. J Am Soc Nephrol 12:88-96, 2001.

13. Hostetter TH. Hyperfiltration and glomerulosclerosis. Semin Nephrol 23:194-199, 2003.

14. Baelde HJ, Eikmans M, Doran PP, et al. Gene expression profiling in glomeruli from human kidneys with diabetic nephropathy. Am J Kidney Dis 43:636-650, 2004.

15. Savage CO. The biology of the glomerulus: endothelial cells. Kidney Int 45:314-319, 1994.

16. Aird WC. Endothelium in health and disease. Pharmacol Rep 60:139-143, 2008.

17. Cid MC. Endothelial cell biology, perivascular inflammation, and vasculitis. Cleve Clin J Med 69(Suppl 2):SII45-49, 2002.

18. Cid MC, Segarra M, García-Martínez A, et al. Endothelial cells, antineutrophil cytoplasmic antibodies, and cytokines in the pathogenesis of systemic vasculitis. Curr Rheumatol Rep 6:184-194, 2004.

19. Futrakul N, Panichakul T, Sirisinha S, et al. Glomerular endothelial dysfunction in chronic kidney disease. Ren Fail 26:259-264, 2004.

20. Fogo AB, Kon V. The glomerulus--a view from the inside--the endothelial cell. Int J Biochem Cell Biol 42:1388-1397, 2010.

21. Miner JH. Renal basement membrane components. Kidney Int 56:2016-2024, 1999.

22. Deen WM, Lazzara MJ, Myers BD. Structural determinants of glomerular permeability. Am J Physiol Renal Physiol 281:F579-596, 2001.

23. Boutaud A, Borza DB, Bondar O, et al. Type IV collagen of the glomerular basement membrane. Evidence that the chain specificity of network assembly is encoded by the noncollagenous NC1 domains. J Biol Chem 275:30716-30724, 2000.

24. Miner JH. Laminins and their roles in mammals. Microsc Res Tech 71:349-356, 2008.

25. Yanagishita M. A brief history of proteoglycans. EXS 70:3-7, 1994.

26. Raats CJ, Van Den Born J, Berden JH. Glomerular heparan sulfate alterations: mechanisms and relevance for proteinuria. Kidney Int 57:385-400, 2000.

27. Raats CJ, van den Born J, Bakker MA, et al. Expression of agrin, dystroglycan, and utrophin in normal renal tissue and in experimental glomerulopathies. Am J Pathol 156:1749-1765, 2000.

28. Groffen AJ, Ruegg MA, Dijkman H, et al. Agrin is a major heparan sulfate proteoglycan in the human glomerular basement membrane. J Histochem Cytochem 46:19-27, 1998.

29. Raats CJ, Luca ME, Bakker MA, et al. Reduction in glomerular heparan sulfate correlates with complement deposition and albuminuria in active Heymann nephritis. J Am Soc Nephrol 10:1689-1699, 1999.

30. Kerjaschki D. Caught flat-footed: podocyte damage and the molecular bases of focal glomerulosclerosis. J Clin Invest 108:1583-1587, 2001.

31. Lebel SP, Chen Y, Gingras D, et al. Morphofunctional studies of the glomerular wall in mice lacking entactin-1. J Histochem Cytochem 51:1467-1478, 2003.

32. Pavenstädt H, Kriz W, Kretzler M. Cell biology of the glomerular podocyte. Physiol Rev 83:253-307, 2003.

33. Kriz W. Podocyte is the major culprit accounting for the progression of chronic renal disease. Microsc Res Tech 57:189-195, 2002.

34. Salmon AH, Neal CR, Harper SJ. New aspects of glomerular filtration barrier structure and function: five layers (at least) not three. Curr Opin Nephrol Hypertens 18:197-205, 2009.

35. Neal CR, Muston PR, Njegovan D, et al. Glomerular filtration into the subpodocyte space is highly restricted under physiological perfusion conditions. Am J Physiol Renal Physiol 293:F1787-1798, 2007.

36. Mundel P, Schwarz K, Reiser J. Podocyte biology: a footstep further. Adv Nephrol Necker Hosp 31:235-241, 2001.

37. Ostalska-Nowicka D, Zachwieja J, Nowicki M, et al. Ezrin – a useful factor in the prognosis of nephrotic syndrome in children: an immunohistochemical approach. J Clin Pathol 59:916-920, 2006.

38. Ozaltin F, Ibsirlioglu T, Taskiran EZ, et al. Disruption of PTPRO causes childhood-onset nephrotic syndrome. Am J Hum Genet 89:139-147, 2011.

39. Kreidberg JA, Donovan MJ, Goldstein SL, et al. Alpha 3 beta 1 integrin has a crucial role in kidney and lung organogenesis. Development 122:3537-3547, 1996.

40. Pozzi A, Jarad G, Moeckel GW, et al. Beta1 integrin expression by podocytes is required to maintain glomerular structural integrity. Dev Biol 316:288-301, 2008.

41. Hannigan GE, Leung-Hagesteijn C, Fitz-Gibbon L, et al. Regulation of cell adhesion and anchorage-dependent growth by a new beta 1-integrin-linked protein kinase. Nature 379:91-96, 1996.

42. Dedhar S, Williams B, Hannigan G. Integrin-linked kinase (ILK): a regulator of integrin and growth-factor signalling. Trends Cell Biol 9:319-323, 1999.

43. Novak A, Hsu SC, Leung-Hagesteijn C, et al. Cell adhesion and the integrin-linked kinase regulate the LEF-1 and beta-catenin signaling pathways. Proc Natl Acad Sci U S A 95:4374-4379, 1998.

44. Teixeira VeP, Blattner SM, Li M, et al. Functional consequences of integrin-linked kinase activation in podocyte damage. Kidney Int 67:514-523, 2005.

45. Kretzler M, Teixeira VP, Unschuld PG, et al. Integrin-linked kinase as a candidate downstream effector in proteinuria. FASEB J 15:1843-1845, 2001.

46. Naves MA, Requião-Moura LR, Soares MF, Silva-Júnior JA, Mastroianni–Kirsztajn G, Teixeira VP.. Podocyte Wnt/ß-catenin pathway is activated by integrin-linked kinase in clinical and experimental focal segmental glomerulosclerosis. J Nephrol 25(3):401-409, 2011.

47. Sachs N, Kreft M, van den Bergh Weerman MA, et al. Kidney failure in mice lacking the tetraspanin CD151. J Cell Biol 175:33-39, 2006.

48. Karamatic Crew V, Burton N, Kagan A, et al. CD151, the first member of the tetraspanin (TM4) superfamily detected on erythrocytes, is essential for the correct assembly of human basement membranes in kidney and skin. Blood 104:2217-2223, 2004.

49. Giannico G, Yang H, Neilson EG, et al. Dystroglycan in the diagnosis of FSGS. Clin J Am Soc Nephrol 4:1747-1753, 2009.

50. Rodewald R, Karnovsky MJ. Porous substructure of the glomerular slit diaphragm in the rat and mouse. J Cell Biol 60:423-433, 1974.

51. Kestilä M, Lenkkeri U, Männikkö M, et al. Positionally cloned gene for a novel glomerular protein--nephrin--is mutated in congenital nephrotic syndrome. Mol Cell 1:575-582, 1998.

52. Ransom RF. Podocyte proteomics. Contrib Nephrol 141:189-211, 2004.

53. Khoshnoodi J, Tryggvason K. Unraveling the molecular make-up of the glomerular podocyte slit diaphragm. Exp Nephrol 9:355-359, 2001.

54. Khoshnoodi J, Sigmundsson K, Ofverstedt LG, et al. Nephrin promotes cell-cell adhesion through homophilic interactions. Am J Pathol 163:2337-2346, 2003.

55. Putaala H, Soininen R, Kilpeläinen P, et al. The murine nephrin gene is specifically expressed in kidney, brain and pancreas: inactivation of the gene leads to massive proteinuria and neonatal death. Hum Mol Genet 10:1-8, 2001.

56. Holthöfer H, Ahola H, Solin ML, et al. Nephrin localizes at the podocyte filtration slit area and is characteristically spliced in the human kidney. Am J Pathol 155:1681-1687, 1999.

57. Holzman LB, St John PL, Kovari IA, et al. Nephrin localizes to the slit pore of the glomerular epithelial cell. Kidney Int 56:1481-1491, 1999.

58. Ruotsalainen V, Patrakka J, Tissari P, et al. Role of nephrin in cell junction formation in human nephrogenesis. Am J Pathol 157:1905-1916, 2000.

59. Luimula P, Ahola H, Wang SX, et al. Nephrin in experimental glomerular disease. Kidney Int 58:1461-1468, 2000.

60. Kim BK, Hong HK, Kim JH, et al. Differential expression of nephrin in acquired human proteinuric diseases. Am J Kidney Dis 40:964-973, 2002.

61. Salant DJ, Topham PS. Role of nephrin in proteinuric renal diseases. Springer Semin Immunopathol 24:423-439, 2003.

62. Patrakka J, Ruotsalainen V, Ketola I, et al. Expression of nephrin in pediatric kidney diseases. J Am Soc Nephrol 12:289-296, 2001.

63. Huber TB, Benzing T. The slit diaphragm: a signaling platform to regulate podocyte function. Curr Opin Nephrol Hypertens 14:211-216, 2005.

64. Boute N, Gribouval O, Roselli S, et al. NPHS2, encoding the glomerular protein podocin, is mutated in autosomal recessive steroid-resistant nephrotic syndrome. Nat Genet 24:349-354, 2000.

65. Schwarz K, Simons M, Reiser J, et al. Podocin, a raft-associated component of the glomerular slit diaphragm, interacts with CD2AP and nephrin. J Clin Invest 108:1621-1629, 2001.

66. Roselli S, Gribouval O, Boute N, et al. Podocin localizes in the kidney to the slit diaphragm area. Am J Pathol 160:131-139, 2002.

67. Roselli S, Heidet L, Sich M, et al. Early glomerular filtration defect and severe renal disease in podocin-deficient mice. Mol Cell Biol 24:550-560, 2004.

68. Sellin L, Huber TB, Gerke P, et al. NEPH1 defines a novel family of podocin interacting proteins. FASEB J 17:115-117, 2003.

69. Wolf G, Stahl RA. CD2-associated protein and glomerular disease. Lancet 362:1746-1748, 2003.

70. Li C, Ruotsalainen V, Tryggvason K, et al. CD2AP is expressed with nephrin in developing podocytes and is found widely in mature kidney and elsewhere. Am J Physiol Renal Physiol 279:F785-792, 2000.

71. Shih NY, Li J, Karpitskii V, et al. Congenital nephrotic syndrome in mice lacking CD2-associated protein. Science 286:312-315, 1999.

72. Kim JM, Wu H, Green G, et al. CD2-associated protein haploinsufficiency is linked to glomerular disease susceptibility. Science 300:1298-1300, 2003.

73. Ichimura K, Kurihara H, Sakai T. Actin filament organization of foot processes in rat podocytes. J Histochem Cytochem 51:1589-1600, 2003.

74. Huber TB, Hartleben B, Kim J, et al. Nephrin and CD2AP associate with phosphoinositide 3-OH kinase and stimulate AKT-dependent signaling. Mol Cell Biol 23:4917-4928, 2003.

75. Donoviel DB, Freed DD, Vogel H, et al. Proteinuria and perinatal lethality in mice lacking NEPH1, a novel protein with homology to NEPHRIN. Mol Cell Biol 21:4829-4836, 2001.

76. Huber TB, Schmidts M, Gerke P, et al. The carboxyl terminus of Neph family members binds to the PDZ domain protein zonula occludens-1. J Biol Chem 278:13417-13421, 2003.

77. Barletta GM, Kovari IA, Verma RK, et al. Nephrin and Neph1 co-localize at the podocyte foot process intercellular junction and form cis hetero--oligomers. J Biol Chem 278:19266-19271, 2003.

78. Liu G, Kaw B, Kurfis J, et al. Neph1 and nephrin interaction in the slit diaphragm is an important determinant of glomerular permeability. J Clin Invest 112:209-221, 2003.

79. Benzing T. Signaling at the slit diaphragm. J Am Soc Nephrol 15:1382-1391, 2004.

80. Schnabel E, Anderson JM, Farquhar MG. The tight junction protein ZO-1 is concentrated along slit diaphragms of the glomerular epithelium. J Cell Biol 111:1255-1263, 1990.

81. Itoh M, Nagafuchi A, Moroi S, et al. Involvement of ZO-1 in cadherin-based cell adhesion through its direct binding to alpha catenin and actin filaments. J Cell Biol 138:181-192, 1997.

82. Reiser J, Kriz W, Kretzler M, et al. The glomerular slit diaphragm is a modified adherens junction. J Am Soc Nephrol 11:1-8, 2000.

83. Indelman M, Bergman R, Lurie R, et al. A missense mutation in CDH3, encoding P-cadherin, cau-

ses hypotrichosis with juvenile macular dystrophy. J Invest Dermatol 119:1210-1213, 2002.

84. Sprecher E, Bergman R, Richard G, et al. Hypotrichosis with juvenile macular dystrophy is caused by a mutation in CDH3, encoding P-cadherin. Nat Genet 29:134-136, 2001.

85. Inoue T, Yaoita E, Kurihara H, et al. FAT is a component of glomerular slit diaphragms. Kidney Int 59:1003-1012, 2001.

86. Mahoney PA, Weber U, Onofrechuk P, et al. The fat tumor suppressor gene in Drosophila encodes a novel member of the cadherin gene superfamily. Cell 67:853-868, 1991.

87. Ahola H, Heikkilä E, Aström E, et al. A novel protein, densin, expressed by glomerular podocytes. J Am Soc Nephrol 14:1731-1737, 2003.

88. Heikkilä E, Ristola M, Endlich K, et al. Densin and beta-catenin form a complex and co-localize in cultured podocyte cell junctions. Mol Cell Biochem 305:9-18, 2007.

89. Reiser J, Polu KR, Möller CC, et al. TRPC6 is a glomerular slit diaphragm-associated channel required for normal renal function. Nat Genet 37:739-744, 2005.

90. Kaplan J, Pollak MR. Familial focal segmental glomerulosclerosis. Curr Opin Nephrol Hypertens 10:183-187, 2001.

91. Smoyer WE, Mundel P, Gupta A, et al. Podocyte alpha-actinin induction precedes foot process effacement in experimental nephrotic syndrome. Am J Physiol 273:F150-157, 1997.

92. Goto H, Wakui H, Komatsuda A, et al. Renal alpha-actinin-4: purification and puromycin aminonucleoside-binding property. Nephron Exp Nephrol 93:e27-35, 2003.

93. Oh J, Reiser J, Mundel P. Dynamic (re)organization of the podocyte actin cytoskeleton in the nephrotic syndrome. Pediatr Nephrol 19:130-137, 2004.

94. Krendel M, Kim SV, Willinger T, et al. Disruption of myosin 1e promotes podocyte injury. J Am Soc Nephrol 20:86-94, 2009.

95. Mele C, Iatropoulos P, Donadelli R, et al. MYO1E mutations and childhood familial focal segmental glomerulosclerosis. N Engl J Med 365:295-306, 2011.

96. Ohse T, Pippin JW, Chang AM, et al. The enigmatic parietal epithelial cell is finally getting noticed: a review. Kidney Int 76:1225-1238, 2009.

97. Ohse T, Chang AM, Pippin JW, et al. A new function for parietal epithelial cells: a second glomerular barrier. Am J Physiol Renal Physiol 297:F1566-1574, 2009.

98. Appel D, Kershaw DB, Smeets B, et al. Recruitment of podocytes from glomerular parietal epithelial cells. J Am Soc Nephrol 20:333-343, 2009.

99. Smeets B, Kuppe C, Sicking EM, et al. Parietal epithelial cells participate in the formation of sclerotic lesions in focal segmental glomerulosclerosis. J Am Soc Nephrol 22:1262-1274, 2011.

4

MODELOS ANIMAIS UTILIZADOS NO ESTUDO DAS GLOMERULOPATIAS

Márcio Dantas
Gyl Eanes Barros Silva
Elen Almeida Romão

O uso de animais em pesquisa científica é um recurso poderoso, imprescindível e largamente utilizado para a compreensão de mecanismos envolvidos nos processos biológicos e terapêuticos. Na investigação com animais aplicada à medicina busca-se a criação ou reprodução de eventos fisiológicos ou patológicos, denominados modelos animais, possibilitando a realização de diferentes tipos de intervenção que não seriam possíveis em humanos, visando compreender melhor seus efeitos biológicos. Como exemplos, os modelos animais possibilitam estudar a instalação, progressão e resolução das doenças ao longo do tempo sob diferentes formas de intervenção, usar doses superiores às recomendadas de agentes farmacológicos, alterar com mais liberdade a resposta do hospedeiro à agressão utilizando agentes imunossupressores, inserindo ou deletando genes e neutralizando anticorpos, entre outros. Além disso, é possível obter maiores quantidades de amostras de materiais biológicos, facilitando ou, principalmente, viabilizando as quantificações laboratoriais das substâncias dos estudos.

Do ponto de vista conceitual, a comprovação de que um determinado agente é o responsável por um efeito específico deve preencher os denominados "Postulados de Koch"[1,2], elaborados pelo Dr. Robert Koch (laureado com o Prêmio Nobel) nos anos 1880. Desde então, foram feitas correções e adaptações para adequá-los às necessidades das pesquisas atuais, principalmente no campo da biologia celular e molecular, envolvendo os seguintes critérios: a) um agente molecular (como uma citocina) deve exercer efeito específico em uma célula-alvo *in vitro*; b) este agente molecular deve estar expresso no órgão, célula ou estrutura acometida e também se correlacionar com o efeito proposto; c) a administração exógena do agente (ou sua hiperprodução em animais transgênicos) em um hospedeiro não doente deve reproduzir o efeito; e d) o bloqueio do agente (com neutralização com anticorpos, ou animais geneticamente deficientes para o agente, por exemplo) deve eliminar o efeito.

É digno de nota que o uso de animais em pesquisa médica, embora tenha vantagens como nos exemplos acima, também tem inúmeras desvantagens[3]. Em resumo, os modelos animais não são capazes de simular de forma idêntica o efeito em humanos. Além disso, poucas abordagens são validadas de forma idêntica em múltiplos ou diferentes modelos experimentais. Na maioria das situações experimentais a intervenção não é iniciada com doença já está estabelecida, mas, ao contrário, é antecipada ou realizada no momento da sua indução. Outra questão se refere à avaliação dos efeitos das intervenções, que são feitas por técnicas e parâmetros diferentes nos diversos laboratórios. Finalmente, a maioria dos estudos mais frequentemente compara intervenção contra ausência de intervenção, em vez de comparar diferentes abordagens possíveis entre si ou combinadas. Assim, a transposição dos resultados das pesquisas com modelos animais para a prática clínica com humanos não pode ser feita de forma direta, mas tão somente como possível referência de resposta biológica.

O uso de cultura de células ou tecidos para estudos *in vitro*, ou ainda de modelos matemáticos baseados em conceitos fisiológicos ou fisiopatológicos já estabelecidos, também são muito utilizados e permitem investigações relativamente livres das interferências presentes nos estudos *in vivo*. Se por um lado existe a vantagem dos estudos *in vitro* serem mais "puros", por outro carregam a enorme desvantagem de não permitir a identificação dos efeitos decorrentes das interações do sistema/célula de estudo com outros sistemas que recebem o mesmo estímulo e que podem gerar outros efeitos com resultados antagônicos, sinérgicos, potencializados ou neutralizados. Assim, as investigações com recursos *in vitro* são complementares, mas não substitutas, dos estudos *in vivo*. Diante disso, ainda não é possível dispensar o uso dos modelos animais na experimentação científica sob o risco de retardar demasiadamente o avanço do conhecimento médico e sua desejada e necessária contribuição para o aprimoramento da saúde humana.

Por outro lado, vem ocorrendo já há algumas décadas discussões em vários segmentos da sociedade, tanto do meio científico como da população geral e com envolvimento dos representantes políticos, para estabelecer limites e regras para o uso de animais em pesquisa científica, o que tem trazido importantes e indiscutíveis avanços nos seus aspectos éticos. Os princípios básicos se apoiam na aplicação da regra dos três "Rs": *Refinement* (refinar), *Replacement* (substituir), *and Reduction* (reduzir), elaborada pelos pesquisadores Willian Russell e Rex Burch, em 1959[4].

No Brasil, este tema é regulamentado por lei federal, a chamada Lei Arouca, e é coordenado pelo Conselho Nacional de Controle de Experimentação Animal (CONCEA), subordinado ao Ministério da Ciência e Tecnologia. A criação deste Conselho atende à determinação da Lei nº 11.794 sancionada em 8 de outubro de 2008. De acordo com a legislação brasileira, projetos científicos que envolvem o uso de experimentação animal devem ser aprovados por Comitê de Experimentação no Uso de Animais credenciado junto ao CONCEA. Cabe a cada Comitê avaliar se os pesquisadores realizarão boas práticas de experimentação animal, o que deve estar assegurado nos projetos. Estas boas práticas envolvem biotérios com condições sanitárias adequadas, alojamento compatível com o número e tamanho dos animais, disponibilização de alimentos e líquidos com fácil acesso e, conforme a demanda, a utilização do menor número possível de animais, a realização das melhores abordagens cabíveis para o alívio da dor ou desconforto durante e após as intervenções, realização de eutanásia sem sofrimento e uso de modelos experimentais bem conhecidos e aceitos pela comunidade científica mundial.

Os modelos animais de glomerulopatias são muitos e novos vêm sendo descritos, particularmente com as manipulações genéticas. Várias classificações podem ser utilizadas, tais como glomerulopatias imunológica ou não imunológica, diabéticos e não diabéticos, geneticamente modificados (*knock-out* ou transgênicos), e ainda, ser classificados conforme a região ou célula inicialmente agredida, como podócito, célula ou região mesangial, membrana basal glomerular e célula endotelial[3,5-7].

O objetivo deste capítulo é apresentar noções gerais sobre alguns dos modelos animais mais utilizados e representativos e que representam alguns grupos de doenças glomerulares (Quadro 4.1). Vários deles estarão citados nos capítulos das respectivas glomerulopatias. Informações mais detalhadas podem ser obtidas pelas referências citadas e, no momento, a fonte literária mais abrangente e atual no tema é o fascículo *Experimental models for renal diseases*[8]. Com estes conceitos em mente, esperamos apresentar ao leitor as aplicações, algumas características metodológicas, vantagens, desvantagens e contribuições mais relevantes dos modelos animais de glomerulopatias.

MODELOS EXPERIMENTAIS DE DOENÇA ANTIMEMBRANA BASAL GLOMERULAR

A doença antimembrana basal glomerular (MBG) e a síndrome de Goodpasture, no caso de essa nefrite se associar com hemorragia alveolar[9,10], são doenças autoimunes que, no rim, apresentam glomerulonefrite crescêntica com depósito de imunoglobulinas G(IgG) com padrão linear. A doença anti-MBG ocorre por autoimunidade contra o domínio não colágeno da cadeia α_3 do colágeno IV [α_3(IV)NC1].

Nos modelos animais, a doença anti-MBG pode ser produzida por meio de dois mecanismos principais. O primeiro consiste na administração por via intravenosa de anticorpo heterólogo anti-MBG e é denominado de nefrite de Masugi, ou nefrite do soro nefrotóxico. O segundo mecanismo ocorre pela imunização com preparações de membrana basal, o que leva à produção de glomerulonefrite autoimune, denominada nefrite de Steblay[11].

NEFRITE DE MASUGI (NEFRITE PELO SORO NEFROTÓXICO)

A nefrite de Masugi, descrita inicialmente na década de 1930, é considerada o primeiro modelo de glomerulonefrite experimental[12]. Este modelo de nefrite pelo soro nefrotóxico foi descrito em várias espécies de animais, sendo os ratos e coelhos os mais estudados[13]. A nefrite pelo soro nefrotóxico em ratos é inicialmente induzida pela administração por via intravenosa de anticorpo heterólogo de coelho anti-MBG que se liga rapidamente no seu alvo, com ativação do sistema complemento. Esta fase, denominada de fase heteróloga, inicia-se minutos após a administração do antissoro anti-MBG e está associada também ao envolvimento pulmonar, conforme

Quadro 4.1 – Exemplos de alguns modelos animais mais utilizados e representativos de nefropatias e suas doenças humanas correspondentes.

Modelo experimental	Glomerulopatia humana	Mecanismo, estrutura ou célula-alvo	Curso da nefropatia
Nefrite pelo soro nefrotóxico (nefrite de Masugi)	Doença antimembrana basal glomerular e glomerulonefrite crescêntica	Anticorpo antimembrana basal glomerular heterólogo	Proteinúria a partir do 2º dia; curso variável
Glomerulonefrite auto-imune experimental (nefrite de Steblay)	Doença antimembrana basal glomerular e glomerulonefrite crescêntica	Autoanticorpo antimembrana basal glomerular	Proteinúria a partir do 7º dia; curso variável
Puromicina	Glomerulopatia de lesões mínimas e de glomerulosclerose segmentar e focal (GESF)	Podócito	Proteinúria a partir do 5º dia com pico no 12º dia. Resolução espontânea em 4 semanas. Pode progredir para GESF
Adriamicina	GESF	Podócito	Proteinúria a partir do 7º dia, síndrome nefrótica a partir da 5ª semana. Uremia no 6º mes
Ablação de 5/6 de massa renal	GESF	Podócito; hipertrofia e hipertensão glomerular	Hipertensão e proteinúria na 4ª semana, progredindo para uremia entre 12º e 16º semanas
Nefrite de Heymann ativa	Nefropatia membranosa	Imunização com antígeno Fx1A presente em podócitos	Proteinúria de instalação lenta e progressiva
Nefrite de Heymann passiva	Nefropatia membranosa	Injeção de anticorpo heterólogo anti Fx1A de podócito	Proteinúria intensa após 4 a 5 dias
Veneno da cobra habu	Nefropatia proliferativa mesangial	Matriz mesangial	Pouca proteinúria; mesangiólise após poucas horas; proliferação mesangial a partir do 3º dia, pico no 7º dia e resolução espontânea em 2-3 semanas

Continua

Quadro 4.1 – *Continuação*

Modelo experimental	Glomerulopatia humana	Mecanismo, estrutura ou célula-alvo	Curso da nefropatia
Anti-Thy1 (apenas ratos)	Nefropatia proliferativa mesangial	Célula mesangial (antígeno Thy1)	Proteinúria intensa em 24 horas; pico de proliferação mesangial em 5-7 dias com melhora espontânea após 2-4 semanas
Anticélula mesangial (apenas camundongos)	Nefropatia proliferativa mesangial	Célula mesangial	Proteinúria intensa em 24 horas e pico de proliferação mesangial em 5-7 dias com melhora espontânea após 2-4 semanas
Geração espontânea de nefrite lúpica em linhagem de camundongos MRL/lpr	Nefrite lúpica e lúpus sistêmico	Células mesangiais, endoteliais e crescentes	Glomerulonefrite espontânea grave no 6º mês de vida. Uremia e morte no 9º mês
Hibridoma murino com IgG$_3$ monoclonal	Glomerulonefrite membranoproliferativa tipo I e crioglobulinemia	Células endoteliais e mesangiais com crescentes	Crioglobulinas, proteinúria após poucos meses, crescentes graves entre 8º e 10º meses e morte
Hiperexpressão (transgenia) de linfopoietina estromal tímica (TSLP)	Glomerulonefrite membranoproliferativa tipo I e crioglobulinemia	Células endoteliais e mesangiais com crescentes e trombos intracapilares	Mais intenso em fêmeas (2º-3º meses) do que em machos (5º e 7º meses)
Deficiência de fator H em camundongos	Glomerulonefrite membranoproliferativa tipo II	Células endoteliais e mesangiais	Curso lento e progressivo; 8º mês com proteinúria em 70% dos animais
Administração de IgG antimieloperoxidase	Glomerulonefrite crescêntica pauci-imune	Crescentes	Creatinina e proteinúria elevadas no 13º dia e evolução com glomerulonefrite necrosante crescêntica
Diabetes mellitus induzido por estreptozotocina	Nefropatia diabética	Mesângio, membrana basal glomerular, podócito	Albuminúria presente após 20 semanas. Algumas alterações morfológicas podem aparecer com poucas semanas
Camundongos NOD (*non-obese diabetic mouse*)	Nefropatia diabética	Mesângio, membrana basal glomerular, podócito	Diabetes espontâneo inicia-se entre 3º e 6º mês de vida; proteinúria inicia-se após poucas semanas; lesões renais discretas

a linhagem e a espécie estudada. Na sequência, ocorre a infiltração de células inflamatórias, ruptura da MBG e formação de crescentes. A proteinúria inicia-se após 2 a 3 dias. Depois do quinto dia, o animal apresenta anticorpos circulantes contra a imunoglobulina heteróloga injetada, que também se deposita na MBG, iniciando então a fase denominada autóloga. O padrão linear de depósito da imunoglobulina na MBG é verificado em ambas as fases pela microscopia de imunofluorescência. Uma variação deste modelo pode ser obtida pela prévia imunização do rato com IgG de coelho em adjuvante de Freund completo, seguido pela administração de antissoro de coelho antirrim de rato, o que antecipa e agrava a doença glomerular[14,15].

NEFRITE DE STEBLAY (GLOMERULONEFRITE AUTOIMUNE EXPERIMENTAL)

Quanto à nefrite de Steblay, também denominada glomerulonefrite autoimune experimental, foi originalmente obtida pela imunização de carneiros com MBG humana, gerando anticorpos anti-MBG e glomerulonefrite crescêntica[11]. Posteriormente, outras espécies de animais foram utilizadas com a identificação de linhagens suscetíveis de ratos e camundongos e imunização com preparações de MBG de ratos e bovinos para o desenvolvimento desta doença[16-20]. É importante ressaltar que a suscetibilidade para o desenvolvimento da doença anti-MBG, a intensidade da proteinúria e das lesões morfológicas variam muito entre as diferentes linhagens de ratos e camundongos[21], o que implica a seleção cuidadosa da espécie e da linhagem. A disponibilidade da forma recombinante de cadeia $\alpha_3(IV)NC1$ humana ou de ratos vem aperfeiçoando este modelo experimental[22-24].

O uso destes modelos experimentais vem possibilitando caracterizar o alvo antigênico como sendo a cadeia $\alpha_3(IV)NC1$. Todavia, a reprodução deste modelo apenas com anticorpos purificados e específicos para este antígeno não tem sido bem-sucedida, sugerindo que outros fatores estão envolvidos. Outra contribuição deste modelo foi a demonstração de que o complexo maior de histocompatibilidade (classe II) tem participação importante, o que sugere resposta dependente de células T[17]. Em nosso laboratório verificamos que o uso de gamaglobulina humana por via intravenosa atenuou a intensidade da lesão pulmonar precoce da fase heteróloga da doença anti-MBG e esta atenuação esteve associada à menor atividade hemolítica do sistema complemento[25].

MODELOS EXPERIMENTAIS DE GLOMERULOPATIA DE LESÕES MÍNIMAS

NEFROPATIA INDUZIDA PELA PUROMICINA

A puromicina é um antibiótico derivado do *Streptomyces alboniger* que, quando administrada por via parenteral, provoca lesão podocitária devido a prejuízo da função ribossomal[26]. Os ratos são particularmente suscetíveis a esta nefropatia experimental, enquanto outras espécies tendem a ser mais resistentes, mas camundongos também têm sido utilizados[3].

A patogênese da nefropatia da puromicina é atribuída à redução de α_3-β_1 integrinas, o que interfe com a adesão celular na membrana basal glomerular. Nas fases iniciais, este modelo experimental tem semelhanças morfológicas, com a glomerulopatia de lesões mínimas em humanos porque a proteinúria tem padrão seletivo, o que é sugestivo de alteração de permeabilidade da barreira de filtração glomerular por redução da sua eletronegatividade. Por outro lado, este modelo também apresenta alterações que não estão presentes na glomerulopatia de lesões mínimas. Como exemplo, os mecanismos de indução da lesão são bem diferentes e ocorre infiltração tubulointersticial de células inflamatórias a partir da segunda semana que levam à redução da taxa de filtração glomerular. Como consequência, pode ocorrer evolução para glomerulosclerose segmentar e focal, o que, nestas circunstâncias, faz com que a nefropatia induzida pela puromicina seja utilizada também para estudo desta última glomerulopatia[7]. Isso pode ocorrer principalmente com administrações sucessivas de puromicina, facilitando a progressão para doença renal crônica e glomerulosclerose segmentar e focal.

A nefropatia da puromicina tem comportamento relativamente previsível no seu início e evolução. Entretanto, dependendo das doses e espécies utilizadas, o curso da doença pode variar[3]. Em geral, a proteinúria aparece de início abrupto no quinto dia, atinge o pico próximo do 12º dia e pode reverter por volta da 4ª semana. Nos primeiros dias, os glomérulos estão normais à microscopia de luz comum e apresentam vacuolização podocitária e fusão de pedicelos pela microscopia eletrônica. Antes do início da proteinúria intensa ocorre aparecimento de áreas focais com destacamento do podócito, resultando em áreas de membrana basal glomerular expostas[27]. Este destacamento do podócito tem maior associação com a proteinúria do que a alteração da densidade de carga da barreira de filtração glomerular[26].

As principais contribuições trazidas pelas pesquisas com este modelo experimental estão na maior compreensão dos mecanismos de proteinúria e na resposta biológica do podócito à agressão[3,7].

MODELO ANIMAL DE RATO COM HIPEREXPRESSÃO DE ANGIOPOIETINA-*LIKE 4*

Este modelo foi elaborado recentemente para investigar o efeito da hiperprodução de angiopoietina-*like 4* (ANGPTL4) em podócitos de pacientes com glomerulopatias de lesões mínimas[28]. A expressão aumentada da proteína ANGPTL4 foi encontrada não apenas nos glomérulos, mas também na urina e no soro dos pacientes com glomerulopatia de lesões mínimas[28].

Ratos transgênicos com produção aumentada de ANGPTL4 foram criados em dois modelos diferentes. No primeiro modelo, cujos ratos apresentam níveis séricos elevados devido à hiperprodução de ANGPTL4 especificamente por tecido adiposo (ratos transgênicos aP2-ANGPTL4), não desenvolvem nem proteinúria nem alterações morfológicas de glomerulopatia de lesões mínimas. No outro modelo, com ratos transgênicos identificados como NPHS2 (podocin)-ANGPTL4, a hiperprodução de ANGPTL4 ocorre apenas pelo podócito e estes animais apresentam proteinúria na margem nefrótica, com padrão seletivo (mais intensa nos machos) e fusão dos pedicelos associada à redução da carga eletronegativa da barreira da filtração glomerular[28]. Além disso, os glomérulos e a região tubulointersticial mostram-se normais pela microscopia óptica, achados esses compatíveis com a glomerulopatia de lesões mínimas observada em humanos. A albuminúria está presente ao redor da idade de um mês e nesta fase os processos podais ainda estão preservados. A fusão de pedicelos é encontrada próximo da idade de 3 meses. Os autores especulam que várias linhas de evidência apontam para a interação da ANGPTL4 (produzida pelos podócitos) com a membrana basal glomerular como a principal causa para a proteinúria[28,29].

Este modelo recém-descrito ainda necessita ser mais bem explorado, mas sugere uma nova linha fisiopatogênica como causa da glomerulopatia de lesões mínimas[29]. Caso se confirme, ela virá em contraposição ao conceito antigo proposto por Shalhoub[30], de que fatores solúveis secretados por células T seriam os sinalizadores para desencadear as alterações podocitárias e a proteinúria da glomerulopatia de lesões mínimas. Além disso, este modelo animal tem grande potencial de ser um novo instrumento para a compreensão dos mecanismos da proteinúria[28,29].

MODELOS ANIMAIS DE GLOMERULOSCLEROSE SEGMENTAR E FOCAL

NEFROPATIA INDUZIDA PELA PUROMICINA

Conforme comentado anteriormente, a nefropatia induzida pela puromicina também pode apresentar características da glomerulosclerose segmentar e focal, particularmente se doses subsequentes de puromicina são administradas[3,7].

NEFROPATIA INDUZIDA PELA ADRIAMICINA

A nefropatia induzida pela adriamicina também é modelo de podocitopatia, com semelhanças morfológicas da glomerulosclerose segmentar e focal[31]. A adriamicina (doxorrubicina) é um antibiótico citotóxico do grupo das antraciclinas (classe de drogas antineoplásicas) e foi isolado de culturas de *Streptomyces peucetius* var. *caesius*.

A primeira descrição de adriamicina induzindo lesão renal em ratos ocorreu em 1976[32], e em camundongos, em 1998[33]. A adriamicina tem como alvo o DNA do podócito[26]. Ratos são particularmente mais suscetíveis ao desenvolvimento desta nefropatia, mas camundongos, particularmente da linhagem Balb/c, também podem ser usados[34].

Geralmente a doença é induzida a partir de dose única de adriamicina[35], que evolui para glomerulosclerose segmentar e focal. Diferentes doses podem ser necessárias, particularmente em outras espécies[31]. Tem sido demonstrado que várias linhagens são resistentes à nefropatia pela adriamicina[36]. A proteinúria tem início abrupto entre o 7º e 10º dia[35], aumenta até atingir síndrome nefrótica por volta da 5ª semana seguida por redução progressiva da filtração glomerular até atingir uremia ao redor do 6º mês[37, 38]. Por volta do 10º dia, as lesões estão restritas aos podócitos, que mostram fusão de pedicelos e vacuolização e, próximo do 14º dia, são extensas. Posteriormente, a lesão histológica evolui com fibrose intersticial e atrofia tubular. Semelhantemente à nefropatia da puromicina, este modelo também mostra maior associação da proteinúria com o destacamento do podócito da MBG do que com a alteração da densidade de carga da barreira de filtração glomerular[26].

Este modelo tem aumentado o entendimento dos mecanismos envolvidos na geração da glomerulosclerose e da fibrose intersticial, particularmente pela proteinúria e pelas espécies reativas de oxigênio[31].

MODELO ANIMAL DE ABLAÇÃO DE MASSA RENAL

Neste modelo animal, descrito inicialmente em 1932[39] e que atualmente está entre os mais utilizados, a massa renal original é reduzida para 1/6 do seu volume[6,7].

Este modelo experimental está mais bem estabelecido em ratos. Todavia, camundongos também podem ser usados com algumas modificações[7]. O método mais usado em ratos, em razão dos melhores resultados, é feito inicialmente por nefrectomia unilateral e, no mesmo ato cirúrgico, realizada também ligadura dos ramos superiores e inferiores da artéria renal do rim remanescente, o que resulta em infarto dos polos superior e inferior deste rim, com consequente redução de 2/3 de sua massa. Após a redução de 5/6 da massa renal original, o parênquima residual sofre profundas e progressivas alterações anatômicas e funcionais, tais como hipertrofia renal, hiperfiltração, hipertensão arterial, albuminúria, glomerulosclerose e redução progressiva da filtração glomerular. A hipertrofia renal e a hiperfiltração é observada já nos primeiros dias. Hipertensão e albuminúria já estão bem estabelecidas na 4ª semana, associadas à fibrose intersticial inicial e glomerulosclerose, que atingem 20% dos glomérulos na 8ª semana e evoluem para distribuição difusa na 12ª semana[40-43]. Entre a 12ª e 16ª semanas os animais usualmente morrem de uremia.

Este modelo animal tem permitido demonstrar, entre inúmeros avanços, que alterações hemodinâmicas como hipertensão e hiperfiltração causam glomerulosclerose, e que o bloqueio do sistema renina-angiotensina e o controle da pressão arterial retardam a instalação das lesões e o ritmo de perda da função renal[40,44,45]. Outra contribuição deste modelo está na demonstração do envolvimento de mecanismos inflamatórios e fibrogênicos neste processo[46-48].

OUTROS MODELOS DE GLOMERULOSCLEROSE SEGMENTAR E FOCAL

Além daqueles acima apresentados, outros modelos animais de glomerulosclerose segmentar e focal estão discutidos e comentados em revisão abrangente neste tema e incluem uso de linhagens com suscetibilidade genética e linhagens com mutações genéticas específicas para causar GESF[7]. Um exemplo relevante e paradigmal foi a utilização tanto de camundongos deficientes de receptor de urocinase como de camundongos mutantes com receptor solúvel de urocinase incapaz de se ligar à β_3

integrina. Com estas abordagens, foi demonstrada a participação fundamental do receptor solúvel de urocinase como um provável agente causador da maioria dos casos de GESF em humanos. O mecanismo envolve sua ligação com consequente ativação da β_3 integrina que liga o podócito à membrana basal glomerular[49].

MODELOS ANIMAIS DE NEFROPATIA MEMBRANOSA

NEFRITE DE HEYMANN

A nefrite de Heymann foi desenvolvida em ratos por Walter Heymann e publicada em 1959[50]. Trata-se de modelo experimental que desenvolve lesões histopatológicas consideradas idênticas às da nefropatia membranosa humana. Esta nefropatia experimental é causada pela formação de complexos imunes no espaço subepitelial da alça capilar glomerular e pode ser produzida e classificada pelas formas ativa ou passiva.

NEFRITE DE HEYMANN ATIVA

A nefrite de Heymann ativa é produzida pela imunização do rato com extrato renal bruto também de rato, associado à adjuvante de Freund completo. A proteinúria instala-se de forma lenta e progressiva ao longo de 4 a 6 semanas. A imunização é induzida pela proteína denominada inicialmente como Fx1A e que contém como componente uma glicoproteína com peso molecular de 330kDa (gp330). A gp330 tem participação crítica (mas não exclusiva) na imunização, uma vez que sua remoção da Fx1A impede a capacidade de imunização desta proteína[51,52]. A gp330 foi identificada como sendo o receptor megalina que, no rato, está presente tanto na bordadura "em escova" do túbulo proximal como no espaço subepitelial do capilar glomerular. Em humanos essa proteína está presente na bordadura "em escova", mas não no espaço subepitelial glomerular, o que a exclui como a causadora da nefropatia membranosa humana.

NEFRITE DE HEYMANN PASSIVA

Na nefrite de Heymann passiva usa-se a fração Fx1A dos ratos para imunizar cabras ou coelhos e o antissoro resultante é injetado no rato por via intravenosa ou intraperitoneal e foi primeiramente descrita por Feenstra et al. em 1975[53,54]. O modelo foi aprimorado de forma a acelerar o desenvolvimento da proteinúria intensa[55,56]. Neste modelo, os depósitos subepiteliais e de componentes do sistema complemento ocorrem logo nas primeiras horas e a proteinúria é intensa após 4 a 5 dias. Redução da filtração glomerular ocorre em 20 a 30% dos ratos.

A utilização da nefrite de Heymann permitiu demonstrar inicialmente a formação *in situ* dos complexos imunes nas glomerulopatias, mudando o conceito até então prevalente naquela época[57], e também a necessidade da formação do complexo de ataque à membrana (C5b-9) no depósito imune para o desenvolvimento da proteinúria[58]. Na verdade, uma parcela muito relevante do conjunto de conhecimento gerado com as pesquisas com a nefrite de Heymann foi fundamental para a identificação do receptor tipo M de fosfolipase A_2 como o antígeno envolvido em cerca de 80% das nefropatias membranosas primárias em adultos humanos[59].

MODELOS EXPERIMENTAIS DE NEFROPATIAS MESANGIAIS E MESANGIÓLISE

Mesangiólise trata-se de lesão histopatológica caracterizada por atenuação ou degradação da matriz mesangial e degeneração das células mesangiais decorrente de agressão à célula mesangial e/ou à matriz mesangial. Pela proximidade com a célula endotelial, agressão ao compartimento mesangial usualmente também tem reflexos no endotélio e vice-versa[60]. Estas estruturas, em conjunto com os podócitos e a membrana basal glomerular, compõem e dão suporte para a integridade do tufo glomerular e protegem suas alças capilares de desenvolver balonização ou microaneurismas intraglomerulares, que ocorrem na mesangiólise[61].

Mesangiólise ocorre principalmente nas nefropatias mesangiais primárias ou secundárias. A doença mais representativa das nefropatias mesangiais é a nefropatia por IgA primária, mas, várias outras, como a púrpura de Henoch-Schönlein, a nefropatia diabética e a nefrite lúpica também podem cursar com mesangiólise[61-64].

Os dois modelos experimentais mais utilizados de mesangiólise são a glomerulonefrite proliferativa mesangial aguda anti-Thy1, que só ocorre em ratos[61], e a glomerulonefrite induzida pelo veneno da cobra *Trimeresurus flavoviridis*, mais conhecida como "habu"[65-69]. Camundongos não expressam antígeno Thy1 e assim este modelo experimental não pode ser produzido nesta espécie[70,71]. Entretanto, glomerulonefrite mesangial pode ser produzida em camundongos utilizando-se anticorpo anticélula mesangial como modelo com semelhanças à glomerulonefrite anti-Thy1 dos ratos. Outros modelos incluem linhagem de camundongo de nefropatia por IgA, identificados como camundongos ddY, que apresentam altos níveis de IgA e que desenvolvem glomerulonefrite mesangioproliferativa com depósito mesangial de IgA[72,73].

GLOMERULONEFRITE INDUZIDA EM RATOS POR ANTICORPO ANTI-Thy1

O modelo de glomerulonefrite proliferativa anti-Thy1, desenvolvido nos anos 1980, é provavelmente o mais utilizado para estudo das glomerulonefrites mesangiais[74-76]. Ele é induzido em ratos por meio de dose por via intravenosa única de anticorpo direcionado ao antígeno Thy1, uma molécula de glicosil-fosfatidilinositol ancorada à proteína de membrana celular encontrada nos linfócitos e também na superfície de células mesangiais renais. Nesse modelo, a lesão é dependente do sistema complemento e a proteinúria é intensa já nas primeiras 24 horas, mantendo-se elevada principalmente nas primeiras duas semanas quando, então, começa a diminuir[67,77]. Todavia, este modelo experimental pode também ter comportamento irreversível[78].

GLOMERULONEFRITE MESANGIAL INDUZIDA EM CAMUNDONGOS COM ANTISSORO ANTICÉLULAS MESANGIAIS

Uma vez que camundongos são os animais mais utilizados para se induzir modificações genéticas, a reprodução de modelos animais de ratos nesta espécie é sempre procurada. Entretanto, como comentado anteriormente, células mesangiais de camundongos não expressam o antígeno Thy1[79].

Recentemente foi desenvolvido no laboratório do Dr. Jeffrey B. Kopp (NIH, Bethesda, USA) um antissoro de carneiro anticélulas mesangiais de camundongos (SAM) que induz glomerulonefrite mesangial (mesangiólise) que compartilha algumas características da glomerulonefrite induzida por anti-Thy1 em ratos[70,71]. Entretanto, apesar de o mecanismo inicial ocorrer por lesão das células mesangiais e mesangiólise nos dois modelos experimentais, algumas diferenças são observadas na patogênese destes dois tipos de glomerulopatias. No modelo de glomerulonefrite mesangial aguda induzida por SAM, as manifestações de azotemia e a proteinúria são dose-dependentes, a apoptose é mais lenta, com o pico ocorrendo próximo do 4º dia, e apresenta proliferação de pequena intensidade. Em camundongos da linhagem SCID, nos quais células T e B estão ausentes, as lesões induzidas pelo SAM são exatamente as mesmas, sugerindo não ser necessária a participação de linfócitos na lesão inicial neste modelo experimental. Foi verificado ainda que camundongos deficientes de complemento também expressam lesões semelhantes[71], evidenciando que a participação do sistema complemento também não é necessária para a lesão glomerular neste modelo de GMA, sendo esse outro ponto divergente do modelo de GN anti-Thy1, em que a lesão glomerular é mediada por complemento[80-82].

GLOMERULONEFRITE MESANGIAL INDUZIDA PELO VENENO DA COBRA HABU

A cobra habu é uma serpente venenosa que vive nas ilhas do sul do Japão e seu veneno (*habu snake venom*: HSV) causa um quadro de glomerulonefrite proliferativa mesangial aguda focal em ratos[66,83], coelhos[68] e camundongos[84]. Essa lesão ocorre em decorrência das propriedades do veneno, que apresenta alta atividade proteolítica e provoca mesangiólise[66,85]. A sequência das alterações morfológicas já está bem estabelecida[65,66]. As alterações mais iniciais foram identificadas apenas por exame ultraestrutural entre 10 minutos e 4 horas da inoculação do HSV e caracterizavam-se por um agregado frouxo de plaquetas e grânulos livres no lúmen capilar, enquanto a matriz mesangial se encontrava menos densa[66]. Lesões císticas ou balonização do capilar com distribuição segmentar e focal, comprometendo entre 10 e 30% dos glomérulos, foram vistas após 4 horas e passaram a acumular fibrina, plaquetas, neutrófilos e hemácias, principalmente após as primeiras 24 horas. Entretanto, não foi identificada destruição da célula mesangial. Após o terceiro dia, verifica-se hipercelularidade mesangial segmentar[66]. Entre o quinto e sétimo dias, ocorre grande aumento da celularidade nos cistos que estão preenchidos com células mononucleares compostas principalmente por células mesangiais. Esse quadro regride após 14 a 21 dias.

Estes modelos experimentais vêm permitindo expandir o conhecimento do comportamento biológico *in vivo* da célula mesangial estimulada, que adquire características fenotípicas de miofibroblasto porque passam a proliferar, produzir e secretar agentes pró-inflamatórios e componentes da matriz extracelular[67,86-89].

MODELOS DE NEFRITE LÚPICA

São vários os modelos animais, a maioria com camundongos, que desenvolvem lúpus eritematoso sistêmico (LES) e, dentre estes, existem linhagens que também apresentam comprometimento renal[90,91]. Algumas linhagens de camundongos desenvolvem LES espontâneo, enquanto em outros modelos a doença é induzida, por exemplo, com drogas, ou por manipulação genética, tanto com genes suprimidos (camundongos *knock-out*) ou inseridos (transgênicos). São comentados neste texto alguns dos modelos de nefrite lúpica mais comumente estudados e, através das referências citadas, o leitor pode encontrar vários outros modelos discutidos de forma mais detalhada.

A linhagem de camundongos MRL/Mp-lpr/lpr (ou apenas MRL/lpr) desenvolve doença autoimune com semelhanças com o LES humano, de forma espontânea e com nefrite grave[92]. Esta linhagem de camundongos foi gerada em camundongos MRL/Mp na presença de mutação do gene lpr. A presença deste gene com mutação acelera e agrava a glomerulonefrite do camundongo MRL/Mp por linfoproliferação com adenomegalia, esplenomegalia e produção de uma série de autoanticorpos e hipergamaglobulinemia[91,92].

Outra linhagem frequentemente estudada é a NZB/W F1, que é obtida pelo cruzamento entre os camundongos NZW com NZB. Este também é um modelo que desenvolve LES espontâneo[93].

Histologicamente, estes camundongos desenvolvem glomerulonefrite grave que está presente ao redor do 6º mês de vida e caracteriza-se por proliferação de células endoteliais e mesangiais, espessamento da parede capilar glomerular, nefrite tubulointersticial e vasculite com alguns crescentes. No curso da doença, os camundongos morrem de insuficiência renal grave com uremia e proteinúria intensa por volta do 9º mês de vida. Esta evolução assemelha-se ao verificado em outras linhagens com padrões genéticos distintos como C3H/HeJ, C57BL/6J, e AKR/J, NZB, NZB x W, MRL/I, MRL/n e BXSB[92,94]. As principais diferenças entre as várias linhagens são as quantidades de autoanticorpos, idade do início e velocidade de progressão da doença renal, diferenças entre os gêneros masculino e feminino, presença de arterite e extensão e natureza da hiperplasia linfoide[92,94].

Um exemplo de modelo experimental de indução de nefrite lúpica pode ser obtido pela produção de doença enxerto contra hospedeiro crônica pela de injeção de linfócitos DBA/2 em camundongos híbridos (C57BL/10*DBA/2) F1[95], ou por manipulações semelhantes em outras linhagens[96,97]. Seis a oito semanas após a indução da doença enxerto contra hospedeiro, os camundongos apresentam imunoglobulinas de todos os isotipos de IgG depositadas no glomérulo, associada a expansão e proliferação da matriz mesangial e espessamento da parede capilar glomerular com presença de espículas. O curso da doença mostra evolução para glomerulosclerose e insuficiência renal avançada com proteinúria intensa, ascite, hiperlipidemia e morte após cerca de 3 meses[98,99].

Estes modelos têm permitido importantes avanços na compreensão dos mecanismos imunológicos e genéticos, principalmente pela identificação de *loci* envolvidos com o aumento do risco de glomerulonefrite nos camundongos suscetíveis. O entendimento da fisiopatologia passa pela identificação de genes relevantes que, quando estimulados, produzem autoantígenos e estimulam células B gerando autoanticorpos. Esta sequência de eventos leva ao depósito renal de complexos imunes e estímulos para a produção de citocinas com lesão subsequente.

MODELOS ANIMAIS DE GLOMERULONEFRITE MEMBRANOPROLIFERATIVA

Em humanos, a glomerulonefrite membranoproliferativa (GNMP) é a expressão morfológica de uma série de doenças sistêmicas e vem sendo classificada como tipos I, II ou III. Outra classificação vem sendo sugerida e baseia-se na presença ou ausência de depósitos de imunoglobulinas[100]: se positiva, a GNMP seria mediada pelas imunoglobulinas e se classificaria como associada a infecções, doenças autoimunes ou gamopatias monoclonais/paraproteinemias; se negativa, a GNMP seria mediada pelo sistema complemento (glomerulopatias por C3) e classificada como doença de depósito denso ou devido a glomerulonefrite com depósitos isolados de C3.

Em geral o quadro morfológico se caracteriza por expansão do compartimento mesangial, tanto por aumento da matriz quanto por maior hipercelularidade, associado a espessamento da parede do capilar glomerular e acúmulo de depósitos subendoteliais, intensidades variáveis de interposição mesangial na parede capilar e geração de nova membrana basal glomerular, o que é descrito como imagem em duplo contorno, ou em trilho de bonde.

Existem modelos animais de GNMP tipos I e II e, mais recentemente, novos modelos vêm sendo desenvolvidos criando novas oportunidades de investigações e contribuindo com pontos importantes da fisiopatogênese[100,101].

MODELOS ANIMAIS DE GLOMERULONEFRITE MEMBRANOPROLIFERATIVA TIPO I

Em humanos, as causas de GNMP tipo I são principalmente infecciosas, sendo a principal delas a infecção pelo vírus C da hepatite, que pode cursar com crioglobulinemia e vasculite sistêmica.

Em animais, formas espontâneas de GNMP tipo I têm sido descritas em animais de médio e grande porte. Um tipo de deficiência recessiva autossômica de C3 em cães provoca níveis extremamente baixos de C3 circulante[102-105]. Em uma linhagem específica de carneiro (Landrace finlandês), também ocorre níveis reduzidos de C3, possivelmente também por doença recessiva[106-108]. Aspectos histopatológicos de GNMP tipo I também têm sido descritos em cavalos[109]. Estes modelos, principalmente por se tratar de animais de médio e grande porte, são difíceis de ser usados de forma mais ampla. Assim, alguns modelos de GNMP com características morfológicas idênticas ao tipo I têm sido desenvolvidos em camundongos[101].

Em camundongos, glomerulonefrite aguda com crioglobulinas foi obtida pela administração de células de hibridoma murino, o que gerou um isotipo de IgG3 monoclonal. Esta abordagem resultou na criação de camundongos transgênicos com hiperexpressão da IgG3 (clone 6-19) anti-IgG2a patogênica, com características biológicas de fator reumatoide e evolução com crioglobulinemia[110,111]. Neste modelo, os camundongos desenvolvem alterações compatíveis com GNMP, associadas a crescentes, que são graves ao redor do 8º e 10º meses de idade e evoluem para um padrão de glomerulonefrite crônica progressiva e morte. Cerca de 30% dos camundongos também podem apresentar arterite necrosante nos rins e músculo esquelético. Este modelo experimental demonstrou que apenas um anticorpo tem potencial de gerar diversos tipos de complicações glomerulares e vasculares e tem possibilitado a caracterização do infiltrado inflamatório na GNMP crioglobulinêmica aguda.

Outro modelo de GNMP foi desenvolvido em camundongo transgênico com hiperexpressão de linfopoietina estromal tímica (TSLP) que, sob o controle do promotor *lck* proximal, uma proteína tirosina cinase específica de linfócitos, promove proliferação e diferenciação de células B. Como resultado ocorre doença inflamatória sistêmica crônica com crioglobulinemia mista policlonal que envolve os rins com lesão histopatológica similar à GNMP crioglobulinêmica com "trombos" intracapilares focais, além do baço, fígado, pulmões e orelhas[112]. Espessamento da parede capilar já está presente no primeiro mês de vida, mas é mais intenso nas fêmeas já nesta fase inicial. Por volta do 2º e 3º meses nas fêmeas e 5º e 7º meses nos machos, vários parâmetros morfológicos atingem um platô. Também nas fêmeas, a mortalidade mostrou-se mais precoce e em maior número. Este modelo tem sido usado para testar os benefícios terapêuticos da administração do α-interferon, caracterizar a expressão de fatores de crescimento e avaliar a participação do sistema complemento e de receptores Fcγ na doença glomerular [113-115].

MODELOS ANIMAIS DE GLOMERULONEFRITE MEMBRANOPROLIFERATIVA TIPO II

A GNMP tipo II, também denominada doença de depósito denso (DDD), aparentemente é consequência de ativação persistente da via alternativa do sistema complemento[101,116]. O fator nefrítico C3 (C3NeF) é um autoanticorpo IgG que se liga à enzima C3 convertase da via alternativa do sistema complemento, incrementando a atividade de clivagem do C3[117,118]. Outras formas de atividade aumentada da C3 convertase como moléculas de C3 disfuncionais, autoanticorpo antifator H e deficiência de fator H também têm sido associadas ao desenvolvimento de DDD.

Nesta doença, além do padrão de GNMP, que é o mais usualmente encontrado pela microscopia de luz comum, a DDD também apresenta densa transformação osmiofílica da membrana basal glomerular identificada pela microscopia eletrônica.

Modelos animais de DDD incluem uma linhagem de porcos com deficiência de fator H que desenvolve lesões histopatológicas e ultraestruturais semelhantes àquela vista em humanos. Estes animais usualmente morrem por volta da 11ª semana de vida [119-121]. A transfusão de plasma, ou de fator H suíno, visando fornecer o fator H ausente, aumentou os níveis de C3 plasmático e reduziu os níveis do complexo de ataque à membrana (C5b-9) e, a médio prazo, aumentou a sobrevida dos porcos[119].

Outro modelo animal de DDD foi criado em camundongos que apresentam deficiência de fator H[122] e é o exemplo murino da doença de porcos mencionada acima, bem como raros casos de deficiência de fator H em humanos com GNMP[123-125]. Depósitos de C3 e C9 são vistos já no 4º dia de vida. Depósitos elétron-densos lineares são vistos no 2º mês de vida, mas com proteinúria e creatinina sérica normais. No 8º mês, 100% dos camundongos apresentam imagem em duplo contorno na histopatologia, com proteinúria em cerca de 70% dos camundongos e com mortalidade de 11% nos machos e de 29% nas fêmeas. Este modelo animal tem sido relevante para estabelecer a importância da atividade aumentada da C3 convertase, de forma constante, na produção da DDD, e para demonstrar a importância da via alternativa do complemento no desencadeamento desta doença[122,126].

MODELOS ANIMAIS DE VASCULITES E GLOMERULONEFRITES INDUZIDAS POR AUTOANTICORPOS ANTICITOPLASMA DE NEUTRÓFILOS

Já é conhecida de longa data a associação entre vasculite sistêmica de pequenos vasos (poliangiite microscópica, granulomatose de Wegener, síndrome de Churg-Strauss e glomerulonefrite crescêntica pauci-imune primária) e autoanticorpos anticitoplasma de neutrófilos (ANCA)[127]. Estes autoanticorpos são dirigidos principalmente contra mieloperoxidase (MPO-ANCA)[128] e proteinase 3 (PR3-ANCA) [129], que são componentes de grânulos de neutrófilos e de lisossomos de monócitos.

Em 2002, foi descrito modelo animal em que a administração de IgG anti-MPO (obtida a partir da imunização de camundongos geneticamente deficientes de MPO) em camundongos tanto deficientes de linfócitos T ou B funcionais como nos camundongos controles induziu a formação de glomerulonefrite necrosante crescêntica pauci-imune focal em todos os animais[130]. Alguns camundongos também desenvolveram vasculite sistêmica caracterizada pela presença de angiite leucocitoclástica cutânea, arterite necrosante, capilarite pulmonar e, mais eventualmente, inflamação pulmonar granulomatosa necrosante. Os métodos de imunização dos camundongos, bem como a purificação do anticorpo anti-MPO, podem ser encontrados em outras referências[130,131].

Mais recentemente, um novo modelo animal foi descrito e também demonstrou o efeito patogênico da MPO-ANCA. Neste modelo, camundongos geneticamente deficientes de MPO (MPO$^{-/-}$) foram imunizados com MPO e posteriormente submetidos à mieloablação por irradiação seguida por transplante de células de medula óssea MPO$^{+/+}$. Todos os camundongos MPO$^{-/-}$ com anticorpos anti-MPO circulantes que foram transplantados com células MPO$^{+/+}$ desenvolveram glomerulonefrite, e alguns destes também desenvolveram capilarite pulmonar e arterite necrosante[132].

Outro modelo animal foi gerado em ratos e baseou-se na imunização destes com MPO humana, que induziu anticorpos anti-MPO devido à reação cruzada com MPO de rato. Estes ratos também desenvolveram glomerulonefrite e capilarite pulmonar focal[133].

Estes modelos experimentais vêm sendo utilizados para confirmar que IgG anti--MPO é suficiente para causar vasculite mesmo na ausência de células T funcionais e que a presença de neutrófilos é necessária, entre outros mecanismos envolvidos[131,134]. Vale destacar que até a presente data ainda não foi descrito nenhum modelo animal de vasculite induzida por anticorpos anti-PR3[131,134].

MODELO ANIMAL DE MICROANGIOPATIA TROMBÓTICA

Microangiopatia trombótica tem origem na lesão da célula endotelial, podendo atingir vários órgãos e, também, os rins[135]. Nestes, as doenças que causam microangiopatia trombótica são principalmente a síndrome hemolítico-urêmica, esclerose sistêmica progressiva, hipertensão maligna e secundária à toxicidade por inibidores de calcineurina (ciclosporina A, tacrolimus).

Microangiopatia trombótica renal semelhante à doença humana pode ser obtida em ratos pela perfusão, tanto seletiva da artéria renal quanto sistêmica, de preparação de IgG de cabra imunizada com células endoteliais de glomérulos de ratos cultivadas em meio de cultura[136]. A IgG da cabra imunizada é obtida por plasmaférese. Redução do número de plaquetas sanguíneas já está presente após 10 minutos da infusão e, nas horas seguintes, ocorre também redução dos níveis de hemoglobina com esquizócitos circulantes. Após 24 horas da infusão, a função renal está reduzida e a análise histológica mostra agregação capilar nas alças capilares com intumescimento de células endoteliais, mesangiólise e necrose tubular aguda. Estas alterações estão significativamente revertidas no 10º dia.

Este modelo experimental tem contribuído para a compreensão do comportamento biológico da célula endotelial glomerular sob agressão, da participação do complexo de ataque à membrana (C5b-9) no desenvolvimento da microangiopatia trombótica[137,138], bem como dos efeitos protetores do óxido nitroso[139] e do *vascular endothelial growth factor*[140,141].

MODELOS ANIMAIS DE NEFROPATIA DIABÉTICA

Diabetes mellitus experimental pode ser obtido em várias espécies animais pela administração dos agentes químicos aloxano e estreptozotocina. Linhagens geneticamente suscetíveis de camundongos também desenvolvem *diabetes mellitus*. Existem também vários modelos com camundongos geneticamente modificados (*knock-out* ou transgênicos). Cada modelo experimental apresenta características próprias, com variações entre as espécies e as linhagens, que o tornam mais adequado para estudar tópicos específicos.

Muitos destes modelos desenvolvem anormalidades funcionais e morfológicas próprias da nefropatia diabética, tais como hiperfiltração, proteinúria, graus variáveis de expansão da matriz mesangial e espessamento da membrana basal glomerular. Por outro lado, o desenvolvimento da glomerulosclerose nodular e hialinose vascular, próprias da nefropatia diabética avançada, são mais difíceis de ocorrer. Mais recentemente, tem sido proposto que um modelo de nefropatia diabética em roedor necessita preencher os seguintes requisitos: 1. declínio superior a 50% da taxa de filtração glomerular ao longo da vida do animal; 2. aumento superior a 10 vezes da albuminúria em comparação com os animais controle da mesma linhagem; 3. achados histopatológicos que incluem esclerose mesangial com aumento de 50% do volume mesangial, qualquer grau de hialinose arteriolar, espessamento de pelo menos 50% da membrana basal glomerular em comparação com os valores basais, avaliada por morfometria pela microscopia eletrônica, e atrofia tubular com fibrose intersticial. Atualmente, nenhum modelo com camundongo ou rato tem alcançado os dois primeiros critérios. Todavia, vários estudos mostram que algumas lesões histopatológicas ao menos se aproximam dos critérios propostos[5,142].

MODELOS ANIMAIS DE *DIABETES MELLITUS* INDUZIDO PELA ESTREPTOZOTOCINA

Diabetes mellitus induzido pela estreptozotocina é um dos modelos experimentais mais utilizados para o estudo da nefropatia diabética. A estreptozotocina, que foi isolada a partir do *Streptomyces achromogenes*, é um análogo da N-acetilglicosamina (GlcNAc). A demonstração de que injeções por via intravenosa de estreptozotocina induziam *diabetes mellitus* em ratos e cães ocorreu em 1963[143]. A partir de então, o modelo foi estabelecido em várias outras espécies como ratos[144,145]. Este agente atua seletivamente sobre a célula betapancreática através da inibição da atividade da enzima O-GlcNAc-ase, que é responsável pela remoção da O-GlcNAc da proteína. Este efeito causa O-glicosilação irreversível de proteínas intracelulares, o que causa apoptose das células beta[146].

A albuminúria estará presente entre 16 e 20 semanas e alterações morfológicas como hipertrofia glomerular pode estar presente após poucas semanas. Em linhagens de ratos espontaneamente hipertensos, as lesões morfológicas e funcionais são mais intensas e aparecem mais precocemente[147].

Várias características e aspectos técnicos da nefropatia diabética induzida pela estreptozotocina foram detalhados em revisão recente[142]. Em ratos, as linhagens mais usadas são a Sprague-Dawley, Wistar-Kyoto e os ratos espontaneamente hipertensos (SHR). O método que apresenta resultados mais consistentes de *diabetes mellitus* inclui injeção por via intravenosa de estreptozotocina, após 16 horas de jejum, em ratos com 8 semanas de idade (peso entre 200 e 250g). Nas 48 horas seguintes, os ratos devem beber solução de água com sucrose (15g/litro) para reduzir a mortalidade por hipoglicemia. Uma semana após, a glicemia deve ser dosada e os ratos com valores superiores a 15mmol/L (280mg/dL), que ocorre em cerca de 90% destes animais, podem ser usados para os estudos de nefropatia diabética.

MODELOS ANIMAIS COM *DIABETES MELLITUS* ESPONTÂNEO

Modelos animais com *diabetes mellitus* espontâneo podem ser divididos naqueles com hipoinsulinemia, com hiperinsulinemia e ainda com teste alterado de tolerância à glicose[148]. Os animais com hipoinsulinemia incluem algumas linhagens de primatas, cães, ratos BB, hamster e a linhagem de camundongos NOD (*non-obese diabetic*). Este último é um dos modelos que mais se aproxima do *diabetes mellitus* tipo 1 humano por também se tratar de doença autoimune[149,150].

Diabetes nos camundongos NOD instala-se de forma abrupta entre o 100º e 200º dia de idade, associado à rápida perda de peso, poliúria, polidipsia e glicosúria grave. A doença é mais grave nas fêmeas e os animais necessitam de insulina para viver ou morrem em cerca de 30 dias de cetose. As alterações histopatológicas são discretas e a proteinúria está presente por volta da 18ª semana de idade e é mais comum nos machos[151].

Animais com *diabetes mellitus* espontâneo e hiperinsulinemia incluem primatas, coelhos da linhagem New Zealand White, ratos (Cohen, obese/SHR, Wistar fatty, SHR/N-cp), camundongos ob/ob, db/db (este talvez seja o melhor modelo murino para diabetes tipo 2), KK, KKAy e NZO e alguns roedores do deserto[148]. Animais com teste de tolerância à glicose alterada incluem algumas linhagens de porcos, ratos Zucker obesos e BHE e camundongos NON[148].

O uso de modelos animais de nefropatia diabética tem trazido importantes contribuições no estabelecimento da sequência das alterações morfológicas glomerulares e da correlação entre as lesões iniciais com a hiperfiltração glomerular e a hipertrofia glomerular[152]. Outras contribuições estão nas demonstrações dos efeitos nefroprotetores do controle da hipertensão arterial e do bloqueio sistêmico do sistema renina-angiotensina e do uso de agentes antioxidantes. Mais recentemente, genes com participação relevante na nefropatia diabética vêm sendo identificados[153].

CONCLUSÃO

Diante do exposto acima, fica claro que os modelos animais certamente trazem importantes contribuições para o aprimoramento da compreensão das glomerulopatias. No entanto, as escolhas do modelo experimental, da espécie e da linhagem do animal devem ser feitas de forma criteriosa para se evitar resultados negativos decorrentes de, por exemplo, resistência de algumas linhagens em não desenvolver a doença em estudo. Além disso, o uso dos animais em pesquisa deve ser feito conforme a legislação vigente e seguindo as recomendações dos manuais de ética em pesquisa com animais.

REFERÊNCIAS BIBLIOGRÁFICAS

1. Koch R. Die aetiologie der tuberculose. Mitt Kaiser Gesund 2:1, 1884.

2. Koch R. Ueber bakteriologische Forschung: Vortrag in der 1. algemeinen Sitzung des X. International Medical Congress, 1890, Berlin, Germany. Publisher, A. Hirschwald, 15p.

3. Pippin JW, Brinkkoetter PT, Cormack-Aboud FC, et al. Inducible rodent models of acquired podocyte diseases. Am J Physiol Renal Physiol 296(2):F213-229, 2009.

4. Russell WMS, Burch R. The Principles of Humane Experimental Technique. Methuen & Co. Ltd., London 1959.

5. Brosius FC 3rd, Alpers CE, Bottinger EP, et al. Mouse models of diabetic nephropathy. J Am Soc Nephrol 20(12):2503-2512, 2009.

6. Durvasula RV, Shankland SJ. Models of glomerulonephritis. Methods Mol Med 86:47-66, 2003.

7. Fogo AB. Animal models of FSGS: lessons for pathogenesis and treatment. Semin Nephrol 23(2):161-171, 2003.

8. Herrera GA. Experimental models for renal diseases: pathogenesis and diagnosis. Contrib Nephrol 169:1-371, 2011.

9. Goodpasture EW. The significance of certain pulmonary lesions to the etiology of influenza. Am J Med Sci 158:863-870, 1919.

10. Wilson CB, Dixon FJ. Anti-glomerular basement membrane antibody-induced glomerulonephritis. Kidney Int 3(2):74-89, 1973.

11. Steblay RW. Glomerulonephritis induced in sheep by injections of heterologous glomerular basement membrane and Freund's complete adjuvant. J Exp Med 116:253-272, 1962.

12. Masugi M. Ober dieexperimentelle Glomerulonephritis durch das spezifische Antinieren-Serum. Beitr path Anat 92:429, 1933-1934.

13. Unanue ER, Dixon FJ. Experimental glomerulonephritis: immunological events and pathogenetic mechanisms. Adv Immunol 6:1-90, 1967.

14. Germuth FG Jr., Rodriguez E, Shah HJ, et al. Antibasement membrane disease. II. Mechanism of glomerular injury in an accelerated model of Masugi nephritis. Lab Invest 39(5):421-429, 1978.

15. Unanue ER, Dixon FJ. Experimental Glomerulonephritis. Vi. The Autologous Phase of Nephrotoxic Serum Nephritis. J Exp Med 121:715-725, 1965.

16. Bolton WK, May WJ, Sturgill BC. Proliferative autoimmune glomerulonephritis in rats: a model for autoimmune glomerulonephritis in humans. Kidney Int 44(2):294-306, 1993.

17. Kalluri R, Danoff TM, Okada H, Neilson EG. Susceptibility to anti-glomerular basement membrane disease and Goodpasture syndrome is linked to MHC class II genes and the emergence of T cell-mediated immunity in mice. J Clin Invest 100(9):2263-2275, 1997.

18. Pusey CD, Holland MJ, Cashman SJ, et al. Experimental autoimmune glomerulonephritis induced by homologous and isologous glomerular basement membrane in Brown-Norway rats. Nephrol Dial Transplant 6(7):457-465, 1991.

19. Reynolds J, Mavromatidis K, Cashman SJ, Evans DJ, Pusey CD. Experimental autoimmune glomerulonephritis (EAG) induced by homologous and heterologous glomerular basement membrane in two substrains of Wistar-Kyoto rat. Nephrol Dial Transplant 13(1):44-52, 1998.

20. Sado Y, Okigaki T, Takamiya H, Seno S. Experimental autoimmune glomerulonephritis with pulmonary hemorrhage in rats. The dose-effect relationship of the nephritogenic antigen from bovine glomerular basement membrane. J Clin Lab Immunol 15(4):199-204, 1984.

21. Reynolds J. Strain differences and the genetic basis of experimental autoimmune anti-glomerular basement membrane glomerulonephritis. Int J Exp Pathol 92(3):211-217, 2011.

22. Hopfer H, Maron R, Butzmann U, Helmchen U, Weiner HL, Kalluri R. The importance of cell-mediated immunity in the course and severity of autoimmune anti-glomerular basement membrane disease in mice. FASEB J 17(8):860-868, 2003.

23. Ryan JJ, Reynolds J, Norgan VA, Pusey CD. Expression and characterization of recombinant rat alpha 3(IV)NC1 and its use in induction of experimental autoimmune glomerulonephritis. Nephrol Dial Transplant, 16(2):253-261, 2001.

24. Sado Y, Boutaud A, Kagawa M, Naito I, Ninomiya Y, Hudson BG. Induction of anti-GBM nephritis in rats by recombinant alpha 3(IV)NC1 and alpha 4(IV)NC1 of type IV collagen. Kidney Int 53(3):664-671, 1998.

25. Dantas M, Costa RS, Barbosa JE, Graeff MS, Sarti W, De Carvalho IF. Intravenous immunoglobulin (IVIG) attenuates antibody binding in acute haemorrhagic immunopneumonitis in a rat model of complement-dependent lung injury. Clin Exp Immunol 121(1):139-145, 2000.

26. Whiteside C, Prutis K, Cameron R, Thompson J. Glomerular epithelial detachment, not reduced charge density, correlates with proteinuria in adriamycin and puromycin nephrosis. Lab Invest 61(6):650-660, 1989.

27. Ryan GB, Karnovsky MJ. An ultrastructural study of the mechanisms of proteinuria in aminonucleoside nephrosis. Kidney Int 8(4):219-232, 1975.

28. Clement LC, Avila-Casado C, Mace C, et al. Podocyte-secreted angiopoietin-like-4 mediates proteinuria in glucocorticoid-sensitive nephrotic syndrome. Nat Med 17(1):117-122, 2011.

29. Chugh SS, Clement LC, Mace C. New insights into human minimal change disease: lessons from animal models. Am J Kidney Dis 59(2):284-292, 2012.

30. Shalhoub RJ. Pathogenesis of lipoid nephrosis: a disorder of T-cell function. Lancet 2(7880):556-560, 1974.

31. Lee VW, Harris DC. Adriamycin nephropathy: a model of focal segmental glomerulosclerosis. Nephrology (Carlton) 16(1):30-38, 2011.

32. Bucciarelli E, Binazzi R, Santori P, Vespasiani G. [Nephrotic syndrome in rats due to adriamycin chlorhydrate]. Lav Ist Anat Istol Patol Univ Studi Perugia 36: 53-69, 1976.

33. Chen A, Sheu LF, Ho YS, et al. Experimental focal segmental glomerulosclerosis in mice. Nephron 78(4):440-452, 1998.

34. Wang Y, Wang YP, Tay YC, Harris DC. Progressive adriamycin nephropathy in mice: sequence of histologic and immunohistochemical events. Kidney Int 58(4):1797-1804, 2000.

35. Bertani T, Poggi A, Pozzoni R, et al. Adriamycin-induced nephrotic syndrome in rats: sequence of pathologic events. Lab Invest 46(1):16-23, 1982.

36. Zheng Z, Pavlidis P, Chua S, D'Agati VD, Gharavi AG. An ancestral haplotype defines susceptibility to doxorubicin nephropathy in the laboratory mouse. J Am Soc Nephrol 17(7):1796-1800, 2006.

37. O'Donnell MP, Michels L, Kasiske B, Raij L, Keane WF. Adriamycin-induced chronic proteinuria: a structural and functional study. J Lab Clin Med 106(1):62-67, 1985.

38. Okuda S, Oh Y, Tsuruda H, Onoyama K, Fujimi S, Fujishima M. Adriamycin-induced nephropathy as a model of chronic progressive glomerular disease. Kidney Int 29(2):502-510, 1986.

39. Chanutin A, Ferris Jr EB. Experimental renal insufficiency produced by partial nephrectomy: I. control diet. Arch Intern Med 49:767-787, 1932.

40. Hostetter TH, Olson JL, Rennke HG, Venkatachalam MA, Brenner BM. Hyperfiltration in remnant nephrons: a potentially adverse response to renal ablation. Am J Physiol 241(1):F85-93, 1981.

41. Morrison AB, Howard RM. The functional capacity of hypertrophied nephrons. Effect of partial nephrectomy on the clearance of inulin and PAH in the rat. J Exp Med 123(5):829-844, 1966.

42. Shimamura T, Morrison AB. A progressive glomerulosclerosis occurring in partial five-sixths nephrectomized rats. Am J Pathol 79(1):95-106, 1975.

43. Yoshida Y, Fogo A, Shiraga H, Glick AD, Ichikawa I. Serial micropuncture analysis of single nephron function in subtotal renal ablation. Kidney Int 33(4):855-867, 1988.

44. Brown SA, Brown CA. Single-nephron adaptations to partial renal ablation in cats. Am J Physiol, 269(5 Pt 2):R1002-1008, 1995.

45. Floege J, Alpers CE, Burns MW, et al. Glomerular cells, extracellular matrix accumulation, and the development of glomerulosclerosis in the remnant kidney model. Lab Invest 66(4):485-497, 1992.

46. Brochu E, Lacasse S, Moreau C, et al. Endothelin ET(A) receptor blockade prevents the progression of renal failure and hypertension in uraemic rats. Nephrol Dial Transplant 14(8):1881-1888, 1999.

47. Junaid A, Rosenberg ME, Hostetter TH. Interaction of angiotensin II and TGF-beta 1 in the rat remnant kidney. J Am Soc Nephrol 8(11):1732-1738, 1997.

48. Romero F, Rodriguez-Iturbe B, Parra G, Gonzalez L, Herrera-Acosta J, Tapia E. Mycophenolate mofetil prevents the progressive renal failure induced by 5/6 renal ablation in rats. Kidney Int 55(3):945-955, 1999.

49. Wei C, El Hindi S, Li J, et al. Circulating urokinase receptor as a cause of focal segmental glomerulosclerosis. Nat Med 17(8):952-960, 2011.

50. Heymann W, Hackel DB, Harwood S, Wilson SG, Hunter JL. Production of nephrotic syndrome in rats by Freund's adjuvants and rat kidney suspensions. Proc Soc Exp Biol Med 100(4):660-664, 1959.

51. Kerjaschki D, Neale TJ. Molecular mechanisms of glomerular injury in rat experimental membranous nephropathy (Heymann nephritis). J Am Soc Nephrol 7(12):2518-2526, 1996.

52. Kerjaschki D, Ullrich R, Exner M, Orlando RA, Farquhar MG. Induction of passive Heymann nephritis with antibodies specific for a synthetic peptide derived from the receptor-associated protein. J Exp Med 183(5):2007-2015, 1996.

53. Feenstra K, van den Lee R, Greben HA, Arends A, Hoedemaeker PJ. Experimental glomerulonephritis in the rat induced by antibodies directed against tubular antigens. I. The natural history: a histologic and immunohistologic study at the light microscopic and the ultrastructural level. Lab Invest 32(2):235-242, 1975.

54. Feenstra K, van den Lee R, Greben HA, Arends A, Hoedemaeker PJ. Experimental glomerulonephritis in the rat induced by antibodies directed against tubular antigens. II. Influence of medication with

prednisone and azathioprine: a histologic and immunohistologic study at the light microscopic and the ultrastructural level. Lab Invest 32(2):243-250, 1975.

55. Salant DJ, Belok S, Madaio MP, Couser WG. A new role for complement in experimental membranous nephropathy in rats. J Clin Invest 66(6):1339-1350, 1980.

56. Salant DJ, Darby C, Couser WG. Experimental membranous glomerulonephritis in rats. Quantitative studies of glomerular immune deposit formation in isolated glomeruli and whole animals. J Clin Invest 66(1):71-81, 1980.

57. Couser WG, Steinmuller DR, Stilmant MM, Salant DJ, Lowenstein LM. Experimental glomerulonephritis in the isolated perfused rat kidney. J Clin Invest 62(6):1275-1287, 1978.

58. Baker PJ, Ochi RF, Schulze M, Johnson RJ, Campbell C, Couser WG. Depletion of C6 prevents development of proteinuria in experimental membranous nephropathy in rats. Am J Pathol 135(1):185-194, 1989.

59. Beck LH Jr, Bonegio RG, Lambeau G, et al. M-type phospholipase A2 receptor as target antigen in idiopathic membranous nephropathy. N Engl J Med 361(1):11-21, 2009.

60. Sweeney C, Shultz P, Raij L. Interactions of the endothelium and mesangium in glomerular injury. J Am Soc Nephrol 1(3 Suppl 1):S13-20, 1990.

61. Morita T, Yamamoto T, Churg J. Mesangiolysis: an update. Am J Kidney Dis 31(4):559-573, 1998.

62. Morita T, Churg J. Mesangiolysis. Kidney Int 24(1):1-9, 1983.

63. Saito Y, Kida H, Takeda S, et al. Mesangiolysis in diabetic glomeruli: its role in the formation of nodular lesions. Kidney Int 34(3):389-396, 1988.

64. Lee HS, Choi Y, Lee JS, Yu BH, Koh HI. Ultrastructural changes in IgA nephropathy in relation to histologic and clinical data. Kidney Int 35(3):880-886, 1989.

65. Bradfield JW, Cattell V, Smith J. The mesangial cell in glomerulonephritis. II. Mesangial proliferation caused by Habu snake venom in the rat. Lab Invest 36(5):487-492, 1977.

66. Cattell V, Bradfield JW. Focal mesangial proliferative glomerulonephritis in the rat caused by habu snake venom. A morphologic study. Am J Pathol 87(3):511-524, 1977.

67. Jefferson JA, Johnson RJ. Experimental mesangial proliferative glomerulonephritis (the anti--Thy-1.1 model). J Nephrol 12(5):297-307, 1999.

68. Morita T, Kihara I, Oite T, Yamamoto T, Suzuki Y. Mesangiolysis: Sequential ultrastructural study of habu venom-induced glomerular lesions. Lab Invest 38(1):94-102, 1978.

69. Paul LC, Rennke HG, Milford EL, Carpenter CB. Thy-1.1 in glomeruli of rat kidneys. Kidney Int 25(5):771-777, 1984.

70. Lopez-Franco O, Suzuki Y, Sanjuan G, et al. Nuclear factor-kappa B inhibitors as potential novel anti-inflammatory agents for the treatment of immune glomerulonephritis. Am J Pathol 161(4):1497-1505, 2002.

71. Yo Y, Braun MC, Barisoni L, et al. Anti-mouse mesangial cell serum induces acute glomerulonephropathy in mice. Nephron Exp Nephrol 93(3):e92-106, 2003.

72. Imai H, Nakamoto Y, Asakura K, Miki K, Yasuda T, Miura AB. Spontaneous glomerular IgA deposition in ddY mice: an animal model of IgA nephritis. Kidney Int 27(5):756-761, 1985.

73. Muso E, Yoshida H, Takeuchi E, et al. Enhanced production of glomerular extracellular matrix in a new mouse strain of high serum IgA ddY mice. Kidney Int 50(6):1946-1957, 1996.

74. Bagchus WM, Donga J, Rozing J, Hoedemaeker PJ, Bakker WW. The specificity of nephritogenic antibodies. IV. Binding of monoclonal antithymocyte antibodies to rat kidney. Transplantation 41(6):739-745, 1986.

75. Bagchus WM, Hoedemaeker PJ, Rozing J, Bakker WW. Glomerulonephritis induced by monoclonal anti-Thy 1.1 antibodies. A sequential histological and ultrastructural study in the rat. Lab Invest 55(6):680-687, 1986.

76. Ichikawa I, Fogo A. Focal segmental glomerulosclerosis. Pediatr Nephrol 10(3):374-391, 1996.

77. Bagchus WM, Hoedemaeker PJ, Rozing J, Bakker WW. Glomerulonephritis induced by monoclonal anti-Thy 1.1 antibodies. A sequential histological and ultrastructural study in the rat. Lab Invest 55(6):680-687, 1986.

78. Tsuji M, Monkawa T, Yoshino J, et al. Microarray analysis of a reversible model and an irreversible model of anti-Thy-1 nephritis. Kidney Int 69(6):996-1004, 2006.

79. Yamamoto T, Yamamoto K, Kawasaki K, Yaoita E, Shimizu F, Kihara I. Immunoelectron microscopic demonstration of Thy-1 antigen on the surfaces of mesangial cells in the rat glomerulus. Nephron 43(4):293-298, 1986.

80. Johnson RJ, Iida H, Alpers CE, et al. Expression of smooth muscle cell phenotype by rat mesangial cells in immune complex nephritis. Alpha-smooth muscle actin is a marker of mesangial cell proliferation. J Clin Invest 87(3):847-858, 1991.

81. Johnson RJ, Pritzl P, Iida H, Alpers CE. Platelet-complement interactions in mesangial proliferative nephritis in the rat. Am J Pathol 138(2):313-321, 1991.

82. Morita H, Isobe K, Cai Z, et al. Thy-1 antigen mediates apoptosis of rat glomerular cells in vitro and in vivo. Nephron, 73(2):293-298, 1996.

83. Cattell V. Focal mesangial proliferative glomerulonephritis in the rat caused by Habu snake venom: the role of platelets. Br J Exp Pathol 60(2):201-208, 1979.

84. Eitner F, Westerhuis R, Burg M, et al. Role of interleukin-6 in mediating mesangial cell proliferation and matrix production in vivo. Kidney Int 51(1):69-78, 1997.

85. Uiker S, Kriz W. Structural analysis of the formation of glomerular microaneurysms in the Habu venom model. Virchows Arch, 426(3):281-293, 1995.

86. Alpers CE, Hudkins KL, Gown AM, Johnson RJ. Enhanced expression of "muscle-specific" actin in glomerulonephritis. Kidney Int 41(5):1134-1142, 1992.

87. Budisavljevic MN, Hodge L, Barber K, et al. Oxidative stress in the pathogenesis of experimental mesangial proliferative glomerulonephritis. Am J Physiol Renal Physiol 285(6):F1138-1148, 2003.

88. Masuda Y, Shimizu A, Mori T, et al. Vascular endothelial growth factor enhances glomerular capillary repair and accelerates resolution of experimentally induced glomerulonephritis. Am J Pathol 159(2):599-608, 2001.

89. Vieira Neto OM, Russo EM, Costa RS, Coimbra TM, Dantas M. Effect of the absence of interleukin-12 on mesangial proliferative glomerulonephritis induced by habu snake venom. Ren Fail 31(10):964-970, 2009.

90. Grande JP. Experimental models of lupus nephritis. Contrib Nephrol, 169:183-197 2011.

91. Peutz-Kootstra CJ, de Heer E, Hoedemaeker PJ, Abrass CK, Bruijn JA. Lupus nephritis: lessons from experimental animal models. J Lab Clin Med 137(4):244-260, 2001.

92. Kelley VE, Roths JB. Interaction of mutant lpr gene with background strain influences renal disease. Clin Immunol Immunopathol 37(2):220-229, 1985.

93. Lambert PH, Dixon FJ. Pathogenesis of the glomerulonephritis of NZB/W mice. J Exp Med 127(3):507-522, 1968.

94. Andrews BS, Eisenberg RA, Theofilopoulos AN, et al. Spontaneous murine lupus-like syndromes. Clinical and immunopathological manifestations in several strains. J Exp Med 148(5):1198-1215, 1978.

95. Bruijn JA, Bergijk EC, de Heer E, Fleuren GJ, Hoedemaeker PJ. Induction and progression of experimental lupus nephritis: exploration of a pathogenetic pathway. Kidney Int 41(1):5-13, 1992.

96. Gelpi C, Rodriguez-Sanchez JL, Martinez MA, Craft J, Hardin JA. Murine graft vs host disease. A model for study of mechanisms that generate autoantibodies to ribonucleoproteins. J Immunol 140(12):4160-4166, 1988.

97. Sutmuller M, Ekstijn GL, Ouellette S, De Heer E, Bruijn JA. Non-MHC genes determine the development of lupus nephritis in H-2 identical mouse strains. Clin Exp Immunol 106(2):265-272, 1996.

98. Bergijk EC, Munaut C, Baelde JJ, et al. A histologic study of the extracellular matrix during the development of glomerulosclerosis in murine chronic graft-versus-host disease. Am J Pathol 140(5):1147-1156, 1992.

99. Bruijn JA, van Elven EH, Hogendoorn PC, Corver WE, Hoedemaeker PJ, Fleuren GJ. Murine chronic graft-versus-host disease as a model for lupus nephritis. Am J Pathol 130(3):639-641, 1988.

100. Sethi S, Fervenza FC. Membranoproliferative glomerulonephritis: pathogenetic heterogeneity and proposal for a new classification. Semin Nephrol 31(4):341-348, 2011.

101. Vernon KA, Pickering MC, Cook T. Experimental models of membranoproliferative glomerulonephritis, including dense deposit disease. Contrib Nephrol 169:198-210, 2011.

102. Cork LC, Morris JM, Olson JL, Krakowka S, Swift AJ, Winkelstein JA. Membranoproliferative glomerulonephritis in dogs with a genetically determined deficiency of the third component of complement. Clin Immunol Immunopathol, 60(3):455-470, 1991.

103. Johnson JP, McLean RH, Cork LC, Winkelstein JA. Genetic analysis of an inherited deficiency of the third component of complement in Brittany spaniel dogs. Am J Med Genet 25(3):557-562, 1986.

104. Winkelstein JA, Cork LC, Griffin DE, Griffin JW, Adams RJ, Price DL. Genetically determined deficiency of the third component of complement in the dog. Science 212(4499):1169-1170, 1981.

105. Winkelstein JA, Johnson JP, Swift AJ, Ferry F, Yolken R, Cork LC. Genetically determined deficiency of the third component of complement in the dog: in vitro studies on the complement system and complement-mediated serum activities. J Immunol 129(6):2598-2602, 1982.

106. Angus KW, Gardiner AC, Morgan KT, Gray EW, Thomson D. Mesangiocapillary glomerulonephritis in lambs. II. Pathological findings and electron microscopy of the renal lesions. J Comp Pathol 84(3):319-330, 1974.

107. Angus KW, Sykes AR, Gardiner AC, Morgan KT, Thomson D. Mesangiocapillary glomerulonephritis in lambs. I. Clinical and biochemical fin-

dings in a Finnish Landrace Flock. J Comp Pathol 84(3):309-317, 1974.

108. Young GB, Sales DI, Waddington D, Angus KW, Gardiner AC. Genetic aspects of mesangiocapillary glomerulonephritis in Finnish sheep. Br Vet J 137(4):368-373, 1981.

109. Sabnis SG, Gunson DE, Antonovych TT. Some unusual features of mesangioproliferative glomerulonephritis in horses. Vet Pathol 21(6):574-581, 1984.

110. Kikuchi S, Pastore Y, Fossati-Jimack L, et al. A transgenic mouse model of autoimmune glomerulonephritis and necrotizing arteritis associated with cryoglobulinemia. J Immunol 169(8):4644-4650, 2002.

111. Pastore Y, Lajaunias F, Kuroki A, Moll T, Kikuchi S, Izui S. An experimental model of cryoglobulin-associated vasculitis in mice. Springer Semin Immunopathol 23(3):315-329, 2001.

112. Taneda S, Segerer S, Hudkins KL, et al. Cryoglobulinemic glomerulonephritis in thymic stromal lymphopoietin transgenic mice. Am J Pathol 159(6):2355-2369, 2001.

113. Muhlfeld AS, Segerer S, Hudkins K, et al. Deletion of the fcgamma receptor IIb in thymic stromal lymphopoietin transgenic mice aggravates membranoproliferative glomerulonephritis. Am J Pathol 163(3):1127-1136, 2003.

114. Segerer S, Hudkins KL, Taneda S, et al. Oral interferon-alpha treatment of mice with cryoglobulinemic glomerulonephritis. Am J Kidney Dis 39(4):876-888, 2002.

115. Taneda S, Hudkins KL, Cui Y, Farr AG, Alpers CE, Segerer S. Growth factor expression in a murine model of cryoglobulinemia. Kidney Int 63(2):576-590, 2003.

116. Appel GB, Cook HT, Hageman G, et al. Membranoproliferative glomerulonephritis type II (dense deposit disease): an update. J Am Soc Nephrol 16(5):1392-1403, 2005.

117. Daha MR, Fearon DT, Austen KF. Isolation of alternative pathway C3 convertase containing uncleaved B and formed in the presence of C3 nephritic factor (C3neF). J Immunol 116(2):568-570, 1976.

118. Daha MR, Fearon DT, Austen KF. C3 nephritic factor (C3NeF): stabilization of fluid phase and cell-bound alternative pathway convertase. J Immunol 116(1):1-7, 1976.

119. Hogasen, K., Jansen, J.H., Mollnes, T.E., Hovdenes, J., and Harboe, M. Hereditary porcine membranoproliferative glomerulonephritis type II is caused by factor H deficiency. J Clin Invest 95(3):1054-1061, 1995.

120. Jansen JH, Hogasen K, Harboe M, Hovig T. In situ complement activation in porcine membrano-proliferative glomerulonephritis type II. Kidney Int 53(2):331-349, 1998.

121. Jansen JH, Hogasen K, Mollnes TE. Extensive complement activation in hereditary porcine membranoproliferative glomerulonephritis type II (porcine dense deposit disease). Am J Pathol 143(5):1356-1365, 1993.

122. Pickering MC, Cook HT, Warren J, et al. Uncontrolled C3 activation causes membranoproliferative glomerulonephritis in mice deficient in complement factor H. Nat Genet 31(4):424-428, 2002.

123. Levy M, Halbwachs-Mecarelli L, Gubler MC, et al. H deficiency in two brothers with atypical dense intramembranous deposit disease. Kidney Int 30(6):949-956, 1986.

124. Lopez-Larrea C, Dieguez MA, Enguix A, Dominguez O, Marin B, Gomez E. A familial deficiency of complement factor H. Biochemical Society Transactions 15:648-649, 1987.

125. Rougier N, Kazatchkine MD, Rougier JP, et al. Human complement factor H deficiency associated with hemolytic uremic syndrome. J Am Soc Nephrol 9(12):2318-2326, 1998.

126. Alexander JJ, Pickering MC, Haas M, Osawe I, Quigg RJ. Complement factor h limits immune complex deposition and prevents inflammation and scarring in glomeruli of mice with chronic serum sickness. J Am Soc Nephrol 16(1):52-57, 2005.

127. Jennette JC, Falk RJ. Small-vessel vasculitis. N Engl J Med 337(21):1512-1523, 1997.

128. Falk RJ, Jennette JC. Anti-neutrophil cytoplasmic autoantibodies with specificity for myeloperoxidase in patients with systemic vasculitis and idiopathic necrotizing and crescentic glomerulonephritis. N Engl J Med, 318(25):1651-1657, 1988.

129. Jennette JC, Hoidal JR, Falk RJ. Specificity of anti-neutrophil cytoplasmic autoantibodies for proteinase 3. Blood 75(11):2263-2264, 1990.

130. Xiao H, Heeringa P, Hu P, et al. Antineutrophil cytoplasmic autoantibodies specific for myeloperoxidase cause glomerulonephritis and vasculitis in mice. J Clin Invest 110(7):955-963, 2002.

131. Jennette JC, Xiao H, Falk R, Gasim AM. Experimental models of vasculitis and glomerulonephritis induced by antineutrophil cytoplasmic autoantibodies. Contrib Nephrol 169:211-220, 2011.

132. Schreiber A, Xiao H, Falk RJ, Jennette JC. Bone marrow-derived cells are sufficient and necessary targets to mediate glomerulonephritis and vasculitis induced by anti-myeloperoxidase antibodies. J Am Soc Nephrol 17(12):3355-3364, 2006.

133. Little MA, Smyth L, Salama AD, et al. Experimental autoimmune vasculitis: an animal model of

anti-neutrophil cytoplasmic autoantibody-associated systemic vasculitis. Am J Pathol 174(4):1212-1220, 2009.

134. Tarzi RM, Cook HT, Pusey CD. Crescentic glomerulonephritis: new aspects of pathogenesis. Semin Nephrol 31(4):361-368, 2011.

135. Goldberg RJ, Nakagawa T, Johnson RJ, Thurman JM. The role of endothelial cell injury in thrombotic microangiopathy. Am J Kidney Dis 56(6):1168-1174, 2010.

136. Nangaku M, Alpers CE, Pippin J, et al. A new model of renal microvascular endothelial injury. Kidney Int 52(1):182-194, 1997.

137. Kang DH, Kanellis J, Hugo C, et al. Role of the microvascular endothelium in progressive renal disease. J Am Soc Nephrol 13(3):806-816, 2002.

138. Nangaku M, Alpers CE, Pippin J, et al. CD59 protects glomerular endothelial cells from immune-mediated thrombotic microangiopathy in rats. J Am Soc Nephrol, 9(4):590-597, 1998.

139. Dran GI, Fernandez GC, Rubel CJ, et al. Protective role of nitric oxide in mice with Shiga toxin-induced hemolytic uremic syndrome. Kidney Int 62(4):1338-1348, 2002.

140. Kim YG, Suga SI, Kang DH, et al. Vascular endothelial growth factor accelerates renal recovery in experimental thrombotic microangiopathy. Kidney Int 58(6):2390-2399, 2000.

141. Suga S, Kim YG, Joly A, et al. Vascular endothelial growth factor (VEGF121) protects rats from renal infarction in thrombotic microangiopathy. Kidney Int 60(4):1297-1308, 2001.

142. Tesch GH, Allen TJ. Rodent models of streptozotocin-induced diabetic nephropathy. Nephrology (Carlton) 12(3):261-266, 2007.

143. Rakieten N, Rakieten ML, Nadkarni MV. Studies on the diabetogenic action of streptozotocin (NSC-37917). Cancer Chemother Rep 29:91-98, 1963.

144. Evans JS, Gerritsen GC, Mann KM, Owen SP. Antitumor and hyperglycemic activity of streptozotocin (NSC-37917) and its cofactor, U-15,774. Cancer Chemother Rep 48:1-6, 1965.

145. Junod A, Lambert AE, Orci L, Pictet R, Gonet AE, Renold AE. Studies of the diabetogenic action of streptozotocin. Proc Soc Exp Biol Med 126(1):201-205, 1967.

146. Lee TN, Alborn WE, Knierman MD, Konrad RJ. The diabetogenic antibiotic streptozotocin modifies the tryptic digest pattern for peptides of the enzyme O-GlcNAc-selective N-acetyl-beta-d--glucosaminidase that contain amino acid residues essential for enzymatic activity. Biochem Pharmacol 72(6):710-718, 2006.

147. Cooper ME, Allen TJ, Jerums G, Doyle AE. Accelerated progression of diabetic nephropathy in the spontaneously hypertensive streptozotocin diabetic rat. Clin Exp Pharmacol Physiol 13(9):655-662, 1986.

148. Velasquez MT, Kimmel PL, Michaelis OET. Animal models of spontaneous diabetic kidney disease. FASEB J 4(11):2850-2859, 1990.

149. Leiter, E.H. The genetics of diabetes susceptibility in mice. FASEB J 3(11):2231-2241, 1989.

150. Makino S, Kunimoto K, Muraoka Y, Mizushima Y, Katagiri K, Tochino Y. Breeding of a non-obese, diabetic strain of mice. Jikken Dobutsu 29(1):1-13, 1980.

151. Doi T, Hattori M, Agodoa LY, et al. Glomerular lesions in nonobese diabetic mouse: before and after the onset of hyperglycemia. Lab Invest 63(2):204-212, 1990.

152. Tervaert TW, Mooyaart AL, Amann K, et al. Pathologic classification of diabetic nephropathy. J Am Soc Nephrol 21(4):556-563, 2010.

153. Wada J, Sun L, Kanwar YS. Discovery of genes related to diabetic nephropathy in various animal models by current techniques. Contrib Nephrol 169:161-174, 2011.

5

CLASSIFICAÇÃO DAS SÍNDROMES GLOMERULARES

Viktoria Woronik
Vicente de Paulo Castro Teixeira

SINTOMAS E SINAIS

Acometimento glomerular pode ocorrer em doenças sistêmicas, sendo agrupadas como glomerulopatias secundárias (nefrite lúpica, nefroesclerose diabética etc.) ou em doenças de origem no rim, como glomerulopatias primárias.

Em qualquer uma das formas, primária ou secundária, a lesão ao glomérulo exterioriza-se por alguns sintomas e sinais clínicos listados a seguir:

- **Proteinúria**: decorrente do aumento de permeabilidade glomerular.
- **Hematúria**: decorrente da inflamação da parede capilar.
- Elevação de **ureia**: decorrente da diminuição da função renal.
- **Oligúria** ou **anúria**: decorrente da inflamação glomerular.
- **Hipertensão arterial**: decorrente da retenção de fluido (sal e água) pelo rim.

Certos grupos de sintomas/sinais definem síndromes glomerulares que englobam doenças renais diagnosticadas histologicamente, fazendo, portanto, da biópsia renal uma arma diagnóstica importante e, quase sempre, imprescindível ao nefrologista.

Em geral, a gravidade da doença pode estar relacionada à intensidade dos sintomas e sinais, que, por sua vez, são muitas vezes paralelos à gravidade das lesões histopatológicas. No entanto, isto nem sempre ocorre assim.

É importante enfatizar que uma síndrome glomerular pode englobar várias doenças e que estas, por sua vez, podem expressar-se sob variados diagnósticos histopatológicos e diversos sintomas e sinais clínicos, dificultando, portanto, na prática clínica, a sua identificação[1].

CLASSIFICAÇÃO

Algumas classificações de glomerulopatias podem ser usadas. Apresentamos aqui as das síndromes clínicas definidas pelos seus sintomas e sinais e sua relação com as doenças definidas pela histologia renal descrita no quadro 5.1[2].

Quadro 5.1 – Síndromes clínicas e doenças glomerulares definidas pela histopatologia.

I   Hematúria microscópica assintomática • Nefropatia da membrana basal fina • Nefropatia por IgA • Glomerulonefrite membranoproliferativa • Síndrome de Alport
II Hematúria macroscópica recorrente • Nefropatia da membrana basal fina • Nefropatia por IgA/púrpura de Henoch-Schönlein • Síndrome de Alport
III Glomerulonefrite aguda (síndrome nefrítica) • GN proliferativa aguda difusa (pós-estreptocócica, pós-estafilocócica) • GN proliferativa difusa ou focal: nefropatia por IgA, púrpura de Henoch-Schönlein, nefrite lúpica, GN proliferativa • GN membranoproliferativa tipo I (GNMP tipo I) • GN membranoproliferativa tipo II (GNMP tipo II) • GN fibrilar
IV GN rapidamente progressiva • GN crescêntica, GN antimembrana basal glomerular; GN por imunocomplexo, GN ANCA relacionada
V   Proteinúria assintomática • Glomerulosclerose segmentar e focal (GESF) • GN membranosa
VI Síndrome nefrótica • Glomerulopatia de lesões mínimas • Glomerulopatia membranosa • GESF • GN proliferativa mesangial • GNMP tipo I • GNMP tipo II • GN fibrilar • Glomerulosclerose diabética • Amiloidose • Doença de depósito de cadeia leve
VII Insuficiência renal crônica • GN crônica esclerosante

QUADRO CLÍNICO

Hematúria microscópica assintomática – caracteriza-se pelo achado de hematúria isolada ao exame de urina, em ausência de proteinúria ou alteração de função renal ou manifestações sistêmicas de edemas e hipertensão. É um achado comum, pois ocorre em 5 a 10% da população, sendo em sua maioria de causa urológica. Entre as hematúrias, apenas 10% ou menos são causadas por glomerulopatias. Portanto, a investigação urológica é obrigatória e o achado de hemácias dismórficas, quando presente, aponta para glomerulopatia.

Protocolo clínico de avaliação da biópsia renal em adultos com hematúria microscópica assintomática mostrou rim normal em 30%, doença de membrana fina em 26%, glomerulopatia por IgA em 28% e, no restante, glomerulonefrite membranoproliferativa e síndrome de Alport (Quadro 5.1)[2,3].

Hematúria macroscópica recorrente – nestes casos, a hematúria é episódica, relacionada a infecções do trato respiratório e/ou exercício físico, autolimitada e ocorre predominantemente em adolescentes e adultos jovens. As causas mais frequentes são nefropatia por IgA, glomerulopatia da membrana basal fina, assim como síndrome de Alport e suas variantes[4,5].

Glomerulonefrite aguda (síndrome nefrítica) – as doenças que produzem inflamação aguda em mais de 50% dos glomérulos – glomerulonefrite difusa aguda, em contraponto às formas focais com menos de 50% de glomérulos acometidos, são aquelas que se exteriorizam de forma mais exuberante com síndrome nefrítica, caracterizada por edemas, hipertensão, hematúria e graus variáveis de insuficiência renal, além de proteinúria pouco intensa (< 3,0g/dia). Por outro lado, as formas proliferativas focais caracterizam-se por não apresentarem síndrome nefrítica plena, porém apenas alguns de seus sintomas/sinais, como hematúria sem edema e mesmo sem hipertensão. Neste grande grupo de doenças, as causas imunológicas são as mais comuns, como nefrite lúpica, nefropatia por IgA e glomerulonefrite difusa aguda. As características de evolução das várias doenças aqui incluídas são próprias a cada uma e sua listagem está no quadro 5.1. Para o diagnóstico das glomerulopatias mais comuns que se exteriorizam sob a forma nefrítica, alguns aspectos clinicossorológicos mais importantes estão listados no quadro 5.2[2].

Glomerulonefrite rapidamente progressiva – aqui as manifestações são de síndrome nefrítica, geralmente com pouca hipertensão ou pressão normal, e perda

Quadro 5.2 – Doenças glomerulares mais comuns que se apresentam como síndrome nefrítica.

Doença	Associação	Teste sorológico
Glomerulonefrite pós-estreptocócica	Faringite-impetigo	ASLO
Endocardite	"Sopros"	Hemoculturas, C3↓
Shunt	Hidrocefalia tratada	Hemoculturas, C3↓
Abscesso	História	Hemoculturas, C3 e C4 normais
Nefropatia por IgA	Infecções respiratórias	IgA sérica ↑
LES	Artrite, pele etc.	FAN-ADNA, C3↓ e C4↓

INTRODUÇÃO

de função renal em dias ou semanas. A lesão histológica característica é o crescente glomerular, que é descrito como proliferação das células epiteliais da cápsula de Bowman e de fagócitos mononucleares. Quando houver além de 50% de glomérulos acometidos por crescentes, o diagnóstico histopatológico é de glomerulonefrite crescêntica, que se expressa clinicamente por síndrome nefrítica e perda rápida, intensa e progressiva da função renal. Portanto, existe correlação clínica entre número de crescentes e gravidade da doença. Assim, doenças com mais de 80% de crescentes se exteriorizam, geralmente, por insuficiência renal dialítica e seu aspecto histopatológico é de vasculite, enquanto as doenças de imunocomplexos como nefropatia por IgA e nefrite lúpica se expressam com menos crescentes e, portanto, quadro clínico renal mais brando. A resolução (involução) dos crescentes depende, entre outros fatores, da sua idade histológica, ou seja, crescentes epiteliais são mais facilmente reversíveis em relação aos fibroblásticos. No entanto, outros fatores também participam deste processo, já que crescentes da mesma "idade" histológica de nefrite lúpica revertem mais facilmente ao tratamento do que os de nefropatia por IgA. São três os grupos mais frequentes de doenças que se apresentam como glomerulonefrite rapidamente progressiva: glomerulonefrite antimembrana basal glomerular; glomerulonefrite de imunocomplexos e glomerulonefrite ANCA-relacionada. As formas ANCA relacionadas podem apresentar-se com manifestações sistêmicas de granulomatose de Wegener, poliangiíte microscópica e angiíte de Churg-Strauss, ou exclusivamente renais de vasculite pauci-imune. A forma relacionada ao anticorpo antimembrana basal glomerular pode apresentar-se como doença de Goodpasture ou mesmo sem comprometimento renal. As formas de doenças de imunocomplexos mais comumente encontradas são: nefrite lúpica, crioglobulinemia e nefropatia por IgA. Para o diagnóstico das doenças glomerulares que se apresentam sob a forma rapidamente progressiva, os aspectos clínicos e sorológicos mais importantes estão citados no quadro 5.3[7].

Proteinúria assintomática – é definida quando existe proteinúria isolada em valores acima de 150g/dia e abaixo de 3g/dia, na ausência de outros achados urinários, como hematúria, e, também, sem sinais ou sintomas sistêmicos, como edemas e/ou hipertensão. É, portanto, um diagnóstico feito por exame de urina de rotina. As doenças mais frequentes neste grupo são a glomerulosclerose segmentar e focal e a glomerulonefrite membranosa (Quadro 5.1) e que tem evolução benigna, a menos que mudem suas características clínicas com desenvolvimento de hipertensão ou proteinúria maciças[2].

Síndrome nefrótica – é uma síndrome clinicolaboratorial decorrente do aumento de permeabilidade às proteínas plasmáticas, caracterizando-se por proteinúria acima de $3{,}0g/1{,}73m^2$ de superfície corporal/dia, com consequente hipoalbuminemia e edema.

O achado de hiperlipidemia não é obrigatório, porém é muito comum, assim como os distúrbios relacionados à hipercoagulabilidade por perda de fatores de coagulação, desnutrição proteica e suscetibilidade às infecções. Entre as glomerulopatias que mais frequentemente causam síndrome nefrótica estão, entre as primárias, a glomerulopatia de lesões mínimas, a GESF e a GN membranosa e, entre as secundárias, a glomerulosclerose diabética (Quadro 5.1). As manifestações clínicas mais comuns que se apresentam na síndrome nefrótica estão no quadro 5.4[8,9].

Quadro 5.3 – Doenças glomerulares mais comuns que se apresentam como GN rapidamente progressiva.

Doença	Associação	Teste sorológico
Síndrome de Goodpasture	Hemorragia pulmonar	Anticorpo antimembrana basal (anti-GBM)
Vasculite – granulomatose de Wegener	Envolvimento respiratório (vias aéreas altas e baixas)	C-ANCA (citoplasmático)
Vasculite – poliangiíte microscópica	Envolvimento multissistêmico	P-ANCA (perinuclear)
Vasculite – glomerulonefrite crescêntica pauci-imune	Somente envolvimento renal	P-ANCA (perinuclear)
Imunocomplexo: LES	Envolvimento sistêmico	FAN, antiDNA, C3↓, C4↓
Imunocomplexo: GN pós-estreptocócica	Faringite/impetigo	C3↓, C4 normal, ASLO elevado
Imune complexo: GP por IgA/púrpura HS	Dor abdominal/púrpura	IgA sérica, C3↓, C4 normal
Imunocomplexo: endocardite	Sopros/bacteriemia	Hemoculturas, C3↓, C4 normal

Quadro 5.4 – Doenças glomerulares mais comuns que se apresentam como síndrome nefrótica.

Doença	Associação	Teste sorológico
GP lesões mínimas	Alergia, atopia, AINH, doença Hodgkin	Nenhum
GESF	Infecção HIV, heroína	Sorologia: HIV
GP membranosa	Drogas: AINH, penicilamina Infecções: hepatites B e C LES: neoplasia	Sorologia: vírus B e C FAN, anti-DNA
GN membranoproliferativa	Fator nefrítico	C3↓ e C4 normal ou baixo
GN membranoproliferativa crioglobulinêmica	Hepatite C	Sorologia VC FR C3↓, C4↓, CH$_{50}$↓
Amiloidose	Mieloma, artrite reumatoide, bronquiectasia etc.	Imunoeletroforose no soro e urina
Nefropatia diabética	Retinopatia	Nenhum

Doença renal crônica – a maioria das glomerulopatias, com exceção da GP de lesões mínimas e da nefropatia da membrana basal fina, evolui para lesão glomerular crônica esclerosante com manifestações clínicas de insuficiência renal. Estatísticas brasileiras do Ministério da Saúde mostram que as glomerulonefrites são, no momento, a segunda causa de DRC terminal, atrás da hipertensão, enquanto estatísticas americanas demonstram que elas são a terceira causa, atrás de diabetes e hipertensão. Provavelmente, no futuro, atingiremos casuística semelhante à americana mas, mesmo assim, as glomerulopatias devem ser encaradas como importantes causas de doença renal crônica terminal[10-12].

MANIFESTAÇÕES CLINICOLABORATORIAIS DE SÍNDROME NEFRÍTICA E SÍNDROME NEFRÓTICA

As duas grandes síndromes polares das glomerulopatias – síndrome nefrítica e nefrótica apresentam-se com características clínicas sugestivas de seu diagnóstico, como descrito no quadro 5.5[2].

Quadro 5.5 – Diferenças entre síndrome nefrítica e síndrome nefrótica.

Sintoma/sinal	Síndrome nefrótica	Síndrome nefrítica
Instalação	Insidiosa	Abrupta
Edema	++++	++
Pressão arterial	Normal	Alta
Proteinúria	++++	+ ou ++
Hematúria	– ou +	+++
Albumina sérica	Baixa	Normal

GLOMERULOPATIAS E AS SÍNDROMES NEFRÍTICA E NEFRÓTICA

É sabido que o diagnóstico histológico de uma glomerulopatia geralmente não nos permite inferir quanto à sua exteriorização nefrítica ou nefrótica. Assim, apenas a glomerulopatia de lesões mínimas se exterioriza na forma polar nefrótica e, por outro lado, nenhuma glomerulopatia se apresenta sempre nefrítica, porém com características superpostas das duas síndromes. As doenças glomerulares que mais se aproximam de formas nefríticas puras são a GNDA e a GN crescêntica, como descrito no quadro 5.6[2].

Quadro 5.6 – Aspectos nefríticos e nefróticos em doenças glomerulares.

Doenças glomerulares	Aspectos nefróticos	Aspectos nefríticos
GP de lesão mínima	++++	–
GP membranosa	++++	+
GESF	+++	++
GN fibrilar	+++	++
GP proliferativa mesangial	++	++
GN membranoproliferativa	++	+++
GNDA	+	++++
GN crescêntica	+	++++

GP PRIMÁRIAS E DOENÇA RENAL

A indicação da biópsia renal é praticamente a regra nestas doenças, já que o pleomorfismo de sintomas e sinais é grande, dificultando a correlação anatomoclínica. Assim, casuística do Registro Paulista de Glomerulopatias (RPG), estudando a frequência de sintomas e sinais por ocasião da biópsia em 1.051 pacientes, mostrou 44% de síndrome nefrótica, 26,5% de hematúria/proteinúria, 8% de insuficiência renal crônica, 7,8% de síndrome nefrítica associada à nefrótica, 5,6% de glomerulonefrite rapidamente progressiva e apenas 1,7% com hematúria isolada[13]. Outras casuísticas podem apresentar perfis diferentes de sintomas clínicos indicativos de biópsia, acarretando inclusive diferentes distribuições de glomerulopatias[14]. É conhecido que no Japão, onde existe indicação mais ampla de biópsia renal por hematúria isolada, é maior a frequência relatada de nefropatia por IgA.

Ainda dentro da casuística do RPG, apenas em glomerulopatias primárias (n = 633), o perfil de distribuição é o seguinte: GESF 29,5%, GN membranosa 21,6%, nefropatia por IgA 16,3%, GP de lesões mínimas 7,9%, GN membranoproliferativa 7,5%, GN crescêntica 3,6%, GN proliferativa por IgA 3,3%, GNDA 3,2%, e outras[13,15].

REFERÊNCIAS BIGLIOGRÁFICAS

1. Feehally J, Johnson RJ. Introduction to glomerular disease: clinical presentations. In Johnson RJ, Feehally J. Comprehensive Clinical Nephrology. 2nd ed. Philadelphia, Elsevier Limited, p. 5.21.1-5.21.14, 2003

2. Jennette JC, Falk R. Glomerular clinicopathologic syndromes. In Greenberg A, Cheung AK, Coffmann TM, Falk RJ, Jennette JC. 3rd ed. Primer on Kidney Diseases, Academic Press. USA, San Diego, p. 127-140, 2001.

3. Hisano S, Hueda K. Asymptomatic hematuria and proteinuria: renal pathology and clinical outcome in 54 children. Pediatr Nephrol 3:229-234, 1989.

4. Johnston PA, Broron JS, Braumholdz DA, Davison AM. Clinicopathological correlations and long term follow-up of 253 limited kingdom patients

with IgA nephropathy. A report from the MRC Glomerulonephritis Registry. Q J Med 84:619-627, 1992.

5. Li LS and Liu ZL. Epidemiologic data of renal diseases from a single unit in China: analysis based on 13519 biopsies. KI 66:920-923, 2004.

6. Couser WG. Rapiddly progression glomerulonephritis: classification, pathogeni mechanisms and therapy. Am J Kidney Dis 11:449-464, 1988.

7. Niles JL, Bottinger EP, Samina GR, Kelly KV, Pau G, Collins AB, McCluskey RT. The syndrome of lung hemorrhage and nephritis is usually an ANCA-associated condition. Arch Intern Med 156:440-445, 1996.

8. Carvalho, MFC, Franco, MF, Soares, VA. Glomerulonefrites primárias. In Riella MC. Princípios de Nefrologia e Distúrbios hidroeletrolíticos. Rio de Janeiro, Guanabara Koogan, 2003 p. 402-423.

9. Braden GL, Mulhern JC, O'Shea MH et al. Changing incidence of glomerular diseases in adults. Am J Kidney Dis 35:878-883, 2000.

10. Stratta P, Segoloni GP, Canavese C, Sandri L, Mazzucco G, Rocatello D et al. Incidence of biopsy proven primary glomerulonephritis in an Italian province. Am J Kidney Dis 27:631-639, 1996.

11. Heaf J, Sokkegaard H, Larsen S. The epidemiology and progression of glomerulonephritis in Deumark 1985-1997. Nephrol Dial Transplant 14:1889-1897, 1999.

12. Research group on progressive chronic renal disease. Nation wide and long term survey of primary glomerulonephritis in Japan as observed in 1850 biopsies cases. Nephron 82:205-213, 1999.

13. Malafronte P. Pelo Registro Paulista de Glomerulopatias. Registro Paulista de Gomerulopatias: análise de 1193 biópsias renais (1999-2003). Nefrologia Latinoamericana 11:116, 2004.

14. Rivera F, Lopez-Gomez JM, Perez-Garcia R, on the behalf of the Spanish Registry of Glomerulonephritis Clinicopathologic correlations of renal pathology in Spain. Kidney Int 66:898-904, 2004.

15. Bahiense Oliveira M, Saldanha LB, Mota EL, Penna DO, Barros RT, Romão Junior, JE. Primary glomerular diseases in Brazil (1978-1999): is the frequency of focal and segmental glomeruloesclerosis increasing? Clin. Nephrol 61:90-97, 2004.

6

EPIDEMIOLOGIA DAS GLOMERULOPATIAS

Marília Bahiense-Oliveira
Patricia Malafronte
Gianna Mastroianni Kirsztajn

O termo epidemiologia refere-se ao estudo da distribuição, dos determinantes e da ocorrência das doenças e condições relacionadas à saúde nas populações[1]. Os epidemiologistas utilizam como objeto de estudo o grupo populacional ou o agregado de seres humanos, enquanto os clínicos avaliam o paciente individualmente. A inter-relação entre essas áreas é importante para a produção de conhecimento. Entender como as glomerulopatias se comportam em grupos populacionais é necessário à compreensão dessas doenças como um todo, na medida em que, juntamente com os estudos de fisiopatologia e das manifestações histológicas e clínicas, propostas de prevenção e tratamento possam ser feitas e traduzir-se em resultados eficazes, tanto para um paciente em particular, quanto para as populações.

O número de registros de glomerulopatias vem aumentando em diversos países, inclusive no Brasil[2-7], em resposta à necessidade de conhecimento epidemiológico sobre este grupo de doenças, que é responsável por um percentual considerável dos pacientes submetidos à terapia renal substitutiva. Em países da Ásia e Oceania, as glomerulopatias são causa de insuficiência renal em 30 a 60% dos pacientes admitidos para tratamento dialítico, na Europa e Estados Unidos correspondem a 10 a 15%[8-10] e, no Brasil e no Uruguai, a aproximadamente 20% desses pacientes[11,12].

Um pré-requisito para qualquer investigação epidemiológica é a habilidade de quantificar a ocorrência de uma doença. Estudos populacionais de incidência e prevalência de glomerulopatias são escassos, pois são de difícil realização. Os sintomas e sinais iniciais de glomerulopatias tendem a ser discretos ou ausentes. Muitas vezes, indícios desse tipo de afecção só são encontrados em exames complementares de rotina, sem um correspondente clínico que possa alertar o paciente para o problema, o que dificulta a detecção precoce e eficaz da doença na população. Além disso, o diagnóstico confirmatório, em muitas situações, requer biópsia renal, procedimento invasivo e de certa complexidade, consequentemente não disponível em todos os centros de atendimento à saúde. Mesmo quando o paciente é registrado em início de terapia renal substitutiva, quantificar com precisão a participação das glomerulopatias como causa de doença renal crônica é difícil. Pacientes com

INTRODUÇÃO

diagnóstico clínico de insuficiência renal secundária à hipertensão arterial sistêmica, supostamente por nefrosclerose hipertensiva, podem ser portadores de outras doenças, entre essas, as glomerulopatias[13,14]. O diagnóstico etiológico raramente é conhecido naqueles pacientes com insuficiência renal descoberta tardiamente, pois os riscos da biópsia superam muitas vezes os possíveis benefícios diagnósticos, visto que os resultados terapêuticos são desanimadores nas fases avançadas da doença renal crônica. O momento do diagnóstico no curso da doença, diferentes políticas de triagem para doenças renais, recomendações e indicações de biópsia renal, variações geográficas e étnicas afetam sobremaneira os registros de ocorrência dessas doenças na população, impondo limitações às comparações entre estudos de diversas regiões.

MEDIDAS DE OCORRÊNCIA DE GLOMERULOPATIAS

A taxa de incidência é uma medida de ocorrência de um evento, que leva em conta os diferentes tempos de seguimento dos pacientes na população. É calculada como o número de casos novos de uma doença em um dado período de tempo, dividido por pessoas-tempo de observação (pessoas por ano, por exemplo). No denominador observa-se o tempo de risco de cada indivíduo. Em locais com populações homogêneas e estáveis, onde os serviços de nefrologia e biópsia renal são centralizados, é possível estimar a incidência de glomerulopatias em pacientes biopsiados na população[15-18]. Em províncias europeias que têm populações com essas características e acesso satisfatório aos serviços de saúde, a nefropatia por IgA (NIgA) é a glomerulopatia primária mais diagnosticada, com incidências de 1,9 paciente/ano/100.000 habitantes na Holanda[15], 1,5 paciente/ano/100.000 habitantes na Itália[16] e 2,7 pacientes/ano/100.000 habitantes na França[17]. A glomerulopatia membranosa teve a segunda maior taxa de incidência (0,9, 1,3 e 1,4 paciente/ano/100.000 habitantes, respectivamente, nas mesmas regiões). No total, a incidência de glomerulopatias primárias na população geral em províncias da Itália e da França foi de 4,7 e 8,2 casos novos/ano/100.000 habitantes. Em uma recente revisão sistemática sobre a incidência de diferentes glomerulopatias primárias em diversos países foram incluídos 40 artigos. Os autores encontraram taxas de incidência de glomerulopatias primárias semelhantes às descritas entre 0,2/ano/100.000 habitantes e 2,5/ano/100.000 habitantes[19].

Simon et al.[18], avaliando a epidemiologia das glomerulopatias primárias no oeste da França, em estudo com duração de 27 anos (1976 a 2002), calcularam a incidência anual (número de pacientes novos no período de estudo/população/duração do período em anos). Encontraram incidência média anual de glomerulopatias de 77 pacientes por milhão de habitantes. A prevalência (número de casos existentes/população) foi de 6,9 pacientes para 1.000 habitantes no período de 27 anos.

Não há dados sobre incidência e prevalência de glomerulopatias no Brasil onde, como em outras regiões, predominam estudos epidemiológicos de morbidade hospitalar em vez de populacionais.

REGISTROS DE GLOMERULOPATIAS

Um registro de glomerulopatias é uma fonte de dados para investigações clínicas e epidemiológicas; mais do que isso, é um passo importante para se conhecer a história natural das doenças glomerulares. A elaboração de registros de biópsias renais em diferentes regiões pode resultar em colaboração para estudos de ocorrência e comparações quanto a aspectos epidemiológicos e clínicos das doenças renais. A avaliação combinada desses registros com registros de terapia renal substitutiva pode auxiliar na organização de pesquisas com grande número de pacientes sobre mortalidade e progressão para estágios avançados de doença renal crônica. Além disso, a coleta dos dados clínicos e laboratoriais no momento da realização da biópsia renal é útil para o estudo das manifestações clínicas associadas a cada grupo de doenças. Em função de tudo isso, têm sido bem-vindas as informações geradas a partir dos registros, mesmo que não representem necessariamente a incidência ou prevalência de doenças glomerulares na população geral.

Resultados do Registro Italiano de Glomerulopatias (com 14.607 pacientes entre 1996 e 2000) mostraram que 64% dos indivíduos biopsiados tinham glomerulopatias primárias[20]. Entre os pacientes nefróticos, a glomerulopatia membranosa (44%) foi a mais comum, seguida de glomerulosclerose segmentar e focal (GESF) e doença de lesões mínimas, ambas diagnosticadas em 17% dos casos. A NIgA foi a mais comum entre aqueles com anormalidades urinárias mínimas (60%) e síndrome nefrítica (33%). As glomerulopatias secundárias foram representadas predominantemente por suas formas imunomediadas. Na Espanha[3], o registro local de glomerulopatias revelou que em 7.016 casos (entre 1994 e 1999), a NIgA (17%) foi a glomerulopatia mais frequentemente diagnosticada entre todos os casos biopsiados de glomerulopatias primárias, seguida de GESF (11%) e glomerulopatia membranosa (10%). Nefrite lúpica foi a mais comum entre as lesões secundárias. Na Dinamarca[4], dados do Registro de Glomerulopatias iniciado em 1985 (com 2.380 pacientes descritos) revelaram que a glomerulonefrite (GN) mesangial foi a mais prevalente (26%); no entanto, a participação da NIgA nesses casos não foi explicitada. A doença de lesões mínimas (18%) e a GESF (14%) também foram comuns e a glomerulopatia membranosa esteve presente em 12% dos casos. O Registro de Glomerulopatias do Uruguai (1980 a 2003 com 2.058 pacientes) revela que 1.233 pacientes tinham glomerulopatias primárias (59,9%), e a GESF (29,3%) foi a lesão mais comum, seguida de doença de lesões mínimas (19,6%) e da NIgA (12,4%)[5].

Existem vários estudos envolvendo algumas centenas de pacientes em diferentes países, em geral bastante heterogêneos. A título de exemplo, vale citar, entre outros, a avaliação histológica de 224 indivíduos na Jamaica, com relato de que 39,2% das glomerulopatias eram primárias e predominava a GESF, seguida de glomerulopatia membranosa e doença de lesões mínimas; entre as secundárias, a nefrite lúpica correspondia a 63,3%[21]. Na Romênia, por sua vez, entre 635 casos, a indicação mais comum foi a síndrome nefrótica; 66,2% eram glomerulopatias primárias e entre essas predominava a GN membranoproliferativa, embora sua frequência venha caindo ao longo dos anos, seguida da GN proliferativa mesangial e da glomerulopatia membranosa[22].

Estudos um pouco mais amplos mostraram que na Sérvia, entre 2.362 biópsias renais, 53,6% foram indicadas por síndrome nefrótica e, com esta apresentação, predominou a glomerulopatia membranosa, responsabilizando-se por 21,6% dos casos[23]. Já na Colômbia, em análise de 1.040 biópsias, 79,6% eram primárias, predominando a GESF, seguida por NIgA e glomerulopatia membranosa[24].

Estudo chinês de grande abrangência (13.519 casos, de janeiro de 1979 a dezembro de 2002) mostrou que a proporção entre GN primária e secundária era de 2,75:1. NIgA correspondeu a 45,3% das doenças glomerulares primárias e GN proliferativa mesangial não IgA a 25,6%. A etiologia mais prevalente das glomerulopatias secundárias foi o lúpus eritematoso sistêmico (54,3%), seguido por púrpura de Henoch-Schönlein (20,3%), nefropatia diabética (6,6%), vasculites sistêmicas (4,0%) e amiloidose (2,2%). Com base nas biópsias de 607 casos que se manifestaram como insuficiência renal crônica, foi possível identificar a NIgA como a causa mais frequente (26,7%) de doença renal crônica em estágio 5 nessa população[25].

REGISTRO PAULISTA DE GLOMERULOPATIAS

O Registro Paulista de Glomerulopatias (RPG) resulta de um estudo multicêntrico de prevalência que foi iniciado em maio de 1999 e atualmente cursa com a participação de 16 instituições do Estado de São Paulo*. Tem por finalidade atualizar de forma ininterrupta os dados sobre a ocorrência de glomerulopatias biopsiadas em rim nativo e, como consequência, traçar um perfil de prevalência no Estado de São Paulo.

De maio de 1999 até dezembro de 2010, foram registradas 3.783 biópsias renais em pacientes adultos com idade média de 35,5 anos, sendo 3.296 casos (87,1%) de doenças glomerulares. Desses, 54,9% eram do sexo feminino e 64,6% foram registrados como brancos, 22,1% como pardos, 11,1% como negros e 2,2% como amarelos. A indicação mais comum de biópsia renal foi síndrome nefrótica em 34,2% dos casos, seguida de outros diagnósticos clínicos como hematúria/proteinúria assintomáticas, síndrome mista, insuficiência renal crônica, GN rapidamente progressiva, hematúria macroscópica, síndrome nefrítica e insuficiência renal aguda. Do total das doenças glomerulares, 2.086 casos correspondiam a glomerulopatias primárias (ou idiopáticas) e 1.210 a suas formas secundárias. Entre as glomerulopatias pri-

---

* Integrantes do Registro Paulista de Glomerulopatias: Faculdade de Ciências Médicas da Santa Casa de Misericórdia de São Paulo, Faculdade de Medicina do ABC, Faculdade de Medicina de São José do Rio Preto-FAMERP, Hospital da Beneficência Portuguesa de São Paulo, Hospital Estadual de Bauru, Hospital Servidor Público Municipal, Pontifícia Universidade Católica de São Paulo – Sorocaba, Universidade Estadual Paulista – Botucatu, Universidade Estadual de Campinas, Universidade Federal de São Paulo, Universidade de Medicina de Santo Amaro – UNISA, Universidade do Oeste Paulista – UNOESTE, Universidade de São Paulo – São Paulo, Universidade de São Paulo – Ribeirão Preto, Universidade de São Paulo – Hospital Universitário e UGA V – Hospital Brigadeiro.

márias, a GESF foi a lesão histológica mais encontrada, seguida da glomerulopatia membranosa, NIgA, doença de lesões mínimas, GN membranoproliferativa tipo I, nefropatia mesangial não IgA, GN difusa aguda e GN segmentar e focal. Em relação às glomerulopatias secundárias, predominou a nefrite lúpica, diagnosticada em 794 pacientes (65,6%), seguida das doenças glomerulares infecciosas, metabólicas, vasculares, paraproteinêmicas, hereditárias, secundárias a alterações hemodinâmicas e associadas a neoplasias.

EPIDEMIOLOGIA DAS GLOMERULOPATIAS NO BRASIL

Não há estudos epidemiológicos populacionais específicos sobre a ocorrência de glomerulopatias no Brasil. Contudo, estudos de morbidade hospitalar têm sido realizados e publicados cada vez mais nas diversas regiões do País.

No que se refere à ocorrência de glomerulopatias secundárias documentadas em nosso meio, já foi descrita a associação de diferentes formas histológicas de doenças glomerulares com a esquistossomose mansônica, particularmente nas zonas endêmicas para esta parasitose. Há indícios, entretanto, de que a frequência da glomerulopatia associada à esquistossomose está em queda, provavelmente associada à diminuição do surgimento das formas graves da doença, após implementação de programas governamentais de combate à doença[26-28].

Também no âmbito das glomerulopatias secundárias, um surto de GN pós-infecciosa foi documentado em nossa população, de dezembro de 1997 a julho de 1998, incluindo 253 casos registrados em Minas Gerais. A maior parte dos pacientes residia em Nova Serrana (27.500 habitantes) e tinha mais de 20 anos de idade, condições que chamaram a atenção dos nefrologistas locais, por fugir completamente à frequência de GN aguda nesta faixa etária na sua prática diária. Seguiu-se então minuciosa pesquisa epidemiológica e o agente infeccioso *Streptococcus zooepidemicus*, presente em queijo não pasteurizado consumido pela população local, foi implicado com deflagrador do surto[29]. O número de casos de GN caiu com as medidas de prevenção adotadas após a definição da associação etiológica. Os efeitos dessa GN nos pacientes e o impacto para os serviços de saúde no longo prazo ainda não foram definidos. Sabe-se, entretanto, que, após dois anos de seguimento, aproximadamente 6% dos 134 casos inicialmente estudados evoluíram para insuficiência renal dialítica, 42% ficaram hipertensos e aproximadamente 30% apresentaram perda de função renal e/ou albuminúria[30].

FREQUÊNCIA DAS DOENÇAS GLOMERULARES NO BRASIL

Recentemente foram publicados estudos sobre a prevalência de glomerulopatias em diferentes regiões do Brasil[6,31-36] que não são genuinamente estudos populacionais, mas sim baseados em informações recolhidas em registros hospitalares, como já comentado. No entanto, vale citar estudo de triagem para doenças renais realizado

INTRODUÇÃO

em bairros de Recife (PE), que utilizou 1.417 amostras de urina da população local, submetidas à avaliação por fita[37]. Nessas amostras, 505 apresentaram resultado anormal, 224 tinham proteinúria, 185 hematúria, e 96, hematúria com proteinúria. Apenas 183 indivíduos compareceram para avaliação ambulatorial posterior e 55 mantiveram as alterações no exame de urina: 14 apresentavam proteinúria (7 com hipertensão arterial grave, 4 com nefropatia diabética); 27 hematúria (6 com infecção urinária, 6 com litíase urinária); 14 proteinúria e hematúria (5 com infecção urinária, 4 com litíase). Os autores não relataram a frequência final de GNs neste estudo após avaliação detalhada.

O elevado custo do seu tratamento, contudo, indica que as doenças glomerulares devem merecer maior atenção dos programas de saúde pública. Em avaliação dos registros do Sistema de Informações Hospitalares (SIH/DATASUS) entre residentes do município de Salvador (BA), em 1998, observa-se que foram internados 2.722 pacientes com afecções do aparelho urinário (excluindo-se tumores e transplante). Entre esses, 688 casos (25%) correspondiam a doenças glomerulares. De acordo com a mesma base de dados, em Recife (PE) e Fortaleza (CE), houve 2.940 e 4.149 internações por nefrouropatias, respectivamente, sendo 318 (11%) e 419 (10%) casos registrados como glomerulopatias nessas cidades, respectivamente[38]. Vale lembrar que os dados foram obtidos a partir do número do CID-10 registrado na internação e estão sujeitos a vieses de registro e de diagnóstico, limitando sua acurácia.

Uma avaliação comparativa precisa entre os diversos estudos que abordaram a prevalência de glomerulopatias no País não pode ser realizada, dadas as diferenças metodológicas e de acesso local ao diagnóstico. Todavia, as frequências elevadas de GESF e nefrite lúpica nos estudos que envolveram biópsia renal e análises por, no mínimo, microscopia óptica e de imunofluorescência apontam para a predominância dessas duas formas histológicas entre as glomerulopatias biopsiadas no Brasil.

Exceto em Recife[38], onde estudo de 85 biópsias renais realizadas em pacientes com glomerulopatias (entre 1997 e 1999) revelou a GN membranoproliferativa tipo I como diagnóstico mais comum (n = 20), seguida de GESF (n = 15), doença de lesões mínimas (n = 10), nefrite lúpica (n = 10) e glomerulopatia membranosa (n = 8), os demais relatos apontam para a predominância da GESF entre as glomerulopatias primárias de Norte a Sul do Brasil, como pode ser visto na tabela 6.1. A nefrite lúpica foi a mais frequente das lesões glomerulares ditas secundárias, presente em 50 a 100% dos casos nos estudos aqui apresentados[6,31-36].

A média de idade dos pacientes biopsiados variou de 30 a 35 anos, e a síndrome nefrótica foi a principal motivação para a biópsia em 40 a 70% dos casos[6,30-35]. No Distrito Federal[34] e entre os exames avaliados em serviço de referência nacional para nefropatologia[36], foram observadas as menores porcentagens de biópsias motivadas pelo diagnóstico de síndrome nefrótica (41,6% e 39%, respectivamente). Nestes dois estudos, as anormalidades urinárias assintomáticas, quadros nefríticos e rapidamente progressivos foram mais prevalentes que nos demais, o que poderia justificar maior proporção de indivíduos com NIgA nessas populações.

Tabela 6.1 – Distribuição da frequência das principais glomerulopatias primárias no Brasil a partir de estudos de diagnóstico histológico.

	AM[31]	PA[32]	CE[33]	DF[34]	BA[35]	SP[6]	Brasil[36]
GESF	28,5%	33%	40%	26,9%	27%	29,7%	24,6%
DLM	14,5%	9,5%	16%	21,1%	15%	9,1%	15,5%
GNM	18,8%	9,5%	28%	13,5%	9%	20,7%	20,7%
NIgA	4,4%	9,5%	4%	25%	5%	17,8%	20,1%
GNMP	3,9%	9,5%	0%	0%	7%	7%	4,2%

GESF = glomerulosclerose segmentar e focal; DLM = doença de lesões mínimas; GNM = glomerulopatia membranosa; NIgA = nefropatia por IgA; GNMP = glomerulonefrite membranoproliferativa.

Há relatos de anais de congressos que retratam outras regiões do País e indicam ser essa uma tendência geral. Em Goiânia (GO), a GESF (52,9%) e a glomerulopatia membranosa (23,5%) foram relatadas como os diagnósticos mais comuns em 17 casos biopsiados[40]. Dados de 343 biópsias do Rio Grande do Sul e Santa Catarina, de 1993 a 1996, mostram que, em nefróticos (n = 137), a GESF (n = 65) e a glomerulopatia membranosa (n = 20) foram as formas mais comumente diagnosticadas, seguidas de doença de lesões mínimas (n = 19) e nefrite lúpica (n = 13). Em pacientes com proteinúria isolada (n = 33), a GESF (n = 17) foi a mais frequente. Entre aqueles com hematúria isolada (n = 11), o principal diagnóstico foi NIgA (n = 8). Nos casos com hematúria e proteinúria (n = 85), a GESF (n = 41) foi predominante[41]. Estudo realizado em Curitiba (PR), entre 2000 e 2001, revelou que, das 75 biópsias renais analisadas, a GESF apresentou-se como a principal lesão (n = 10), seguida da glomerulopatia membranosa (n = 9). A nefrite lúpica foi diagnosticada em 16 casos[42]. Em Uberlândia (MG), de 209 biópsias renais realizadas entre 1981 e 1995, 160 foram glomerulopatias primárias, sendo a GESF a mais frequente, com 38 casos, seguida de GN mesangial (n = 32) e glomerulopatia membranosa (n = 28). Entre as formas secundárias, a nefrite lúpica foi encontrada em 42 casos[43]. Em Juiz de Fora (MG), em 55 casos de glomerulopatias primárias biopsiados, a glomerulopatia membranosa (11%), a GESF (10%) e a NIgA (10%) foram as lesões mais comuns[44].

MUDANÇAS NO PERFIL EPIDEMIOLÓGICO DAS GLOMERULOPATIAS

Modificações dos padrões de diagnóstico de glomerulopatias têm sido descritas em diversas localidades. O melhor controle sobre a ocorrência de doenças infecciosas, melhorias socioeconômicas e urbanização das populações são os fatores citados como responsáveis por este comportamento, especialmente quando se trata da GN pós-estreptocócica, da membranoproliferativa e da mesangial não IgA, com diminuição de registro destes diagnósticos em países nas Américas, Europa e Ásia[5,36,45-52]. A incidência anual de GN membranoproliferativa caiu de 9 casos por milhão de habitantes nos pacientes com 20 a 59 anos de idade no período de 1976 a 1985 para 2 casos por

INTRODUÇÃO

milhão de habitantes entre 1996 e 2000 na França[46]. Em um serviço de referência para pacientes adultos na cidade de São Paulo, a frequência de GNMP tipo I entre os casos de glomerulopatias primárias biopsiados foi de 19% entre 1979 e 1983, passando a ser de 11% entre 1994 e 1999. A ocorrência de GN pós-estreptocócica no mesmo serviço caiu de 6% entre 1979 e 1983 para 0,7% entre 1994 e 1999[53]. Embora nos países europeus tenham sido identificadas frequências mais baixas de estreptococcias nos períodos estudados[47], em nosso país este dado não pôde ser obtido. No entanto, há relato de diminuição de mortalidade por causas infecciosas no Sudeste do Brasil[1], o que pode significar alguma influência de impacto positivo na ocorrência das GNs membranoproliferativa e pós-estreptocócica na casuística apresentada. Em alguns países asiáticos, a GN mesangial não IgA, outrora muito comum, foi menos diagnosticada na última década, comparando-se com períodos anteriores. Em Cingapura, entre 1976 e 1986, esta forma histológica correspondia a 32% dos casos biopsiados. Na década seguinte, houve diminuição nas indicações de biópsias renais para pacientes com anormalidades urinárias mínimas e a glomerulonefrite mensagial não IgA ocorreu em 17% dos pacientes entre 1987 e 1997. No entanto, as indicações do procedimento mantiveram-se iguais desde 1997 e de 1998 a 2008, ainda assim, houve queda de frequência da GN mesangial não IgA, ocorrendo em apenas 7% dos casos [50]. Na China, entre 1993 e 1997, a GN mesangial não IgA foi diagnosticada em 19,9% dos casos, passando a 7% entre 2003 e 2007[48]. As mudanças no perfil socioeconômico e a urbanização destes países foram consideradas relevantes para a modificação de padrão histológico das glomerulopatias.

Alguns relatos dos Estados Unidos (EUA) e da Índia[51,52,54,55,57] identificaram aumento de frequência de diagnósticos de GESF em suas pesquisas sobre glomerulopatias idiopáticas nos últimos anos. Análise de 1.000 biópsias consecutivas de pacientes nefróticos de um serviço de referência em doença renal nos EUA entre 1976 e 1979[51] mostrou que a glomerulopatia membranosa foi diagnosticada em 32% dos casos e a GESF em 23%. A avaliação de outras 1.000 biópsias no mesmo serviço, entre 1995 e 1997, revelou elevação de frequência da GESF para 35% dos pacientes, sem alteração na porcentagem de pacientes com glomerulopatia membranosa (33%). Outro estudo dos EUA, em zona rural e em pacientes com proteinúria maior que 2g/dia, mostrou que a GESF fora diagnosticada em 14% dos casos entre 1975 e 1979 e entre 1990 e 1994 passou a ser o diagnóstico mais comum, presente em 25% dos pacientes[52]. A elevação da frequência de GESF ocorreu em todas as etnias estudadas naquele país: negros, hispânicos e caucasianos[51,52,57]. Em crianças nefróticas na Índia, em uma população de características étnicas homogêneas (norte e leste do país), a frequência de diagnósticos de GESF elevou-se de 23% para 47% do início para o final da década de 1990[54]. Na cidade de São Paulo, a GESF estava presente em 22% dos pacientes biopsiados entre adultos em um serviço de referência entre 1979 e 1983 e, já naquele período, era a glomerulopatia mais comum[53]. Entre 1994 e 1999, a GESF foi diagnosticada em 34% dos casos, e chamou à atenção que a elevação maior ocorreu em indivíduos com proteinúria não nefrótica. Naquelas com apresentação nefrótica, a GESF foi diagnosticada em 29% dos pacientes no início da década de 1980 e em 34% no final da década de 1990. Entre os pacientes com proteinúria não nefrótica, de 1979 a 1983, 8% tinham diagnóstico de GESF e 21% de NIgA. Entre 1994 e 1999, a GESF passou a ser mais comum, encontrada em 32% dos pacientes, superando a NIgA (28%) na população biopsiada. Relato da China mostra aumento de frequência de GESF apenas nos indivíduos entre 14 e 24 anos, de 1,2% para 7,5% entre os períodos 1993-1997 e 2003-2007[48]. Em Cingapura, nos períodos de estudo de 1987-1997 e 1998-2008, quando não houve modificação de critérios para a solicitação de biópsias renais no país, a frequência de GESF elevou-se de 6% para 15% dos casos, acompanhada de aumento do número de casos de glomerulopatia membranosa (6% para 11%) e doença de lesões mínimas (13% para 19%)[50]. As razões para esta alteração da frequência relativa de GESF nessas localidades ainda não foram esclarecidas, ao mesmo tempo que relatos a longo prazo na Europa não evidenciaram esta mudança de perfil[46,56]. Outros estudos são necessários para a confirmação de tais dados e para a melhor compreensão desse comportamento.

Em alguns países há relatos de aumento de frequência da NIgA[48,49,57]. A avaliação de pacientes biopsiados na Coreia mostra que a NIgA foi diagnosticada em 25,6% dos pacientes entre 1987 e 1991, passando a 34,5% dos pacientes entre 2002 e 2006. Em Cingapura, entre os anos de 1976 e 1986, cerca de 50% dos pacientes biopsiados tinham como indicação para a biópsia renal anormalidades urinárias mínimas, e 32%, síndrome nefrótica. Neste período, a frequência de NIgA foi de 42%. Nas décadas seguintes (1987-1997 e 1998-2008), a indicação de biópsia por síndrome nefrótica elevou-se para 36% e 45%, respectivamente, com queda da indicação por anormalidades urinárias mínimas (35% e 30%, respectivamente). No entanto, a frequência relativa de diagnósticos de NIgA permaneceu semelhante (45% e 40%), o que intrigou os pesquisadores, uma vez que as anormalidades urinárias mínimas (hematúria microscópica e/ou proteinúria pequena) são manifestações comuns da NIgA. Mesmo entre os pacientes nefróticos biopsiados no país, 14% tinham NIgA entre 1976 e 1986; entre 1987 e 1997, a frequência foi de 17%, e entre 1998 e 2008, de 24%[50]. Estudo em centro de referência na China, entre 1993 e 1997, mostrou que, em 50,7% dos casos de glomerulopatias primárias, o diagnóstico foi de NIgA, e entre 2003 e 2007 a ocorrência foi 58,2%. Não foi detectada mudança nas indicações de biópsia por anormalidades urinárias mínimas ou síndrome nefrótica, mas caiu a indicação por síndrome nefrítica aguda naquela população. As razões para o aumento de prevalência do diagnóstico da NIgA e da GESF não foram esclarecidas, embora fatores ambientais e genéticos possam estar envolvidos.

Sem dúvida, esses dois diagnósticos predominam entre as glomerulopatias primárias, sendo a NIgA notoriamente a mais comum na Ásia, Austrália, países europeus mais desenvolvidos. Nas Américas, a NIgA destaca-se nos Estados Unidos e a GESF no Brasil. Vale salientar que, como anteriormente discutido neste capítulo, a GESF vem destacando-se também em muitas outras regiões do mundo. Em termos de glomerulopatias secundárias, a nefrite lúpica é a causa mais comum na grande maioria dos registros de biópsias[58].

CONSIDERAÇÕES FINAIS

Conhecer a epidemiologia das doenças glomerulares e seu padrão de distribuição em diferentes regiões pode ser relevante para entender a etiologia dessas doenças e para definir como abordá-las em termos de investigação, prevenção e tratamento. Ainda que os registros baseados em biópsias renais sofram influência das práticas de cada região ou serviço médico, constituem-se em recursos fundamentais para traçar o perfil das glomerulopatias no mundo, em face da necessidade de tal procedimento para um diagnóstico preciso dessas doenças.

Por fim, Pesce e Schena[57], em editorial sobre estudo brasileiro de biópsias renais[36], comentam a importância dos registros de biópsia renal, inclusive como instrumento de planejamento na contenção do crescimento da frequência da doença renal crônica em todo o mundo, orientando o encaminhamento das doenças glomerulares para os nefrologistas.

PONTOS DE DESTAQUE

- As glomerulopatias encontram-se entre as três principais causas de doença renal crônica em estágio avançado na imensa maioria dos estudos.
- Registros baseados em biópsia revelam predomínio das doenças glomerulares primárias e, entre elas, destacam-se, atualmente, a NIgA e a GESF; já entre as secundárias, a nefrite lúpica ocupa o primeiro lugar.
- A frequência dos diferentes tipos histológicos varia em função de fatores geográficos, devido, possivelmente, às condições de desenvolvimento de cada país ou região. Mudanças no perfil também são observadas com o passar dos anos, assim como em função das indicações de biópsia mais aceitas nos serviços que geram essas informações.

REFERÊNCIAS BIBLIOGRÁFICAS

1. Rouquayrol MZ, Almeida Filho N. Epidemiologia e Saúde. 5ª ed. Rio de Janeiro, MEDSI, 1999.

2. Schena FP. Italian Group of Renal Immunopathology. Survey of the Italian Registry of renal biopsies. Frequency of the renal diseases for 7 consecutive years. Nephrol Dial Transplant 12:418-426, 1997.

3. Rivera F, López-Gómez JM, Pérez-García R. Frequency of renal pathology in Spain 1994-1999. Nephrol Dial Transplant 17:1594-1602, 2002.

4. Heaf J, Lokkegaard H, Larsen S. The epidemiology and prognosis of glomerulonephritis in Denmark 1985-1997. Nephrol Dial Transplant 14:1889-1897, 1999.

5. Mazzuchi N, Acosta N, Caorsi H, Schwedt E, Di Martino LA, Mautone M, et al. Frecuencia de diagnóstico y de presentación clínica de lãs glomerulopatías em el Uruguay. Nefrologia 25:113-120, 2005.

6. Malafronte P, Mastroianni-Kirsztajn G, Betônico GN, Romão JE Jr, Alves MA, Carvalho MF, et al. Paulista Registry of glomerulonephritis: 5-year data report. Nephrol Dial Transplant 21:3098-3105, 2006.

7. Regional Program for the Study of Glomerulonephritis. Central Committee of the Toronto Glomerulonephritis Registry. Can Med Assoc J 124:158-161, 1981.

8. Maisonneuve P, Algodoa L, Gellert R, et al. Distribution of primary renal diseases leading to end-stage renal disease in the United States, Europe and Australia/New Zealand: results from a International Comparative Study. Am J Kidney Dis 35:157-165, 2000.

9. Research Group on Progressive Chronic renal Disease. National long-term survey of primary

glomerulonephritis in Japan as observed in 1,850 biopsied cases. Nephron 82:205-213, 1999.

10. Guanyu W, Nan C, Jiaqui Q. Nephrology, dialysis and transplantation in Shangai. Nephrol Dial Transplant 15:961-963, 2000.

11. Ministério da Saúde. Estudo Epidemiológico Brasileiro sobre Terapia Renal Substitutiva. Brasília; 2002.

12. Mazzuchi N, Schwedt E, Fernandez J, et al.. Latin American Registry of Dialysis and Renal Transplantation: 1993 annual dialysis data report. Nephrol Dial Transplant 12:2521-2527, 1997.

13. Schlessinger SD, Tankersley MR, Curtis JJ. Clinical documentation of end-stage renal disease due to hypertension. Am J Kidney Dis 23:655-660, 1994.

14. Caetano EP, Zatz R, Praxedes JN. The clinical diagnosis of hypertensive nephrosclerosis-how reliable is it? Nephrol Dial Transplant 14:288-290, 1999.

15. Tiebosch AT, Wolteras J, Frederik PFM. Epidemiology of idiopathic glomerular disease: a prospective study. Kidney Int 32:112-116, 1987.

16. Stratta P, Segoloni P, Canavese C. Incidence of biopsy-proven primary glomerulonephritis in an Italian province. Am J Kidney Dis 27:631-639, 1996.

17. Simon P, Ramée MP, Autuly V. Epidemiology of primary glomerular diseases in a French Region. Variations according to period and age. Kidney Int 46:1192-1198, 1994.

18. Simon P, Ramee MP, Boulahrouz R et al. Epidemiologic data of primary glomerular diseases in western France. Kidney Int 66:905-908, 2004.

19. McGrogan A, Franssen CFM, de Vries CS. The incidence of primary glomerulonephritis worldwide: a systematic review of the literature. Nephrol Dial Transplant 26:414-430, 2011.

20. Gesualdo L, Di Palma Am, Morrone LF. The Italian experience of the national registry of renal biopsies. Kidney Int 66:890-894, 2004.

21. Soyibo AK, Shah D, Barton EN, Williams W, Smith R. Renal histological findings in adults in Jamaica. West Indian Med J 58(3):265-269, 2009.

22. Covic A, Schiller A, Volovat C, Gluhovschi G, Gusbeth-Tatomir P, Petrica L et al. Epidemiology of renal disease in Romania: a 10 year review of two regional renal biopsy databases. Nephrol Dial Transplant 21(2):419-424, 2006.

23. Naumovic R, Pavlovic S, Stojkovic D, Basta-Jovanovic G, Nesic V. Renal biopsy registry from a single centre in Serbia: 20 years of experience. Nephrol Dial Transplant 24(3):877-885, 2009.

24. Arias LF, Henao J, Giraldo RD, Carvajal N, Rodelo J, Arbeláez M. Glomerular diseases in a Hispanic population: review of a regional renal biopsy database. Sao Paulo Med J 127(3):140-144, 2009.

25. Li LS, Liu ZH. Epidemiologic data of renal diseases from a single unit in China: analysis based on 13,519 renal biopsies. Kidney Int 66(3):920-923, 2004.

26. Nussenzveig I, De Brito T, Craneiro CRW. Human Schistosoma mansoni-associated glomerulopathy in Brazil. Nephrol Dial Transplant 17:4-7, 2002.

27. Correia EIRP, Martinelli RP, Rocha H. Is glomerulopathy due to schistosomiasis mansoni disappearing? Rev Soc Bras Med Trop 30:341-343, 1997.

28. Dos Santos WL, Sweet GMM, Bahiense-Oliveira M, Rocha PN. Schistosomal glomerulopathy and the changes in the distribution of histological patterns of glomerular diseases in Bahia-Brazil. Mem Inst Oswaldo Cruz 106(7):901-904, 2011.

29. Balter S, Benin A, Pinto SWL. Epidemic nephritis in Nova Serrana, Brazil. Lancet 355:1776-1780, 2000.

30. Pinto SWL, Sesso R, Vasconcelos E. Follow-up of patients with epidemic posstreptococcal glomerulonephritis. Am J Kidney Dis 38:249-255, 2001.

31. Cardoso ACD, Kirsztajn GM. Padrões histopatológicos das doenças glomerulares no Amazonas. J Bras Nefrol 28:39-43, 2006.

32. Alves Júnior JM, Pantoja RKS, Barros CV, Braz MN. Estudo clínico-patológico das glomerulopatias no Hospital de Clínicas Gaspar Vianna/Glomerular diseases clinicopathologic profile at Hospital de Clínicas Gaspar Vianna. Rev Para Med 22:39-47, 2008.

33. Queiroz MMM, Silva Júnior GB, Lopes MSR, Nogueira JOL, Correia JW, Jerônimo AL. Estudo das doenças glomerulares nos pacientes internados no Hospital Geral César Cals (Fortaleza-CE). J Bras Nefrol 31:6-9, 2009.

34. Ferraz FHRP, Martins CGB, Cavalcanti JC, Oliveira FL, Quirino RM, Chicon R, et al. Perfil das doenças glomerulares em um hospital público do Distrito Federal. J Bras Nefrol 32:249-256, 2010.

35. Sweet GMM. Glomerulopatias prevalentes na Bahia, um estudo baseado em biópsias. Salvador, 2011. Dissertação (Mestrado)-Fundação Oswaldo Cruz, Instituto Gonçalo Moniz.

36. Polito MG, de Moura LA, Kirsztajn GM. An overview on frequency of renal biopsy diagnosis in Brazil: clinical and pathological patterns based on 9,617 native kidney biopsies. Nephrol Dial Transplant 25:490-6, 2010.

37. Lopes LMV, Pereira AB, Lessa F. Programa epidemiológico de doenças renais: avaliação de alterações urinárias em moradores do bairro de Ibura, Recife-PE. J Bras Nefrol 22 (Supl 3):12, 2000.

38. Bahiense Oliveira M, Mota ELA. Afecções do aparelho urinário como principal causa de internação nos hospitais cadastrados no SUS, Salvador, Recife e Fortaleza, 1998. J Bras Nefrol 22(Supl 3):48, 2000.

39. Melo SM, Lopes LV, Cavalcante A. Glomerular Disease in Adults in the Northeast of Brazil: A clinical and pathological study. J Am Soc Nephrol 10:110A, 1999.

40. Oliveira VS, Vieira JR AE, Barreto JC. Biópsia renal: experiência do Hospital Geral de Goiânia. J Bras Nefrol 3(Supl 2):51, 2004.

41. Fensterseifer D, Morales JV, Edelweiss MI. Estudo Colaborativo Gaúcho de glomerulopatias – resultados iniciais. J Bras Nefrol 19(Supl 3):138, 1996.

42. Pergona LS, Wahys C, Zunino D. Biópsia renal percutânea: experiência do serviço de nefrologia de um Hospital Universitário de Curitiba. J Bras Nefrol 23(Supl 4):32, 2001.

43. Souza CQ, Vasconcelos RR, Vinhal FAZ. Estudo retrospectivo da incidência de glomerulopatias primárias em 15 anos, na Universidade Federal de Uberlândia. J Bras Nefrol 18(Supl 3):138, 1996.

44. Andrade LCF, Vieira PA, Reis MF. Glomerulopatias primárias: estudo evolutivo de 55 biópsias renais. J Bras Nefrol 3(Supl 2):55, 2004.

45. Simon P, Ramée MP, Autuly V. Epidemiology of primary glomerular diseases in a French Region. Variations according to period and age. Kidney Int 46:1192-1198, 1994.

46. Simon P, Ramee MP, Boulahrouz R. Epidemiologic data of primary glomerular diseases in western France. Kidney Int 66:905-908, 2004.

47. Stratta P, Segoloni P, Canavese C. Incidence of biopsy-proven primary glomerulonephritis in an Italian province. Am J Kidney Dis 27:631-639, 1996.

48. Zhou FD, Zhao MH, Zou WZ. The changing spectrum of primary glomerular diseases within 15 years: a survey of 3331 patients in a single Chinese centre. Nephrol Dial Transplant 24:870-876, 2009.

49. Chang JH, Kim DK, Kim HW. Changing prevalence of glomerular diseases in Korean adults: a review of 20 years of experience. Nephrol Dial Transplant 24:2406-2410, 2009.

50. Woo KT, Chan CM, Mooi CY. The changing pattern of primary glomerulonephritis in Singapore and other countries over the past 3 decades. Clin Nephrol 74:372-383, 2010.

51. Haas M, Meehan SM, Kattison TG. Changing etiologies of unexpained adult nephrotic syndrome: a comparison of renal biopsy findings from 1976-1979 and 1995-1997. Am J Kidney Dis 30:621-631, 1997.

52. Braden GL, Mullhern JG, O'Shea MH. Changing incidence of glomerular disease in adults. Am J Kidney Dis 35:878-883, 2000.

53. Bahiense-Oliveira M, Saldanha LB, Mota ELA. Primary glomerular diseases in Brazil (1979-1999): is the frequency of focal and segmental glomerulosclerosis increasing? Clin Nephrol 61:90-97, 2004.

54. Gulati S, Sharma AP, Sharma RK. Changing trends of histopathology in childhood nephrotic syndrome. Am J Kidney Dis 34:646-650, 1999.

55. D'Agati V. The many masks of focal segmental glomerulosclerosis. Kidney Int 46:1223-1241, 1994.

56. Hanko JB, Mullan RN, O'Rourke DM, McNamee PT, Maxwell AP, Courtney AE. The changing pattern of adult primary glomerular disease. Nephrol Dial Transplant 24:3050-3054, 2009.

57. Swaminathan S, Leung N, Lager DJ. Changing incidence of glomerular disease in Olmsted County, Minnesota: a 30-year renal biopsy study. Clin J Am Soc Nephrol 1:483-487, 2006.

58. Pesce F, Schena FP. Worldwide distribution of glomerular diseases: the role of renal biopsy registries. Nephrol Dial Transplant 25:334-336, 2010.

7

PROPEDÊUTICA DAS GLOMERULOPATIAS

Maria Almerinda V. F. Ribeiro Alves

As doenças glomerulares contribuem de forma importante como causa de doença renal crônica estágio 5 (doença renal crônica terminal – DRCT)[1-3]. Continuam sendo, de forma estável nos últimos anos nos Estados Unidos da América, a terceira causa (aproximadamente 17%) de DRCT diagnosticada na população americana em tratamento dialítico e se mantêm, nos pacientes com menos de 20 anos de idade, como a primeira causa (www.usrds.org). Dados muito semelhantes são observados no registro europeu (www.era-edta-reg.org). No Brasil, dados da Sociedade Brasileira de Nefrologia de 2011 mostram que as glomerulopatias ocupam o terceiro lugar (11,4%) nas causas de DRCT de indivíduos em programa de diálise (www.sbn.org.br), tendo nos últimos anos deixado o segundo lugar e se equiparando aos censos americano e europeu.

As doenças glomerulares também contribuem como causa de lesão renal aguda (LRA). Em termos etiológicos, as doenças glomerulares (primárias e secundárias), principalmente as formas crescênticas, correspondem a aproximadamente 5% das causas de LRA em hospitais terciários[4] e, se considerarmos para indicação da biópsia renal em LRA apenas os casos não sugestivos de necrose tubular aguda (lesão renal aguda com alteração de sedimento urinário e proteinúria), as formas crescênticas e necrosantes correspondem a aproximadamente 30% dos casos[5].

O diagnóstico das doenças glomerulares não se restringe, portanto, aos clássicos sinais e sintomas que correspondem à síndrome nefrótica ou à síndrome nefrítica. Muitas vezes sinais e sintomas isolados constituem a apresentação clínica das glomerulopatias, e quadros de LRA ou DRC são a apresentação mais evidente dessas doenças.

SINAIS E SINTOMAS CLÍNICOS DAS GLOMERULOPATIAS

A apresentação clínica das doenças glomerulares é variável de acordo com o tipo e a extensão da lesão glomerular. Pode ser restrita a sinais e sintomas apenas renais ou a sinais e sintomas sistêmicos. Edema, hipertensão arterial e hematúria, embora não específicos, são os achados clínicos mais comuns das glomerulopatias.

Hipertensão arterial é observada com frequência em doenças renais, principalmente nas glomerulopatias. A hipertensão acomete de 35 a 75% dos pacientes com doenças glomerulares, na dependência do tipo de lesão considerado.

A hematúria clinicamente expressa (visível a olho nu) é chamada macroscópica. A visualização da cor vermelha da urina não indica a gravidade do sangramento. A coloração avermelhada da urina pode ser obtida apenas com 1 mililitro de sangue por litro de urina. Outras causas de alteração da cor da urina são os pigmentos mioglobina e hemoglobina. Dessa forma, o aspecto vermelho da urina não indica obrigatoriamente a presença de hemácias na urina. O aparecimento de coágulos praticamente afasta o diagnóstico de doença glomerular como causa da hematúria.

O edema, sinal e sintoma também inespecífico, está relacionado a aumento do volume de água e sódio no espaço intersticial. Nas doenças glomerulares, o edema é generalizado, assim como nas cardiopatias e hepatopatias, e a sua frequência em glomerulopatias vai depender do tipo histológico da doença.

Assim, do ponto de vista clínico, a suspeita de acometimento glomerular obviamente se faz por meio de anamnese adequada e um bom exame físico, porém o diagnóstico das glomerulopatias exige abordagem laboratorial mínima. A abordagem diagnóstica das doenças glomerulares pode ser dividida em: a) diagnóstico clinico-laboratorial; b) diagnóstico etiológico; e c) diagnóstico anatômico.

DIAGNÓSTICO CLINICOLABORATORIAL

O exame simples de urina é de grande valor no diagnóstico das glomerulopatias. A análise da urina deve pressupor uma coleta adequada do material. A suspeita de doença glomerular faz-se pela presença de hematúria e/ou proteinúria.

HEMATÚRIA

Hematúria é definida como a presença na urina de uma quantidade anormal de hemácias[5-10]. O método com custo-benefício mais adequado para a detecção de hematúria é a pesquisa por fita reagente cuja sensibilidade varia de 90 a 100%. A baixa especificidade do método obriga a avaliação do sedimento. O número normal de hemácias na urina não é padronizado universalmente. A maioria dos indivíduos considera hematúria um número de hemácias, quando em análise semiquantitativa, acima de 5 por campo microscópico de aumento 400×, embora alguns outros autores considerem anormal valores acima de 2 hemácias por campo. Quando a análise é através de câmaras de contagem, a hematúria é definida por valores acima de 3.000 por mililitro de urina centrifugada ou, para outros autores, valores acima de 12.000 hemácias por mililitro. Utiliza-se para a avaliação do sedimento urinário, em geral, uma amostra isolada de urina de aproximadamente 10 a 15mL e o sedimento é analisado após centrifugação. A análise morfológica das hemácias permite a distinção entre causas glomerulares e não glomerulares. A partir de

1979, com a introdução da microscopia de fase para a visualização das hemácias na urina, Birch e Farley[12] puderam sugerir formas características de hematúria de origem glomerular e posteriormente descrevê-las adotando o termo dismorfismo eritrocitário para identificá-las. As hemácias encontradas em número normal em indivíduos sem doença são de padrão dismórfico. O conceito de dismorfismo eritrocitário (DE) identificando a origem glomerular da hematúria trouxe grandes vantagens na investigação das causas de hematúria. A microscopia de fase ainda é o padrão-ouro para identificação das formas de hemácias[13].

Finalmente, a descrição de formas mais objetivas de hemácias de origem glomerular foi sugerida por diversos autores, utilizando classificações hematológicas de sangue periférico adaptadas para a urina. Assim, a forma chamada de acantócito (formato anelar com protrusões citoplasmáticas vesiculares na superfície) é considerada a forma característica da hematúria glomerular. Outra forma muito sugestiva da origem glomerular da hematúria é o codócito (hemácia em alvo). Codocitúria e acantocitúria (Fig. 7.1) constituem formas de hemácias de origem glomerular[14].

É interessante ressaltar que em hematúrias muito intensas de origem glomerular as morfologias dismórficas podem não ser evidenciadas. A ausência de codócitos e/ou acantócitos em uma amostra de urina não afasta a possível origem glomerular da hematúria.

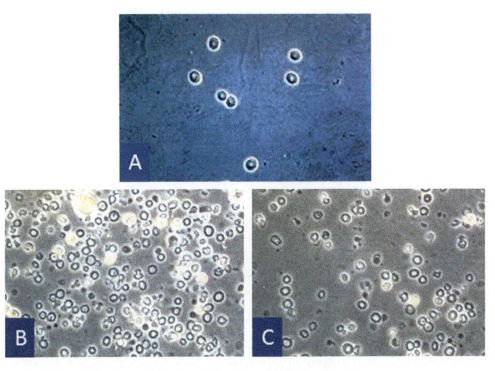

Figura 7.1 – Hematúrias isomórfica (**A**) e dismórficas (**B** e **C**).

Cilindros hemáticos

A presença de cilindros hemáticos (Fig. 7.2) praticamente diagnostica lesão glomerular[15]. Porém, apesar da alta especificidade, o encontro de cilindros hemáticos na urina de pacientes com glomerulopatias não é comum.

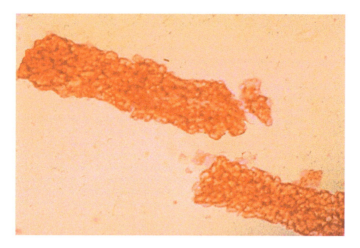

Figura 7.2 – Cilindros hemáticos.

PROTEINÚRIA

Avaliação quantitativa da proteinúria

A presença de proteinúria é observada com frequência em doenças glomerulares. Neste tipo de doenças, a proteinúria reflete um aumento de permeabilidade do capilar glomerular às proteínas plasmáticas, em especial a albumina (proteinúria glomerular). A identificação de proteínas na urina, inicialmente, faz-se através de fitas reagentes (*dipsticks*). Essas fitas são sensíveis à presença de albumina (em quantidade acima de 300 a 500mg/dia). Exceto nos casos de proteínas de cadeia leve (em pacientes com mieloma múltiplo ou com tubulopatias) e de microalbuminúria, a fita reagente detecta com facilidade a presença da proteína. Reações falso-positivas podem ocorrer nos casos de hematúria macroscópica ou de urinas extremamente alcalinas. Em urinas muito diluídas pode ocorrer um resultado falso-negativo[16].

Outra forma de avaliar a presença de proteinúria é a adição de solução de ácido sulfossalicílico (ASS) à urina. Podem ser detectadas concentrações menores que 10mg/dL até concentrações maiores que 500mg/dL. O teste do ácido sulfossalicílico pode ser realizado facilmente. Coleta-se a amostra de urina e, após a centrifugação, uma parte do sobrenadante é misturada com três partes de ácido sulfossalicílico a 3%. Outra forma de se realizar este teste consiste em pingar 4 a 5 gotas da solução de ácido sulfossalicílico a 10 ou 20% (ver Fig. 12.3). A leitura faz-se de acordo com a turvação (Quadro 7.1).

O teste com o ácido sulfossalicílico permite a detecção inclusive de cadeias leves de imunoglobulinas. É interessante ressaltar que a presença de proteinúria avaliada por ácido sulfossalicílico em casos de fitas reagentes negativas sugere a possibilidade de cadeias leves de imunoglobulina.

Os métodos que utilizam as fitas reagentes e o teste com o ácido sulfossalicílico são considerados semiquantitativos[16].

Quadro 7.1 – Teste de ácido sulfossalicílico para pesquisa de proteinúria.

0	Não houve turvação	Concentração de proteínas = 0mg/dL
Traços	Turvação leve	1 a 10mg/dL
+	Turvação que permite ler um papel	15 a 30mg/dL
++	Urina esbranquiçada sem precipitado	40 a 100mg/dL
+++	Urina esbranquiçada com precipitado fino	150 a 350mg/dL
++++	Urina floculada	Mais de 500mg/dL

A quantidade normal de proteínas não ultrapassa 150mg em 24 horas. Após a detecção de proteinúria existe a necessidade de sua quantificação. A quantificação da proteinúria auxilia tanto no diagnóstico sindrômico quanto no acompanhamento e na resposta ao tratamento. Níveis nefróticos de proteinúria são um importante determinante de progressão das doenças glomerulares.

A quantificação, em geral, é realizada em amostras de 24 horas. A utilização do índice proteinúria (Pr)/creatininúria (Cr) (mg/mg ou g/g) em amostra isolada tem sido utilizada como alternativa à medida de 24 horas[16,17]. Em pacientes com a função renal estável, índices maiores que 3,5 são considerados nefróticos, e índices abaixo de 0,2, como limites de normalidade.

Proteinúria acima de 3,5 gramas nas 24 horas por 1,73m² de superfície corporal tem sido definida como nefrótica e indicativa de glomerulopatia[18]. Em termos quantitativos, exceto nos casos de mieloma múltiplo, nos quais a quantidade de cadeias leves geralmente ultrapassa 3,5 gramas, esses níveis são considerados característicos de doença glomerular. Proteinúrias abaixo de 3,0 gramas por dia são observadas tanto em doenças glomerulares quanto em doenças tubulointersticiais[19]. Em crianças admite-se como níveis nefróticos valores acima de 50mg/kg de peso corporal/dia.

Em resumo, a presença de proteinúria é geralmente detectada no exame simples de urina, tanto por fitas reagentes (exceto nos casos de proteinúria exclusiva de cadeia leve) quanto por testes de precipitação (ácido sulfossalicílico). Após a detecção, a proteinúria deve ser quantificada, preferencialmente em urina de 24 horas, ou em amostra isolada corrigida por creatininúria. Valores acima de 3,5 gramas nas 24 horas são altamente sugestivos de lesões glomerulares.

Avaliação qualitativa da proteinúria

A perda proteica urinária pode depender da alteração da permeabilidade do capilar glomerular às proteínas plasmáticas – **proteinúria glomerular** (Figs. 7.3 e 7.4) ou em decorrência da alteração da reabsorção tubular proximal das proteínas de baixo peso filtradas normalmente – **proteinúria tubular**. No caso da produção monoclonal anormalmente alta das cadeias leves de imunoglobulinas (cadeia kappa ou cadeia lambda), a maioria dos autores refere-se à proteinúria de *overflow*, embora também esse tipo de proteinúria possa ser considerado tubular (Fig. 7.5).

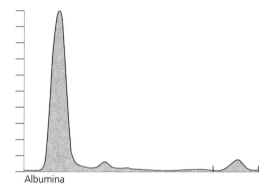

Figura 7.3 – Eletroforese de proteínas urinárias. Padrão de proteinúria glomerular evidenciando que mais de 80% da proteína urinária é de albumina. O padrão eletroforético corresponde à proteinúria de alta seletividade.

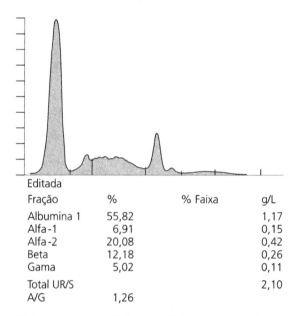

Editada

Fração	%	% Faixa	g/L
Albumina 1	55,82		1,17
Alfa-1	6,91		0,15
Alfa-2	20,08		0,42
Beta	12,18		0,26
Gama	5,02		0,11
Total UR/S			2,10
A/G	1,26		

Figura 7.4 – Eletroforese de proteínas urinárias evidenciando proteinúria glomerular. Como pode ser observado, o maior contingente proteico urinário é de albumina. Esse padrão corresponde a um padrão de proteinúria não seletiva.

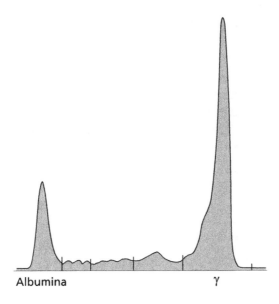

Figura 7.5 – Eletroforese de proteínas urinárias mostrando o padrão eletroforético de paciente com mieloma múltiplo evidenciando um padrão tubular de perda proteica urinária.

Proteinúria glomerular

A barreira capilar glomerular é carga e tamanho-dependente, de tal forma que a presença de proteinúria pode acontecer no caso de alteração tanto da carga quanto do tamanho[20-22].

A característica das proteínas encontradas na urina normal corresponde a uma mistura de proteínas plasmáticas que normalmente atravessam a barreira do capilar glomerular e de proteínas originárias dos túbulos e do trato urinário. A albumina corresponde a aproximadamente 30-40%, imunoglobulina G 5-10%, cadeias leves 5%, imunoglobulina A 3%. O restante corresponde a proteínas de baixo peso molecular e proteínas de Tamm-Horsfall[23].

Excetuando-se os casos de albuminúria transitória, após exercícios intensos ou episódios febris (nessas situações são descritos aumentos de até três vezes o valor normal de albumina)[24], a presença persistente de albuminúria é considerada lesão glomerular. Quando a albumina é a proteína mais abundante na proteinúria, caracteriza-se a proteinúria glomerular.

Identificada inicialmente nos casos de nefropatia diabética, a quantificação da albuminúria em limites acima do valor de normalidade, porém não detectáveis por métodos convencionais (fitas reagentes, ácido sulfossalicílico), introduziu o conceito de microalbuminúria.

Microalbuminúria corresponde a perdas urinárias de albumina na ordem de 20 a 200 microgramas por minuto (aproximadamente 30 a 300mg por dia)[25]. O valor de albumina na urina encontrado em indivíduos normais é abaixo de 20 microgramas por minuto (ou 30mg/g de creatininúria ou 30mg/24 horas). Assim como para quantificação de proteinúria, utiliza-se o volume de 24 horas como padrão. Entretanto, na rotina clínica, podem ser usadas amostras isoladas de urina calculando-se o índice albuminúria/creatininúria. Um índice albumina/creatinina urinária maior que 30mg/g tem sensibilidade de 100% para detecção de microalbuminúria. A amostra de urina para o teste deve ser colhida pela manhã e o paciente deve evitar exercícios físicos vigorosos durante as 24 horas que antecedem a coleta[26-29]. Atualmente, a microalbuminúria é considerada não indicativa de lesão glomerular, mas sim: 1. marcador de risco de morbidade e mortalidade cardiovascular; 2. marcador de micro e macrovasculopatia (em pacientes diabéticos); e 3. marcador de disfunção endotelial[30,31]. O diagnóstico de glomerulopatia reserva-se aos valores referidos como macroalbuminúria (Quadro 7.2).

Quadro 7.2 – Valores de referência e classificação da albuminúria conforme o método de dosagem.

Albuminúria	Método				
	Fita reagente	Proteinúria em 24 horas (mg)	Albuminúria em 24 horas (mg)	Amostra isolada (miligrama/g creatinina)	Coleta temporal (microgramas/minuto)
Normal	–	< 150	< 30	< 30	< 20
Microalbuminúria	– ou +	< 500	< 300	< 300	< 200
Macroalbuminúria	+	≥ 500	≥ 300	≥ 300	≥ 200

Na avaliação da proteinúria glomerular, em especial nos casos de proteinúria de níveis nefróticos, pode ser utilizado o índice de seletividade proteica. Esse índice pode ser usado para definir as alterações da permeabilidade do capilar glomerular a macromoléculas. O índice é calculado pela relação entre o *clearance* de albumina (ou transferrina) e o *clearance* de globulinas (imunoglobulina G) (Quadro 7.3).

Quadro 7.3 – Cálculo do índice de seletividade.

Concentração urinária de IgG
Concentração plasmática de IgG
Concentração urinária de transferrina
Concentração plasmática de transferrina

Índices menores que 0,10 são considerados altamente seletivos e em geral correspondem à doença glomerulopatia de lesões mínimas com boa resposta à corticoterapia. Ao contrário, índices acima de 0,20, considerados de baixa seletividade, correspondem a padrões glomerulares diversos, de pouca responsividade à corticoterapia[32,33]. As figuras 7.3 e 7.4 correspondem, respectivamente, a eletroforeses urinárias compatíveis com índice de alta seletividade e índice de baixa seletividade.

Após a introdução da biópsia renal rotineira para avaliar pacientes adultos com proteinúria nefrótica, a utilização do índice de seletividade foi considerada de baixo valor prognóstico, embora em crianças ainda seja considerado adequado e, em adultos, um exame adicional em uma possível decisão terapêutica[34-36]. Recentemente o cálculo do índice de seletividade utilizando-se proteínas maiores que imunoglobulina G (alfa-2-macroglobulina e imunoglobulina M) permitiu a distinção evidente de dois tipos morfológicos (lesão mínima glomerular – alta seletividade, e glomerulonefrite necrosante crescêntica – baixa seletividade)[37]. O índice de seletividade pode auxiliar quando houver dificuldade na realização da biópsia renal e na decisão de terapia sem conhecimento do padrão morfológico.

Proteinúria tubular

As proteínas chamadas tubulares são de baixo peso molecular, em geral em torno de 25.000 dáltons (em comparação com os 69.000 dáltons da albumina), filtradas normalmente e, após a filtração, reabsorvidas em quase sua totalidade pelas células tubulares renais proximais[38]. As proteínas tubulares raramente excedem 2 gramas por dia[39,40].

É clara a necessidade da diferenciação entre proteinúria tubular e glomerular na condução diagnóstica das proteinúrias abaixo de 2 gramas por dia. Outra característica da avaliação de proteinúria tubular refere-se à possível utilização desse marcador na abordagem das doenças glomerulares. Tem sido demonstrado que pacientes com síndrome nefrótica associada à presença de proteinúria tubular têm pior resposta à corticoterapia[41].

Existem cerca de 20 proteínas que podem ser utilizadas como marcadores de disfunção tubular, embora a beta-2-microglobulina, a proteína carregadora de retinol (RBP) e a alfa-1-microglobulina sejam as mais usadas para esse fim[42]. As proteínas de baixo peso molecular são consideradas os marcadores mais precoces de disfunção tubular[43-45]. Outras proteínas utilizadas como possíveis de identificar lesões tubulares incluem as cadeias leves de imunoglobulinas (cadeia kappa e cadeia lambda), a lisozima, a N-acetil-beta-D-glicosaminidase (NAG), alanina peptidase, gamaglutamiltransferase, desidrogenase láctica, fosfatase alcalina[46-49].

No caso das cadeias leves de imunoglobulinas quando utilizadas como marcadores de lesão tubular, é importante lembrar que, quando da produção anômala de uma das cadeias leves (mieloma múltiplo), a relação entre a concentração de ambas as cadeias leves estará fora dos padrões de normalidade (relação kappa/lambda entre 1 e 3).

O método proteômico[50] tem sido utilizado, mesmo que ainda não rotineiramente, para obter padrões de proteinúria que possam identificar as diversas doenças glomerulares sem a necessidade de biópsia renal. Vários estudos utilizando essa técnica vêm sendo realizados em doenças glomerulares, principalmente em nefropatia diabética[51]. O método tem por objetivo traçar perfis de proteínas e seus fragmentos, que possam servir como biomarcadores passíveis de utilização na prática clínica.

Assim, do ponto de vista clinicolaboratorial, a avaliação da proteinúria e da hematúria é, sem dúvida, um passo importante para o diagnóstico de doenças glomerulares. O diagnóstico do tipo de apresentação da glomerulopatia (sindrômico ou não, com ou sem perda de função renal, sintomático ou assintomático) vai depender de outros elementos laboratoriais e clínicos.

O diagnóstico clinicolaboratorial das glomerulopatias pode ser classificado em: *síndrome nefrótica, síndrome nefrítica, alterações urinárias assintomáticas* (proteinúria e/ou hematúria), *hematúria macroscópica*.

Independente do tipo de apresentação clinicolaboratorial das glomerulopatias, é importante que o diagnóstico etiológico seja pesquisado. Para tal, além os elementos clínicos de anamnese e exame físico, a pesquisa laboratorial etiológica é necessária.

DIAGNÓSTICO ETIOLÓGICO

As doenças glomerulares podem estar associadas a uma diversidade de outras doenças (*glomerulopatias associadas ou secundárias*) ou ser primariamente renais (*glomerulopatias idiopáticas ou primárias*). Embora várias classificações etiológicas tenham sido descritas, nenhuma delas é universalmente aceita.

A abordagem propedêutica etiológica[52] das glomerulopatias envolve, portanto, a investigação de, pelo menos, formas de associações mais frequentes. Independente do tipo de apresentação clinicolaboratorial, a classificação das glomerulopatias em normocomplementêmicas ou hipocomplementêmicas pode orientar o diagnóstico etiológico (Fig. 7.6). Como pode ser evidenciado na figura 7.6, o diagnóstico diferencial de doenças glomerulares utilizando-se o sistema complemento como indicador é útil principalmente nas glomerulopatias com apresentação clínica de síndrome nefrítica aguda, porém esse marcador pode ser usado no diferencial de todas as doenças glomerulares, em especial na exclusão diagnóstica das doenças que cursam com hipocomplementemia[53].

Na investigação etiológica das glomerulopatias, exames laboratoriais que evidenciem possíveis associações costumam ser utilizados. Uma questão importante na interpretação do resultado dos exames solicitados envolve o conhecimento, para cada um deles, da sua sensibilidade, especificidade, valor preditivo positivo e valor preditivo negativo[54] (Quadro 7.4). Dessa forma, é possível estabelecer associações entre as doenças glomerulares e os agentes etiológicos envolvidos.

ASSOCIAÇÃO COM INFECÇÕES

Anticorpos contra antígenos estreptocócicos

Vários podem ser os testes utilizados para diagnosticar a presença de anticorpos contra antígenos estreptocócicos do grupo A. Dentre eles destacam-se a detecção de antiestreptolisina O (ASLO), de antidesoxirribonuclease B (ADNase B), de antiestrepto-hialuronidase (ASHase), de antinicotinamida adenina dinucleotidase (ANADase), de antiestreptocinase (ASK), além do teste de estreptozima (capaz de evidenciar cinco anticorpos antiantígenos estreptocócicos). Embora rotineiramente

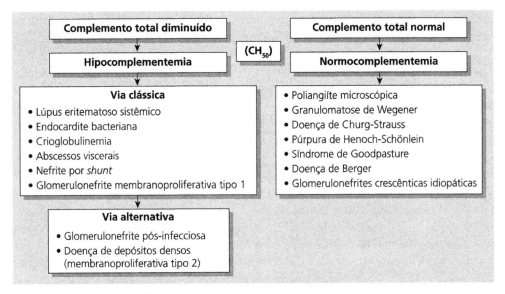

Figura 7.6 – Diagnóstico diferencial das glomerulopatias.

Quadro 7.4 – Propriedades dos testes diagnósticos.

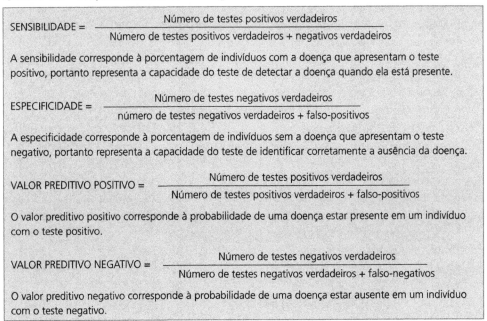

utilizado, o teste de ASLO é anormal em cerca de 75% dos portadores de glomerulonefrite pós-estreptocócica (GNPS) associada à infecção de orofaringe, e em menos de 50% dos pacientes com GNPS associada à infecção de pele[55]. Alguns autores sugerem que, em locais onde exista alta prevalência de infecções estreptocócicas de pele, o teste de antidesoxirribonuclease B (alterado em 94% dos casos) deva ser utilizado por ser mais sensível que ASLO, nessa situação[56]. É interessante salientar que, por ser a infecção estreptocócica comum na população, títulos anormais de anticorpos contra antígenos estreptocócicos podem estar presentes em pacientes com glomerulopatias não relacionadas a infecções estreptocócicas[57]. Vários estudos tentam comparar os resultados dos diversos testes de identificação de antígenos do estreptococo na tentativa de obter o teste de maior sensibilidade e especificidade[58-60]. O teste de estreptozima mostra-se positivo em mais de 95% das infecções de orofaringe e em cerca de 80% das infecções de pele[57].

Anticorpos contra antígenos HIV

A nefropatia associada ao HIV (cuja expressão clínica é de síndrome nefrótica) apresenta uma prevalência em torno de 1 a 10% dos pacientes infectados pelo HIV[61] e que nos últimos anos está em queda, provavelmente pela característica que a nefropatia do HIV tem de se desenvolver tardiamente no curso da infecção e atualmente o diagnóstico e a terapêutica serem mais precoces. Porém, os outros padrões de doença glomerular podem estar associados à presença do vírus da imunodeficiência adquirida (aids)[62]. Dessa forma, a sorologia para HIV deve fazer parte da investigação da etiologia das doenças glomerulares. Resultados falso-positivos para HIV-1 p24, quando detectados por ELISA, podem estar presentes em portadores de lúpus eritematoso sistêmico[63]. Sugere-se a realização de *blots* para a confirmação de positividade. Por outro lado, é importante lembrar que pacientes infectados por HIV podem apresentar resultados "falso-positivos" para autoanticorpos do tipo fatores antinucleares (FAN), anticorpo anticitoplasma neutrofílico (ANCA) e anticorpos antimembrana basal glomerular[64].

Anticorpos contra o vírus das hepatites C e B

Os testes para o diagnóstico de hepatite C têm-se desenvolvido de forma rápida. O ELISA é o de escolha para iniciar investigação (menor custo e confiável), porém até 25% pode ser falso-positivo, sendo interessante a confirmação com outro método (inicialmente RIBA). O PCR qualitativo pode ser usado para confirmação diagnóstica de pacientes com ELISA positivo ou com ELISA negativo, porém com hepatite crônica sem causa definida e suspeita de infecção pelo vírus da hepatite C[65,66]. As manifestações glomerulares da hepatite C são mais comuns nas formas membranoproliferativas de doença glomerular[67-71]. Em pacientes com insuficiência renal avançada, o teste para hepatite C pode ser falso-negativo, sugerindo-se a realização de PCR[69].

Portadores crônicos do vírus da hepatite B podem desenvolver doença glomerular, em especial glomerulopatia membranosa[72]. A associação da doença glomerular com o vírus da hepatite B depende da prevalência regional de soropositividade crônica para o vírus, que pode variar entre 1 e 15% dos adultos[73]. Embora considerada uma associação rara em países desenvolvidos, a glomerulopatia associada ao vírus da hepatite B é causa importante de síndrome nefrótica em crianças na África[74].

Outras infecções

A associação de doença glomerular com sífilis é rara atualmente, manifestando-se na forma secundária da sífilis[75]. Os testes sorológicos utilizados para o diagnóstico de sífilis são o VDRL (*Veneral Disease Laboratory Test*), que é um exame não específico, utilizado como *screening*. A confirmação da infecção faz-se por meio de testes específicos para o treponema: FTA/ABS (*Fluorescent Treponemal Antibody Absortion Test*) e o TPHA (*Treponema Pallidum Hemagglutination Test*)[76,77]. O VDRL pode apresentar-se negativo em fases tardias da sífilis[78].

ASSOCIAÇÃO COM DOENÇAS AUTOIMUNES

Fatores antinucleares (FAN)

Fatores antinucleares são anticorpos de importância diagnóstica, em especial para lúpus eritematoso sistêmico (LES). A pesquisa de fatores antinucleares é realizada, em geral, por técnica de imunofluorescência indireta, utilizando-se como substrato, para testar o soro do paciente, tecido de roedores ou tipos celulares obtidos em cultura (por exemplo, Hep 2). No caso da utilização de fígado de rato, pacientes com lúpus eritematoso sistêmico apresentam positividade que varia entre 90 e 95%. No caso das células Hep 2 essa positividade é de cerca de 98%[79]. Recentemente, imunoensaios enzimáticos (ELISA) têm sido desenvolvidos comercialmente para facilitar a detecção desses anticorpos[80-82]. Esses ensaios não são universalmente aceitos, pois as diferenças na detecção de FAN entre as duas técnicas são importantes[83]. Alguns autores admitem que, embora com alto valor preditivo negativo (ou seja, a doença está ausente em indivíduos com o teste negativo), os testes de ELISA para detecção de FAN apresentam baixo valor preditivo positivo (a probabilidade de a doença estar presente em um indivíduo com o teste positivo é baixa), sugerindo a necessidade da realização da técnica de imunofluorescência indireta quando o ELISA for positivo[84]. Em relação ao título de FAN (por técnica de imunofluorescência indireta), considerado significativo para detecção de doença, trabalho recente na literatura observou que o *cutoff* de 1/40 apresenta alta sensibilidade (o teste detecta a doença quando ela está presente) e baixa especificidade (pouca capacidade de detectar a ausência da doença). Ao contrário, quando o *cutoff* é de 1/160, observa-se alta especificidade (a detecção de ausência de doença acontece com facilidade) e baixa sensibilidade (a detecção da doença está comprometida). Assim, sabe-se que em indivíduos normais (mais frequente quanto mais idoso o indivíduo) fatores antinucleares podem ser detectados (com títulos que podem variar até 1/320) e, em portadores de lúpus eritematoso (ou outras doenças autoimunes), a doença pode estar presente com títulos baixos de FAN[85].

Dos fatores antinucleares relevantes para o diagnóstico de lúpus eritematoso sistêmico, o anti-DNA nativo (ou de dupla-hélice) é o de maior especificidade. Várias são as técnicas disponíveis para a mensuração desses anticorpos, tais como técnicas de precipitação, hemaglutinação, fixação de complemento, ensaio de Farr, ensaios utilizando-se PEG (polietilenoglicol), imunofluorescência com *Crithidia luciliae* e ELISA. Cada uma delas tem sensibilidade e especificidade próprias[86]. É sempre necessário que o clínico saiba a técnica utilizada para a realização do exame, para avaliar a importância do resultado. Anti-DNA nativo está presente em cerca de 40-70% dos pacientes com LES, apresentando especificidade entre 90 e 95%.

A pesquisa de outros fatores antinucleares (anti-Sm, anti-RNP, anti-Ro, anti-La) pode ser necessária para o diagnóstico de doenças autoimunes envolvidas na etiologia das glomerulopatias. Em relação ao anticorpo anti-Sm (anti-Smith), deve ser lembrado da alta especificidade (em torno de 90%) para o diagnóstico de LES, embora tenha baixa sensibilidade (25%).

Anticorpos anticitoplasma de neutrófilos (ANCA)

A presença, no sangue, de anticorpos dirigidos contra constituintes do citoplasma de neutrófilos é um marcador sorológico importante para o diagnóstico de vasculites de pequenos vasos[87]. Classicamente, esses anticorpos são detectados por teste de imunofluorescência (IF) indireta, utilizando-se neutrófilos normais, fixados em etanol, como substrato. Com esse teste, três padrões de IF podem ser visualizados: 1. uma fluorescência granular citoplasmática difusa (ANCAc); 2. uma fluorescência perinuclear (ANCAp); e 3. uma fluorescência inespecífica (ANCA atípico ou simplesmente ANCA positivo). Ensaios mais específicos foram desenvolvidos, entre eles os ensaios imunoenzimáticos (ELISA), e os antígenos responsáveis pela presença dos anticorpos anticitoplasma de neutrófilos foram identificados: proteinase 3, mieloperoxidase, elastase, catepsina G, lactoferrina, lisozima e beta-glicuronidase. O padrão ANCAc está associado à presença de anticorpos contra proteinase 3 (anti-PR3) e o padrão ANCAp, embora associado a outros antígenos, mais frequentemente revela a presença de anticorpos contra mieloperoxidase (anti-MPO). Os outros antígenos costumam mostrar um padrão de ANCA atípico[88]. A sensibilidade e a especificidade tanto da imunofluorescência quanto do ensaio imunoenzimático, observadas em vasculites sistêmicas idiopáticas[89], podem ser vistas nas tabelas 7.1 e 7.2.

Um aspecto curioso da presença dos anticorpos anticitoplasma de neutrófilos é o fato de que, mesmo em glomerulopatias mediadas por imunocomplexos, testes ANCA positivos podem ser identificados quando da presença de crescentes[90].

Outros anticorpos

A pesquisa de anticorpos antimembrana basal glomerular (anti-MBG) pode ser realizada quando houver suspeita de doença glomerular por antimembrana basal. Em vista da raridade dessa doença, no Brasil, sugerimos a pesquisa desse anticorpo quando à biópsia renal for observada imunofluorescência linear.

Tabela 7.1 – Sensibilidade e especificidade da imunofluorescência indireta para a detecção de anticorpos anticitoplasma de neutrófilos em pacientes com vasculite sistêmica[89].

	Sensibilidade (%)		
	ANCAc	ANCAp	ANCAc ou ANCAp
Granulomatose de Wegener	64	21	85
Poliangiíte microscópica	23	58	81
Glomerulonefrite necrosante idiopática	36	45	81
Poliarterite nodosa clássica	10	30	40
Doença de Churg-Strauss	33	33	66
	Especificidade (%)		
Indivíduos saudáveis	98	96	94

Tabela 7.2 – Sensibilidade e especificidade do ensaio imunoenzimático (ELISA) para a detecção de antiproteinase 3 e antimieloperoxidase em pacientes com vasculite sistêmica[103].

	Sensibilidade (%)	
	Anti-PR3	Anti-MPO
Granulomatose de Wegener	65-67	24
Poliangeíte microscópica	25-27	58
Glomerulonefrite necrosante idiopática	50-58	64
Poliarterite nodosa clássica	10-20	38
Doença de Churg-Strauss	17-33	50
	Especificidade (%)	
Indivíduos saudáveis	98	96

Recentemente, a pesquisa de anticorpos circulantes antirreceptor de fosfolipase A_2, descrito como envolvido na patogênese da glomerulopatia membranosa idiopática, foi positiva em cerca de 80% dos portadores de glomerulopatia membranosa idiopática[91,92], sugerindo a aplicabilidade clínica deste teste para o diagnóstico da doença.

Da mesma forma, níveis séricos do receptor de urocinase ativadora de plasminogênio (suPAR), pesquisados em glomerulopatias, puderam sugerir sua participação em glomerulosclerose segmentar e focal (GESF) "idiopática", permitindo, assim, a possibilidade de diagnóstico sorológico da GESF[93].

OUTRAS ASSOCIAÇÕES

Infecções

As formas hepatoesplênicas de esquistossomose mansônica podem apresentar glomerulopatia em cerca de 12-15% dos casos[94]. Embora o número de casos desta glomerulopatia esteja aparentemente diminuindo, isso se deve ao menor número de casos graves da forma hepatoesplênica, e não à diminuição da prevalência da doença glomerular associada.

Outras infecções envolvem o acometimento glomerular secundário à endocardite bacteriana ou a infecções de *shunts*.

Crioglobulinas

A pesquisa de crioglobulinas é importante para o diagnóstico de lesão glomerular da crioglobulinemia mista idiopática[95]. As crioglobulinas são proteínas que precipitam com baixas temperaturas. A presença dessas proteínas está associada à infecção crônica pelo vírus da hepatite C[96]. Erros na coleta do soro para a realização da pesquisa

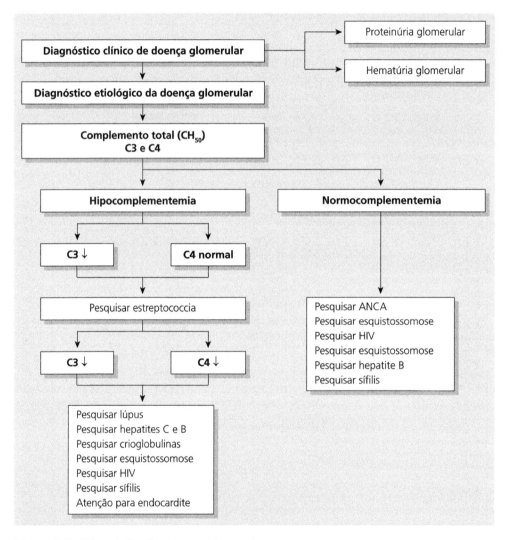

Figura 7.7 – Diagnóstico de doenças glomerulares.

podem levar a resultados falso-negativos, tendo em vista que o material deve ser colhido e mantido a 37°C até o momento da realização do teste.

RESUMO

O diagnóstico clinicolaboratorial das glomerulopatias envolve anamnese e exame clínico detalhados (Fig. 7.7), principalmente na investigação de possíveis doenças associadas, em especial as de caráter heredofamiliar. Posteriormente, o diagnóstico baseia-se na avaliação da proteinúria e do sedimento urinário, tendo atenção para o caráter qualitativo da proteinúria glomerular e da hematúria glomerular. O diagnóstico etiológico necessita de exames laboratoriais complementares, cuja especificidade e sensibilidade do teste solicitado para o diagnóstico da doença de base devem ser conhecidas para ser adequadamente interpretado. Sem dúvida, o custo-benefício de uma investigação etiológica completa deve ser considerado, tomando-se por base que vários exames laboratoriais podem ser dispensados quando o diagnóstico clínico for muito sugestivo de uma determinada doença associada. Por outro lado, é necessário que um diagnóstico etiológico o mais detalhado possível possa ser realizado para a conduta terapêutica adequada e para o conhecimento epidemiológico local das doenças glomerulares.

REFERÊNCIAS BIBLIOGRÁFICAS

1. United States Renal Data System: USRDS 2004, Annual Data Report. National Institutes of Health, National Institutes of Digestive and Kidney Diseases. Bethesda, MD, 2004.

2. Wakai K, Nakai S, Kikuchi K, Iseki K, Miwa N, Masakane I et al. Trends in incidence of end-stage renal disease in Japan, 1983-2000: age-adjusted and age-specific rates by gender and cause. Nephrol Dial Transplant 19(8):2044-2052, 2004.

3. Noronha IL, Schor N, Coelho SN, Jorgetti V, Romao Junior JE, Zatz R, Burdmann EA. Nephrology, dialysis and transplantation in Brazil. Nephrol Dial Transplant 2212(11):2234-2243, 1997.

4. Liaño F, Pascual J, Madrid Acute Renal Failure Study Group. Epidemiology of acute renal failure: a prospective, multicenter, community-based study. Kidney Int 50(3); 811-818, 1996.

5. López-Gómez JM, Rivera F, Spanish Registry of Glomerulonephritis. Renal biopsy findings in acute renal failure in the cohort of patients in the Spanish Registry of Glomerulonephritis. Clin J Am Soc Nephrol 3(3):674-681, 2008.

6. Cushner HM, Copley JB. Review: back to basics: the urinalysis: a select national survey and review. Am J Med Sci 297(3):193-196, 1989.

7. Figueiredo JF, Pereira AB. Avaliação clínica e laboratorial da função renal. Rev FCM/Unicamp 3:33-39, 1991.

8. Sayer J, McCarthy MP, Schidt JD. Identification and significance of dysmorphic versus isomorphic hematuria. J Urol 143:545-548, 1990.

9. Mariani AJ, Mariani MC, Macchionni C, Stams UK, Hariharan A, Moriera A. The significance of adult hematuria: 1000 hematuria evaluation including risk-benefit and cost-effective analysis. J Urol 141(2):350-355, 1989.

10. Fasset RG, Horgan BA, Mathew TH. Detection of glomerular bleeding by phase contrast microscopy. Lancet 1:1432-1434, 1982.

11. Schumann GB, Schweitzer MS. Examination of the urine. In Henri JB. Clinical and Diagnosis Management by Laboratory Methods. Philadelphia, Saunders, 1991, p. 421.

12. Birch DF, Fairley KF. Haematuria: glomerular or non-glomerular? Lancet 2:845-846 (editorial), 1979.

13. Crompton CH, Ward PB, Hewitt IK. The use of urinary red cell morphology to determine the source of hematuria in children. Clin Nephrol 39:44-49, 1993.

14. Fogazzi GB, Paparella M, Vigano E, Curro A, Ponticelli C. Urinary acanthocytes to differentiate glomerular form from non glomerular hematuria. J Am Soc Nephrol 5(3):350, 1994.

15. Corwin HL. Urinalysis. In Schrier RW, Gottschalk CW. Disease of the Kidney. 6th ed, 1996, p. 295-306.

16. K/DOQI Clinical Practice Guidelines for Chronic Kidney Disease: Evaluation, Classification, and Stratification. Am J Kidney Dis 39(Suppl 1), 2002.

17. Antunes VV, Veronese FJ, Morales JV. Diagnostic accuracy of the protein/creatinine ratio in urine samples to estimate 24-h proteinuria in patients with primary glomerulopathies: a longitudinal study. Nephrol Dial Transplant 23(7):2242-2246, 2008.

18. Glassock RJ, Bennett CM: The Glomerulopathies In Brenner B, Rector FC (eds). The Kidney. Philadelphia, WB Saunders, 1976, p. 941.

19. Blouch K, Deen WM, Fauvel JP, Bialek J, Derby G, Myers BD. Molecular configuration and glomerular size selectivity in healthy and nephrotic humans. Am J Physiol 273(3):430-437, 1997.

20. Guasch A, Deen WM, Myers BD: Charge selectivity of the glomerular filtration barrier in healthy and nephrotic humans. J Clin Invest 92(5):2274-2282, 1993.

21. Bolton GR, Deen WM, Daniels BS: Assessment of the charge selectivity of glomerular basement membrane using Ficoll sulfate. Am J Physiol 274(5):889-896, 1998.

22. Myers BD, Okarma TB, Friedman S, Bridges C, Ross J, Asseff S, Deen WM. Mechanisms of proteinuria in human glomerulonephritis. J Clin Invest 70(4):732-746, 1982.

23. Kumar S, Muchmore A. Tamm Horsfall protein – uromodulin (1950-1990). Kidney Int 37:1395, 1990.

24. Poortmans JR. Postexercise proteinuria in humans. Facts and mechanisms. JAMA 253:236, 1985.

25. Mogensen CE. Prediction of clinical diabetic nephropathy in IDDM patients. Alternatives to microalbuminuria? Diabetes 39:761, 1990.

26. Mogensen CE, Vestbo E, Poulsen PL. Microalbuminuria and potential confounders. A review and some observations on variability of urinary albumin excretion. Diabetes Care 18:572-581, 1995.

27. Schwab SJ, DunnFL, Feinglos MN. Screening for microalbuminuria. A comparison of single sample methods of collection and techniques of albumin analysis. Diabetes Care 15(11):1581-1584, 1992.

28. Jensen JS, Clausen P, Borch-Johnsen K, Jensen G, Feldt-Rasmussen B. Detecting microalbuminuria by urinary albumin/creatinine concentration ratio. Nephrol Dial Transplant 12(2):6-9, 1997.

29. Jefferson JG, Greene AS, Smith MA. Urine albumin to creatinine ratio – response to exercice in diabetes. Arch Dis Child 60:305, 1985.

30. Wachtell K, Olsen MH. Is it time to change the definition of normal urinary albumin excretion? Nat Clin Pract Nephrol 4(12):650-651, 2008.

31. Kalaitzidis RG, Bakris GL. Should proteinuria reduction be the criterion for antihypertensive drug selection for patients with kidney disease? Curr Opin Nephrol Hypertens 18(5):386-391, 2009.

32. Warram JH, Gearin G, Laffel L, Krolewski AS. Effect of duration of type I diabetes on the prevalence of stages of diabetic nephropathy defined by urinary albumine/creatinine ratio. J Am Soc Nephrol 7:930, 1996

33. Blainey JD, Brewer DB, Hardwicke J, Soothill JF. The nephrotic syndrome. Diagnosis by renal biopsy and biochemical and immunological analyses related to the response to steroid therapy. Q J Med 29:235, 1960.

34. Joachim GR, Cameron JS, Schawartz B, Becker EL. Selectivity of protein excretion in patients with the nephrotic syndrome. J Clin Invest 43:2332, 1964.

35. Laurent J, Philippon C, Lagrue G, Laurent G, Weil B, Rostoker G. Proteinuria selectivity index – prognostic value in lipoid nephrosis and related diseases. Nephron 65(2):185-189, 1993.

36. Lagrue G, Laurent J, Roberva R, Laurent G, Philippon C. Proteinuria selectivity index prognostic value in idiopathic nephrotic syndrome. Ann Med Interne (Paris) 142(4):249-253, 1991.

37. Schwarz R, Rossipal E. The prognosis of idiopathic nephrotic syndrome: a comparative study between the index of selectitvity of protein and the findings in renal biopsies. Pediatr Pathol 15(2):131-136, 1980.

38. Tencer J, Torffvit O, Thysell H, Rippe B, Grubb H . Proteinuria selectivity index based upon alpha 2 macroglobulin or IgM is superior to IgG based index in differentiating glomerular diseases. Technical note. Kidney Int 54(6):2098-2105, 1998.

39. Harisson JF, Blainey JD. Low molecular weight proteinuria in chronic renal diseases. Clin Sci 33:381, 1967.

50. Abuelo JG. Proteinuria: Diagnostic principles and procedures. Ann Intern Med 98:186, 1983.

41. Hardwicke J. Laboratory aspects of proteinuria in human disease. Clin Nephrol 3:37, 1975.

42. Sesso R, Santos AP, Nishida SK, Klag MJ. Carvalhaes JT, Ajzen H, Ramos OL, Pereira AB. Prediction of steroid responsiveness in the idiopathic nephrotic syndrome using urinary retinol-binding protein and beta-2-microglobulin. Ann Intern Med 116(11):905-909, 1992.

43. Piscator M. Early detection of tubular dysfunction. Kidney Int 34:S15-17, 1991.

44. Yu H, Yanagisawa Y, Forbes MA, Cooper EH, Crockson RA, MacLennan IC. Alpha 1 microglobu-

lin: an indicator protein for renal tubular function. J Clin Pathol 36(3):253-259, 1983.

45. Guder WG, Hofmann W. Markers for the diagnosis and monitoring of renal tubular lesions. Clin Nephrol 38(Suppl 1):S3-S7, 1992.

46. Fede C, Conti G, Chimenz R, Ricca M. N-acetyl--beta-D-glucosaminidase and beta 2-microglobulin: prognostic markers in idiopathic nephrotic syndrome. J Nephrol 12(1):51-55, 1999.

47. Mogensen CE, Vittinghus E, Solling K. Increased urinary excretion of albumin, light chain and beta 2 microglobulin after intravenous arginine administration in normal man. Lancet 2(7935):581-583, 1975.

48. Donadio C, Tramonti G, Luchesi A, Giordani R, Luchetti A, Bianchi C. Tubular toxicity is the main renal effect of contrast media. Ren Fail 18(4):647-656, 1996.

49. Shima K, Hirota M, Fukuda M, Tanaka A. Determination of urinary lysozyme for potential detection of tubular dysfunction in diabetic nephropathy. Clin Chem 32(10):1818-1822, 1986.

50. Fliser D, Novak J, Thongboonkerd V, Argilés A, Jankowski V, Girolami MA et al. Advances in urinary proteome analysis and biomarker discovery. J Am Soc Nephrol 18(4):1057-1071, 2007.

51. Merchant ML, Klein JB. Proteomic discovery of diabetic nephropathy biomarkers. Adv Chronic Kidney Dis 17(6):480-486, 2010.

52. Churg J, Bernstein J, Glassock RJ. Renal disease: classification and atlas of glomerular diseases. 2nd ed. Tokyo, Igaku-Shoin, 1995.

53. Madaio MP, Harrington JT. Current concepts. The diagnosis of acute glomerulonephritis. N Engl J Med 309(21):1299-1302, 1983.

54. Department of Clinical Epidemiology abd Biostatistics, Mc Master University Health Sciences Centre – How to read clinical journals to learn about a diagnostic test. Can Med Assoc J 124:703-710, 1981.

55. Glassock RJ. Serologic tests in glomerular disease. In Clinical Nephrology Continuing Medical Education. XVth International Congress of Nephrology, 1999, p. 173-180.

56. Koshi G, Sridharan G, Thangavelu CP, Shastry JC. Streptococcal antibodies and complement components in tropical post-streptococcal glomerulonephritis. Trans R Soc Trop Med Hyg 77(2):189-191, 1983.

57. Kobrin S, Madaio MP. Acute poststreptococcal glomerulonephritis and other bacterial infection--related glomerulonephrittides. In Schrier RW, Gottschalk CW. Diseases of the Kidney, 6th ed. 1966, p. 1579-1593.

58. Gerber MA, Wright LL, Randolph MF. Streptozime test for antibodies to group A streptococcal antigens. Pediatr Infect Dis 6(1):36-40, 1987.

59. Braida M, Gaido E, Panarisi P, Fiorio C. Serologic diagnosis of streptococcal diseases. Ulterior data on the comparison of 2 methods (streptozime and antistreptolysin). Minerva Med 77(37):1679-1688, 1986.

60. Hederstedt B, Holm SE, Wadstrom T. Discrepancy between results of the streptozyme test and those of the antideoxyribinuclease B and antihyaluronidase tests. J Clin Microbiol 8(1):50-53, 1978.

61. D'Agati V, Appel GB. HIV infection and the kidney. J Am Soc Nephrol 8(1):138-152, 1997.

62. Phair J, Palella F. Renal disease in HIV-infected individuals. Curr Opin HIV AIDS 6(4):285-289, 2011.

63. Font J, Vidal J, Cervera R, Lopez-Soto A, Miret C, Jimenez de Anta MT, Ingelmo M. Lack of relationship between human immunodeficiency virus infection and systemic lupus erythematosus. Lupus 4(1):47-49, 1995.

64. Savige JA, Chang L, Horn S, Crowe SM. Anti-nuclear, anti-neutrophil cytoplasmic and anti--glomerular membrane antibodies in HIV-infected individuals. Autoimmunity 18(3):205-211, 1994.

65. Lok AS, Gunaratnam NT. Diagnosis of hepatitis C. Hepatology 26(3 Suppl 1):48S-56S, 1997.

66. Gretch DR. Diagnostic tests for hepatitis C. Hepatology 26(3 Suppl 1):43S-47S, 1997.

67. Long GS, Bacon BR, Bisceglie AM. Interpreting serologic tests for hepatitis C virus infection: balancin cost and clarity. Cleve Clin J Med 63(5):264-268, 1996.

68. Urdea MS, Wuestehube LJ, Laurenson PM, Wilber JC. Hepatitis C – diagnosis and monitoring. Clin Chem 43(8 Pt 2):1507-1511, 1997.

69. Daughestani L, Pomeroy C. Renal manifestations of C infection. Am J Med 106(3):347-354, 1999.

70. Yamabe H, Johnson RJ, Gretch DR, Fukushi K, Osawa H, Miyata M, Inuma H. Hepatitis C virus infection and membranoproliferative glomerulonephritis in Japan. J Am Soc Nephrol 6(2):220-223, 1995.

71. Lopes LM, Lopes EP, Silva E, Kirsztajn GM, Pereira AB, Sesso RC, Ferraz ML. Prevalence of hepatitis C virus antibodies in primary glomerulonephritis in Brazil. Am J Nephrol 18(6):495-497, 1998.

72. Kimmel Pl, Moore Jr JM. Viral glomerulonephritides. In Schrier, Gottschalk. Diseases of the Kidney. 1996, p. 1595-1618.

73. Levy M, Chen N. World perspective of hepatitis B-associated glomerulonephritis in the 80s. Kidney Int Suppl 35:S24-S33, 1991.

74. Bhimma R, Coovadia HM, Adhikari M. Hepatitis B virus-associated nephropathy in black South African children. Pediatr Nephrol 12(6):479-484, 1998.

75. Hruby Z, Kuzniar J, Rabczynski J, Bogucki J, Steciwko A, Weyde W. The variety of clinical and histopathologic presentations of glomerulonephritis associated with latent syphilis. Int Urol Nephrol 24(5):541-547, 1999.

76. Larsen AS, Steiner BM, Rudolph AH. Laboratory diagnosis and interpretation of tests for syphilis. Clin Microbiol Rev 8(1):1-21, 1995.

77. Lowhagen GB. Syphilis: test procedures and terapeutic strategies. Semin Dermatol 9(2):152-159, 1990.

78. Birnbaum NR, Goldschmidt RH, Buffett WO. Resolving the common clinical dilemmas of syphilis. Am Fam Physician 59(8):2233-2246, 1999.

79. Reichlin M, Harley JB. Antinuclear antibodies: an overview. In Wallace DJ, Hahn BH. Dubois Lupus Erythematosus. 5th ed. 1997, p. 397-405.

80. Cook L. New methods for detection of anti nuclear antibodies. Clin Immunol Immunopathol 88(3):211-220, 1998.

81. Bizarro N, Tozzoli R, Tonutti E, Piazza A, Manoni F, Ghirardello A, Rizzoti P. Variability between methods to determine ANA, anti-dsDNA and anti ENA autoantibodies: a collaborative study with the biomedical industry. J Immunol Methods 219(1-2):99-107, 1998.

82. Homburger HA, Cahen YD, Griffiths J, Jacob GL. Detection of antinuclear antibodies: comparative evaluation of enzyme immunoassay and indirect immunofluorescence methods. Arch Pathol Lab Med 122(11):993-999, 1998.

83. Emlen W, O'Neill L. Clinical significance of antinuclear antibodies: comparison of detection with immunofluorescence and enzyme-linked immunosorbentassays. Arthritis Rheum 40(9): 1612-1618, 1997.

84. Reisner BS, DiBlasi J, Goel N. Comparison of na enzyme immunoassay to an Indirect fluorescent immunoassay for detection of antinuclear antibodies. Am J Clin Pathol 111(4): 503-506, 1999.

85. Tan EM, Feotkamp TE, Smolen JS, Butcher B, Dawkins R, Fritzler MJ, et al. Range of antinuclear antibodies in "health" individuals. Arthritis Rheum 40(9):1601-1611, 1997.

86. Hahn BH, Tsao BP. Antibodies to DNA. In Wallace DJ, Hahn BH, Dubois Lupus Erythematosus. 5th ed. 1997, p. 407-422.

87. Jennette JC, Falk RJ. Antineutrophil cytoplasmic autoantibodies and associates diseases: a review. Am J Kidney Dis 15(6):517-529, 1990.

88. Savige JA, Paspaliaris B, Silvestrini R, Davies N, Hendle M. A review of immunofluorescent patterns associated with sntineutrophil cytoplasmic antibodies (ANCA) and their differentiation from other antibodies. J Clin Pathol 51(8):568-575, 1998.

89. Hagen EC, Daha MR, Hermans J, Andrassy K, van der Woude J. Diagnostic value of standardized assays for anti-neutrophil cytoplasmic antibodies in idiopathic systemic vasculitis. Kidney Int 53:743-753, 1998.

90. Byrd VM, Fogo A. The double-edge sword of ANCA: a useful but limited test for screening of pauci immune vasculitides. Am J Kidney Dis 32(2):344-349, 1998.

91. Beck LH Jr, Bonegio RGB, Lambeau G, et al. M-type phospholipase A2 receptor as target antigen in idiopathic membranous nephropathy. N Engl J Med 361:11-21, 2009.

92. Qin W, Beck LH Jr, Zeng C, Chen Z, Li S, Zuo K et al. Anti-phospholipase A2 receptor antibody in membranous nephropathy. J Am Soc Nephrol 22(6):1137-1143, 2011.

93. Wei C, El Hindi S, Li J, Fornoni A, Goes N, Sageshima J et al. Circulating urokinase receptor as a cause of focal segmental glomerulosclerosis. Nat Med 17(8):952-960, 2011.

94. Correia EI, Martinelli RP, Rocha H. Is glomerulopathy due to schistosomiasis Mansoni disappearing? Rev Soc Bras Med Trop 30(4):341-343, 1997.

95. D'Amico G. Renal involvement in essential mixed cryoglobulinemia. Kidney Int 35:1004, 1986.

96. Pechére-Bertschi A, Perrin L, de Saussure P, Widmann JJ, Giostra E, Schifferli JA. Hepatitis C. A possible etiology for cryoglobulinemia type II. Clin Exp Immunol 89:419, 1992.

8

SÍNDROME NEFRÓTICA: FISIOPATOLOGIA, COMPLICAÇÕES E TRATAMENTO

Cristiane Bitencourt Dias
Viktoria Woronik

Síndrome nefrótica é uma síndrome clinicolaboratorial decorrente do aumento da permeabilidade glomerular às proteínas plasmáticas. É caracterizada por proteinúria maior que 3,5g/dia em adultos ou 40mg/h/m² de superfície corporal em crianças, além de hipoalbuminemia (albumina sérica menor que 3,5g/dL) e edema[1]. Hiperlipidemia e eventos trombóticos são frequentemente observados.

Além de ser um fator de risco independente da progressão para a falência renal, a proteinúria acompanha-se de várias alterações metabólicas, hormonais e infecciosas, que serão comentadas neste capítulo e que estão resumidas na figura 8.1.

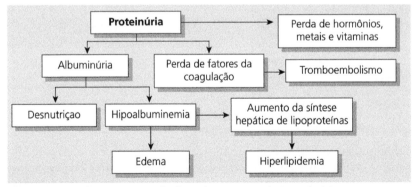

Figura 8.1 – Alterações metabólicas decorrentes da proteinúria.

ETIOLOGIA

Síndrome nefrótica é patognomônico de doença glomerular, podendo ocorrer nas glomerulopatias primárias ou secundárias. Entre as glomerulopatias primárias, a doença de lesões mínima é a causa mais frequente de síndrome nefrótica em crianças. Nos adultos, destacam-se a glomerulosclerose segmentar e focal (GESF) e a

INTRODUÇÃO

glomerulopatia membranosa, segundo casuística do Hospital das Clínicas da USP contida no Registro Paulista de Glomerulopatias (Fig. 8.2)[2]. Entre as glomerulopatias secundárias com síndrome nefrótica, destacamos a nefrite lúpica, a nefropatia diabética e as doenças associadas às paraproteinemias.

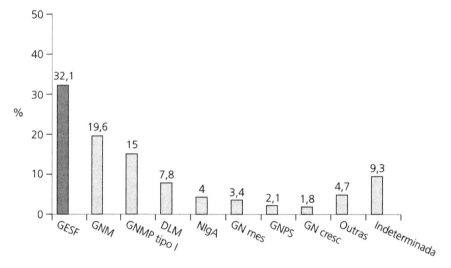

Figura 8.2. Frequência das glomerulopatias primárias em adultos no HC-FMUSP de acordo com o diagnóstico de síndrome nefrótica (n = 613). GESF = glomerulosclerose segmentar e focal; GNM = glomerulopatia membranosa; GNMP = glomerulopatia membranoproliferativa; DLM = doença de lesões mínimas; NIgA = nefropatia por IgA; GN mes = glomerulopatia mesangial; GN cresc = glomerulopatia crescêntica.

FISIOPATOLOGIA E TRATAMENTO

PROTEINÚRIA

Fisiologia normal da barreira glomerular

A barreira glomerular, constituída anatomicamente pela célula endotelial, membrana basal e célula epitelial (podócito), tem como função permitir a passagem livre de substâncias de menor tamanho molecular (como íons, ureia e água) e restringir total ou parcialmente a passagem de moléculas médias como a albumina e as grandes moléculas como imunoglobulinas, tendo como princípio a seletividade por tamanho e carga elétrica[3].

A *célula endotelial* (endotélio fenestrado) tem sido pouco estudada quanto à sua real contribuição para a barreira glomerular. Seus poros têm diâmetro de 375Å, o que permitiria a passagem de macromoléculas, porém a existência de cargas negativas conferidas por glicoproteínas, glicosaminoglicanos e proteoglicanos revestindo a superfície desse endotélio poderia limitar tal passagem.

A membrana basal glomerular é uma matriz acelular de espessura de 300 a 350nm, composta predominantemente por colágeno tipo IV, proteoglicanos e laminina. Também tem sua função de barreira glomerular questionada, principalmente porque doenças do colágeno tipo IV, como a síndrome de Alport, caracterizam-se predominantemente por hematúria, perda de função e pouca proteinúria, acreditando-se que a principal função da membrana basal seria a de ancorar o podócito. Este, por sua vez, através de seus pedicelos unidos por uma membrana chamada *slit diafragma*, seria o maior responsável pela barreira à filtração de macromoléculas, e de moléculas com tamanho intermediário[1,3,4].

Apesar de a seletividade da barreira glomerular ainda ser pouco entendida, estudos anteriores aventaram o papel das cargas negativas normalmente presentes no endotélio e, principalmente na membrana basal glomerular, como o principal fator de restrição à passagem de proteínas. Neste raciocínio, a barreira carga-seletiva seria conferida à membrana basal pela sua própria constituição rica em proteoglicanos, fazendo com que as cargas negativas repelissem macromoléculas circulantes carregadas negativamente, como a albumina. Admite-se, por outro lado, que a barreira tamanho-seletiva é representada por "poros" constitucionais da membrana e que restringem a passagem de proteínas de tamanhos além de 150kDa.

Estudos para entender a permeabilidade glomerular em humanos são limitados e pouco precisos. Assim, marcadores biológicos como a albumina, por exemplo, são inadequados para esse estudo, já que na sua excreção participam, além da filtração, mecanismos de reabsorção tubular dificilmente mensuráveis. Por outro lado, bons marcadores de permeabilidade como as dextranas são de uso limitado em humanos, pois não permitem o estudo da interação de cargas membrana-macromolécula, já que não podem ser testados sob as formas negativas e positivas por razões éticas. No entanto, estudos de permeabilidade da membrana glomerular mais abrangentes foram realizados em animais, usando como marcador o *clearance* fracional (θ) de dextranas de diferentes pesos e com diferentes cargas (Fig. 8.3). Na figura 8.3 observamos que, em animais normais, dextranas com raio efetivo de 36Å, semelhantes à albumina, são pouco filtradas (aproximadamente 10%) e que essa restrição se torna muito mais importante quando a molécula é carregada negativamente[5].

Doença glomerular e alteração da permeabilidade

Conhecimentos iniciais das alterações da permeabilidade glomerular foram constatados em ratos tratados com soro nefrotóxico que desenvolveram proteinúria e apresentaram uma membrana glomerular que perdeu a capacidade de discriminar cargas circulantes, funcionando como uma membrana descarregada. Nessa situação, a perda urinária predominantemente é de albumina, que é a proteína mais presente no plasma. No entanto, em outras situações ocorrem perdas de proteínas maiores que a albumina. Em protocolo estudando humanos com forma membranosa de síndrome nefrótica submetidos à infusão de dextranas, constatou-se um *clearance* fracional de IgG aumentado, assim como o de dextrana de raio molecular efetivo grande (além de 54Å). Constatou-se que isso ocorre pelo aparecimento de

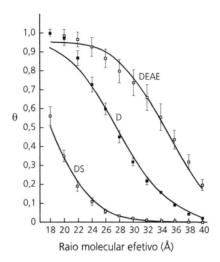

Figura 8.3 – *Clearance* fracional (θ) em função do tamanho molecular do sulfato de dextrana (DS = carga negativa), dextrana neutra (D) e dietilamino de dextrana (DEAE = carga positiva) em ratos normais (adaptado de Deen et al.)[5].

shunts na membrana, muito maiores que os poros habituais e pelos quais transitam moléculas maiores sem restrição[6]. Atualmente, discute-se na literatura a relação entre permeabilidade e estrutura anatômica da barreira glomerular e, como dito anteriormente, imputou-se às alterações ultraestruturais do podócito o aparecimento da proteinúria nefrótica. Todavia, qualquer alteração em um dos três componentes da barreira glomerular pode causar proteinúria.

Os podócitos (Fig. 8.4) são células altamente diferenciadas, terminais, de morfologia e função complexas e que fazem parte da estrutura do capilar glomerular. Estão situados na camada mais externa do capilar, e seus pedicelos (processos podocitários secundários) estão ancorados à membrana basal glomerular por meio de proteínas, tais como alfa-3 e beta-1-integrinas e alfa e beta-distroglicanas. Os pedicelos estão conectados entre si por meio de estruturas especializadas de junção célula-célula (diafragma de fenda), das quais fazem parte, entre outras, as seguintes proteínas: nefrina, podocina, Neph1 e caderina P. Essas proteínas estão intimamente relacionadas a proteínas do citoesqueleto da célula podocitária, entre elas actina, alfa-actinina e sinaptopodina, permitindo que quaisquer alterações nessas proteínas que compõem a membrana ou o citoesqueleto do podócito possam resultar em modificações fenotípicas da célula podocitária e proteinúria[4,7].

Descrevem-se doenças por alterações da estrutura do citoesqueleto da célula podocitária, pela ausência da proteína podocina, ou por falta de interligação adequada entre os processos podocitários, como se constata na ausência de nefrina, a principal proteína expressa na membrana da fenda glomerular. Assim, a falta do gene (NPHS1) da nefrina expressa uma doença conhecida como síndrome nefrótica congênita forma finlandesa, em que a manifestação clínica da proteinúria e da

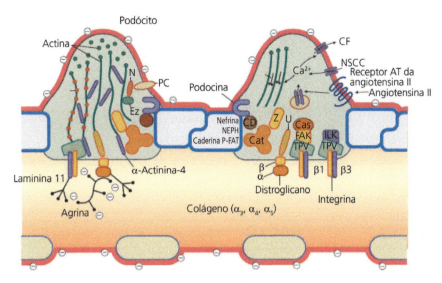

Figura 8.4 – Estrutura molecular do podócito.

hipoalbuminemia já ocorre intraútero. A nefrina é uma proteína de adesão celular que possui uma porção internalizada curta no processo podocitário, exerce sua ação predominante pela sua porção extracelular longa localizada na membrana da fenda interpodocitária e que tem a capacidade de se acoplar a outras moléculas de nefrina, funcionando como um fecho para essa membrana. Qualquer alteração na expressão da nefrina, ou até de sua interação com outras proteínas estruturais por meio de sua porção intracelular, pode levar a distúrbios de permeabilidade e proteinúria[4].

Além da influência genética, o podócito também pode sofrer alterações de mediadores imunológicos, tais como fatores derivados de células T, agentes vasoativos, C5b-9, interleucina-13 (IL-13) e *cardiotropin-like* citocina 1 (CLC1), resultando em proteinúria[8]. Estudos recentes mostram que na glomerulopatia de lesões mínimas, citocinas como a IL-13, provenientes de estímulos infecciosos ou alérgicos, fariam com que o podócito passasse a agir como célula apresentadora de antígeno, CD80, que estimulariam linfócitos T, mantendo a lesão ao podócito[9,10].

Outros fatores sistêmicos que atuam sobre o podócito são os hemodinâmicos. Assim, é muito importante o papel representado pelo aumento da pressão hidráulica transcapilar (AP) e que pode ser constatado em algumas situações patológicas conhecidas em animais (por exemplo, modelo de redução de massa renal) e em glomerulopatias com hiperfiltração em humanos. Nesta situação é onde observamos o mais importante efeito na clínica do uso de drogas antiproteinúricas.

Mesângio e sua contribuição na permeabilidade glomerular

O mesângio é composto pela matriz e célula mesangial, sendo que sua principal função, em relação à barreira glomerular, seria a manutenção da estrutura. Entretanto, atribui-se à célula mesangial capacidade de contratilidade semelhante à célula muscular lisa, e isso poderia contribuir na permeabilidade por regulação da distensibilidade glomerular, principalmente em resposta à pressão[3]. Seria então outro local onde drogas antiproteinúricas poderiam atuar.

DROGAS ANTIPROTEINÚRICAS E DIETA

Drogas que atuam no sistema renina-angiotensina-aldosterona

Muitos estudos sugerem que a piora progressiva de função renal observada nas doenças glomerulares pode ser prevenida se a proteinúria for reduzida para níveis não nefróticos. O efeito antiproteinúrico dos inibidores da enzima de conversão da angiotensina (IECA) foi inicialmente descrito em modelos experimentais de nefropatia por redução de massa renal e diabetes induzido por estreptozotocina[11,12]. Em ambos os modelos, a redução da pressão hidráulica intraglomerular foi considerada pivô na redução da proteinúria. Paralelamente aos estudos experimentais, diversos estudos clínicos demonstraram efeito antiproteinúrico dos IECA e bloqueador do receptor 1 da angiotensina II (BRA) na evolução das nefropatias. Remuzzi estudou pacientes portadores de nefropatia por IgA, observando-os durante três períodos consecutivos de 30 dias. Nos primeiros 30 dias, os pacientes foram mantidos sem medicação; no segundo período, os pacientes receberam IECA (enalapril) e no terceiro período a medicação foi novamente suspensa. Os pacientes apresentaram queda significativa da proteinúria quando medicados com IECA e retornaram aos valores basais após sua suspensão.

O controle da pressão arterial é considerado essencial na evolução das nefropatias proteinúricas, porém estudos clínicos e experimentais não demonstram correlação entre a queda da pressão arterial e a redução da proteinúria. Estudos discutiram se o efeito antiproteinúrico dos IECA poderia envolver outros mecanismos além da redução da pressão do capilar glomerular (P_{CG}). Remuzzi et al. demonstraram que animais proteinúricos tratados com enalapril apresentaram redução significativa da proteinúria independente da redução da P_{CG}, ou seja, acredita-se que a redução da proteinúria tenha ocorrido por alteração direta na permeabilidade da membrana glomerular[13]. Outros dados que sustentam a ideia de um efeito direto na permeabilidade glomerular dos IECA e BRAII são confirmados por: a) diminuição progressiva da proteinúria ao longo de semanas e meses da introdução do IECA ou BRA, ao passo que seu efeito hemodinâmico é rápido e estável[14]; b) o conhecimento de que ratos transgênicos que hiperexpressam receptor tipo 1 da angiotensina II também apresentam proteinúria, fusão de podócitos e glomerulosclerose[15], e c) a angiotensina II reduz a expressão de nefrina e seu bloqueio com IECA a aumenta[16,17].

Ainda visando ao melhor conhecimento da ação dos IECA, também foi estudado o *clearance* fracional de dextrana neutro, obtendo-se que o *clearance* de moléculas de dextrana com raio entre 26 a 42Å não foi afetado pelo uso do IECA, porém moléculas de dextrana com raio entre 54 e 62Å tiveram seu *clearance* significativamente reduzido após o uso do IECA, sugerindo que o enalapril pode induzir alterações na dimensão dos poros de maior tamanho[18].

Da mesma forma que os IECA mostraram-se eficientes na redução da proteinúria e na proteção renal, os BRA apresentaram resultados semelhantes, corroborando com a ideia de que o efeito antiproteinúrico dos IECA na permeabilidade do capilar glomerular seja resultado da inibição da atividade da angiotensina II, e não por seu efeito na via das cininas, como descrito por alguns autores[19-21].

Os efeitos antiproteinúricos do IECA e BRA podem variar de acordo com a dose utilizada. Gansevoort desenvolveu estudo clínico comparando doses de 10 e 20mg de enalapril e 50 e 100mg de losartana. Com relação à pressão arterial, não se obteve efeito adicional com doses mais altas das drogas mencionadas. Quanto à proteinúria, após o uso de 10 e 20mg de enalapril, observou-se queda de 46,9% e 51,6%, respectivamente, e após o uso de 50 e 100mg de losartana a queda foi de 31% e 46%, respectivamente. Apesar de uma tendência a quedas maiores da proteinúria com doses mais altas de IECA e BRA, os resultados não foram significativos, assim como quando comparados os grupos com IECA e BRA[22].

Estudos recentes vêm demonstrando maior redução da proteinúria quando da associação de IECA e BRA em portadores de doenças glomerulares. Russo et al. avaliaram o efeito antiproteinúrico da associação de enalapril e losartano em portadores de nefropatia por IgA e mostraram uma queda na proteinúria de 38% e 30% com uso isolado de enalapril e losartano, respectivamente, e queda da proteinúria de 73% (de 1,8 para 0,5g/24h) com a associação dessas drogas[23]. Resultados semelhantes foram encontrados por Kasper et al. em portadores de *diabetes mellitus* não insulinodependente e nefropatia[24].

Quanto aos efeitos colaterais, lembrar que tanto os IECA quanto as BRA podem levar à hiperpotassemia em pacientes com função renal comprometida, particularmente com filtração abaixo de 30mL/min. Resta lembrar que essas drogas podem induzir queda de filtração glomerular, inclusive insuficiência renal aguda em situações em que a angiotensina esteja extremamente estimulada e que haja isquemia relevante, como em estenose crítica de artéria renal em rim único funcionante ou estenose bilateral crítica. A associação de IECA e BRAII tem efeito antiproteinúrico maior, porém também com risco de insuficiência renal aguda[25].

Anti-inflamatórios não hormonais

Outra classe de compostos conhecidos já há algum tempo e que diminuem a proteinúria são os anti-inflamatórios não hormonais (AINH), particularmente a indometacina, que foi muito utilizada no passado. Sua ação ocorre pelo bloqueio do metabolismo do ácido araquidônico, promovendo redução da pressão de ultrafiltração, ao mesmo tempo que diminui a permeabilidade da barreira glomerular levando à diminuição da carga filtrada de proteínas[26].

O risco do uso desse grupo de drogas está na queda exagerada da filtração glomerular, portanto, elas não devem ser usadas quando houver função igual ou menor que 30mL/min[27]. Visando atenuar esse efeito indesejável, alguns protocolos demonstram a utilidade da associação dos IECA ou BRA aos AINH, em que os efeitos positivos antiproteinúricos das drogas são somados, evitando-se os efeitos negativos sobre a filtração que se mantém constante. Porém, é importante lembrar que a ação hiperpotassêmica dos dois grupos de drogas persiste, com riscos que devem ser considerados[28,29].

Dieta hiperproteica

O papel da proteína na dieta e o funcionamento renal foram abordados em uma publicação já clássica de Brenner et al. demonstrando que a dieta hiperproteica pode ser lesiva aos rins, induzindo uma vasodilatação renal e consequentes aumentos de fluxo e pressão do capilar glomerular[30]. Além disso, em nefropatias, o mecanismo renal de vasodilatação induzida pela dieta hiperproteica está presente, questionando-se seu possível papel na piora da lesão e aumento da proteinúria[31].

O mecanismo da proteinúria causado pela dieta hiperproteica foi bem estudado por Remuzzi que, abordando ratos com nefropatia induzida por adriamicina e submetidos à infusão de dextranas de diferentes pesos moleculares, concluiu que o tráfego aumentado de proteínas pelo capilar glomerular não é causado por alterações do tamanho dos poros da membrana, mas por aumento da pressão intraglomerular[32]. Dos estudos em animais e em humanos, podemos concluir que dietas ricas em proteínas, tanto aguda quanto cronicamente, aumentam a pressão no capilar glomerular, ao mesmo tempo que promovem proteinúria e, por conseguinte, podem participar do mecanismo de progressão da nefropatia. Além disso, o aumento de proteína na dieta não é eficaz para elevar níveis séricos da albumina diante da alta permeabilidade capilar presente na síndrome nefrótica.

Por outro lado, dietas hipoproteicas têm risco maior de provocarem desnutrição no paciente. Dessa forma, como resultado dos dados de literatura relacionando conteúdo de proteína na dieta em pacientes com síndrome nefrótica, nossa conduta prática com o doente é sugerir uma dieta que contenha 1g/kg de peso ideal/dia, portanto, normal em proteínas, com oferta calórica normal[1]. Contraindicamos as suplementações proteicas pelos argumentos já expostos.

EDEMA

Existem duas teorias principais para explicar os mecanismos de formação do edema na síndrome nefrótica. A teoria clássica apoia-se sobre à hipovolemia causada pela redução da pressão oncótica plasmática secundária a hipoalbuminemia, que permite a transudação de líquido do capilar para o espaço extravascular. Essa hipovolemia (*underfill*) estimularia o sistema renina-angiotensina-aldosterona (SRAA), resultando na absorção de sal e água. Nesse esquema, o estímulo à reabsorção tubular aumentada de sódio seria desencadeado não só pela ativação do sistema renina-angiotensina-aldosterona (SRAA), mas também pela vasopressina e sistema nervoso simpático (Fig. 8.5).

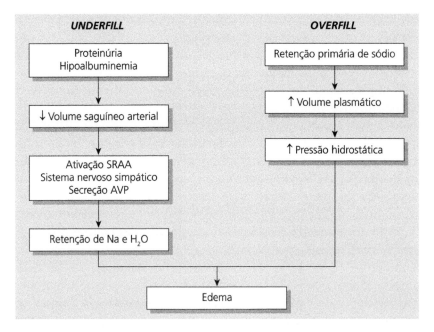

Figura 8.5 – Mecanismo de geração de edemas em síndrome nefrótica. SRAA = sistema renina-angiotensina-aldosterona; AVP = arginina-vasopressina.

O raciocínio da presença de *underfill* vem diretamente da equação de fluxos pelas membranas biológicas, inclusive capilares sistêmicos, nos quais, pela lei de Frank-Starling, o deslocamento do fluido entre plasma e interstício é determinado pela pressão hidráulica e coloidosmótica de cada um desses compartimentos:

$$\Delta v = k(\Delta P - \Delta \pi)$$

onde: Δv é o volume transferido entre os compartimentos, ΔP e $\Delta \pi$ representam as diferenças de pressão hidrostática e pressão coloidosmótica de cada compartimento, respectivamente. Dessa forma, ΔP representa a diferença das pressões hidrostáticas entre plasma e interstício, e $\Delta \pi$, a diferença das pressões coloidosmóticas entre o plasma e o interstício.

Em uma primeira abordagem, ficamos tentados a deduzir que, havendo diminuição da pressão coloidosmótica intracapilar e com manutenção dos outros parâmetros, o fluido tenderia a sair do capilar. No entanto, experimentos em animais com síndrome nefrótica induzida demonstraram que a pressão coloidosmótica intersticial decresce proporcionalmente à queda da intravascular e, com isso, o gradiente transmembrana mantém-se constante, não permitindo o deslocamento do fluido, a menos que ocorra concentração de albumina intravascular de aproximadamente 1g/dL, quando o gradiente se rompe[33].

Várias observações, no entanto, apontam contra um papel primário da hipovolemia. *underfill*. Medidas de volume plasmático, apesar dos problemas metodológicos que as cercam, mostram que praticamente metade dos doentes nefróticos adultos têm volemias normais e apenas 30% têm hipovolemia[34]. Porém, crianças apresentam, em geral, volemia baixa, inclusive com propensão a desenvolverem IRA quando tratadas mais intensivamente com diuréticos. Outro dado que vai contra a teoria da hipovolemia é o achado de níveis frequentemente elevados de ANP (peptídeo natriurético atrial) nos pacientes nefróticos. O ANP está frequentemente aumentado como resposta dos cardiomiócitos a uma hipervolemia. No paciente nefrótico, o ANP está aumentado, mas sem uma ação eficiente de natriurese por provável resistência tubular[35,36]. Ainda no mesmo raciocínio, é constatado que o bloqueio farmacológico do SRAA não causa natriurese, como seria esperado se a retenção de sódio fosse por hiperativação desse sistema[37]. Outra constatação clínica é de que, no início da recidiva da síndrome nefrótica, a retenção de sódio ocorre antes da proteinúria maciça e da hipoalbuminemia. Em contraposição, o início da remissão é caracterizado por natriurese que se estabelece antes da reversão da hipoalbuminemia[38,39].

A retenção primária de sódio (mecanismo do *overfill*) é bem documentada em modelo de nefrite unilateral e síndrome nefrótica induzida, em animais, por puromicina. Nesses animais, a reabsorção de sódio está aumentada apenas no rim nefrótico". Estudos de micropunção mostram oferta de carga filtrada ao néfron distal igual em ambos os rins, porém com hiperabsorção nesses segmentos apenas no rim doente[40]. Estudos celular e de transportadores reforçam a teoria do *overfill*. Tais estudos constatam hiperexpressão do cotransportador de sódio-hidrogênio no túbulo proximal (NHE3-cotransportador Na-H). Uma das explicações é que parte desse cotransportador está associada à megalina (transportador de albumina no túbulo proximal) e apresenta-se em forma inativa. Na síndrome nefrótica, esses cotransportadores seriam dissociados da megalina, ficando livres para a reabsorção de sódio[39]. O túbulo distal e coletor também participam de forma importante na reabsorção de sal na síndrome nefrótica através de canais epiteliais de sódio (ENaC), que, a exemplo do NHE3, também estão mais expressos na síndrome nefrótica[39].

Com o exposto é possível concluir que, em muitas situações na síndrome nefrótica, o edema não poderá ser atribuído apenas à hipovolemia, muito provavelmente nem a uma retenção tubular primária, mas deve ser resultante da participação mais ou menos intensa dos dois mecanismos em diferentes momentos da doença. Podemos inferir, então, que talvez haja um grupo de pacientes em que o distúrbio primário seja uma hiperabsorção tubular de sódio e que, em outro momento, por queda da albuminemia, passe a predominar a hipovolemia arterial. Por outro lado, quanto à sua instalação, o edema que se acompanhar de hipovolemia tenderá, com o passar do tempo, à normovolemia, considerando-se que o paciente continue com a filtração normal.

A identificação do provável estado de volemia de um paciente nefrótico poderá ser avaliada pelas características citadas no quadro 8.1.

Quadro 8.1 – Diferenças clínicas e laboratoriais entre os diferentes mecanismos de formação do edema nefrótico.

	Overfill	*Underfill*
TFG < 50%	+	–
TFG > 75%	–	+
Albumina sérica > 2g/dL	+	–
Albumina sérica < 2g/dL	–	+
Histologia: lesão mínima	–	+
Hipertensão	+	–
Hipotensão postural	–	+

TFG = taxa de filtração glomerular; AVP = arginina-vasopressina.

TRATAMENTO DO EDEMA

Paciente com edema nefrótico apresenta um balanço de sódio positivo e, portanto, a remoção dos edemas implica reversão desse balanço. Assim, a primeira atitude a ser tomada é a diminuição da ingestão de sódio que não deve ultrapassar 50mEq/dia (3g de cloreto de sódio). Alguns pacientes, provavelmente os que ingerem mais sal, podem, somente com essa prescrição dietética, passar ao balanço negativo de sódio, perdendo peso (edemas). No entanto, a maioria vai necessitar também de uma combinação de diuréticos. Aconselha-se o uso de um diurético tiazídico no início e, a seguir, sua associação com diuréticos de alça e, se necessário, poupadores de potássio.

Os pacientes nefróticos são mais resistentes à ação dos diuréticos comparados a pacientes normais, e isso se deve a vários fatores, entre eles:

- Em grandes edemas (anasarca) há menor absorção gastrintestinal de diuréticos por via oral.
- Em pacientes nefróticos com comprometimento da função renal ocorre diminuição da secreção tubular de diurético, em especial os diuréticos de alça, com consequente menor oferta dessa medicação nos sítios de ação (ex.: alça de Henle).
- Os diuréticos são carreados pela albumina até a circulação peritubular, onde são secretados no túbulo proximal e atingem a luz tubular, sendo levados pelo fluido tubular aos seus sítios de atuação. A hipoalbuminemia contribui para menor oferta de diuréticos aos néfrons, e valores de albumina sérica menores que 2g/dL são indicativos da necessidade da associação de albumina por via intravenosa aos diuréticos para permitir melhor ação da droga.
- Neutralização dos diuréticos na luz tubular pela presença da albuminúria muito elevada que se ligaria ao medicamento impedindo sua ação nos sítios apropriados.

Por esses motivos, a posologia dos diuréticos, em especial os de alça (furosemida), deve ser maior no paciente com síndrome nefrótica.

Os edemas devem ser retirados lentamente. Perdas de peso de até 1kg por dia em adultos geralmente são bem toleradas. Medidas de volemia e filtração glomerular mostraram manutenção desses parâmetros com perda de peso de 10 a 15kg, desde que ocorram lentamente[41]. As retiradas rápidas de volume podem precipitar complicações como importantes quedas na taxa de filtração glomerular, hiponatremia e alcalose metabólica hipopotassêmica. Em edemas de difícil resolução, tendo sido tentado o uso da associação de tiazídicos + diuréticos de alça + bloqueadores da aldosterona em doses máximas, está indicada a infusão de albumina hiperoncótica que sensibilizará a resposta diurética. Essa indicação é particularmente mais enfatizada naqueles nefróticos que mostram sinais de hipovolemia, como as crianças com lesão mínima. Estudos feitos em adultos demonstraram maior diurese e natriurese após administração de albumina + furosemida que após furosemida ou albumina somente[42]. Mesmo considerando que o efeito é fugaz, já que a albumina infundida é praticamente toda excretada, essa abordagem terapêutica é útil quando os outros esquemas se mostrarem ineficientes. Resta lembrar que, em casos graves de edema não responsivo a esquemas diuréticos variados, o uso da ultrafiltração está indicado.

COMPLICAÇÕES

HIPERCOAGULABILIDADE

É bem conhecida a tendência a tromboses tanto arteriais quanto venosas nos pacientes nefróticos. Cerca de 10% dos adultos e 2% das crianças terão um episódio clínico de tromboembolismo, e esses eventos aumentam quando a concentração de albumina sérica diminui para valores abaixo de 2g/dL[1]. Esse estado pró-trombótico na síndrome nefrótica possui causas multifatoriais, a maioria delas envolvendo alterações nos fatores de coagulação.

Encontra-se aumento da síntese hepática de fatores pró-trombóticos, tais como fatores de Von Willebrand, V e VII. O fator VIII (globulina anti-hemofílica) está marcadamente elevado na maioria dos pacientes nefróticos, predominantemente por síntese em células endoteliais. São relatados níveis elevados de fibrinogênio e fibronectina. É importante notar que os níveis plasmáticos de fibrinogênio, que é de síntese hepática, guardam uma correlação inversa com a albumina sérica e direta com os níveis de colesterol, portanto, quanto menores os níveis de albumina, maiores serão os do fibrinogênio. Recentemente foi constatado que altos níveis de fibrinogênio participam como fator de risco independente para doença isquêmica cardiovascular em população não nefrótica. Com esse raciocínio, é possível afirmar que o paciente nefrótico traz um risco cardiovascular condicionado pelo estado nefrótico em que se encontra, independente de outros fatores[43]. Ainda dentro das alterações dos fatores pró-coagulantes, foram detectados níveis elevados de α_2-antiplasmina, que é um potente inibidor da plasmina. Também pode ocorrer aumento do número de plaquetas e da agregação plaquetária, pois a hipoalbuminemia facilita a transformação de ácido araquidônico em tromboxano que favorece a adesividade plaquetária[44].

Alguns fatores anticoagulantes são perdidos pelo rim como a antitrombina III, que é uma α_2-globulina e que é o mais importante inibidor da trombina. Estudo em humanos constatou correlação entre a deficiência de antitrombina III e o evento tromboembólico[45]. O sistema fibrinolítico também está frequentemente alterado. A concentração plasmática de plasminogênio está, em geral, reduzida em pacientes nefróticos devido à perda renal[44]. O grau de deficiência de plasminogênio correlaciona-se com a intensidade da proteinúria.

Além de alterações nos fatores de coagulação, também o estado volêmico do paciente nefrótico participa do estado pró-trombótico por meio da hemoconcentração pela redução de volume plasmático. Também a imobilidade causada pelo estado de anasarca ou fatores ligados à própria doença participam desta tendência pró--trombótica. No quadro 8.2 apresentamos um resumo dessas alterações.

Quadro 8.2 – Componentes do sistema de coagulação e síndrome nefrótica.

Componentes pró-trombóticos	Componentes antitrombóticos
Fator VIII – aumentado	Antitrombina III – diminuída
Fator V – aumentado	Plasminogênio – diminuído
Fator VII – aumentado	
Fibrinogênio – aumentado	
α_2-antiplasmina – aumentada	
Plaqueta – aumentada	

A trombose de veia renal (TVR) é uma das importantes complicações do estado de hipercoagulabilidade na síndrome nefrótica. Ela é mais comum no curso da glomerulopatia membranosa, ocorrendo clinicamente em 8% dos casos, porém podendo chegar a 50% dos casos quando usado algum método de diagnóstico por imagem. Os sintomas da TVR são dor em flanco e hematúria, sendo relatado até insuficiência renal aguda[46]. No entanto, muito frequentemente, e para dificultar seu diagnóstico, a trombose de veia renal é assintomática. Entretanto, investigação rotineira de TVR não é recomendada, exceto nos pacientes com nefropatia membranosa com albumina sérica menor que 2g/dL[47]. Um dos motivos de não ser recomendada a busca ativa pelo diagnóstico de TVR é que não existem provas do benefício do diagnóstico da trombose assintomática (doença oculta), além do que pessoas com avaliação negativa para trombose poderão desenvolvê-la em outro momento e assim necessitar de nova investigação[47].

O tromboembolismo pulmonar (TEP) é outra grande complicação, porém sua frequência pode estar subestimada nos quadros mais leves e pouco sintomáticos. Em estudo com 151 pacientes nefróticos, 94 foram submetidos à cintilografia pulmonar ventilação-perfusão, o diagnóstico de TEP ocorreu em 12 pacientes (13%), sendo 5 deles associados à trombose venosa profunda, enquanto 7 foram tromboses isoladas no pulmão[48]. Em outro estudo, 89 pacientes com síndrome nefrótica e albumina sérica menor que 2g/dL, 19 pacientes (21%) tiveram diagnóstico de TEP por cintilografia[49]. Kayali et al. estudaram uma população de 925 mil pacientes com registro de síndrome nefrótica entre 1979 e 2005, no National Hospital Dischange Survey, e compararam com uma população controle não nefrótica de 898.253 milhões. Seus resultados mostraram que a população nefrótica tinha um risco de 1,39 e 1,72 vez maior de ter TEP e trombose venosa profunda (TVP), respectivamente, em relação aos controles[50]. A prevalência de TVR foi muito baixa, não permitindo comparação entre os grupos[50]. Os estudos utilizando tomografia de tórax com protocolo para TEP em síndrome nefrótica ainda são escassos.

Na tabela 8.1 está a frequência de tromboses em pacientes com síndrome nefrótica, segundo publicações de diversos autores.

Tabela 8.1 – Frequência de trombose de veia renal (TVR), trombose venosa profunda (TVP) e tromboembolismo pulmonar (TEP) em síndrome nefrótica em adultos. Adaptado do estudo de Kayali et al.[50].

Autores	Síndrome nefrótica (n de pacientes)	Idade (anos)	TVR (%)	TVP (%)	TEP (%)
Llach et al.[48]	151	Adultos	22	–	13
Wagoner et al.[51]	27	Adultos	48	4	7
Cade et al.[52]	158	14-72	17	–	8
Cherng et al.[53]	89	21-67	–	–	3
Mehls et al.[54]	116	17-62	7	23	9

Pacientes nefróticos com tromboses agudas devem ser submetidos à anticoagulação plena, obtendo-se bons resultados clínicos com a recanalização das áreas afetadas. O tratamento é semelhante ao de pacientes com tromboembolismo sem síndrome nefrótica, inicialmente com heparinização plena, seguindo-se o uso de warfarina. A hipoalbuminemia e a perda urinária de antitrombina III são fatores que dificultam a anticoagulação desses pacientes, devendo haver monitorização rigorosa para se atingir os alvos de anticoagulação. Novos anticoagulantes orais, como o dabigatran, que é um inibidor da trombina e não necessita de monitorização rotineira, ainda são de uso recente na prática médica e sem estudos em pacientes nefróticos. É discutido na literatura o tempo de manutenção do anticoagulante, que pode variar de 6 a 12 meses, devendo ser continuado por mais tempo se persistir o estado nefrótico. Em relação à anticoagulação profilática, há poucos estudos que avaliam o benefício dessa estratégia em pacientes com quadro nefrótico persistente. Um desses estudos, feito em pacientes com glomerulopatia membranosa, mostrou benefício da anticoagulação profilática diminuindo a incidência de êmbolos sem aumentar a incidência de eventos hemorrágicos[55].

Diante desses dados, cabe a cada um decidir sobre a anticoagulação profilática, levando-se em conta as características do paciente e a situação a que ele está exposto. Entretanto, é consenso que pacientes nefróticos acamados por situações cirúrgicas, clínicas ou ortopédicas devam ser submetidos à anticoagulação profilática. Em outros casos, há discussões.

HIPERLIPIDEMIA

A hiperlipidemia é uma das anormalidades mais frequentes nos portadores de síndrome nefrótica. Para entendermos as alterações lípidicas nessa doença, faremos uma breve revisão do metabolismo normal dos lipídeos.

Metabolismo dos lipídeos

O metabolismo dos lipídeos pode ser dividido em duas vias.

Via exógena – tem início com a absorção intestinal do colesterol e dos ácidos graxos da dieta. Dentro da célula intestinal, os ácidos graxos livres combinam-se com o glicerol para formar os triglicérides e o colesterol é esterificado formando os ésteres de colesterol. Esses lipídeos, em conjunto com as apoproteínas, formam os quilomícrons, que são transportados pelos linfáticos até a circulação. Posteriormente, os quilomícrons são hidrolisados pela lipase lipoproteica (LPL) localizada no endotélio vascular dos adipócitos e musculatura esquelética. Esse processo resulta na liberação, para os tecidos, de ácidos graxos livres e monoglicérides e o restante dos quilomícrons volta à circulação como quilomícron remanescente, que acaba sendo captado pelo fígado por meio de receptores específicos. No fígado, os ésteres de colesterol são catabolizados em colesterol livre e excretados na bile ou reincorporados em lipoproteínas endógenas[1].

Via endógena – o fígado sintetiza VLDL (lipoproteína de muito baixa densidade), que é rico em triglicérides e que ao ser secretado sofre hidrólise pela ação de LPL presente na superfície das células endoteliais. O LDL (lipoproteína de baixa densidade, formada por ésteres de colesterol e apolipoproteína B100) é captado tanto pelo fígado, sendo convertido em ácidos biliares e secretado para a luz intestinal, quanto pelos tecidos periféricos, sendo utilizado para a síntese de membrana celular, produção de hormônios ou estocados na forma esterificada. A captação de LDL pelo fígado exerce um *feedback* negativo na expressão de receptores para LDL e na ação da enzima hidroximetilglutaril coenzima A redutase (HMG-CoA redutase), a qual controla a síntese de colesterol pela célula hepática.

Com a renovação das membranas celulares, o colesterol é novamente liberado para a circulação, sofrendo esterificação pela ação da enzima lecitina-colesterol aciltransferase (LACT) e incorporado nas partículas nascentes de HDL (lipoproteína de alta densidade), o qual carrega o colesterol novamente para ser hidrolisado no fígado[1].

Fisiopatologia da hiperlipidemia na síndrome nefrótica

Os mecanismos responsáveis pela hiperlipidemia na síndrome nefrótica ainda não estão completamente elucidados. Postula-se que ocorram quatro mecanismos básicos nessa anormalidade lipídica. Primeiro, o aumento da síntese hepática de LDL, VLDL e outras lipoproteínas, por estímulo direto da redução da pressão oncótica secundária à hipoalbuminemia. O segundo mecanismo propõe uma redução da atividade das enzimas LPL, resultando em diminuição do catabolismo do VLDL e da LCAT e promovendo diminuição do HDL. O terceiro mecanismo que pode contribuir para as alterações lipídicas é a redução da atividade do receptor de LDL, que provoca diminuição no *clearance* metabólico dessa molécula. O último mecanismo é a perda urinária de HDL[1].

Estudo realizado em 100 pacientes nefróticos encontrou nível de colesterol total superior a 200mg/dL em 87% deles, superior a 300mg/dL em 53% e superior a 400mg/dL em 25%[56]. Ao mesmo tempo que encontramos aumento do colesterol total, em especial do LDL-colesterol, detectamos também uma alteração na composição do LDL, podendo com isso aumentar o potencial aterogênico dessa partícula. Aproximadamente um terço dos pacientes com síndrome nefrótica apresentarão exclusivamente aumento dos níveis de LDL. Estudo realizado por Joven et al. em 19 pacientes nefróticos encontrou aumento isolado de LDL em 33,3% dos pacientes, aumento de LDL e VLDL em 59,6% e aumento isolado de VLDL em 7%[57]. Os pacientes com síndrome nefrótica e proteinúrias mais elevadas ou com perda de função renal podem apresentar, com maior frequência, elevação de triglicérides associada ao aumento do LDL. Os níveis de HDL-colesterol podem estar baixos, normais ou altos, entretanto seus subtipos estão anormalmente distribuídos, em especial o HDL_2, que se encontra diminuído, e o HDL_3 que pode estar elevado[58]. Em virtude das alterações descritas e também pelo aumento da lipoproteína (a) (Lpa)[58], geralmente encontrada nos pacientes nefróticos, podemos concluir que esse grupo especial de pacientes pode apresentar maior probabilidade para desenvolver doença aterosclerótica.

A gravidade da hipercolesterolemia está inversamente correlacionada com a queda da pressão oncótica[57], embora os mecanismos responsáveis por tal alteração ainda não estejam completamente elucidados. Estudos *in vitro* demonstraram que a redução da pressão oncótica estimula diretamente a transcrição hepática para o gene da apolipoproteína B[59]. A elevação da pressão oncótica com a utilização de albumina ou dextrana revertem essas alterações *in vitro*[59] e promovem redução dos níveis de colesterol em pacientes nefróticos[60]. Estudos de Shurbaji et al. concluíram que a manutenção da hipercolesterolemia na síndrome nefrótica se deve à síntese aumentada e à diminuição de seu *clearance* metabólico, e que nenhum dos fatores seria mais importante[61].

A hipertrigliceridemia deve-se basicamente à redução do catabolismo, sendo que os mecanismos responsáveis por essa redução não são conhecidos. A redução da atividade da LPL é importante, porém não explica completamente a elevação dos níveis de triglicérides[62-64].

Em resumo, as principais alterações relacionadas ao metabolismo lipídico na síndrome nefrótica são:

PONTOS DE DESTAQUE

- Redução da pressão oncótica, secundária à hipoalbuminemia, estimula diretamente a síntese hepática de lipoproteína de baixa densidade (LDL), lipoproteína de muito baixa densidade (VLDL) e outras lipoproteínas[58,65].
- Defeito na atividade periférica da lipase lipoproteica resultando em aumento do VLDL[58].
- Perda urinária de lipoproteína de alta densidade (HDL)[58].

Tratamento

As alterações lipídicas dos pacientes nefróticos revertem com a remissão da doença, seja ela espontânea ou induzida por drogas. Nos pacientes com proteinúria mantida e prolongada, o tratamento da hiperlipidemia pode ser benéfico, embora ainda bastante discutível[66]. O tratamento das dislipidemias na síndrome nefrótica segue as mesmas recomendações feitas para a população geral na prevenção de doença cardiovascular. Destacamos que o tratamento dietético isolado se mostra ineficaz no controle da hiperlipidemia do paciente nefrótico[67,68]. Com relação à utilização de drogas redutoras de lipídeos, as mais indicadas seriam os inibidores da HMG-CoA redutase, em virtude de sua maior efetividade e de seu menor número de efeitos colaterais[66,67,69,70]. Thomas et al. desenvolveram estudo utilizando a sinvastatina em pacientes com doença renal proteinúrica, sendo a maior parte portadora de síndrome nefrótica. Os resultados obtidos foram redução de 30% do colesterol total, de 31% do LDL-colesterol e de cerca de 25% dos níveis de apo B-100, e a elevação da dose da sinvastatina de 10mg/dia para 40mg/dia não resultou em melhor resposta terapêutica[71]. Os fibratos (medicações para controle de triglicérides) estão relacionados a maior risco de rabdomiólise no paciente nefrótico, porém mais frequentemente nos pacientes com comprometimento da função renal[1].

O uso de inibidores da enzima de conversão da angiotensina pode ter um papel adjuvante no controle da hiperlipidemia dos pacientes nefróticos, provavelmente por seu efeito antiproteinúrico[72]. Resultados semelhantes também podem ser obtidos com a utilização do losartano, antagonista do receptor de angiotensina II[73].

Implicações clínicas

Concomitante à hiperlipidemia, os portadores de síndrome nefrótica apresentam, com frequência, hipertensão arterial e alterações de coagulabilidade, fatos que tornam esses pacientes mais suscetíveis a eventos cardiovasculares. Vários estudos foram desenvolvidos para quantificar o risco cardiovascular dos pacientes nefróticos, porém muitos deles incluíam portadores de diabetes (risco inerente de doença cardiovascular), lesões mínimas (tipicamente evolui para remissão), hipertensos ou em uso de corticosteroide, o que acaba dificultando muito a interpretação dos resultados. Ordonez et al. avaliaram o risco de doença arterial coronariana em 142 pacientes nefróticos não diabéticos, encontrando um risco relativo para doença coronariana de 5,5 vezes superior ao grupo controle, ajustado para hipertensão e tabagismo[43]. Lechner et al., entretanto, encontraram dados que não confirmaram a associação de síndrome nefrótica e aumento do risco cardiovascular. Esses autores avaliaram 62 pacientes adultos que tiveram síndrome nefrótica esteroide responsiva ou esteroide dependente na infância. Esses pacientes não apresentam doença renal crônica e a frequência de eventos cardiovasculares foi de 8%, o que é similar à população geral da mesma idade dos pacientes em questão. Por esses achados, os autores colocam o risco cardiovascular mais associado à proteinúria persistente e à doença renal crônica[74].

REFERÊNCIAS BIBLIOGRÁFICAS

1. Floege J, Feehally J. Introduction to glomerular disease: clinical presentations. In Floege J, Johnson RJ, Feehally J. Comprehensive Clinical Nephrology. St. Louis, Elsevier Saunders, 2010. Cap 15, p. 193-207.

2. Malafronte P, Mastroianni-Kirsztajn G, Betônico GN, et al. Paulista registry of glomerulonephritis: 5-year data report. Nephrol Dial Transplant 21(11):3098-3105, 2006.

3. Haraldsson B, Nyström B, Deen WM. Properties of the glomerular barrier and mechanisms of proteinúria. Physiol Rev 88:451-487, 2008.

4. Tryggvason K, Patrakka J, Wartiovaara J. Hereditary protein syndrome and mechanisms of proteinuria. N Engl J Med 354:1387-1401, 2006

5. Deen WM, Satvat B, Jamilson JM. Theoretical model for glomerular filtration of charged solutes. Am J Physiol 238:126, 1980

6. Guasch A, Sibley RK, Hunie P, et al. Extent and course of glomerular injury in human membranous glomerulopathy. Am J Physiol 263:1034-1043, 1992.

7. Tryggvason K. Unraveling the mechanisms of glomerular ultrafiltration: nephrina key component of the slit diaphragm. J Am Soc Nephrol 10:2440-2445, 1999.

8. Lai KW, Wei CL, Tan LK, et al. Over expression of interleukin-13 induces minimal-change-like nephropathy in rats. J Am Soc Nephrol 18:1476-1485, 2007.

9. Garin EH, Diaz LN, Mu W, Wasserfall C, Araya C, Segal M, Johnson RJ. Urinary CD80 excretion increases in idiopathic minima-change disease. J Am Soc Nephrol 20:260-266, 2009.

10. Garin EH, Mu W, Arthur JM, Rivard CJ, Araya CE, Shimada M, Johnson RJ. Urinary CD80 is elevated in minimal change disease but not in focal segmental glomerulosclerosis. Kidney Int 78:296-302, 2010.

11. Andreson S, Rennke HG, Brenner BM. Therapeutic advantage of converting enzyme inhibitors in arresting progressive renal disease associated with systemic hypertension in the rat. J Clin Invest 77:1993-2000, 1986.

12. Zatz R, Dunn BR, Meyer TW, et al. Prevention of diabetic glomerulopaty by pharmacological amelioration of glomerular capillary hipertension. J Clin Invest 77:1925-1930, 1986.

13. Remuzzi A, Puntorieri S, Battaglia C, et al. Angiotensin converting enzyme inhibitor ameliorates glomerular filtration of macromolecules and water and lessens glomerulary injury in the rat. J Clin Invest 85:541-549, 1990.

14. Gansevoort RT, de Zeeuw D, de Jong PE. Dissociation between the course of the hemodynamic and antiproteinuric effects of angiotensin I converting enzyme inhibition. Kidney Int 44:579, 1993.

15. Heeg JE, de Jong PE, van der Hem GK, de Zeeuw D. Angiotensin II does not acutely reverse the reduction of proteinuria by long-term ACE inhibition. Kidney Int 40:734, 1991.

16. Hoffmann S, Podlich D, Hähnel B, et al. Angiotensin II type 1 receptor over expression in podocytes induces glomerulosclerosis in transgenic rats. J Am Soc Nephrol 15:1475, 2004.

17. Langham RG, Kelly DJ, Cox AJ, et al. Proteinuria and the expression of the podocyte slit diaphragm protein, nephrin, in diabetic nephropathy: effects of angiotensin converting enzyme inhibition. Diabetologia 45:1572, 2002.

18. Remuzzi A, Pertucucci E, Ruggenenti P, et al. Angiotensin converting enzyme inhibition improves glomerular size-selectivity in IgA nephropathy. Kidney Int, 39:1267-1273, 1991.

19. Palayo JC, Quan AH, Shanley PF. Angiotensin II control of the renal microcirculation in rats with reduced renal mass. Am J Physiol 258:414-422, 1990.

20. Rosenberg ME, Kren SM, Hostetter TH. Effect of dietary protein on the rennin-angiotensin system in subtotal nephrectomized rats. Kidney Int 38:240-248, 1990.

21. Hutchison FN, Martin VI. Effect of modulation of renal kallikrein-kinin system in the nephrotic syndrome. Am J Physiol 258:1237-1244, 1990.

22. Gansevoort RT, De Zeeuw D, De Jong PE. Is the antiproinuric effect of ACE inhibition mediated by interference in the rennin-angiotensin system? Kidney Int 45:861-867, 1994.

23. Russo D, Pisani A, Balleta MM, et al. Additive antiproteinuric effect on converting enzyme inhibitor and losartan in normotensive patients with IgA nephropathy. Am J Kidney Dis 33:851-856, 1999.

24. Rossing K, Jacobsen P, Piatraszek L, et al. Renoprotective effects of adding angiotensin II receptor blocker to maximal recommended doses of ACE inhibitor in diabetic nephropathy. Diabetes Care 26:2268-2274, 2003.

25. Mann JF, Schmieder RE, McQueen M, et al. Renal outcome with telmisartan, ramipril, or both, in people at high vascular risk (the ONTARGET study): A multicentre, randomized, double blind, controlled trial. Lancet 372:547-553, 2008.

26. Arisz L, Donker AJM, Brentjens JRH, van der Hem GK. The effect of indometacin on proteinuria and kidney function in the nephrotic syndrome. Acta Med Scand 199:121-125, 1976.

27. Velosa JA, Torres VE. Benefits and risk of nonsteroidal anti-inflammatory drugs in steroid-resistant nephrotic syndrome. Am J Kidney Dis 8:345-350, 1986.

28. Allon M, Pasque CB, Rodriguez M. Acute effects of captopril and ibuprofen onproteinúria in patients with nephrosis. J Lab Clin Med 116:462-468, 1990.

29. Heeg JE, De Jong PE, de Zeeuw D. Additive antiproteinuric effect of angiotensin-converting enzyme inhibition and non-steroidal anti-inflammatory drug threrapy: a clue to the mechanism of action. Clin Sci 81:367-372, 1991.

30. Brenner BM, Meyer TW, Hostetter TH. Dietary protein intake and progressive nature of kidney disease: the role of hemodynamically mediated injury in the pathogenesis of progressive glomerular sclerosis in aging, renal ablation and intrinsic renal disease. N Engl J Med 307:652-659, 1982.

31. Bosch JP, Saccaggi A, Lauer A, et al. Renal functional reserve in humans. Am J Med 75:943-950, 1983.

32. Remuzzi A, Battaglia C, Rossi L, et al. Glomerular size selectivity in nephrotic rats exposed to diets with different protein content. Am J Physiol 253:318-327, 1987.

33. Koomans HA, Kortland W, Geers AB, et al. Lowered plasma protein content of tissue fluid in patients with the nephrotic syndrome: observations during disease and recovery. Nephron 40:391-395, 1985.

34. Geers AB, Koomans HA, Roos JC, et al. Functional relationships in the nephrotic syndrome. Kidney Int 26:324-330, 1984.

35. Perico N, Dalaini F, Lupini C. Blunted excretory response to atrial natriuretic peptide in experimental nephrosis. Kidney Int 36:57-64, 1989.

36. Plum J, Mirzaian Y, Grabensee B. Atrial natriuretic peptide, sodium retention and proteinúria in nephrotic syndrome. Nephrol Dial Transplant 11:1034-1042, 1996.

37. Dusing R, Verter H, Kramer HJ. The rennin-angiotensin-aldosterone system in patients with nephrotic syndrome: effects of 1-sar-8-ala-angiotensin II. Nephron 25:187-192, 1980.

38. VandeWalle JG, Donckerwolcke RAMG, van Isselt JW, et al. Volume regulation in children with early relapse of minimal. change nephrosis with or without hypovolaemic symptoms. Lancet 346:148-152, 1995.

39. Rondon-Berrios H. New insights into the pathophysiology of oedema in nephrotic syndrome. Nefrologia, 31(2):148-54, 2001.

40. Ichikawa I, Rennke HG, Hoyer JR, et al. Role of intrarenal mechanisms in the impaired salt excretion of experimental nephritic syndrome. J Clin Invest 71:91-103, 1995.

41. Woronik V, Sabbaga E, Marcondes M. Plasma volume and tubular reabsorption of sodium measured by lithium clearance in nephrotic patients before and after oedema remotion. In Proc XII Int Cong Nephrology Jerusalem, 1993, p. 84.

42. FliserZurbrüggen I, Mutscher E, Bischoff I, et al. Coadministration of albumin and furosemide in patients with the nephritic syndrome. Kidney Int 55:629-634, 1999.

43. Ordonez JD, Hiatt R, Killebrew EJ, et al. The risk of coronary artery disease among patients with the nephrotic syndrome. Kidney Int 44:638-642, 1993.

44. Cameron JS, Ogg CS, Wass VJ. Complications of the nephrotic syndrome. In Cameron JS, Glassock RJ. The nephrotic Syndrome. New York, Marcel Dekker, 1988, p. 849-920.

45. Kanffmann RH, Veltramp JJ, Van Tilburg NH, et al. Acquired antitrombin III deficiency and thrombosis in the nephrotic syndrome. Am J Med 65:607-613, 1978.

46. Du XH, Glas-Green walt P, Kant KS, et al. Nephrotic syndrome with renal vein thrombosis: pathogenic importance of plasmin inhibitor (alpha-2--antiplasmin). Clin Nephrol 24:186-191, 1985.

47. Rabelink TJ, Zwaginga JJ, Koomans HA, Sixma JJ. Thrombosis and homeostasis in renal disease. Kidney Int 46:287, 1994.

48. Llach F, Papper S, Massry SG. The clinical spectrum of renal vein thrombosis: acute and chronic. Am J Med 69:819, 1980.

49. Cherng SC, Huang WS, Wang YF, et al. The role of lung scintigraphy in the diagnosis of nephrotic syndrome with pulmonary embolism. Clin Nucl Med 25:167, 2000.

50. Kayali F, Najjar R, Aswad F, Matta F, et al. Venous thromboembolism in patients hospitalized with nephrotic syndrome. Am J Med 121:226-230, 2008.

51. Wagoner RD, Stanson AW, Holley KE, Winter CS. Renal vein thrombosis in idiopathic membranous glomerulopathy and nephrotic syndrome: incidence and significance. Kidney Int 23:368, 1983.

52. Cade R, Spooner G, Juncos L, et al. Chronic renal vein thrombosis. Am J Med 63:387-397, 1977.

53. Cherng SC, Huang WS, Wang YF, et al. The role of lung scintigraphy in the diagnosis of nephrotic syndrome with pulmonary embolism. Clin Nucl Med 25:167-172, 2000.

54. Mehls O, Andrassy K, Koderisch J, et al. Hemostasis and thromboembolism in children with nephrotic syndrome: differences from adults. J Pediatr 110:862-867, 1987.

55. Sarasin FP, Schifferli JA. Prophylactic oral anticoagulation in nephrotic patients with idiopathic

membranous nephropathy. Kidney Int 45:578-585, 1994.

56. Radhakrishnan J, Appel AS, Valeri A, et al. The nephrotic syndrome, lipids and risk factors for cardiovascular disease. Am J Kidney Dis 22:135, 1993.

57. Joven J, Villabona C, Villela E, et al. Abnormalities of lipoprotein metabolism in patients with the nephrotic syndrome. N Engl J Med, 323:579-584, 1990.

58. Keane WF, Peter JVS, Kasiske BL. Is the aggressive management of hyperlipidemia in nephritic syndrome mandatory? Kidney Int 38(Suppl):134-141, 1992.

59. Yamaguchi A, Fukuhara Y, Yamamoto S. Oncotic pressure regulates gene transcription of albumin and apolipoprotein B in culture rat hepatoma cells. Am J Physiol 263:397, 1992.

60. Baxter JH, Goodman HC, Allen J. Effects of Infusion of serum albumin on serum lipids and lipoproteins in nephrosis. J Clin Invest 40:490, 1961.

61. Shurbaji A, Humble E, RudlingM et al. Hepatic cholesterol metabolism in experimental nephrotic syndrome. Lipids 33:165-169, 1998.

62. Vega GL, Toto RD, Grundy SM. Metabolism of low density lipoproteins in nephrotic dyslipidemia: comparison of hypercholesterolemia alone and combined hyperlipidemia. Kidney Int 47:579, 1995.

63. Joles JA, Bijleveld C, Tol AV, et al. Plasma triglyceride levels are higher in nephrotic than in analbuminemic rats despite a similar increase in hepatic triglyceride secretion. Kidney Int 47:566-572, 1995.

64. Velden MSG, Kaysen GA, Barret HA, et al. Increased VLDL in nephrotic patients results from a decreased catabolism while increased LDL results from increased synthesis. Kideny Int 53:994-1001, 1998.

65. Marsh JB, Drabkin DL. Experimental reconstruction of metabolic pattern of lipid nephrosis: key role of hepatic protein synthesis in hiperlipidemia. Metabolism 9:946-955, 1960.

66. Wheeler DC, Bernard DB. Lipid abnormalities in the nephrotic syndrome: Causes, consequences and treatment. Am J Kidney 23:331, 1994.

67. Kasiske BL, Velosa JA, Halstenson CE, et al. The effect of lovastatin in hyperlipidemic patients with the nephrotic syndrome. Am J Kidney Dis 15:8-15, 1990.

68. Valeri A, Gelfand J, Conrad B, et al. Treatment of the hyperlipidemia of the nephrotic syndrome: a controlled trial. Am J Kidney Dis 8:338-396, 1986.

69. Vega GL, Grundy SM. Lovastatin therapy in nephritic hyperlipideminia: effects on lipoprotein metabolism. Kidney Int 33:1160-1168, 1988.

70. Massy ZA, Ma JZ, Louis TA, et al. Lipid-lowering therapy in patients with renal disease. Kidney Int 48:188, 1995.

71. Thomas ME, Harris KPG, Ramaswamy C, et al. Simvastatin therapy for hypercholesterolemic patients with nephrotic syndrome or significant proteinuria. Kidney Int 44:1124-1129, 1993.

72. Keilani T, Schleuter WA, Levin ML, et al. Improvement of lipid abnormalities associated with proteinuria using fosinopril, an angiotensin-converting enzyme inhibitor. Ann Intern Med 118:246, 1993.

73. Zeuw D, Gamnservoort RT, Dullaart RP, et al. Angiotensin II antagonism improves the lipoprotein profile in patients with nephrotic syndrome. J Hypertension 13(Suppl 1):53, 1995.

74. Lechner BL, Bockenhauer D, Iragorri S, et al. The risk of cardiovascular disease in adults who had have childhood nephrotic syndrome. Pedriatr Nephrol 19:744-748, 2004.

# 9

BIÓPSIA RENAL

Lecticia Barbosa Jorge
Victor Hamamoto Sato

A biópsia renal percutânea tem um papel essencial na avaliação de doenças renais primárias e secundárias. Com esse procedimento é possível obter informações diagnósticas e prognósticas fundamentais para direcionar tratamentos específicos que devem ser instituídos em cada caso.

A técnica da biópsia renal percutânea foi primeiramente descrita nos anos 1950[1,2] e possuía baixa eficiência em conseguir amostras satisfatórias de tecido (menos de 40% dos casos). O paciente era posicionado sentado e a biópsia guiada por urografia excretora. Esse método foi sendo aprimorado e, em 1954[3], já havia sido descrita uma técnica que era realizada com o paciente em prona, ainda guiada por urografia excretora, mas que utilizava uma agulha para localizar o rim antes da realização da biópsia. Essa técnica já permitia altas taxas de sucesso e não apresentava complicações maiores. Em 1979, Saitoh et al., nos Estados Unidos da América, utilizava a biópsia percutânea com o paciente em prona guiada em tempo real por ultrassonografia. A taxa de sucesso chegava a 96%, e isso possibilitou a expansão da técnica por todo o mundo[4].

Atualmente avanços nos métodos radiológicos permitiram simplificação do procedimento com maiores taxa de sucesso em amostras obtidas e menor incidência de complicação.

O objetivo deste capítulo é discutir os aspectos atuais da biópsia renal, indicações, técnicas e complicações, além de demonstrar que ela pode ser realizada de forma segura e eficiente, quando bem indicada.

INDICAÇÕES

As indicações de biópsia renal estão resumidas no quadro 9.1. Como é um exame invasivo e possui seus riscos, mesmo que sejam pequenos, é importante saber indicar o exame para os casos em que o resultado histológico é imprescindível. A biópsia pode apresentar diagnóstico preciso, ajudar a instituir tratamento específico e/ou definir prognóstico renal. Um estudo inglês avaliou grupos com indicações distintas de biópsia renal, em que esse procedimento alterou a condução clínica dos pacientes. O resultado desse estudo demonstrou alteração no manejo clínico em 86% dos pacientes com síndrome nefrótica, 71% com lesão renal aguda, 45% com doença renal crônica, 32% com hematúria e proteinúria, 12% entre aqueles com proteinúria não nefrótica e 3% dos pacientes com hematúria isolada. Quarenta e dois por cento do total de biópsias realizadas mudaram a condução do caso. Esses dados indicam que o exame de histologia é essencial para o manejo de pacientes com doenças renais[6].

Quadro 9.1 – Indicações clássicas de biópsia renal.

Síndrome nefrótica em adultos
Lesão renal aguda de etiologia não esclarecida e/ou prolongada
Hematúria glomerular isolada (sem evidência de progressão)
Proteinúria > 1g/24h associada ou não a hematúria
Doença renal crônica de etiologia não esclarecida
Disfunção do rim transplantado, excluídas toxicidade e causas obstrutivas

PREPARAÇÃO PRÉ-BIÓPSIA E CONTRAINDICAÇÕES

A preparação para a realização da biópsia renal deve começar com o reconhecimento dos fatores que sejam contraindicações para o procedimento. Esses fatores devem ser corrigidos antes da biópsia percutânea, ou alternativas devem ser pensadas. As contraindicações estão resumidas no quadro 9.2.

Para pacientes com rim único ou malformações renais recomenda-se, em geral, biópsia cirúrgica. Em pacientes com distúrbios de coagulação, a biópsia por via transjugular tem-se mostrado segura e eficiente, sendo hoje recomendada. Existem

Quadro 9.2 – Contraindicações para a biópsia renal.

Condições renais	Condições do paciente
Múltiplos cistos	Distúrbios de coagulação
Rim único	HAS grave não controlada com medicações
Pielonefrite aguda ou abscesso perinefrético ou infecção de pele sobre o local da biópsia	Uremia
Neoplasia renal	Obesidade
Hidronefrose ou malformações renais que dificultam o procedimento	Paciente não colaborativo

situações em que as alterações na coagulação podem ser corrigidas e a biópsia pode ser realizada, porém com risco maior de sangramento.

Essas são opções que devem ser lembradas nos casos de pacientes com contraindicação à biópsia percutânea e cuja análise histológica seja imprescindível para definição do caso[7,8].

No quadro 9.3 consta o protocolo de preparação pré-biópsia utilizado e recomendado pelo Hospital das Clínicas da Faculdade de Medicina da Universidade de São Paulo. Esse protocolo está de acordo com as recomendações gerais e visam melhorar a segurança do procedimento. O paciente que vai realizar a biópsia renal é internado na véspera, seus dados clínicos e laboratoriais são verificados, contraindicações ao procedimento são descartadas e medidas necessárias são tomadas visando deixá-lo preparado para o dia da realização do procedimento.

Quadro 9.3 – Protocolo do paciente para biópsia renal.

Condições para realização da biópsia
1. Controle da pressão arterial – manter níveis < 140/90mmHg
2. Descartar infecções (principalmente infecção urinária) – se leucocitúria recomendamos ter urocultura negativa
3. Exames laboratoriais – Hemoglobina > 10g/dL e hematócrito > 30% – TP/TTPa ≤ 1,2 – Ureia ≤ 140mg/dL – Plaquetas ≥ 100.000/mm³
4. Rever na prescrição – Não utilizar heparina não fracionada e de baixo peso molecular, mesmo em dose profilática por 6h e 12h, respectivamente, antes da realização da biópsia – Ausência de anticoagulante oral – Ausência de ácido acetilsalicílico por pelo menos 7 dias – Verificar data da última diálise – idealmente realizar a biópsia pelo menos 12h após o procedimento

Na literatura existem relatos de diversos protocolos para realização da biópsia renal percutânea e as recomendações gerais são muito semelhantes. Variações pequenas nos valores de pressão arterial (tolerado limites até 160/90mmHg) e nos limites do TP e TTPA (tolerado valores até 1,4) são encontradas[9-11]. Quanto ao uso de ácido acetilsalicílico, existe um estudo[12] que demonstrou não haver aumento na incidência de complicações maiores (sangramento com necessidade de transfusão, cirurgia ou intervenção radiológica), apesar de complicações menores (queda de hemoglobina ≥ 1 sem necessidade de transfusão, cirurgia ou intervenção radiológica) terem sido mais frequentes.

INTRODUÇÃO

O uso da desmopressina tem sido preconizado em muitos centros por diminuir o risco de sangramento. Um estudo controlado e randomizado recente demonstrou benefício em diminuir o risco de sangramento e tamanho do hematoma em pacientes com função renal normal que foram submetidos à biópsia com o uso de desmopressina por via subcutânea[12]. Em nosso centro, não utilizamos ainda a desmopressina de rotina em biópsias renais.

TÉCNICA

A técnica para a realização da biópsia renal percutânea de rim nativo será mostrada passo a passo com imagens para simplificar o entendimento. A técnica para biópsia de rim transplantado tem peculiaridades que não serão abordadas neste capítulo.

Em nosso centro, a biópsia é realizada pelo residente de Nefrologia e guiada pelo médico preceptor com ultrassonografia em tempo real. O paciente encontra-se internado e permanece em observação por pelo menos 24 horas após a realização da biópsia. Em muitos outros Serviços, a realização do procedimento é feita de forma ambulatorial e os pacientes permanecem em observação por apenas 8 horas, sendo essa uma opção segura já recomendada pela literatura[13,14].

PREPARAÇÃO DO MATERIAL

O procedimento começa com a separação do material e preparação da sala. Utilizamos aparelho de ultrassonografia com transdutor adequado para visualização do rim, capa estéril para ultrassom, pistola automática, agulha para biópsia 16G, seringa de 20 mL para anestesia, agulha de raquianestesia, lidocaína a 2% sem vasoconstritor, agulhas 30 × 7 – 22G e 40 × 12 – 18G, campo estéril fenestrado, compressas e luvas estéreis. Na figura 9.1 estão representados os materiais necessários.

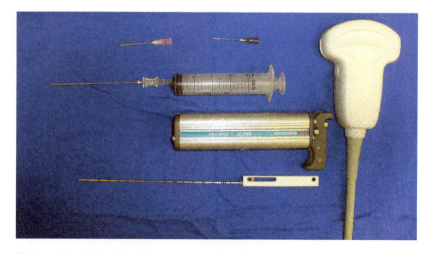

Figura 9.1 – Material utilizado para realização da biópsia renal.

POSICIONAMENTO DO PACIENTE

O paciente é posicionado em decúbito ventral, havendo a necessidade de retificar a curvatura lombar conforme mostrado na figura 9.2. Deve-se fazer a limpeza da pele com álcool-clorexidina.

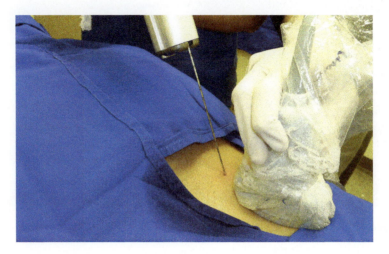

Figura 9.2 – Posicionamento do paciente e ultrassonografia em tempo real para guiar biópsia.

VISUALIZAÇÃO ULTRASSONOGRÁFICA

Antes de iniciar o procedimento e limpar a pele do paciente, é recomendado visualizar ambos os rins por meio de ultrassonografia, para confirmar a presença dos órgãos e descartar possíveis contraindicações ao procedimento (múltiplos cistos, dilatação ureteral bilateral). Após esse passo, deve-se recobrir o transdutor com capa estéril e, na ausência do material específico, uma luva estéril pode ser utilizada. Então, após a visualização, inicia-se a anestesia guiada e a injeção do anestésico deve ser feita por todo o trajeto da agulha até a cápsula renal. Após a realização da anestesia, deve-se introduzir a agulha da biópsia que será guiada até o rim. Após a passagem pela cápsula renal, com a agulha dentro do rim e visualizada pela ultrassonografia, deve-se solicitar que o paciente prenda a respiração e então a pistola é disparada (Figs. 9.3 e 9.4).

EXTRAÇÃO DOS FRAGMENTOS

Em geral, são realizados três disparos e três fragmentos são obtidos, como mostrado na figura 9.5. O material deve ser encaminhado para microscopia óptica (maior e melhor fragmento), para imunofluorescência e para microscopia eletrônica (pequeno fragmento).

INTRODUÇÃO

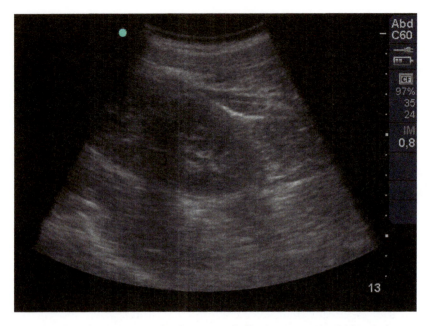

Figura 9.3 – Visualização pela ultrassonografia do rim que será biopsiado.

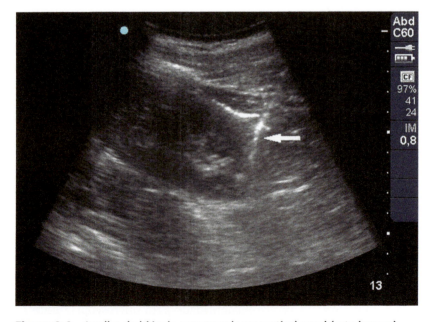

Figura 9.4 – Agulha de biópsia penetrando na cortical renal (seta branca).

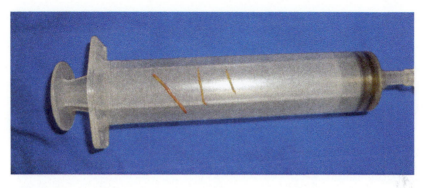

Figura 9.5 – Fragmentos retirados após os disparos da biópsia renal que serão encaminhados para análise histopatológica.

O material a ser encaminhado à microscopia óptica deve ser prontamente fixado em Dubosc-Brasil, evitando-se seu ressecamento. A microscopia óptica tem a finalidade de avaliar a presença de lesões e excluir a possibilidade de sua focalidade, por isso preconiza-se que a amostra encaminhada tenha boa representatividade, sendo considerado um número mínimo de 8-10 glomérulos como representativo. O material encaminhado à microscopia óptica será então corado pelas técnicas de hematoxilina-eosina (HE), ácido periódico de Schiff (PAS), tricrômico de Masson e impregnação pela prata de Jones (ou PAMS). A HE fornece uma boa visão geral da arquitetura glomerular e intersticial e é a melhor coloração para a identificação das células inflamatórias nos compartimentos renais. A coloração pelo PAS marca as glicoproteínas das membranas basais. É particularmente útil para avaliar espessamentos das membranas basais e o depósito de matriz extracelular associado a lesões proliferativas ou esclerosantes. O tricrômico delineia a extensão da fibrose, glomerulosclerose, lesões hialinizantes e depósitos imunes sedimentados ao longo das alças capilares glomerulares. As técnicas de impregnação pela prata, que marca o colágeno IV, reforçam as membranas basais e são de grande utilidade na identificação de rupturas, duplicações, espessamentos ou formação de espículas nessas estruturas.

O material a ser encaminhado à imunofluorescência deve ser obtido a fresco e mantido úmido em gaze com solução fisiológica a 0,9%, até ser rapidamente congelado. Em nosso Serviço, embrulhamos o material em papel-alumínio e prontamente o congelamos. Entretanto, em outras localidades onde é necessário o transporte do material, soluções conservantes como o meio de Michel podem ser utilizadas.

O fragmento que será encaminhado à microscopia eletrônica deve ficar armazenado em glutaraldeído e mantido em geladeira.

CUIDADOS PÓS-BIÓPSIA

Os cuidados pós-biópsia estão listados no quadro 9.4 e visam o reconhecimento precoce de possíveis complicações. Em nosso serviço, mantemos o paciente em ob-

Quadro 9.4 – Protocolo de cuidados pós-biópsia renal.

Internação na enfermaria para monitorização por pelo menos 24h
Manter repouso absoluto no leito em decúbito dorsal horizontal por 6h após o procedimento
Aferir PA de 15/15 minuto na primeira hora
Aferir PA de 30/30 minuto na segunda hora
Aferir PA de 1/1 hora até a quarta hora
Aferir PA na sexta hora pós-biópsia
Observar hematúria
Manter PA sob controle (inferior a 135/85mmHg)
Colher hemoglobina e hematócrito após 6, 12 e 24 horas da biópsia renal

servação por 24 horas e, após esse período, recebe alta se não apresenta evidências de complicações.

O período de observação é variável em diversos serviços pelo mundo e alguns estudos demonstram que uma observação por 8h após o procedimento é suficiente e segura[13,14].

COMPLICAÇÕES E EXPERIÊNCIA DO SERVIÇO DE NEFROLOGIA DO HC-FMUSP

No período de Janeiro de 2009 a Junho de 2011 foram realizadas 344 biópsias em rins nativos no Serviço de Nefrologia do Hospital das Clínicas de São Paulo. Sessenta e quatro por cento dos pacientes biopsiados eram do sexo feminino, com idade média de 41 anos. As características clínicas da população biopsiada estão resumidas na tabela 9.1. Cerca de 15% dos pacientes estavam em hemodiálise. A principal indicação para realização da biópsia renal foi síndrome nefrótica, responsável por 39% das indicações, seguida pelos casos de hematúria com proteinúria não nefrótica (23%).

Tabela 9.1 – Características basais dos pacientes submetidos à biópsia renal.

Idade (anos)	41 (14-86)
Sexo (femnino/masculino)	64%/36%
Pressão arterial (mmHg)	120/75
Ureia (mg/dL)	71 ± 35
Creatinina (mg/dL)	2,1 ± 1,6
Hemoglobina (g/dL)	12 ± 1,7
Plaquetas (mil/mm^3)	280 ± 100

Em média, são realizados três disparos e coletados três fragmentos, que são encaminhados para microscopia óptica (MO), imunofluorescência (IF) e microscopia eletrônica (ME). Foram observados 18 glomérulos em média nas amostras da MO e 9 nas biópsias da IF, sendo que 94,2% das amostras foram representativas e apenas 2% não elucidaram o diagnóstico devido à amostra inadequada quanto ao número de glomérulos na MO e/ou IF.

Os diagnósticos mais frequentes encontrados nas biópsias renais realizados neste período foram: 23% de nefrite lúpica (sendo 75% destas das classes proliferativas), 12% de glomerulosclerose segmentar e focal, 10% nefropatia por IgA, 9% glomerulonefrite membranosa, 7% de doença de lesões mínimas e 5% de glomerulonefrite membranoproliferativa.

Quanto às complicações secundárias à biópsia renal, elas são divididas em menores e maiores. Consideramos complicações menores hematúria macroscópica, hematomas de até 5cm com resolução espontânea e sem necessidade de procedimentos invasivos para correção. Complicações maiores são definidas como aquelas que necessitam de procedimentos invasivos para resolução (transfusão de hemoderivados, angiografia, laparotomia), sepse e insuficiência renal aguda por obstrução[13] (Tabela 9.2).

Entre as 344 biópsias realizadas em nosso Serviço, observamos 22 complicações menores e 4 complicações maiores (três pacientes necessitaram de transfusão sanguínea e 1 paciente de angiografia) (Tabela 9.3).

Tabela 9.2 – Complicações menores e maiores em biópsias renais.

		Tipo de complicações		
		N	%	Total de biópsias
Complicações menores	Hematúria macroscópica	13	59	3,8
	Hematoma	8	36	2,3
	Ambos	1	5	0,3
	Total	22	100	6,4
Complicações maiores	Transfusão de hemoderivados	3	75	0,9
	Procedimentos invasivos	1	75	0,3
	Total	4	100	1,2

Tabela 9.3 – Comparação das taxas de complicações de biópsias renais no HC-FMUSP com as relatadas na literatura.

Complicação	HC-FMUSP (jan/2009 a jun/2011)	Literatura[9]
Hematúria macroscópica	3,8%	3-18%
Sangramento requerendo transfusão	0,9%	5%
Necessidade de procedimento invasivo	0,3%	0,7%

A tomografia de abdome é capaz de diagnosticar mais de 85% das complicações relacionadas à biópsia renal[15]. No entanto, a maioria das complicações é assintomática e não causam repercussões hemodinâmicas. Outra opção seria a realização de ultrassonografia pós-biópsia para avaliação de hematomas. Uma análise de 162 biópsias controladas com ultrassonografia 1 hora após demonstrou que a ausência de sangramento perirrenal foi um fator preditor de evolução favorável, porém, nos casos em que foi evidenciado hematoma, este não foi capaz de predizer complicações clinicamente significantes[16]. Em nosso Serviço não realizamos ultrassonografia pós-biópsia de rotina e não observamos maior número de complicações clínicas sintomáticas.

REFERÊNCIAS BIBLIOGRÁFICAS

1. Iversen P, Brun C. Aspiration biopsy of the kidney. J Am Soc Nephrol 8:1778-1787, 1997.

2. Arwall N. Aspiration biopsy of the kidney, including a report case of amyloidosis diagnosed through aspiration biopsy of the kidney in 1944 and investigated at an autopsy in 1950. Acta Med Scand 143:430-435, 1953.

3. Kark RM, Muehrcke RC. Biopsy of kidney in prone position. Lancet, 266:1047-149, 1954.

4. Saitoh M, Watanabe H, Ohe H, Tanaka S, Itakura Y, Date S. Ultrasonic real-time guidance for percutaneous puncture. J Clin Ultrasound 7(4):269-272, 1979.

5. Fuiano G, Mazza G, Comi N, Caglioti A, De Nicola L, et al. Current indications for renal biopsy: a questionnaire-based survey. Am J Kidney Dis 35:448-457, 2000.

6. Richards NT, Darby S, Howie AJ, Adu D, Michael J. Knowledge of renal histology alters patient management in over 40% of cases. Nephrol Dial Transplant 9(9):1255-1259, 1994.

7. Shetye KR, Kavoussi LR, Ramakumar S. Laparoscopic renal biopsy: a 9-year experience. BJU Int 91:817-820, 2003.

8. Levi IM, Ben-Dov IZ, Klimov A, Pizov G, Bloom AI. Transjugular kidney biopsy: enabling safe tissue diagnosis in high risk patients. Isr Med Assoc J 13(7):425-427, 2011.

9. Whittier WL, Korbet SM. Timing of complications in percutaneous renal biopsy. J Am Soc Nephrol 15:142-147, 2004.

10. Maya ID, Allon M. Percutaneous renal biopsy: outpatient observation without hospitalization is safe. Semin Dial 22(4):458-461, 2009.

11. Mackinnon B, Fraser E, Simpson K, Fox JG, Geddes C. Is it necessary to stop antiplatelet agents before a native renal biopsy? Nephrol Dial Transplant 23(11):3566-3570, 2008.

12. Manno C, Bonifati C, Torres DD, Campobasso N, Schena FP. Desmopressin acetate in percataneous ultrasound- guided kidney biopsy: a randomized controlled trial. Am J Kidney Dis 57(6):850-855, 2011.

13. Marwah DS, Korbet SM. Timing of complications in percutaneous renal biopsy: what Is the optimal period of observation? Am J Kidney Dis 28(1):47-52, 1996.

14. Maya ID, Allon M. Percutaneous renal biopsy: outpatient observation without hospitalization is safe. Semin Dial 22(4):458-461, 2009.

15. Rosenbaum R, Hoffsten PE. Use of computerized tomography to diagnose complications of percutaneous renal biopsy. Kidney Int 14(1):87-92, 1978.

16. Waldo B, Korbet SM, Freimanis MG, Lewis EJ. The value of post-biopsy ultrasound in predicting complications after percutaneous renal biopsy of native kidneys. Nephrol Dial Transplant 24(8):2433-2439, 2009.

10

MECANISMOS DE PROGRESSÃO DAS GLOMERULOPATIAS

Roberto Zatz
Clarice Kazue Fujihara

As glomerulopatias progressivas representam uma causa importante de doença renal crônica terminal (DRCT) em todo o mundo. De acordo com dados recentes do USRDS (*United States Renal Data System*)[1], 56% dos pacientes atualmente em programa de diálise crônica nos Estados Unidos tiveram como causa original de DRCT uma glomerulopatia, primária ou não (sendo 38% resultantes de nefropatia diabética). De modo similar, o diagnóstico de glomerulopatia foi realizado em 40% dos pacientes em diálise (28% diabéticos) na região metropolitana de São Paulo[2], sendo que a proporção de nefropatias primárias varia de país para país e, segundo inúmeras evidências, com a condição sócioeconômica de cada região. O estudo dos mecanismos que levam à instalação das glomerulopatias progressivas reveste-se, portanto, de grande importância para que a progressão desses processos possa ser detida e, no futuro, a necessidade de terapia substitutiva, de alto custo socioeconômico, possa ser reduzida.

MECANISMOS IMUNOLÓGICOS DE LESÃO GLOMERULAR

Entre os mecanismos que conduzem ao desenvolvimento das glomerulopatias progressivas, destacam-se os de natureza *imunológica*. Essa designação engloba uma série de processos que têm como principal denominador comum o depósito, nas paredes glomerulares e/ou no mesângio, de elementos da resposta imune humoral, principalmente imunoglobulinas e componentes do sistema complemento. Uma análise detalhada dos mecanismos propriamente imunológicos envolvidos nesses processos transcende o escopo deste capítulo. Há, no entanto, alguns pontos importantes a serem aqui considerados. Em primeiro lugar, trata-se, invariavelmente, de uma reação imunológica *anômala*, ou seja, não destinada à consecução da tarefa básica do sistema imune, que é a de eliminar micro-organismos invasores. Apesar disso, as demais etapas do processo, orientadas à erradicação do invasor, sucedem-se de modo indistinguível do normal. Em condições habituais (Fig. 10.1), a resposta humoral é iniciada pela presença de antígenos estranhos ao organismo, em geral

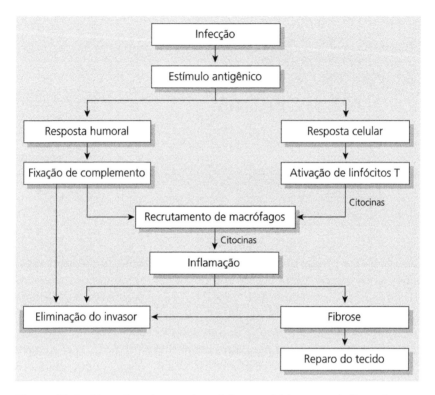

Figura 10.1 – Mecanismo humoral e celular envolvidos com a inflamação.

devido a uma infecção, deflagrando uma série de fenômenos secundários. Ocorre, inicialmente, a fixação do complemento, propagando-se o processo através do recrutamento de leucócitos, especialmente macrófagos e linfócitos, da liberação local de citocinas e de fatores de crescimento, os quais estimulam a proliferação celular (glomerulares, tubulares, intersticiais e leucocitárias) e a síntese de matriz extracelular. A resposta celular do sistema imune, que se inicia com a ativação de linfócitos T, contribui igualmente para iniciar esse processo *inflamatório*. A finalidade deste último é dupla. De um lado, os leucócitos atraídos para o local ocupam-se diretamente da destruição dos micro-organismos, complementando a resposta humoral. De outro, o processo de fibrose que se segue ajuda a circunscrever a invasão a uma área limitada e, uma vez erradicado o invasor, contribui para a reconstituição dos tecidos lesados. Por complexo que seja, esse processo esgota-se e reflui, uma vez cumpridas suas finalidades básicas.

No caso de uma glomerulopatia de natureza imune, a sequência de eventos representada na figura 10.1 desenrola-se como se estivesse ocorrendo uma infecção a ser debelada. Como não existe tal invasão, ou tecido a ser reparado, o que na verdade ocorre é uma estimulação antigênica e uma resposta humoral anômalas. Existem também evidências de participação da resposta celular nesse processo.

Como infelizmente essa estimulação é contínua, o processo prolonga-se indefinidamente, levando à *inflamação* e à destruição progressiva dos glomérulos e também dos túbulos, substituídos paulatinamente, uns e outros, por um tecido cicatricial, imprestável à formação de urina. As glomerulopatias de origem imunológica decorrem invariavelmente de um processo desse tipo. Há, no entanto, nuances importantes a serem consideradas com relação à velocidade de progressão desses processos. Quando o depósito de imunoglobulinas ocorre exclusivamente no espaço *subepitelial*, como no caso das glomerulonefrites membranosas, os complexos imunes permanecem relativamente isolados da circulação pela membrana basal, sendo-lhes assim difícil fixar complemento e dar início à correspondente reação *inflamatória*. Esses processos tendem, por essa razão, a progredir lentamente, ao longo de muitos anos, antes de atingir o estádio de doença renal crônica terminal. Já o depósito de imunocomplexos no espaço *subendotelial* permite o contato íntimo desse material, através da extensa superfície das alças glomerulares, com a circulação e com o próprio mesângio, facilitando não apenas a fixação de complemento, como também o influxo de células *inflamatórias*. Essas afecções, caracteristicamente representadas pelas glomerulonefrites membranoproliferativas, apresentam caráter mais agressivo, levando em pouco tempo uma parcela substancial desses pacientes à perda completa da função renal. Quando o depósito de material imune é predominantemente *mesangial*, a gravidade do processo tende a ser intermediária entre o padrão membranoso e o membranoproliferativo, como, por exemplo, na glomerulonefrite por IgA. Embora exista aqui o contato dos complexos com as células mesangiais, a exposição à circulação é mais limitada do que no caso de um depósito subendotelial, ajudando a explicar o caráter um pouco menos agressivo desses distúrbios.

Seja qual for a modalidade específica assumida pelas glomerulopatias de origem imunológica, sua evolução natural leva, cedo ou tarde, à hialinização e à fibrose das alças glomerulares, ocluídas pela produção excessiva de elementos da matriz extracelular, principalmente o colágeno, a fibronectina e os proteoglicanos. A esse processo damos o nome genérico de *glomerulosclerose*. A única maneira atualmente conhecida de deter esses processos, quando não remitem espontaneamente, é a administração de imunossupressores, tais como os corticosteroides, os citostáticos, a ciclosporina, o tacrolimus e, mais recentemente, o micofenolato mofetil, os quais, por limitar a reprodução de células *inflamatórias*, impedem ou retardam a deterioração do parênquima renal.

Embora o estabelecimento de um processo *inflamatório* de origem imunológica constitua um mecanismo óbvio de agressão glomerular, as glomerulopatias progressivas frequentemente se desenvolvem sem que tenha havido de início uma manifestação inequívoca de disfunção imunológica. É o caso da *glomerulosclerose segmentar e focal*, uma glomerulopatia primária que acomete de início uns poucos glomérulos (caráter *focal*), provocando a esclerose de alguns segmentos glomerulares (caráter *segmentar*), mas que progride inexoravelmente à doença renal crônica terminal na maioria dos casos. É também o caso da *glomerulosclerose diabética*, uma glomerulopatia secundária que, conforme mencionado anteriormente, é hoje em dia a causa mais importante de doença renal crônica nos Estados Unidos e a segunda no Brasil. Em seu conjunto, as glomerulopatias progressivas de origem não imunológica representam, na verdade, um contingente tão importante quanto as de natureza imunológica, o que justifica o grande interesse que despertam. Apesar de seu caráter não imunológico, essas glomerulopatias compartilham com as imunológicas não apenas as características histológicas, mas também o caráter progressivo. Essas semelhanças sugerem que, apesar de suas origens distintas, a progressão das glomerulopatias imunológicas e a das não imunológicas deve envolver a ativação de uma série de mecanismos comuns aos dois tipos de processo.

MECANISMOS NÃO IMUNOLÓGICOS DE LESÃO GLOMERULAR: AGRESSÃO MECÂNICA

O mecanismo não imunológico mais consistentemente implicado na patogênese das glomerulopatias progressivas é o da *agressão mecânica* às paredes glomerulares. Esse conceito surgiu no início da década de 1980, quando Hostetter et al.[3] demonstraram que a retirada de 5/6 do parênquima renal de ratos, já então um modelo consagrado de glomerulopatia progressiva, associava-se desde o início a uma elevação da taxa de ultrafiltração glomerular e de dois de seus determinantes, o fluxo plasmático glomerular inicial e a diferença de pressão hidráulica transglomerular. A administração a esses animais de uma dieta pobre em proteínas reverteu as anomalias hemodinâmicas, prevenindo o desenvolvimento subsequente das lesões glomerulares associadas a esse modelo. Essas mesmas anomalias hemodinâmicas foram também demonstradas em ratos diabéticos[4], enquanto sua reversão, por meio da restrição proteica ou do tratamento com inibidores da enzima conversora, também prevenia o desenvolvimento da glomerulosclerose[5,6]. Com base nesses achados e em conceitos enunciados por Addis ainda nos anos 1920, Brenner et al. formularam a assim denominada "teoria hemodinâmica", segundo a qual a hiperfiltração, hiperperfusão e *hipertensão* glomerulares promoveriam uma agressão mecânica à parede capilar, desencadeando um processo progressivo de destruição do tufo. A consequente perda de néfrons imporia então uma sobrecarga adicional às unidades remanescentes, exacerbando a agressão hemodinâmica ao glomérulo e estabelecendo um círculo vicioso que levaria, ao final do processo, à completa destruição do parênquima renal[7].

Tornou-se desde logo evidente que a *hipertensão* glomerular era o fator físico mais consistentemente associado ao desenvolvimento ulterior de lesão glomerular, uma vez que, tanto no modelo de ablação renal quanto no de *diabetes mellitus*, os inibidores da enzima conversora da *angiotensina I* normalizavam a pressão glomerular, mas não o fluxo plasmático glomerular ou a taxa de ultrafiltração, prevenindo mesmo assim o desenvolvimento da glomerulosclerose associada a esses modelos[8]. É interessante notar que a correção isolada da *hipertensão sistêmica* nesse modelo não assegura o efeito protetor obtido com a correção da *hipertensão* glomerular[8,9].

Além da *hipertensão* intracapilar, pode contribuir para a lesão mecânica às paredes glomerulares a hipertrofia glomerular. De acordo com esse conceito, desenvolvido a partir de meados da década de 1980, o aumento de tamanho do tufo glomerular, observado em associação com a maioria dos modelos experimentais de glomerulopatias e em vários estudos clínicos, é também um fator importante de lesão glomerular progressiva. Inúmeras evidências clínicas e experimentais em favor dessa hipótese foram obtidas entre 1985 e 1995[9-12].

Para entender como a elevação da pressão hidráulica glomerular e/ou o aumento do volume glomerular podem lesar as paredes capilares e promover uma glomerulopatia progressiva é necessário considerar o efeito mecânico imediato dessas anomalias. A tensão mecânica exercida sobre a parede de uma estrutura cilíndrica, tensão essa representada por T, é diretamente proporcional à diferença de pressão hidráulica entre o interior do cilindro e o meio externo, diferença essa representada por ΔP, e ao raio do cilindro, representado por R. De acordo com a formulação mais simples da Lei de Laplace, temos então $T = \Delta P \times R$. Desse modo, a tensão T pode aumentar devido a uma elevação de ΔP, a um aumento de R ou, o que é mais frequente, à ocorrência simultânea de ambas as alterações. Sendo elevada a complacência mecânica do glomérulo[13], um aumento ainda que moderado de T pode levar a um estiramento considerável da parede capilar. Tendo em vista a semelhança entre os efeitos lesivos da hipertensão glomerular (um mecanismo "hemodinâmico") e da hipertrofia glomerular (um mecanismo "não hemodinâmico"), torna-se mais conveniente reuni-los no conceito mais amplo de *agressão mecânica* às paredes glomerulares.

De que maneira a agressão mecânica continuada ao glomérulo poderia, materializada em um aumento crônico da tensão exercida sobre suas paredes, exercer um efeito maléfico tão poderoso quanto uma disfunção imunológica, levando à instalação de uma nefropatia progressiva? Dispomos hoje de uma série de evidências, morfológicas e bioquímicas, de que o aumento da tensão mecânica pode lesar as paredes glomerulares por meio de pelo menos quatro mecanismos:

1. **Lesão de células endoteliais: microtrombose** – uma vez lesadas, as células endoteliais podem desgarrar-se da lâmina basal, levando ao desnudamento da membrana basal e à exposição de colágeno, causando ativação e agregação de plaquetas e formação de microtrombos, que ocluem as alças capilares e podem organizar-se, contribuindo para fibrose renal[14,15].

2. **Estiramento de células endoteliais e mesangiais** – Lee et al.[16] verificaram que, em ratos com ablação renal, cuja pressão hidráulica glomerular sofre grande elevação[3,8,17], as células endoteliais produziam grandes quantidades de TGF-β, angiotensinogênio, fibronectina e laminina várias semanas antes do aparecimento da glomerulosclerose, fornecendo assim uma explicação plausível para o efeito deletério da agressão mecânica ao glomérulo. Outras evidências sugerem que, em cultura, as células mesangiais também são muito sensíveis a estímulos mecânicos. Akai et al.[18] e Riser et al.[19] demonstraram que a aplicação

a essas células de um estiramento cíclico estimula sua proliferação, elevando sua produção de colágeno, fibronectina e laminina, componentes tipicamente associados à matriz mesangial. Em uma verdadeira contrapartida *in vivo* a esses experimentos, Shankland et al.[20] demonstraram que a elevação aguda da pressão intraglomerular leva a aumento acentuado da produção de TGF-β e de fator de crescimento derivado de plaquetas (PDGF) pelo glomérulo. Mais recentemente, Gruden et al. demonstraram evidência de que o estiramento de células mesangiais promove a produção de MCP-1, uma das principais quimiocinas pró-inflamatórias, através da ativação do sistema NF-κB[21].

3. **Lesão de podócitos** – devido ao alto grau de diferenciação dessas células, sua capacidade de proliferação é reduzida. Em consequência, o epitélio glomerular pode ser incapaz de se acomodar ao aumento de tamanho do tufo (resultante da própria hipertrofia e da associação entre hipertensão intracapilar e a elevada complacência da parede), podendo sofrer ruptura ou mesmo necrose localizada, com descolamento da membrana basal e pelo menos três consequências possíveis:

a) **Depósito de material proteico na região subendotelial**. Segundo essa hipótese, proposta pelo grupo do Dr. Rennke[22], o descolamento das células epiteliais promoveria um aumento localizado da taxa de ultrafiltração, arrastando grandes quantidades de moléculas de proteínas. Na presença de uma membrana basal competente, no entanto, essas moléculas seriam retidas, acumulando-se no espaço subendotelial e gerando depósitos análogos àqueles encontrados, por exemplo, nas glomerulonefrites membranoproliferativas, e que poderiam igualmente dar início a fenômenos inflamatórios.

b) **Formação de sinéquias**. Nagata e Kriz[23] documentaram cuidadosamente a evolução da glomerulopatia em ratos uninefrectomizados e observaram que a glomerulosclerose segmentar e focal que se associa a esse procedimento era precedida por microaderências do tufo glomerular ao folheto parietal da cápsula de Bowman. Em outro estudo[24], o mesmo grupo obteve evidências de que essas sinéquias ocorrem em consequência da ruptura de podócitos. Esses investigadores demonstraram a evolução do processo para estágios mais avançados, com formação de aderências cada vez mais extensas, chegando à esclerose global do tufo glomerular e demonstrando que a lesão do podócito, de natureza mecânica ou não, pode realmente desempenhar um papel-chave na patogênese das glomerulopatias progressivas.

c) **Atrofia glomerular por vazamento de ultrafiltrado**. Segundo essa hipótese, proposta por Kriz et al.[25], as aderências consequentes à lesão podocítica, descritas acima, levam não apenas ao início de um processo de esclerose segmentar, mas também ao extravasamento de um filtrado glomerular, através do "ponto fraco" assim formado, em direção ao interstício periglomerular. Esse extravasamento é parcialmente contido por uma reação *inflamatória* periglomerular que leva à formação de uma "cápsula" fibrosa, o que força o líquido a infiltrar-se ao redor do túbulo. Como em torno deste também se desenvolve um processo *inflamatório* crônico, com fibrose do interstício perinéfrico, a pressão hidráulica peritubular pode elevar-se muito, resultando em compressão progressiva do túbulo. Assim obstruído, o glomérulo vai-se atrofiando progressivamente, como nas oclusões das vias urinárias.

d) **Ativação do sistema renina-angiotensina nos podócitos**, levando à produção de angiotensina II[26], que pode exercer efeitos pró-inflamatórios sobre os próprios podócitos (efeito autócrino) ou sobre outros tipos celulares (efeito parácrino), conforme discutido mais adiante.

4. **Depósito mesangial de macromoléculas** – a *hipertensão* glomerular pode também levar a uma *inflamação* mesangial por fazer aumentar o transporte passivo de macromoléculas à área mesangial. Deve-se lembrar que tal transporte é extremamente facilitado pelo fato de que a membrana basal glomerular não recobre a região mesangial, a qual se encontra, portanto, em íntimo contato com a circulação, dela separada apenas pelo *glicocálice* endotelial. O consequente influxo ao mesângio de proteínas plasmáticas, especialmente imunoglobulinas e frações do complemento, pode determinar, tal como nas glomerulopatias de origem imunológica, o início de um processo *inflamatório*, com aumento da produção de matriz extracelular e esclerose mesangial[27].

Sejam quais forem os mecanismos que traduzem em *inflamação* crônica e esclerose, a agressão mecânica às paredes glomerulares, a perda resultante de néfrons acaba por trazer uma sobrecarga hemodinâmica adicional às unidades remanescentes, forçadas a suprir a ausência das que sucumbiram. Essa agressão adicional pela *hipertensão* e hipertrofia exacerbadas vem fechar um círculo vicioso, que contribui não apenas para perpetuar o processo, mas também para fazê-lo progredir até à destruição completa do parênquima renal[7].

OUTROS MECANISMOS NÃO IMUNOLÓGICOS DE LESÃO GLOMERULAR

Outros mecanismos patogênicos de natureza não hemodinâmica e independentes de agressão mecânica à parede glomerular podem contribuir para a instalação, propagação e perpetuação das glomerulopatias progressivas. A perda da função de barreira do glomérulo, levando ao aparecimento de proteinúria maciça, força as células do epitélio proximal a aumentar tremendamente a taxa de absorção da proteína filtrada. Essa intensa atividade, que depende da formação de endossomos e da digestão intracelular da proteína absorvida, pode levar à produção local de citocinas e quimiocinas, capazes de atrair ao espaço peritubular um grande número de células inflamatórias, como linfócitos e macrófagos[28]. Dessa maneira, uma lesão da barreira glomerular pode estender-se ao interstício, resultando em atrofia tubular e facilitando a progressão da doença. Esse mecanismo pode ajudar a explicar a observação clínica de que, em pacientes nefróticos, o prognóstico é tanto pior quanto maior a intensidade da proteinúria (alternativamente, é claro, a proteinúria mais intensa pode estar simplesmente refletindo a gravidade da doença de base).

O depósito de lipídeos na região mesangial, presumivelmente no interior de macrófagos, constitui também um mecanismo potencial de lesão glomerular, uma vez que aparece de modo consistente em áreas esclerosadas[9,15,29].

DA AGRESSÃO INICIAL À OBSOLESCÊNCIA GLOMERULAR: O PAPEL DA INFLAMAÇÃO

Uma vez definidos os eventos iniciais do processo que leva a uma glomerulopatia progressiva (agressão mecânica, quebra da função de barreira glomerular) e os mecanismos presumíveis por meio dos quais esses eventos promovem lesão glomerular progressiva (lesão endotelial, lesão epitelial, sobrecarga mesangial), resta estabelecer de que maneira esses fenômenos poderiam propagar-se e, principalmente, de que modo conduzem às fases mais avançadas de destruição renal. Observe o leitor que palavras como *inflamação* e *inflamatório* foram utilizadas inúmeras vezes, desde que começamos a tratar dos mecanismos não imunológicos de lesão glomerular. Não se trata de coincidência ou de distração do revisor. Na verdade, uma série de evidências recentes sugere a participação, nas glomerulopatias de origem não imunológica, de fenômenos *inflamatórios* em tudo semelhantes àqueles associados às glomerulopatias de natureza imunológica. Em primeiro lugar, é possível demonstrar a presença de células *inflamatórias*, como linfócitos e macrófagos, não apenas na presença de lesões ativas, mas dias ou semanas antes de que estas se manifestem. Kliem et al.[30] e Fujihara et al.[31] demonstraram que, no modelo de ablação renal de 5/6, ocorre um surto de proliferação celular, em especial nos túbulos e no interstício, atingindo um máximo cerca de uma semana após a nefrectomia. Nessa etapa já é possível observar a presença de macrófagos no tecido renal, localizados principalmente na região intersticial. No entanto, a frequência de lesões esclerosantes nos glomérulos é ainda insignificante. Nas semanas que se seguem, a infiltração de macrófagos aumenta em intensidade, enquanto a atividade proliferativa vai aos poucos decaindo. Fujihara et al.[31] e Romero et al.[32] demonstraram ainda, já a partir da primeira semana após a ablação, a presença de um infiltrado linfocitário também localizado predominantemente no interstício. Verifica-se a ocorrência de células *inflamatórias* em outros modelos de lesão renal progressiva: o *diabetes mellitus*[33] e a inibição crônica do óxido nítrico[34]. Tomados em seu conjunto, esses achados sugerem que o desenvolvimento de fenômenos *inflamatórios* constitui parte integrante das glomerulopatias progressivas, podendo até mesmo preceder o desenvolvimento da própria glomerulosclerose. Sugerem ainda que, mesmo em se tratando de glomerulopatias de origem não imunológica, é importante a participação de mecanismos de imunidade celular, como a proliferação de linfócitos T, a apresentação de antígeno e a própria infiltração de macrófagos.

A importância dos fenômenos *inflamatórios* na patogênese das glomerulopatias progressivas fica patente quando se analisa o efeito de sua inibição. Diamond et al.[35,36] demonstraram, em uma série de estudos, que a depleção prévia de macrófagos, por irradiação ou administração de dietas especiais, prevenia o desenvolvimento de glomerulopatia progressiva em ratos que haviam recebido injeções de adriamicina. A redução do processo *inflamatório* por meio de intervenção farmacológica também pode limitar a progressão para a doença renal crônica terminal. A administração a ratos com ablação de 5/6 de um *anti-inflamatório* não hormonal ou de um inibidor específico da COX-2 promoveu redução drástica na magnitude da glomerulosclerose e da lesão intersticial[17,37]. Em outro estudo do mesmo grupo[31], Fujihara et al. utilizaram o mesmo modelo para verificar o efeito de um outro *anti-inflamatório*, o micofenolato mofetil (MMF). Esse composto possui um efeito antiproliferativo que se manifesta principalmente sobre os linfócitos, sendo por essa razão amplamente utilizado no tratamento da rejeição aguda a aloenxertos. Quando administrado a ratos previamente submetidos à ablação renal, o MMF limitou a infiltração linfocitária, o surto proliferativo e o influxo de macrófagos ao parênquima renal, exercendo, portanto, um efeito eminentemente *anti-inflamatório*, análogo ao obtido em órgãos transplantados. O MMF não teve efeito sobre a hipertensão glomerular ou sobre a proteinúria, sugerindo que seu efeito benéfico, mesmo em se tratando de um modelo de natureza não imunológica, deveu-se à sua ação específica sobre eventos associados à imunidade celular. O MMF teve um efeito semelhante em animais diabéticos. Utimura et al.[33] demonstraram que a redução do infiltrado macrofágico se correlacionava com a atenuação nas lesões renais em animais diabéticos tratados com MMF. O MMF foi também utilizado com sucesso em pacientes com nefropatias variadas, de natureza imunológica (por exemplo, glomerulonefrite membranoproliferativa) e não imunológica (por exemplo, glomerulosclerose focal). No entanto, não existem no momento estudos clínicos de grande porte que tragam evidências mais sólidas da eficácia terapêutica do MMF. Deve-se ainda salientar que drogas como a ciclosporina e o tacrolimus vêm sendo utilizadas há algum tempo como alternativa terapêutica em pacientes com síndrome nefrótica resistentes a esteroides ou portadores de glomerulosclerose focal[38,39]. Finalmente, cabe ressaltar que os sistemas intracelulares vinculados ao processo inflamatório também são alvos terapêuticos potenciais no tratamento da doença renal crônica (DRC). Fujihara et al.[40] mostraram que a inibição crônica do sistema NF-κB teve um efeito protetor sobre a nefropatia associada à ablação renal de 5/6, salientando a importância patogênica desse e de outros sistemas ligados à resposta inflamatória.

MEDIADORES QUÍMICOS DA *INFLAMAÇÃO*:
TGF-β, PDGF E ANGIOTENSINA II

Embora a participação de células como linfócitos e macrófagos seja decisiva para a instalação e progressão dos processos *inflamatórios* crônicos, é também indispensável que essas células se comuniquem, utilizando vários tipos de moléculas sinalizadoras. É graças a essas moléculas, denominadas citocinas e quimiocinas, que as células *inflamatórias* são atraídas ao local afetado, recebem estímulos para proliferar, produzir matriz mesangial e sofrer outras alterações fenotípicas apropriadas à função que desempenham. Uma das principais citocinas envolvidas nesses processos é o *fator transformador de crescimento beta* (TGF-β), que tem sido apontado desde meados dos anos 1980 como um importante mediador da fibrose observada nos processos *inflamatórios* crônicos, inclusive nas nefropatias progressivas. As evidências dessa participação são inúmeras. O TGF-β tem sua expressão e produção aumentadas em inúmeras doenças renais crônicas, clínicas e experimentais[41-43]. Além disso, o excesso de TGF-β, seja por administração exógena[44], seja em animais transgênicos[45], leva ao desenvolvimento de glomerulosclerose e à *inflamação* intersticial, enquanto sua inibição, através da administração de anticorpos, inibidores específicos ou restrição proteica, atenua ou previne várias glomerulopatias progressivas experimentais[46,47].

Apesar do nome, o PDGF pode ser produzido não apenas pelas plaquetas, mas também pelas células mesangiais, macrófagos e células tubulares[48,49]. Seu efeito principal é o de aumentar a proliferação celular, favorecendo assim o desenvolvimento de um processo *inflamatório* local. Como no caso do TGF-β, a presença do PDGF no parênquima renal pode ser demonstrada durante o desenvolvimento de glomerulopatias progressivas[30,49]. A administração exógena de PDGF provoca o desenvolvimento de uma nefropatia crônica progressiva[44], enquanto sua inibição, por meio da administração de oligonucleotídeos, previne o desenvolvimento de tais processos[50].

Em meio ao emaranhado de fatores que sabemos envolvidos no processo *inflamatório* associado às nefropatias crônicas, a angiotensina II exerce um papel destacado. A angiotensina II é talvez o único desses fatores com um efeito fisiológico nítido sobre a hemodinâmica renal e a conservação de sódio, podendo estar envolvida na patogênese da hipertensão glomerular e sistêmica que acompanha as nefropatias progressivas. Ao mesmo tempo, no entanto, a angiotensina II influencia diretamente uma série de mecanismos cruciais ao desenvolvimento de processos *inflamatórios* crônicos. A angiotensina II estimula a hipertrofia de células epiteliais tubulares, um fator que pode estar envolvido na produção excessiva de citocinas, fatores de crescimento e matriz mesangial que essas células apresentam durante a evolução das nefropatias crônicas[51]. Além disso, a angiotensina II é capaz de estimular a proliferação celular, acelerando a atividade mitótica de pelo menos dois tipos de células em cultura, as mesangiais e as endoteliais[52,53]. A angiotensina pode ainda estimular a síntese de quimiocinas como o RANTES 376 e o MCP-1 (proteína quimiotática para macrófagos)[54], o que lhe permite promover o influxo de células *inflamatórias* ao tecido renal. Algumas observações[55] sugerem que a angiotensina II pode funcionar, ela própria, como uma citocina capaz de promover a proliferação de linfócitos T, além de estimular a ativação do NF-κB[54] e de ativar a via das MAPK (proteína cinase ativada por mitose)[56] e a transdiferenciação celular[57]. O efeito pró-*inflamatório* mais notório da angiotensina II (A II) é, no entanto, sua capacidade de intensificar a síntese de matriz extracelular e estimular a fibrogênese renal, efeito esse que pode ser mediado pela síntese de TGF-β[58,59]. O papel da AII no processo *inflamatório* fica ainda mais evidente com a constatação da presença de AII e AT_1 no interstício renal de diferentes modelos de nefropatias progressivas[60,61]. Tendo em vista essa plêiade de efeitos, hemodinâmicos e não hemodinâmicos, da *angiotensina* II, não chega a surpreender que a supressão de seus efeitos, por meio da administração de antagonistas junto ao receptor AT_1 ou de inibidores da enzima conversora, tenha um efeito benéfico tão nítido em pacientes e em animais com nefropatias crônicas.

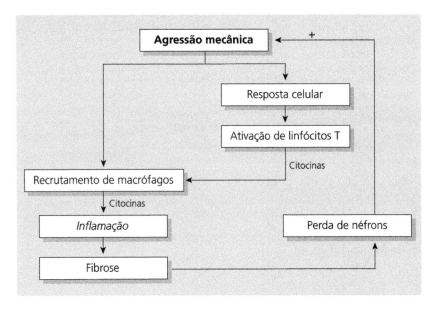

Figura 10.2 – Bases racionais para a terapêutica das nefropatias crônicas.

Com base na discussão acima, as diferentes etapas que levam à doença renal crônica através de mecanismos não imunológicos estão representadas na figura 10.2. Nesse esquema procurou-se deixar claro que: 1. os mecanismos *inflamatórios* envolvidos são os mesmos que participam da progressão das nefropatias de origem imunológica; 2. a progressão da agressão mecânica ao estágio de *inflamação* crônica pode ocorrer diretamente (através da síntese de citocinas, do extravasamento de filtrado glomerular ao interstício etc.) ou indiretamente, através da ativação de linfócitos T e consequente interação com os macrófagos. Em contraste com os processos imunológicos, há aqui um braço adicional, representando o círculo vicioso que se estabelece quando um grande número de néfrons é destruído, sobrecarregando as unidades remanescentes e levando a um agravamento da agressão mecânica. A evidente complementaridade entre as figuras 10.1 e 10.2 permite que as reunamos em um único esquema, representado na figura 10.3. Por meio dele, fica mais fácil entender, por exemplo, porque uma nefropatia de origem puramente imunológica, como a glomerulonefrite membranosa ou mesmo a nefropatia do aloenxerto, pode continuar progredindo mesmo que o distúrbio inicial cesse ou seja controlado farmacologicamente.

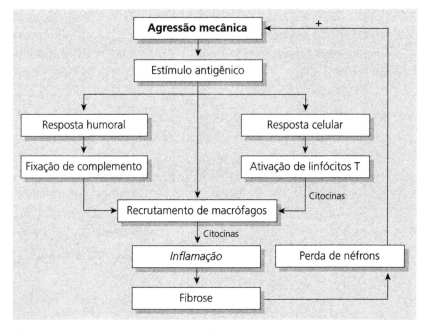

Figura 10.3 – Vias envolvidas com a formação de fibrose após estímulos mecânicos ou imunológicos.

A figura 10.3 ajuda também a tornar clara a base racional para a terapêutica das nefropatias progressivas, cuja finalidade principal é a de retardar, tanto quanto possível, a progressão para os estádios terminais da doença renal crônica, adiando a necessidade de terapia substitutiva. Observe-se que os tratamentos tradicionalmente propostos para as nefropatias de origem imunológica consistem basicamente na administração de imunossupressores, como os corticosteroides, os citostáticos e, mais recentemente, a ciclosporina, o tacrolimus e o MMF. Tendo em vista a importância da hipertensão e hipertrofia glomerulares na patogênese das glomerulopatias de origem não imunológica, parece mais do que razoável centralizar a terapia destas últimas na administração de drogas ou procedimentos que atuem sobre a hemodinâmica glomerular, especialmente os supressores do sistema renina-angiotensina. Observando novamente a figura 10.3, no entanto, fica fácil perceber que essa separação já não faz sentido. De um lado, é sempre provável que os pacientes acometidos de nefropatias imunológicas se beneficiem do tratamento com inibidores da ECA ou antagonistas da angiotensina II, por atenuar a agressão mecânica resultante da diminuição do número de néfrons e também os efeitos não hemodinâmicos da angiotensina II. De outro, a administração de imunossupressores a pacientes com nefropatias de origem não imunológica pode ajudar, como vimos, a reduzir o processo *inflamatório* e a progressão da lesão, ainda que esta tenha origem em uma agressão mecânica. Finalmente, a observação atenta do esquema representado na figura 10.3 traz à mente a possibilidade de ação terapêutica múltipla, associando imunossupressores e anti-*inflamatórios*, de um lado, e supressores do sistema renina-*angiotensina*, de outro. Em pelo menos três estudos recentes essa possibilidade parece ter sido testada com êxito. No primeiro deles[62], ratos submetidos à ablação de 5/6 passaram a ser tratados, logo após a cirurgia, com o tacrolimus associado a um antagonista da *angiotensina II*, a candesartana cilexetila. Após quatro meses, os ratos que haviam recebido o tratamento combinado apresentavam proteinúria e infiltração linfomonocitária renal inferiores em intensidade às observadas nos animais tratados com qualquer das drogas isoladamente[62], resultados estes semelhantes aos observados no mesmo modelo utilizando uma associação entre lisinopril e MMF[63]. Ainda no modelo Nx, Fujihara et al.[64], utilizando uma associação entre MMF e losartana, outro antagonista da angiotensina II, obtiveram renoproteção acentuada, nitidamente superior à das respectivas monoterapias, mesmo quando o tratamento era iniciado tardiamente, quando já havia lesões renais estabelecidas (situação essa mais próxima à encontrada na prática clínica). Proteção ainda mais eficiente foi obtida pelo mesmo grupo[65] associando um tiazídico ao losartana, indicando que esses diuréticos, ao contrário do conceito estabelecido, ainda atuam no néfron mesmo quando a função renal é drasticamente reduzida (no modelo de ablação renal de 5/6 a taxa de filtração glomerular é inferior a 30% do normal). Infelizmente, não existe no momento uma tradução clínica desses estudos.

Esses resultados encorajam-nos a supor que, no futuro, um tratamento mais agressivo das nefropatias crônicas, associando imunossupressores, *anti-inflamatórios*, supressores do sistema renina-*angiotensina* e *diuréticos*, permita retardar, deter ou até reverter a progressão desses casos para a doença renal crônica terminal. Essas considerações adquirem relevância quando se leva em conta que, infelizmente, uma parcela considerável dos pacientes submetidos às monoterapias tradicionais ainda progride aos estádios terminais da doença[66,67].

CONCLUSÕES

Longe de resultar de um único fator "etiológico", as glomerulopatias progressivas são hoje consideradas um produto de uma complexa interação de múltiplos fatores. Essa cadeia de eventos pode ser iniciada por uma disfunção do sistema imune ou por uma agressão mecânica, sendo sua progressão rumo à doença renal crônica terminal mediada por uma série de fenômenos *inflamatórios*, nos quais a *angiotensina II* desempenha papel destacado. Os esquemas terapêuticos que visam deter esses processos devem combater a agressão inicial, imunológica ou não, assim como o estágio *inflamatório* e os efeitos hemodinâmicos e celulares da *angiotensina II*. É provável que a associação de dois ou mais desses tratamentos venha mostrar-se mais eficaz do que sua utilização isolada, podendo, no futuro, tornar mais favorável a história natural das nefropatias progressivas.

REFERÊNCIAS BIBLIOGRÁFICAS

1. US. Renal Data System. Annual Data Report. Atlas of Chronic Kidney Disease and End-Stage Renal Disease in the United States, National Institutes of Health, National Institute of Diabetes and Digestive and Kidney Diseases, Bethesda, MD, 2011.

2. Sesso R, Anção MS, Madeira SA. Epidemiologic aspects of the dialysis treatment in grande São Paulo. Rev Assoc Med Bras 40:10-14, 1994.

3. Hostetter TH, Olson JL, Rennke HG, et al. Hyperfiltration in remnant nephrons: a potentially adverse response to renal ablation. Am J Physiol 241:F85-F93, 1981.

4. Hostetter TH, Troy JL, Brenner BM. Glomerular hemodynamics in experimental diabetes mellitus. Kidney Int 19:410-415, 1981.

5. Zatz R, Meyer TW, Rennke HG, et al. Predominance of hemodynamic rather than metabolic factors in the pathogenesis of diabetic glomerulopathy. Proc Natl Acad Sci U S A 82:5963-5967, 1985.

6. Zatz R, Dunn BR, Meyer TW, et al. Prevention of diabetic glomerulopathy by pharmacological amelioration of glomerular capillary hypertension. J Clin Invest 77:1925-1930, 1986.

7. Brenner BM. Nephron adaptation to renal injury or ablation. Am J Physiol 249:F324-F337, 1985.

8. Anderson S, Rennke HG, Brenner BM. Therapeutic advantage of converting enzyme inhibitors in arresting progressive renal disease associated with systemic hypertension in the rat. J Clin Invest 77:1993-2000, 1986.

9. Fujihara CK, Padilha RM, Zatz R. Glomerular abnormalities in long-term experimental diabetes. Role of hemodynamic and nonhemodynamic factors and effects of antihypertensive therapy. Diabetes 41:286-293, 1992.

10. Yoshida Y, Fogo A, Ichikawa I. Glomerular hemodynamic changes vs. hypertrophy in experimental glomerular sclerosis. Kidney Int 35:654-660, 1989.

11. O'Donnell MP, Kasiske BL, Cleary MP, et al. Effects of genetic obesity on renal structure and function in the Zucker rat. II. Micropuncture studies. J Lab Clin Med 106:605-610, 1985.

12. Miller PL, Rennke HG, Meyer TW. Glomerular hypertrophy accelerates hypertensive glomerular injury in rats. Am J Physiol 261:F459-F465, 1991.

13. Cortes P, Zhao X, Riser BL, et al. Regulation of glomerular volume in normal and partially nephrectomized rats. Am J Physiol 270:F356-F370, 1996.

14. Olson JL, de Urdaneta AG, Heptinstall RH. Glomerular hyalinosis and its relation to hyperfiltration. Lab Invest 52:387-398, 1985.

15. Fujihara CK, Limongi DM, Falzone R, et al. Pathogenesis of glomerular sclerosis in subtotally nephrectomized analbuminemic rats. Am J Physiol 261:F256-F264, 1991.

16. Lee LK, Meyer TW, Pollock AS, et al. Endothelial cell injury initiates glomerular sclerosis in the rat remnant kidney. J Clin Invest 96:953-964, 1995.

17. Fujihara CK, Malheiros DMAC, Donato JL, et al. Nitroflurbiprofen, a new nonsteroidal anti-inflammatory, ameliorates structural injury in the remnant kidney. Am J Physiol 274:F573-F579, 1998.

18. Akai Y, Homma T, Burns KD, et al. Mechanical stretch/relaxation of cultured rat mesangial cells induces protooncogenes and cyclooxygenase. Am J Physiol 267:C482-C490, 1994.

19. Riser BL, Cortes P, Zhao X, et al. Intraglomerular pressure and mesangial stretching stimulate extracellular matrix formation in the rat. J Clin Invest 90:1932-1943, 1992.

20. Shankland SJ, Ly H, Thai K, et al. Increased glomerular capillary pressure alters glomerular cytokine expression. Circ Res 75:844-853, 1994.

21. Gruden G, Setti G, Hayward A, et al. Mechanical stretch induces monocyte chemoattractant activity via an NF-kappaB-dependent monocyte chemoattractant protein-1-mediated pathway in human mesangial cells: inhibition by rosiglitazone. J Am Soc Nephrol 16:688-696, 2005.

22. Fries JW, Sandstrom DJ, Meyer TW, et al. Glomerular hypertrophy and epithelial cell injury modulate progressive glomerulosclerosis in the rat. Lab Invest 60:205-218, 1989.

23. Nagata M, Kriz W. Glomerular damage after uninephrectomy in young rats. II. Mechanical stress on podocytes as a pathway to sclerosis. Kidney Int 42:148-160, 1992.

24. Floege J, Kriz W, Schulze M, et al. Basic fibroblast growth factor augments podocyte injury and induces glomerulosclerosis in rats with experimental membranous nephropathy. J Clin Invest 96:2809-2819, 1995.

25. Kriz W, Hosser H, Hahnel B, et al. From segmental glomerulosclerosis to total nephron degeneration and interstitial fibrosis: a histopathological study in rat models and human glomerulopathies. Nephrol Dial Transplant 13:2781-2798, 1998.

26. Durvasula RV, Petermann AT, Hiromura K, et al. Activation of a local tissue angiotensin system in podocytes by mechanical strain. Kidney Int 65:30-39, 2004.

27. Grond J, Beukers JY, Schilthuis MS, et al. Analysis of renal structural and functional features

in two rat strains with a different susceptibility to glomerular sclerosis. Lab Invest 54:77-83, 1986.

28. Abbate M, Zoja C, Corna D, et al. In progressive nephropathies, overload of tubular cells with filtered proteins translates glomerular permeability dysfunction into cellular signals of interstitial inflammation. J Am Soc Nephrol 9:1213-1224, 1998.

29. Grone HJ, Walli A, Grone E, et al. Induction of glomerulosclerosis by dietary lipids. A functional and morphologic study in the rat. Lab Invest 60:433-446, 1989.

30. Kliem V, Johnson RJ, Alpers CE, et al. Mechanisms involved in the pathogenesis of tubulointerstitial fibrosis in 5/6-nephrectomized rats. Kidney Int 49:666-678, 1996.

31. Fujihara CK, Malheiros DMAC, Zatz R, et al. Mycophenolate mofetil attenuates renal injury in the rat remnant kidney. Kidney Int 54:1510-1519, 1998.

32. Romero F, Rodriguez-Iturbe B, Parra G, et al. Mycophenolate mofetil prevents the progressive renal failure induced by 5/6 ablation in rats. Kidney Int 55:945-955, 1999.

33. Utimura R, Fujihara CK, Mattar AL, et al. Mycophenolate mofetil prevents the development of glomerular injury in experimental diabetes. Kidney Int 63:209-216, 2003.

34. Fujihara CK, Malheiros DMAC, Noronha IL, et al. Mycophenolate mofetil reduces renal injury in the chronic nitric oxide synthase inhibition model. Hypertension 37:170-175, 2001.

35. Diamond JR, Ding G, Frye J, et al. Glomerular macrophages and the mesangial proliferative response in the experimental nephrotic syndrome. Am J Pathol 141:887-894, 1992.

36. Diamond JR, Pesek-Diamond I. Sublethal X-irradiation during acute puromycin nephrosis prevents late renal injury: role of macrophages. Am J Physiol 260:F779-F786, 1991.

37. Fujihara CK, Antunes GR, Mattar AL, et al. Cyclooxygenase-2 (COX-2) inhibition limits abnormal COX-2 expression and progressive injury in the remnant kidney. Kidney Int 64:2172-2181, 2003.

38. Hino S, Takemura T, Okada M, et al. Follow-up study of children with nephrotic syndrome treated with a long- term moderate dose of cyclosporine. Am J Kidney Dis 31:932-939, 1998.

39. Lieberman KV, Tejani A. A randomized double-blind placebo-controlled trial of cyclosporine in steroid-resistant idiopathic focal segmental glomerulosclerosis in children. J Am Soc Nephrol 7:56-63, 1996.

40. Fujihara CK, Antunes GR, Mattar AL, et al. Chronic inhibition of nuclear factor-kappaB attenuates renal injury in the 5/6 renal ablation model. Am J Physiol Renal Physiol 292:F92-F99, 2007.

41. Yamamoto T, Nakamura T, Noble NA, et al. Expression of transforming growth factor beta is elevated in human and experimental diabetic nephropathy. Proc Natl Acad Sci U S A 90:1814-1818, 1993.

42. Coimbra TM, Carvalho J, Fattori A, et al. Transforming growth factor-beta production during the development of renal fibrosis in rats with subtotal renal ablation. Int J Exp Pathol 77:167-173, 1996.

43. Yamamoto T, Noble NA, Miller DE, et al. Sustained expression of TGF-beta 1 underlies development of progressive kidney fibrosis. Kidney Int 45:916-927, 1994.

44. Isaka Y, Fujiwara Y, Ueda N, et al. Glomerulosclerosis induced by in vivo transfection of transforming growth factor-beta or platelet-derived growth factor gene into the rat kidney. J Clin Invest 92:2597-2601, 1993.

45. Kopp JB, Factor VM, Mozes M, et al. Transgenic mice with increased plasma levels of TGF-beta 1 develop progressive renal disease. Lab Invest 74:991-1003, 1996.

46. Border WA, Okuda S, Languino LR, et al. Suppression of experimental glomerulonephritis by antiserum against transforming growth factor beta 1. Nature 346:371-374, 1990.

47. Okuda S, Nakamura T, Yamamoto T, et al. Dietary protein restriction rapidly reduces transforming growth factor beta 1 expression in experimental glomerulonephritis. Proc Natl Acad Sci U S A 88:9765-9769, 1991.

48. Abboud HE, Poptic E, DiCorleto P. Production of platelet-derived growth factorlike protein by rat mesangial cells in culture. J Clin Invest 80:675-683, 1987.

49. Frank J, Engler-Blum G, Rodemann HP, et al. Human renal tubular cells as a cytokine source: PDGF-B, GM-CSF and IL-6 mRNA expression in vitro. Exp Nephrol 1:26-35, 1993.

50. Floege J, Ostendorf T, Janssen U, et al. Novel approach to specific growth factor inhibition in vivo: antagonism of platelet-derived growth factor in glomerulonephritis by aptamers. Am J Pathol 154:169-179, 1999.

51. Wolf G, Ziyadeh FN. Renal tubular hypertrophy induced by angiotensin II. Semin Nephrol 17:448-454, 1997.

52. Goto M, Mukoyama M, Suga S, et al. Growth-dependent induction of angiotensin II type 2 receptor in rat mesangial cells. Hypertension 30:358-362, 1997.

53. Wolf G, Ziyadeh FN, Zahner G, et al. Angiotensin II is mitogenic for cultured rat glomerular endothelial cells. Hypertension 27:897-905, 1996.

54. Ruiz-Ortega M, Bustos C, Hernandez-Presa MA, et al. Angiotensin II participates in mononuclear

cell recruitment in experimental immune complex nephritis through nuclear factor-kappa B activation and monocyte chemoattractant protein-1 synthesis. J Immunol 161:430-439, 1998.

55. Nataraj C, Oliverio MI, Mannon RB, et al. Angiotensin II regulates cellular immune responses through a calcineurin-dependent pathway. J Clin Invest 104:1693-1701, 1999.

56. Tharaux PL, Chatziantoniou C, Fakhouri F, et al. Angiotensin II activates collagen I gene through a mechanism involving the MAP/ER kinase pathway. Hypertension 36:330-336, 2000.

57. Hamaguchi A, Kim S, Wanibuchi H, et al. Angiotensin II and calcium blockers prevent glomerular phenotypic changes in remnant kidney model. J Am Soc Nephrol 7:687-693, 1996.

58. Wolf G, Zahner G, Schroeder R, et al. Transforming growth factor beta mediates the angiotensin--II-induced stimulation of collagen type IV synthesis in cultured murine proximal tubular cells. Nephrol Dial Transplant 11:263-269, 1996.

59. Kagami S, Border WA, Miller DE, et al. Angiotensin II stimulates extracellular matrix protein synthesis through induction of transforming growth factor-beta expression in rat glomerular mesangial cells. J Clin Invest 93:2431-2437, 1994.

60. Goncalves AR, Fujihara CK, Mattar AL, et al. Renal expression of COX-2, ANG II, and AT1 receptor in remnant kidney: strong renoprotection by therapy with losartan and a nonsteroidal anti-inflammatory. Am J Physiol Renal Physiol 286:F945-F954, 2004.

61. Graciano ML, Cavaglieri RdC, Delle H, et al. Intrarenal Renin-Angiotensin system is upregulated in experimental model of progressive renal disease induced by chronic inhibition of nitric oxide synthesis. J Am Soc Nephrol 15:1805-1815, 2004.

62. Hamar P, Peti-Peterdi J, Razga Z, et al. Coinhibition of immune and renin-angiotensin systems reduces the pace of glomerulosclerosis in the rat remnant kidney. J Am Soc Nephrol 10(Suppl 11):S234-S238, 1999.

63. Remuzzi G, Zoja C, Gagliardini E, et al. Combining an antiproteinuric approach with mycophenolate mofetil fully suppresses progressive nephropathy of experimental animals. J Am Soc Nephrol 10:1542-1549, 1999.

64. Fujihara CK, Noronha IL, Malheiros DMAC, et al. Combined mycophenolate mofetil and losartan therapy arrests established injury in the remnant kidney. J Am Soc Nephrol 11:283-290, 2000.

65. Fujihara CK, Malheiros DM, Zatz R. Losartan--hydrochlorothiazide association promotes lasting blood pressure normalization and completely arrests long-term renal injury in the 5/6 ablation model. Am J Physiol Renal Physiol 292:F1810-F1818, 2007.

66. Lewis EJ, Hunsicker LG, Clarke WR, et al. Renoprotective effect of the angiotensin-receptor antagonist irbesartan in patients with nephropathy due to type 2 diabetes. N Engl J Med 345:851-860, 2001.

67. Brenner BM, Cooper ME, de Zeeuw D, et al. Effects of losartan on renal and cardiovascular outcomes in patients with type 2 diabetes and nephropathy. N Engl J Med 345:861-869, 2001.

11

ESTRATÉGIAS NAS GLOMERULOPATIAS PROTEINÚRICAS: TRATAMENTO CONSERVADOR

Silvia Titan

PROTEINÚRIA COMO MARCADOR DE DOENÇAS RENAIS

Nos últimos anos, a proteinúria emergiu como um marcador importante em doenças renais. Na nefropatia diabética, o aparecimento de microalbuminúria mostrou-se correlacionado a maior risco de progressão para estágios mais avançados de macroalbuminúria e doença renal crônica (DRC)[1,2]. Em diversas outras glomerulopatias, como glomerulosclerose segmentar e focal (GESF), membranosa, membranoproliferativa e nefropatia por IgA, a albuminúria também é um marcador de atividade de doença e de risco de progressão para DRC[3-6]. Posteriormente, o papel da albuminúria como marcador de risco estendeu-se além do âmbito de doenças renais. Estudos epidemiológicos realizados tanto em populações já portadoras de morbidade cardiovascular[7], como na população geral[8,9], mostram que a albuminúria se relaciona positivamente ao risco de mortalidade geral e cardiovascular.

Além de se correlacionar a maior risco de progressão de DRC e de mortalidade, a proteinúria também passou a ser amplamente utilizada como um parâmetro de resposta terapêutica, principalmente em nefropatia diabética[10] e em glomerulopatias primárias. Em ensaios clínicos, a evolução da proteinúria ou albuminúria passou a ser mais utilizada como marcador intermediário de progressão de DRC, substituindo os chamados desfechos renais "sólidos", como duplicação de creatinina e início de terapia renal substitutiva (TRS). Esta estratégia foi contestada em alguns estudos recentes[11,12], que sugerem que, apesar de a proteinúria ser um marcador importante de doença renal, esta não deva substituir, ao menos em ensaios clínicos maiores, o uso dos desfechos renais sólidos.

Conforme já demonstrado no capítulo 3, a proteinúria (quantificação da perda urinária de todos os tipos de proteína) pode ocorrer em função de alterações nas diversas estruturas e tipos celulares envolvidos na barreira capilar glomerular. Assim, apesar de ser um marcador laboratorial em diversas doenças, a proteinúria traduz processos fisiopatológicos bastante distintos (por exemplo, disfunção endotelial em pacientes hipertensos, proliferação mesangial em nefropatia por IgA, lesão podocitária em síndromes nefróticas primárias, proteinúria tubular em doenças tubulares etc.). Apesar destas diferenças importantes, a proteinúria correlaciona-se a alguns mecanismos de progressão que são comuns às diversas nefropatias crônicas (Capítulo 10), servindo como um marcador de glomerulosclerose e fibrose tubulointersticial. São justamente estes mecanismos que sustentam o racional daquilo que chamamos de tratamento conservador de doenças renais crônicas proteinúricas.

CONTROLE DA PRESSÃO ARTERIAL

Uma das principais medidas clínicas do tratamento de doenças proteinúricas é o controle rigoroso da pressão arterial. A pressão arterial é um fator prognóstico independente para DRC na população geral[13]. Tanto em nefropatia diabética, como em diversas glomerulopatias primárias, a pressão arterial é um fator independente de risco de progressão de doença renal[14,15]. Diversos estudos clínicos demonstraram que o tratamento da hipertensão arterial se correlaciona à melhor evolução renal[16-18]. Adicionalmente, o controle da pressão arterial correlaciona-se fortemente à redução da proteinúria em pacientes com nefropatias crônicas proteinúricas.

A *National Kidney Foundation* recomenda em suas diretrizes de DRC[19] que o alvo de pressão arterial seja de medidas inferiores a 130 × 80mmHg. A literatura é bastante concordante em indicar o uso de drogas inibidoras da enzima de conversão de angiotensina II (IECA) ou de drogas bloqueadoras do receptor AT_1 da angiotensina II (BRA) como drogas de primeira escolha para o tratamento da hipertensão arterial em pacientes com nefropatias proteinúricas, uma vez que a angiotensina II é compreendida como uma molécula-chave relacionada aos mecanismos de progressão e proteinúria. Além do benefício sobre a própria evolução da nefropatia, esta medida se justifica em função do papel protetor do bloqueio da angiotensina II em desfechos cardiovasculares, para os quais a população de pacientes com nefropatia crônica é de grande risco[20,21].

A maioria dos pacientes, principalmente aqueles que apresentam disfunção renal, necessitará de mais de uma droga anti-hipertensiva para que as metas de controle sejam alcançadas. De forma geral, todas as classes de anti-hipertensivos podem ser utilizadas, respeitando-se as indicações e contraindicações específicas a cada paciente. Além das medidas farmacológicas, é importante que o paciente seja orientado a aderir a uma série de medidas não farmacológicas relacionadas ao controle de pressão arterial e a menor risco cardiovascular, como redução na ingestão de sal, controle de sobrepeso e obesidade, cessação de tabagismo e aumento de atividade física aeróbica regular.

BLOQUEIO FARMACOLÓGICO DE ANGIOTENSINA II

A inibição do sistema renina-angiotensina-aldosterona (SRAA), por meio do emprego de IECA ou BRA, consiste até hoje na principal medida farmacológica antiproteinúrica e de prevenção secundária de DRC. Conforme visto em outros capítulos, este efeito decorre tanto da ação específica destas drogas sobre a hipertensão glomerular através de seu efeito de vasodilatação preferencial sobre a arteríola eferente[22], como de suas inúmeras propriedades anti-inflamatórias em mecanismos celulares de sinalização de progressão em DRC. Entre estes mecanismos, podemos citar o papel do SRAA parácrino relacionado ao controle da hemodinâmica glomerular, indução de quimiocinas, ativação de produção de matriz extracelular, modulação sobre proliferação celular e apoptose, ativação de espécies reativas de oxigênio e modulação da produção de óxido nítrico, além do possível papel da proteinúria *per se* sobre as células tubulares, gerando disfunção, inflamação e fibrose tubulointersticial[23].

Em estudos clínicos, o uso de IECA ou BRA mostrou-se renoprotetor em diversas nefropatias proteinúricas, como nefropatia diabética[24-27], nefropatia crônica não diabética[28], nefropatia por IgA[29,30], nefropatia membranosa[31,32], GESF primária[33] e nefropatia lúpica[34].

É importante salientar que as doses de IECA ou BRA utilizadas nos estudos de progressão em DRC foram plenas. De forma geral, recomenda-se titulação gradual da dose até se atingir a dose máxima do medicamento tolerada pelo paciente. Há necessidade de monitorização do nível sérico de potássio, recomendação de redução na ingestão de potássio naqueles pacientes considerados de risco para hipercalemia e monitorização da própria função renal. Pacientes idosos, com DRC classes III ou IV, e aqueles portadores de estenose de artéria renal podem apresentar piora da função renal diante da administração de doses crescentes de IECA ou BRA.

Os poucos estudos que avaliaram equivalência entre as classes de droga sugerem que o uso de IECA ou BRA seja equivalente. No âmbito da doença renal, um estudo especificamente realizado para responder a esta pergunta sugere que os efeitos sobre função renal e proteinúria sejam semelhantes[35].

ESCAPE DE ANGIOTENSINA II E NOVAS ALTERNATIVAS FARMACOLÓGICAS PARA O BLOQUEIO DO SRAA

Apesar de o efeito renoprotetor do uso de IECA ou BRA em nefropatias proteinúricas ser muito bem estabelecido na literatura, ainda se nota grande variabilidade interindividual na resposta antiproteinúrica e na prevenção de progressão da DRC. Mesmo em pacientes tratados, a taxa de progressão para DRC terminal segue elevada. Entre as diversas variáveis possivelmente relacionadas a este efeito, a probabilidade de bloqueio incompleto do SRAA emergiu como uma questão central.

Nos últimos anos, o SRAA revelou-se muito mais complexo do que se pensava anteriormente. Primeiramente, foi notado que pacientes em uso crônico de IECA apresentavam, após certo tempo, elevação da concentração de angiotensina II, caracterizando um fenômeno de escape. Posteriormente, descobriu-se que este escape estava associado à geração de angiotensina II por vias alternativas, não ECA-dependentes. A primeira via caracterizada foi a das quimases, com particular importância na formação parácrina da angiotensina II cardíaca. O uso de BRA também causa a elevação da concentração de angiotensina II. Sabe-se hoje que outros metabólitos gerados no processo de produção e degradação da angiotensina II, anteriormente considerados moléculas irrelevantes, exercem na verdade efeitos fisiológicos e fisiopatológicos importantes. Além dos escapes relacionados ao uso de IECA ou BRA, a renina e a aldosterona também eram moléculas do sistema que ainda não haviam sido alvo de medidas terapêuticas. A renina, além de estimular a produção de angiotensina II, atua sobre seu próprio receptor, promovendo efeitos celulares relacionados à fibrogênese. A aldosterona foi extensivamente caracterizada como uma molécula importante na mediação de inflamação e fibrose, tanto em modelos de insuficiência cardíaca, como de DRC.

Entre as diversas possibilidades de associação de drogas bloqueadoras do SRAA propostas na literatura, ressaltamos aqui as associações IECA + BRA, IECA ou BRA + antagonista de aldosterona e BRA + inibidor de renina.

Estudos clínicos pequenos sugerem que o uso combinado de IECA e BRA tenha um efeito antiproteinúrico superior ao do uso isolado dessas drogas, tanto em nefropatias proteinúricas não diabéticas[36,37] como em nefropatia diabética[38-40]. Entre as nefropatias não diabéticas, diversos estudos sugeriram o papel benéfico do bloqueio duplo na nefropatia por IgA[41].

Entretanto, até hoje não há nenhum estudo que tenha avaliado o papel desta associação em relação a desfechos renais sólidos. Além disso, em 2008 a publicação de um estudo avaliando o efeito da associação IECA + BRA em desfechos cardiovasculares em pacientes de risco cardiovascular elevado evidenciou pior evolução de desfechos renais nos pacientes tratados com a combinação de drogas em relação aos grupos tratados com monoterapia[12]. Este efeito ocorreu principalmente em função de um número maior de pacientes que necessitaram de diálise por insuficiência renal aguda.

Em relação à aldosterona, diversos estudos clínicos pequenos sugerem que a associação de IECA ou BRA com antagonista de aldosterona acrescente uma redução de 30% sobre o valor de proteinúria. Novamente, tais estudos não contemplaram desfechos renais sólidos e também excluíram grupos particularmente de risco para hipercalemia, como pacientes com nefropatia diabética mais avançada. Em relação ao bloqueio de renina, até o momento, há um único estudo clínico que avaliou a associação de BRA e alisquireno em pacientes com nefropatia diabética macroalbuminúrica com depuração de creatinina estimada, média de 68mL/min/1,73m^2, sugerindo haver um benefício em termos de proteinúria.

Assim, de forma geral, apesar de a associação de drogas inibidoras do SRAA ser uma área de pesquisa muito relevante em DRC, há ainda necessidade de estudos clínicos maiores, contemplando desfechos renais sólidos e avaliando a segurança dos tratamentos combinados nas populações consideradas de risco para efeitos colaterais, principalmente idosos e portadores de DRC classes III e IV. Seu uso por ora deve ser individualizado e bem monitorizado.

RESTRIÇÃO DIETÉTICA DE PROTEÍNA E OUTRAS MEDIDAS DIETÉTICAS

Em modelos animais, a aplicação de dieta hiperproteica sabidamente eleva o fluxo plasmático renal e a filtração glomerular, gerando hipertensão e hiperfiltração glomerulares. Por outro lado, a restrição proteica mostrou-se benéfica na redução da progressão da nefropatia crônica em modelos experimentais[42]. Entretanto, os estudos clínicos que avaliaram restrição da ingestão de proteína são poucos e mostram resultados conflitantes, com estudos que sugerem benefício sobre a função renal[43] e estudos que não demonstraram efeito de renoproteção. Apesar disso, a *National Kidney Foundation* recomenda a aplicação de dieta com restrição de proteína a 0,8g/kg/dia como medida de impacto em termos de progressão para portadores de DRC II a IV. É importante considerar o estado nutricional do paciente antes de se iniciar a restrição proteica na dieta, principalmente em glomerulonefrites ativas e com perda urinária proteica exuberante, uma vez que pode haver agravamento da condição nutricional. Em pacientes estáveis, os estudos sugerem que a aplicação de dieta hipoproteica não leva à desnutrição ou complicações relacionadas.

Um aspecto bastante interessante a se considerar em portadores de nefropatias crônicas proteinúricas é o controle do sobrepeso. Apesar de haver poucos estudos[44] avaliando o impacto da perda de peso, acredita-se que a simples redução do peso se relaciona com a redução da proteinúria.

Assim, a aplicação de intervenções não farmacológicas sobre dieta, qualidade de vida, atividade física, preferencialmente em trabalho de equipe multiprofissional, pode trazer benefícios importantes, sendo fundamental ao atendimento de pacientes com doenças renais crônicas.

NOVAS ABORDAGENS: LINHAS DE PESQUISA

Apesar de todos os avanços no conhecimento sobre progressão de nefropatias crônicas, há muitas áreas emergentes de pesquisa buscando esclarecer novos mecanismos e novas medidas de intervenção farmacológica.

Sabemos que as doenças renais tendem a apresentar um padrão de aglomeração em famílias, o que sugere que haja predisposição genética à ocorrência de DRC, mesmo considerando as diversas etiologias. O conhecimento sobre genes de risco seria muito útil na identificação clínica de grupos de risco de progressão, que se tornariam candidatos às medidas terapêuticas mais específicas. Alguns estudos recentes têm evidenciado estas associações, como é o caso de polimorfismos relacionados ao SRAA em nefropatia por IgA, diversos genes em nefropatia diabética, ou o gene do MYH9 na população afro-americana com DRC e hipertensão arterial. Apesar de este tipo de ferramenta ainda não estar aplicado e disponibilizado no âmbito do atendimento clínico atual, espera-se que isso ocorra em poucos anos.

Os distúrbios do metabolismo mineral na DRC também surgiram como uma nova área de pesquisa em progressão. Diversos estudos sugerem que a fosforemia, o hiperparatireoidismo e a elevação de outras fosfatoninas se correlacionam com pior progressão de DRC. Entretanto, resta ainda esclarecer se medidas de intervenção nas variáveis de metabolismo mineral realmente têm impacto em termos de progressão de DRC. Recentemente, passou-se também a conhecer o papel da vitamina D e seu receptor na regulação parácrina do SRAA renal. Um estudo clínico recente[45] mostrou que a administração de agonista do receptor de vitamina D em pacientes com nefropatia diabética causou redução da proteinúria em pacientes macroalbuminúricos. Apesar de ainda haver necessidade de novos estudos, é possível que o controle dos distúrbios do metabolismo mineral se torne uma linha de tratamento nova na prevenção secundária de portadores de nefropatias crônicas.

REFERÊNCIAS BIBLIOGRÁFICAS

1. Parving HH. Initiation and progression of diabetic nephropathy. N Engl J Med 335(22):1682-1683, 1986.
2. Adler AI, Stevens RJ, Manley SE, Bilous RW, Cull CA, Holman RR, UKPDS GROUP. Development and progression of nephropathy in type 2 diabetes: the United Kingdom Prospective Diabetes Study (UKPDS 64). Kidney Int 63(1):225-2232, 2006.
3. D'Amico G. Natural history of idiopathic IgA nephropathy: role of clinical and histological prognostic factors. Am J Kidney Dis 36(2):227-237, 2000.
4. Rydel JJ, Korbet SM, Borok RZ, Schwartz MM. Focal segmental glomerular sclerosis in adults: presentation, course, and response to treatment. Am J Kidney Dis 25(4):534-542, 1995.
5. Cattran DC, Pei Y, Greenwood CM, Ponticelli C, Passerini P, Honkanen E. Validation of a predictive model of idiopathic membranous nephropathy: its clinical and research implications. Kidney Int 51(3):901-907, 1997.
6. Cattran D. Predicting outcome in the idiopathic glomerulopathies. J Nephrol 11(2):57-60, 1998.
7. Gerstein HC, Mann JFE, Qilomg Y, Zinman B, Dinneen SF, Hoogwerf B, et al. Albuminuria and risk of cardiovascular events, death and heart failure in diabetic and nondiabetic individuals. JAMA 286:421-426, 2001.
8. Hillege HL, Fidler V, Diercks GF, van Gilst WH, de Zeeuw D, van Veldhuisen DJ, et al. Urinary albumin excretion predicts cardiovascular and noncardiovascular mortality in the general population. Circulation 106:1777-1782, 2002.
9. Romundstad S, Holmen J, Hallan H, Kvenild K, Krüger O, Midthjell K. Microalbuminuria, cardiovascular disease and risk factors in nondiabetic/nonhypertensive population. The Nord-Trondelag Helath Study (HUNT, 1995-97), Norway. J Intern Med 252:164-172, 2002.
10. de Zeeuw D, Remuzzi G, Parving HH, Keane WF, Zhang Z, Shahinfar S, et al. Proteinuria, a target for renoprotection in patients with type 2 diabetic nephropathy: lessons from RENAAL. Kidney Int 65(6):2309-2320, 2004.
11. Perkins BA, Ficociello LH, Roshan B, Warram JH, Krolewski AS. In patients with type 1 diabetes and new-onset microalbuminuria the development of advanced chronic kidney disease may not require progression to proteinuria. Kidney Int 77(1):57-64, 2010.
12. Mann JF, Schmieder RE, McQueen M, Dyal L, Schumacher H, Pogue J, et al. ONTARGET investigators. Renal outcomes with telmisartan, ramipril, or both, in people at high vascular risk (the ONTARGET study): a multicentre, randomised, double-blind, controlled trial. Lancet 372(9638):547-553, 2008.
13. Klag MJ, Whelton PK, Randall BL, Neaton JD, Brancati FL, Ford CE, et al. Blood pressure and end-stage renal disease in men. N Engl J Med 334(1):13-18, 1996.
14. UK Prospective Diabetes Study Group. Tight blood pressure control and risk of macrovascular and microvascular complications in type 2 diabetes: UKPDS 38. Br Med J 317:703-713, 1998.
15. Maschio G, Oldrizzi L, Marcantoni C, Rugiu C. Hypertension and progression of renal disease. J Nephrol 13(3):225-227, 2000.
16. Mogensen CE. Long-term antihypertensive treatment inhibiting progression of diabetic nephropathy. Br Med J 285:685-688, 1982.
17. Parving HH, Andersen AR, Smidt UM, Hommel E, Mathiesen ER, Svendsen PA. Effect of antihypertensive treatment on kidney function in diabetic nephropathy. Br Med J 294:1443-1447, 1987.
18. Parving HH, Smidt UM, Andersen AR, Svendsen PA. Early aggressive antihypertensive treatment reduces rate of decline in kidney function in diabetic nephropathy. Lancet 321:1175-1179, 1983.
19. Clinical practice guidelines for chronic kidney disease: evaluation, classification and stratification. Am J Kidney Dis 39(Suppl 1):S1-S266, 2002.
20. Anayekar NS, Mcmurray JJ, Velazquez EJ, Solomon SD, Kober L, Rouleau JL, et al. Relation between renal dysfunction and cardiovascular outcomes after myocardial infarction. N Engl J Med 351:1285-1295, 2004.
21. Go AS, Chertow GM, Fan D, McCulloch CE, Hsu CY. Chronic kidney disease and the risks of death, cardiovascular events, and hospitalization. N Engl J Med 351:1296-1305, 2004.
22. Zatz R, Dunn BR, Meyer TW, Anderson S, Rennke HG, Brenner BM. Prevention of diabetic glomerulopathy by pharmacological amelioration of glomerular capillary hypertension. J Clin Invest 77:1925-1930, 1986.

23. Rüster C, Wolf G. Renin-angiotensin-aldosterone system and progression of renal disease. J Am Soc Nephrol 17(11):2985-2991, 2006.

24. Lewis E, Hunsicker LG, Bain RP, Rohde RD. The effect of angiotensin-converting enzyme inhibition on diabetic nephropathy. N Engl J Med 329:1456-1462, 1993.

25. Parving HH, Lehnert H, Mortensen JB, Gomis R, Andersen S, Arner P, Irbesartan in Patients with Type 2 Diabetes and Microalbuminuria Study Group. The effect of irbesartan on the development of diabetic nephropathy in patients with type 2 diabetes. N Engl J Med 345:870-878, 2001.

26. Lewis E, Hunsicker LG, Clarke WR, Berl T, Pohl MA, Lewis JB, et al. Renoprotective effect of the angiotensin-receptor antagonist irbesartan in patients with nephropathy due to type 2 diabetes. N Engl J Med 345:851-860, 2001.

27. Brenner BM, Cooper ME, Zeeuw D, Keane WF, Mitch WE, Parving HH, et al. Effects of losartan on renal and cardiovascular outcomes in patients with type 2 diabetes and nephropathy. N Engl J Med 345:861-869, 2001.

28. Maschio G, Alberti D, Janin G, Locatelli F, Mann JF, Motolese M, et al. Effect of the angiotensin--converting enzyme inhibitor benazepril on the progression of chronic renal insufficiency. N Engl J Med 334: 939-945, 1996.

29. Manno C, Torres DD, Rossini M, Pesce F, Schena FP. Randomized controlled clinical trial of corticosteroids plus ACE-inhibitors with long-term follow-up in proteinuric IgA nephropathy. Nephrol Dial Transplant 24(12):3694-3701, 2009.

30. Praga M, Gutiérrez E, González E, Morales E, Hernández E. Treatment of IgA nephropathy with ACE inhibitors: a randomized and controlled trial. J Am Soc Nephrol 14(6):1578-1583, 2003.

31. Geddes CC, Cattran DC. The treatment of idiopathic membranous nephropathy. Semin Nephrol 20(3):299-308, 2000.

32. Schieppati A, Ruggenenti P, Perna A, Remuzzi G. Nonimmunosuppressive therapy of membranous nephropathy. Semin Nephrol 23(4):333-339, 2003.

33. Usta M, Ersoy A, Dilek K, Ozdemir B, Yavuz M, Güllülü M, Yurtkuran M. Efficacy of losartan in patients with primary focal segmental glomerulosclerosis resistant to immunosuppressive treatment. J Intern Med 253(3):329-334, 2003.

34. Tse KC, Li FK, Tang S, Tang CS, Lai KN, Chan TM. Angiotensin inhibition or blockade for the treatment of patients with quiescent lupus nephritis and persistent proteinuria. Lupus 14(12):947-952, 2005.

35. Barnett AH, Bain SC, Bouter P, Karlberg B, Madsbad S, Jervell J, Mustonen J. Diabetics Exposed to Telmisartan and Enalapril Study Group. Angiotensin-receptor blockade versus converting-enzyme inhibition in type 2 diabetes and nephropathy. N Engl J Med 351(19):1952-1961, 2004.

36. Wolf G, Ritz E. Combination therapy with ACE inhibitors and angiotensin II receptor blockers to halt progression of chronic renal disease: pathophysiology and indications. Kidney Int 67:799-812, 2005.

37. Luno J, Barrio V, Goicoechea MA, González C, de Vinuesa SG, Gómez F, et al. Effects of dual blockade of the renin-angiotensin system in primary proteinuric nephropathies. Kidney Int Supp 82:S47-52, 2002.

38. Mogensen CE, Neldam S, Tikkanen I, Oren S, Viskoper R, Watts RW, et al. Randomised controlled trial of dual blockade of renin-angiotensin system in patients with hypertension, microalbuminuria, and non-insulin dependent diabetes: the candesartan and lisinopril microalbuminuria (CALM) study. Br Med J 321:1440-1444, 2000.

39. Jacobsen P, Andersen S, Rossing K, Jensen BR, Parving HH. Dual blockade of the renin-angiotensin system versus maximal recommended dose of ACE inhibition in diabetic nephropathy. Kidney Int 63:1874-1880, 2003.

40. Rossing K, Christensen PK, Jensen BR, Parving HH. Dual blockade of the renin-angiotensin system in diabetic nephropathy: a randomized double-blind crossover study. Diabetes Care 25:95-100, 2002.

41. Russo D, Minutolo R, Pisani A, Esposito R, Signoriello G, Andreucci M, et al. Coadministration of losartan and enalapril exerts additive antiproteinuric effect in IgA nephropathy. Am J Kidney Dis 38:18-25, 2001.

42. Brenner BM, Meyer TW, Hostetter TH. Dietary protein intake and the progressive nature of kidney disease: the role of hemodynamically mediated glomerular injury in the pathogenesis of progressive glomerular sclerosis in aging, renal ablation, and intrinsic renal disease. N Engl J Med 307:652-659, 1982.

43. Klahr S, Levey AS, Beck GJ, Caggiula AW, Hunsicker L, Kusek JW, et al. The effects of dietary protein restriction and blood-pressure control on the progression of chronic renal failure. N Engl J Med 330:877-884, 1994.

44. Morales E, Valero MA, León M, Hernández E, Praga M. Beneficial effects of weight loss in overweight patients with chronic proteinuric nephropathies Am J Kidney Dis 41(2):319-327, 2003.

45. de Zeeuw D, Agarwal R, Amdahl M, Audhya P, Coyne D, Garimella T, et al. Selective vitamin D receptor activation with paricalcitol for reduction of albuminuria in patients with type 2 diabetes (VITAL study): a randomised controlled trial. Lancet 376(9752):1543-1551, 2010.

Apêndice

BREVES CONSIDERAÇÕES SOBRE A PROPOSTA DE ORIENTAÇÃO CLÍNICA PARA TRATAMENTO DE GLOMERULOPATIAS – KDIGO (*KIDNEY DISEASE: IMPROVING GLOBAL OUTCOMES*)

Em junho de 2012 foi publicado o guia prático para tratamento de glomerulopatias coordenado por um grupo de trabalho da fundação KDIGO (*Kidney Disease: Improving Global Outcomes*). Esse guia, assim como outros relacionados a doenças renais, está a público na *home page* da fundação (www.kdigo.org), além de estar em suplemento da revista *Kidney International* [Kidney Disease: Improving Global Outcomes (KDIGO) Glomerulonephritis Work Group. KDIGO Clinical Practice Guideline for Glomerulonephritis. Kidney International Suppl 2012; 2: 139-274]. Esta importante publicação apresenta recomendações para o tratamento das glomerulopatias (primárias e secundárias) mais comuns ou relevantes.

As recomendações sugeridas pelo KDIGO não implicam mudanças relevantes em relação às abordagens utilizadas até então, mas contêm os resultados de um trabalho organizado de revisão sistemática das publicações mais importantes em cada tópico abordado, realizado por uma equipe de nefrologistas com representantes de todos os continentes. O KDIGO constitui uma fundação, sem fins lucrativos, criada em 2003 para sugerir práticas clínicas que possam minimizar a variabilidade do cuidado, culminando com a melhora da evolução do paciente com doença renal. A ideia de uma abordagem global para o acompanhamento desses pacientes tomou forma a partir das experiências da formatação de guias práticos para pacientes em hemodiálise. Em 1997, a *National Kidney Foundation* (NKF) elaborou a *Dialysis Outcome Quality Initiative* (DOQI) que desenvolveu guias para áreas ligadas à diálise (adequação de hemodiálise e diálise peritoneal, acesso vascular e anemia). A seguir foram incorporados guias relacionados a doenças renais, independente de diálise (*Kidney Diseases Outcomes Quality Initiative* – KDOQI). Finalmente, com a observação de vários guias sendo desenvolvidos em diversos países e comunidades (incluindo, até 2007, as publicações *European Best Practice Guidelines* – EBPG), foi identificada a possibilidade de criação de uma iniciativa que abrangesse diferentes sociedades internacionais, e o KDIGO, aproveitando a experiência nesse tipo de gerenciamento da NKF, foi estruturado.

São trabalhos já publicados da KDIGO: Hepatite C e doença renal crônica (2008), Cuidados com o receptor de transplante (2009), Doença mineral e óssea (2009), Lesão renal aguda (2012) e, em vias de publicação, Pressão arterial em doença renal crônica, Anemia, Classificação de doença renal crônica.

O guia prático para tratamento de glomerulopatias foi publicado em junho de 2012, tendo sido iniciado em janeiro de 2011. O trabalho para a formatação do guia baseou-se na metodologia GRADE (*Grades of Recommendation Assessment, Development and Evaluation*) capaz de distinguir a qualidade de cada evidência analisada e a força de cada recomendação obtida.

A importância ou a qualidade da evidência refere-se ao quanto se pode confiar na utilização da recomendação. Admite-se que quanto maior a qualidade da evidência, a adesão à recomendação traz mais benefícios do que malefícios. Por definição, uma evidência de alta qualidade (A) tem muito pouca probabilidade de que novas pesquisas modifiquem essa evidência. Evidências de qualidade moderada (B) podem sofrer impacto de novas pesquisas. Evidências de baixa qualidade (C) possivelmente sofrerão grande impacto com novas pesquisas e as de muito baixa qualidade (D) sugerem que qualquer efeito evidenciado seja muito pouco provável. A força da evidência é dada em dois níveis. A evidência nível 1 (FORTE) e a nível 2 (FRACA). Assim, adota-se, quando a evidência é nível 1, o termo recomendação, e quando a evidência é nível 2, o termo sugestão. É importante salientar que a mesma recomendação, obtida por outras metodologias, pode ser avaliada de forma diferente e, portanto, os critérios e a metodologia utilizados nos diversos trabalhos devem ser levados em consideração para sua utilização.

Nesse guia, o leitor vai poder encontrar toda a bibliografia disponível até o momento sobre o tratamento de glomerulopatias, além de poder avaliar os resultados obtidos e utilizá-los de acordo com a qualidade e a força das evidências obtidas.

CORPO EDITORIAL

SEÇÃO II

GLOMERULOPATIAS PRIMÁRIAS

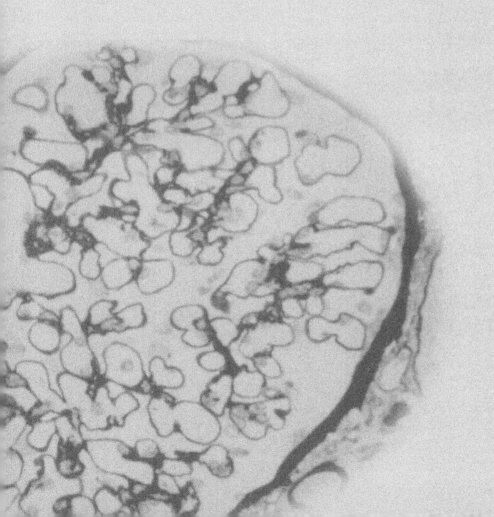

12

GLOMERULOPATIA DE LESÕES MÍNIMAS

Márcio Dantas
Roberto Silva Costa
Maria Helena Vaisbich

Os primeiros relatos do uso do termo nefrose (*nephrosis*) datam do início do século passado, quando F. Muller, em 1905, e F. Volhard e T. Fahr, em 1914, utilizaram-no para descrever doença renal sem componente inflamatório. Em 1913, Munk[1] usou o termo *nefrose lipoide* (*lipoid nephrosis*) para relatar casos de pacientes com edema, proteinúria intensa, hipoproteinemia e hiperlipidemia, cujos exames microscópicos dos rins mostravam glomérulos com aspecto normal e células do túbulo proximal com gotículas de lipídeos no citoplasma. Este quadro é característico do que atualmente é definido como síndrome nefrótica devido à glomerulopatia de lesões mínimas.

Em crianças o termo síndrome nefrótica (SN) descreve uma tríade constituída por proteinúria nefrótica (≥ 50mg/kg de peso/dia), hipoalbuminemia (albumina ≤ 2,5g/dL) e edema generalizado. Hipercolesterolemia foi incluída como um marcador, mas sabe-se ser secundária à hipoalbuminemia. A causa mais frequente de SN na infância é a idiopática, a qual inclui predominantemente dois tipos histológicos, a glomerulopatia de lesões mínimas (GLM) e a glomerulosclerose segmentar e focal (GESF). Cerca de 80% dos casos pediátricos mostram GLM, apesar de estudos atuais mostrarem aumento da incidência de GESF[2].

Na infância, a síndrome nefrótica acomete 2 em cada 100.000 crianças por ano e é mais frequente entre 1 e 8 anos de idade, com pico no terceiro ano de vida. Em crianças brancas e de origem asiática pode haver maior incidência em relação às negras. Também são verificadas modificações na frequência de aparecimento conforme as variações sazonais. O sexo masculino é mais acometido que o feminino, na proporção de 3:2, diferença esta não observada em adolescentes e adultos.

A manifestação de SN no primeiro ano de vida vem, em geral, associada a outras lesões histológicas como GESF, esclerose mesangial difusa e SN tipo finlandês, estas duas últimas com prognóstico bastante reservado. Nesta faixa etária, sífilis também ocorre associada à glomerulopatia membranosa. Acima de 10 anos de idade, geralmente a SN passa a associar-se com maior frequência, à doença sistêmica e com maior incidência de GESF. Portanto, SN no primeiro ano de vida e acima de

10 anos de idade requer sempre investigação mais abrangente, com indicação de biópsia renal para esclarecimento histológico e etiológico.

A denominação GLM refere-se à presença de anormalidades morfológicas glomerulares identificadas predominantemente à microscopia eletrônica, mais especificamente a fusão dos processos podais dos podócitos, associada ao quadro de SN. Geralmente responde bem ao tratamento com corticosteroides; entretanto, exacerbações ocorrem em 60 a 75% dos pacientes, com cerca da metade destes tornando-se corticodependentes. Entretanto, especialmente em crianças, o diagnóstico de GLM pode ser erroneamente feito em situações de GESF, desde que, sendo esta uma lesão focal e inicialmente comprometendo glomérulos justamedulares, ela pode não estar representada na amostra da biópsia renal.

É importante ressaltar que o melhor fator prognóstico é a resposta ao tratamento, pois mesmo se a histologia demonstra GLM, a falta de resposta ao corticosteroide e aos outros imunossupressores determina o prognóstico reservado a que estes pacientes estarão expostos.

ETIOPATOGENIA

A glomerulopatia de lesões mínimas pode ser classificada como:

- **Primária ou idiopática** – doença restrita ao rim e sem associação com doenças sistêmicas, como vista na maioria dos casos pediátricos.
- **Secundária** – lesão renal secundária a doença sistêmica metabólica, infecciosa, neoplásica ou iatrogênica (toxicidade por drogas), mais frequente em adultos.

A forma primária baseia-se na ausência de doença de base, que deve sempre ser excluída por meio da investigação de causas potencialmente mais frequentes, como algumas infecções virais, doenças autoimunes e afecções oncológicas (Quadro 12.1), entre outras, antes da introdução de tratamento imunossupressor.

Quadro 12.1 – Classificação da glomerulopatia de lesões mínimas baseada na sua associação com fatores ou condições clínicas[3-6].

Primária (ou idiopática)
Com atopia e presença de HLA-B12
Sem atopia
Secundária
Drogas
   – Anti-inflamatórios não esteroides
   – Lítio
   – Interferon
   – Rifampicina, ampicilina
   – Bifosfonato
Alergênicos
   – Pólen, poeira doméstica
   – Leite, carne de suínos
	– Peçonha de abelha
	– Dermatite de contato
	Doenças neoplásicas
	   – Linfoma de Hodgkin
	   – Linfoma não Hodgkin
	   – Timoma e outros tumores
	Infecções
	   – Virais
	   – Esquistossomose
	Outras
	   – Doença enxerto contra hospedeiro crônica
	   – Lúpus eritematoso sistêmico

A glomerulopatia de lesões mínimas é uma doença do grupo das podocitopatias, ou seja, ela decorre de agressão ou disfunção do podócito[5,7]. Como ocorre em várias das podocitopatias, a glomerulopatia de lesões mínimas gera proteinúria. Entretanto, os mecanismos de agressão ou disfunção do podócito são diferentes entre as diversas doenças glomerulares.

O mecanismo exato que leva à perda da integridade do filtro glomerular permanece pouco conhecido[8]. O evento primário é a alteração da permeabilidade da membrana basal glomerular (MBG), que leva à perda da capacidade de restringir a filtração de macromoléculas. As características morfológicas e as bases moleculares da barreira de filtração glomerular normal são discutidas em detalhes em outros capítulos deste livro e serão aqui abordadas de modo resumido.

A barreira de filtração glomerular (BFG) é composta por 3 camadas (Fig. 12.1): a) o revestimento endotelial fenestrado na face interna do capilar glomerular; b) a MBG; e c) o revestimento externo pelas células epiteliais viscerais (podócitos) através dos seus processos podais secundários (pedicelos) unidos entre si pelo diafragma da fenda glomerular. Um espaço subpodocitário restritivo também vem sendo descrito e pode atuar na restrição da permeabilidade hidráulica[9]. Cada uma destas camadas tem participação essencial para a integridade das funções da BFG. A contribuição individual ou combinada destas estruturas em restringir a filtração de macromoléculas e manter-se altamente permeável à água e solutos pequenos permanece controversa. Entretanto, é bem aceito que esta função, que gera o filtrado glomerular normal, está prejudicada nas doenças glomerulares, e a proteinúria é resultado da alteração de uma ou mais destas estruturas.

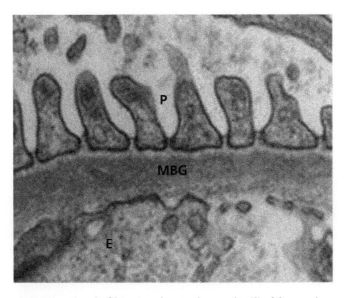

Figura 12.1 – Barreira de filtração glomerular: endotélio (E), membrana basal glomerular (MBG) e podócito (P).

Na geração do ultrafiltrado, componentes do plasma atravessam o endotélio fenestrado e alcançam a MBG (cujo principal componente é o colágeno IV com suas cadeias α_3, α_4 e α_5), que consiste em uma fina mas eficiente superfície de filtração e que interage também com os podócitos, as células mesangiais e as células endoteliais. A MBG é carregada negativamente devido a alguns de seus componentes: proteoglicanos sulfato de heparan, agrinina e perlecano. Os podócitos formam a camada mais externa da barreira capilar glomerular, envolvendo os capilares glomerulares, e possuem um citoesqueleto composto principalmente de microtúbulos e filamentos intermediários como a vimentina e a desmina, responsáveis pela sua estrutura sólida e pelo transporte de substâncias entre o corpo da célula e os processos podais[10]. Através dos pedicelos, os podócitos apresentam duas características: 1ª) eles se apoiam e se ligam à MBG pelas α-β-integrinas; e 2ª) eles se conectam entre si à custa de junções intercelulares especializadas, denominadas de diafragma da fenda glomerular. Estas estruturas também permitem a filtração seletiva de moléculas de acordo com seu tamanho e são constituídas por proteínas especializadas[11,12]. A estrutura destas fendas permanece sem evidências definitivas. Uma das teorias para o funcionamento da barreira de filtração glomerular consiste em uma primeira barreira restritiva em carga através da MBG e em tamanho através do diafragma da fenda, o que evitaria a filtração de macromoléculas e daquelas carregadas negativamente[13]. Com o aumento da permeabilidade da barreira de filtração glomerular, ocorreriam fusão dos processos podais e filtração de proteínas de maior peso molecular e também de moléculas carregadas negativamente, como a albumina. Todavia, deve ser destacado que a participação da carga negativa da barreira de filtração glomerular na geração ou restrição da proteinúria tem sido motivo de muita controvérsia[14].

Apesar de haver diminuição da eletronegatividade da barreira de filtração glomerular, por redução de cerca de 50% do poliânion glomerular[15], as razões para este efeito permanecem em intensa investigação[8,16-18]. Todavia, dentro da visão tradicional destes efeitos, a albumina e outras proteínas com tamanho e carga semelhantes, como a transferrina, passam a ser filtradas para o espaço urinário de Bowman, resultando em proteinúria. Uma característica da GLM é que a proteinúria é seletiva, ou seja, não ocorre perda urinária de proteínas de alto peso molecular, cujos raios seriam superiores a 4,5nm, como a IgG (raio de 5,5nm). Isso demonstra que o capilar glomerular, com redução da sua eletronegatividade, aumenta sua permeabilidade às proteínas com cargas negativas até o limite de 4,5nm de raio (limite mecânico máximo do "poro" da barreira de filtração glomerular). Proteínas com raios superiores a 4,5nm não são filtradas se a integridade anatômica do capilar glomerular estiver preservada, independentemente das suas cargas. Estas condições são necessárias para a ocorrência da proteinúria seletiva. Todavia, quando, além da redução da eletronegatividade da barreira de filtração, houver também lesão estrutural, a proteinúria passa a ser constituída também por proteínas com raio superior a 4,5nm. Esta proteinúria é classificada como não seletiva.

As razões para o aumento da permeabilidade da barreira de filtração glomerular também não são claras e persistem sob investigação[8,16-19]. Porém, os seguintes mecanismos vêm sendo investigados:

ESTÍMULO IMUNOGÊNICO

A hipótese proposta por Shalhoub, em 1974[20], de que a GLM seria mediada por um fator circulante produzido por linfócitos T vem tornando-se menos consistente. Essa hipótese baseava-se em observações como a ocorrência de GLM associada a doença de Hodgkin e outras neoplasias malignas, aparecimento de recidivas na presença de infecções virais, como o sarampo, e boa resposta aos corticosteroides e aos agentes alquilantes. Estes argumentos vêm sendo neutralizados pelo avanço do conhecimento que vem demonstrando que glicocorticoides e ciclofosfamida têm efeitos diretos no rim de modo independente do sistema imune, a maioria dos pacientes com doença de Hodgkin não desenvolve GLM e mesmo a associação causal com infecções como sarampo não tem sido confirmadas[8,19,21,22]. Além disso, não têm sido demonstradas anormalidades expressivas em subpopulações de células T ou B nos pacientes com GLM, durante recidiva ou remissão. O que persiste sendo questionado é se as possíveis anormalidades relacionadas às células T ou a sua resposta não seriam mais consequência do estado nefrótico do que o defeito primário e desencadeador da GLM, conforme inicialmente sugerido[23].

Outra linha de investigação avaliou a possibilidade de que a lesão podocitária que desencadearia o aumento da permeabilidade glomerular seria decorrente de uma anormalidade imunológica da resposta tipo 2, conforme revisado por Mathieson[24]. Esta hipótese é derivada das seguintes observações: 1. o levamisol, que tem efeito imunoestimulante e diminui a probabilidade de recidiva de GLM em crianças, aumenta a resposta tipo 1 e reduz a resposta tipo 2 por meio da indução seletiva de transcrição do gene da interleucina-18, uma citocina-chave nesta resposta; 2. citocinas relacionadas à resposta tipo 2 (IL-4 e IL-13) podem provocar alterações nos podócitos que resultariam em aumento da permeabilidade do capilar glomerular; e 3. é provável que células T e podócitos compartilhem mecanismos regulatórios e poderia haver assim uma ligação indireta entre a resposta imune e o podócito.

ANORMALIDADES GENÉTICAS DA BARREIRA GLOMERULAR

Os seguintes achados indicam que a integridade do diafragma da fenda mantém a permesseletividade da barreira glomerular, e a alteração nos seus constituintes pode levar a proteinúria.

- Identificou-se o gene (NPHS1) responsável pela codificação da nefrina, sintetizada pelos podócitos e localizada no diafragma da fenda[25]. A SN tipo finlandês, que se trata de quadro grave com proteinúria maciça intraútero, apresenta mutações no gene NPHS1, cuja consequência é a ausência de nefrina.
- O gene NPHS2, que codifica a podocina, quando com mutação gera glomerulosclerose segmentar e focal familiar[26]. Outras proteínas como a CD2AP, a sinaptopodina e a ZO-1, entre outras, têm sido identificadas no diafragma da fenda.

ALGUMAS EVIDÊNCIAS DO ESTUDO DA EXPRESSÃO DAS PROTEÍNAS DOS PODÓCITOS E DO DIAFRAGMA DA FENDA NO TECIDO RENAL NA GLM

1. **Mao et al.** (2006) verificaram que as expressões da nefrina e CD2AP em crianças com GLM e nefropatia por IgA foram significativamente reduzidas em comparação com controles normais, enquanto a expressão da podocina não diferiu entre doentes e controles. Estes autores também estudaram a expressão do mRNA da nefrina, podocina e CD2AP em fragmento de rim destes pacientes e controles e observaram que mRNA de CD2AP foi significativamente *dowm regulated* nas amostras dos pacientes, embora *down regulation* significativo não tenha sido observado no mRNA de nefrina. Os autores sugeriram que a expressão transcripcional da nefrina e translacional da CD2AP poderiam atuar no mecanismo da GLM e da nefropatia por IgA[27].
2. **Horimouchi et al.** (2003) estudaram tecido renal de humanos normais e com doenças glomerulares e foi detectada podocina em padrão linear ao longo da alça do capilar glomerular. Em 42 pacientes, a podocina foi expressa normalmente nos glomérulos na nefrite da púrpura de Henoch-Schönlein, na nefropatia por IgA primária e na GLM, porém foi diminuída ou ausente na maioria dos pacientes com glomerulosclerose segmentar e focal (GESF). A expressão da sinaptopodina foi semelhante à da podocina. Os autores sugerem que o exame de expressão da podocina pode ser usado para diferenciar entre GLM e GESF[28].

Corroborando para evidências de predisposição genética para a ocorrência da GLM, é importante ressaltar que a incidência em famílias está bem documentada, tendo sido registrada frequência de 3,35%, maior que a verificada na população geral[29]. Todavia, os pacientes apresentam cursos clínicos semelhantes. A frequência em gêmeos é ainda maior, principalmente em gêmeos idênticos.

Também é conhecida a associação com vários antígenos do complexo de histocompatibilidade maior na síndrome nefrótica idiopática (SNI) em crianças. Aqueles com maior risco para a GLM são o HLA-B12 (redefinido para seu componente B44), principalmente nos pacientes com manifestações atópicas, o HLA-B8 e o HLA-DRw7.

PAPEL DO CD-80

Grande avanço na patogênese de GLM foi dado por Reiser et al.[30], que induziram GLM em camundongos através da injeção de LPS (endotoxina de lipopolissacáride). O LPS induz proteinúria transitória com achatamento de podócitos e expressão de CD80. Esta molécula, também conhecida como B7-1, é uma proteína transmembrana expressa na superfície de células B e outras células apresentadoras de antígeno, em que tem um papel coestimulador para células T ligando-se a receptores CD28 e CTLA-4.

Shimada et al.[31] sugeriram que a GLM é uma doença de dois golpes (*two-hits*). O primeiro golpe refere-se à expressão de CD80 no podócito, determinando um rearranjo e distúrbio funcional nesta célula. Este aumento de expressão seria causado por citocinas secretadas por células T ativadas ou por ativação de *toll like receptor* (TLR) dos podócitos induzidos por produtos virais ou alérgenos. Em condições normais, a expressão de CD80 é transitória, pois pelos mecanismos de autorregulação de células T circulantes, ou do próprio podócito, ocorre *down-regulation* do CD80, induzindo remissão da proteinúria. A GLM seria resultado de um defeito nesta autorregulação com persistência de expressão de CD80 e, consequentemente, proteinúria.

A expressão de CD80 pelo podócito induz sequestro de proteínas essenciais ao podócito, tais como nefrina, CD2AP e ZO-1, causando rompimento do complexo do diafragma da fenda *in vitro*[30]. Outra ação desta molécula é a sinalização de integrinas, responsáveis pela preservação da interação do podócito com a membrana basal. Já Garin et al.[32] observaram aumento na excreção urinária de CD80 em pacientes com GLM durante a atividade da doença. O mesmo grupo de autores mostrou que esta alteração é específica para marcar atividade na GLM e não está alterada na GESF[33].

PAPEL DA *ANGIOPOIETIN-LIKE-4*

Recentemente, Clement et al.[19] identificaram a participação de uma molécula denominada *angiopoietin-like-4* (ANGPTL4) na SN corticossensível. ANGPTL4 está envolvida na hipertrigliceridemia[34] e na metástase tumoral[35]. Em humanos, ANGPTL4 apresenta alta expressão, particularmente no tecido adiposo e no fígado[36]. Partindo do fato que a hiperlipidemia é um dos marcadores da SN, Clement et al. investigaram a expressão da ANGPTL4 na GLM em humanos e modelos experimentais e encontraram sua expressão aumentada no soro e nos podócitos[19]. Estes autores também detectaram que camundongos deficientes da proteína ANGPT4 não desenvolveram proteinúria a partir da injeção de LPS e que ratos que hiperexpressavam esta molécula nos podócitos desenvolviam proteinúria maciça, perda da carga da MBG e fusão dos processos podais dos podócitos, sugerindo uma relação causal entre GLM e ANGPTL4. Este estudo tem a importância de mostrar que a expressão aumentada da ANLPTL4 está relacionada com síndrome nefrótica corticossenssível (SNCS). Além disso, após a administração de glicocorticoide esta expressão se reduz, sugerindo que a ANGPTL4 seria um alvo em potencial no podócito para a ação do corticoide.

Clement et al.[19] também observaram ações diferentes da ANGPTL4 sistêmica em relação àquela expressa apenas no podócito. Ratos transgênicos, que têm maior nível sérico de ANGPTL4 pela hiperprodução pelo tecido adiposo, não desenvolvem proteinúria, enquanto ratos transgênicos, com maior expressão glomerular de ANGPTL4 devido à sua síntese aumentada pelos podócitos, desenvolvem proteinúria maciça. Esta diferença foi decorrente da deficiência de ácido siálico. O processo de formação de ácido siálico é um passo fundamental para uma variedade de funções celulares[37]. Enquanto a ANGPTL4 produzida em níveis normais é submetida à sialização fisiológica, sialização insuficiente ocorre em situações onde há aumento da produção de ANGPTL4 no podócito. Estes autores também observaram que ratos transgênicos com expressão aumentada de ANLPTL4 no podócito, quando alimentados com precursor do ácido siálico (N-acetil-D-manosamina), apresentaram redução de 40% na albuminúria. Este achado é interessante quando se aventa a possibilidade de um agente que aumente a sialização na GLM e sugere também que GLM e GESF provavelmente são doenças diferentes, desde que na GESF outros fatores circulantes vêm sendo identificados[38].

A melhor compreensão da patogênese da GLM resultará, sem dúvida, no surgimento de outras opções terapêuticas, o que é muito desejável, principalmente para os casos com múltiplas recidivas ou com resistência aos corticosteroides.

MANIFESTAÇÕES CLÍNICAS

- Edema

Edema é a queixa principal dos pacientes com GLM. O edema tem início insidioso, é matutino e periorbitário, mas no transcorrer do dia vai exacerbando-se, podendo tornar-se generalizado (anasarca). Também tem características como consistência mais amolecida, ser frio, depressível e sujeito à ação da gravidade. Edema da área genital, como a vulva e o escroto, também pode ocorrer, o que dificulta a deambulação. Hérnia da cicatriz umbilical pode ocorrer em casos de anasarca.

A fisiopatologia do edema tem como mecanismos principais:

- **Hipoalbuminemia** – que diminui a pressão oncótica do plasma e facilita o movimento do extravasamento de líquido para o interstício, levando à hipovolemia. Isso leva ao hiperaldosteronismo com retenção de sódio e pode causar hipocalemia.
- **Reabsorção de sódio no néfron distal** – estudos revelaram que alguns pacientes não têm hipovolemia, mas, ao contrário, são normovolêmicos e até mesmo hipervolêmicos. Observou-se aumento da reabsorção de sódio nas porções distais do néfron quando a proteinúria era incipiente, ainda sem hipoalbuminemia, revelando a contribuição primária da reabsorção distal de sódio no mecanismo do edema. A pressão oncótica plasmática diminuída leva à mobilização da albumina intersticial para a circulação, porém isto demanda um tempo em que a hipovolemia pode estabelecer-se. Assim, fases com sintomas hipovolêmicos são transitórias, ocorrendo quando há queda rápida na concentração de proteínas plasmáticas. Os pacientes apresentam dor abdominal, oligúria, extremidades frias e diarreia, sintomas de enchimento vascular deficiente (hipovolemia) e que melhoraram com a infusão de albumina. Entretanto, hipervolemia pode ocorrer se a infusão for mantida na fase de normovolemia, com sinais como hipertensão arterial sistêmica (HAS), insuficiência cardíaca e edema agudo de pulmão.

- Ascite e derrame pleural.
- Aumento súbito de peso, pelo edema.
- Diminuição no número e volume das micções.
- Concomitância com infecção, geralmente de vias aéreas superiores (IVAS). Em cerca de 30 a 60% dos casos de GLM, a SN é precedida por infecção de via aérea superior[39].

- Palidez.
- Cabelos secos e quebradiços, com aspecto de desnutrição.
- Pele esticada, bsrilhante e friável e, por sua fragilidade, sujeita a traumatismos e porta de entrada para agentes infecciosos.
- *Formação de estrias*, pela ruptura de fibras elásticas pela tensão da pele.

Hematúria macroscópica raramente ocorre na GLM e, se presente, o diagnóstico deve ser reconsiderado. Outras queixas inespecíficas e geralmente pouco relevantes podem estar presentes e incluem fraqueza, indisposição, desconforto abdominal, irritação, depressão ou cefaleia.

A pressão arterial é normal na maioria dos casos, mas já foi relatada elevação da pressão arterial sistólica em 21% dos casos e da diastólica em 14%. Um estudo relatou hipertensão em 78% dos adultos e 95% das crianças investigadas, antes do início da corticoterapia[40].

Menos frequentemente, em cerca de 10% dos casos a doença é identificada a partir do exame de urina alterado, evidenciando proteinúria assintomática. Em outras situações, ainda menos comuns, a GLM pode manifestar-se já a partir de uma das complicações da síndrome nefrótica, como peritonite ou infecções em outros focos, trombose venosa profunda, insuficiência renal aguda e outras.

Devem-se investigar sintomas ou sinais que possam indicar doença sistêmica, doenças familiares e casos semelhantes de SN e doença renal crônica.

DIAGNÓSTICO E EXAMES COMPLEMENTARES

EXAME DE URINA

- Proteinúria – é a alteração mais característica e tende a ser intensa.
- Densidade urinária – pode estar superior a 1.030mg/L, com osmolalidade urinária não muito alta e desproporcional ao esperado em relação à densidade, em virtude da presença de proteinúria.
- Sedimento urinário – apresenta-se com poucas alterações:
  – leucocitúria: não é esperada na GLM;
  – hematúria microscópica: é verificada em número pequeno de pacientes, próximo de 20%, mas quase sempre discreta;
  – cilindros: hialinos (proteicos) são observados com maior frequência; os outros tipos de cilindros são mais raros;
  – lipidúria: é componente sempre descrito na definição da SN, mas é mais bem observada com microscópio de luz polarizada, o que não é feito de rotina.

QUANTIFICAÇÃO DA PROTEINÚRIA

A avaliação da proteinúria pode ser feita de modo qualitativo ou quantitativo, por diferentes métodos.

Avaliação qualitativa

É baseada na precipitação de proteínas, especialmente da albumina. Em um tubo de ensaio colocam-se 2mL de urina recém-emitida e pingam-se 5 gotas de ácido tricloroacético a 10%, ou ácido sulfossalicílico 10 ou 20%, e observa-se a reação a olho nu (Quadro 12.2 e Fig. 12.2). Esta metodologia simples de avaliação da proteinúria é extremamente útil, desde que possa ser feita diariamente no domicílio do doente, facilitando o controle da proteinúria e a intervenção necessária antes de o indivíduo desenvolver edema.

Quadro 12.2 – Reação com ácido tricloroacético a 10% ou sulfossalicílico a 10% em amostra isolada de urina.

Caracterização da reação	Estimativa da concentração de proteína (mg/dL)	Aspecto
Zero	5	Límpido
Traços	5 a 10	Quase límpido
+	15 a 30	Levemente turvo
++	40 a 100	Turvo com mínima floculação
+++	150 a 300	Floculação com precipitado
++++	≥ 500	Precipitado intenso (semelhante à clara de ovo)

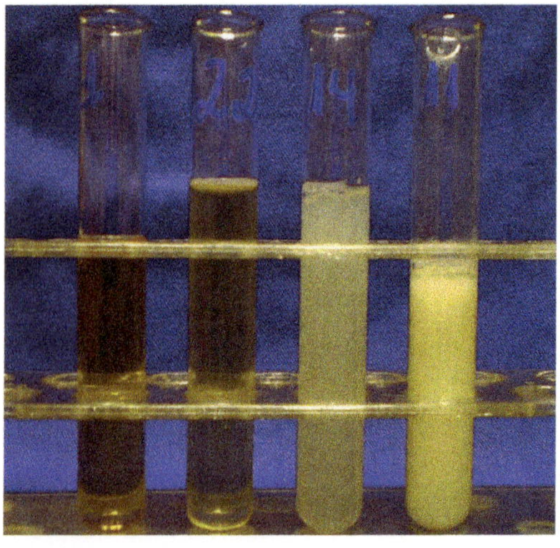

Figura 12.2 – Precipitação de proteína na urina pela reação com 5 gotas de solução de ácido sulfossalicílico a 20%.

Avaliação quantitativa

A proteína pode ser dosada em amostra de urina obtida em intervalo de tempo definido (24 horas na imensa maioria dos casos) ou em amostra isolada de urina, preferencialmente a primeira urina da manhã[41], quando o resultado é apresentado como uma proporção (concentração de proteína urinária/concentração de creatinina urinária). Neste último caso, a concentração da creatinina urinária é usada para corrigir variações do volume urinário.

Em relação à proteinúria de 24 horas, é importante ressaltar que na faixa etária pediátrica é bastante frequente a grande dificuldade da coleta de 24 horas, especialmente em crianças sem controle esfincteriano ou com enurese noturna. Na dúvida, é melhor utilizar a avaliação em amostra isolada de urina. Não se recomenda sondagem para coleta apenas para verificação da proteinúria. Os valores de referência de proteinúrias não nefrótica e nefrótica para crianças e adultos estão apresentados no quadro 12.3.

Quadro 12.3 – Valores de referência de proteinúrias não nefrótica e nefrótica em crianças e adultos, conforme o modo de quantificação.

Proteinúria	Normal	Não nefrótica	Nefrótica
Excreção em gramas/24 horas			
Crianças (mg/kg de peso corporal)	< 10mg/kg	10 a 50mg/kg	≥ 50mg/kg ou ≥ 40mg/m²
Adultos	< 150mg	150 a 3.500mg	> 3.500mg
Índice de proteinúria (crianças e adultos): proteína urinária (mg/dL/ creatinina urinária (mg/dL)	≤ 0,2	0,2 a 2,0	> 2,0

A proteinúria da GLM apresenta o padrão denominado proteinúria seletiva. A determinação do índice de seletividade é realizada comparando-se o *clearance* de IgG (peso molecular de ~170.000 dáltons) com o *clearance* de transferrina ou de albumina (pesos moleculares de 88.000 e 69.000 dáltons, respectivamente). Valores desse índice inferiores a 0,1 sugerem proteinúria seletiva, e quando superiores a 0,2, proteinúria não seletiva. Valores entre 0,1 e 0,2 não permitem discriminar entre proteinúrias seletivas e não seletivas. Entretanto, a pesquisa da seletividade da proteinúria não é realizada rotineiramente na maioria dos serviços.

PERFIL LIPÍDICO

A hiperlipidemia é um dos achados da SN e pode persistir por longos períodos, mesmo após a remissão da proteinúria. O aumento dos níveis de colesterol e triglicérides é secundário à elevação da síntese hepática de lipoproteínas e à diminuição da atividade da lipase lipoproteica, mecanismos consequentes à hipoalbuminemia.

ELETROFORESE DE PROTEÍNAS SÉRICAS

Observam-se hipoalbuminemia (albumina sérica ≤ de 2,5g/dL), aumento da fração alfa-2 em alguns casos e, nos mais graves, redução de gamaglobulina. Os níveis séricos de IgG podem estar diminuídos, mas não por perda urinária, a qual é insignificante na GLM, mas sim por deficiência de produção. Esse achado é um dos fatores que predispõe ao desenvolvimento de infecção, que ocorre com maior frequência que na população normal.

DOSAGEM DE UREIA E CREATININA SÉRICAS

A avaliação destes parâmetros de função renal é bastante importante no diagnóstico, seguimento e durante os episódios de descompensações. Em situações de hipovolemia pode haver piora da função renal, inclusive com aumento desproporcional da ureia em relação à creatinina. A taxa de filtração glomerular (TFG) apresenta-se normal na maioria dos casos de GLM. Quando ocorre redução da TFG, deve-se suspeitar de GESF ou de insuficiência renal aguda pré-renal e, em casos mais graves, de necrose tubular aguda ou de outras causas de insuficiência renal.

AVALIAÇÃO DOS ELETRÓLITOS

Dosagens dos níveis séricos de sódio, potássio, cloro, cálcio, fósforo e ácido úrico devem fazer parte da avaliação nas descompensações.

Hiponatremia pode ocorrer como consequência da restrição de sal na dieta e da ativação do hormônio antidiurético, que acarreta maior absorção de água, sem a correspondente absorção de sódio. Deve ser descartada a pseudo-hiponatremia, que ocorre devido a erro no ensaio de dosagem do sódio e no seu resultado, devido à interferência da hiperlipidemia. Outros eletrólitos séricos raramente se encontram alterados[39].

Os níveis séricos de cálcio total podem estar reduzidos porque a maior parte do cálcio dosado é aquele ligado à albumina, que está diminuída (1g de albumina liga-se a 0,8mg de cálcio). Entretanto, o cálcio iônico encontra-se nos valores normais e, portanto, não se observam manifestações clínicas de hipocalcemia. Em casos de síndrome nefrótica prolongada, o cálcio ionizado também pode estar reduzido, em parte devido à perda urinária de proteína ligadora de 25-hidroxicolecalciferol.

O ácido úrico sérico pode auxiliar no diagnóstico de hemoconcentração quando há hiperuricemia, em conjunto com a medida da hemoglobina e do hematócrito.

AVALIAÇÃO COMPLEMENTAR

Outros exames devem ser solicitados de acordo com a clínica, como, por exemplo, culturas, leucograma e proteína C-reativa (PCR) na suspeita de processo infeccioso. Plaquetose também é frequente.

Na primeira descompensação é sempre indicada a realização de exames para descartar SN secundária, como sorologias para hepatites B e C, HIV, mononucleose, citomegalovirose ou outra que seja pertinente, de acordo com o quadro clínico. Solicitar também a dosagem de complemento (frações C3 e C4) e anticorpos antinucleares. Também devem ser lembradas as parasitoses, que podem associar-se à SN, como a esquistossomose[42]. Na GLM primária essas avaliações devem estar negativas e os níveis séricos dos componentes do sistema complemento normais.

ACHADOS HISTOPATOLÓGICOS

Nas crianças na faixa etária de 1 a 8 anos de idade, com apresentação clínica inicial típica de GLM (síndrome nefrótica primária sem sinais de deterioração da função renal), não existe indicação da biópsia renal para confirmar o diagnóstico. O tratamento com corticosteroide deve ser instituído e a associação do quadro clínico com a ocorrência de remissão com a corticoterapia é considerada suficiente para estabelecer o diagnóstico presumível da doença. Entretanto, a biópsia pode ser necessária logo na apresentação clínica da síndrome nefrótica quando existem evidências de outra glomerulopatia. Essas evidências incluem hematúria macroscópica, hipertensão arterial moderada a grave, insuficiência renal, nível sérico reduzido de componentes do sistema complemento e outros. Crianças com síndrome nefrótica com menos de 1 ano de idade ou com mais de 8 ou 10 anos podem ser submetidas à análise histológica, mesmo em pacientes com sintomas típicos. Entretanto, a principal indicação de biópsia renal na infância é a ausência de remissão da síndrome nefrótica após pelo menos quatro semanas com tratamento apropriado com corticosteroides.

Em alguns Serviços, a biópsia é realizada em crianças corticossensíveis, mas com recidivas frequentes. Entretanto, segundo alguns autores, a avaliação do risco/benefício não justifica esse procedimento porque a abordagem terapêutica independe do exame histológico[43]. Há quem recomende a biópsia antes de se iniciar algum agente citotóxico, mas essa também é uma indicação controversa. A indicação é mais aceitável antes do início do tratamento com ciclosporina A (CsA) para avaliar a existência e extensão de comprometimento do parênquima renal, uma vez que a CsA é nefrotóxica e pode agravar lesões renais preexistentes. Em pacientes com súbita deterioração da função renal, o exame histológico também é relevante.

Nos pacientes adultos com síndrome nefrótica, a incidência de GLM é significativamente menor, com predomínio de outras glomerulopatias primárias como a GESF, a glomerulopatia membranosa e a glomerulonefrite membranoproliferativa. Como as abordagens terapêuticas e os prognósticos são diferentes, a definição histológica da doença glomerular é importante, o que faz com que a maioria desses pacientes adultos seja submetida à biópsia.

MICROSCOPIA DE LUZ COMUM

A população glomerular na GLM mostra aspecto nos padrões da normalidade (Fig. 12.3A e B). Todavia, pequenos desvios da normalidade podem ser observados sem que isso represente resposta diferente à corticoterapia ou pior evolução a médio ou longo prazo. A celularidade endocapilar é normal, embora alguns estudos morfométricos tenham mostrado discreta hipercelularidade, fato observado sobretudo em pacientes de maior faixa etária. Os podócitos podem mostrar-se proeminentes por hipertrofia e edema. Da mesma forma, a matriz mesangial é normal, embora possa estar discretamente aumentada. Os glomérulos mostram-se de tamanho normal, com alças capilares também normais. Glomérulos aumentados podem ser indicativos de esclerose segmentar e focal. O encontro de esclerose global de glomérulos é considerado normal desde que comprometido até o máximo de 10% da população glomerular, o que ocorre também normalmente em pacientes de até 40 anos de idade sem nenhuma doença renal.

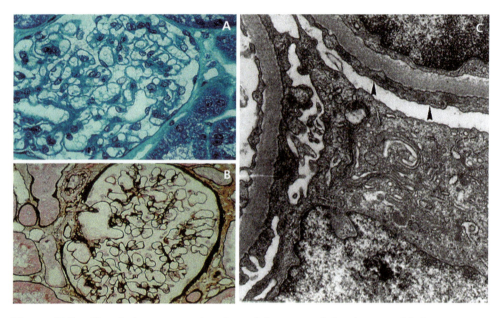

Figura 12.3 – Glomérulo com aspecto microscópico nos padrões da normalidade em preparação corada com Tricrômico de Masson (**A**, ×160) e impregnação com prata PAMS (**B**, ×160) em paciente portador de glomerulonefrite de lesões mínimas. Preparação de microscopia eletrônica mostrando aspecto ultraestrutural de alça capilar glomerular com extensa fusão pedicelar (**C**, ×12.000).

O compartimento tubulointersticial também costuma apresentar-se nos padrões da normalidade. Todavia, alterações discretas como atrofia tubular com ou sem cilindros hialinos eosinofílicos, fibrose e inflamação mononuclear intersticial focal podem estar presentes[44]. Alguns autores relacionam a presença de atrofia tubular, bem como de hipercelularidade mesangial, com uma pior resposta inicial à corticoterapia[45,46]. Em pacientes de mais idade, há que se procurar por lesões vasculares que possam explicar as repercussões tubulointersticiais. Da mesma forma, se tais lesões forem não tão discretas, há que se investigar exaustivamente, examinando-se o maior número possível de cortes seriados da biópsia, para se excluir a possibilidade de esclerose segmentar e focal. Em decorrência da hiperlipidemia e hiperlipidúria da síndrome nefrótica, é de esperar a presença de gotículas de gordura no citoplasma de células tubulares proximais, justificando a antiga denominação de *nefrose lipoide* desta doença. Paralelamente, a presença simultânea de gotículas proteicas nas células tubulares proximais reflete maior atividade de reabsorção de proteínas filtradas. A hipoproteinemia, com a consequente redução da pressão oncótica do plasma, pode provocar edema intersticial do rim.

MICROSCOPIA DE IMUNOFLUORESCÊNCIA

A maioria dos relatos mostra resultados negativos, embora tenha sido descrita a presença de IgM, IgG e C3 em mesângio glomerular com frequência variável. Destes, a IgM é a imunoglobulina mais comumente encontrada, geralmente depositada em área mesangial, em pequena quantidade e difusamente distribuída. Estes depósitos não parecem ter participação na patogênese da alteração glomerular e tampouco na relação com o prognóstico a curto ou longo prazo. Mais raramente, IgA, C1q e fibrinogênio também já foram relatados. Albumina e eventualmente imunoglobulinas presentes no citoplasma de células tubulares reforçam a evidência de reabsorção de proteínas por essas células.

MICROSCOPIA ELETRÔNICA

A alteração ultraestrutural característica, descrita por Farquhar et al. em 1957[47], é a chamada "fusão" dos processos podais dos podócitos (Fig. 12.3C). Todavia, é de se registrar que esta alteração é bastante inespecífica, ocorrendo em praticamente todas as situações de lesão glomerular com proteinúria. Alguns autores relataram correlação entre o grau de "fusão" dos pedicélios e a intensidade da proteinúria[48], fato contestado por outros autores[49]. A hipertrofia podocitária, vista à microscopia de luz comum, pode expressar-se por aumento das organelas citoplasmáticas, das vesículas contendo proteínas e lipídeos, com transformação microvilosa do podócito. Gotículas de lipídeos em células intersticiais e tubulares são encontradas com frequência.

Pequenas variações nos achados microscópicos da GLM incluem discreta expansão da matriz mesangial, com ou sem depósito mesangial de IgM, e com ou sem depósitos elétron-densos mesangiais à microscopia eletrônica. Estes achados, inicialmente considerados uma entidade clinicopatológica à parte da GLM, caracterizaram a então denominada *nefropatia por IgM*, de prognóstico supostamente pior que a GLM. Relatos posteriores mostraram que os achados microscópicos não afetam nem a resposta terapêutica nem o prognóstico do paciente[50], descaracterizando-a como entidade nosológica. Proliferação mesangial também pode estar presente em biópsias de GLM e parece estar associada a pior prognóstico.

INDICAÇÕES DA BIÓPSIA RENAL EM CRIANÇAS

O exame histológico é o método de referência para o diagnóstico das glomerulopatias. Entretanto, nas crianças na faixa etária de 1 a 10 anos de idade, com apresentação clínica inicial típica de GLM não existe indicação da biópsia renal para confirmar o diagnóstico. O tratamento com corticosteroide deve ser instituído e a associação do quadro clínico com a ocorrência de remissão com a corticoterapia é considerada suficiente para estabelecer o diagnóstico presumível da doença. Entretanto, a biópsia pode ser necessária na apresentação clínica da SN na presença de hematúria macroscópica, hipertensão arterial moderada a grave, insuficiência renal e nível sérico reduzido de componentes do sistema complemento, entre outras anormalidades. Crianças com SN com menos de 1 ano de idade ou com mais de 10 anos devem ser submetidas à análise histológica, assim como pacientes que não apresentam remissão da SN após quatro semanas do uso de dose plena de corticosteroides (prednisona ou prednisolona) seguido de 3 pulsos de metilprednisolona ou após oito semanas do uso de dose plena de corticosteroide.

A realização de biópsia renal em pacientes corticodependentes é variável. Não é formalmente recomendada antes do uso de agentes citotóxicos como a ciclofosfamida; entretanto, é formalmente indicada em crianças previamente ao uso de inibidores de calcineurina (ciclosporina e tacrolimus) para avaliar a extensão do comprometimento do parênquima renal, especialmente do compartimento tubulointersticial, pois, sendo estas drogas nefrotóxicas, seu uso em casos com acometimento tubulointersticial significativo pode agravar as lesões renais preexistentes.

Em pacientes com deterioração da função renal, o exame histológico também é bastante relevante, tanto para estabelecer o diagnóstico como para determinar o tratamento e prognóstico.

CLASSIFICAÇÃO DA SÍNDROME NEFRÓTICA IDIOPÁTICA EM CRIANÇAS DE ACORDO COM A RESPOSTA À CORTICOTERAPIA

Baseando-se na resposta ao corticosteroide, a SNI pode ser[51]:

- **SN corticossensível (SNCS)** – remissão completa em 4 a 8 semanas de prednisona, persistindo por pelo menos 2 meses após o término do tratamento.
- **SN corticossensível recidivante frequente (SNCSRF)** – presença de 2 episódios de proteinúria nefrótica em 6 meses da resposta inicial ou 4 ou mais recidivas em 12 meses.
- **SN corticodependente (SNCD)** – redução ou remissão da proteinúria em 8 semanas do início da prednisona, com proteinúria recorrendo após a diminuição do corticosteroide abaixo de um nível crítico ou após 2 semanas da descontinuação da droga.
- **SN corticorresistente (SNCR)** – ausência de remissão após 4 a 8 semanas de prednisona.

COMPLICAÇÕES DA SÍNDROME NEFRÓTICA

INFECÇÃO

Crianças com SNI apresentam particularidades que as predispõem a processos infecciosos, virais e bacterianos, entre as quais se destacam:

- Baixo níveis de imunoglobulinas, particularmente IgG, devido à menor produção e também por perdas urinárias e maior catabolismo.
- Defeito de opsonização que predispõe estes indivíduos a infecções bacterianas.
- Comprometimento da produção de anticorpos específicos.
- Diminuição dos fatores B e D da via alternativa do complemento.
- Terapêutica imunossupressora.

Crianças com SNI têm propensão a infecções bacterianas pelo defeito de opsonização, especialmente por bactérias encapsuladas, em que se destaca o *Streptococcus pneumoniae*. Entre as infecções destacamos:

- Infecção respiratória, especialmente infecção de vias aéreas superiores.
- Infecção do trato urinário.
- Peritonites.
- Pneumonia.
- Gastroenterite aguda.
- Empiema.

Soeiro et al., em nosso meio, detectaram 52,9 infecções/100 pacientes/mês, sendo as vias aéreas superiores o local mais frequente, seguidas por peritonite, principalmente na presença de proteinúria nefrótica. O agente etiológico mais frequente foi o pneumococo e as maiores taxas de infecções ocorreram em crianças com proteinúria nefrótica[52]. Pela alta frequência de infecções pelo pneumococo, é imperativo que estas crianças recebam a vacina antipneumocócica. Trabalho recente mostrou boa resposta sorológica à vacina "Pneumo 23", inclusive com dose alta de corticoide[53]. A vacina contra influenza também está indicada nestes pacientes[54].

TROMBOEMBOLISMO

Na SN, de qualquer etiologia, há maior risco de trombose, principalmente trombose venosa profunda de membros inferiores[55,56]. Entretanto, risco aumentado de trombose em outros locais é bem documentado, principalmente em veias renais. Este quadro leva também a maior risco de embolia pulmonar. Na SN ocorre um estado de hipercoagulabilidade com trombocitose e anormalidades hemostáticas que, associadas a hemoconcentração, imobilização e infecção, propiciam a ocorrência de tromboembolismo[57]. A hipercoagulabilidade é favorecida pelos seguintes fatores:

- Níveis reduzidos de antitrombina III por perda urinária levando à hiperfibrinogenemia.
- Redução do plasminogênio, por perdas urinárias.

- Aumento da atividade plaquetária.
- Inibição da ativação do plasminogênio.
- Mosaicos de fibrinogênio circulantes de alto peso molecular.

O maior risco de trombose de veia renal deve-se, em parte, à perda de fluidos no filtrado glomerular com hemoconcentração pós-glomerular que, somada ao uso inadvertido de diuréticos, aumenta a possibilidade de tromboembolismo. Tromboses arteriais são mais raras.

Em crianças, a incidência varia de 2 a 3 %[58]. Entretanto, a real incidência é desconhecida, desde que muitos eventos sejam assintomáticos com a embolia pulmonar detectada apenas na cintilografia (relação ventilação-perfusão).

O risco de trombose varia com a gravidade, duração da SN e com o tipo de doença glomerular, pois é mais frequente na glomerulopatia membranosa e na glomerulonefrite membranoproliferativa[59-61]. Entretanto, também pode ocorrer na GLM.

A trombose pode ser classificada como aguda, que é mais rara e grave, e a crônica, com início insidioso, assintomático e que com frequência se associa à embolia pulmonar. O diagnóstico pode ser feito de forma não invasiva por meio da ultrassonografia com fluxo colorido (Doppler).

Embolia pulmonar

A forma aguda é comum e determina 30% de mortalidade sem tratamento. A maioria dos eventos fatais ocorre nas primeiras horas por recorrência. O uso de anticoagulantes reduz a mortalidade para 2 a 8%[62]. Portanto, o tratamento deve ser prontamente instituído se houver a suspeita. A clínica da embolia pulmonar varia desde assintomática até hipoxemia grave e choque.

Resumidamente, o tratamento baseia-se nas seguintes medidas:

- **Suporte respiratório** – na presença de hipoxemia, suplementa-se oxigênio, porém, se existe falência respiratória, deve-se considerar a ventilação mecânica.
- **Suporte hemodinâmico** – embolia pulmonar causa hipotensão persistente e suporte hemodinâmico deve ser instituído prontamente.
- **Administração intravenosa de fluidos** – pode ser benéfica, porém deve ser cautelosa pelo risco de descompensação cardíaca.
- **Terapia vasopressora** – caso a hipotensão não seja revertida com a infusão de fluidos, está indicado o uso de vasopressores como noradrenalina, dobutamina e dopamina.
- **Anticoagulação** – paralelamente ao tratamento de suporte, a terapêutica antifibrinolítica específica deve ser precocemente iniciada na suspeita de embolia pulmonar, pois reduz a mortalidade e, portanto, seus benefícios sobrepujam o risco de sangramento[63]. Caso a suspeita de embolia pulmonar não seja forte ou exista sangramento ativo, deve-se evitar a anticogulação empírica. Pacientes nos quais a anticoagulação foi iniciada devem assim permanecer durante o período de diagnóstico. Com a confirmação da embolia, a anticoagulação deve ser mantida por tempo prolongado. Entretanto, se for excluída, a anticoagulação deve ser

interrompida. Emprega-se heparina de baixo peso molecular por via subcutânea em pacientes hemodinamicamente estáveis, e heparina não fracionada por via intravenosa em pacientes com hipotensão grave ou em insuficiência renal. Alguns autores preconizam anticoagulação se antitrombina III < 70%, fibrinogênio > 6g/L e hipoalbuminemia significativa[64]. Não se recomenda anticoagulação preventiva, a não ser em indivíduos com tromboembolismo recente.

- **Trombólise** – terapia trombolítica acelera a lise de êmbolos pulmonares agudos, porém aumenta a propensão a sangramentos, como hemorragias intracraniana e retroperitoneal. Hipotensão persistente por embolia pulmonar, assim como disfunção do ventrículo direito, trombo ventricular pediculado e forame oval patente são considerados indicações para trombólise[65]. Durante a terapêutica trombolítica, a anticoagulação deve ser suspensa.
- **Embolectomia** – deve ser considerada em pacientes com quadro grave de embolia no qual o tratamento trombolítico é contraindicado (como na presença de sangramento) ou tenha sido ineficaz[65].

ALTERAÇÕES DA VOLEMIA E INJÚRIA RENAL AGUDA (IRA)

É de grande importância estar atento à volemia de indivíduos hipoalbuminêmicos que recebem albumina, pois estes podem tornar-se hipervolêmicos. Na situação inversa, o paciente hipervolêmico com excesso de diurético ou diálise pode evoluir para necrose tubular aguda (NTA).

Hipovolemia – na descompensação da SNI, principalmente GLM, pode haver redução da diurese por hipovolemia. É importante ressaltar que pode ocorrer IRA com NTA por iatrogenia, uso indiscriminado de diuréticos em paciente hipo ou mesmo normovolêmico, ou em caso de dose de diálise excessiva, determinando ou agravando a hipovolemia. Complicações como diarreia ou sepse também agravam a hipovolemia.

Hipervolemia – decorrente da intensa reabsorção de sódio e/ou da diminuição da filtração glomerular, particularmente em lesões proliferativas, assim como pela administração excessiva de albumina. Deve-se monitorizar a pressão arterial com o paciente na posição supina ou sentado, a diurese, o peso e a frequência cardíaca, além da ureia, creatinina, hemoglobina e hematócrito.

Anasarca – o edema generalizado pode levar à fragilidade e à ruptura da pele com extravasamento de líquido do subcutâneo, constituindo-se em importante porta de entrada para agentes infecciosos determinando celulite.

DISFUNÇÃO ENDOCRINOLÓGICA

Pode ocorrer por perda urinária de proteínas transportadoras de hormônios e de albumina.

Função tireoidiana

Durante a descompensação da SN os pacientes apresentam perda urinária da proteína transportadora da tiroxina (T_4) com diminuição no T_4 total (50% dos casos); T_3 pode estar diminuído por perda urinária da proteína transportadora e não há comprometimento da conversão de T_4 para T_3. O TSH é geralmente normal. Na maior parte dos casos, não há necessidade de reposição hormonal.

O corticosteroide pode influenciar na função tireoidiana, desde que reduza a secreção de TSH e iniba a conversão de T_4 para T_3. O uso prolongado de corticosteroides pode causar níveis séricos baixos de T_3 e TSH. Nesta situação o melhor marcador do estado tireoidiano passa a ser o T_4 livre. Paciente com T_4 livre sérico diminuído deve ser tratado com reposição hormonal[66].

Metabolismo do cálcio e vitamina D

Ocorre perda urinária da proteína transportadora da vitamina D com perda de 25-hidroxivitamina D e redução nos seus níveis séricos. A fração livre fisiologicamente ativa da 1,25-di-hidroxivitamina D (calcitriol) está normal. Em casos de proteinúria maciça, pode haver comprometimento da síntese de calcitriol por dano das células epiteliais proximais. Pacientes com SN prolongada podem apresentar hipocalcemia por diminuição do calcitriol e perda fecal de cálcio[67]. Estes pacientes apresentam cálcio iônico diminuído e aumento do paratormônio (PTH) que levam a alterações ósseas como osteomalacia e osteíte fibrosa. A frequência de doença óssea nestes pacientes é desconhecida. Fatores que predispõem à doença óssea são:

- Idade maior.
- Maior tempo de duração da doença.
- Insuficiência renal.
- Proteinúria intensa.
- Uso prolongado de corticosteroides.

É importante ressaltar que pacientes com hipoalbuminemia podem apresentar redução do cálcio plasmático total pela hipoalbuminemia. Nesta situação, recomenda-se a medida do cálcio iônico. Caso não seja possível medir o cálcio iônico, a correção dos valores medidos de cálcio para a albuminemia ideal pode ser feita por meio da seguinte equação:

Cálcio corrigido = cálcio total (mg/dL) + 0,8 × [4,5 − albumina medida (g/dL)]

A reposição de vitamina D não deve ser rotineiramente instituída. Entretanto, ela é recomendada na doença prolongada com cálcio iônico diminuído, preferencialmente com o calcitriol.

Anemia

Pode ocorrer em nefróticos com TFG normal por redução da síntese ou perda urinária de eritropoietina. A reposição é recomendada em casos de SN perene com anemia significativa.

TRATAMENTO DAS COMPLICAÇÕES DA SÍNDROME NEFRÓTICA

MEDIDAS GERAIS

Na descompensação da SN, as seguintes diretrizes são recomendadas:

- **Dieta** – recomenda-se restrição de sal, de preferência sem adição de sal, na descompensação e na corticoterapia. Uma dieta restrita em sódio fornece até 2 a 3mEq/kg/dia de sódio; uma criança com 10kg deve receber 20 a 30mEq de sódio por dia ou 460 a 690mg (máximo de 2g/dia)[68]. A dieta deve ser normoproteica, desde que a função renal esteja normal. Deve-se orientar preferência para ácidos graxos poli-insaturados e evitar frituras. Não se recomenda a restrição de líquidos, o que poderia contribuir para hipovolemia e tromboembolismo.
- **Atividade física** – pode ser determinada pela disposição do próprio paciente, mediada pelo edema, exceto em casos de acometimento cardiocirculatório, edema intenso ou infecções agudas que implicam recomendação de repouso.

TRATAMENTO DO EDEMA

A base é o tratamento específico, pois com a remissão da doença o edema desaparece. Medidas para tratar o edema devem ser empregadas com cautela, pois podem causar complicações. Existem situações nas quais é necessário intervenção para reduzir o edema e, nestes casos, o conhecimento da situação volêmica do paciente é fundamental.

Restrição de sal – medida substancial para reduzir a formação de edema.

Diuréticos – devem ser usados com muita precaução, desde que as crianças possam apresentar hipovolemia e, nestes casos, o uso de diuréticos é deletério, precipitando injúria renal aguda (IRA) e aumentando o risco de tromboembolismo. Em pacientes com lesões glomerulares graves, pode-se observar hipervolemia, especialmente em lesões proliferativas. Se o paciente mostrar sinais de hipervolemia, como HAS, ausência de queda da pressão arterial na mudança para a posição ortostática, aumento do tamanho do fígado, aumento da área cardíaca e até edema agudo de pulmão, deve-se evitar a infusão de albumina e tratar este indivíduo apenas com diuréticos, geralmente furosemida ou hidroclorotiazida, em associação com espironolactona. Na utilização apropriada de diurético, os sinais de hipovolemia devem ser monitorizados. É Importante enfatizar que o uso de diuréticos em altas doses ou sua administração prolongada pode causar hipocalemia, exacerbar a hiponatremia, causar depleção de volume intravascular e aumentar o risco de IRA[68].

Infusão de albumina – indicações

- Pacientes com sinais de hemoconcentração, com hematócrito acima de 40%, com hipotensão postural, hipovolemia e choque.

- Ascite grave.
- Edema genital.
- Derrames cavitários significativos que podem determinar restrição respiratória e abdominal.

Recomenda-se 0,5g/kg de peso de albumina humana a 20%, sem diluição, em 4 horas, em bomba de infusão e com controle dos dados vitais, principalmente a pressão arterial e, caso esta aumente, pode-se administrar furosemida na dose de 0,5mg/kg de peso por via intravenosa no meio do período de infusão da albumina e outra dose no final. Porém, a experiência mostra que o paciente hipovolêmico não necessitará do diurético.

A albumina deve ser evitada em casos leves, tanto pelo alto custo como pelas possíveis complicações como hipertensão arterial e edema pulmonar.

Sinais de hipovolemia que devem ser avaliados em paciente com SN descompensada, como taquicardia, oligúria, vasoconstrição periférica, hipotensão postural, aumento do ácido úrico sérico e da ureia, assim como de aldosterona e renina.

Ultrafiltração – é uma opção terapêutica do edema refratário e incapacitante que pode ser aplicada mesmo com função renal normal, apenas para a redução do edema. É recomendada a infusão de albumina concomitante nos casos com tendência à hipovolemia, pois pode ocorrer NTA caso a ultrafiltração seja excessiva.

TRATAMENTO DA HIPERLIPIDEMIA

O tratamento da hiperlipidemia engloba dieta, quelantes de sais biliares (colestiramina) e estatinas a partir dos 10 anos de idade, com exceção da atorvastatina, que pode ser empregada a partir de 8 anos de idade. Deve ser ressaltado que o tratamento hiperlipemiante estaria indicado apenas nos casos com síndrome nefrótica de longa duração ou muito recidivantes.

IMUNOSSUPRESSORES USADOS NO TRATAMENTO DA GLM

CORTICOSTEROIDES

Os corticosteroides são as drogas de escolha para o tratamento inicial da GLM primária, apesar de seus efeitos colaterais, da incapacidade em induzir cura e de um esquema ideal ainda não estar plenamente estabelecido. Vários protocolos podem ser utilizados, sempre com dose alta nas primeiras semanas, mas com duração por períodos variáveis e diferentes esquemas para a interrupção do tratamento. Na GLM, a possibilidade de atingir remissão é muito elevada com todos os esquemas propostos. A prednisona e a prednisolona são os corticosteroides mais comumente utilizados. A prednisona sofre rápida metabolização para prednisolona e não há vantagem de uma droga em relação à outra no tratamento da síndrome nefrótica primária.

Os mecanismos de ação dos glicocorticoides na GLM permanecem mal conhecidos. A conhecida ação sobre o sistema imunológico pode não ser o efeito terapêutico mais relevante na remissão da proteinúria. Desde a demonstração, em 2006, de que os glicocorticoides também exercem efeitos diretamente nos podócitos, restaurando seu citoesqueleto[69], tem-se especulado ser este o mecanismo de ação principal na remissão da proteinúria na GLM[70,71].

INIBIDORES DE CALCINEURINA

São dois os inibidores da calcineurina usados na prática clínica: a ciclosporina A (CsA) e o tacrolimus. A inibição da calcineurina propicia redução na ativação do *nuclear factor of activated T cells* (NFAT), fatores importantes para a produção de interleucina-2 e também envolvidos na resposta imunológica que ocorre na SNI. Com relação à CsA, sua ação resulta de sua ligação com a ciclofilina, o complexo resultante inibe a calcineurina e consequentemente a ativação do NFAT e suas consequências na produção de citocinas. De forma semelhante à ciclosporina, o tacrolimus tem sua ação baseada na inibição da calcineurina, a qual é atingida através da ligação do tacrolimus com o FK-506-*binding protein* 12 (FKBP12) nas células T. O complexo tacrolimus-FKBP12 inibe a calcineurina fosfatase, uma enzima essencial para a ativação do NFAT. Assim, o tacrolimus inibe a transcrição das citocinas das células T como a IL-2 e IFN-γ. O complexo calcineurina-tacrolimus não é específico para NFAT e pode interferir com outros substratos como IkB, Na^+K^+-ATPase e óxido nítrico sintase[72].

ÁCIDO MICOFENÓLICO (MPA)

O micofenolato mofetil é um éster pró-droga do ácido micofenólico, um inibidor de inosina monofosfato desidrogenase, uma enzima para a via *de novo* para a síntese de nucleotídeos de guanosina, o que inibe a proliferação celular[73]. Os linfócitos T e B são mais dependentes desta via do que outros tipos de células e, por isso, o ácido micofenólico tem efeito citostático mais potente em linfócitos do que nos outros tipos celulares. Independentemente de a etiopatogênese da GLM ser conhecida, o MPA vem sendo usado nos casos de GLM corticodependentes, recidivantes frequentes e corticorresistentes com algum sucesso. Todavia, é possível que sua ação na GLM ocorra diretamente no podócito e talvez seja, ao menos em parte, independente da sua ação no sistema imunológico[70,71].

RITUXIMAB

Trata-se de anticorpo monoclonal quimérico anti-CD-20 que inibe a proliferação e a diferenciação de células B. Em pacientes adultos com síndrome nefrótica por GLM, a dose única de rituximab de 375mg/m² de superfície corporal por via intravenosa foi suficiente para suprimir a presença circulante de células B CD19/20 positivas[74].

LEVAMISOLE

Embora o mecanismo exato de sua ação ainda seja incerto, o levamisole age aumentando a resposta tipo 1 e reciprocamente reduzindo a resposta tipo 2 pela indução seletiva da transcrição do gene-chave[75].

TRATAMENTO ESPECÍFICO DA GLM EM CRIANÇAS

TRATAMENTO DA PRIMEIRA DESCOMPENSAÇÃO

Utiliza-se a dose plena de prednisona (60mg/m² de superfície corporal/dia) por 4 a 8 semanas. Caso o paciente apresente remissão completa em 4 semanas, a medicação deve ser prescrita em dias alternados, mantendo-se a mesma dose por 8 semanas. Se o paciente evolui bem sem proteinúria, pode-se, a partir daí, iniciar a redução gradual de 0,5mg/kg/dia, a cada 15 dias, em dias alternados. Caso o paciente apresente remissão parcial até a quarta semana de dose plena, pode-se estender a dose plena diária até completar 8 semanas; 90% respondem em 4 semanas, 10% em 6 a 8 semanas. Caso não haja resposta após 4 semanas de dose plena diária, é sugerida a realização de 3 pulsos de metilprednisolona (30mg/kg/dose) em dias alternados e, com este esquema, podemos induzir a remissão naqueles respondedores tardios. Caso não haja resposta, o paciente é classificado como corticorresistente. A falta de resposta com prednisona diária por 8 semanas também caracteriza corticorresistência. Nestes pacientes, deve ser realizada biópsia renal.

Corticosteroide pode ser iniciado sem a realização da biópsia renal nos seguintes casos:

- Crianças maiores que 1 ano e menores que 10 anos.
- Complemento normal.
- Ausência de sintomas extrarrenais como *rash* cutâneo, púrpura e visceromegalias.
- Ausência de hematúria, hipertensão e deficiência de função renal.
- Investigação para doença de base negativa, como sorologias para HIV, hepatites B e C, citomegalovírus e vírus Epstein-Barr.

Existe a possibilidade de remissão espontânea em cerca de 5% dos casos em 1 a 2 semanas.

Recidivas em crianças

A prednisona permanece como opção preferencial e é usada na dose de 60mg/m²/dia (máximo de 60mg), até que o teste qualitativo esteja negativo por 5 dias. A partir de então, pode-se passar para dias alternados por 6 a 8 semanas e iniciar a redução gradual. Caso o paciente esteja sem corticosteroide há mais de 2 meses, deve ser reiniciado esquema completo de tratamento. Nos pacientes recidivantes frequentes, o uso prolongado de corticosteroides associa-se a efeitos colaterais, e o uso de drogas alternativas aos corticosteroides, como os agentes alquilantes, tem boa indicação.

Principais efeitos colaterais dos corticosteroides são os seguintes:

- Baixa estatura e possibilidade de *catch-up* com a retirada do corticoide.
- Catarata subcapsular.
- Obesidade centripetal.
- Comprometimento da mineralização óssea.
- Supressão do eixo hipotálamo-hipofisário.
- Tendência ao *diabetes mellitus* por resistência periférica à insulina e aumento de fatores pró-apoptóticos das células beta do pâncreas.

TRATAMENTO DA SN CORTICOSSENSÍVEL RECIDIVANTE FREQUENTE E CORTICODEPENDENTE EM CRIANÇAS

Nestes casos, a ciclofosfamida é a primeira opção[76], mas em alguns países esta é o clorambucil. O uso associado com o corticosteroide (prednisona) é recomendado para ambas as drogas imunossupressoras. Estudos recentes têm mostrado que o uso de ciclofosfamida em esquema de pulsos mensais por 6 meses parece ter a mesma eficácia, com menor dose cumulativa e menos efeitos adversos, do que seu uso por via oral durante 8 semanas (2,5mg/kg/dia). Além disso, o uso por via intravenosa propicia melhor aderência ao tratamento[77,78].

Prescreve-se ciclofosfamida na dose de 500mg/m² de superfície corporal diluída em soro glicosado após hidratação por via intravenosa com 10mL/kg de soro fisiológico em 1 hora. A duração da resposta é mais efetiva nos recidivantes frequentes.

Apesar dos benefícios deste tratamento, é preciso ter atenção à sua potencial toxicidade, tais como:

- **Neutropenia** – ocorre por supressão da medula óssea; a droga deve ser suspensa quando a contagem de leucócitos estiver abaixo de 3.000/mm³ e só deve ser reintroduzida quando esta contagem for normalizada, o que geralmente ocorre em 2 a 3 semanas.
- **Infecção** – o tratamento com a ciclofosfamida deve ser interrompido na vigência de infecções e a antibioticoterapia deve ser instituída prontamente. No caso de varicela, deve-se suspender a ciclofosfamida e iniciar o aciclovir devido à alta morbidade.
- **Toxicidade gonadal** – pode resultar em infertilidade; ocorre com dose total de 200 a 300mg/kg, muito acima da dose terapêutica[79]. No caso do clorambucil, a dose cumulativa recomendada é de no máximo 8 a 10mg/kg de peso.
- **Tumores e leucemias**.
- **Alopecia** – pode ocorrer e é reversível com a suspensão do medicamento.
- **Cistite hemorrágica** – quadro raro e grave que pode ser evitado com hidratação, administração matinal da droga e esvaziamento vesical frequente. Ela é causada por toxicidade direta de metabólitos da ciclofosfamida, particularmente a acroleína, sobre a mucosa vesical.
- **Convulsões** – clorambucil é associado a convulsões em crianças com SN.

LEVAMISOLE

O levamisole está indicado principalmente em pacientes com SNI recidivante frequente e corticodependentes em dose baixa. Esta droga, atualmente, não está disponibilizada em alguns países. Tem como efeitos colaterais a ocorrência de leucopenia e, portanto, deve-se monitorizar o leucograma. Preconiza-se seu uso por 6 meses em dias alternados na dose de 2,5mg/kg/peso ao dia. Inicialmente, deve ser empregado em conjunto com o corticosteroide. Este último deve ser progressivamente retirado, a fim de manter o paciente sem corticosteroide[80].

Outras drogas usadas tanto em pacientes corticorresistentes (SNCR) como em corticodependentes (SNCD) incluem:

INIBIDORES DE CALCINEURINA

Ciclosporina

Esta droga tem-se mostrado efetiva em induzir e manter remissão[81], possibilita redução e suspensão do corticosteroide e tem indicação na SN corticorresistente, desde que não haja acometimento tubulointersticial relevante. A dose inicial é 4 a 5mg/kg/dia, fracionada a cada 12 horas. A ciclosporina é uma droga com janela terapêutica estreita e o ajuste da dose requer monitorização do seu nível sérico[82]. A área sob a curva de 12 horas (AUC12) é a melhor forma de monitorização; entretanto, não é factível na prática clínica. Assim, estudos têm demonstrado confiabilidade na AUC resumida de 4 horas (AUC4) como opção[83]. A monitorização pelo nível do vale (C0) inicialmente foi escolhida como melhor opção na prática clínica, mantida em geral entre 100 e 150ng/mL[84]; porém estudos têm demonstrado melhor correlação com a AUC12 e AUC4 do nível sérico após 2 horas (C2)[85]. Permanece ainda indefinida a melhor forma de monitorização. A maior parte destes estudos foi realizada em pacientes transplantados e os poucos trabalhos em SN foram realizados em pacientes adultos na sua maioria. Em nosso meio, Henriques et al. (dados não publicados) estudaram 10 pacientes no estado descompensado e compensado da SN e observaram que não havia diferença entre todos os parâmetros farmacocinéticos estudados nestas duas situações clínicas, remissão e descompensação da SN. Em adição, os autores encontraram que a AUC4 foi o melhor parâmetro que se correlacionou com AUC12, seguido por C2 nas duas situações. A melhor forma de monitorização ainda não está definida e estudos mais atuais demonstram a necessidade da monitorização farmacodinâmica concomitante à farmacocinética.

A remissão induzida pela ciclosporina não tem-se mostrado duradoura. Os pacientes recidivam com a redução da sua dose ou sua retirada ou podem tornar-se ciclosporina-dependentes. Seu uso prolongado acarreta toxicidade, principalmente renal. Deve-se monitorizar a função renal, magnésio, ácido úrico, gasometria, eletrólitos plasmáticos e, a cada 18 meses em média, a realização da biópsia renal de controle para vigilância da nefrotoxicidade. Alterações histológicas são comumente observadas em pacientes sem repercussões clínicas e sobre a função renal. Esta droga apresenta alta taxa de efeitos colaterais cosméticos, como hipertricose e hipertrofia gengival.

Tacrolimus

Outro inibidor da calcineurina que pode ser indicado em pacientes com SNCR ou SNCD. Esta droga é mais diabetogênica que a ciclosporina[72], porém a maior parte dos estudos observou menor nefrotoxicidade[86]. A monitorização é feita pelo nível do vale, escolhendo-se para SN o intervalo entre 4 e 8ng/mL. A maior parte dos estudos empregou o tacrolimus em pacientes que já haviam sido tratados com ciclosporina. Existe um único trabalho na literatura randomizando a ciclosporina e o tacrolimus em 41 crianças com SNI, o qual mostrou que ambas as drogas apresentam eficácia semelhante, porém o tacrolimus tem menos efeitos colaterais estéticos e menos nefrotoxicidade[87].

Ácido micofenólico (MPA)

Esta droga tem-se mostrado efetiva principalmente no tratamento de pacientes com SNCD, permitindo a redução da dose ou suspensão do corticosteroide e aumentando a duração da remissão[88]. MPA é o princípio ativo e pode ser administrado como micofenolato mofetil (MMF) na dose de 600mg/m² de superfície corporal/dose a cada 12 horas ou micofenolato sódico (EC-MPS) na dose de 400mg/m² de superfície corporal/dose a cada 12 horas. Entre os efeitos colaterais do MPA destacam-se propensão a infecções, leucopenia, alterações de enzimas hepáticas e efeitos sobre o trato gastrintestinal como diarreia[89]. Na Unidade de Nefrologia Pediátrica do Instituto da Criança do HC-FMUSP não foi observado nenhum caso de diarreia associado ao uso de MPA (dados não publicados). No uso desta droga em pacientes hipoalbuminêmicos é importante lembrar que o MPA circula ligado à albumina e, em situações de hipoalbuminemia, pode haver aumento do MPA livre e, consequentemente, de sua toxicidade. Recomenda-se monitorização dos níveis séricos na sua utilização. Entretanto, esta dosagem não é disponível na prática clínica na maioria dos serviços pediátricos.

Rituximab

Esta droga tem sido empregada na SNCS complicada e mostrado resultados promissores na SNCD[90]. Os resultados sugerem que o rituximab é bem tolerado e sem efeitos adversos significativos[91]. Entretanto, faltam estudos mais abrangentes para demonstrar evidências dos benefícios terapêuticos na GLM e o custo é muito elevado.

TRATAMENTO ESPECÍFICO EM ADULTOS

O tratamento da glomerulopatia de lesões mínimas em adultos é algo mais controverso, menos padronizado e apresenta mais dúvidas quando comparado com as crianças porque não existem estudos prospectivos, randomizados, controlados e com amostras com poder estatístico para a população adulta. Os estudos mais citados são retrospectivos e com pequeno número de casos[92-97]. Assim, a maior parte do conhecimento utilizado para o tratamento da GLM em adultos deriva da experiência com a população pediátrica. De qualquer maneira, as linhas gerais são semelhantes e o tratamento inicial, caracterizado como de primeira linha, também se baseia no uso de corticosteroides. As sugestões de tratamento apresentadas a seguir são praticamente as mesmas sugeridas pelo *2011 Kidney Disease: Improving Global Outcomes (KDIGO) Glomerulonephritis Work Group, KDIGO Clinical Practice Guideline for minimal-change disease in adults*[98].

QUADRO CLÍNICO DA GLM EM ADULTOS

Além do aparecimento da síndrome nefrótica, o quadro clínico da GLM em adultos caracteriza-se por apresentar maiores taxas de hematúria microscópica (cerca de 30%) e de hipertensão arterial (cerca de 40%) e menores níveis de filtração glomerular, esta talvez como consequência da própria faixa etária. Além disso, os pacientes adultos também são mais suscetíveis para desenvolver injúria renal aguda, que podem evoluir para necrose tubular aguda, logo na apresentação da doença[99-103]. As razões para esta complicação não são claras e, entre vários fatores, é especulado que pode existir nefrosclerose arteriolar que poderia contribuir agravando o quadro isquêmico renal. Estes quadros tendem a recuperar a função renal de modo completo na maioria dos casos, mas alguns pacientes podem ficar com maior creatinina sérica após a estabilização[103].

CLASSIFICAÇÃO DA RESPOSTA TERAPÊUTICA NOS PACIENTES ADULTOS COM GLM

A classificação de resposta terapêutica em pacientes adultos também é semelhante à das crianças[94,103]:

- **Remissão completa** – proteinúria atingindo valores inferiores a 300mg/24h, ou índice de proteína urinária/creatinina urinária < 0,3 ou, ainda, teste da fita reagente com resultado negativo.
- **Remissão parcial** – redução de 50% da proteinúria em relação aos níveis iniciais, sendo esta redução inferior a 3,5g/24 horas. A necessidade de normalização da albuminemia é sugerida por alguns autores[94], mas esta variável pode demorar a se normalizar e, em nossa opinião, não é o ponto mais relevante para a resposta terapêutica.
- **Recidiva** – ocorrência de aumento da proteinúria para níveis próximos ou superiores a 3,5g/24h após terem obtido remissão completa ou parcial.
- **Recidivas frequentes** – três (alguns autores sugerem quatro) ou mais recidivas/ano.

- **Corticodependência** – ocorrência de recidiva até 4 semanas após atingir remissão, ou recidiva durante o período de redução gradual do corticosteroide, ou, ainda, necessidade de manutenção do corticosteroide para manter a remissão.
- **Corticorresistência** – falência para atingir remissão, ao menos parcial, após 16 semanas de uso correto de prednisona. Pacientes que apresentam diminuição da proteinúria sem, no entanto, atingir remissão parcial também são classificados como corticorresistentes.

TRATAMENTO DO PRIMEIRO EPISÓDIO DE SÍNDROME NEFRÓTICA POR GLM EM ADULTOS

Nos adultos, assim como nas crianças, o uso de corticosteroide é o tratamento padrão, ou de primeira linha[92-97,103]. As variações em relação aos diferentes protocolos estão nas opções pelo uso diário ou em dias alternados do corticosteroide, no ritmo de a redução da dose inicial e, consequentemente, no tempo total de tratamento.

Em um dos protocolos mais utilizados, a prednisona é iniciada na dose de 1mg/kg/dia (não ultrapassar a dose máxima de 80mg/dia). Após uma a duas semanas da remissão completa ter sido atingida, a dose pode ser reduzida diretamente para 0,5mg/kg, uma vez ao dia, até completar 8 semanas. A partir de então, as doses podem ser reduzidas gradualmente, ao ritmo de 5mg/semana, ou até mais lentamente, principalmente quando atingidas doses baixas como 10mg/dia, para que a retirada completa ocorra nas 6 semanas seguintes. Conforme as orientações do KDIGO, é sugerida a manutenção da dose alta, se tolerada, por período mínimo 4 semanas, quando a remissão completa é obtida[98]. Nestes pacientes que remitem, é sugerido que a redução da dose do corticosteroide seja feita lentamente durante um período total de até 6 meses[98].

Na ausência de remissão, esta dose, se tolerada, pode ser mantida por até 16 semanas[98]. Como uma tentativa para atenuar a supressão da glândula adrenal, a ingestão da prednisona deve ser feita em dose única diária entre 7 e 9 horas do período matinal[104].

Corticosteroide em dias alternados pode ser usado com resultados semelhantes e, talvez, com menores taxas de eventos adversos, apesar de existirem poucos trabalhos avaliando esta abordagem. Neste caso, o protocolo baseia-se na dose de 2mg/kg em dias alternados, até a dose máxima de 120mg em dias alternados. Um trabalho avaliou a resposta ao tratamento com corticosteroide em dias alternados em 58 pacientes adultos com SN e GLM sem tratamentos prévios. Remissão ocorreu em 54 pacientes (93%) ao longo de 12 semanas e que permaneceram em remissão até a 16ª semana. Posteriormente, 8 pacientes (14,8%) evoluíram com recidivas frequentes, e 9 (16%), com recidivas eventuais. É relevante apontar também que nenhum paciente apresentou evento adverso grave[105]. Outro trabalho, retrospectivo, comparou a resposta à corticoterapia em dose diária com o uso em dias alternados e observou que as taxas de remissão, tempo para remissão, taxas de recidivas ou tempo para recidivas foram semelhantes nos dois grupos[103]. Neste estudo, os autores comentam que, particularmente para pacientes que necessitam de tratamentos longos com corticosteroides, o uso de corticosteroides em dias alternados pode ter vantagens em comparação com o uso diário em termos de toxicidade porque pode causar menos imunossupressão dos níveis basais de cortisol e potencialmente têm menos eventos adversos, incluídas aí as consequências estéticas. O tratamento baseado em uso diário de corticosteroide comparado com uso em dias alternados não mostrou diferença estatística na percentagem de recidivas (75% vs. 62,7%, respectivamente) nem no tempo para a ocorrência da primeira recidiva (medianas de 19,4 semanas vs. 28,5 semanas, respectivamente)[103]. Todavia, outros esquemas podem ser utilizados[106]. Entretanto, não existem evidências demonstrando vantagens ou desvantagens entre eles.

Alguns autores consideram que, em adultos, a remissão ocorre de modo mais lento em comparação com as crianças, com frequências de 60% após 8 semanas de tratamento, 76% após 16 semanas e 80% após 28 semanas com prednisona em doses decrescentes[96]. Entretanto, outro estudo verificou que a taxa de corticossensibilidade não teve variação entre adultos e crianças[107].

TRATAMENTO DAS RECIDIVAS NOS ADULTOS

O número de recidivas em adultos é menor que em crianças, com tendência de diminuição ainda mais marcante com o avançar da idade. Remissão permanente foi verificada em 24% dos pacientes, enquanto em 56% houve recidiva em uma única ocasião ou recidiva eventual, e apenas 21% apresentou recidivas frequentes[43,96].

De acordo com o KDIGO, as recidivas tardias e eventuais podem ser tratadas com o mesmo protocolo[98]. Entretanto, as recidivas precoces podem ser tratadas com um curso mais curto, com uma semana de prednisona na dose de 1mg/kg/dia e então reduzir para 0,5mg/kg em dias alternados por mais uma semana. A partir de então reduzir gradualmente a dose até a retirada total nas próximas 4 semanas. Se houver nova recidiva precoce, o paciente será classificado como corticodependente ou como recidivante frequente.

De acordo com as Diretrizes da Sociedade Brasileira de Reumatologia/Associação Médica Brasileira, de 2011, o uso prolongado (superior a 3 meses) de 5mg ou mais de prednisona em pacientes adultos deve ser acompanhado da ingestão de vitamina D_3 (colecalciferol) e carbonato de cálcio. Em razão do desconhecimento do controle de qualidade das farmácias de manipulação, recomendamos o uso de "Depura" (200 unidades internacionais/gota), na dose de 4 gotas (800 unidades internacionais) ao dia. O cálcio pode ser suplementado na dose de 500 a 1.000mg/dia por via oral.

TRATAMENTO DOS PACIENTES ADULTOS COM RECIDIVAS FREQUENTES OU COM CORTICODEPENDÊNCIA

Recidiva frequente foi verificada em 28% dos pacientes adultos corticossensíveis[103]. Tratamentos considerados de segunda linha (ciclofosfamida, ciclosporina A, tacrolimus e micofenolato mofetil) foram usados para pacientes corticodependentes, corticorresistentes ou recidivantes frequentes sem vantagem de qualquer um deles em relação aos demais[103]. Nas recidivas frequentes, ou nos pacientes corticodependentes, pode ser administrada ciclofosfamida por via oral ou clorambucil nas doses acima citadas, na sequência da remissão induzida pela prednisona. O período de tratamento varia de 8 a 12 semanas. Os pacientes que desenvolvem corticodependência devem ser mantidos com a menor dose possível de corticosteroide, suficiente para mantê-los em remissão por período prolongado (1 a 2 anos).

Conforme o KDIGO[98], é sugerido o uso de ciclofosfamida (2-2,5mg/kg/dia) por 8 semanas. Para os pacientes que apresentam recidiva após a ciclofosfamida, é sugerido o uso de um dos inibidores de calcineurina (ciclosporina 3-5mg/kg/dia ou tacrolimus 0,05-0,1mg/kg/dia, em doses divididas) durante 1 a 2 anos[98]. Os inibidores de calcineurina também podem ser utilizados em substituição à ciclofosfamida nos pacientes que se preocupam em preservar a fertilidade[98]. O micofenolato mofetil (500-1.000mg 2×/dia) por 1 a 2 anos é sugerido para os pacientes com baixa tolerância aos corticosteroides, à ciclofosfamida e aos inibidores de calcineurina[98].

Nos pacientes adultos, a CsA vem associando-se à baixa eficácia e ao maior risco de desenvolvimento de nefrotoxicidade quando comparado com crianças. A dose recomendada é de 4 a 5mg/kg/dia para pacientes adultos, se possível associada à prednisona em dose baixa (10 a 15mg/dia). A biópsia renal realizada antes do início da CsA pode ser considerada para se avaliar a região tubulointersticial devido ao potencial nefrotóxico deste medicamento. É muito desejável que o nível sérico de creatinina seja normal ou esteja pouco alterado e que seja realizada sua avaliação sistemática. A dose de CsA não deve ser superior a 6mg/kg/dia, e são necessárias doses menores se a creatinina sérica aumentar para valores superiores a 30% dos valores basais. A dose de CsA deve ser a menor possível para manter o paciente em remissão e seu nível sanguíneo deve ser monitorizado. As remissões deverão ocorrer até o prazo máximo de 6 meses e, caso não tenha ocorrido após esse período, seu uso deve ser interrompido. Por outro lado, nos pacientes em remissão, a CsA deve ser mantida por no mínimo 12 meses, quando deverá ser iniciada a redução gradativa da dose, até a retirada completa. A taxa de remissão pode chegar a 50%. Cerca de 20% dos pacientes apresentarão remissão completa, e outros 20%, remissão parcial. Entretanto, a probabilidade de recidiva é elevada após a interrupção do uso da droga.

TRATAMENTO DOS PACIENTES ADULTOS COM GLM E CORTICORRESISTÊNCIA

Corticorresistência em adultos com GLM é verificada em até 25% dos casos[103]. Adultos são considerados corticorresistentes se persistirem com proteinúria nefrótica após 16 semanas de tratamento[96,103]. Nestes casos, é importante assegurar que a corticorresistência ocorreu com uso correto do corticosteroide. Também se deve suspeitar do diagnóstico de GESF, em vez de GLM, que pode não ter sido possível de ser estabelecido em razão de a amostragem de glomérulos na biópsia não ter sido suficiente.

A ocorrência de corticorresistência também já sinaliza baixas taxas de resposta terapêutica às outras drogas imunossupressoras[103]. Quando os pacientes foram corticossensíveis, 89% das crianças e 77% dos adultos entraram em remissão completa. Por outro lado, quando foram corticorresistentes, as crianças tiveram 25% de remissão completa e 14% de remissão parcial, enquanto os adultos apresentaram 27% e 33% de remissões completas e parciais, respectivamente[108].

Entretanto, uma vez caracterizado como corticorresistente, o paciente pode ser tratado com as drogas de segunda linha indicadas na corticodependência e nas recidivas frequentes, como a ciclofosfamida, um dos inibidores de calcineurina, ou o micofenolato mofetil. A comparação dos resultados dos tratamentos com estas drogas não mostrou nenhum vantagem de uma em relação às outras[103]. O KDIGO não faz nenhum orientação explícita para o tratamento da GLM corticorresistente em adultos[98].

Os efeitos do rituximab na GLM em adultos vêm sendo descritos em alguns poucos casos. Em um estudo no qual três pacientes com GLM (um com corticodependência e dois com corticorresistência) foram tratados com rituximab, remissão completa ocorreu em dois pacientes (um com corticodependência e outro com corticorresistência) e parcial em um paciente (corticorresistente)[109]. O protocolo utilizado envolveu a administração de rituximab por via intravenosa durante 3 a 4 horas, após tratamento profilático com 1g de paracetamol por via oral e 8mg de dexametasona e 4mg de dimetindeno, ambos por via intravenosa. Cada um dos 3 pacientes recebeu 2 doses de rituximab (1,0 g ou 637mg cada dose), com intervalos entre 14 e 21 dias entre elas. Nenhum efeito adverso grave foi relatado e, na manutenção após o rituximab, os pacientes mantiveram o uso de imunossupressores. Em outro estudo com 6 pacientes com corticodependência, o rituximab induziu remissão completa em 5 deles e remissão parcial em um paciente[110].

Devido ao pequeno número de casos relatados, à ausência de estudos controlados e ao custo muito elevado, o rituximab pode ser considerado uma alternativa aos casos refratários, mas sua indicação deve ser muito criteriosa.

Tratamento da GLM em pacientes idosos

Em pacientes idosos, cujo uso da prednisona deve ser ainda mais cuidadoso pelo maior potencial de eventos adversos graves, o tratamento inicial pode envolver ciclofosfamida (2mg/kg/dia) ou clorambucil (0,15mg/kg/dia) por 8 a 12 semanas[106]. Por outro lado, analisando as vantagens e desvantagens das abordagens mais agressivas ou conservadoras, Glassock[111] sugeriu tratamento conservador para pacientes assintomáticos, sem utilização de corticosteroides ou agentes alquilantes, na expectativa da remissão espontânea. Drogas citotóxicas deveriam ser usadas apenas quando houver evidências de efeitos colaterais aos corticosteroides.

Injúria renal aguda, mesmo com necrose tubular aguda, não é incomum e pode ocorrer já na apresentação da doença ou desenvolver-se durante a evolução[99]. Um estudo com pacientes muito idosos verificou que entre oito pacientes com doença de lesões mínimas, cinco casos tiveram associação com injúria renal aguda[112] e, em outra amostra, esta associação foi constatada em 9 casos[113]. As razões para esta frequência elevada nesta população não são totalmente claras, mas é sugerida a existência de maior suscetibilidade dos rins dos pacientes idosos para esta complicação adicional.

Para pacientes idosos e pouco sintomáticos, o tratamento específico deveria ser evitado tanto quanto possível. Para o tratamento mais agressivo, é sugerida prednisona na dose de 1mg/kg/dia (dose máxima de 80mg/dia), ou 120mg em dias alternados, por 8 a 12 semanas. Após esse período inicial, a dose é diminuída para 0,5mg/kg/dia, ou 60mg/48h, por mais 6 a 8 semanas, quando então deve ser iniciada redução gradativa da dose nas 8 semanas subsequentes. As recidivas eventuais devem ser tratadas da mesma maneira.

TRATAMENTO SINTOMÁTICO

O tratamento apenas sintomático da nefroproteção pela proteinúria e da dislipidemia pode não ser necessário em pacientes com síndrome nefrótica com rápida resposta ao corticosteroide. Este deve ser reservado apenas aos pacientes com proteinúria ou síndrome nefrótica persistente.

O tratamento sintomático pode ser empregado em conjunto com imunossupressores e engloba a adequação dietética, a redução da proteinúria, o controle dos níveis pressóricos e das alterações lipídicas. Vários estudos têm mostrado a eficácia do bloqueio do sistema renina-angiotensina-aldosterona (SRAA) na redução da proteinúria, como discutido em outro capítulo deste livro. Entretanto, é bom lembrar que quanto mais efetivo o bloqueio do SRAA, menor será a taxa de filtração glomerular (TFG). Nas crianças, recomenda-se o uso do enalapril (0,1 a 0,5mg/kg/dia fracionada a cada 12 horas) ou do captopril (0,1 a 0,5mg/kg/dia fracionado 3 vezes ao dia) e como alternativa a esses, pode ser usado um bloqueador do receptor da angiotensina como a losartana (0,7 a 1,4mg/kg/dia dose matinal), com monitorização dos níveis de ureia, creatinina e potássio. É importante ressaltar que estas drogas são hipotensoras e o paciente pode vir a apresentar sinais de hipotensão, além do fato de precipitarem um quadro de IRA em situações de desidratação e hipovolemia, frequentemente observadas na infância como na ocorrência de diarreia ou vômitos. Os pacientes devem ser orientados a interromper o uso da medicação nestas situações e a procurarem o serviço médico. O mesmo deve ser orientado para pacientes em uso de diuréticos. Também é relevante ressaltar a potencialização da nefrotoxicidade dos inibidores de calcineurina quando associados às medidas de bloqueio do SRAA.

REFERÊNCIAS BIBLIOGRÁFICAS

1. Munk F. Klinische diagnostik der degenerativen nierenkrankungen. Klinische Medizin 78:1-52, 1913.

2. Borges FF, Shiraichi L, da Silva MP, Nishimoto EI, Nogueira PC. Is focal segmental glomerulosclerosis increasing in patients with nephrotic syndrome? Pediatr Nephrol 22(9):1309-1313, 2007.

3. Abdel-Hafez M, Shimada M, Lee PY, Johnson RJ, Garin EH. Idiopathic nephrotic syndrome and atopy: is there a common link? Am J Kidney Dis 54(5):945-953, 2009.

4. Glassock RJ. Secondary minimal change disease. Nephrol Dial Transplant 18(Suppl 6):vi52-58, 2003.

5. Jefferson JA, Nelson PJ, Najafian B, Shankland SJ. Podocyte disorders: core curriculum. Am J Kidney Dis 58(4):666-677, 2011.

6. Moyses-Neto M, Costa RS, Rodrigues FF, et al. Minimal change disease: a variant of lupus nephritis. Nephrol Dial Transplant Plus 4:20-22, 2011.

7. Barisoni L, Schnaper HW, Kopp JB. A proposed taxonomy for the podocytopathies: a reassessment of the primary nephrotic diseases. Clin J Am Soc Nephrol 2(3):529-542, 2007.

8. Chugh SS, Clement LC, Mace C. New insights into human minimal change disease: lessons from animal models. Am J Kidney Dis 59(2):284-292, 2012.

9. Neal CR, Crook H, Bell E, Harper SJ, Bates DO. Three-dimensional reconstruction of glomeruli by electron microscopy reveals a distinct restrictive urinary subpodocyte space. J Am Soc Nephrol 16(5):1223-1235, 2005.

10. Pavenstadt H, Kriz W, Kretzler M. Cell biology of the glomerular podocyte. Physiol Rev 83(1):253-307, 2003.

11. Kurihara H, Anderson JM, Farquhar MG. Diversity among tight junctions in rat kidney: glomerular slit diaphragms and endothelial junctions express only one isoform of the tight junction protein ZO-1. Proc Natl Acad Sci U S A 89(15):7075-7079, 1992.

12. Reiser J, Kriz W, Kretzler M, Mundel P. The glomerular slit diaphragm is a modified adherens junction. J Am Soc Nephrol 11(1):1-8, 2000.

13. Schwarz K, Simons M, Reiser J, et al. Podocin, a raft-associated component of the glomerular slit diaphragm, interacts with CD2AP and nephrin. J Clin Invest 108(11):1621-1629, 2001.

14. Miner JH. Glomerular filtration: the charge debate charges ahead. Kidney Int 74(3):259-261, 2008.

15. Carrie BJ, Salyer WR, Myers BD. Minimal change nephropathy: an electrochemical disorder of the glomerular membrane. Am J Med 70(2):262-268, 1981.

16. Harper SJ, Bates DO. Glomerular filtration barrier and molecular segregation: guilty as charged? J Am Soc Nephrol 21(12):2009-2011, 2010.

17. Hausmann R, Kuppe C, Egger H, et al. Electrical forces determine glomerular permeability. J Am Soc Nephrol 21(12):2053-2058, 2010.

18. Thomson SC, Blantz RC. A new role for charge of the glomerular capillary membrane. J Am Soc Nephrol 21(12):2011-2013, 2010.

19. Clement LC, Avila-Casado C, Mace C, et al. Podocyte-secreted angiopoietin-like-4 mediates proteinuria in glucocorticoid-sensitive nephrotic syndrome. Nat Med 17(1):117-122, 2011.

20. Shalhoub RJ. Pathogenesis of lipoid nephrosis: a disorder of T-cell function. Lancet 2(7880):556-560, 1974.

21. Abraham P, Isaac B. Ultrastructural changes in the rat kidney after single dose of cyclophosphamide--possible roles for peroxisome proliferation and lysosomal dysfunction in cyclophosphamide-induced renal damage. Hum Exp Toxicol 30(12):1924-1930, 2011.

22. Clement LC, Liu G, Perez-Torres I, Kanwar YS, Avila-Casado C, Chugh SS. Early changes in gene expression that influence the course of primary glomerular disease. Kidney Int 72(3):337-347, 2007.

23. Lagrue G, Xheneumont S, Branellec A, Hirbec G, Weil B. A vascular permeability factor elaborated from lymphocytes. I. Demonstration in patients with nephrotic syndrome. Biomedicine 23(1):37-40, 1975.

24. Mathieson PW. Immune dysregulation in minimal change nephropathy. Nephrol Dial Transplant 18(Suppl 6):vi26-29, 2003.

25. Holzman LB, St John PL, Kovari IA, Verma R, Holthofer H, Abrahamson DR. Nephrin localizes to the slit pore of the glomerular epithelial cell. Kidney Int 56(4):1481-1491, 1999.

26. Boute N, Gribouval O, Roselli S, et al. NPHS2, encoding the glomerular protein podocin, is mutated in autosomal recessive steroid-resistant nephrotic syndrome. Nat Genet 24(4):349-354, 2000.

27. Mao J, Zhang Y, Du L, Dai Y, Yang C, Liang, L. Expression profile of nephrin, podocin, and CD2AP in Chinese children with MCNS and IgA nephropathy. Pediatr Nephrol 21(11):1666-1675, 2006.

28. Horinouchi I, Nakazato H, Kawano T, et al. In situ evaluation of podocin in normal and glomerular diseases. Kidney Int 64(6):2092-2099, 2003.

29. White RH. The familial nephrotic syndrome. I. A European survey. Clin Nephrol 1(4):215-219, 1973.

30. Reiser J, von Gersdorff G, Loos M, et al. Induction of B7-1 in podocytes is associated with nephrotic syndrome. J Clin Invest 113(10):1390-1397, 2004.

31. Shimada M, Araya C, Rivard C, Ishimoto T, Johnson RJ, Garin EH. Minimal change disease: a "two-hit" podocyte immune disorder? Pediatr Nephrol 26(4):645-649, 2011.

32. Garin EH, Diaz LN, Mu W, et al. Urinary CD80 excretion increases in idiopathic minimal-change disease. J Am Soc Nephrol 20(2):260-266, 2009.

33. Garin EH, Mu W, Arthur JM, et al. Urinary CD80 is elevated in minimal change disease but not in focal segmental glomerulosclerosis. Kidney Int 78(3):296-302, 2010.

34. Miida T, Hirayama S. Impacts of angiopoietin-like proteins on lipoprotein metabolism and cardiovascular events. Curr Opin Lipidol 21(1):70-75, 2010.

35. Padua D, Zhang XH, Wang Q, et al. TGFbeta primes breast tumors for lung metastasis seeding through angiopoietin-like 4. Cell 133(1):66-77, 2008.

36. Kersten S, Mandard S, Tan NS, et al. Characterization of the fasting-induced adipose factor FIAF, a novel peroxisome proliferator-activated receptor target gene. J Biol Chem 275(37):28488-28493, 2000.

37. Schwarzkopf M, Knobeloch KP, Rohde E, et al. Sialylation is essential for early development in mice. Proc Natl Acad Sci U S A 99(8):5267-5270, 2002.

38. McCarthy ET, Sharma M, Savin VJ. Circulating permeability factors in idiopathic nephrotic syndrome and focal segmental glomerulosclerosis. Clin J Am Soc Nephrol 5(11):2115-2121, 2010.

39. Habib R, Kleinknecht C. The primary nephrotic syndrome of childhood. Classification and clinicopathologic study of 406 cases. Pathol Annu 6:417-474, 1971.

40. Kuster S, Mehls O, Seidel C, Ritz E. Blood pressure in minimal change and other types of nephrotic syndrome. Am J Nephrol 10(Suppl 1):76-80, 1990.

41. Methven S, MacGregor MS, Traynor JP, O'Reilly DS, Deighan CJ. Assessing proteinuria in chronic kidney disease: protein-creatinine ratio versus albumin-creatinine ratio. Nephrol Dial Transplant 25(9):2991-2996, 2010.

42. Eddy AA, Symons JM. Nephrotic syndrome in childhood. Lancet 362(9384):629-639, 2003.

43. Broyer M, Meyrier A, Niaudet P, Habib R. Minimal changes and focal segmental glomerulosclerosis. In Davison AM, Cameron JS, Grunfeld JP, Kerr D, Ritz E, W. C.G., (eds.) Oxford Textbook of Clinical Nephrology. Oxford University Press. 1998. pp. 493-535.

44. Primary nephrotic syndrome in children: clinical significance of histopathologic variants of minimal change and of diffuse mesangial hypercellularity. A Report of the International Study of Kidney Disease in Children. Kidney Int 20(6):765-771, 1981.

45. The primary nephrotic syndrome in children. Identification of patients with minimal change nephrotic syndrome from initial response to prednisone. A report of the International Study of Kidney Disease in Children. J Pediatr 98(4):561-564, 1981.

46. Bernstein J Jr., Edelmann CM Jr. Minimal change nephrotic syndrome. Histopathology and steroid-responsiveness. Arch Dis Child 57(11):816-817, 1982.

47. Farquhar MG, Vernier RL, Good RA. An electron microscope study of the glomerulus in nephrosis, glomerulonephritis, and lupus erythematosus. J Exp Med 106(5):649-660, 1957.

48. Powell HR. Relationship between proteinuria and epithelial cell changes in minimal lesion glomerulopathy. Nephron 16(4):310-317, 1976.

49. Seefeldt T, Bohman SO, Jorgen H, et al. Quantitative relationship between glomerular foot process width and proteinuria in glomerulonephritis. Lab Invest 44(6):541-546, 1981.

50. Pardo V, Riesgo I, Zilleruelo G, Strauss J. The clinical significance of mesangial IgM deposits and mesangial hypercellularity in minimal change nephrotic syndrome. Am J Kidney Dis 3(4):264-269, 1984.

51. Early identification of frequent relapsers among children with minimal change nephrotic syndrome. A report of the International Study of Kidney Disease in Children. J Pediatr 101(4):514-518, 1982.

52. Soeiro EMD, Koch VH, Fujimura MD, Okay Y. Influence of nephritic state on the infectious profile in childhood idiopathic nephrotic syndrome. Rev Hosp Clin Fac Med S Paulo 59(5):273-278, 2004.

53. Ulinski T, Leroy S, Dubrel M, Danon S, Bensman A. High serological response to pneumococcal vaccine in nephrotic children at disease onset on high-dose prednisone. Pediatr Nephrol 23(7):1107-1113, 2008.

54. Poyrazoglu HM, Dusunsel R, Gunduz Z, Patiroglu T, Koklu S. Antibody response to influenza A vaccination in children with nephrotic syndrome. Pediatr Nephrol 19(1):57-60, 2004.

55. Kayali F, Najjar R, Aswad F, Matta F, Stein PD. Venous thromboembolism in patients hospitalized with nephrotic syndrome. Am J Med 121(3):226-230, 2008.

56. Radhakrishnan J. Venous thromboembolism and membranous nephropathy: so what's new? Clin J Am Soc Nephro 7(1):3-4, 2012.

57. Robert A, Olmer M, Sampol J, Gugliotta JE, Casanova P. Clinical correlation between hypercoagulability and thrombo-embolic phenomena. Kidney Int 31(3):830-835, 1987.

58. Crew RJ, Radhakrishnan J, Appel G. Complications of the nephrotic syndrome and their treatment. Clin Nephrol 62(4):245-259, 2004.

59. Lionaki S, Derebail VK, Hogan SL, et al. Venous thromboembolism in patients with membranous nephropathy. Clin J Am Soc Nephrol 7(1):43-51, 2012.

60. Llach F, Papper S, Massry SG. The clinical spectrum of renal vein thrombosis: acute and chronic. Am J Med 69(6):819-827, 1980.

61. Singhal R, Brimble KS. Thromboembolic complications in the nephrotic syndrome: pathophysiology and clinical management. Thromb Res 118(3):397-407, 2006.

62. Barritt DW, Jordan SC. Anticoagulant drugs in the treatment of pulmonary embolism. A controlled trial. Lancet 1(7138):1309-1312, 1960.

63. Buller HR, Agnelli G, Hull RD, Hyers TM, Prins MH, Raskob GE. Antithrombotic therapy for venous thromboembolic disease: the Seventh ACCP Conference on Antithrombotic and Thrombolytic Therapy. Chest 126(3 Suppl):401S-428S, 2004.

64. Thabut G, Thabut D, Myers RP, et al. Thrombolytic therapy of pulmonary embolism: a meta--analysis. J Am Coll Cardiol 40(9):1660-1667, 2002.

65. Bendaly EA, Batra AS, Ebenroth ES, Hurwitz RA. Outcome of cardiac thrombi in infants. Pediatr Cardiol 29(1):95-101, 2008.

66. Kaptein EM. Thyroid function in renal failure. Contrib Nephrol 50:64-72, 1986.

67. Khamiseh G, Vaziri ND, Oveisi F, Ahmadnia MR, Ahmadnia L. Vitamin D absorption, plasma concentration and urinary excretion of 25-hydroxyvitamin D in nephrotic syndrome. Proc Soc Exp Biol Med 196(2):210-213, 1991.

68. Gipson DS, Massengill SF, Yao L, et al. Management of childhood onset nephrotic syndrome. Pediatrics 124(2):747-757, 2009.

69. Xing CY, Saleem MA, Coward RJ, Ni L, Witherden IR, Mathieson PW. Direct effects of dexamethasone on human podocytes. Kidney Int 70(6):1038-1045, 2006.

70. Mathieson PW. Proteinuria and immunity--an overstated relationship? N Engl J Med 359(23):2492-2494, 2008.

71. Meyrier AY. Treatment of focal segmental glomerulosclerosis with immunophilin modulation: when did we stop thinking about pathogenesis? Kidney Int 76(5):487-491, 2009.

72. Denton MD, Magee CC, Sayegh MH. Immunosuppressive strategies in transplantation. Lancet 353(9158):1083-1091, 1999.

73. Allison AC, Eugui EM. Mycophenolate mofetil and its mechanisms of action. Immunopharmacology 47(2-3):85-118, 2000.

74. Sawara Y, Itabashi M, Kojima C, et al. Successful therapeutic use of a single-dose of rituximab on relapse in adults with minimal change nephrotic syndrome. Clin Nephrol 72(1):69-72, 2009.

75. Szeto C, Gillespie KM, Mathieson PW. Levamisole induces interleukin-18 and shifts type 1/type 2 cytokine balance. Immunology 100(2):217-224, 2000.

76. Hodson EM, Willis NS, Craig JC. Non-corticosteroid treatment for nephrotic syndrome in children. Cochrane Database Syst Rev (1):CD002290, 2008.

77. Gulati S, Pokhariyal S, Sharma RK, et al. Pulse cyclophosphamide therapy in frequently relapsing nephrotic syndrome. Nephrol Dial Transplant 16(10):2013-2017, 2001.

78. Hodson EM, Craig JC, Willis NS. Evidence-based management of steroid-sensitive nephrotic syndrome. Pediatr Nephrol 20(11):1523-1530, 2005.

79. Latta K, von Schnakenburg C, Ehrich JH. A meta-analysis of cytotoxic treatment for frequently relapsing nephrotic syndrome in children. Pediatr Nephrol 16(3):271-282, 2001.

80. Bagga A, Sharma A, Srivastava RN. Levamisole therapy in corticosteroid-dependent nephrotic syndrome. Pediatr Nephrol 11(4):415-417, 1997.

81. Al-Saran K, Mirza K, Al-Ghanam G, Abdelkarim M. Experience with levamisole in frequently relapsing, steroid-dependent nephrotic syndrome. Pediatr Nephrol 21(2):201-205, 2006.

82. Cooney GF, Habucky K, Hoppu K. Cyclosporin pharmacokinetics in paediatric transplant recipients. Clin Pharmacokinet 32(6):481-495, 1997.

83. Amante AJ, Kahan BD. Abbreviated area-under-the-curve strategy for monitoring cyclosporine microemulsion therapy in immediate posttransplant period. Clin Chem 42(8 Pt 1):1294-1296, 1996.

84. Nozu K, Iijima K, Sakaeda T, et al. Cyclosporin A absorption profiles in children with nephrotic syndrome. Pediatr Nephrol 20(7):910-913, 2005.

85. Citterio F. Evolution of the therapeutic drug monitoring of cyclosporine. Transplant Proc 36(2 Suppl):420S-425S, 2004.

86. Webster AC, Woodroffe RC, Taylor RS, Chapman JR, Craig JC. Tacrolimus versus ciclosporin as primary immunosuppression for kidney transplant recipients: meta-analysis and meta-regression of randomised trial data. BMJ 331(7520):810, 2005.

87. Choudhry S, Bagga A, Hari P, Sharma S, Kalaivani M, Dinda A. Efficacy and safety of tacrolimus versus cyclosporine in children with steroid-resistant nephrotic syndrome: a randomized controlled trial. Am J Kidney Dis 53(5):760-769, 2009.

88. Hogg RJ, Fitzgibbons L, Bruick J, et al. Mycophenolate mofetil in children with frequently relapsing nephrotic syndrome: a report from the Southwest Pediatric Nephrology Study Group. Clin J Am Soc Nephrol 1(6):1173-1178, 2006.

89. de Mello VR, Rodrigues MT, Mastrocinque TH, et al. Mycophenolate mofetil in children with steroid/cyclophosphamide-resistant nephrotic syndrome. Pediatr Nephrol 25(3):453-460, 2010.

90. Locatelli F, Del Vecchio L, Cavalli A. Inhibition of the renin-angiotensin system in chronic kidney disease: a critical look to single and dual blockade. Nephron Clin Pract 113(4):c286-293, 2009.

91. Hofstra JM, Deegens JK, Wetzels JF. Rituximab: effective treatment for severe steroid-dependent minimal change nephrotic syndrome? Nephrol Dial Transplant 22(7):2100-2102, 2007.

92. Huang JJ, Hsu SC, Chen FF, Sung JM, Tseng CC, Wang MC. Adult-onset minimal change disease among Taiwanese: clinical features, therapeutic response, and prognosis. Am J Nephrol 21(1):28-34, 2001.

93. Korbet SM, Schwartz MM, Lewis EJ. Minimal--change glomerulopathy of adulthood. Am J Nephrol 8(4):291-297, 1988.

94. Mak SK, Short CD, Mallick NP. Long-term outcome of adult-onset minimal-change nephropathy. Nephrol Dial Transplant 11(11):2192-2201, 1996.

95. Nakayama M, Katafuchi R, Yanase T, Ikeda K, Tanaka H, Fujimi S. Steroid responsiveness and frequency of relapse in adult-onset minimal change nephrotic syndrome. Am J Kidney Dis 39(3):503-512, 2002.

96. Nolasco F, Cameron JS, Heywood EF, Hicks J, Ogg C, Williams DG. Adult-onset minimal change nephrotic syndrome: a long-term follow-up. Kidney Int 29(6):1215-1223, 1986.

97. Tse KC, Lam MF, Yip PS, et al. Idiopathic minimal change nephrotic syndrome in older adults: steroid responsiveness and pattern of relapses. Nephrol Dial Transplant 18(7):1316-1320, 2003.

98. KDIGO. Kidney Disease: Improving Global Outcomes (KDIGO) Glomerulonephritis Work Group. KDIGO Clinical Practice Guideline for minimal--change disease in adults. Kidney Int (Suppl) 2:177-180, 2012.

99. de Oliveira CM, Costa RS, Vieira Neto OM, et al. Renal diseases in the elderly who underwent to percutaneous biopsy of native kidneys. J Bras Nefrol 32(4):379-385, 2010.

100. Jennette, J.C., and Falk, R.J. Adult minimal change glomerulopathy with acute renal failure. Am J Kidney Dis, 16(5):432-437, 1990.

101. Lowenstein J, Schacht RG, Baldwin DS. Renal failure in minimal change nephrotic syndrome. Am J Med 70(2):227-233, 1981.

102. Smith JD, Hayslett JP. Reversible renal failure in the nephrotic syndrome. Am J Kidney Dis 19(3):201-213, 1992.

103. Waldman M, Crew RJ, Valeri A, et al. Adult minimal-change disease: clinical characteristics, treatment, and outcomes. Clin J Am Soc Nephrol 2(3):445-453, 2007.

104. Krasner AS. Glucocorticoid-induced adrenal insufficiency. JAMA 282(7):671-676, 1999.

105. Nair RB, Date A, Kirubakaran MG, Shastry JC. Minimal-change nephrotic syndrome in adults treated with alternate-day steroids. Nephron 47(3):209-210, 1987.

106. Ponticelli C, Passerini P. Treatment of the nephrotic syndrome associated with primary glomerulonephritis. Kidney Int 46(3):595-604, 1994.

107. Meyrier A, Simon P. Treatment of corticoresistant idiopathic nephrotic syndrome in the adult: minimal change disease and focal segmental glomerulosclerosis. Adv Nephrol Necker Hosp 17:127-150, 1988.

108. Meyrier A. Ciclosporin in the treatment of nephrosis. Minimal change disease and focal-segmental glomerulosclerosis. Am J Nephrol 9(Suppl 1):65-71, 1989.

109. Kisner T, Burst V, Teschner S, Benzing T, Kurschat CE. Rituximab Treatment for Adults with Refractory Nephrotic Syndrome: A Single-Center Experience and Review of the Literature. Nephron Clin Pract 120(2):c79-c85, 2012.

110. Hoxha E, Stahl RA, Harendza S. Rituximab in adult patients with immunosuppressive-dependent minimal change disease. Clin Nephrol 76(2):151-158, 2011.

111. Glassock RJ. Therapy of idiopathic nephrotic syndrome in adults. A conservative or aggressive therapeutic approach? Am J Nephrol 13(5):422-428, 1993.

112. Moutzouris DA, Herlitz L, Appel GB, et al. Renal biopsy in the very elderly. Clin J Am Soc Nephrol 4(6):1073-1082, 2009.

113. Haas M, Spargo BH, Wit EJ, Meehan SM. Etiologies and outcome of acute renal insufficiency in older adults: a renal biopsy study of 259 cases. Am J Kidney Dis 35(3):433-447, 2000.

13

GLOMERULOSCLEROSE SEGMENTAR E FOCAL

Aline Lázara Resende
Leonardo de Abreu Testagrossa

O termo glomerulosclerose segmentar e focal (GESF) refere-se a uma síndrome clinicopatológica que se caracteriza por:

- proteinúria, usualmente nefrótica;
- apagamento/fusão de processos podocitários;
- lesões escleróticas que, inicialmente, acometem porções do tufo glomerular (segmentar) de parte dos glomérulos (focal). Com a progressão da doença, a esclerose pode evoluir, assumindo um padrão global e difuso[1].

CLASSIFICAÇÃO ETIOLÓGICA

As alterações morfológicas descritas acima não são específicas, podendo ocorrer em uma grande variedade de outras condições clínicas. Desse modo, deve-se distinguir entre causas primárias e secundárias de GESF (Quadro 13.1)[2]. Além da identificação da causa subjacente, a forma de apresentação clínica pode auxiliar na diferenciação entre GESF primária e secundária (ver Quadro clínico).

FISIOPATOLOGIA

Independentemente do fator etiológico envolvido, o evento central para o desenvolvimento da doença parece ser o insulto ao podócito. Este insulto pode resultar em redução do número ou função dos podócitos. Acredita-se que, diante de uma lesão subletal ou morte (necrose ou apoptose), esta célula possa destacar-se da membrana basal, levando a áreas de desnudamento. Estas áreas aderem-se ao epitélio parietal resultando na formação de sinéquias e, posteriormente, esclerose glomerular[3].

A progressão das lesões é influenciada por alterações da hemodinâmica glomerular, tais como vasodilatação intrarrenal, aumento do fluxo plasmático renal e da pressão nos capilares glomerulares.

Quadro 13.1 – Classificação etiológica de GESF.

GESF primária (idiopática)	GESF secundária

1. Genética
   a) Mutações α-actinina 4
   b) Mutações na podocina
   c) Mutações na WT-1
   d) Mutações na β-integrina
 	
2. Associada a agentes virais
   a) HIV-1
   b) Parvovírus B19
 	
3. Associada a drogas
   1. Heroína
   2. Interferon α
   3. Lítio
   4. Pamidronato
	4. Mediada por respostas adaptativas estruturais e funcionais
	   a) Redução de massa renal
	   Agenesia renal unilateral
	   Displasia renal
	   Ablação renal cirúrgica
	   Nefropatia crônica do enxerto
	   Doenças renais avançadas, evoluindo com redução do número de néfrons funcionantes
	   b) Massa renal inicialmente normal
	   Hipertensão
	   Ateroembolismo
	   Obesidade
	   Anemia falciforme
	   Cardiopatias congênitas cianóticas

CONSIDERAÇÕES EM RELAÇÃO À FISIOPATOLOGIA DA GESF PRIMÁRIA

Existem várias controvérsias com relação à etiopatogenia da GESF primária (ou idiopática). Alguns autores acreditam que a GESF e doença de lesões mínimas sejam variantes da mesma doença, relacionadas a um distúrbio primário de células T. Algumas semelhanças no comportamento clínico e achados de biópsias renais sequenciais suportam esta teoria. No entanto, é importante ressaltar que, devido à natureza focal das lesões glomerulares, é possível que alguns casos de GESF sejam erroneamente diagnosticados como doença de lesões mínimas, a depender da representatividade do material para análise de microscopia óptica. Além disso, estudos recentes têm apresentado novas contribuições na compreensão da fisiopatologia e distinção clínica entre GESF e doença de lesões mínimas.

A presença de fatores circulantes envolvidos na fisiopatologia da GESF tem sido estudada há vários anos. Algumas evidências a favor da existência destes fatores incluem: recorrência precoce da proteinúria após transplante renal (com uso de plasmaférese ou imunoadsorção para seu tratamento) e indução de proteinúria em modelos animais mediante injeção de plasma de pacientes com GESF[4].

Um dos candidatos a fator circulante envolvido na patogênese da GESF é a *cardiotrophin-like cytokine-1* (CLC-1), uma citocina do membro da família da IL-6 que foi recentemente identificada no fluido da plasmaférese de pacientes com GESF recorrente pós-transplante. Estudos experimentais evidenciam que o CLC-1 pode acarretar aumento da permeabilidade glomerular, com redução da expressão de nefrina nos glomérulos[4].

Outra substância em investigação é o receptor solúvel de urocinase (suPAR). Um estudo recentemente publicado demonstrou que os níveis séricos aumentados de suPAR (encontrados em 2/3 de uma coorte de pacientes com GESF pré-transplante) se correlacionavam com um aumento do risco de recorrência de GESF após o transplante renal. Modelos animais sugerem que o receptor solúvel de urocinase possa atuar em rins nativos ou transplantados por meio da ativação da β_3-integrina (uma das substâncias responsáveis pelo ancoramento dos podócitos na membrana basal glomerular), resultando em fusão dos processos podociários, proteinúria e glomerulosclerose[5].

Um caso clínico publicado em 2012[6] dá grande suporte à teoria de um fator circulante causando GESF. Um paciente com doença renal crônica terminal em tratamento dialítico por GESF foi transplantado com rim de sua irmã. Houve recidiva da proteinúria com níveis de 10g/24h já no segundo dia de transplante, apesar de plasmaférese profilática antes do transplante e outras cinco sessões no pós-operatório. A biópsia renal mostrou fusão difusa dos pedicelos, compatível com recorrência da GESF. Devido à síndrome nefrótica grave, foi realizada nefrectomia do transplante no 14º dia de pós-operatório. Como este rim mantinha-se viável funcionalmente, ele foi imediatamente transplantado em outro doador, com doença renal crônica terminal por *diabetes mellitus*. O pós-transplante evoluiu com redução rápida da proteinúria e melhora da filtração glomerular. Biópsias renais realizadas no 8º e no 25º dias do pós-operatório mostravam reversão das alterações ultraestruturais. Oito meses após o transplante, o paciente apresentava função renal preservada e proteinúria de 270mg/24h.

EPIDEMIOLOGIA

Segundo o Registro Paulista de Glomerulopatias, levantamento de biópsias renais realizadas em vários serviços do estado de São Paulo entre maio 1999 a janeiro de 2005, a GESF é a principal causa de glomerulopatia primária nos adultos (29,7%)[7]. Além disso, dados do Hospital das Clínicas da Faculdade de Medicina da Universidade de São Paulo sugerem que sua incidência anual esteja aumentando (22,3% entre 1979 e 1983; 23,7% entre 1984 e 1988; 35,7% entre 1989 e 1993; e 33,9% entre 1994 e 1999)[8].

Nos Estados Unidos, a GESF também é responsável pela maior parte dos casos de síndrome nefrótica primária em adultos (35%). Sua incidência crescente neste país (excluindo os portadores de HIV) tem sido atribuída à maior suscetibilidade da raça negra, devido a fatores genéticos, socioeconômicos ou mesmo ambientais ainda não totalmente elucidados. Em 2000, a GESF foi responsável por 2,3% dos casos incidentes em terapia renal substitutiva nos Estados Unidos[9,10].

QUADRO CLÍNICO

O aparecimento agudo ou insidioso de síndrome nefrótica é a forma de apresentação clínica mais comum da GESF primária (60-70%). Além disso, os pacientes podem apresentar níveis não nefróticos de proteinúria e disfunção renal. A hipertensão está presente em 45-65% dos casos, enquanto a hematúria pode aparecer em 30-50% dos pacientes[1].

Na GESF secundária é mais comum o achado de proteinúria não nefrótica acompanhada de perda variável de função renal. Os casos de GESF genética/familiar, por sua vez, habitualmente se manifestam como uma síndrome nefrótica grave durante a infância ou adolescência. Outros achados que sugerem a etiologia genética são: história familiar positiva e corticorresistência[1]. Conforme o KDIGO, a pesquisa rotineira de testes genéticos não é indicada[11].

ASPECTOS HISTOLÓGICOS

A GESF caracteriza-se por lesões escleróticas que acometem porções do tufo glomerular (segmentar) de parte dos glomérulos (focal), com oclusão de capilares glomerulares, aderências entre o tufo e a cápsula de Bowman (sinéquias) e presença de depósitos hialinos (Fig. 13.1). As áreas não afetadas dos glomérulos podem apresentar aspecto normal. Esse padrão de distribuição segmentar e focal torna difícil seu diagnóstico em biópsias por punção de agulha, uma vez que a lesão pode não estar representada na amostra examinada[12]. Outros achados podem estar presentes, tais como hiperplasia e hipertrofia de podócitos, colapso do tufo e células de aspecto xantomatoso dentro e fora dos capilares[1].

A imunofluorescência direta habitualmente tem resultado negativo ou apresenta depósitos inespecíficos de IgM e C3 nos segmentos glomerulares lesados.

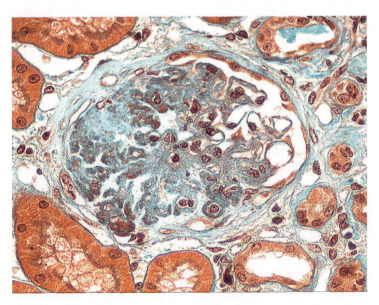

Figura 13.1 – Microscopia óptica de caso de GESF demonstrando esclerose da metade esquerda do tufo glomerular (tricrômico de Masson, 400×).

Quando observadas à microscopia eletrônica de transmissão, os pedicelos têm disposição perpendicular em relação à membrana basal em glomérulos normais. Nos casos de GESF, o achatamento dos pedicelos resulta em sua disposição longitudinal ao longo da membrana basal. Este padrão, denominado de "fusão de pedicelos", habitualmente é difuso nas formas primárias, porém é focal nas formas secundárias de GESF (Fig. 13.2). Além disso, podem ser encontradas alteração viliforme e vacuolização exacerbada dos citoplasmas dos podócitos.

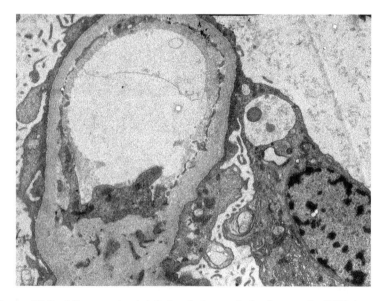

Figura 13.2 – Microscopia eletrônica de transmissão de caso de GESF demonstrando podócito à direita e aplainamento difuso dos pedicelos sobre a membrana basal glomerular.

CLASSIFICAÇÃO MORFOLÓGICA

Em 2004, foi publicada uma classificação histológica de GESF, para a padronização e reprodutibilidade da terminologia a ser utilizada. De acordo com as alterações encontradas na microscopia óptica do tecido renal, foram definidas 5 categorias mutuamente excludentes: usual ou sem outras especificações (*not otherwhise specified* – NOS), peri-hilar, celular, apical ou *tip lesion* e colapsante (Quadro 13.2 e Fig. 13.3). É importante ressaltar que, apesar de se basear inteiramente na análise da microscopia óptica, esta classificação deve ser utilizada após a exclusão de outras doenças glomerulares primárias (como glomerulonefrite membranosa, nefropatia por IgA, síndrome de Alport, dentre outras). Desse modo, a imunofluorescência e a microscopia eletrônica podem ser importantes para a definição da causa primária do agravo glomerular[2].

Quadro 13.2 – Principais características morfológicas das variantes da GESF segundo a classificação de Columbia.

Variantes	Localização no glomérulo	Distribuição no glomérulo	Características morfológicas
NOS	Qualquer	Segmentar	Obliteração de capilares por aumento segmentar da matriz Exclusão das variantes PHI, CEL, TIP e COL
PHI	Peri-hilar	Segmentar	Hialinose per-hilar em mais de 50% dos glomérulos lesados Excluir CEL, TIP e COL
CEL	Qualquer	Segmentar	Hipercelularidade endocapilar ocluindo a luz capilar Exclusão das variantes TIP e COL
Tip	Apical	Segmentar	Lesão segmentar envolvendo a saída do túbulo proximal ou ápice O polo tubular tem que ser identificado Lesões caracterizadas por sinéquia com as células parietais e tubulares Não ocorre esclerose peri-hilar Exclusão da variante COL
COL	Qualquer	Segmentar ou global	Pelo menos um glomérulo com colapso, hipertrofia e hiperplasia de podócitos

* Adaptado de D'Agati et al., 2004.

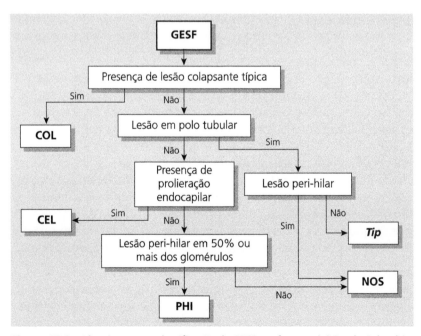

Figura 13.3 – Algoritmo para classificação da GESF conforme critérios de Columbia.

Desde sua proposta inicial, acreditava-se que as diferenças nos padrões morfológicos poderiam refletir particularidades na patogênese e etiologia das lesões, determinando, portanto, implicações relevantes no manejo terapêutico e prognóstico dos pacientes. Os resultados mais consistentes dos trabalhos clinicolaboratoriais já realizados, juntamente com as caracterítcas histológicas de cada variante, estão sumarizados a seguir [2,13-15].

Variante colapsante – esta variante possui critérios preponderantes sobre as outras, bastando que apenas um glomérulo apresente parte ou todo o tufo glomerular com capilares obliterados por colabamento da membrana basal, circundados por podócitos hipertróficos e hiperplásicos, com aspecto em "pseudocrescentes". As lesões tubulointerstíciais são exuberantes e os túbulos frequentemente apresentam dilatação microcística. A GESF colapsante é descrita em casos de GESF idiopática e secundária a infecções por HIV, parvovírus B19, toxicidade por pamidronato, nefropatia crônica do enxerto, ateroembolismo, entre outras. É caracterizada pelo aparecimento de síndrome nefrótica com proteinúria maciça, baixa resposta a tratamento (< 20% de remissão total) e pior prognóstico renal (cerca de 74% em 1 ano, 33% em 3 anos).

Tip lesion **(lesão apical)** – caracteriza-se por esclerose da periferia do tufo glomerular em conexão com o orifício de saída do túbulo proximal. O compartimento tubular e o interstício estão quase sempre preservados. A presença de lesões colapsantes exclui o diagnóstico desta variante. Acredita-se que a lesão ocorreria próximo aos túbulos devido ao estresse imposto nestes segmentos pelo filtrado glomerular rico em proteínas. Também é caracterizada pelo aparecimento de síndrome nefrótica grave. No entanto, apresenta boa resposta a tratamento (> 50%), menor comprometimento tubulointersticial e melhor prognóstico renal (76% em 3-5 anos).

Variante peri-hilar – o critério histológico para o diagnóstico dessa variante é a existência de 50% ou mais dos glomérulos lesados com lesões peri-hilares. É comum haver glomerulomegalia, sinéquias e hialinização de arteríolas e do hilo glomerular. O diagnóstico desta variante requer a exclusão das variantes COL, TIP e CEL. Apesar de ser possível sua ocorrência na GESF primária, esta variante é mais comum nas formas secundárias de GESF, mediadas por respostas adaptativas à perda de néfrons ou hipertensão glomerular. Acredita-se que a predisposição para esclerose no segmento peri-hilar possa estar relacionada à maior pressão de filtração nas porções proximais dos leitos capilares. O achado de síndrome nefrótica é menos frequente. As taxas de resposta total e parcial giram em torno de 10% (cada), com sobrevida renal estimada em 89% após 1 ano e de 75% em 3 anos.

Variante celular – trata-se da variante menos frequente de GESF. É definida pela presença de pelo menos 1 glomérulo com hipercelularidade endocapilar envolvendo pelo menos 25% do tufo, sendo frequente o achado de hiperplasia/hipertrofia de podócitos. Em função destas características histológicas, alguns autores acreditam que seja possível o diagnóstico errôneo da variante celular em alguns casos de *tip lesion* e colapsante, a depender da amostragem disponível. Um dos maiores estudos atuais evidenciou que a variante celular apresenta taxas de remissão total e parcial em torno de 38%, com sobrevida renal de 70% em 20 meses.

Variante NOS – o diagnóstico exige a exclusão das outras 4 variantes. Alguns glomérulos apresentam esclerose de parte do tufo, acompanhada ou não de hialinose, aumento da matriz mesangial e obliteração de lumens capilares. As lesões escleróticas podem afetar segmentos peri-hilares e/ou periféricos, de qualquer número de glomérulos. Hipercelularidade mesangial e glomerulomegalia integram com frequência o quadro histológico. Pode ser observada hipertrofia podocitária revestindo segmentos fibróticos do glomérulo, geralmente de leve intensidade (coroa podocitária). Trata-se da variante mais comum de GESF. Alguns autores acreditam que outros padrões histológicos possam progredir assumindo critérios diagnósticos da variante NOS. Geralmente apresenta características clinicolaboratoriais intermediárias entre as variantes *tip* e colapsante e semelhantes à variante peri-hilar.

Embora não tenham sido contempladas nesta classificação morfológica, parte da comunidade científica acredita na existência de mais duas variantes histológicas de GESF: a hipercelularidade mesangial difusa e a nefropatia por C1q. A primeira, conforme indicado pelo próprio nome, seria caracterizada por hipercelularidade mesangial em todos os glomérulos representados. Não está claro se esta lesão faz parte do espectro da doença de lesões mínimas ou da GESF. Clinicamente, caracteriza-se por síndrome nefrótica resistente ao tratamento com corticosteroides, predominantemente em crianças[16,17].

A nefropatia por C1q foi descrita por Jennette et al. em 1985 e caracteriza-se por padrões variáveis de lesão histológica, com predomínio de consolidação segmentar e focal. A imunofluorescência mostra positividade dominante para C1q em distribuição paramesangial[18].

TRATAMENTO

Os aspectos gerais relacionados ao tratamento da GESF incluem a identificação e a correção da causa primária da injúria renal; além de medidas que visam reduzir a proteinúria e a fibrose renal.

O uso de medicações que atuam sobre o sistema renina-angiotensina-aldosterona (inibidores da enzima conversora de angiotensina ou bloqueadores dos receptores de angiotensina) está indicado em todos os pacientes com doença renal proteinúrica (ver Capítulo 11). Resultados de vários trabalhos clínicos sugerem que o uso destas medicações está associado à redução da proteinúria e da taxa de progressão da doença renal[1,19].

Pacientes com síndrome nefrótica persistente apresentam maior taxa de progressão da doença renal e maior risco cardiovascular, sendo habitualmente indicado o uso de hipolipemiantes. O efeito anti-inflamatório das estatinas permanece controverso na literatura.

A decisão quanto à utilização do tratamento imunossupressor depende do grau de proteinúria e da função renal dos pacientes. Geralmente não há indicação de tratamento imunossupressor nos seguintes contextos:

- Proteinúria não nefrótica associada à função renal preservada: estes casos apresentam evolução indolente, com bom prognóstico renal.
- Proteinúria não nefrótica associada à disfunção renal: pode ocorrer em fases avançadas da doença ou em casos de GESF secundária. Nestes casos, a possibilidade de resposta ao tratamento é baixa.

A presença de proteinúria nefrótica constitui uma indicação clássica de uso de tratamento imunossupressor. Nos casos de disfunção renal (taxa de filtração glomerular estimada < 25 a 35mL/min/1,73m²) não atribuída a agravos agudos, a probabilidade de resposta ao tratamento diminui. Desse modo, a decisão de indicar imunossupressores no contexto de uma disfunção renal deve considerar a possibilidade de injúria renal aguda, achados histológicos sugestivos de cronicidade (como lesões tubulointersticiais) e o risco de eventos adversos associados ao tratamento.

TRATAMENTO IMUNOSSUPRESSOR

CORTICOESTEROIDES

A medicação de escolha para o tratamento inicial da GESF primária é a prednisona. No entanto, as recomendações para uso de corticoesteroide são baseadas fundamentalmente na experiência da comunidade científica e em estudos observacionais. Nestes estudos, o uso de prednisona está associado à remissão completa ou parcial em 40-80% dos casos.

A dose e duração de tratamento permanecem controversas. Acredita-se que seja razoável o uso de prednisona na dose de 1mg/kg/dia (máximo de 80mg/dia) por no mínimo 12 a 16 semanas[20,21].

Em pacientes que apresentam alto risco para complicações relacionadas ao uso de corticoide (obesos, idosos e portadores de diabetes, intolerância à glicose ou osteoporose), o uso de baixas doses de prednisona (0,15mg/kg/dia) associado a inibidores de calcineurina é considerado razoável como tratamento inicial.

O mecanismo de ação dos corticosteroides no tratamento da GESF ainda não foi totalmente elucidado. Estudos recentes sugerem que os receptores de glicocorticoides são expressos em podócitos humanos e, quando estimulados, podem resultar em maior estabilização dos filamentos de actina por mecanismos diversos, tais como ativação da GTPase RhoA, aumento da expressão do antiapoptótico Bcl-xL; e redução da expressão de p53, do agente pró-apoptótico Bax e do fator de crescimento endotelial vascular (VEGF)[22].

INIBIDORES DE CALCINEURINA

A ciclosporina e o tacrolimus são inibidores da calcineurina, cuja utilização no contexto das doenças glomerulares foi assunto bastante discutido durante vários anos.

Em 2008, foi publicado um estudo que forneceu importantes contribuições a respeito do mecanismo de ação destas medicações no tratamento das glomerulopatias. Este trabalho demonstrou que a ação antiproteinúrica da ciclosporina pode ser atribuída à estabilização do citoesqueleto de actina do podócito, um efeito independente de sua função imunossupressora sobre as células T[23].

As principais indicações de inibidores de calcineurina na GESF são:

- Corticorresistência – ausência de resposta após 16 semanas de dose plena de corticoide (prednisona 1mg/kg/dia).
- Corticodependência – ocorrência de 2 recidivas consecutivas durante o tratamento (redução da dose) ou nos primeiros 14 dias que sucedem a conclusão da corticoterapia.
- Toxicidade/contraindicação ao uso de corticoide.

Um maior número de evidências de estudos clínicos e a maior experiência da comunidade científica favorecem a utilização da ciclosporina, em detrimento do tacrolimus.

A dose inicial de ciclosporina é de 2mg/kg/dia, em 2 tomadas. Esta dose pode ser aumentada até um máximo de 5mg/kg/dia. Os principais objetivos do tratamento são: resposta completa ou parcial e preservação da função renal[24].

A monitorização dos níveis séricos de ciclosporina e da função renal dos pacientes é fundamental devido à grande variação interpessoal na absorção da ciclosporina e ao risco de nefrotoxicidade aguda (atribuído a alterações funcionais e potencialmente reversíveis). De modo geral, níveis C0 entre 80 e 110ng/mL são considerados adequados.

Diante de uma resposta completa ou parcial, a dose de ciclosporina pode ser reduzida (0,5mg/kg/mês) até a menor dose efetiva, que deve ser mantida por 1 a 2 anos. Se não houver resposta após 6 meses de uso da ciclosporina, devem-se considerar outros agentes (citotóxicos, micofenolato).

É importante ressaltar que, devido ao risco de nefrotoxicidade, a ciclosporina deve ser evitada em pacientes que apresentam significativo comprometimento vascular ou intersticial, ou ainda taxa de filtração glomerular estimada inferior a 40mL/min/1,73m².

O tratamento imunossupressor da GESF primária em adultos foi assunto de uma revisão publicada recentemente, na qual foram analisados dados de quatro estudos, totalizando 108 pacientes. O tratamento combinado com o uso de ciclosporina em conjunto a baixas doses de prednisona foi associado a aumento significativo do número de remissões completa e parcial quando comparado ao tratamento isolado com prednisona (RR 8,85, IC 95% 1,22-63,92)[25].

CITOTÓXICOS

As drogas citotóxicas podem ser utilizadas nos casos de recidivas frequentes ou corticodependência (com taxas de remissão completa e parcial de 51% e 23%, respectivamente)[20]. O principal alvo do tratamento é diminuir a incidência de recidivas, reduzindo a necessidade de uso de corticoesteroides. As medicações e os esquemas posológicos mais utilizados são:

- Ciclofosfamida: 2mg/kg/dia, por 2 a 3 meses.
- Clorambucil: 0,1 a 0,2mg/kg/dia, por 2 a 3 meses.

Em função das baixas taxas de remissão completa e parcial (17% e 7%), e do risco de efeitos colaterais, estas medicações não estão indicadas em pacientes corticorresistentes[26].

MICOFENOLATO

Existem poucos estudos avaliando a ação do micofenolato no tratamento da GESF primária. Em dois estudos não controlados, pacientes adultos foram submetidos a tratamento com micofenolato mofetil (média de 1g duas vezes ao dia) associado a corticosteroides por um período de 6 a 9 meses. Ao final do tratamento, observou-se baixa taxa de remissões completa e parcial, apesar de discreta redução na proteinúria e de função renal relativamente preservada[27].

Um estudo randomizado controlado, patrocinado pelo NIH (*National Institute of Health*), está sendo realizado com crianças e adultos portadores de GESF primária corticorresistente. O protocolo de tratamento (aplicado por um período de 12 meses) compara o uso de micofenolato associado a pulsos de dexametasona com o uso de ciclosporina. Os achado iniciais, publicados recentemente, referem-se à proteinúria dos pacientes ao final de 12 e 18 meses, e não demonstraram diferenças significativas entre os grupos de tratamento. É importante ressaltar que foram avaliados apenas 45 pacientes com idade superior a 18 anos, e os desfechos de sobrevida renal a longo prazo ainda não estão disponíveis[28].

RECIDIVA

A recidiva da doença é definida pelo reaparecimento de proteinúria nefrótica. A abordagem terapêutica desta situação clínica depende do momento e número de recidivas. É importante definir os seguintes contextos clínicos:

- Recidiva após um ano de interrupção da prednisona: indicação de repetir curso de corticoide.
- Recidivante frequente: ocorrência de duas recidivas nos primeiros 6 meses após a resposta inicial ou quatro recidivas ao longo de um ano qualquer: indicação de ciclosporina associada a baixas doses de corticoide ou citotóxicos.

Conforme o KDIGO[11], o tratamento das recidivas frequentes ou corticodependentes da síndrome nefrótica associada à GESF é semelhante ao da glomerulopatia de lesões mínimas com o mesmo comportamento, ou seja: a) é sugerido o uso de ciclofosfamida (2-2,5mg/kg/dia) por 8 semanas; b) para os pacientes que apresentam recidiva após a ciclofosfamida, é sugerido o uso de um dos inibidores de calcineurina (ciclosporina 3-5mg/kg/dia ou tacrolimus 0,05-0,1mg/kg/dia, em doses divididas) pelo período de 1 a 2 anos[11]; c) os inibidores de calcineurina também podem ser utilizados em substituição à ciclofosfamida nos pacientes que se preocupam em preservar a fertilidade[11]; e d) o micofenolato mofetil (500-1.000mg 2 vezes/dia) por 1 a 2 anos é sugerido para os pacientes com baixa tolerância aos corticosteroides, à ciclofosfamida e aos inibidores de calcineurina[11].

Também, conforme o KDIGO, para os pacientes com GESF corticorresistente é sugerido o uso de ciclosporina na dose de 3 a 5mg/kg/dia dividida em duas doses por pelo menos 4 a 6 meses[11]. No caso de ocorrer remissão parcial ou completa, é sugerido manter o uso da ciclosporina por pelo menos 12 meses, quando então a redução gradual da dose é iniciada[11]. No caso de corticorresistência em que a ciclosporina não é tolerada, o uso combinado de micofenolato mofetil e dose elevada de dexametasona é sugerido[11].

PROGNÓSTICO

Entre os principais preditores de prognóstico renal na GESF, podemos citar:

Gravidade da proteinúria – em pacientes com síndrome nefrótica, a sobrevida renal é estimada em 60-90% após 5 anos, e em 30-55% após 10 anos. Na ausência de síndrome nefrótica, a sobrevida renal em 10 anos chega a 85%[1,29].

Disfunção renal – quando excluídos fatores de agravo agudos, a perda de função renal na apresentação da GESF está associada à maior lesão tubulointersticial (refletindo gravidade e duração da injúria), menor taxa de resposta ao tratamento e pior sobrevida renal[1].

Achados histológicos – assim como em outras doenças renais, a presença de fibrose intersticial é associada a pior prognóstico renal. Com relação às variantes histológicas, acredita-se que a GESF colapsante esteja associada à pior sobrevida renal, enquanto a variante *tip* apresenta melhor resposta a corticoide e melhor prognóstico renal[1,14].

Resposta ao tratamento – é tido como o melhor preditor de prognóstico renal. Remissão completa ou parcial está associada à sobrevida renal estimada de 80% em 10 anos, enquanto em pacientes não respondedores esta taxa é inferior a 50%[1,29]. Alguns fatores associados à menor probabilidade de resposta a corticoide são:

- Comprometimento tubulointersticial significativo, que pode sugerir causas secundárias de GESF).
- Disfunção renal na apresentação clínica.
- Alterações genéticas: abordagem difícil em adultos, uma vez que sua real incidência é desconhecida e testes de rotina não são recomendados.

TRANSPLANTE RENAL

As taxas de GESF recorrente após transplante renal variam de 15-50% (média de 30%). A principal manifestação clínica é a proteinúria, geralmente nefrótica e de início súbito. O diagnóstico é realizado mediante a biópsia do rim transplantado, sendo habitualmente mais precoce nas crianças (em média 2 semanas após o tranplante) quando comparado aos adultos (7,5 meses). Ocasionalmente, a recorrência pode ocorrer imediatamente após o transplante renal. Estes casos evoluem de forma dramática, com proteinúria maciça e disfunção renal. Acredita-se que a fisiopatologia esteja associada à presença de fatores circulantes (ver considerações em relação à fisiopatologia da GESF primária)[30-32]. Os principais fatores de risco para a recorrência da GESF são:

- Início da doença durante a infância ou adolescência (idade inferior a 15 anos).
- Rápida progressão da GESF primária (tempo transcorrido do diagnóstico até doença renal terminal inferior a 3 anos).
- Hipercelularidade ou proliferação mesangial.
- Recorrência em transplante prévio[33].

O papel da classificação morfológica de Columbia como preditor do risco de recorrência e da variante de GESF ainda não está totalmente esclarecido[32,34,35]. Os casos de recorrência precoce habitualmente são tratados com plasmaférese. Outras opções de tratamento incluem o uso de ciclofosfamida e ciclosporina[31,32,36].

GESF *de novo*, por sua vez, ocorre em 10 a 20% dos casos de transplante renal. O aparecimento da proteinúria geralmente é indolente e tardio (meses a anos após o transplante renal), e a glomerulosclerose é mais comumente secundária a rejeição crônica, nefrotoxicidade por inibidores de calcineurina, ou mesmo fatores hemodinâmicos associados à hiperfiltração/hipertrofia glomerular. O tratamento inclui medidas gerais para retardo de progressão da doença renal, tais como controle da hipertensão arterial, da dislipidemia e da obesidade, além de suspensão ou redução da dose dos inibidores de calcineurina[32].

REFERÊNCIAS BIBLIOGRÁFICAS

1. Korbet SM. Clinical picture and outcome of primary focal segmental glomerulosclerosis. Nephrol Dial Transplant 14:68-73, 1999.

2. D'Agati VD, Fogo AB, Bruijin JA, Jennette JC. Pathologic classification of focal segmental glomerulosclerosis: a working proposal. Am J Kidney Dis 43:368-382, 2004.

3. Barisoni L, Schnaper HW, Kopp JB. Advances in the biology and genetics of the podocytopathies: implications for diagnosis and therapy. Arch Pathol Lab Med 2:201-216, 2009.

4. McCarthy ET, Sharma M, Savin VJ. Circulating permeability factors in idiopathic nephrotic syndrome and focal segmental glomerulosclerosis. Clin J Am Soc Nephrol 5: 2115-2121, 2010.

5. Wei C, El Hindi S, Li J, Fornonj A, Goes N, Sageshima J et al. Circulating urokinase receptor as a cause of focal segmental glomerulosclerosis. Nat Med 8: 952-960, 2011.

6. Gallon L, Leventhal J, Skaro A, Kanwar Y, Alvarado A. Resolution of recurrent focal segmental glomerulosclerosis after retransplantation. N Engl J Med 366:1648-1649, 2012.

7. Malafronte P, Mastroianni-Kirsztajn G, Betônico GN, Romão JE Jr, Alves MA, Carvalho MF et al. Paulista registry of glomerulonephritis: year data

report. Nephrol Dial Transplant 11:3098-3105, 2006.

8. Bahiense-Oliveira M, Saldanha LB, Mota EL, Penna DO, Barros RT, Romão-Junior JE. Primary glomerular diseases in Brazil (1979-1999:is the frequency of focal and segmental glomerulosclerosis increasing? Clin Nephrol 2:90-97, 2004.

9. Haas M, Meehan SM, Karrison TG, Spargo BH. Changing etiologies of unexplained adult nephrotic syndrome: a comparison of renal biopsy findings from 1976-1979 and 1995-1997. Am J Kidney Dis 30:621, 1997.

10. Kitiyakara C, Eggers P, Kopp JB. Twenty-one-year trend in ESRD due to focal segmental glomerulosclerosis in the United States. Am J Kidney Dis 44:815, 2004.

11. KDIGO. Kidney Disease: Improving Global Outcomes (KDIGO) Glomerulonephritis Work Group. KDIGO Clinical Practice Guideline for idiopathic focal segmental glomerulosclerosis in adults. Kidney Int Suppl 2:181-185, 2012.

12. Corwin HL, Schwartz MM, Lewis EJ. The importance of sample size in the interpretation of the renal biopsy. Am J Nephrol 8:85-89, 1988.

13. Chun MJ, Korbet SM, Schwartz MM, Lewis EJ. Focal segmental glomerulosclerosis in nephrotic adults: presentation, prognosis and response to therapy of the histologic variants. J Am Soc Nephrol 15:2169-2177, 2004.

14. Thomas DB, Franceschini N, Hogan SL, ten Holder S, Jennette CE, Jennette JC. Clinical and pathologic characteristics of focal segmental glomerulosclerosis pathologic variants. Kidney Int 69:920-926, 2006.

15. Stokes MB, Valeri AM, Markowitz GS, D'Agati VD. Cellular focal segmental glomerulosclerosis: Clinical and Pathologic Features. Kidney Int 70:1783-1792, 2006.

16. Fogo A, Hawkins EP, Berry PL, Glick AD, Chiang ML, Chiang ML et al. Glomerular hypertrophy in minimal change disease predicts subsequent progression to focal glomerular sclerosis. Kidney Int 38:115-123, 1990.

17. Ostalska-Nowicka D, Zachwieja J, Nowicki M, Kaczmarek E, Witt M. Is mesangial hypercellularity with glomerular immaturity a variant of glomerulosclerosis? Pediatr Nephrol 5:674-683, 2007.

18. Markowitz GS, Schwimmer JA, Stokes MB, Nasr S, Seigle RL, Valeri AM et al. C1q nephropathy: a variant of focal segmental glomerulosclerosis. Kidney Int 4:1232-1240, 2003.

19. Praga M, Hernández E, Montoyo C, et al. Long-term beneficial effects of angiotensin-converting enzyme inhibition in patients with nephrotic proteinuria. Am J Kidney Dis 20:240, 1992.

20. Korbet SM. Treatment of primary focal segmental glomerulosclerosis. Kidney Int 62:2301, 2002.

21. Meyrier A. Nephrotic focal segmental glomerulosclerosis in 2004: an update. Nephrol Dial Transplant 19:2437, 2004.

22. Schönenberger E, Ehrich JH, Haller H, Schiffer M. The podocyte as a direct target of immunosuppressive agents. Nephrol Dial Transplant 26:18-24, 2001.

23. Faul C, Donnelly M, Merscher-Gomez S, Hee Chang Y, Franz S, Delfgaauw J, et al. The actin cytoskeleton of kidney podocytes is a direct target of the antiproteinuric effect of cyclosporine A. Nature Med 14:931-938, 2008.

24. Cattran DC, Alexopoulos E, Heering P, Hoyer PF, Johnston A, Meyrier A, et al. Cyclosporin in idiopathic glomerular disease associated with the nephrotic syndrome: workshop recommendations. Kidney Int 72:1429-1447, 2007.

25. Braun N, Schmutzler F, Lange C, Perna A, Remuzzi G, Willis NS. Immunosuppressive treatment for focal segmental glomerulosclerosis in adults. Cochrane Database of Systematic Reviews. In The Cochrane Library, Issue 03, Art. No. CD003233. DOI: 10.1002/14651858.CD003233.pub3

26. Matalon A, Valeri A, Appel GB. Treatment of focal segmental glomerulosclerosis. Semin Nephrol 20:309-317, 2000.

27. Sepe V, Libetta C, Giuliano MG, Adamo G, Dal Canton A. Mycophenolate mofetil in primary glomerulopathies. Kidney Int 2:154-162, 2008.

28. Gipson DS, Trachtman H, Kaskel FJ, Greene TH, et al. Clinical trial of focal segmental glomerulosclerosis in children and young adults. Kidney Int 2011, Jul 6. doi: 10.1038/ki.2011.195.

29. Rydel JJ, Korbet SM, Borok RZ, Schwartz MM. Focal segmental glomerular sclerosis in adults: presentation, course, and response to treatment. Am J Kidney Dis 25:534, 1995.

30. Artero M, Biava C, Amend W, Tomlanovich S. Vincenti F. Recurrent focal glomerulosclerosis: natural history and response to therapy. Am J Med 92:375, 1992.

31. Andresdottir MB, Ajubi N, Croockewit S, Assmann KJ, Hibrands LB, Wetzels JF. Recurrent focal glomerulosclerosis: natural course and treatment with plasma exchange. Nephrol Dial Transplant 14:2650, 1999.

32. Shimizu A, Higo S, Fujita E, Mii A, Kaneko T. Focal segmental glomerulosclerosis after renal transplantation. Clin Transplant 25:6-14, 2011.

33. Pardon A, Audard V, Caillard S, Moulin B, Desvaux D, Bentaarit B, et al. Risk factors and outcome of focal and segmental glomerulosclerosis recurren-

ce in adult renal transplant recipients. Nephrol Dial Transplant 21:1053-1059, 2006.

34. IJpelaar DH, Farris AB, Goemaere N, Amann K, Goldschmeding R, Nguyen TQ, et al. Fidelity and evolution of recurrent FSGS in renal allografts. J Am Soc Nephrol 19:2219-2224, 2008.

35. Canaud G, Dion D, Zuber J, Gubler MC, Sberro R, Thervet E, et al. Recurrence of nephrotic syndrome after transplantation in a mixed population of children and adults: course of glomerular lesions and value of the Columbia classification of histological variants of focal and segmental glomerulosclerosis. Nephrol Dial Transplant 25(4):1321-1328, 2009.

36. Deegens JKJ, Andresdottir MB, Croockewit S, Wetzels JFM. Plasma exchange improves graft survival in patients with recurrent focal glomerulosclerosis after renal transplantation. Transpl Int 17:151, 2004.

14

NEFROPATIA MEMBRANOSA

Vanessa Santos Silva
Rodrigo Hagemann
Rosa Marlene Viero

A nefropatia membranosa (NM) é comumente conhecida como glomerulonefrite membranosa. O sufixo "ite" do termo glomerulonefrite não parece apropriado a este padrão de lesão glomerular, já que esta doença não se caracteriza por processo inflamatório celular. Embora ocorra consumo de complemento associado aos depósitos de imunocomplexos na região epimembranosa, na maioria dos casos não há proliferação das células do tufo glomerular nem infiltração de células inflamatórias circulantes. Dessa forma, a maioria dos autores prefere usar o termo nefropatia membranosa.

Os sinônimos para nefropatia membranosa são: glomerulopatia membranosa, nefropatia epimembranosa, nefropatia perimembranosa e glomerulonefrite extramembranosa, sendo os dois primeiros termos mais utilizados na prática.

Nefropatia membranosa é conhecido como um diagnóstico anatomopatológico desde 1961[1] e foi inicialmente utilizado para salientar a presença de lesão estrutural da membrana basal glomerular (MBG). O depósito de imunocomplexos na MBG determina diferentes níveis de espessamento e é possível definir o diagnóstico a partir dos achados de microscopia óptica e imunofluorescência. A ultraestrutura pode acrescentar mais detalhes.

EPIDEMIOLOGIA E INCIDÊNCIA

A nefropatia membranosa é uma das principais causas de glomerulopatias primárias em todo o mundo. Em registros europeus, é a principal causa de síndrome nefrótica em adultos[2]. Nos dados do Registro Paulista de Glomerulopatias, publicados em 2006, a NM ocupa o segundo lugar, entre as glomerulopatias primárias, com 20,9% dos casos, incidência inferior à da glomerulosclerose segmentar e focal (GESF) com 29,7%[3]. Em nosso Serviço, a NM é a principal causa de glomerulopatia idiopática atualmente, presente em 33% dos diagnósticos. Na década de 1980, sua frequência era de 18%[4].

De forma geral, a incidência das glomerulopatias depende muito das indicações de biópsia renal nos Serviços de Nefrologia. Locais onde as principais indicações de biópsia renal são alterações urinárias assintomáticas, como em países da Europa e

Ásia, a nefropatia por IgA aparece como a glomerulonefrite mais comum. Serviços onde a principal indicação de biópsia renal é a síndrome nefrótica, a nefropatia membranosa tende a aparecer nos primeiros lugares. Além das indicações de biópsias, características genéticas, ambientais e outros dados locais podem influenciar a epidemiologia das glomerulopatias.

A NM acomete principalmente adultos na quarta e quinta décadas de vida[5] e é a principal glomerulopatia em idosos[6]. Entre os pacientes com mais de 60 anos de idade submetidos à biópsia renal, a NM representa 36,6% dos casos de síndrome nefrótica. Com o crescimento da expectativa de vida associado a melhorias na qualidade de vida na maioria dos países do mundo, é maior a frequência de idosos nos diferentes continentes que se submetem à biópsia renal para investigação diagnóstica em caso de síndrome nefrótica. Em situações de menos acesso à tecnologia em saúde, um idoso poderia ter seu diagnóstico morfológico renal postergado ou mesmo negligenciado, porém cresce o número de pacientes idosos sendo submetidos à biópsia renal, aumentando a incidência de NM entre as glomerulopatias.

Na maioria das séries publicadas, a porcentagem de pacientes do sexo masculino oscila entre 60 e 70% dos casos, ou seja, são dois homens acometidos para cada mulher, inclusive no Brasil[7].

PONTOS DE DESTAQUE

A nefropatia membranosa:
- É uma das principais causas de síndrome nefrótica em adultos.
- Têm sua maior frequência na quarta e na quinta décadas de vida.
- É a principal glomerulopatia nos idosos.

ETIOLOGIA

A nefropatia membranosa é idiopática em cerca de 80% dos casos[8]. As principais causas secundárias incluem infecções virais, como a hepatite B e doenças neoplásicas, além de condições autoimunes, outras doenças infecciosas e drogas ou toxinas.

Conforme o KDIGO[187], é recomendado investigar causas secundárias em todos os pacientes, especialmente adultos acima de 65 anos de idade. Não há um protocolo específico, mas uma história clínica cuidadosa, exame físico completo, sorologias (especialmente hepatites) e exames de imagem podem e devem fazer parte desta abordagem inicial. Casos com alterações morfológicas características, como depósitos e expansão mesangiais, presença de IgG1 ou IgG2 à imunofluorescência, devem ser avaliados para formas secundárias mais cuidadosamente.

Algumas dessas condições podem mostrar uma relação causal bastante evidente, como o encontro de antígenos no glomérulo, mas, em grande parte destas, não se sabe ao certo se existe uma relação causal ou apenas uma associação. O quadro 14.1 relaciona as causas mais descritas de nefropatia membranosa secundária e no quadro 14.2 é possível visualizar os antígenos já encontrados nos glomérulos dos pacientes acometidos[9].

Quadro 14.1 – Causas secundárias de nefropatia membranosa.

Neoplasias	Doenças autoimunes
Pulmão	Lúpus eritematoso sistêmico
Próstata	Artrite reumatoide
Mama	Doença mista do tecido conjuntivo
Estômago	Dermatomiosite
Cólon	Espondilite anquilosante
Reto	Esclerose sistêmica
Bexiga	*Miastenia Gravis*
Rim	Pênfigo bolhoso
Melanoma	Tireoidite de Hashimoto
Pâncreas	Doença de Graves
Leucemia	Síndrome de Sjögren
Linfoma não Hodgkin	Doença de Crohn
Infecções	Arterite temporal
Hepatite B	**Drogas ou toxinas**
Hepatite C	Sais de ouro
HIV	Penicilamina
Malária	Compostos de mercúrio
Filariose	Anti-inflamatórios não esteroides
Sífilis	Captopril
Esquistossomose	Lítio
Hanseníase	Formaldeído
Hidatidose	Hidrocarbonetos

Quadro 14.2 – Antígenos identificados em depósitos imunes de pacientes com nefropatia membranosa idiopática.

Grupos	Doenças ou agente	Antígeno
Doenças imunológicas	Lúpus eritematoso sistêmico	DNA dupla-hélice, nucleossomo, histona
	Tireoidite	Tireoglobulina, antígeno microssomal
Doenças infecciosas	Hepatite B	Antígeno HBe
	Sífilis	Antígeno treponêmico
	Infecção gástrica	*Helicobacter pylori*
Neoplasias	Pulmão, cólon, estômago, palato, rim, próstata, melanoma	CEA, PSA, RTE, "antígeno tumoral"

CEA = antígeno carcinoembrionário; PSA = antígeno prostático específico; RTE = antígeno do epitélio tubular renal; HBe = antígeno e da hepatite B.

HEPATITE B

A hepatite B é uma doença silenciosa e muitas vezes assintomática, com relatos de 1 a 15% da população geral como portadora do vírus da hepatite B, especialmente em alguns países da África, Europa Oriental e Ásia[10].

Em crianças, a hepatite B é causa bastante frequente de nefropatia membranosa, podendo chegar a 100% das causas secundárias em crianças asiáticas[11], e cerca de 30% em crianças brasileiras na década de 1980[12].

No caso da hepatite B, é reconhecido o papel etiológico do vírus na gênese da nefropatia membranosa secundária. Antígenos HBsAg, HBcAg e HBeAg já foram encontrados em tecido renal de material proveniente de biópsias e a imunoglobulina G eluída do tecido renal reage contra o HBe[13].

A presença de discreta proliferação mesangial no material da biópsia de pacientes com NM ou a ocorrência de hipocomplementenemia[14] podem estar associadas a causas secundárias, como a hepatite B. Nos casos de NM secundária, a síndrome nefrótica ainda é a principal manifestação clínica.

O tratamento da hepatite com interferon alfa, associado à soroconversão e à normalização das transaminases, geralmente está acompanhado de remissão da proteinúria[15].

NEOPLASIAS

Em relação às doenças neoplásicas, já se sabe que cerca de 10% dos pacientes com o diagnóstico de nefropatia membranosa são portadores de neoplasias, e a incidência de câncer nesta população é maior que na população geral e continua aumentando ao longo de muitos anos após o diagnóstico de NM[16]. Os subtipos e sítios de neoplasias mais encontradas associados a esta glomerulopatia são: próstata, trato gastrintestinal (estômago, cólon e reto), pulmão e mama[17]. Não há evidência da necessidade de protocolos de investigação de neoplasia associada em pacientes com NM, mas alguns sinais devem ser observados, pois têm maior associação com neoplasias, tabagismo, idade mais avançada (maiores de 65 anos), infiltrado de leucócitos no tufo glomerular e presença das subclasses IgG1 e IgG2[16,17], como resumido no quadro 14.3.

Quadro 14.3 – Nefropatia membranosa e neoplasias.

Quando suspeitar	Tipos mais comuns
Idade acima de 65 anos	Pulmão
Tabagismo	Trato gastrintestinal
Infiltrado de leucócitos no tufo glomerular	Próstata
Fluorescência positiva para subclasse IgG1 e IgG2	Mama

Embora esta associação seja relatada, em poucos casos foi possível encontrar uma relação causal entre o tumor e a lesão glomerular. Mas, de forma geral, os portadores de neoplasias podem ter níveis elevados de imunocomplexos solúveis circulantes desde o início do curso da doença, o que poderia explicar a glomerulopatia por imunocomplexos[18]. Em termos de evolução, os pacientes com nefropatia membranosa e neoplasias têm pior prognóstico com maior risco de morte.

ALÉRGENOS

Recentemente foi evidenciado que fragmentos catiônicos de albumina sérica bovina plantada no espaço subepitelial da membrana basal glomerular podem desencadear uma reação imunológica e nefropatia membranosa em crianças pequenas. Não se sabe se outros antígenos alimentares poderiam ter o mesmo papel patogênico nem mesmo qual é o real papel terapêutico da retirada do leite de vaca na evolução destas crianças[19].

PONTOS DE DESTAQUE

A nefropatia membranosa:

- É idiopática em 80% dos casos.
- Lúpus eritematoso sistêmico, hepatite B e neoplasias são as principais causas de NM secundária.
- A investigação diagnóstica deve incluir sorologias virais, autoanticorpos e busca ativa por neoplasias em casos selecionados.

MECANISMOS PATOGÊNICOS

O aspecto característico de lesão da membrana basal glomerular diferenciou a nefropatia membranosa das demais causas de síndrome nefrótica em meados dos anos 1950. Mais tarde se soube que o espessamento da membrana observado à microscopia óptica era decorrente de depósitos granulares de IgG à fluorescência direta e estes depósitos localizavam-se dentro ou fora da membrana basal. Desde então, buscava-se o entendimento dos mecanismos de formação e depósito dos imunocomplexos. Foram aventadas hipóteses de depósito de imunocomplexos circulantes, reação de anticorpos circulantes com componentes da membrana citoplasmática dos podócitos e reação de anticorpos circulantes com antígenos adsorvidos à membrana basal glomerular. Muitos estudos experimentais exploraram estas hipóteses.

FORMAÇÃO DOS IMUNOCOMPLEXOS

Em 1959 foi descrito por Heymann et al.[20] um modelo em rato que reproduziu uma lesão na MBG semelhante à nefropatia membranosa em humanos. Como já descrito no Capítulo 4, na nefrite de Heymann, como ficou conhecida, um extrato puro de rim de rato homogeneizado era infundido por via intraperitoneal, provocando uma lesão glomerular semelhante à NM. Estudos mais detalhados mostraram que este extrato continha um conjunto de antígenos derivados da bordadura em escova do túbulo proximal, chamado de FX1A[21].

A interpretação destes achados foi de que a lesão encontrada na membrana basal glomerular dos ratos era resultado do depósito passivo de imunocomplexos circulantes.

Na busca do entendimento de qual eram o antígeno e o anticorpo neste modelo, Dixon[22] observou que a formação do depósito que continha antígeno exógeno no espaço subepitelial estava mais relacionada ao excesso de antígenos do que à presença do imunocomplexo solúvel na circulação.

Esta nova informação, associada a outros fatores, questionava a teoria do depósito de imunocomplexos circulantes na NM:

- a inoculação de imunocomplexos pré-formados, *in vitro*, origina depósitos não somente subepiteliais, mas também mesangiais e subendoteliais[23];
- a inoculação da porção rica em anticorpos de soro total de ratos doentes em animal sadio reproduzia a lesão, o que não acontecia quando a porção rica em imunocomplexos era inoculada[24].

A reprodução do depósito de imunocomplexos na nefrite ativa de Heymann levava algumas semanas e buscava-se um modelo que conseguisse induzir o depósito de forma mais rápida e passiva, inoculando anticorpo anti-FX1A em animais normais. Em 1975, Feenstra et al.[25] reproduziram o depósito subepitelial, modelo conhecido como nefrite de Heymann passiva, que consistiu na imunização de coelhos pela infusão de anti-FX1A e inoculação do anticorpo anti-FX1A no rato, com reprodução, neste animal, dos depósitos subepiteliais da membrana basal glomerular.

Em 1978, uma leitura imunológica deste novo modelo, associado à perfusão de anticorpo anti-FX1A em órgão isolado *ex vivo* livre de células e sangue, levou à nova interpretação na qual o anticorpo circulante se ligava a um antígeno localizado no podócito (próprio ou plantado)[26]. A teoria de depósito de imunocomplexos circulantes foi questionada. Posteriormente, outro grupo confirmou estes novos achados com a perfusão de IgG anti-FX1A em um sistema de rim isolado, fisiologicamente intacto, com reprodução da lesão da nefropatia membranosa[27]. Estes estudos estabeleceram que o depósito característico da NM não era consequência do depósito de imunocomplexos circulantes, mas sim da ligação direta de anticorpo IgG *in situ* contra antígenos genuínos do glomérulo. Estava descartada a teoria de depósito de imunocomplexos na NM.

Desde então, os esforços dos diversos laboratórios se concentraram na busca pela identificação do antígeno-alvo na nefropatia membranosa. Em ratos, logo foi descoberto que se tratava da megalina (GP 330), proteína presente não apenas na bordadura em escova dos túbulos proximais, como também na membrana citoplasmática do espaço subepitelial dos podócitos[28]. Em humanos, entretanto, a megalina está presente nos túbulos proximais, mas ausente nos podócitos, resultando em um desafio maior para identificar o alvo do anticorpo na nefropatia membranosa em humanos.

Em 1992, Kerjaschki[29] publicou uma revisão molecular da patogenia da NM, refletindo o esforço internacional na busca de antígenos na NM humana. Foram mais duas décadas de esforços concentrados.

Em 2002 foi descrito o caso de síndrome nefrótica neonatal cuja biópsia renal diagnosticou nefropatia membranosa[30]. Neste caso foi confirmado que a mãe era portadora de deficiência genética de endopeptidase neutra (NEP). A NEP é uma proteína de membrana dos podócitos que digere peptídeos. A mãe deficiente em NEP, ao ter contato com NEP do feto não deficiente, formou anticorpos que ultrapassaram a barreira placentária (IgG1 e IgG4) e formaram imunocomplexos *in situ* na região subepitelial. A partir deste caso, ficou fortalecida a hipótese de que proteínas da membrana dos podócitos poderiam ser sítios antigênicos para estímulo à produção de anticorpos e formação de imunocomplexos *in situ*. Entretanto, a nefropatia membranosa, tendo como antígeno a NEP, confirmada posteriormente em apenas outras poucas famílias, não explicava a doença observada em adultos, pois, nestes, os anticorpos anti-NEP não estão presentes.

Após aproximadamente 50 anos de estudos na área de mecanismos patogênicos em nefropatia membranosa, o grupo de Salant et al.[31] identificaram com precisão o antígeno-alvo de 70 a 80% dos casos de nefropatia membranosa idiopática, o receptor tipo M da fosfolipase A_2 (PLA_2R). Este receptor está presente em podócitos normais, mas a formação de anticorpos contra este antígeno depende da conformação do receptor. Este estudo mostrou que o receptor está localizado junto a IgG4 e sua localização condiz com a localização dos imunocomplexos da nefropatia membranosa idiopática. A IgG obtida por meio de eluição do material das biópsias reage contra o antígeno identificado e a presença do anticorpo circulante tem sido associada à atividade da doença.

Após os grandes avanços na área de patogenia da NM, pode-se especular que a nefropatia membranosa idiopática em humanos é causada por uma variedade de reações antígeno-anticorpo que tem como alvo proteínas da membrana celular dos podócitos[32].

Nos casos de NM secundária a outras doenças sistêmicas, já foi possível encontrar antígenos específicos das doenças primárias no espaço subepitelial dos glomérulos[9], como é o caso de algumas doenças imunológicas (lúpus, tireoidites), infecciosas (hepatite B, sífilis) e neoplásicas (câncer de pulmão, cólon, estômago, próstata, mama) (Quadro 14.2). Ainda assim, restam dúvidas do papel patogênico destes antígenos e seus mecanismos de depósito.

ATIVAÇÃO DO SISTEMA COMPLEMENTO E PROTEINÚRIA

Após a formação de imunocomplexos *in situ* descrita na nefropatia membranosa, é fundamental a participação do sistema complemento. Sua ativação, até o complexo de ataque à membrana (C5b-9), tem o potencial de causar a lesão tecidual, contribuindo para a gênese da proteinúria[33]. A ativação do complemento leva à clivagem do C5, com formação do C5a e C5b. O C5a pode ser eliminado na urina, enquanto o C5b se liga a outros componentes até a formação do C5b-9, que também pode ser excretado na urina e se correlacionar com o curso clínico da doença[34]. Em estudos experimentais utilizando ratos deficientes em componentes do sistema complemento não se observa desenvolvimento de proteinúria, mesmo tendo sido formados os imunocomplexos *in situ*[35].

Na nefrite de Heymann, após os imunocomplexos terem se depositado ao longo da membrana basal glomerular com ativação consequente do sistema complemento, há uma grave lesão podocitária subletal. O C5b-9 ativa a resposta inflamatória por meio de vias sinalizatórias específicas extracelulares, levando à geração de espécies reativas de oxigênio com peroxidação lipídica e degradação da membrana basal glomerular, com consequente perda de proteínas para o espaço urinário[36]. Há liberação do ácido araquidônico e eicosanoides (prostaglandinas, tromboxanos e leucotrienos), desestruturação do citoesqueleto de actina dos podócitos e perda do diafragma de membrana da barreira de filtração[37]. Toda esta desestruturação leva à proteinúria e à síndrome nefrótica.

Estudos mostram que a proteinúria, além de estar relacionada diretamente à ativação do complemento, também guarda relações com características dos depósitos, grau de lesão podocitária e resposta celular CD8+[32].

A proteinúria persistente pode levar à ativação intrarrenal do sistema renina-angiotensina, com produção de angiotensina II e resposta pró-inflamatória, com geração de TGF-β (fator de crescimento transformador beta) e PDGF (fator de crescimento derivado de plaquetas). Estes estimulam o recrutamento de células inflamatórias mononucleares para o interstício e ativação de miofibroblastos, o que promove fibrose intersticial com concomitante atrofia tubular e insuficiência renal crônica[38].

Após a descoberta do antígeno PLA$_2$R, estudos procuraram estabelecer maiores relações entre o anticorpo anti-PLA$_2$R e atividade imunológica da doença. Embora haja correlação entre o nível sérico do anticorpo e a proteinúria na maioria dos pacientes, níveis normais não descartam a doença[39]. Pacientes que evoluíram com remissão completa após imunossupressão apresentaram queda do título do anticorpo meses antes da redução da proteinúria[40]. Dessa forma, é possível, por razões ainda não totalmente claras, que possa haver proteinúria residual mesmo na ausência de atividade imunológica. Esta informação deve ser considerada quando se avaliam os pacientes elegíveis para tratamento ou quando se avalia a resposta ao tratamento.

Embora muitos avanços já tenham sido feitos na compreensão da fisiopatologia da nefropatia membranosa, ainda restam muitas dúvidas, principalmente na via que produz o estímulo para iniciar a resposta autoimune aos antígenos polimórficos podocitários, assim como lacunas na área que envolve os mecanismos de proteinúria e progressão da lesão. A compreensão destes mecanismos é fundamental para o surgimento de opções terapêuticas mais eficientes.

> **PONTOS DE DESTAQUE**
>
> **A fisiopatologia da nefropatia membranosa segue as seguintes etapas:**
>
> - Inicialmente uma reação *in situ* de anticorpo contra componentes específicos da membrana celular de podócitos (PLA$_2$R, NEP) ou contra antígenos plantados.
> - Segue com ativação do sistema complemento, resposta inflamatória e oxidativa.
> - Desestruturação dos podócitos e produção de fendas na membrana basal glomerular que levam à proteinúria.

ANATOMIA PATOLÓGICA

ASPECTOS MORFOLÓGICOS ÀS MICROSCOPIAS ÓPTICA, DE IMUNOFLUORESCÊNCIA E ELETRÔNICA

A NM caracteriza-se por espessamento difuso da membrana basal glomerular (MBG) (Fig. 14.1) devido aos depósitos eletrodensos subepiteliais e/ou intramembranosos. A imunofluorescência mostra depósitos difusos de IgG (Fig. 14.2) e C3, com padrão granular, nas alças capilares.

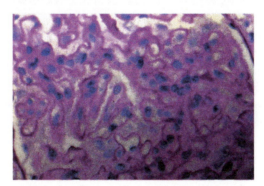

Figura 14.1 – Espessamento difuso e homogêneo da membrana basal glomerular (PAS, 400×).

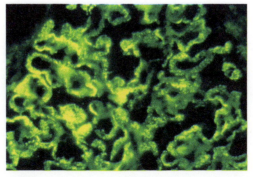

Figura 14.2 – Depósitos granulares difusos de IgG em alças capilares (imunofluorescência, 200×).

A arquitetura glomerular comumente está preservada nas fases iniciais da doença, com celularidade normal, alças capilares armadas e discretamente dilatadas. Essas alterações são homogêneas, havendo pouca variação entre os glomérulos[41]. Alterações como hipercelularidade, necrose e crescentes costumam estar ausentes. O mesângio geralmente é normal ou discretamente proliferado[42]. Depósitos mesangiais na forma idiopática são pouco frequentes[43].

O espessamento da MBG é variável em intensidade e depende da gravidade e da fase de evolução da doença[44]. As alças capilares ficam intensamente eosinofílicas pela hematoxilina-eosina e coram intensamente pelo ácido periódico de Schiff (PAS), que salienta a membrana basal e não cora o citoplasma das células.

O espessamento da MBG está relacionado a depósitos de imunocomplexos e neoformação de membrana com depósito de colágeno e glicoproteínas, evoluindo com incorporação dos depósitos na membrana basal[44-46].

Inicialmente, depósitos elétron-densos pequenos e em quantidade variável localizam-se entre os podócitos e a MBG (depósitos epimembranosos ou subepiteliais), deslocando a região do diafragma[44]. Os depósitos também determinam, nos locais em que se alojam, pequenas depressões nas membranas basal e citoplasmática do podócito, que são mais bem observadas pela microscopia de varredura, após a extração dos elementos celulares[47]. Nos locais em que estão os depósitos, há retração dos processos podálicos e formação de desmossomos entre eles[44]. A coloração pelo tricrômico de Masson permite, pela microscopia óptica, que se observem os depósitos corados em vermelho sobre a MBG de espessura normal, corada em azul[48].

Os depósitos precedem uma série de alterações da MBG, que são segmentares e relacionadas a eles, estimulando resposta produtiva dos podócitos com neoformação da lâmina densa[44]. A MBG neoformada mostra projeções perpendiculares (espículas) que de início são pequenas e segmentares, tornam-se maiores e com distribuição difusa, podendo ser observadas à microscopia óptica pela coloração da prata metenamina (Fig. 14.3). Nesta fase, a imunofluorescência é fortemente positiva[41,48].

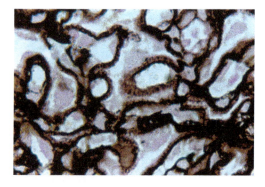

Figura 14.3 – Projeções perpendiculares na membrana basal glomerular (espículas) (prata metenamina, 1.000×).

Em uma fase posterior, as extensões laterais da membrana basal neoformada tendem a envolver os depósitos que, com a evolução da doença, são totalmente incorporados à membrana basal. A coloração pela prata metenamina mostra, nessa fase, MBG de aspecto vacuolizado com segmentos de duplos contornos, devido aos depósitos não argirófilos rodeados pela membrana basal argirófila de cor preta[48,49]. Esse aspecto vacuolizado pode também ser observado pela microscopia eletrônica de varredura[47].

Os depósitos subepiteliais costumam apresentar forte elétron-densidade (Fig. 14.4); à medida que há depósitos de membrana basal neoformada, eles são progresssivamente deslocados para o centro da MBG e região subendotelial, quando começam a perder a densidade. No início, forma-se, em torno dos depósitos, um halo periférico eletrolucente, até que eles sejam totalmente reabsorvidos, deixando espaços vazios, preenchidos, às vezes, por pequenas partículas elétron-densas (Fig. 14.5)[41,48]. Nessa fase, a imunofluorescência costuma ser fracamente positiva ou negativa[50]. Os depósitos podem assumir ocasionalmente aspecto organizado com formação de fibrilas e microtúbulos. Nestes casos, sugere-se a pesquisa de etiologia secundaria[51], podendo, no entanto, aparecer na forma idiopática.

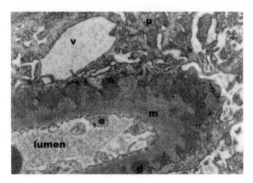

Figura 14.4 – Vacúolos (v) e transformação vilosa em podócitos. Alça capilar com numerosos depósitos subepiteliais (d); e = endotélio; m = membrana basal glomerular; p = podócito (microscopia eletrônica, 13.000×).

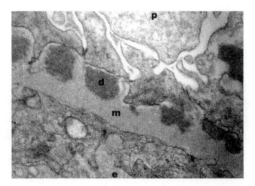

Figura 14.5 – Depósitos elétron-densos subepiteliais (d); intercalados com projeções da membrana basal glomerular; e = endotélio; m = membrana basal; p = podócito (microscopia eletrônica, 27.500×).

A presença dos depósitos, associada ao depósito de colágeno e glicoproteínas, determina espessamento da MBG que varia de 8.000 a 30.000Å[41].

Estudos com anticorpos contra as diferentes frações do colágeno e glicoproteínas mostram modificações na composição da MBG, sugerindo distúrbio na síntese dos diferentes componentes pelo podócito[45,46,52]. Fukatsu et al.[45] observaram depósitos predominantes de laminina na membrana basal neoformada que os recobre e nas espículas. Quando se estuda os diferentes estágios da lesão glomerular, observa-se que no estágio I não há alterações em relação à MBG normal, porém no estágio II e no início do estágio III há depósito das frações α_3, α_4 e α_5 do colágeno IV, entactina e laminina, na região subepitelial. Em fases tardias da doença, estão presentes as cadeias α_1 e α_2 dos colágenos IV e VI na membrana basal na região subendotelial[46,52]. Outros autores[53] mostraram que tanto as cadeias colágenas clássicas e novas quanto a laminina e fibronectina estão presentes nas espículas e que há depósitos intensos de fibronectina nas porções média e subendotelial da MBG.

As alterações da MBG acompanham-se de lesões celulares caracterizadas por edema, vacuolização citoplasmática, proeminência do retículo endoplasmático e presença de fagolisossomos nos podócitos, células mesangiais e endoteliais. Essas alterações são particularmente acentuadas nos podócitos. Os podócitos, além de retração dos processos podálicos, mostram prolongamentos citoplasmáticos com aspecto viloso[54].

As alterações determinadas pelo depósito de imunocomplexos e ativação do complemento alteram a lâmina rara externa, com diminuição das cargas negativas, comprometendo a barreira de filtração[55].

Com a progressão da doença, há colapso das alças capilares, esclerose glomerular e aderências do tufo glomerular com a cápsula de Bowman.

Lesões segmentares de esclerose estão presentes em cerca de 20% das biópsias de NM[56-62].

ESTÁGIOS DAS LESÕES GLOMERULARES

A evolução dos depósitos e as alterações da MBG descritas foram agrupadas em quatro estágios por Ehrenreich e Churg[63], para correlacioná-las com a evolução e o prognóstico da doença. Posteriormente, outros autores elaboraram classificações semelhantes[41,48,64,50].

As diferentes fases de evolução das lesões são mais facilmente observadas à microscopia eletrônica. Porém, cortes finos corados pela prata metenamina e observados em objetiva de imersão (100×), permitem o diagnóstico dos diferentes estágios, com exceção do estágio IV, que necessita da ultraestrutura para melhor caracterização.

É consenso entre os autores que o estágio I apresenta MBG normal à microscopia óptica, porém com depósitos subepiteliais evidentes pela imunofluorescência e ultraestrutura.

O estágio II é o mais característico, sendo facilmente detectado pela microscopia óptica pelo espessamento da MBG e por meio da presença das espículas na coloração da prata metenamina. As espículas são também observadas como projeções da MBG pela ultraestrutura. Os critérios são semelhantes entre os diferentes autores, com exceção de Beregi e Varga[64], que englobam os critérios dos estágios II e III de Ehrenreich e Churg[63] no estágio II.

O estágio III representa, para a maioria dos autores, MBG acentuadamente espessada, com depósitos densos ou em rarefação, intramembranosos, determinando um aspecto de duplo contorno ou vacuolizado à membrana basal. Rosen[41], embora utilize os mesmos critérios que os demais autores, denomina os estágios I, II e III como fases inicial, característica e avançada, respectivamente. Refere ainda a fase reparativa com normalização da MBG e negativação da imunofluorescência. Neste estágio, a imunofluorescência mostra intensidade diminuída.

O estágio IV corresponde à MBG irregularmente espessada na ausência de depósitos, e o V, esclerose e colapso glomerular. O diagnóstico nesta fase só é possível pelo encontro de áreas com estágios II e III[48]. A maioria dos autores não considera os estágios IV e V de Ehrenreich e Churg[41,48,64]. As alterações da MBG constituem um processo dinâmico que sofre transformações durante a evolução da doença. Assim, as lesões do estágio I evoluem para estágios mais avançados, passando ou não pelos estágios intermediários[8,44,48].

Frequentemente são observadas, pela ultraestrutura, alterações complexas na MBG pela presença de vários estágios em uma mesma biópsia, dependentes de surtos recorrentes de formação de imunocomplexos. Deve ser considerado o estágio dominante[49].

Em resumo, a história natural dos depósitos elétron-densos na MBG da NM está bem estabelecida na literatura, principalmente pelos estudos de microscopia eletrônica. A evolução dos depósitos compreende desde uma fase inicial com depósitos subepiteliais (estágio I), síntese de membrana basal com formação de projeções envolvendo os depósitos (estágio II), até a incorporação dos depósitos na MBG (estágio III). Assim, o espessamento da MBG está relacionado à presença dos depósitos associada à síntese de colágeno e glicoproteínas, com neoformação de membrana.

IMUNOFLUORESCÊNCIA

A NM mostra depósitos difusos de imunoglobulinas e complemento, com padrão granular nas alças capilares[8,48,64,65]. Depósitos mesangiais são pouco frequentes[66].

Entre as imunoglobulinas, a IgG é a mais frequente e intensa. Pode estar associada a depósitos de C3, que têm menos intensidade e são menos frequentes. Alguns casos mostram depósito de IgM e IgA (Tabela 14.1).

A análise das diferentes subclasses da IgG mostra predomínio de IgG4, que ativa preferencialmente a via alternativa do complemento (Tabela 14.2). No entanto, a presença de depósitos de C1q, C4, C4d e C4bp[8,69] favorece a hipótese de ativação do complemento pela via clássica.

Tabela 14.1 – Dados de imunofluorescência da nefropatia membranosa.

Autores	Nº de casos	\multicolumn{6}{c}{Depósitos (%)}						
		IgG	IgA	IgM	C1q	C3	Fibrionogênio
Bariéty et al.[48]	26	77	15,3	11,5	NR	11,5	7,7
Portch e Williams[42]	7	100	28,5	71,4	NR	57,1	14,2
Beregi e Varga[64]	108 (estágio I)	100	NR	44	NR	100	36
	95 (estágio II)	97	NR	22	NR	97	66
	57 (estágio III)	91	NR	7	NR	91	26
Row et al.[65]	65	100 (1//17*)	37,5 (6/16*)	56,2 (9/16*)	36,3 (4/11*)	94,1 (16/17*)	68,7 (11/16*)
Nöel et al.[8]	75	100	17,3	1,3	22,2 (6/27*)	68,9 (51/74*)	1,3 (1/74*)
Bannister et al.[67]	10	100	NR	NR	NR	NR	NR
Doi et al.[68]	12	100	0	66,6	33,3	66,6	NR
Kusunoki et al.[69]	12	100	16,6	16,6	16,6	58,3	NR

* Nº de casos em que foi realizada imunofluorescência. NR = não referido.

Tabela 14.2 – Subclasses da IgG na nefropatia membranosa

Autores	Nº de casos	IgG1	IgG2	IgG3	IgG4
Bannister et al.[67]	10	100% (3,5)*	100% (3,0)*	100% (4,7)*	100% (4,3)*
Doi et al.[68]	12	58,3%	0%	0%	100%
Nöel et al.[8]	16	75%	50%	31.2%	81,2%

*Escore médio segundo escala 0-5.

A imunofluorescência é muito importante no estágio I da NM, quando a MBG é normal à microscopia óptica, devendo ser feito diagnóstico diferencial com a doença de lesões mínimas[64].

A distribuição dos depósitos usualmente é difusa nas alças capilares. Têm sido descritos depósitos segmentares em alças capilares na forma idiopática, principalmente em crianças[70-73].

Segawa Y et al.[73], estudando diferentes subclasses de IgG e complemento, compararam as formas segmentar e global da nefropatia membranosa. Os autores demonstraram maior depósito de IgG1, IgG2 e IgG4 na forma global do que na forma segmentar. Depósitos de C1q foram mais intensamente associados às IgG1 e IgG3 na forma segmentar, demonstrando ativação da via clássica do complemento na forma segmentar e alternada na forma global. No entanto, como a evolução clínica nos dois grupos não foi diferente, sendo necessário maior número de casos para caracterizar a forma segmentar como entidade clínica distinta[70,72,73], propuseram que a forma segmentar pode ser resolução parcial da NM.

Na NM de etiologia lúpica, predomina a subclasse IgG3, dado utilizado no diagnóstico diferencial com a forma idiopática[74,75], e pode haver depósito de imunoglobulinas e complemento na membrana basal tubular[43].

ALTERAÇÕES TUBULOINTERSTICIAIS E VASCULARES

As alterações tubulares de degeneração hialinogoticular são secundárias à reabsorção de proteínas plasmáticas e lipoproteínas filtradas pelos glomérulos lesados. Em fase avançada da doença, os túbulos podem sofrer atrofia, havendo diminuição do volume celular e espessamento da membrana basal[41,65,76,77].

O infiltrado inflamatório intersticial geralmente é discreto. Alguns autores têm demonstrado predomínio de monócitos e linfócitos T CD4+[78-81]. Lee et al.[81] demonstraram número semelhante de linfócitos T CD4+ e CD8+. Linfócitos B podem estar presentes, porém são raros[80-82].

Macrófagos xantomatosos podem estar presentes no interstício em vários tipos de glomerulopatias, incluindo a NM, e a origem destas células tem sido atribuída à fagocitose de lipoproteínas[41,83]. No entanto, é incerto se a hiperlipidemia e a proteinúria são responsáveis pela transformação fenotípica dos macrófagos. Kurihara et al.[84] não encontraram correlação entre a presença de macrófagos xantomatosos com os níveis de proteinúria e hiperlipidemia.

A incidência de fibrose intersticial na NM está em torno de 23,8%[85]. A presença de miofibroblastos no interstício, precedendo o aparecimento de fibrose, tem sido estudada na NM[86-90]. Alguns estudos demonstraram número aumentado de miofibroblastos e os autores discutem sua importância como marcador prognóstico[86-88].

Fibroelastose das artérias, caracterizada por fibrose da camada íntima e duplicação da membrana elástica limitante interna e hialinização das arteríolas, podem estar presentes em fase avançada da doença[64,65].

QUADRO CLÍNICO E LABORATORIAL

PROTEINÚRIA E SÍNDROME NEFRÓTICA

O portador de nefropatia membranosa geralmente apresenta proteinúria de 24 horas elevada, que se instala de forma insidiosa, acompanhada de edema periférico que pode evoluir para anasarca. Em 70 a 80% dos casos há síndrome nefrótica[8,91-93]. O quadro pode ser mais abrupto em casos de NM secundária[14]. Cerca de 20% dos casos são assintomáticos, apresentando proteinúria subnefrótica, e o diagnóstico pode ser feito por meio de exames de rotina com alterações em urinálise.

A proteinúria tende a ser não seletiva, em níveis de 5 a 10g/24h, podendo, não raramente, alcançar níveis ainda maiores[92]. A albumina sérica está geralmente baixa, por vezes menor que 2g/dL.

HEMATÚRIA

Hematúria microscópica é comum, sua prevalência varia entre 30 e 70% dos casos, em média 50%, mas hematúria macroscópica é rara, não chegando a 5%[94]. Praticamente 100% das crianças apresentam hematúria microscópica, o que pode auxiliar no diagnóstico diferencial das síndromes nefróticas nas crianças[12].

HIPERTENSÃO ARTERIAL

A prevalência de hipertensão varia em torno de 50% dos casos e geralmente é leve, podendo ser maior em adultos (em torno de 60%) e um pouco menor em crianças (40%)[95].

ALTERAÇÃO DE FUNÇÃO RENAL

A função renal geralmente está preservada na maioria dos pacientes e sua alteração rápida pode estar ligada a insultos isquêmicos devido à diureticoterapia agressiva ou mesmo à nefrite intersticial. Não é comum a insuficiência renal por acometimento glomerular, mas ocorre em cerca de 25% dos casos, o que pode estar relacionado com o curso insidioso associado ao diagnóstico tardio.

TROMBOFILIA

Os pacientes com síndrome nefrótica persistente, com proteinúria elevada associada à hipoalbuminemia com níveis inferiores a 2,5mg/dL, têm risco elevado para complicações tromboembólicas, tais como trombose de veia renal, trombose venosa profunda e embolia pulmonar[96].

A explicação para tais fenômenos está no desequilíbrio entre fatores pró-coagulantes e anticoagulantes naturais[97]. Os pacientes tendem a ter hiperfibrinogenemia com aumento de fatores coagulantes, tais como fatores V e VIII, além de maior adesividade plaquetária. Ao mesmo tempo, há perdas de antitrombina III, proteínas C e S e outros anticoagulantes. A atividade fibrinolítica também está diminuída com níveis menores de plasminogênio e deficiência na interação plaminogênio-fibrina, provavelmente relacionada à hipoalbuminemia. A depleção de volume, a diureticoterapia, o uso de esteroides, a estase venosa e a imobilização também contribuem para o estado de trombofilia dos pacientes nefróticos[98].

A ocorrência de trombose de veia renal é comum em pacientes nefróticos com NM. Estudos que avaliaram sistematicamente pacientes com NM mostram prevalência variável, em torno de 30% dos casos[99,100]. Mas a comparação entre pacientes com ou sem trombose demonstrou não haver diferenças clínicas entre estes dois grupos quanto a magnitude da proteinúria, função renal e ocorrência de tromboembolismo pulmonar[99,100]. A influência desta complicação na evolução destes pacientes ainda é incerta.

O KDIGO orienta que anticoagulação profilática pode ser instituída para pacientes com redução importante dos níveis de albumina sérica, especialmente se houver risco adicional para trombose, com warfarina[187].

DISLIPIDEMIA

As alterações no perfil lipídico completam o quadro de síndrome nefrótica, com aumento dos níveis de colesterol total, LDL e VLDL e redução ou manutenção dos níveis do HDL[101]. A elevação da produção hepática, associada a aumento da lipoproteína A e à redução da pressão oncótica sistêmica com aumento da viscosidade contribuem para esta alteração.

COMPLEMENTO

Apesar da ativação local da cascata do complemento logo após a formação do imunocomplexo, os níveis séricos de C3, C4 e CH_{50} estão normais. Pela grande importância do C5b-9 na fisiopatologia desta agressão glomerular, estudos experimentais[102] e clínicos quantificaram esta fração na urina de portadores de nefropatia membranosa, que se mostrou aumentada em grande parte destes, podendo, inclusive, associar-se com atividade da doença[103], mas ainda são necessárias mais investigações para se ter clareza do papel da dosagem do C5b-9 no monitoramento dos pacientes com NM.

PONTOS DE DESTAQUE
Quadro clínico da nefropatia membranosa:
- É insidioso e evolui com síndrome nefrótica em 80% dos casos.
- Hipertensão e hematúria microscópica ocorrem em 50% dos casos.
- Creatinina inicial alterada é observada em cerca de 20% dos casos.
- Os níveis séricos de componentes do sistema complemento são normais.
- A presença de dislipidemia é comum e casos com síndrome nefrótica mais exuberante podem cursar com trombofilia.

HISTÓRIA NATURAL

A nefropatia membranosa pode evoluir de diferentes maneiras ao longo dos anos, variando desde remissão total espontânea, passando por remissão parcial, persistência da síndrome nefrótica com ou sem alteração da função renal, evolução lenta e progressiva para doença renal crônica terminal ou insuficiência renal aguda rapidamente progressiva (Tabela 14.3). São muitos os trabalhos que relatam a evolução a longo prazo da nefropatia membranosa.

Tabela 14.3 – História natural da nefropatia membranosa.

Curso clínico	Frequência em tempo de seguimento
Remissão espontânea completa	25 a 30% em 5 anos
Remissão espontânea parcial	20 a 25% em 5 anos
Doença renal crônica	10 a 45% em 10 anos
Óbito	10 a 25% em 10 anos

A história natural da NM não tratada com imunossupressores foi motivo de vários estudos nas décadas de 1970, 1980 e 1990. Atenção especial sempre foi dada aos casos de remissão espontânea, total ou parcial.

A remissão completa espontânea ocorre em cerca de 25 a 30% dos casos, quando acompanhados por aproximadamente três anos, enquanto a remissão parcial ocorre em outros 20 a 25%, somando cerca de 50% de remissão espontânea[104].

Uma série de 116 pacientes relatou remissão em 23% dos pacientes, além de melhora clínica em outros 14,6%. A evolução para insuficiência renal aconteceu em 19% dos pacientes[8]. Donadio et al.[93] acompanharam 140 pacientes com nefropatia membranosa e observaram remissão em 57% dos pacientes não tratados, em média de seguimento de 6,2 anos. Entre os 24 pacientes que apresentavam proteinúria subnefrótica, apenas um evoluiu com proteinúria nefrótica e insuficiência renal. Todos os outros estavam livres de insuficiência renal no final do seguimento.

Outra série de casos relata remissão parcial ou completa de 65% dos casos não tratados em cinco anos de seguimento[105]. Em cinco anos, 88% dos pacientes apresentavam função renal adequada e, em oito anos, esta porcentagem caía para 73%. O gênero masculino e a idade maior que 50 anos se associaram a pior prognóstico.

Um grupo italiano descreveu a evolução de 88 pacientes com nefropatia membranosa, seguidos por pelo menos 10 anos. Foi observada taxa de remissão completa em 25% dos pacientes entre tratados e não tratados, e evolução para doença renal crônica em 44% dos casos não tratados e de 24% no grupo tratado. Este trabalho comparou as taxas de remissão e evolução para insuficiência renal nos grupos tratados e não tratados e sugere que o tratamento pode interferir de forma positiva na evolução da doença[106].

Sampaio et al.[95] relataram 44% de remissão em 38 meses de seguimento, além de 13% de evolução para insuficiência renal avançada (creatinina > 5,0mg/dL).

Dados mais antigos relatam uma progressão para insuficiência renal em 40 a 45% dos casos após seguimento médio de cinco anos. Dados mais recentes mostram uma melhora destes números, com evolução para insuficiência renal em 12 a 18% dos casos[104].

Quando se avalia trabalhos com mais de 10 anos de seguimento, é possível observar a ocorrência de insuficiência renal em 15 a 45% dos casos[105-107]. Em relação à sobrevida geral do paciente, os mesmos trabalhos apresentam variação entre 75 e 90% em 10 anos, caindo para 40 a 80% em 15 anos. Poucos trabalhos apresentam dados relativos à causa do óbito em pacientes com nefropatia membranosa, mas dados apontam para causas neoplásicas em sua maioria, seguidas de eventos cardiovasculares e causas relacionadas à insuficiência renal. Em pacientes tratados com imunossupressão, causas infecciosas também se apresentam.

> **PONTOS DE DESTAQUE**
>
> **A nefropatia membranosa pode evoluir com:**
>
> - Remissão espontânea, seja esta parcial ou completa, em aproximadamente 40% dos casos, conforme o tempo de seguimento.
> - Os demais pacientes podem evoluir para doença renal crônica em 20 a 45% dos casos em cerca de 10 anos.
> - A sobrevida geral é de 75 a 95% dos casos em 10 anos e as causas de óbito estão relacionadas a neoplasias, doença cardiovascular e infecções.

FATORES PROGNÓSTICOS

Pacientes com nefropatia membranosa podem apresentar remissão espontânea em 23 a 57% dos casos. A maior parte dos pacientes acometidos são adultos e idosos, o tratamento inespecífico pode controlar os principais sintomas da doença e a proposta de tratamento específico geralmente é agressiva. Dessa forma, é fundamental identificarmos os fatores que se associam à progressão, na tentativa de orientar a melhor escolha terapêutica.

Alguns indicadores sugerem pior prognóstico: idade acima de 50 anos, gênero masculino, presença de hipertensão arterial, intensidade e seletividade da proteinúria, creatinina plasmática inicial, estágio da lesão glomerular, presença de esclerose segmentar e lesão tubulointersticial.

IDADE

Os pacientes mais jovens, especialmente crianças, parecem apresentar melhor sobrevida em relação aos adultos. É relatada sobrevida de 90% em 10 anos[108]. Levando-se em consideração a expectativa de vida de uma criança saudável, comparada à expectativa de um adulto, é relevante salientar que o número de anos de vida perdidos devido à lesão glomerular em crianças é maior que os mesmos em caso do acometimento de adultos. As causas de óbito em adultos incluem doenças cardiovasculares e neoplasias, características desta faixa etária.

Há relatos de pior prognóstico em caso de idade maior que 50 anos, mas outros estudos indicam evolução pior em pacientes acima dos 60 anos[92,105].

GÊNERO

A importância do gênero como fator prognóstico é discutível. Há relatos que associam o gênero masculino a pior prognóstico[94,105], assim como outros trabalhos relatam que o gênero não interfere na evolução[106].

HIPERTENSÃO ARTERIAL

A presença pura e simples de hipertensão ao diagnóstico é um fator inicialmente considerado de pior prognóstico[109], mas, ao longo dos anos, este fator perdeu importância na literatura[110], provavelmente por melhor controle ao longo do seguimento e introdução de drogas anti-hipertensivas com potencial antiproteinúrico no tratamento inespecífico.

PROTEINÚRIA

Muitos relatos associam a presença da síndrome nefrótica na primeira consulta com pior prognóstico, seja em crianças[111], seja em adultos, embora haja estudos que negam esta associação[92].

No estudo de Donadio[93], pacientes do sexo masculino, nível elevado de creatinina sérica e síndrome nefrótica (proteinúria maior que 10g/24h) associaram-se com progressão para insuficiência renal. Outro autor, analisando os diversos fatores possíveis de intervirem no prognóstico, em análise multivariada, não mostrou associação entre proteinúria inicial e prognóstico[105].

A evolução da proteinúria tem-se mostrado um fator prognóstico mais promissor que somente a proteinúria inicial. Estudos relacionam fortemente a remissão parcial com melhor prognóstico quando comparada à não remissão, o que infere que a redução da proteinúria, mesmo que não esteja negativa, já traz benefícios[112].

A análise qualitativa da proteinúria, diferentemente do valor puramente quantitativo, mostrou-se capaz de predizer o prognóstico de pacientes com nefropatia membranosa. Pacientes com menor excreção de IgG na urina (proteinúria mais seletiva) e aqueles com menor excreção de α_1-microglobulina (menor proteinúria tubular) apresentaram maiores índices de remissão e menor progressão para doença renal crônica[113].

A seletividade da proteinúria pode ser avaliada quantificando a IgG urinária ou mesmo estabelecendo relações entre IgG e proteínas de peso molecular intermediário, como a ferritina ou albumina. A presença de IgG urinária em quantidade superior a 250mg em 24 horas reflete menor seletividade e maior risco de progressão[114].

Por meio da avaliação da excreção urinária de β_2-microglobulina, é possível avaliar o grau de lesão do compartimento tubulointersticial, de forma dinâmica, ao longo do seguimento. A presença de β_2-microglobulina maior que 0,5µg/min na urina de 24 horas se associa à progressão da nefropatia membranosa[115].

CREATININA SÉRICA

A função renal no início do acompanhamento é um dos indicadores clínicos prognósticos menos controversos. A grande maioria dos autores afirma que os pacientes que apresentam creatinina plasmática elevada evoluem mais frequentemente para insuficiência renal, quer quando se utiliza este dado como variável isolada[54,76,94,116], quer quando é vista como resultado de análise multivariada[59,76,117].

Um grande estudo japonês acompanhou 104 pacientes por até 24 anos e relatou que o pior *status* clínico e laboratorial nos primeiros cinco anos de doença, associados à pior função renal neste período, relacionaram-se com o prognóstico de forma decisiva[107]. Dessa forma, não somente a creatinina inicial, mas também a velocidade de sua evolução ao longo dos primeiros anos de doença, podem relacionar-se com pior prognóstico[107,117].

ESTÁGIOS DAS LESÕES GLOMERULARES

Os resultados dos estudos que correlacionam os estágios das lesões glomerulares com a evolução da NM[8,64,65,76,92,93,110,118,119] têm sido conflitantes.

Beregi e Varga[64] encontraram mais frequentemente pacientes assintomáticos com lesões no estágio I. Síndrome nefrótica e hipertensão arterial foram mais frequentes nos estágios II e III. Alguns estudos relatam que a probabilidade de remissão da proteinúria é maior nos estágios iniciais[8,44,48,65,120,121]. No entanto, vários autores encontraram alta percentagem de pacientes com proteinúria persistente nos estágios iniciais da doença[8,65,92].

Pacientes em remissão clínica podem apresentar persistência ou piora do estágio histológico quando rebiopsiados[8,63]. Törnroth e Skifvars.[44,50] relataram casos de NM de evolução benigna com MBG normal à microscopia óptica, porém com estadiamento avançado na ultraestrutura.

Em relação à progressão para insuficiência renal, alguns investigadores relataram menor probabilidade de deterioração da função renal nos estádios I e II[120], achados não confirmados por outros autores[65,92].

Frequentemente, há superposição de vários estágios em uma mesma biópsia, dificultando a análise da evolução da doença. Estudo recente de 105 pacientes sugere que um padrão heterogêneo dos estágios é fator independente de doença renal crônica progressiva[122]. Pacientes que demonstram nas biópsias depósitos homogêneos em um único estágio evoluem melhor do que aqueles que apresentam vários estágios em uma mesma biópsia.

Em resumo, a evolução clínica da doença é variável, apresentando desde a cura espontânea, passando por períodos de remissão temporária, até a progressão para insuficiência renal. A evolução da doença não necessariamente se correlaciona com a evolução dos depósitos e o grau de lesão da membrana basal[8,65]. Dessa forma, os diferentes estágios morfológicos representam alterações regenerativas da MBG secundárias aos depósitos de imunocomplexos e não refletem necessariamente a progressão da doença.

ESCLEROSE SEGMENTAR E FOCAL

Alguns autores referem maior frequência de lesões segmentares de esclerose nos pacientes que evoluíram para insuficiência renal, quando comparados com aqueles que não apresentam cicatrizes segmentares[56-62].

Gupta et al.[62] relacionaram as lesões de esclerose segmentar com mecanismos de hiperperfusão e hiperfiltração glomerular, já que demonstraram, por análise estereológica, hipertrofia glomerular nos glomérulos não acometidos por segmentos de esclerose. Encontraram no grupo de pacientes com lesões segmentares níveis mais elevados de proteinúria e creatinina sérica, hipertensão, hipercelularidade mesangial e lesão tubulointersticial mais acentuada. Alguns autores, no entanto, não confirmaram estes achados[123].

LESÕES TUBULOINTERSTICIAIS

A injúria glomerular evolui com perda progressiva da função renal devido às lesões do compartimento tubulointersticial. Acredita-se que as alterações tubulointersticiais sejam secundárias à expressão aumentada de mediadores quimiotáticos, com afluxo de células inflamatórias, como linfócitos e macrófagos com síntese de substâncias fibrogênicas.

Por meio de análises semiquantitativas e morfométricas de biópsias renais humanas de glomerulopatias, foi demonstrada correlação positiva entre o aumento do volume intersticial e a queda da função renal. O alargamento intersticial, devido ao processo inflamatório crônico, acompanha-se de diminuição dos capilares peritubulares com aumento da resistência na arteríola aferente, diminuição do fluxo renal e filtração glomerular[85]. É consenso na NM que as lesões tubulointersticiais são as que melhor se correlacionam com o prognóstico da doença[54,76,80,85,92,118,120,124]. Os estudos quantificaram a intensidade do infiltrado inflamatório, da fibrose intersticial ou o conjunto das alterações tubulointersticiais[76,80,92] e correlacionaram com persistência ou remissão da síndrome nefrótica, sobrevida renal, níveis de creatinina sérica e depuração da creatinina plasmática[54,80,92,120].

Ponticelli[120] encontrou no grupo de pacientes com compartimento tubulointersticial normal maior incidência de remissão da doença (completa em 43% e parcial em 23%) e apenas 10% dos pacientes evoluíram para insuficiência renal. Outros autores encontraram alta frequência de síndrome nefrótica persistente[92] e insuficiência renal[54,92] em pacientes com lesão tubulointersticial. A intensidade do infiltrado inflamatório mostrou também correlação positiva com a queda da função renal[80,125].

Pacientes que apresentaram maior número de células T no interstício mostraram boa resposta aos esteroides, com remissão parcial ou completa da proteinúria[126].

Estudo retrospectivo de 389 biópsias de pacientes com NM demonstraram que lesões tubulointersticiais e vasculares mais graves se acompanharam de menor sobrevida renal. Porém, somente as lesões tubulointersticiais e vasculares não justificam um tratamento imunossupressor[61].

A fibrose intersticial é considerada um indicador prognóstico e têm sido investigados os eventos celulares que a antecedem. Alguns autores comprovaram a importância da detecção precoce de miofibroblastos como marcadores de progressão para doença renal crônica. Foi demonstrado que o número aumentado de miofibroblastos no interstício se correlacionou com o grau de proteinúria e função renal na evolução da doença[86-87].

Danilewicz et al.[89] demonstraram correlação significante entre a expressão de miofibroblastos e macrófagos intersticiais, indicando possível transformação dos fibroblastos intersticiais em miofibroblastos, por indução de mediadores sintetizados pelos macrófagos. Rocha et al.[90] não encontraram relação dos miofibroblastos com a evolução da doença.

Outra maneira de avaliar o grau de lesão tubulointersticial é a quantificação na urina de proteínas de baixo peso molecular. A presença de proteína ligadora do retinol (RBP) ou de β_2-microglobulina na urina pode indicar proteinúria tubular e sua quantificação pode associar-se com grau de lesão tubular proximal[127]. Reichert et al.[115] observaram que pacientes que apresentavam excreção urinária de β_2-microglobulina maiores que 500ng/min evoluíram mais frequentemente com piora de função renal comparados a pacientes com excreção inferior a 500ng/min. Bazzi et al.[113], em 2001, também relacionaram a maior quantidade de proteína tubular (α_1-microglobulina) na urina com pior prognóstico. Neste sentido, é possível inserir esta medida urinária como um meio para avaliar o risco de progressão, ao mesmo tempo que o prognóstico. Diferentemente da morfologia renal, este tipo de avaliação é dinâmica, podendo ser facilmente acessada a cada consulta.

> **PONTOS DE DESTAQUE**
>
> **Os fatores prognósticos mais amplamente aceitos são:**
> - Creatinina sérica inicial e grau de lesão tubulointersticial à biópsia.
> - Gênero masculino, idade maior que 50 anos, presença de hipertensão, magnitude e seletividade da proteinúria, quantidade de proteinúria tubular na urina, presença de esclerose segmentar ou estágios mais avançados de Ehrenreich-Churg também podem ter relação com o prognóstico, embora haja controvérsias na literatura.

TRATAMENTO

O tratamento da nefropatia membranosa pode ser dividido em inespecífico (ou conservador) e específico (ou imunossupressor). Características como altas taxas de remissão espontânea, curso insidioso e lento da doença, idade e condição clínica do paciente, associados à possibilidade de neoplasias ou outras doenças concomitantes, somados à agressividade imunológica dos tratamentos preconizados, justificam a individualização da terapêutica.

A busca ativa por causas secundárias pode ser justificada, especialmente em termos de sorologias virais. Quando se leva em conta a busca por doenças neoplásicas que possam estar associadas à nefropatia membranosa, devem-se considerar os fatores que favoreçem esta associação (Quadro 14.4) e posteriormente avaliar a necessidade de busca ativa. De forma geral, os sintomas clínicos devem ser valorizados, e um interrogatório criterioso e cuidadoso sobre diversos aparelhos deve ser realizado.

Quadro 14.4 – Classificação de risco em pacientes com nefropatia membranosa.

Baixo risco
Proteinúria abaixo de 4,0g/24h
Função renal normal
Risco intermediário
Proteinúria acima de 4,0g/24h
Função renal normal
Com excreção urinária de β_2-microglobulina < 0,5µg/min ou IgG < 250mg/24h
Alto risco
Síndrome nefrótica refratária
Alteração de função renal
Com excreção urinária de β_2-microglobulina ≥ 0,5µg/min ou IgG ≥ 250mg/24h

CLASSIFICAÇÃO DE RISCO

A decisão terapêutica está baseada em risco e os pacientes são frequentemente classificados em risco baixo, médio e alto de progressão para insuficiência renal, em qualquer momento da evolução de sua doença, apesar da utilização ideal da terapia inespecífica[128].

São considerados de baixo risco os pacientes que apresentavam proteinúria abaixo de 4,0g/24h por um período mínimo de seis meses, sem alteração da função renal. Na avaliação de risco pode ser incorporada a qualidade da proteinúria, ou seja, a seletividade e a proteinúria tubular. Estes pacientes apresentam taxa de progressão inferior a 5% em cinco anos. Nestes casos, a terapia inespecífica parece eficiente.

Os pacientes classificados como médio risco são aqueles que apresentam proteinúria entre 4,0 e 8,0g em 24 horas por um período mínimo de seis meses, mantendo a função renal normal. Ao longo do seguimento, a qualificação desta proteinúria pode contribuir na decisão terapêutica de iniciar ou não esquemas de imunossupressão. A presença de excreção urinária de IgG menor que 250mg/24h, ou β_2-microglobulina urinária inferior a 0,5µg/min, somada aos fatores anteriormente descritos, contribui para a caracterização do menor risco[129] e possibilidade de manter tratamento inespecífico. Já valores de IgG maiores que 250mg/24h ou β_2-microglobulina urinária superior a 0,5µg/minuto caracterizam maior risco de progressão e podem influenciar na decisão terapêutica específica. De forma geral, pacientes classificados como risco intermediário têm probabilidade de progressão e o tratamento específico pode melhorar a sobrevida renal e associar-se com maiores índices de remissão parcial ou completa.

São considerados de alto risco os pacientes com piora progressiva da função renal, proteinúria persistente acima de 8,0g em 24 horas, especialmente na presença de mais de 250mg/24h de IgG na urina e β_2-microglobulina urinária superior a 0,5µg/min. Este conjunto de pacientes representa 10 a 15% daqueles com nefropatia membranosa e deve ser selecionado para tratamento específico, já que apresenta alto risco de progressão.

TRATAMENTO INESPECÍFICO

O tratamento inespecífico, como discutido no capítulo 11, deve ser instituído precocemente e busca melhor controle da sintomatologia clínica, além de reduzir a pressão arterial, a proteinúria e tratar a dislipidemia secundária.

DIURÉTICO

Os diuréticos são amplamente utilizados, especialmente em casos de síndrome nefrótica. De acordo com a dificuldade de controle da síndrome nefrótica, é comum a utilização de associação de diuréticos, especialmente diuréticos perdedores de potássio (que atuam em porção espessa da alça de Henle ou tiazídicos) com diuréticos poupadores de potássio (antagonistas da aldosterona). Casos mais graves, com edemas refratários e/ou hipoalbuminemias importantes, podem necessitar de tratamento em regime de internação hospitalar com monitoramento diário da creatinina pelo risco de isquemia renal e insuficiência renal aguda pré-renal ou necrose tubular aguda isquêmica. Nestes casos, não se deve buscar redução abrupta do peso, cuidando para que o paciente perca cerca de meio a um quilograma a cada 24 horas. Para que a terapia diurética seja eficiente, é necessária a prescrição de restrição hidrossalina. A restrição de sal auxilia também nos efeitos antiproteinúricos.

INIBIÇÃO DO SISTEMA RENINA-ANGIOTENSINA-ALDOSTERONA

Os inibidores do sistema renina-angiotensina-aldosterona são amplamente utilizados no tratamento inespecífico das glomerulopatias primárias e secundárias, e seu uso é recomendado baseado em estudos experimentais[130] e clínicos[131], embora seu uso em nefropatia membranosa não seja tão otimista[132]. O efeito anti-hipertensivo destas drogas muitas vezes auxilia no controle da hipertensão associada, mas, em pacientes normotensos, pode ser difícil atingir as doses ideais. Os inibidores da renina também podem ser úteis. Cuidados com a hiperpotassemia, pressão arterial e creatinina sérica devem ser ressaltados.

ESTATINAS

O uso das estatinas está recomendado para o tratamento da dislipidemia secundária, além de ser um adjuvante na terapia antiproteinúrica[112,133].

ADEQUAÇÃO DO TRATAMENTO INESPECÍFICO

Recentemente se estudou o tratamento inespecífico intensivo *versus* convencional para pacientes com glomerulonefrites idiopáticas[134]. O tratamento intensivo inclui o uso concomitante de inibidores da enzima conversora da angiotensina (IECA), antagonistas do receptor da angiotensina II (ARA II), estatinas em altas doses e espironolactona. O grupo com tratamento intensivo apresentou mais hipercalemia e mais pacientes descontinuaram o tratamento e evoluíram com níveis pressóricos mais baixos e menores índices de proteinúria de 24 horas, sem alterar a taxa de filtração glomerular, comparado a pacientes que usaram apenas IECA e estatinas em doses baixas.

O tratamento inespecífico maximizado atua reduzindo o perfil de risco cardiovascular dos portadores de nefropatia membranosa e tem efeitos diretos na redução da progressão para insuficiência renal crônica. Porem, se usado isoladamente, deve ser reavaliado periodicamente com dados clínicos e laboratoriais. A incapacidade de reduzir a proteinúria a níveis subnefróticos, atenuar a progressão da insuficiência renal, a intensidade da proteinúria tubular, o índice de seletividade e os efeitos colaterais intoleráveis reforçam a necessidade de tratamento imunossupressor específico[129].

TRATAMENTO ESPECÍFICO (OU IMUNOSSUPRESSOR)

A escolha do paciente e do melhor momento para a introdução do tratamento imunossupressor não é simples. As decisões terapêuticas devem ser tomadas baseadas na análise do risco e do benefício e individualizadas para cada paciente[135]. Pelas orientações do KDIGO[187], para que seja considerado o tratamento específico, o paciente, necessariamente, deve apresentar síndrome nefrótica, com proteinúria persistentemente acima de 4g/24h. Mesmo após pelo menos seis meses de terapia inespecífica, o valor da proteinúria deve ter permanecido acima de 50% do valor inicial. São exceções para esta regra características como o paciente apresentar sintomas ou sinais de risco iminente de morte (como tromboses venosas relacionadas ao quadro nefrótico) ou aumento progressivo da creatinina sérica em 30% do valor inicial (com perda proporcional de 25 a 30mL/min no *clearance*) nos primeiros 6 a 12 meses do acompanhamento. Foi enfatizado nesse documento o fato de não haver evidência para o tratamento de pacientes com função renal muito prejudicada desde o início, com creatinina superior a 3,5mg/dL, rins pequenos à ultrassonografia (< 8cm) ou infecções graves com risco de morte.

Recentemente um estudo randomizado e controlado avaliou pacientes com nefropatia membranosa e função renal normal, com índices prognósticos negativos. Um grupo recebeu terapia imunossupressora precocemente, enquanto o outro grupo foi submetido a tratamento específico somente no momento em que houve aumento da creatinina[135]. Não houve diferença estatística entre taxa de remissão, duração da síndrome nefrótica, função renal ou complicações entre os dois grupos. Embora tenha havido remissão mais rápida da proteinúria no grupo tratado, houve remissão espontânea em pacientes do grupo não tratado e, no final do seguimento, a taxa de filtração glomerular e a proteinúria eram semelhantes nos dois grupos. Estes dados reforçam a necessidade da decisão terapêutica individualizada, baseando-se em progressão da insuficiência renal, conforme ilustrado na figura 14.6.

Os pacientes candidatos à imunossupressão são os considerados de médio ou alto risco[128,136], ou seja, pacientes que mantêm proteinúria nefrótica, apesar de tratamento inespecífico ideal ou que evoluem com insuficiência renal. Alguns estudos incluem na racionalização das indicações de tratamento a presença de altos índices urinários de β_2-microglobulina ou IgG.

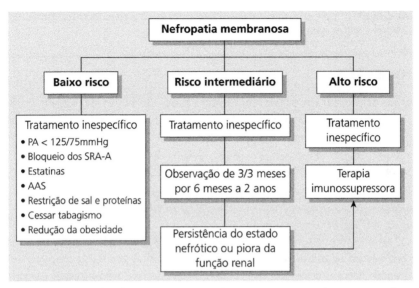

Figura 14.6 – Algoritmo de tratamento de pacientes com nefropatia membranosa idiopática.

De forma consensual, os pacientes que permanecem com proteinúria em nível subnefrótico são considerados de baixo risco e não devem ser submetidos a tratamento específico. Seriam os pacientes de baixo risco e devem ser monitorizados e incluídos nos protocolos de tratamento inespecífico, incluindo bloqueio duplo ou triplo do sistema renina-angiotensina-aldosterona e estatinas.

Para pacientes com médio risco (proteinúria nefrótica e função renal normal), alguns estudos sugerem observar por cerca de 6 meses a evolução e, caso não se obtenha melhora significativa, iniciar tratamento específico. Outro estudo recente dividiu os pacientes de médio risco em portadores ou não de altos índices urinários de β_2-microglobulina ou IgG e, em caso de serem portadores, estaria indicado tratamento específico. Pacientes que apresentem insuficiência renal são sempre considerados para tratamento específico.

Em relação às drogas mais comumente utilizadas no tratamento imunossupressor de pacientes com nefropatia membranosa, já se estudou o uso de corticoides isoladamente, associados a citostáticos, ciclosporina, micofenolato mofetil e tacrolimus, entre outras, sendo discutido a seguir.

O KDIGO[187] orienta que, para a terapia inicial específica, para pacientes selecionados, é recomendado o esquema italiano com pulsos alternados de corticoide com ciclofosfamida por via oral como tratamento de primeira linha. Também coloca que os inibidores de calcineurina, especialmente a ciclosporina, mas também tacrolimus, são opções aceitas para o tratamento inicial para pacientes com contraindicação ao uso do esquema anterior ou que não aceitarem o tratamento com agentes alquilantes e corticoide. Além disso, não recomenda que se faça o tratamento inicial com corticoide isoladamente ou com micofenolato mofetil e que não há evidências que deem suporte ao tratamento inicial com rituximab.

CORTICOIDE

Três estudos compararam o uso isolado de corticoide com o tratamento inespecífico[137-139]. Não foi possível associar o uso do corticoide com a redução da proteinúria, nem mesmo com a progressão da insuficiência renal. Dessa forma, não se recomenda o uso de corticoide isolado para pacientes com nefropatia membranosa.

Em 2009 foi publicada uma revisão sistemática sobre o tratamento específico em adultos com nefropatia membranosa e síndrome nefrótica[140]. Neste material, ao comparar o tratamento imunossupressor com placebo ou controle, não houve diferença entre os grupos em mortalidade total, necessidade de diálise ou transplante. A imunossupressão aumentou, de maneira não significante, o número de pacientes que obtiveram remissão parcial ou total, $p = 0,29$ e $p = 0,21$, respectivamente.

Este mesmo estudo concluiu que o uso de corticoide não alterou os índices de remissão parcial ou total, assim como nenhum efeito foi visto em mortalidade ou doença renal crônica terminal.

CORTICOIDE E ALQUILANTES

Ponticelli et al.[141] publicaram em 1984 os resultados benéficos do uso de uma combinação de clorambucil e corticoide durante 6 meses. Este estudo avaliou pacientes com filtração glomerular preservada e não foi mencionado o uso de IECA ou BRA. O grupo tratado e o grupo controle atingiram taxas de remissão completa de 50% e 7%, respectivamente, e remissão parcial de 31% e 24%, respectivamente.

Em 1995, estes pesquisadores apresentaram os resultados de 10 anos de seguimento dos mesmos pacientes, e o grupo tratado teve 92% de sobrevida renal neste período de seguimento, e o grupo controle, 60%[142]. Somente 8% dos pacientes do grupo tratado evoluíram para doença renal crônica terminal, enquanto no grupo controle as taxas foram de 40%.

Em 1998, os mesmos pesquisadores compararam o uso de ciclofosfamida associado a corticoide e de clorambucil e corticoide[143], resultando em desfechos semelhantes. Desde então, especialmente no Brasil, o uso de corticoide associado à ciclofosfamida tem sido mais utilizado e associado a menos efeitos colaterais comparado ao esquema com clorambucil. O tratamento consiste em usar corticoide nos meses 1, 3 e 5 e ciclofosfamida nos meses 2, 4 e 6. Nos meses ímpares, inicia-se com pulso intravenoso de metilprednisolona, 1g/dia por três dias, seguido de prednisona 0,5mg/kg/dia até completar 30 dias. Nos meses pares, a ciclofosfamida é prescrita por via oral na dose de 1,5-2mg/kg/dia por 30 dias.

Inúmeros estudos comprovaram a eficácia da associação de drogas citostáticas e corticoide (Tabela 14.4). Desde 1991, Bruns et al.[144] já utilizavam a mesma associação para pacientes com função renal alterada. Em 2002, Torres et al.[145] compararam o uso de clorambucil por via oral na dose de 0,15mg/kg/dia por 14 semanas associado a corticoide 1mg/kg/dia no primeiro mês, seguido de 0,5mg/kg/dia no segundo mês e 0,5mg/kg em dias alternados, até completar seis meses. Este estudo teve como grupo controle uma série histórica das décadas de 1970 e 1980, e a população estudada diferia dos estudos de Ponticelli por ser portadora de insuficiência renal, com creatinina média de 2,3mg/dL. O tratamento utilizado por Torres et al. tem sido usado em alguns Serviços de Nefrologia no Brasil, para pacientes com nefropatia membranosa e insuficiência renal no início do tratamento.

Tabela 14.4 – Estudos prospectivos que avaliaram o efeito de diferentes tratamentos específicos em portadores de nefropatia membranosa.

Autor	Nº	Esquema terapêutico	Função renal	Resultados Proteinúria	Resultados Função renal
Donadio et al.[146]	22	Alquilantes x controle	Normal	Inalterada	Inalterada
Silverberg et al.[147]	9	Aza x controle	Normal	Inalterada	Estável em ambos (1 ano)
Ponticelli et al.[148]	81	Alquilante x controle	Normal	Diminuiu	Melhor
Ponticelli et al.[149]	92	Clo x corticoide	Normal	Diminuiu	Melhor
Murphy et al.[150]	40	Alquilantes x controle	Normal	Diminuiu	Estável em ambos
Pahari et al.[151]	71	Alquilantes x corticoide	Normal	Diminuiu	Inconclusiva
Ponticelli et al.[143]	95	Clo x CTX	Normal	Diminuiu em ambos	Estável em ambos
Cattran et al.[152]	51	CSA x controle	Normal	Diminuiu	Inalterada
Dussol et al.[153]	36	MMF x controle	Normal	Inalterada	Inalterada
Praga et al.[154]	48	FK x controle	Normal	Diminuiu	Preservou
Chen et al.[155]	73	FK + corticoide x CTX + corticoide	Normal	Diminuiu em ambos em 12 meses	Inconclusiva
Bruns et al.[144]	11	CTX + pred	Alterada	Diminuiu	Melhorou
Falk et al.[156]	26	Alquilantes x corticoide	Alterada	Diminuiu nos dois grupos	Estável em ambos
Jindal et al.[157]	26	Alquilante x controle	Alterada	Diminuiu	Melhor
Reicher et al.[158]	18	Clo x CTX IV	Alterada	Diminuiu em ambos	Melhor no grupo Clo
Cattran et al.[159]	17	CSA x controle	Alterada	Diminuiu	Inconclusiva
Branten et al.[160]	32	CTX x Clo	Alterada	Menor no grupo CTX	Melhor no grupo CTX
Jha et al.[161]	93	Alquilante + corticoide x controle	Alterada	Diminuiu	Melhor em 10 anos

CTX= ciclofosfamida; CSA = ciclosporina; FK = tacrolimus; Aza = azatioprina; Clo = clorambucil; MMF = micofenolato mofetil; alquilantes = ciclofosfamida ou clorambucil.

Em 2004, uma série holandesa foi publicada reforçando o papel da imunossupressão com ciclofosfamida e corticoide para pacientes com nefropatia membranosa e insuficiência renal[162]. Neste estudo foi utilizada ciclofosfamida na dose de 1,5 a 2,0mg/kg/dia por 12 meses, superior a todos os outros estudos até então, o que pode justificar um número elevado de efeitos colaterais (2/3 dos pacientes). Os índices de remissão parcial ou completa foi de 92% em cinco anos, mas 28% dos pacientes com remissão apresentaram recidiva em cinco anos[162]. Em Nijmegen, Holanda, desde 1991, os pacientes com nefropatia membranosa são submetidos a este tratamento, com melhora significativa da sobrevida renal comparada a outros centros da Holanda[163].

Os principais efeitos colaterais do tratamento com ciclofosfamida são: infertilidade, neoplasia de bexiga e mielodisplasia, além de infecções causadas pela imunossupressão. Alguns centros sugerem a profilaxia com sulfametoxazol-trimetoprima para *Pneumocistis carinii*. A orientação do KDIGO[187] é de que há evidências para uso profilático de sulfametoxazol-trimetoprima para profilaxia de *Pneumocistis carinii* para pacientes imunossuprimidos, assim como é recomendado o uso de bisfosfonados para pacientes em risco para osteoporose.

Para evitar os efeitos colaterais deletérios da ciclofosfamida, é importante não ultrapassar a dose cumulativa de 36g, que está associada a maior risco de malignidades[164]. A toxicidade ovariana está mais relacionada à idade: quanto maior a idade da paciente, maior a toxicidade ovariana e menor deve ser a dose utilizada, para evitar esterilidade e amenorreia[165]. Dessa forma, o risco é baixo para pacientes que estão sendo submetidos ao primeiro tratamento, mas o tratamento das recidivas merece atenção especial em relação à dose cumulativa e aos efeitos colaterais.

Na década de 1970 um estudo avaliou o uso da azatioprina no tratamento da nefropatia membranosa, mas os resultados não foram satisfatórios e este agente não é usado para o tratamento desta glomerulopatia[166].

Na revisão sistemática Cochrane, os autores concluem que há evidências que os agentes alquilantes aumentam o número de remissões e reduzem a proteinúria final, quando comparados a placebo, nenhum tratamento ou a corticoide[140]. É possível afirmar que a ciclofosfamida se compara ao clorambucil, mas apresenta menos efeitos colaterais.

Na tabela 14.4 estão relacionados os principais estudos prospectivos que avaliaram o tratamento da nefropatia membranosa com agentes alquilantes e outros imunossupressores e seus resultados.

Em relação aos agentes alquilantes, a ciclofosfamida por via oral associada a corticoide parece ser a melhor opção terapêutica. O estudo que avaliou a ciclofosfamida por via intravenosa não obteve boa resposta. Esquemas com clorambucil têm resultados semelhantes aos da ciclofosfamida, com mais efeitos colaterais.

CICLOSPORINA

A ciclosporina (CSA) é uma boa opção terapêutica para pacientes com nefropatia membranosa, selecionados a partir do risco de progressão. Vários estudos avaliaram o uso da ciclosporina em pacientes nefróticos com função renal normal, ou com perda discreta da função renal. A dose inicialmente recomendada é de 3 a 4mg/kg/dia, divididas em duas tomadas de 12/12 horas. O monitoramento da ciclosporina deve ser feito dosando o nível sérico no vale, ou seja, uma hora antes da próxima dose, ou 11 horas após a última dose. São recomendadas dosagens séricas iniciais entre 125 e 225µg/L em alguns estudos[152] e entre 100 e 200µg/L em outros[167]. Para o esquema de manutenção, o nível sérico recomendado é de 80 a 120µg/L[168] ou, preferencialmente, abaixo de 100µg/L em outros [167].

Em 1995, o grupo de Daniel Cattran publicou os resultados de um estudo controlado comparando CSA com placebo e os pacientes foram seguidos por pelo menos 12 meses[159]. Os 17 pacientes apresentavam piora progressiva da creatinina antes do início do tratamento e, por isso, foram considerados de alto risco e selecionados para o tratamento específico. O grupo tratado é composto de nove pacientes que apresentaram melhor proteinúria ao final do seguimento e diminuição da velocidade de queda da creatinina.

Logo em 2001, o mesmo grupo comparou o uso de CSA com doses baixas de corticoide com o uso corticoide associado a placebo[152]. Foram acompanhados 51 pacientes nefróticos com função renal preservada e seguidos por 72 semanas. No grupo tratado, 75% dos pacientes evoluíram com remissão parcial ou completa e não houve diferenças em relação à função renal nos dois grupos, embora tenha sido descrita uma taxa importante de recidiva (43% no grupo tratado e 40% no grupo não tratado). Como o número de recidivas pode associar-se à progressão para insuficiência renal, não é raro o paciente ficar dependente da ciclosporina e usar esta medicação por muitos anos[136].

As taxas de recidiva após a suspensão da medicação são comuns e, nestes casos, a mesma droga pode ser reintroduzida em caso de piora da proteinúria ou mesmo ser utilizados esquemas diferentes, como alquilantes e corticoide para resgate. Quando a ciclosporina foi utilizada por longos períodos para tratamento de síndrome nefrótica por glomerulosclerose segmentar e focal ou doença por lesões mínimas, as lesões tubulointersticiais estavam mais relacionadas à progressão da própria glomerulopatia do que a sinais de nefrotoxicidade relacionada à ciclosporina[168] em biópsias seriadas.

Durante o tratamento específico da nefropatia membranosa com CSA, a redução da proteinúria pode ser lenta e demorar até seis meses para diminuir ou negativar. Após a remissão parcial ou total, uma boa opção terapêutica é manter o paciente com níveis baixos de ciclosporina sérica por longos períodos, diminuindo assim as altas taxas de recidiva e também a nefrotoxicidade. Um estudo grego mostrou boa resposta à ciclosporina (associada ou não a corticoide) após o primeiro ano de tratamento e, após reduzir a dose de CSA para 1,0 a 1,5mg/kg/dia e acompanhar os pacientes por mais 24 meses, as taxas de recidiva foram pequenas, mas associavam-se à menor dose de ciclosporina e à monoterapia[167].

O uso da ciclosporina na nefropatia membranosa é uma estratégia terapêutica específica para pacientes com risco de progressão e capaz de induzir remissão parcial ou total. As doses são inicialmente mais altas, podendo ser suspensas após cerca de um ano de tratamento ou mantidas em doses reduzidas por tempo indeterminado. Nestes casos, é recomendável avaliação sistemática de possível nefrotoxicidade por meio de creatinina com *clearance* de creatinina estimado, medida do nível sérico da ciclosporina ou mesmo biópsia renal seriada.

TACROLIMUS

O tacrolimus, inibidor da transcrição do primeiro sinal para ativação dos linfócitos T, apesar de atuar em mecanismos semelhantes ao da ciclosporina, parece estar relacionado à menor nefrotoxicidade[169]. Quando usado em nefropatia membranosa, deve ser iniciado na dose de 0,05mg/kg/dia, dividido em duas doses, de 12 em 12 horas[170]. Seu nível sérico após 11 a 12 horas da última dose deve ser inicialmente de 3 a 5ng/mL, aumentado para 5 a 8ng/mL após dois meses de tratamento, em casos onde não foi atingida remissão[170]. Após 12 meses, a dose era diminuída progressivamente, até sua suspensão em 18 meses de tratamento. Um estudo recente chinês[155] recomenda dose inicial de 0,1mg/kg/dia, inicialmente mantendo nível sérico de 5 a 10ng/mL, com redução para níveis séricos de 2 a 5ng/mL após 6 meses de tratamento.

Estudo randomizado e controlado[170] avaliou os resultados do uso do tacrolimus como monoterapia em 25 pacientes com nefropatia membranosa, síndrome nefrótica e função renal normal. A maioria dos pacientes já havia sido submetida a tratamento prévio com ciclofosfamida e prednisona. No grupo tratado, 94% dos pacientes estavam em remissão após 18 meses de tratamento, contra 35% do grupo controle[170]. Somente um pacientes do grupo tratado apresentou aumento da creatinina para o dobro da inicial, enquanto seis pacientes do grupo placebo evoluíram com piora de função renal. Após a retirada do tacrolimus, metade dos pacientes apresentou recidiva. Este estudo concluiu que o tacrolimus é uma boa opção terapêutica para pacientes com nefropatia membranosa e função renal normal, por induzir remissão e preservar a função renal, mas sua retirada cursa com recidiva da proteinúria em metade dos pacientes[170].

Em 2010, um estudo randomizado e controlado avaliou o uso de tacrolimus associado a corticoide e comparou com o esquema de ciclofosfamida com corticoide[155]. Foram randomizados 73 pacientes nefróticos, 39 no grupo do tacrolimus e 34 no grupo ciclofosfamida e acompanhados por 12 meses. A proteinúria após seis meses era menor no grupo tacrolimus, mas em 12 meses os resultados foram semelhantes. No grupo tacrolimus, houve mais casos de diabetes ou intolerância a glicose, hipertensão e infecções. O autor sugere que o esquema combinado de tacrolimus e corticoide é uma alternativa terapêutica para pacientes com nefropatia membranosa[155].

O tacrolimus parece ser uma boa opção terapêutica para pacientes nefróticos com função renal normal, tanto como monoterapia, quanto associado ao corticoide, mas as taxas de recidiva após a retirada da droga são altas.

MICOFENOLATO

O uso do micofenolato mofetil vem sendo investigado em glomerulonefrites primárias e especialmente em nefropatia membranosa, há alguns anos, e o primeiro estudo randomizado não conseguiu mostrar benefício do MMF em relação aos pacientes do grupo controle[153]. As doses habitualmente utilizadas para tratamento de glomerulonefrites é de 1.000mg 12 em 12 horas[153,171].

Outra opção para o uso do micofenolato é associado à prednisona na dose de 0,5mg/kg/dia[171]. Um estudo preliminar indiano comparou o uso desta associação ao tratamento convencional com esteroides e agentes alquilantes e os pacientes atingiram índices iguais de remissão no grupo micofenolato comparado ao da terapia convencional[171].

Estudos anteriores já mostraram redução discreta da proteinúria com o uso do micofenolato[172,173], mas por conta dos efeitos colaterais e probabilidade de recidiva, os resultados não foram considerados animadores.

O benefício do micofenolato na nefropatia membranosa ainda é duvidoso e ainda não é recomendável, até que outros estudos explorem mais esta opção terapêutica. Seu uso fica restrito a pacientes que não toleram outras terapêuticas imunossupressoras.

RITUXIMAB

Rituximab é um anticorpo que se liga ao receptor CD20 das células B, bloqueando a produção de anticorpos. Após os avanços na área de mecanismos patogênicos na nefropatia membranosa idiopática, com a identificação de anticorpo contra o PLA_2R da superfície dos podócitos, seria esperada que uma imunossupressão mais seletiva pudesse trazer boas respostas terapêuticas com menor número de efeitos colaterais.

O rituximab é usado com sucesso no tratamento da artrite reumatoide e em outras doenças autoimunes, e seu uso em glomerulopatias tem sido avaliado recentemente para nefrite lúpica, vasculites pauci-imunes e, mais recentemente, para nefropatia membranosa. Em relação à dose, os estudos mostram variedade na maneira de administração com duas principais opções: aplicação de duas doses de 1.000mg com intervalo de duas semanas ou $375mg/m^2$ semanal, durante quatro semanas, mas em relação à proteinúria, comparando um esquema com outro, os resultados são semelhantes[174].

Segarr et al.[175], em um estudo observacional, avaliaram o efeito do rituximab em 13 pacientes com nefropatia membranosa dependentes de inibidores de calcineurina. Foram utilizadas 4 doses de $375mg/m^2$ e os pacientes foram acompanhados por um ano. Quatro pacientes evoluíram com remissão parcial, e os outros nove, com remissão completa[175]. Em todos os casos foi possível a retirada da ciclosporina ou corticoide, e três pacientes apresentaram recidivas, que foram submetidos à repetição do tratamento, com sucesso. Todos os pacientes mantiveram remissão parcial por pelo menos 30 meses. As limitações deste estudo estão ligadas principalmente a seu desenho metodológico, que não contempla grupo controle, embora seus resultados sejam otimistas.

O rituximab parece ser capaz de reduzir a proteinúria de pacientes com nefropatia membranosa, tanto quando é utilizado como tratamento de primeira linha, quanto quando é prescrito em casos refratários a tratamentos anteriores[176].

Ainda não há evidências para recomendação do tratamento da nefropatia membranosa com rituximab por falta de estudos randomizados controlados na área.

HORMÔNIO ADRENOCORTICOTRÓFICO

O hormônio adrenocorticotrófico, mais conhecido como ACTH, é produzido na adeno-hipófise e age nas células da camada cortical da suprarrenal, levando à síntese e à liberação do cortisol. Nas décadas de 1950 e '1960 este hormônio era usado como alternativa ao corticoide para tratamento de síndrome nefrótica em crianças por não causar supressão da adrenal e, possivelmente, ter menores efeitos negativos no crescimento.

Nas últimas décadas, o uso do ACTH foi explorado por seus efeitos hipolipemiantes e, segundo os próprios autores, utilizado em pacientes nefróticos para explorar seu efeito no perfil lipídico, mas observou-se uma redução importante da albuminúria[177]. O grupo continuou utilizando este medicamento em pacientes nefróticos não responsivos ao corticoide (incluindo NM) e seu uso induzia boa resposta inicial e remissão mantida ao longo do primeiro ano. Estes dados consecutivos foram publicados em 2004[178] e motivaram estudos randomizados sobre o efeito do ACTH na nefropatia membranosa.

Em 2006, o grupo italiano publicou o único *trial* que comparou o efeito do ACTH com o tratamento convencional baseado em corticoide e agente alquilante[179]. O tetracosactide, análogo do ACTH, foi administrado por via intramuscular, duas vezes por semana, 1mg por dose, sempre pela manhã por um ano. O seguimento médio foi de 24 meses, com 16 pacientes em cada grupo[179]. Em ambos os grupos houve redução do colesterol, preservação da creatinina e redução da proteinúria de forma semelhante do ponto de vista estatístico, embora a redução da proteinúria tenha sido mais evidente no grupo ACTH, comparado com o grupo tratamento convencional (6,0 para 0,3g/24h e 5,1 para 2,1g/24h, respectivamente). Um paciente do grupo ACTH parou a medicação por fraqueza e outro por refratariedade e troca do esquema terapêutico.

Um dos mecanismos possíveis de ação do ACTH depende da ativação do receptor melanocortina (MCR1) nos podócitos, levando à redução do estresse oxidativo, da proteinúria e preservação da biologia podocitária[180].

Em resumo, o uso de ACTH no tratamento da nefropatia membranosa ainda é discutível por haver apenas um estudo controlado, curto tempo de seguimento, além de custo e via de administração ainda pouco acessíveis. A formulação utilizada no estudo ainda não está disponível na maioria dos países.

TRATAMENTOS DAS RECIDIVAS OU RESISTÊNCIAS

Cerca de 25% dos pacientes tratados com o esquema inicial podem apresentar recidiva. Conforme orientações do KDIGO[187], nestes casos é recomendado repetir o esquema utilizado inicialmente ou trocar para o esquema alternativo. Casos de resistência a um dos esquemas recomendados para o tratamento inicial podem ser tratados com o outro esquema ainda não utilizado. Entretanto, há sugestão para não usar mais de duas vezes o esquema com alquilantes para evitar efeitos colaterais.

TRATAMENTOS EM AVALIAÇÃO

O triptolide é o maior componente da *Tripterygium wilfordii*, usado como imunossupressor por seus efeitos anti-inflamatórios e propriedades antitumorais. Tem efeito inibitório em células T e interferon γ. Também é capaz de induzir apoptose. Em estudo experimental no modelo de nefrite passiva de Heymann, o triptolide reduziu proteinúria e injúria podocitária e protegeu podócitos da lesão mediada pelo C5b-9[181].

O papel terapêutico da hemeoxigenase-1 (HO-1) foi avaliado em ratos com nefropatia membranosa induzida pela inoculação de albumina bovina catiônica via intraperitoneal[182]. A terapia indutora de HO-1 melhorou a nefropatia membranosa experimental por múltiplas vias, incluindo efeitos antioxidativos, antiapoptóticos e imunomodulatórios[182].

O ertanecept, inibidor do fator de necrose tumoral alfa, foi avaliado em portadores de nefropatia membranosa, sem efeitos clínicos significantes na maioria dos pacientes[183].

Há vários relatos do uso da erva *Astragalus membranaceus* em glomerulopatias, incluindo nefropatia por IgA, GESF e nefropatia membranosa[184]. Este fitoterápico contém polissacárides, saponina, flavonoides e triterpenes, com efeitos anti-inflamatórios, imunomoduladores e há relatos de inibição de interleucina-1 e fator de necrose tumoral alfa[185]. Os efeitos colaterais são mínimos, mas não há evidências que justifiquem este tratamento até o momento.

Outra possibilidade terapêutica em avaliação é a associação de diferentes imunossupressores, em esquema que divida em um período de indução seguido de manutenção em casos de resposta não satisfatória. Em 2007, um grupo espanhol[186] tratou pacientes com NM e função renal normal com uma combinação de tacrolimus e corticoide em dose baixa por três meses, seguido de micofenolato mofetil por 9 a 12 meses. Dos pacientes, 71,4% evoluíram com remissão parcial ou completa no período de seguimento, mas as taxas de recidiva chegaram a 73% em dois anos.

Os esquemas terapêuticos específicos mais utilizados na maioria dos serviços brasileiros estão resumidos no quadro 14.5, com doses habituais e tempo de duração de cada tratamento.

Quadro 14.5 – Esquemas de tratamentos imunossupressores mais utilizados em nefropatia membranosa com doses e duração dos tratamentos.

Tratamento	Agente	Dose	Período ou duração
Convencional cíclico para função renal preservada	CTX	2mg/kg/dia, VO	Meses 2, 4 e 6
	Metilprednisolona	1g, IV	Por 3 dias, meses 1, 3 e 5
	Prednisona	0,5mg/kg/dia, VO	Meses 1, 3 e 5
Alquilante para função renal alterada	CTX	1,5mg/kg/dia	14 semanas
	Prednisona	1mg/kg/dia 0,5mg/kg/dia 0,5mg/kg/dias alterados	1º mês 2º mês 3º mês ao 6º mês
Ciclosporina	Ciclosporina neoral	2-3 mg/kg/dia	Dose inicial
		Nível sérico entre:	
		100 e 200µg/L	3 a 6 meses
		80 e 120µg/L	Acima de 6 meses, redução gradual após 12 meses
Tacrolimus	Tacrolimus	0,05mg/kg/dia	Dose inicial
		Nível sérico entre	
		5 e 8µg/L	3 a 6 meses
		2 e µg/L	Acima de 6 meses, redução gradual após 12 meses

PERSPECTIVAS

Diante das descobertas recentes dos mecanismos patogênicos da NM, muito se avançou no entendimento dos mecanismos de formação e depósito de imunocomplexos. Mas ainda restam grandes desafios no entendimento e nas possibilidades de tratamento desta doença.

Ainda não se sabe ao certo que mecanismos levam à produção do anticorpo que se liga ao antígeno podocitário, culminando na ativação do sistema complemento e lesão tecidual. Quais os fatores desencadeantes da autoimunidade, quais as possibilidades de interrupção da sinalização e se há possibilidades de desenvolvimento de tolerância a antígenos próprios ainda são perguntas sem resposta.

Mas há perspectivas em interromper a lesão, mesmo após o imunocomplexo ter se depositado, por meio da inibição da ativação do sistema complemento. O uso de proteínas inibitórias do complemento, assim como o tratamento com anticorpos contra componentes do complemento são possibilidades reais.

Se não pudermos eliminar a resposta imune deletéria ou prevenir a ativação do complemento, podemos ter como alvo impedir o podócito de se transformar em uma célula efetora após o estímulo imunológico. Grandes avanços contribuíram para o maior entendimento da biologia podocitária, e inibidores de proteases ou de fatores oxidantes poderiam beneficiar os portadores de NM.

Novos alvos terapêuticos poderiam estar voltados a minimizar a lesão sequencial em túbulos e interstício, que se correlaciona diretamente com a disfunção renal. As possibilidades de redução da proteinúria de forma não específica também são alvos terapêuticos em glomerulopatias primárias e secundárias.

Embora se tenha avançado muito no entendimento dos mecanismos patogênicos da NM, a transformação destes conhecimentos em propostas terapêuticas efetivas e pouco tóxicas ao indivíduo doente ainda é um desafio à comunidade científica.

REFERÊNCIAS BIBLIOGRÁFICAS

1. Berger J, Michielsen P, Galle P. Les syndromes néphrotique avec depots intermembrano-épiteliaux. J Urol Nephrol (Paris) 67:52-57, 1961.

2. Schena FP. Survey of the Italian Registry of Renal Biopsies. Frequency of renal diseases for 7 consecutive years. Nephrol Dial Transplant 12:418-426, 1997.

3. Malafronte P, Mastroianni-Kirsztajn G, Betônico GN. Paulista registry of glomerulonephritis: 5-year data report. Nephrol Dial Transplant 21:3098-3105, 2006.

4. Soares VA, Franco RJS, Monteiro-Filho RC, Viero RM, Almeida DB. Estudo do quadro clínico de 121 pacientes portadores de glomerulopatias – síndrome nefrótica. J Bras Nefrol 5:118-122, 1983.

5. Gartner HV, Watanabe T, Ott V, Adam A, Bohle A, Edel HH, et al. Correlations between morphological and clinical feature in idiopathic epimembranous glomerulonephritis. A study of 403 biopsies of 367 patients. Curr Top Pathol 65:1-29, 1977.

6. Davison AM, Johnston PA. Glomerulonephritis in the elderly. Nephrol Dial Transplant 11(9):34-37, 1996.

7. Costa R, Cintra LC. Idiopathic membranous glomerulonephritis in Brazil. Nephrology 3:245-250, 1997.

8. Nöel LM, Zanetti M, Droz M, Barbanel C. Long--term prognosis of idiopathic membranous glomerulonephritis: Study of 116 untreated patients. Am J Med 66:82-90, 1979.

9. Ronco P, Debiec H. Molecular pathomechanisms of membranous nephropathy: From Heymann Nephritis to Alloimmuniation. J Am Soc Nephrol 16:1205-1213, 2005.

10. Levy M, Chen N. Worldwide perspective of hepatits B-associated glomerulonephritis in the 80´s. Kidney Int 35:24, 1991.

11. Hsu HC, Lin GH, Chang MH, Chen CH. Associação of hepatitis B surface HBs antigenemia and membranous nephropathy in children in Taiwan. Clin Nephrol 20:121-129, 1983.

12. Fioratti R, Mello VFR, Toporovski J, Martini Filho D. Glomerulonefrite membranosa na infância: estudo de 18 casos. J Pediatr 59:362-366, 1985.

13. Hattori S, Furuse A, Matsuda. Presence of HBe antibody in glomerular deposits in membranous glomerulonephritis is associated with hepatitis B virus infection. Am J Nephrol 8:384-388, 1988.

14. Yoshikawa N, Ito H, Yamada Y, Hashimoto H, Katayama Y, Matsuyama S, et al. Membranous glomerulonephritis associated with hepatits B antigen in children: a comparison with idiopathic membranous glomerulonephritis. Clin Nephrol 23:28-34, 1985.

15. Conjeevaram HS, Hoofnagle JH, Austin HA, et al. Long-term outcome of hepatitis B virus-related glomerulonephritis after therapy with interferon alfa. Gastroenterology 109:540, 1995.

16. Lefaucheur C, Stengel B, Nochy D, Martel P, Hill GS, Jacquot C, J Rossert for the GN-PROGRESS Study Group. Membranous nephropathy and cancer: epidemiologic evidence and determinants of high-risk cancer association. Kidney Int 70:1510-1517, 2006.

17. Bjorneklett R, Vikse BE, Svarstad E, Aasarod K, Bostad L, Langmark F. Long-Term Risk of Cancer in Membranous Nephropathy Patients. Am J Kidney Dis 50:396-403, 2007.

18. Jennette JC, Olson JL, Schwartz MM, Silva FG. Heptinstall´s pathology of the kidney. 6th ed. 6:240-242, 2007.

19. Debiec H, Lefeu F, Kemper MJ, Niaudet P, Deschênes G, Remuzzi G, et al. Early-childhood membranous nephropathy due to cationic bovine serum albumin. N Engl J Med 364:2101-2010, 2011.

20. Heymann W, Hackel DB, Hawood S, Wilson SG, Hunter JL. Production of nephritic syndrome in rats

by Freund's adjuvant and rat kidney suspensions. Prod Soc Exp Biol Med 100:660-664, 1959.

21. Cybulsky AV, Quigg RJ, Badalamenti J, Salant DJ. Anti-Fx1A induces association of Heymann nephritis antigens with microfilaments of cultured glomerular visceral epithelial cells. Am J Pathol 129:373-384, 1987.

22. Dixon FJ, Feldman JD, Vasquaz JJ. Experimental glomerulonephritis. The pathogenesis of a laboratory model resembling the spectrum of human glomerulonephritis. J Exp Med 113:899,920, 1961.

23. Soares VA, Franco RJS, Almeida DB. Etiopatogenia da glomerulonefrite membranosa. J Bras Nefrol 3:110-113, 1981.

24. Sugisaki TJ, Klassen J, Andres GA, Milgrom FJ, McCluskey RT. Passive transfer of Heymann's nephritis with serum. Kidney Int 3:66-73, 1973.

25. Feenstra K, van den Lee R, Greben HA, Arends A, Hoedemarker PJ. Experimental glomerulonephritis in the rat induced by antibodies directed against tubular antigens. I. The natural history: a histologic and immunohistologic study at the light microscopic and the ultrastructural level. Lab Invest 32(2):235-242, 1975.

26. Van Damme BJ, Fleuren GJ, Bakker WW, Vernier RL, Hoedemarker PJ. Experimental glomerulonephritis in the rat induced by antibodies directed against tubular antigens. V. Fixed glomerular antigens in the pathogenesis of heterologous immune complex glomrulonephritis. Lab Invest 38:502-510, 1978.

27. Couser WG, Steinmuller DR, Stilmant MM, Salant DJ, Loweenstein LM. Experimental glomerulonephritis in the isolated perfused rat kidney. J Clin Invest 62:1275-1287, 1978.

28. Kerjaschki D, Farquhar MG. The pathogenic antigen of Heymann nephritis is a glycoprotein of the renal proximal tubule brush border. Proc Nat Acad Sci 79:557-5561, 1982.

29. Kerjaschki D. Molecular pathogenesis of membranous nephropathy. Kidney Int 41:1090-1105, 1992.

30. Debiec H, Guigonis V, Mougenot B, Decobert F, Haymann JP, Bensman A, et al. Antenatal Membranous Glomerulonephritis Due to Anti-Neutral Endopeptidase Antibodies. N Engl J Med 346:2053-2060, 2002.

31. Beck LH, Bonegio RGB, Lambeau G, Beck DM, Powell DW, Cummins TD, Klein JB, Salant DJ. M-Type Phospholipase A2 Receptor as Target Antigen in Idiopathic Membranous Nephropathy. N Engl J Med 361:11-21, 2009.

32. Glassock RJ. The Pathogenesis of Idiopathic Membranous Nephropathy: a 50-year odyssey. Am J Kidney Dis 56:157-167, 2010.

33. Couser WG. Mediation of immune glomerular injury. J AM Soc Nephrol 1:13-29, 1990.

34. Kon SP, Coupes B, Short CD, Solomon LR, Raftery MJ, Mallick NP, Brenchley PE. Urinary C5b-9 excretion and clinical course in idiopathic human membranous nephropathy. Kidney Int 48:1953-1958, 1995.

35. Baker PJ, Ochi RF, Schulze M, Johnson RJ, Campbell C, Couser WG. Depletion of C6 prevents development of proteinuria in experimental membranous nephropathy in rats. Am J Pathol 135:185-194, 1989.

36. Nangaku M, Shankland SJ, Couser WG. Cellular Response to Injury in Membranous Nephropathy. J Am Soc Nephrol 16:1195-1204, 2005.

37. Kerjaschki D. Pathomechanisms and molecular basis of membranous glomerulopathy. Lancet 364:1194-1196, 2004.

38. Mezzano SA, Aros CA, Droguett A, Burgos ME, Ardiles LG, Flores CA, Carpio D, Vío CP, Ruiz-Ortega M, Egido J. Renal angiotensin II up-regulation and myofibroblast activation in human membranous nephropathy. Kidney Int 64:39-45, 2003.

39. Debiec H, Ronco P. PLA2R Autoantibodies and PLA2R Glomerular Deposits in Membranous Nephropathy. N Engl J Med 364:367, 2011.

40. Beck LH, Salant DJ. Membranous nephropathy: recent travels and new roads ahead. Kidney Int 77:765-770, 2010.

41. Rosen S. Membranous glomerulonephritis: Current status. Hum Pathol 2:209-228, 1971.

42. Portch PA. Williams G-Mesangial cells in membranous glomerulonephritis. J Clin Pathol 26:660-671, 1973.

43. Jennette JC, Iskandar SS, Dalldorf FG. Pathologic differentiation between lupus and nonlupus membranous glomerulopathy. Kidney Int 24:377-385, 1983.

44. Törnroth T, Skrifvars B. The development and resolution of glomerular basement membrane changes associated with subepithelial immune deposits. Am J Pathol 79:219-236, 1975.

45. Fukatsu A, Matsuo S, Killen PD, Martin GR, Andres GA, Brentjens JR. The glomerular distributions. Of type IV collagen and laminin in human membranous glomerulonephritis. Hum Pathol 19:64-68, 1988.

46. Kim Y, Butkowski R, Burke B, Kleppel MM, Crosson J, Katz A, et al. Differential expression of basement membrane collagen in membranous nephropathy. Am J Pathol 139:1381-1388, 1991.

47. Bonsib SM. Scanning electron microscopy of acellular glomeruli in nephritic syndrome. Kidney Int 27:678-684, 1985.

48. Bariéty J, Druet PH, Lagrue G, Samarcq P, Milliez P. Les glomérulopathies "extra-membraneuses" (GEM). Étude morphologique en microscopie optique, électronique et an immunofluorescence. Path Biol 18:5-32, 1970.
49. Törnroth T, Tallqvist G, Pasternack, Lincler E. Nonprogressive, histologically mild membranous glomerulonephritis appearing in all evolutionary phases as histologically "early" membranous glomerulonephritis. Kidney Int 14:511-521, 1978.
50. Törnroth T, Skrifvars B. Gold nephropathy prototype of membranous glomerulonephritis. Am J Pathol 75:573-590, 1974.
51. Rosenman E, Brisson ML, Bercovitch DD, Rosenberg A. Atypical membranous glomerulonephritis with fibrillar subepithelial deposits in a patient with malignant lymphoma. Nephron 48:226-230, 1988.
52. Cai Y, Bezian A, Sich M, Kleppel MM, Gubler MC. Collagen distribution in human membranous glomerulonephritis. Pediatr Nephrol 10:14-21, 1996.
53. Zhang YZ, Lee HS. Quantitative changes in the glomerular basement membrane components in human membranous nephropathy. J Pathol 183:8-15, 1999.
54. Pollack VE, Rosen S, Pirani CI, Muehrcke RC, Kark RM. Natural history of lipoid nephrosis and of membranous glomerulonephritis. Ann Intern Med 69:1171-1196, 1968.
55. Raats CJ, Van Den BJ, Berden JH. Glomerular heparan sulfate alterations: mechanisms and relevante for proteinuria. Kidney Int 57:385-400, 2000.
56. Van Damme B, Tardanico R, Vanrenterghem Y, Desmet V. Adhesions, focal sclerosis, protein crescents, and capsular lesions in membranous nephropathy. J Pathol 161:47-56, 1990.
57. Wakai S, Magil AB. Focal glomerulosclerosis in idiopathic membranous glomerulonephritis. Kidney Int 41:428-434, 1992.
58. Lee HS, Koh HL. Nature of progressive glomerulosclerosis in human membranous nephropathy. Clin Nephrol 39:7-16, 1993.
59. Tóth T, Takebayashi S. Factors contribuiting to the outcome in 100 adult patients with idiopathic membranous glomerulonephritis. Int Urol Nephrol 26:93-106, 1994.
60. Dumoulin A, Hill GS, Montseny JJ, Meyrier A. Clinical and morphological prognostic factors in membranous nephropathy: significance of focal segmental glomerulosclerosis. Am J. Kidney Dis 41:38-48, 2003.
61. Troyanov S, Roasio L, Pandes M, Herzenberg AM, Cattran DC. Renal pathology in idiopathic membranous nephropathy: A new perspective. Kidney Int 69:1641-1648, 2006.
62. Gupta R, Sharma A, Mahanta PJ, Jacob TG, Agarwal SK, Roy TS, et al. Focal segmental glomerulosclerosis in idiopathic membranous glomerulonephritis: a clinico-pathological and stereological study. Nephrol Dial Transplant 25:444-449, 2010.
63. Ehrenreich T, Churg J. Pathology of membranous nephropathy. Pathol Ann 3:145-186, 1968.
64. Beregi E, Varga I. Analysis of 260 cases of membranous glomerulonephritis in renal biopsy material. Clin Nephrol 2:215-221, 1974.
65. Row PG, Cameron JS, Turner DR, Evans DJ, White RH, Ogg CS, et al. Membranous nephropathy. Long-term follow-up and association with neoplasia. Q J Med 44:207-239, 1975.
66. Honig C, Monradian JA, Montolin J, Susin M, Sherman RL. Mesangial electron-dense deposits in membranous nephropathy. Lab Invest 42:427-432, 1980.
67. Bannister KM, Howarth GS, Clarkson AR, Woodroffe AJ. Glomerular IgG subclass distribution in human glomerulonephritis. Clin Nephrol 19:161-165, 1983.
68. Doi T, Mayumi M, Kanatsu K, Suehiro F, Hamashima Y. Distribution of IgG subclasses in membranous nephropathy. Clin Exp Immunol 58:57-62, 1984.
69. Kusunoki Y, Itami N, Tochimaru H, Takekoshi Y, Nagasawa S, Yoshiki T. Glomerular deposition of C4 cleavage fragment (C4d) and C4-binding protein in idiopathic membranous glomerulonephritis. Nephron 51:17-19, 1989.
70. Gaffney EF, Alexander RW, Donnelly WH. Segmental membranous glomerulonephritis. Arch Pathol Lab Med 106:409-412, 1982.
71. Yamamoto S, Inaba S, Yoshida R, Takahashi T, Ishihara S, Sakai Y,et al. Clinicopathological characteristics of the focal and segmental form of idiopathic membranous nephropathy: comparison with the typical form of this disease. Acta Paediatr Jpn 39:349-353, 1997.
72. Obana M, Nakamishi K, Sako M, Yata N, Nozu K, Tanaka R,et al. Segmental membranous glomerulonephritis in children: comparison with global membranous glomerulonephritis. Clin J Am Soc Nephrol 1:723-729, 2006.
73. Segawa Y, Hisano S, Matsushita M, Fujita T, Hirose S, Takeshita M, et al. IgG subclasses and complement pathway in segmental and global membranous nephropathy. Pediatr Nephrol 25:1091-1099, 2010.
74. Haas M. IgG subclass deposits in glomeruli of lupus and nonlupus membranous nephropathies. Am J Kidney Dis 23:358-364, 1994.

75. Kuroki A, Shibata T, Honda H, Totsuka D, Kobayashi K, Sugisaki T. Glomerular and serum IgG subclasses in diffuse proliferative lupus nephritis, membranous lupus nephritis, and idiopathic membranous nephropathy. Intern Med 41:936-942, 2002.

76. Wehrmann M, Bohle A, Bogenschutz O, Eissele R, Freislederer A, Ohlschlegel C, et al. Long-term prognosis of chronic idiopathic membranous glomerulonephritis. An analysis of 334 cases with particular regard to tubulo-interstitial changes. Clin Nephrol 31:67-76, 1989.

77. Magil AB. Tubulointerstitial lesions in human membranous glomerulonephritis: relationship to proteinuria. Am J Kidney Dis 25:375-379, 1995.

78. Stachura I, Si L, Madan E, Whiteside T. Mononuclear cell subsets in human renal disease enumeration in tissue sections with monoclonal antibodies. Clin Immunol Immunopathol 30:362-373, 1984.

79. Honkanen E, Grönhagen-Riska C, Von Willebrand E, Törnroth T, Laasonen L. Renal mononuclear inflammatory cell populations in membranous glomerulonephritis: A fine needle aspiration biopsy study. Clin Nephrol 28:232-237, 1987.

80. Alexopoulos E, Seron D, Hartley RB, Nolasco E, Cameron JS. Immune mechanisms in idiopathic membranous nephropathy: the role of the interstitial infiltrates. Am J Kidney Dis 13:404-412, 1989.

81. Lee AHS, Bass PS, Williams JH, Evans B, Jones DB, Theaker JM,et al. CD45RO and CD45RA positive cells populations in idiopathic membranous and IgA glomerulopathy. J Clin Pathol 49:43-47, 1996.

82. Cohen CD, Calvaresi N, Armelloni S, Schmid H, Henger A, Ott U, et al. CD20-positive infiltrates in human membranous glomerulonephritis. J. Nephrol 18:328-333, 2005.

83. Wu Y, Chen Y, Chen D, Zeng C, Li L, Liu Z. Presence of foam cells in kidney interstitium is associated with progression of renal injury in patients with glomerular diseases. Nephron lin Pract 113:155-161, 2009.

84. Kurihara I, Saito T, Soma J, Sato H, Hotta O, Taguma Y, et al. Clinicopathological characteristics of interstitial foam cells in membranous nephropathy. Kidney Int 56 (Suppl 71):S144-S146, 1999.

85. Bohle A, Mackensen-Haen S, Von Gise H, Grund KE, Wehrmann M, Batz CH, et al. The consequences of tubulo-interstitial changes for renal function in glomerulopathies. A morphometric and cytological analysis. Pathol Res Pract 186:135-144, 1990.

86. Roberts IS, Burrows C, Shanks JH, Venning M, McWilliam LJ. Interstitial myofibroblasts: predictors of progression in membranous nephropathy. J Clin Pathol 50:123-127, 1997.

87. Badid C, Dèsmouliere A, McGregor B, Costa AMA, Fouque D, Hadjaissa A, et al. Interstitial α-smooth muscle actin: a prognostic marker in membranous nephropathy. Clin Nephrol 52:210-217, 1999.

88. Tamimi NA, Stevens PE, O`Donnell PL, Strange PG, Muchaneta-Kubara EC, El Nahas AM. Expression of cytoskeletal proteins differentiates between progressors and non-progressors in treated idiopathic membranous nephropathy. Exp Nephrol 6:217-225, 1998.

89. Danilewicz M, Wagrowska-Danilewicz M, Antoszczyk L. A quantitative study of the interstitial expression of alpha-smooth muscle-actin (alpha--SMA) in idiopathic membranous glomerulonephritis and minimal change disease in adults. Pol J Pathol 51:37-43, 2000.

90. Rocha KB, Soares, VA, Viero RM. The role of myofibroblasts and interstitial fibrosis in the progression of membranous nephropathy. Renal Failure 26:445-51, 2004.

91. Zucchelli P, Ponticelli C, Cagnoli L, Passerini P. Long-Term Outcome of Idiopathic Membranous Nephropathy With Nephrotic Syndrome, Nephrol Dial Transplant 2:73-78, 1987.

92. Ramzy MH, Cameron JS, Turner DR, Neild GH, Ogg CS Hicks J. The long-term outcome of idiopathic membranous nephropathy. Clin Nephrol 16:13-19, 1981.

93. Donadio Jr JV, Torres VE, Velosa JA, Wagoner RD, Holley KE, Okamura M, et al. Idiopathic membranous nephropathy: the natural history of untreated patients. Kidney Int 33:708-715, 1988.

94. Murphy BF, Fairley KF, Kincais-Smith OS. Idiopathic membranous glomerulonephritis: long-term follow-up in 139 cases. Clin Nephrol 30:175-181, 1988.

95. Sampaio M, Balbi AL, Martin LC, Chio CS, Cheide L, Pereira ACC, et al. Glomerulonefrite membranosa idiopática: história natural e fatores prognósticos. Nefrologia Latinoamericana 2:175-183, 1995.

96. Bellomo R, Atkins RC. Membranous nephropathy and thrombo-embolism: is prophylactic anticoagulation warranted? Nephron 63:249-254, 1993.

97. Singhal R, Brimble KS. Thrombo-embolic complications in the nephrotic syndrome: pathophysiology and clinical management. Thromb Res 118:397-407, 2006.

98. Glassock RJ. Prophylactic Anticoagulation in Nephrotic Syndrome: a clinical conundrum. J Am Soc Nephrol 18:2221-2225, 2007.

99. Llach F, Papper S, Massry SG. The clinical spectrum of renal vein thrombosis: acute and chronic. Am J Med 69:819-827, 1980.

100. Wagoner RD, Stanson AW, Holley KE, Winter CS. Renal vein thrombosis in idiopathic membranous glomerulopathy and nephrotic syndrome: Incidence and significance. Kidney Int 23:368-374, 1983.

101. Appel GB, M.D. Blum CB, Chien S, Kunis CL, Appel AS. The Hyperlipidemia of the Nephrotic Syndrome. N Engl J Med 312:1544-1548, 1985.

102. Pruchno CJ, Burns MM, Schulze M, Johnson RJ, Baker PJ, Alpers CE, Couser WG. Urinary excretion of the C5b-9 membrane attack complex of complement is a marker of immune disease activity in autologous immune complex nephritis. Am J Pathol 138(1):203–211, 1991.

103. Brenchley PE, Coupes B, Short CD, O'Donoghue DJ, Ballardie FW, Mallick NP. Urinary C3dg and C5b-9 indicate active immune disease in human membranous nephropathy. Kidney Int 41(4):933-937, 1992.

104. Schrier RW. Disease of the kidney and Urinary Tract, 8th ed. Chapter 63:1568-1584, 2007.

105. Schieppati A, Mosconi L, Perna A, Mecca G, Bertani T, Garattini S, Remuzzi G. Prognosis of Untreated Patients with Idiopathic Membranous Nephropathy. N Engl J Med 329:85-89, 1993.

106. Zucchelli P, Ponticelli C, Cagnoli L, Passerini P. Long-Term Outcome of Idiopathic Membranous Nephropathy With Nephrotic Syndrome. Nephrol Dial Transplant 2:73-78, 1987.

107. Kida H, Asamoto T, Yokoyama H, Tomosugi N, Hattori N. Long term prognosis of membranous nephropathy. Clin Nephrol 25:64-69,1986.

108. Habib R, Kleinknecht C, Gubler MC. Extramembranous glomerulonephritis in children. Report of 50 cases. J Pediatrics 82:754-766, 1987.

109. Franklin WA, Jennings RB, Eaarle DP. Membranous glomerulonephritis. long term serial observation on clinical course and morphology. Kidney Int 4:36-56, 1973.

110. Marx BE, Marx M. Prediction in idiopathic membranous nephropathy. Kidney Int 56:666-673, 1999.

111. Ramirez F, Brouhard BH, Travis LB, Ellis EN. Idiopathic membranous nephropathy in children. Pediatr 5:677-681, 1982.

112. Troyanov S, Wall CA, Miller JA, Scholey JW, Cattran DC for the Toronto Glomerulonephritis Registry Group. Idiopathic membranous nephropathy: definition and relevance of a partial remission. Kidney Int 66:1199-1205, 2004.

113. Bazzi C, Petrini C, Rizza V, et al. Urinary excretion of IgG and α1-microglobulin predicts clinical course better than the extent of proteinuria in membranous nephropathy. Am J Kidney Dis 38:240-248, 2001.

114. Reichert LJM, Koene RAP, Wetzels JFM. Urinary IgG excretion as a prognostic factor in idiopathic membranous Nephropathy. Clin Nephrol 48:79-84, 1997.

115. Reichert LJM, Koene RAP, Wetzels JFM. Urinary excretion of β2-microglobulin predicts renal outcome in patients with idiopathic membranous nephropathy. J Am Soc Nephrol 6:1666-1669, 1995.

116. Viero RM, Soares VC. Membranous nephropathy: a clinical and morphological study of 28 patients. J Bras Nefrol 24:161-167, 2002.

117. Pei Y, Cattran D, Greenwood C. Predicting chronic renal insufficiency in idiopathic membranous glomerulonephritis. Kidney Int 42:960-966, 1992.

118. Riemenschneider T, Mackensen-Haen S, Christ H, Bohle A. Correlation between endogeneous creatinine clearance and relative interstitial volume of the renal cortex in patients with diffuse membranous glomerulonephritis having a normal serum creatinine concentration. Lab Invest 43:145-149, 1980.

119. Shearman JD, Yin ZG, Aarons I, Smith PS, Woodroffe AJ, Clarkson AR. The effect of treatment with prednisolone or cyclosphosphamide-warfarin-dipyridamole combination on the outcome of patients with membranous nephropathy. Clin Nephrol 30:320-329, 1988.

120. Ponticelli C. Prognosis and treatment of membranous nephropathy. Kidney Int 29:927-940, 1986.

121. Fuiano G, Stanziale P, Balletta M, Sepe V, Marinelli G, Comi N, et al. Effectiveness of steroid therapy in different stages of membranou nephropathy. Nephrol Dial Transplant 4:1022-1029, 1989.

122. Yoshimoto K, Yokoyama H, Wada T, Furuki K, Sakai N, Iwata Y, et al. Pathologic findings of initial biopsies reflect the outcomes of membranous nephropathy. Kidney Int 65:148-153, 2004.

123. Heeringa SF, Branten AJ, Deegins JK, Steenbergen E, Wetzels JF. Focal segmental glomerulosclerosis is not a sufficient predictor of renal outcome in patients with membranous nephropathy. Nephrol. Dial Transplant 22:2201-2207, 2007.

124. Shiiki H, Saito T, Nishitani Y, Mitarai T, Yorioka N, Yoshimura A, et al. Prognosis and risk factors for idiopathic membranous nephropathy with nephrotic syndrome in Japan. Kidney Int 65:1400-1407, 2004.

125. Wu Q, Jinde K, Nishina M, Tanabe R, Endoh M, Okada Y, et al. Analysis of prognostic predictors in idiopathic membranous nephropathy. Am J Kid Dis 37:380-387, 2001.

126. Alexopoulos E, Leontsini M, Papadimitriou M. Relationship between interstitial infiltrates and ste-

roid responsiveness in membranous nephropathy. Nephrol Dial Transplant 9:623-629, 1994.

127. Bernard AM, Moreau D, Lauwerys R. Comparison of retinol-binding protein and β_2-microglobulin determination in urine for the early detection of tubular proteinúria. Clinica Chimica Acta 126(1):1-7, 1982.

128. Cattran D. Management of Membranous Nephropathy: when and what for treatment. J Am Soc Nephrol 16:1188-1194, 2005.

129. Buf-Vereijken PWG, Branten AJW, Wetzels JFM. Idiopathic Membranous Nephropathy: outline and rationale of a treatment strategy. Am J Kidney Dis 46:1012-1029, 2005.

130. Zoja C, Donadelli R, Corna D, Testa D, Facchinetti D, Maffi R, et al. The renoprotective properties of angiotensin-converting enzyme inhibitors in a chronic model of membranous nephropathy are solely due to the inhibition of angiotensin II: Evidence based on comparative studies with a receptor antagonist. Am J Kidney Dis 29:254-264, 1997.

131. Rostoker G, Ben Maadi A, Remy P, Lang P, Lagrue G, Weil B. Low-dose angiotensin-converting-enzyme inhibitor captopril to reduce proteinuria in adult idiopathic membranous nephropathy: a prospective study of long-term treatment. Nephrol Dial Transplant 10:25-29, 1995.

132. Fervenza FC, Sethi S, Specks U. Idiopathic Membranous Nephropathy: diagnosis and treatment. Clin J Am Soc Nephrol 3:905-919, 2008.

133. Cattran DC, Pei Y, Greenwood CM, Ponticelli C, Passerini P, Honkanen E. Validation of a predictive model of idiopathic membranous nephropathy: its clinical and research implications. Kidney Int 51:901-907, 1997.

134. Bianchi S, Bigazzi R, Campese VM. Intensive versus conventional therapy to slow the progression of idiopathic glomerular diseases. Am J Kidney Dis 55(4):671-681, 2010.

135. Hofstra JM, Branten AJW, Wirtz JJJM, Noordzij TC, Buf-Vereijken PWG, Wetzels JFM. Early versus late start of immunosuppressive therapy in idiopathic membranous nephropathy: a randomized controlled trial. Nephrol Dial Transplant 25:129-136, 2010.

136. Hofstra JM ,Wetzels JFM. Management of patients with membranous nephropathy. Nephrol Dial Transplant 0:1-4, 2011.

137. Cameron JS, Healy MJ, Adu D. The Medical Research Council trial of short-term high-dose alternate day prednisolone in idiopathicmembranous nephropathy with nephrotic syndrome in adults. QJM 74(274):133-156, 1990.

138. Cattran DC, Delmore T, Roscoe J, Cole E, Cardella C, Charron R, et al. A randomized controlled trial of prednisone in patients with idiopathic membranous nephropathy. New Eng J Med 320(4):210-215, 1989.

139. Coggins CH. A controlled study of short-term prednisone treatment in adults with membranous nephropathy. N Engl J Med 301(24):1301-6, 1979.

140. Schieppati A, Perna A, Zamora J, Giuliano GA, Braun N, Remuzzi G. Immunosuppressive treatment for idiopathic membranous nephropathy in adults with nephrotic syndrome. Cochrane Database of Systematic Reviews. Issue 1, 2009.

141. Ponticelli C, Zucchelli P, Imbasciati E,Cagnoli L, Pozzi C, Passerini P, Grassi C, et al. Controlled trial of methylprednisolone and chlorambucil in idiopathic membranous nephropathy. N Engl J Med 310(15):946-950, 1984.

142. Ponticelli C, Zucchelli P, Passerini P, Cesana B, Locatelli SP, Sasdelli M, et al. A 10-year follow-up of a randomized study with methylprednisolone and chlorambucil in membranous nephropathy. Kidney Int 48(5):160-164, 1995.

143. Ponticelli C, Altieri P, Scolari F, Passerini P, Roccatello D, Cesana B, et al. A randomized study comparing methylprednisolone plus chlorambucil versus methylprednisolone plus cyclophosphamide in idiopathic membranous nephropathy. J Am Soc Nephrol 9(3):444-450, 1998.

144. Bruns FJ, Adler S, Fraley DS, Segel DP. Sustained remission of membranous glomerulonephritis after cyclophosphamide and prednisone. Ann Intern Med 114:725-730, 1991.

145. Torres A, Dominguez-Gil B, Carreno A, Hernandez E, Morales E, Segura J, et al. Conservative versus immunosuppressive treatment of patients with idiopathic membranous nephropathy. Kidney Int 61:219-227, 2002.

146. Donadio JV Jr, Holley KE, Anderson CF, Taylor WF. Controlled trial of cyclophosphamide in idiopathic membranous nephropathy. Kidney Int 6(6):431-439, 1974.

147. Silverberg DS, Atkins EL, Ballon HC, Baltzan MA, Baltzan RB, Bettcher KB, et al. Controlled trial of azathioprine in the nephritic syndrome secondary to idiopathic membranous glomerulonephritis. Can Med Assoc J 115(12):1209-1210, 1976.

148. Ponticelli C, Zucchelli P, Passerini P, Cagnoli L, Cesana B, Pozzi C, et al. A randomized trial of methylprednisolone and chlorambucil in idiopathic membranous nephropathy. N Engl J Med 320(1):8-13, 1989.

149. Ponticelli C, Zucchelli P, Passerini P, Cesana B. Methylprednisolone plus chlorambucil as compared with methylprednisolone alone for the treatment of idiopathic membranous nephropathy. The Italian

Idiopathic Membranous Nephropathy Treatment Study Group. N Engl J Med 327(9):599-603, 1992.

150. Murphy BF, McDonald I, Fairley KF, Kincaid-Smith PS. Randomized controlled trial of cyclophosphamide, warfarin and dipyridamole in idiopathic membranous glomerulonephritis. Clin Nephrol 37(5):229-234, 1992.

151. Pahari DK, Das S, Dutta BN, Banerjee D. Prognosis and management of membranous nephropathy. J Assoc Physicians India 41(6):350-351, 1993.

152. Cattran DC, Appel GB, Hebert LA, Hunsicker LG, Pohl MA, Hoy WE, et al. Cyclosporine in patients with steroid-resistant membranous nephropathy: a randomized trial. Kidney Int 59(4):1484-1490, 2001.

153. Dussol B, Morange S, Burtey S, Indreies M, Cassuto E, Mourad G, et al. Mycophenolate Mofetil Monotherapy in Membranous Nephropathy: a 1-year randomized controlled Trial. Am J Kidney Dis 52:699-705, 2008.

154. Praga M, Barrio V, Juárez GF, Luño J - Tacrolimus monotherapy in membranous nephropathy: a randomized controlled Trial. Kidney Int 71:924-930, 2007.

155. Chen M, Li H, Li XY, Lu FM, Ni ZH, Xu FF, Li XW, Chen JH, Wang HY for Chinese Nephropathy Membranous Study Group. Tacrolimus combined with corticosteroids in treatment of nephrotic idiopathic membranous nephropathy: a multicenter randomized controlled trial. Am J Med Sci 339(3):233-238, 2010.

156. Falk RJ, Hogan SL, Muller KE, Jennette JC. Treatment of progressive membranous glomerulopathy. A randomized trial comparing cyclophosphamide and corticosteroids with corticosteroids alone. The Glomerular Disease Collaborative Network. Ann Intern Med 116(6):438-445, 1992.

157. Jindal K, West M, Bear R, Goldstein M. Long term benefits of therapy with cyclophosphamide and prednisone in patients with membranous glomerulonephritis and impaired renal function. Am J Kidney Dis 19:61-67, 1992.

158. Reichert LJ, Huysmans FT, Assmann K, Koene RA, Wetzels JF. Preserving renal function in patients withmembranous nephropathy: daily oral chlorambucil compared with intermittent monthly pulses of cyclophosphamide. Ann Intern Med 121(5):328-333, 1994.

159. Cattran DC, Greenwood C, Ritchie S, Bernstein K, Churchill DN, Clark WF, et al. A controlled trial of cyclosporine in patients with progressive membranous nephropathy. Canadian Glomerulonephritis Study Group. Kidney Int 47(4):1130-1135, 1995.

160. Branten AJ, Reichert LJ, Koene RA, Wetzels JF. Oral cyclophosphamide versus chlorambucil in the treatment of patients with membranous nephropathy and renal insufficiency. Qjm 91(5):359-366, 1998.

161. Jha V, Ganguli A, Saha TK, Kohli HS, Sud K, Gupta KL, Joshi K, Sakhuja V. A randomized. Controlled Trial of Steroids and Cyclophosphamide in Adults with Nephrotic Syndrome Caused by Idiopathic Membranous Nephropathy. J Am Soc Nephrol 18:1899-1904, 2007.

162. Buf-Vereijken PWG, Branten AJW, Wetzels JFM. Cytotoxic therapy for membranous nephropathy and renal insufficiency: improved renal survival but high relapse rate. Nephrol Dial Transplant 19:1142-1148, 2004.

163. Hofstra JM, Wetzels JFM Introduction of a cyclophosphamide-based treatment strategy and the risk of ESRD in patients with idiopathic membranous nephropathy: A nationwide survey in the Netherlands. Nephrol Dial Transplant 23:3534-3538, 2008.

164. Faurschou M, Sorensen IJ, Mellemkjaer L, Loft AG, Thomsen BS, Tvede N, Baslund B. Malignancies in Wegener's granulomatosis: Incidence and relation to cyclophosphamide therapy in a cohort of 293 patients. J Rheumatol 35:100-105, 2008.

165. Koyama H, Wada T, Nishizawa Y, Iwanaga T, Aoki Y. Cyclophosphamide-induced ovarian failure and its therapeutic significance in patients with breast cancer. Cancer 39:1403-1409, 1977.

166. Medical Research Working Party. Controlled trial of azathioprine and prednisone in chronic renal disease. Br Med J 2:239-241, 1971.

167. Alexopoulos E, Papagianni A, Tsamelashvili M, Leontsini M, Memmos D. Induction and long-term treatment with cyclosporine in membranous nephropathy with the nephrotic syndrome. Nephrol Dial Transplant 21:3127-3132, 2006.

168. Meyrier A, Noel LH, Auriche P, Callard P. Long-term renal tolerance of cyclosporin A treatment in adult idiopathic nephrotic syndrome. Collaborative Group of the Societe de Nephrologie. Kidney Int 45:1446-1456, 1994.

169. Garcia SC, Lopes LS, Schott KL, Beck ST, Pomblum VJ. Ciclosporina A e tacrolimus: uma revisão. J Bras Patol Med Lab 40(6):393-401, 2004.

170. Praga M. Response to Tacrolimus in membranous nephropathy. Kidney Int 74:824, 2008.

171. Nayagam LS, Ganguli A, Rathi M, Kohli HS, Gupta KL, Joshi K, Sakhuja V, Jha V. Mycophenolate mofetil or standard therapy for membranous nephropathy and focal segmental glomerulosclerosis: a pilot study. Nephrol Dial Transplant 23: 1926-1930, 2008.

172. Miller G, Zimmerman R, Radhakrishnan J, Appel G. Use of mycophenolate mofetil in resis-

tant membranous nephropathy. Am J Kidney Dis 36:250-256, 2000.

173. Choi MJ, Eustace JA, Gimenez LF, Atta MG, Scheel PJ, Sothinathan R, Briggs WA. Mycophenolate mofetil treatment for primary glomerular diseases. Kidney Int 61:1098-1114, 2002.

174. Fervenza FC, Abraham RS, Erickson BS, Irazabal MV, Eirin A, Specks U, et al. Rituximab Therapy in Idiopathic Membranous Nephropathy: A 2-Year Study. Clin J Am Soc Nephrol 5(12):2188-2198, 2010.

175. Segarra A, Praga M, Ramos N, Polanco N, Cargol I, Gutierrez-Solis E, Gomez MR, Montoro B, Camps J. Successful treatment of membranous glomerulonephritis with rituximab in calcineurin inhibitor-dependent patients. Clin J Am Soc Nephrol 4:1083-1088, 2009.

176. Cravedi P, Sghirlanzoni MC, Marasà M, Salerno A, Remuzzi G, Ruggenenti P. Efficacy and safety of rituximab second-line therapy for membranous nephropathy: a prospective, matched-cohort study. Am J Nephrol 33:461-468, 2011.

177. Berg AL, Nilsson-Ehle P, Arnadottir M. Beneficial effects of ACTH on the serum lipoprotein profile and glomerular function in patients with membranous nephropathy. Kidney Int 56:1534-1543, 1999.

178. Berg A, Arnadottir M. ACTH-induced improvement in the nephrotic syndrome in patients with a variety of diagnoses. Nephrol Dial Transplant 19:1305-1307, 2004.

179. Ponticelli C, Passerini P, Salvadori M, Manno C, Viola BF, Pasquali S, et al. A Randomized Pilot Trial Comparing Methylprednisolone Plus a Cytotoxic Agent Versus Synthetic Adrenocorticotropic Hormone in Idiopathic Membranous Nephropathy. Am J Kidney Dis 47:233-240, 2006.

180. Lindskog A, Ebefors K, Johansson ME, et al. Melanocortin 1 receptor agonists reduce proteinúria. J Am Soc Nephrol 21:1290-1298, 2010.

181. Chen ZH, Qin WS, Zeng CH, Zheng CX, Hong YM, Lu YZ, et al. Triptolide reduces proteinuria in experimental membranous nephropathy and protects against C5b-9-induced podocyte injury in vitro, Kidney Int 77:974-988, 2010.

182. Wu CC, Lu KC, Chen JS, Hsieh HY, Lin SH, Chu P. HO-1 induction ameliorates experimental murine membranous nephropathy: anti-oxidative, anti-apoptotic and immunomodulatory effects. Nephrol Dial Transplant 23:3082-3090, 2008.

183. Lionaki S, Siamopoulos K, Theodorou I, Papadimitraki E, Bertsias G, Boumpas D, Boletis J. Inhibition of tumour necrosis factor alpha in idiopathic membranous nephropathy: a pilot study. Nephrol Dial Transplant 24:2144-2150, 2009.

184. Shi JF, Zhu HW, Zhang C, Bian F, Shan JP, Lu WI. Therapeutic effect of Astragalus in patients with chronic glomerulonephritis. Acta Univ Medicinalis Secondae Shanghai 22:245-248, 2002.

185. Ahmed MS, Hou SH, Battaglia C, Picken MM, Leehey DJ. Treatment of Idiopathic Membranous Nephropathy With the Herb Astragalus membranaceus. Am J Kidney Dis 50:1028-1032, 2007.

186. Ballarin J, Poveda RI, Ara J, Perez L, Calero F, Grinyo JM, Romero R. Treatment of idiopathic membranous nephropathy with the combination of steroids, tacrolimus and mycophenolate mofetil: results of a pilot study. Nephrol Dial Transplant,22:3196-3201, 2007.

187. Kidney Disease: Improving Global Outcomes (KDIGO) Glomerulonephritis Work Group. Idiopathic membranous nephropathy. Kidney Int Suppl 2:186-197, 2012.

15

GLOMERULONEFRITE MEMBRANOPROLIFERATIVA

Gianna Mastroianni Kirsztajn

CASO CLÍNICO

Paciente de 35 anos de idade, sexo feminino, procurou serviço médico devido a edema de membros inferiores e face. Constatou-se síndrome nefrótica e foi encaminhada para o ambulatório de Nefrologia. Apresentava proteinúria de 24 horas de 3,6g e hipoalbuminemia, além de edema generalizado. Análise de urina revelou 180.000 hemácias/mL, com dismorfismo eritrocitário (++). Hemograma e glicemia estavam normais. Em exames para investigação de doenças associadas, foram obtidos os seguintes resultados: sorologia para hepatite C positiva, assim como a pesquisa de crioglobulinemia, fator antinuclear (FAN) negativo e sorologias para HIV, hepatite B e sífilis também negativas. Interrrogatório mais cuidadoso identificou que recebera transfusão de sangue por ocasião de cirurgia aos 15 anos de idade. Foi indicada biópsia renal, diagnosticando-se glomerulonefrite membranoproliferativa. Na investigação que se seguiu, foi constatada hepatite crônica ativa. Instituiu-se, então, tratamento com interferon e ribavirina.

A glomerulonefrite membranoproliferativa (GNMP) é também conhecida como "mesangiocapilar", denominação preferida por alguns e que descreve o acometimento histológico, caracterizado por anormalidades acentuadas na região mesangial e em alças capilares glomerulares[1]. Essas duas denominações vêm-se mantendo ao longo do tempo, mas o mesmo não se pode dizer de outras anteriormente propostas, tais como "glomerulonefrite crônica hipocomplementêmica" e "glomerulonefrite lobular", por exemplo[2].

De fato, a chamada GNMP abrange um grupo de "doenças glomerulares" que compartilham um padrão morfológico à microscopia óptica, assim como algumas manifestações clinicolaboratoriais, mas que se distinguem sobretudo com base nos achados de microscopia eletrônica e de imunofluorescência, assim com em sua etiopatogênese, e parecem ser, de fato, entidades diversas.

EPIDEMIOLOGIA

Vale salientar que, nas últimas décadas, tem-se diagnosticado cada vez menos a GNMP, em especial nos países desenvolvidos[3-7]. Isso provavelmente decorre do melhor controle das doenças infecciosas, com as quais a GNMP frequentemente se associa, a exemplo das hepatites virais[8].

QUADRO CLÍNICO E LABORATORIAL

APRESENTAÇÃO CLÍNICA

A GNMP é uma forma crônica e progressiva de glomerulonefrite, que pode apresentar-se em qualquer idade, mas que com maior frequência acomete crianças de mais idade e adultos jovens[2]. A frequência de acometimento entre os sexos é similar, observando-se discreta predominância de um sexo sobre o outro em algumas séries[2,9].

Os três tipos morfológicos tradicionalmente reconhecidos da doença, GNMP tipos I, II e III, têm manifestações clínicas similares, tornando difícil a distinção com base na sintomatologia[10], mas o curso da doença varia entre eles.

A apresentação clínica usualmente corresponde a proteinúria grave ou síndrome nefrótica, associada a sedimento urinário ativo. Alguns pacientes apresentam síndrome nefrítica aguda ou hematúria, acompanhada ou não de proteinúria assintomática.

ACHADOS LABORATORIAIS

Em todos os tipos de GNMP, o exame de urina revela, em geral, proteinúria (proteinúria mais grave pode ser observada em metade dos casos) e hematúria microscópica, mas em cerca de um terço dos casos pode ser macroscópica. Quando avaliado o índice de seletividade, usualmente se constata seletividade ruim[1].

Em metade dos pacientes pode ser observada anemia normocítica e normocrômica, inapropriadamente grave quando se considera o grau de perda de função renal, com teste de Coombs negativo.

Antes de se estabelecer o diagnóstico histológico de GNMP, pode-se suspeitar que se trata desta doença diante de hipocomplementemia persistente[9]. É bom lembrar que, embora tal tipo de hipocomplementemia seja comum, esta alteração não ocorre sempre[10]. Quando do diagnóstico, de um terço à metade dos pacientes têm níveis baixos de C3 e CH_{50}. No seguimento, os níveis séricos do complemento variam consideravelmente, permanecendo baixos na maioria, mas normalizando em alguns.

A GNMP tipo I é uma glomerulonefrite mediada por imunocomplexos na qual a via clássica do complemento é ativada. Já na do tipo II, hipocomplementemia devido à ativação da via alternativa é usual[11].

O componente C3 do complemento pode estar consumido nas GNMP tipos I e II, destacando-se na do tipo II a detecção de níveis persistentemente baixos de C3. Alguns pacientes com GNMP do tipo I também apresentam redução dos níveis de C1 e de C4, o que usualmente não ocorre na do tipo II.

O fator nefrítico C3, que é um autoanticorpo que se liga à C3 convertase (C3Bb) da via alternativa, está presente predominantemente na GNMP tipo II, onde age como estabilizador dessa convertase e protege-a das proteínas inibitórias[9], que normalmente regulam sua atividade, determinando degradação contínua do C3 em seus componentes ativos e queda dos níveis séricos de C3[1].

Na GNMP tipo III, a hipocomplementemia é infrequente e quando presente os níveis de C4 são normais e o fator nefrítico C3 está ausente[2].

ETIOLOGIA

No que se refere à sua etiologia, a GNMP pode ser primária ou secundária. Entre as formas secundárias, destacam-se as associações com infecções, doenças autoimunes, microangiopatia trombótica e doenças de depósito de paraproteínas (Quadro 15.1).

O número de doenças e outros distúrbios que têm sido associados à GNMP é grande e continua aumentando, especialmente quando se fala de GNMP tipo I, por isso deve-se concentrar a atenção na investigação etiológica quando se está diante deste padrão morfológico.

Quadro 15.1 – Possíveis causas de GNMP secundária.

Doença sistêmica por imunocomplexos	Causadas por vírus

• Lúpus eritematoso sistêmico
• Crioglobulinemia mista – idiopática ou associada à hepatite C
• Síndrome de Sjögren
• Artrite reumatoide
• Púrpura de Henoch-Schönlein
• Deficiências hereditárias de componentes do complemento
• Outras
	da hepatite B
	   da hepatite C
	   HIV
	• Causadas por *Mycoplasma*
	• Malária quartã
	• Esquistossomose mansônica
	• Outras

Doenças infecciosas e parasitárias	**Neoplasias**

• Causadas por bactérias
   Estafilococos
   Estreptococos
   Mycobacterium tuberculosis
   Propionibacterium acnes
   Brucella
   Coxiella burnetii
   Nocardia
   Meningococos
Principais apresentações dos quadros bacterianos associados
   Shunt atrioventricular infectado
   Endocardite
   Abscessos viscerais
	• Leucemias/linfomas
	• Carcinomas
	• Paraproteinemias: nefropatia de cadeias leves ou pesadas, mieloma múltiplo
	• Outras
	Doença hepática crônica
	• Hepatite crônica ativa
	• Cirrose
	Deficiência de alfa-1-antitripsina
	Drogas "de abuso"
	Anemia falciforme
	Microangiopatia trombótica crônica/ síndrome hemolítico-urêmica
	Lipodistrofia parcial (associada à GNMP tipo II)
	Outras

Em algumas situações, os achados de biópsia renal podem ser sugestivos da existência de uma doença associada, ou até conclusivos quando, por exemplo, são demonstradas partículas virais associadas com os depósitos e a presença de um determinado tipo de depósito, como no caso das crioglobulinas. Não se pode esperar, entretanto, definir a etiologia a partir da biópsia renal, pois isso nem sempre é possível e exames laboratoriais são usualmente solicitados com esse fim.

Em relação à investigação laboratorial da GNMP, em geral tem-se dado ênfase à realização de determinados exames, como a pesquisa de FAN e anticorpos anti--DNA, crioglobulinas, sorologias para hepatites B e C, determinação de enzimas hepáticas, eletroforese de proteínas séricas e, em idosos, exames de triagem para neoplasias. Mais recentemente, tem-se demonstrado a importância de pesquisar paraproteinemias, eventualmente com a solicitação de imunoeletroforese de proteínas urinárias e, se necessário, imunofixação de paraproteínas.

Deve-se ressaltar que, embora se questione cada vez mais, a indicação de se fazer uma investigação extensa sem evidências de que uma determinada etiologia seja provável, tratando-se de GNMP, como a frequência de associação com doenças sistêmicas é elevada, até o momento parece razoável procurar afastar as doenças mais comumente associadas, especialmente em face das modificações que o diagnóstico etiológico acarretará na abordagem terapêutica, mas, em boa parte dos casos, também pela própria gravidade da doença de base cuja manifestação inicial é a glomerulopatia a ela associada.

Obviamente parte da investigação laboratorial só deve ser realizada diante de uma suspeita mais definida, como, por exemplo, a solicitação de hemoculturas, só justificável se houver dados clínicos sugestivos de infecção bacteriana em andamento.

Não há muita informação sobre GNMP no Brasil, porém alguns levantamentos mostram correlação com doenças endêmicas, em especial com a esquistossomose mansônica[12]. Em São Paulo, considerando-se 450 biópsias renais realizadas no Hospital São Paulo, entre 1978 e 1994, diagnosticou-se GNMP em 10% delas; em 41%, constatou-se associação com esquistossomose, hepatites B ou C, hanseníase ou sífilis[13]. Em estudo de nosso grupo, que envolveu 9.617 biópsias de rim nativo, provenientes de todo o Brasil, realizadas de 1993 a 2007, a frequência com que se encontrou GNMP foi de 4,2% entre as 4.619 biópsias, que corresponderam às glomerulopatias primárias[7].

INFECÇÕES

Infecções virais crônicas são causas comuns e importantes de GNMP, com destaque para as hepatites B e C, com ou sem crioglobulinas circulantes.

As infecções bacterianas e fúngicas que determinam endocardite, nefrite por *shunt*, abscessos viscerais, entre outras, também podem causar GNMP, como exposto no quadro 15.1.

GNMP E HEPATITE C

A detecção do vírus da hepatite C em pacientes com GNMP, antes tida como idiopática, vem ganhando importância nos últimos anos, não só no que tange ao esclarecimento etiológico, como também em relação à abordagem terapêutica e a suas implicações na evolução da doença.

Em estudo que envolveu 81 pacientes brasileiros com glomerulonefrites, constatou-se que aproximadamente 12% dos pacientes com GNMP apresentavam anticorpos anti-HCV, enquanto pacientes com outros tipos histológicos não revelaram uma prevalência diferente da encontrada em doadores de banco de sangue[14].

A associação entre GNMP e infecção crônica pelo vírus da hepatite C pode acompanhar-se ou não de evidências de acometimento hepático[8], e pode também associar-se àa crioglobulinemia mista. No entanto, um terço dos pacientes com GNMP associada a HCV não tem evidências de crioglobulinemia ou envolvimento multissistêmico. Assim, recomenda-se que pacientes com GNMP façam sempre sorologia para hepatite C[15]. Alguns autores excluem dessa triagem pacientes com GNMP tipo II.

Visto por outro ângulo, o quadro histológico renal mais frequentemente encontrado em pacientes com crioglobulinemia mista tipo II e infecção pelo vírus C da hepatite é o de GNMP com depósitos subendoteliais[16].

Interferon α tem sido utilizado no tratamento de GNMP associada à hepatite C, reduzindo a carga viral e a proteinúria. Recidivas são muito comuns quando o tratamento é suspenso[8]. Também se tem usado a combinação de interferon α e ribavirina[17].

DOENÇAS AUTOIMUNES

Entre as causas autoimunes de GNMP, destacam-se lúpus eritematoso sistêmico, artrite reumatoide e síndrome de Sjögren. Nessas condições, o desenvolvimento da doença parece relacionado à presença de imunocomplexos circulantes persistentes.

Na análise da biópsia renal por imunofluorescência, a presença de um padrão *full-house* de depósito (positividade para todas as imunoglobulinas testadas – IgG, IgA e IgM), juntamente com C3 e C1q, alerta para a possibilidade de doença autoimune, assim como a visualização de depósitos tubulares e vasculares.

GAMOPATIA MONOCLONAL

O depósito de cadeias leves, de cadeias pesadas ou de imunoglobulinas monoclonais no mesângio e ao longo da membrana basal glomerular pode determinar um padrão membranoproliferativo de lesão, com depósitos em membranas basais glomerulares e tubulares que podem ser caracterizados por microscopia eletrônica.

ASPECTOS MORFOLÓGICOS

TIPOS HISTOLÓGICOS

Classificação tradicional de GNMP

As formas primárias de GNMP apresentam-se sob diferentes tipos histológicos e, nesse particular, as classificações divergem; alguns citam três tipos[10], outros quatro[9] e mesmo cinco[1].

Utilizaremos, inicialmente, a subdivisão nos tipos I, II e III, realçando sobretudo os dois primeiros. A GNMP tipo I é a mais comum entre as três[2].

Apesar da diversidade morfológica, a expressão clínica dos diferentes tipos de GNMP é muito semelhante, sendo frequente o encontro de hematúria, proteinúria importante (inclusive síndrome nefrótica), déficit de função renal e hipertensão arterial sistêmica.

GNMP tipo I

Microscopia óptica – a GNMP tipo I caracteriza-se morfologicamente por: aumento de células endocapilares, principalmente mesangiais; expansão mesangial secundária a aumento de células e matriz (Figs. 15.1 a 15.3). As alças capilares têm um aspecto característico de "duplo contorno" ou "trilho de trem", à microscopia óptica; à microscopia eletrônica, vê-se que isso decorre da interposição de processos da célula mesangial e matriz entre células endoteliais e membrana basal glomerular[1]. O envolvimento glomerular pode, ocasionalmente, ser focal, em especial nos estágios iniciais da doença[2]. Na GNMP tipo I, o aumento da matriz mesangial, às vezes, é tal que se formam "lóbulos"; daí já ter sido denominada de "glomerulonefrite lobular"[1]. Crescentes epiteliais podem ser observados. Atrofia tubular e fibrose intersticial são encontradas nas fases avançadas.

Imunofluorescência – à microscopia de imunofluorescência, o padrão mais comumente observado em GNMP tipo I é o depósito difuso (embora frequentemente interrompido) de imunoglobulinas e C3, sobretudo em mesângio e, em menor proporção, em paredes capilares num padrão granular[2].

Microscopia eletrônica – a lesão de divisão da membrana basal glomerular, com duplo contorno, geralmente corresponde a uma membrana basal original normal e uma nova membrana basal formada por material membrana basal-símile do endotélio. Entre essas duas membranas, há quantidades variáveis de constituintes citoplasmáticos e celulares mesangiais, de depósitos densos e material citoplasmático de células endoteliais. Os depósitos elétron-densos geralmente são de tamanho pequeno ou intermediário, ocasionalmente são grandes e facilmente identificáveis à microscopia óptica; encontram-se na face interna da membrana basal original; quando grandes, com frequência são vistos perto do mesângio. Ocasionalmente, depósitos intramembranosos são observados. Depósitos subepiteliais são identificados em um terço à metade dos espécimens. Depósitos mesangiais são em geral pequenos e mais observados nas fases iniciais da doença[2].

GLOMERULONEFRITE MEMBRANOPROLIFERATIVA

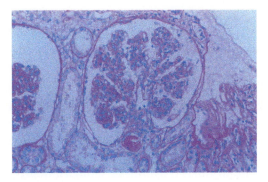

Figura 15.1 – GNMP tipo I (PAS, aumento original: 200×). Observa-se glomérulo volumoso, com aspecto lobulado, hipercelularidade endocapilar e expansão mesangial*.

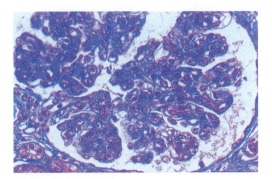

Figura 15.2 – GNMP tipo I (tricrômico de Masson, aumento original: 400×). Nesta microfotografia, destaca-se a presença de glomérulo volumoso, com aspecto lobulado, hipercelularidade endocapilar e espessamento multifocais da membrana basal capilar*.

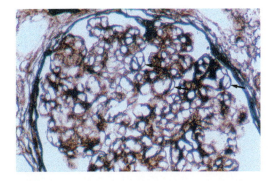

Figura 15.3 – GNMP tipo I (impregnação pela prata, aumento original: 400×). Observam-se múltiplas áreas de desdobramento da membrana basal das alças capilares glomerulares. As setas indicam locais com duplicação da membrana basal*.

*Cortesia do Dr. Marcello Franco, Professor Titular do Departamento de Patologia da Escola Paulista de Medicina – UNIFESP.

GNMP tipo II

Microscopia óptica – a GNMP tipo II é também conhecida como "doença de depósitos densos" e vários autores consideram-na uma entidade distinta da GNMP tipo I e da GNMP tipo III, o que, nos dias atuais, está cada vez mais evidente; já a GNMP tipo III é vista por alguns apenas como uma variante do tipo I.

Os achados de microscopia óptica são usualmente semelhantes àqueles da GNMP tipo I[1]. As paredes capilares glomerulares apresentam espessamento irregular, mas geralmente extenso; observa-se expansão variável do mesângio; em alguns casos, é mínima; em outros, a proliferação celular mesangial e o acúmulo de matriz característicos podem produzir o padrão de glomerulonefrite lobular observado na GNMP tipo II[2].

A lesão da membrana basal na GNMP tipo II é peculiar e corresponde a depósitos intramembranosos densos, detectáveis à microscopia eletrônica. Depósitos semelhantes foram observados na membrana basal da cápsula de Bowman e em algumas membranas basais tubulares[2]. Crescentes epiteliais estão variavelmente presentes. Inflamação intersticial crônica e fibrose são, no início, focais, generalizando-se posteriormente[10].

Imunofluorescência – à imunofluorescência, o achado característico é a detecção de C3 ao longo da parede capilar periférica e no mesângio, de intensidade variável e, por vezes, em um padrão interrompido ou descontínuo. O achado de outros componentes do complemento é infrequente. Depósito de imunoglobulinas tem sido demonstrado menos frequentemente; quando presentes são usualmente de distribuição segmentar, com predomínio de IgM[2].

Microscopia eletrônica – à microscopia eletrônica, a lesão característica é o espessamento da membrana basal secundário à presença de um material elétron-denso no interior da lâmina densa. O envolvimento das alças capilares periféricas pode ter vários padrões. Um deles seria o de espessamento uniforme da maior parte da lâmina densa. Outro padrão frequente é o espessamento fusiforme de segmentos da membrana basal, entremeados por áreas de membrana basal normal ou alterada (fina ou atenuada). Material elétron-denso similar é usualmente encontrado em mesângio. Também é observado em membrana basal de cápsula de Bowman e membranas basais tubulares[2].

GNMP tipo III

Microscopia óptica – a característica principal é o espessamento da parede capilar glomerular, difuso, mas irregular, causado pelo acúmulo de depósitos na membrana basal glomerular. Observam-se certa lobulação e hiœrcelularidade mesangial pelo PSA (*periodic acid-Schift*), mas menos acentuadas que na GNMP tipo I[10].

Imunofluorescência – o principal achado é o depósito granular abundante de C3 e properdina, predominando nas paredes capilares glomerulares. C3 também é observado em mesângio. Em poucos casos, IgG, IgM e IgA são encontradas e sua distribuição não corresponde àquela do C3[10].

Microscopia eletrônica – a posição dos depósitos na membrana basal é irregular e não característica. Os depósitos subendoteliais e subepiteliais são difusos e frequentemente contíguos. Comumente, os depósitos têm distribuição segmentar. Observam-se alças capilares afetadas junto a outras sem alteração. A presença de depósitos no mesângio também é frequente[10].

Proposta alternativa de classificação de GNMP

Mais recentemente, foi proposta uma classificação da GNMP com divisão em dois grupos principais: mediadas por imunoglobulinas e mediadas por complemento [18], conforme exposto no quadro 15.2.

É interessante notar que essa proposta de classificação, baseada nos achados de imunofluorescência da biópsia renal, tem implicações na investigação laboratorial à qual deverá ser submetido o paciente, uma vez definido o diagnóstico histológico. Em outras palavras, quando detectadas imunoglobulinas à imunofluorescência, a avaliação deve concentrar-se na pesquisa de infecções, doenças autoimunes e gamopatias monoclonais, sem esquecer a possibilidade de crioglobulinemia. Quando a GNMP é mediada por imunoglobulinas, também ocorre depósito de complemento C3, e mesmo de C4, ao longo das paredes capilares por ativação da via clássica. Por outro lado, nas formas mediadas por complemento, a imunofluorescência revela predominantemente C3 e não se observa depósito de imunoglobulinas ou este não é significativo. No quadro 15.2, é apresentada esta nova proposta de classificação[18].

É provável que a GNMP mediada por complemento, observada mais frequentemente em crianças e adultos jovens, deva-se a mutações genéticas nas proteínas reguladoras do complemento, enquanto aquela que se observa no adulto seria adquirida por desenvolvimento de autoanticorpos contra tais proteínas reguladoras[18].

Quadro 15.2 – Achados mais característicos de cada grupo de GNMP classificada de acordo com o padrão de imunofluorescência (IF) da biópsia renal.

	GNMP por imunoglobulinas	GNMP por complemento
Perfil de IF	Presença de depósitos de Igs com ou sem complemento	Presença de depósitos de complemento, sem Igs ou Igs fracamente positivas
Padrões histológicos mais prováveis à MO	GNMP tipos I e III	Doença de depósitos densos de GN por C3
Idade predominante	Adultos	Crianças Adultos jovens
Causas mais prováveis	Paraproteinemias Doenças autoimunes Infecções	Distúrbios relacionados às proteínas reguladoras do complemento

IF = imunofluorescência; MO = microscopia óptica; Igs = imunoglobulinas.

PATOGÊNESE

A patogênese da GNMP ainda não foi devidamente esclarecida[10]. Nos dias atuais, considera-se mais provável que essa lesão histológica represente um padrão de injúria glomerular, que na GNMP tipo I frequentemente está associado ao depósito subendotelial e/ou mesangial (ou formação *in situ*) de imunocomplexos patogênicos, decorrente de antigenemia persistente e presença de imunocomplexos circulantes[18].

O mesmo padrão membranoproliferativo é observado pela microscopia óptica na GNMP tipo II, porém neste caso o mecanismo patogenético mais importante parece ser a falta de regulação da via alternativa da cascata do complemento, com consequente ativação persistente do complemento, caracterizando a existência de outra doença.

Embora existam evidências de que a geração descontrolada da C3 convertase da via alternativa possa causar ou predispor ao desenvolvimento de GNMP, em alguns modelos experimentais a hipocomplementemia prolongada não causou glomerulonefrite; da mesma forma, há pacientes com lipodistrofia parcial, fator nefrítico C3 e hipocomplementemia que não desenvolveram doença renal. Assim, os indícios são de que a hipocomplementemia, isoladamente, não é lesiva ao rim[10] e outros fatores devem somar-se para que a lesão glomerular se instale nesse contexto.

No que diz respeito à determinação dos níveis séricos do complemento, consumo de complemento é comum na GNMP tipos I e II, mas, na do tipo III, a hipocomplementemia é incomum[2].

De fato, a GNMP tem sido associada a vários estados de deficiência de complemento, entre os quais: lipodistrofia parcial e deficiência genética de C1q, C2, C3, C6, C7, C8, fator B, fator H e inibidor de C1 esterase[10].

Alguns consideram que a depleção de complemento representa um estado de imunodeficiência que predispõe a infecções e formação de imunocomplexos. Outros levantam a possibilidade de que a deficiência ou depleção de complemento, ou ambas, influenciem o destino dos imunocomplexos *in vivo*, prejudicando sua solubilização e desagregação[10].

Predominam indícios de que a GNMP tipo I é mediada pelo depósito glomerular de imunocomplexos. Entre essas evidências, destacam-se a demonstração de proteínas imunes no rim por imunofluorescência, a presença de imunocomplexos circulantes e crioglobulinas no soro e a ocorrência de glomerunefrite morfologicamente similar à GNMP tipo I em doenças por imunocomplexos, tais como lúpus eritematoso sistêmico, hepatite crônica por vírus C e bacteriemia crônica.

Também, em GNMP tipo III, os imunocomplexos podem ter seu papel na patogênese. São evidências disso a detecção de imunocomplexos circulantes e depósito glomerular de proteínas imunes em pacientes com essa doença[10].

Acredita-se que um fator sistêmico desempenhe papel importante na patogênese da GNMP tipo II, em face do diagnóstico frequente de recorrência após transplante renal. Estabelecer a identidade do material que constitui os depósitos densos possivelmente contribuirá para que se compreenda melhor a patogênese da GNMP tipo II[10].

TRATAMENTO

Não há um tratamento bem definido para GNMP e sequer há consenso quanto à validade de instituir-se um tratamento específico[19-30].

CORTICOIDE

Estudos não controlados, a longo prazo, envolvendo crianças com GNMP, predominantemente do tipo I, conduzidos no *University of Cincinnati Children's Hospital* sugeriram que o tratamento com prednisona em dose alta, em dias alternados, preserva a função renal, reduz a inflamação glomerular e aumenta a sobrevida renal[27-30].

Em 1990, McEnery[27] atualizou a experiência desse grupo, envolvendo 71 crianças com GNMP primária, tratadas exclusivamente com prednisona em dias alternados. Vinte e sete por cento desenvolveram doença renal crônica terminal e a sobrevida renal atuarial, 10 e 20 anos após o início do tratamento, foi 75% e 59% e, considerando-se o tempo de diagnóstico, 82 e 56%, respectivamente. O desenvolvimento de doença renal crônica terminal não foi maior em pacientes tratados um ou mais anos (em média 3,5 anos) após o diagnóstico ou precocemente no curso da doença (em média 0,3 ano). A sobrevida encontrada é bem superior à de outros relatos, mas a ausência de controles contemporâneos torna difícil atribuir a melhor evolução à corticoterapia. A repetição da biópsia renal em pacientes tratados revelou melhora da inflamação[9].

O *International Study of Kidney Disease in Children*, estudo prospectivo, randomizado, controlado, com corticoide administrado por via oral, em dias alternados, em GNMP, foi realizado envolvendo 80 crianças com depuração de creatinina igual ou superior a 70mL/min/1,73m^2 e proteinúria persistente superior a 40mg/h/m^2. Os autores concluíram que o tratamento a longo prazo com prednisona parece melhorar a evolução de crianças com GNMP, mas a diferença em termos de estabilidade de função renal entre os que receberam prednisona e placebo teve significância estatística marginal e só foi observada após 90 meses de observação, quando o número de pacientes em cada grupo já era pequeno[9].

Donadio e Offord[24], analisando vários estudos, concluíram que as informações disponíveis não confirmam efeitos benéficos do corticoide em adultos.

IMUNOSSUPRESSORES

Apesar de a GNMP estar associada a uma tendência à progressão para doença renal crônica terminal inexorável, e muitos considerarem que não vale a pena tratá-la, Faedda et al.[31] foram bem-sucedidos em experiência terapêutica com pequeno número de pacientes. Esses autores descreveram um esquema de tratamento, envolvendo indução de remissão com metilprednisolona em pulsoterapia, seguida por doses altas de prednisona e ciclofosfamida. A combinação de drogas é usada por um mínimo de seis meses (incluído o período de redução da dose de prednisona) e pode ser continuada de acordo com a resposta de cada paciente. Os resultados foram bons, mesmo em pacientes com algum grau de insuficiência renal antes do tratamento, constatando-se melhora da síndrome nefrótica e, em alguns casos, da insuficiência renal. Os autores acreditam que os resultados podem ser explicados pelas dosagens de drogas utilizadas e pela duração do ciclo de tratamento, ou seja, a doença parece requerer um tratamento mais intensivo do que os usualmente administrados. Quando o tratamento foi repetido para pacientes que haviam apresentado recidivas, foi novamente observada boa resposta.

No entanto, como comenta Glassock[9], o número de pacientes avaliados ainda é pequeno e, graças à falta de controles contemporâneos, não se pode concluir que a evolução favorável por ele observada seja decorrente do tratamento, ainda que uma taxa de remissão completa de 78% seja muito mais alta do que o esperado, considerando-se os controles históricos. Depois do estudo inicial, não foram publicadas atualizações.

Anticoagulantes e antitrombóticos

Estudos iniciais não controlados, inclusive o de Kincaid-Smith[32], que empregava a terapia tripla com dipiridamol, anticoagulante e ciclofosfamida no tratamento de GNMP, e outros[33], atribuíram efeitos benéficos ao uso de anticoagulantes ou antitrombóticos associados ou não a imunossupressores, mas, em trabalhos prospectivos, em geral, essas modalidades de tratamento não confirmaram seu valor[9,32].

Aspirina (975mg/dia) e dipiridamol (325mg/dia), utilizados em conjunto por Donadio et al.[34], reduziram significativamente a velocidade de deterioração da taxa de filtração glomerular, em estudo prospectivo randomizado. Complicações hemorrágicas leves a moderadas levaram à interrupção do tratamento em 15% dos pacientes[9].

A combinação de aspirina (500mg/dia) e dipiridamol (75mg/dia) foi testada em um estudo prospectivo controlado do *Collaborative Glomerulonephritis Therapy Study Group*. A queda da proteinúria foi mais pronunciada no grupo tratado que no controle, mas não se detectou diferença na evolução da função renal, talvez devido ao curto período de seguimento[35].

OUTROS

Alguns estudos foram feitos com o uso de anti-inflamatórios não hormonais[36], sobretudo indometacina, por vezes em combinação com agentes citotóxicos. Entretanto, os efeitos adversos pareceram superar os eventuais benefícios, que corresponderam, em geral, a alguma redução na proteinúria. O mesmo se pode dizer do uso de ciclosporina A associado a baixas doses de corticoide.

Já se defendeu a plasmaférese associada à imunossupressão em pacientes ocasionais com formas crescênticas e apresentação rapidamente progressiva[9].

Mais recentemente, séries com poucos casos[37] mostraram resultados favoráveis com o uso de micofenolato mofetil associado ao corticoide em pacientes com GNMP resistente a outros esquemas.

Por fim, embora não haja um tratamento específico para GNMP cuja utilidade seja reconhecida pela maioria dos estudiosos do assunto, pareceu-nos interessante recordar as principais tendências em termos de tratamento dessa doença até o momento, inclusive a proposta de Glassock, que é exposta de forma simplificada no quadro 15.3. As diferentes abordagens apresentadas podem servir de guia na eventual escolha de um tratamento, mas de modo algum devem ser utilizadas sem a análise individualizada de cada caso.

Deve ficar claro que, com exceção do controle da pressão arterial e da tentativa de reduzir proteinúria com o uso do bloqueio do sistema renina-angiotensina, que são condutas mais amplamente aceitas, assim como a adoção de medidas renoprotetoras aplicáveis às glomerulopatias em geral, não há consenso quanto a uma conduta terapêutica específica (imunossupressão) a ser adotada no tratamento da GNMP idiopática.

Quadro 15.3 – Proposta de uma abordagem terapêutica para pacientes com GNMP.

1. Taxa de filtração glomerular normal/proteinúria não nefrótica
    Crianças e adultos: controle cuidadoso da pressão arterial, preferencialmente com medicações que bloqueiem o sistema renina-angiotensina (inibidor de enzima conversora de angiotensina na proposta original)
2. Taxa de filtração glomerular normal ou próxima do normal/proteinúria nefrótica
    Crianças: prednisona em dias alternados por período prolongado
3. Taxa de filtração glomerular diminuída/proteinúria nefrótica
    Crianças: prednisona (e agentes citotóxicos?)
    Adultos: aspirina e dipiridamol; considerar prednisona (e agentes citotóxicos)
4. Glomerulonefrite rapidamente progressiva
    Crianças e adultos: considerar pulsoterapia com metilprednisolona, agentes citotóxicos e plasmaférese

PROGNÓSTICO E EVOLUÇÃO

O prognóstico da GNMP é geralmente considerado desfavorável, mas não se sabe ao certo que fatores determinam a evolução para doença renal crônica terminal ou mesmo morte do paciente[19].

Na sequência, comentaremos alguns dos fatores que vêm sendo implicados na definição do prognóstico.

Há relatos de melhor evolução tratando-se de crianças[20], mas, de modo geral, a *idade* quando da apresentação não parece interferir no prognóstico a longo prazo, o mesmo ocorrendo em relação ao *sexo*.

Alguns estudos, mas não todos, têm demonstrado que a magnitude da *proteinúria* e sua persistência afetam de forma significante o prognóstico[20,21].

A constatação de uma *creatinina sérica* elevada e/ou depuração de creatinina reduzida quando do diagnóstico está frequentemente, mas nem sempre, associada a mau prognóstico a longo prazo. Alguns autores concluíram que a redução na taxa de filtração glomerular por ocasião da apresentação constitui-se em fator de risco independente para o desenvolvimento de doença renal crônica terminal. No curso da doença, podem, entretanto, ser observadas modificações na função renal que correspondem apenas a exacerbações da doença determinadas por infecção superajuntada[9].

Hipertensão arterial sistêmica foi confirmada como fator de risco independente em GNMP por análise multivariada[21].

Em relação aos *achados morfológicos*, até o momento só está bem estabelecido que determina pior prognóstico a presença de crescentes e/ou lesões tubulointersticiais crônicas[21,22]. A gravidade da interposição mesangial e/ou da hipercelularidade não parece relacionar-se com o prognóstico. Lesão arteriolar (talvez refletindo a gravidade da hipertensão arterial) pode indicar pior evolução. Esclerose glomerular segmentar e/ou lesões nodulares, em alguns estudos, tiveram efeito adverso na sobrevida renal[21].

O pior prognóstico da GNMP tipo II, observado em alguns estudos, poderia ser explicado pela maior tendência a detectarem-se crescentes nesta variante[9].

Em alguns estudos, constatou-se que a piora da função renal ocorre muito mais em função da intensidade das alterações tubulares e intersticiais do que da gravidade do envolvimento glomerular, especialmente em pacientes com creatinina sérica normal[19].

Schmitt et al.[22] sugeriram que o prognóstico da GNMP é essencialmente ditado pelo componente tubulointersticial cortical e que, entre os parâmetros clínicos, têm valor prognóstico a ocorrência de hipertensão arterial e a concentração de creatinina sérica elevada, quando da realização da biópsia renal, tendo ambas revelado correlação estatisticamente significante com o dano tubulointersticial. Vale salientar que, neste estudo, mais de metade das mortes estiveram relacionadas com hipertensão arterial não controlada. Proteinúria, síndrome nefrótica e hematúria, por sua vez, não tiveram valor prognóstico. Nos primeiros anos, a evolução pareceu ser pior para pacientes com síndrome nefrótica; posteriormente, essa diferença desapareceu e, após 12 anos, o prognóstico foi praticamente idêntico para pacientes com ou sem síndrome nefrótica. Em outros estudos[23], constatou-se prognóstico menos favorável em caso de síndrome nefrótica.

Barbiano di Belgiojoso et al.[23] estudaram 112 pacientes (crianças e adultos) com GNMP e encontraram correlação significante entre a presença de déficit de função renal no início do estudo, síndrome nefrótica, hipertensão arterial ou presença de crescentes epiteliais glomerulares e mau prognóstico.

Outro fator que poderia interferir no prognóstico seria o *tratamento da doença*.

Donadio e Offord[24], em 1989, fizeram uma revisão, incluindo diversos esquemas terapêuticos para GNMP publicados até então, e concluíram que nenhum deles afetava favoravelmente a evolução da doença. Ford et al.[25], entretanto, consideraram a possibilidade de que o tempo de doença antes do início do tratamento poderia influir no resultado final, levando em conta trabalho prévio em que se demonstrou que pacientes que iniciaram prednisona até um ano após o início da doença evoluíram bem melhor. Esses autores sugerem que a corticoterapia, provavelmente por atenuar a progressão da lesão inflamatória em uma fase precoce da doença, associada a controle pressórico adequado, contribuem para melhor evolução em crianças com GNMP.

Em síntese, os fatores atualmente mais aceitos como indicadores de mau prognóstico encontram-se relacionados no quadro 15.4.

Quadro 15.4 – Fatores considerados sugestivos de pior prognóstico em GNMP.

- Proteinúria significante, sobretudo síndrome nefrótica
- Depuração de creatinina reduzida
- Hipertensão arterial sistêmica
- Presença de crescentes
- Presença de fibrose intersticial

SOBREVIDA RENAL

A GNMP é uma das glomerulonefrites que mais frequentemente evolui para doença renal crônica terminal.

Em adultos, a sobrevida renal atuarial da GNMP tipo I em 10 anos está entre 54 e 64%[21]. O prognóstico para os demais subtipos pode ser pior. Estudos em crianças submetidas a tratamentos variados sugeriram sobrevida renal atuarial em 10 anos de cerca de 50 a 60%[9]. Os resultados de alguns estudos de sobrevida renal em GNMP encontram-se na tabela 15.1.

Tabela 15.1 – Estudos de sobrevida renal (em 10 anos) em GNMP.

Autores	Ano	N	Condição analisada	Sobrevida (%)
Cameron et al.[20]	1983		Síndrome nefrótica persistente	40
Cameron et al.[20]	1983		Proteinúria não nefrótica	85
Cameron et al.[20]	1983	69		62
Valles-Prats et al.[26]	1985	72		54
Schmitt et al.[22]	1990	220		64
Gruppo Italiano di Immunopathologica Renale[21]	1990	259		60
McEnery[27]	1990	71	Crianças tratadas	82

RECORRÊNCIA EM TRANSPLANTE

Todos os tipos de GNMP podem recorrer em transplantes renais; isso acontece em 20 a 30% dos pacientes com GNMP tipo I; já a do tipo II, destaca-se por recorrer em quase 100% dos casos[9]. Os depósitos densos intramembranosos, com frequência, aparecem precocemente após o transplante renal[11]. Vale salientar, entretanto, que a recorrência das alterações morfológicas da GNMP tipo II é extremamente frequente, mas recorrência com repercussão clínica significativa é rara[1]. Não há como prever o risco de recorrência previamente ao transplante e, em muitos casos, ela não determina perda do enxerto[9].

Na verdade, perda do enxerto por doença recorrente tem sido relatada em 6 a 20% dos pacientes com GNMP tipo I situação em que se relata associação variável com hipocomplementemia persistente pós-transplante[10].

CONSIDERAÇÕES FINAIS

Vale salientar que, em face da disponibilidade de recursos laboratoriais para o diagnóstico de infecção pelo vírus C da hepatite, muitos dos casos de GNMP antes tidos como idiopáticos hoje têm causa bem estabelecida e recebem tratamento adequado.

A investigação da GNMP deve incluir investigação cuidadosa de infecções crônicas (endocardite, abscessos viscerais, hepatites por vírus B e C), doenças autoimunes (particularmente lúpus eritematoso sistêmico), várias formas de discrasias de células plasmáticas ou doenças de depósito de imunoglobulinas.

É importante lembrar que, tratando-se de GNMP, o esclarecimento de uma possível doença de base tem-se mostrado particularmente relevante antes de se iniciar o tratamento, já que o tratamento das formas secundárias varia entre elas de acordo com sua etiologia e, em geral, diverge daqueles propostos para as primárias.

Os efeitos de diversas formas de tratamento na evolução da GNMP são variáveis e difíceis de interpretar, devido à ausência de controles adequados e do pequeno número de pacientes na maioria dos estudos publicados.

Por fim, no que se refere a tratamento, alguns autores consideram que este deve ser instituído se, em qualquer dos tipos de GNMP, forem constatadas crescentes ou uma forma muito agressiva da doença[1].

PONTOS DE DESTAQUE

1. O *padrão morfológico membranoproliferativo*, observado na análise da biópsia renal por microscopia óptica, pode ser subdividido em dois grupos com base nos achados da microscopia de *imunofluorescência*:
   - Por *depósito de imunoglobulinas*: GNMP tipos I e III.
   - Por *depósito de complemento*: DDD e GP por C3.
     – Os subtipos histológicos parecem associar-se a mecanismos patogenéticos diferentes.
2. No que se refere à *investigação etiológica*, deve-se insistir na detecção de uma doença de base em caso de padrão histológico membranoproliferativo à biópsia renal.

3. As *associações* que devem ser sempre pesquisadas são:
- Quadros infecciosos crônicos, em especial hepatites (C e B).
- Lúpus eritematoso sistêmico.
- Gamopatia monoclonal merece atenção especial entre as causas de GNMP, como se tem observado em estudos mais recentes, com ênfase ainda maior nos indivíduos com mais idade.

REFERÊNCIAS BIBLIOGRÁFICAS

1. Brenner BM, Coe FL, Rector FC. Clinical Nephrology. Philadelphia, WB Saunders, 1987.

2. Holley KE, Donadio JV Jr. Membranoproliferative glomerulonephritis. In Tisher CC, Brenner BM. Renal Pathology with Clinical and Functional Correlations. Philadelphia, Lippincott, 1989, vol. I, p. 228-264.

3. Barbiano di Belgiojoso G, Baroni M, Pagliari B, Lavagni MG, Porri MT, Banfi G, et al. Is membranoproliferative glomerulonephritis really decreasing? Nephron 40:380-381, 1985.

4. Gonzalo A, Matesanz R, Teruel JL, Ortuño J. Incidence of glomerulonephritis in a Spanish population. Clin Nephrol 26:161, 1986.

5. Jungers P, Droz D, Noël LH, Fétizon D, Manganella J, Grünfeld JP. Is membranoproliferative glomerulonephritis disappearing in France? Kidney Int 30:899, 1982.

6. Study Group of the Spanish Society of Nephrology. Progressively decreasing incidence of membranoproliferative glomerulonephritis in Spanish adult population. Nephron 52:370-371, 1989.

7. Polito MG, Moura LA, Kirsztajn GM. An overview on frequency of renal biopsy diagnosis in Brazil: clinical and pathological patterns based on 9,617 native kidney biopsies. Nephrol Dial Transplant 25:490-496, 2010.

8. Johnson RJ, Gretch DR, Couser WG, Alpers CE, Wilson J, Chung M, et al. Hepatitis C virus associated glomerulonephritis. Effect of interferon therapy. Kidney Int 46:1701-1704, 1994.

9. Glassock RJ. Membranoproliferative glomerulonephritis. In Ponticelli C, Glassock RJ. Treatment of Primary Glomerulonephritis. Oxford, Oxford University Press, 1997, p. 218-233.

10. Miller RB, Kashtan CE, Burke BA, Kim Y. Idiopathic membranoproliferative glomerulonephritis. In Neilson EG, Couser WG. Immunologic Renal Diseases. Philadelphia, Lippincott-Raven, 1997, p. 1133-1145.

11. Bennett WM, Fassett RG, Walker RG, Fairley KF, d'Apice AJF. Kincaid-Smith P. Mesangiocapillary glomerulonephritis type II (dense-deposit disease): clinical features of progressive disease. Am J Kidney Dis 13:469-476, 1989.

12. Martinelli R, Noblat ACB, Brito E, Rocha H. Schistosoma mansoni-induced mesangiocapillary glomerulonephritis: influence of therapy. Kidney Int 35:1227-1233, 1989.

13. Valente Lopes L, Sesso R. Aspectos clínicos da glomerulonefrite membranoproliferativa. J Bras Nefrol 28:162-169, 1995.

14. Lopes MVL, Lopes EPA, Silva E, Kirsztajn GM, Pereira AB, Sesso RC, et al. Prevalence of hepatitis C virus antibodies in primary glomerulonephritis in Brazil. Am J Nephrol 18:495-497, 1998.

15. Stehman-Breen C, Alpers CE, Willson R, Johnson RJ. Is there a hepatitis C virus-associated membranoproliferative glomerulonephritis? Am J Kidney Dis 30:589-90, 1997.

16. D'Amico G. Renal involvement in hepatitis C infection: cryoglobulinemic glomerulonephritis. Kidney Int 54:650-671, 1998.

17. Lai M, Pang P, Kao J. Combination therapy of a interferon and ribavirin in patients with clinical hepatitis C. Hepatology 18:933, 1993.

18. Sethi S, Fervenza FC. Membranoproliferative glomerulonephritis: pathogenetic heterogeneity and proposal for a new classification. Semin Nephrol 31(4):341-488, 2011.

19. Glassock RJ, Adler SG, Ward HJ, Cohen AH. Primary glomerular diseases. In Brenner BM, Rector FC. The Kidney. 3rd ed. Philadelphia, WB Saunders, 1986, p. 929-1013.

20. Cameron JS, Turner DR, Heaton J, Williams DG, Ogg CS, Chantler C, et al. Idiopathic mesangiocapillary glomerulonephritis: comparison of types I and II in children and adults and long-term prognosis. Am J Med 74:175-192, 1983.

21. D'Amico G. Influence of clinical and histological features on actuarial renal survival in adult patients with idiopathic IgA nephropathy, membranous nephropathy and membranoproliferative glomerulonephritis. Survey of the recent literature. Am J Kidney Dis 20:315-323, 1992.

22. Schmitt H, Böhle A, Reineke T, Mayer-Eichberger D, Vogl W. Long-term prognosis of membranoproliferative glomerulonephritis type I. Nephron 55:242-250, 1990.

23. Barbiano di Belgiojoso G, Tarantino A, Colasanti G, Bazzi C, Guerra L, Durante A. The prognostic value of some clinical and histological parameters in membranoproliferative glomerulonephritis (MPGN): report of 112 cases. Nephron 19:250-258, 1977.

24. Donadio JV Jr, Offord KP. Reassessment of treatment results in membranoproliferative glomerulonephritis, with emphasis on life-table analysis. Am J Kidney Dis 14:445-451, 1989.

25. Ford DM, Briscoe DM, Shanley PF, Lum GM. Childhood membranoproliferative glomerulonephritis type I: limited steroid therapy. Kidney Int 41:1606-1612, 1992.

26. Valles-Prats M, Espinel GE, Alloza J. Glomerulonefrite mesangiocapilar idiopathica. Estudio de 72 casos. Nephrologica 5:17-23, 1985.

27. McEnery P. Membranoproliferative glomerulonephritis: the Cincinnati experience-cumulative renal survival 1957-1989. J Pediatr 116:5109-5114, 1990.

28. McAdams AJ, McEnery PT, West CD. Mesangiocapillary glomerulonephritis: changes in glomerular morphology with long-term alternate-day prednisone therapy. J Pediatr 86:23-31, 1975.

29. McEnery PT, McAdams AJ, West CD. Membranoproliferative glomerulonephritis: improved survival with alternate day prednisone therapy. Clin Nephrol 13:117-124, 1980.

30. McEnery P, McAdams A, West C. The effect of prednisone in a high-dose, alternate-day regimen on the natural history of idiopathic membranoproliferative glomerulonephritis. Medicine (Baltimore) 64:401-418, 1985.

31. Faedda R, Satta A, Tanda F, Parisi M, Bartoli E. Immunosuppressive treatment of membranoproliferative glomerulonephritis. Nephron 67:59-65, 1994.

32. Kincaid-Smith P. The treatment of chronic mesangiocapillary glomerulonephritis with impaired renal function. Med J Aust 2:587-592, 1972.

33. Zimmerman SW, Moorthy AV, Dreher WH, Friedman A, Varanasi U. Prospective trial of warfarin and dypiridamole in patients with membranoproliferative glomerulonephritis. Am J Med 75:920-927, 1983.

34. Donadio JV, Anderson CF, Mitchell JC, Holley KE, Ilstrup DM, Fuster V, et al. Membranoproliferative glomerulonephritis, a clinical trial of platelet inhibitor therapy. N Engl J Med 310:1421-1426, 1984.

35. Zauner I, Bohler J, Braun N, Grupp C, Heering P. Collaborative Glomerulonephritis Therapy Study Group. CGTS. Effect of aspirin and dipyridamole on proteinuria in idiopathic membranoproliferative glomerulonephritis: a multicenter prospective clinical trial. Nephrol Dial Transplant 9:619-622, 1994.

36. Lagrue G, Laurent J, Belghiti D. Renal survival in membranoproliferative glomerulonephritis (MPGN): role of long-term treatment with non-steroid anti-inflammatory drugs (NSAID). Intern Urol Nephrol 20:669-677, 1988.

37. Yuan M, Zou J, Zhang X, Liu H, Teng J, Zhong Y, et al. Combination therapy with mycophenolate mofetil and prednisone in steroid-resistant idiopathic membranoproliferative glomerulonephritis. Clin Nephrol 73:354-359, 2010.

16

NEFROPATIA POR IgA E PÚRPURA DE HENOCH-SCHÖNLEIN

Viktoria Woronik
Denise Maria Avancini Costa Malheiros
Renato Costa Monteiro

A nefropatia por IgA(NIgA), ou doença de Berger, é considerada a glomerulopatia primária mais comum mundialmente, com predomínio na Ásia. É rara na etnia negra e tem predomínio no sexo masculino (2:1). Pode ocorrer em qualquer faixa etária, com um pico de incidência nas segunda e terceira décadas, sendo rara após os 50 anos de idade. Sua definição histológica é pelo depósito no glomérulo de imunocomplexos contendo IgA com apresentação estrutural de uma glomerulopatia mesangial, mais comumente[1].

A púrpura de Henoch-Schönlein é considerada a forma sistêmica da nefropatia por IgA, caracterizada por uma vasculite de pequenos vasos com depósitos predominantemente de IgA. Essa doença é diagnosticada mais comumente em indivíduos com menos de 20 anos de idade. O quadro clínico caracteriza-se pela presença de púrpura, principalmente em membros inferiores, artrites, artralgias e dor abdominal, além de manifestações renais de hematúria com diferentes graus de intensidade[2]. O envolvimento renal ocorre mais frequentemente em crianças de mais idade, em quadros prolongados, com persistência da dor abdominal e púrpura.

DISTRIBUIÇÃO GEOGRÁFICA

Existe grande variabilidade na distribuição geográfica mundial da NIgA. No Japão, China e Cingapura, são descritas as maiores incidências mundiais entre 40 e 50% dos pacientes com glomerulopatias primárias[3,4]. Na França, Itália e Espanha as incidências variam entre 20 e 30%, enquanto nos Estados Unidos e Canadá os achados estão entre 15 e 20%[5-9]. No Brasil, relatos do RPG (Registro Paulista de Glomerulopatias) de São Paulo constatam 17,8% de nefropatia por IgA entre 2.086 pacientes com glomerulopatias primárias biopsiados entre 1999 e 2005[10]. No Hospital das Clínicas da Faculdade de Medicina da USP, Bahiense et al. relatam 11,5% de NIgA entre 943 pacientes com glomerulopatias primárias estudadas entre 1979 e 1999[11].

ASPECTOS GENÉTICOS

História familial é relatada em 10 a 15% dos pacientes com diagnóstico de NIgA, com descrições de alterações no cromossomo 6q22-23[12]. Publicações recentes relatam mais de 100 famílias com múltiplos membros afetados, não se mostrando nenhuma diferença entre as formas familiais e não familiais tanto na apresentação clínica quanto na progressão da nefropatia[13].

BIOMARCADORES

Apesar do recente avanço tecnológico, não dispomos ainda de biomarcadores eficazes para o diagnóstico de NIgA. Assim, níveis séricos por IgA1 com glicosilação anômala, ou de resíduos proteicos resultantes da digestão da cadeia pesada por IgA1 de pacientes com NIgA, não se mostraram úteis como biomarcadores nesta doença[14], assim como análises proteômicas de urina ou sangue[15].

ASPECTOS CLÍNICOS

A NIgA ocorre em qualquer idade, sendo mais comumente encontrada entre a segunda e terceira décadas da vida, portanto em adultos jovens[16]. A proporção entre sexos masculino/feminino é de 2/1 no Japão e 6/1 nos EUA e Norte da Europa[17]. Quanto à raça, como já discutido, é mais comum em asiáticos, sendo muito pouco frequente em negros e com frequência intermediária entre europeus e norte-americanos[18].

Casuística de NIgA do Hospital das Clínicas da USP entre 1979 e 1999 mostra grande prevalência (83%) de brancos, com concentração de casos (60%) entre 15 e 29 anos, média de idade de 30 ± 11 anos e com distribuição de sexos masculino/feminino de 1,2/1,0[11].

A apresentação clássica dessa nefropatia consiste em hematúria macroscópica que se manifesta dois a três dias após um quadro infeccioso, habitualmente faringite, persistindo por aproximadamente 10 dias. Apenas 4 a 13% dos pacientes com nefropatia por IgA apresentam a tríade clássica de hematúria macroscópica, edema e hipertensão, acompanhados ou não de perda de função renal. A doença também pode manifestar-se de forma insidiosa, muitas vezes descoberta incidentalmente em exames de rotina, caracterizada por hematúria macroscópica e proteinúria não nefrótica, associadas ou não a hipertensão arterial e perda da função renal, ou com síndrome nefrótica clássica com proteinúria maciça e anasarca, que ocorre em apenas 5% dos casos.

Em cerca de 30% dos casos, o surto hematúrico acompanha-se de dores lombares de fraca intensidade. Entre os episódios agudos, em geral, persiste certo grau de hematúria microscópica e proteinúria, que pode-se tornar ausente temporariamente.

Casuística de NIgA do Hospital das Clínicas da USP mostrou incidência de hipertensão arterial sistêmica (HAS) em 53%, insuficiência renal em 59% e síndrome nefrótica em 25%[11].

Na maioria dos pacientes com insuficiência renal o perfil é de cronicidade da lesão, porém alguns pacientes se apresentam com insuficiência renal aguda relacionada a episódios de macro-hematúria com substrato histológico de intensa proliferação ou de lesões crescênticas[19].

PÚRPURA DE HENOCH-SCHÖNLEIN

É mais comum em crianças, porém em adultos é mais grave, com menor frequência de envolvimento renal. É uma doença sistêmica com presença de púrpura, geralmente de membros inferiores em 96%, dores abdominais em 48%, sangramento digestivo grave em 11%, artrite em 61% e nefrite em 45 a 85%[2]. Estudos de seguimento em 15 anos mostraram evolução para diálise em 10% dos pacientes[2]. Fatores de mau prognóstico incluem HAS, proteinúria maciça, insuficiência renal, idade avançada, púrpura persistente e presença de mais de 50% de crescentes à biópsia renal[20].

NEFROPATIA POR IgA SECUNDÁRIA A OUTRAS DOENÇAS

A associação esporádica da NIgA com inúmeras outras doenças vem sendo publicada sob a denominação de nefropatia por IgA secundária. Entre outras concomitâncias, podem-se mencionar a doença celíaca, a dermatite herpetiforme, a espondilite anquilosante, a artrite reumatoide, o carcinoma de pulmão, a micose fungoide etc. (Quadro 16.1).

Quadro 16.1 – Classificação das nefropatias por IgA.

Primárias	
NIgA primária ou idiopática (doença de Berger)	Púrpura de Henoch-Schönlein
Secundárias	
Cirrose alcoólica	Doença de Crohn
Doença celíaca	Psoríase
Dermatite herpetiforme	Carcinomas de pulmão e pâncreas
Espondilite anquilosante	Abscesso pulmonar
Colite ulcerativa	HIV
	Micose fungoide

Entre as formas secundárias de NIgA, a mais importante é a relacionada à cirrose. A nefropatia por IgA pode ser encontrada não apenas na cirrose alcoólica, mas também em presença de *shunts* portossistêmicos.

Nos casos de cirrose hepática, os sintomas e os sinais correspondentes e a história de etilismo tornam o diagnóstico óbvio. Ao exame histológico (biópsia renal ou necropsia), entre 60 e 90% dos pacientes com cirrose alcoólica evidenciam lesões glomerulares. Entretanto, apenas 10 a 20% dessas glomerulopatias têm tradução clínica, manifestada por proteinúria em 80% dos casos, hematúria microscópica em 90% dos doentes e hematúria macroscópica nos 10% restantes. Admitia-se que não havia progressão dessas lesões para insuficiência renal, mas recentemente foram descritos alguns pacientes com evolução para insuficiência renal dialítica[21].

EXAMES LABORATORIAIS

As alterações laboratoriais encontradas na NIgA são bastante inespecíficas.

A proteinúria está presente em mais de 90% dos pacientes, com intensidade variável. Em cerca de 40% dos casos, é inferior a 1g nas 24 horas, situa-se entre 1 e 3,5g/dia igualmente em cerca de 40% e atinge níveis nefróticos acima de 3,5g/dia em 5 a 15% dos doentes.

No exame de urina quase 100% dos pacientes apresentam hematúria, que varia de seis a oito hemácias, até um número incontável por campo. O dismorfismo eritrocitário costuma ser moderado, o que auxilia no diagnóstico diferencial com as hematúrias não glomerulares. No sedimento urinário, a presença de cilindros é muito variável, podendo ser hialinos, granulosos ou hemáticos. O achado de cilindros hemáticos marca a origem glomerular da hematúria.

A concentração sérica de IgA encontra-se elevada em proporção de doentes variável entre 20 e 50%. Em uma série alemã, foi assinalado esse aumento em 67,4% dos pacientes. Entretanto, em nosso meio, tal proporção se limitou a 21% dos casos. Quando presente, o aumento da IgA sérica deve ser considerado apenas sugestivo do diagnóstico de NIgA, pois pode manifestar-se em outras doenças.

O complemento sérico é normal.

Em casuística do Hospital das Clínicas da FMUSP, a HAS esteve presente em 53%, síndrome nefrótica em 25% e insuficiência renal em 59%[11].

Existem controvérsias quanto à indicação de realização de biópsia renal em pacientes com NIgA. Em países do oriente (China, Japão), a indicação de biópsia renal é mais liberal, enquanto nos EUA, Reino Unido e Canadá ela não está indicada quando a apresentação da glomerulopatia é de hematúria isolada ou proteinúria leve[22]. Nós seguimos estes critérios.

DIAGNÓSTICO DIFERENCIAL

O depósito de IgA no rim pode ser primário ou secundário a doenças sistêmicas (cirrose, doenças inflamatórias intestinais), como já abordado anteriormente.

A forma primária apresenta-se como doença restrita ao rim (NIgA) ou associada a manifestações sistêmicas de púrpura, dores articulares e dores abdominais e nefrite, constituindo a púrpura de Henoch-Schönlein. Em ambas as apresentações, o sintoma/sinal renal predominante é a hematúria e os achados histológicos são semelhantes.

Outras doenças que causam hematúria devem ser lembradas no diagnóstico diferencial da NIgA.

A doença da membrana basal fina é uma condição comum, ocorre mais frequentemente em mulheres e tem evolução clínica benigna. Os achados laboratoriais são de hematúria discreta e raramente proteinúria que, quando aparece, é discreta. Não progride para perda de função renal.

Os achados da histologia renal são apenas em microscopia eletrônica com adelgaçamento da membrana basal do glomérulo sem nenhum depósito de imunoglobulina nem de proliferação glomerular.

Outro diagnóstico diferencial importante é de doença de Alport que, além da hematúria, apresenta características hereditárias ligadas ao sexo masculino, além de manifestações em outros órgãos como surdez e alterações de cristalino caracterizadas por lenticone. A doença tem má evolução com progressão para perda de função renal.

Outras doenças que devem ser lembradas no diagnóstico diferencial da NIgA são glomerulonefrites membranoproliferativas e glomerulonefrites pós-infecciosas, como endocardite. Nesses casos os achados sistêmicos são muito importantes.

EVOLUÇÃO E PROGNÓSTICO

A NIgA era considerada uma doença de evolução lenta, de bom prognóstico. No entanto, vários estudos sobre a história natural da doença comprovaram que parcela ponderável dos doentes evolui para doença renal crônica, sendo que a velocidade de progressão varia muito de um caso para outro. De modo geral, a sobrevida renal, calculada a partir da ocasião da biópsia renal seria:

- 5 anos – 89 a 92%
- 10 anos – 80 a 88%
- 15 anos – 75 a 77%

Entretanto, alguns autores relatam a incidência de até 50% dos casos com doença renal crônica terminal em 20 anos. Na Europa e na Ásia, os pacientes com NIgA são responsáveis por 10% do total de casos com doença renal crônica terminal, e na Austrália, por 9%.

O impacto de diferentes critérios para a indicação da biópsia renal repercute sobre aspectos de prognóstico dos pacientes.

Assim, em estudo retrospectivo[23] baseado em diagnóstico por biópsia renal em quatro diferentes regiões geográficas (Finlândia, Austrália, Escócia e Canadá) comprovaram-se sobrevida renal de 96%, 87%, 64% e 62%, respectivamente.

Sobrevidas melhores (Finlândia e Austrália) estavam relacionadas, não exclusivamente, à presença de maior número de pacientes com formas clínicas mais leves da doença (menor proteinúria, melhor função renal e menor pressão arterial), trazendo à discussão o quanto o momento da realização da biópsia influi sobre as curvas de sobrevida.

Biópsias renais seriadas também foram usadas para avaliação de progressão. Estudo em 73 pacientes com proteinúria persistente, porém com creatinina inicial em valores próximos aos normais[24], mostrou melhora histológica em apenas 4%, sendo que 41% permaneceram estáveis, enquanto 55% progrediram histologicamente sob o aspecto glomerular, vasculares e, sobretudo, pelas lesões tubulointersticiais[24].

Alguns pacientes, entre 5 e 30%, com função renal normal e proteinúria pouco significativa apresentam remissão clinicolaboratorial[25,26]. Este achado é mais comum em crianças e está ilustrado em um estudo japonês em 181 crianças[27] com diagnóstico feito por biópsia renal.

Após seguimento de 7 anos, 50% não apresentava mais manifestações de doença, 30% permanecia com hematúria persistente e 14% desenvolveu doença progressiva.

Sendo a NIgA potencialmente progressiva, torna-se necessário tentar identificar, por ocasião do diagnóstico e da biópsia renal, eventuais fatores de risco que sugiram essa evolução. Apesar de existirem algumas divergências na literatura, a grande maioria dos trabalhos aponta para os mesmos índices encontrados na série do HC-FMUSP[28].

Os seguintes parâmetros clínicos são considerados indicadores de mau prognóstico:

- Sexo masculino
- Idade acima de 35 anos ao se iniciar a doença.
- Proteinúria superior a 1g/dia.
- Presença de hipertensão arterial.
- Perda de função renal.

Quanto aos achados histológicos, o percentual de esclerose glomerular, fibrose intersticial e grande número de crescentes correlacionam-se com pior prognóstico[29,30].

MECANISMOS FISIOPATOLÓGICOS NA NEFROPATIA POR IgA

GLICOSILAÇÃO ANÔMALA DA IgA1: UM MARCO DA DOENÇA

O depósito de IgA no mesângio é o marco da NIgA. Estudos de eluatos obtidos de tecido de biópsia renal mostraram que estes depósitos são constituídos por IgA polimérica ou por imunocomplexos contendo IgA, sendo que a subclasse que predomina nesses depósitos é a IgA1 com cadeia leve λ[31,32]. Estudos bioquímicos de IgA contida nesses depósitos mostraram sua composição anômala com predomínio de sítios aniônicos livres e glicosilação insuficiente da molécula[33].

FORMAÇÃO DE COMPLEXOS DE IgA: PASSO ESSENCIAL PARA O INÍCIO DA DOENÇA

Para a formação de imunocomplexos circulantes de IgA e seu depósito em mesângio[34], podem ser aventados os seguintes mecanismos.

Agregação de moléculas aberrantemente glicosiladas de IgA1 – esse mecanismo está diretamente relacionado à estrutura anormal da IgA1 com glicosilação insuficiente, o que propicia a formação de agregados IgA1-IgA1 e imunocomplexos IgA1-IgG[35], pois a glicosilação insuficiente da molécula induz à expressão de neoepítetos com resposta autoimune. Questiona-se também na literatura se uma resposta anômala da IgA a patógenos levaria à formação de complexos com atividade nefrotóxica.

Formação de complexos de IgA com seu receptor solúvel FcαR1 – comprovou-se em soros de pacientes com NIgA, mas não em normais, a presença do receptor solúvel FcαR1 e, para tanto, é essencial a presença da IgA no plasma[36]. Isto foi demonstrado incubando monócitos de pacientes com NIgA com ou sem plasma homológo e, por outro lado, incubando IgA polimérica purificada com monócitos de indivíduos normais[37]. O mecanismo proposto para explicar este fenômeno envolve o desprendimento para a circulação do domínio extracelular do receptor FcαR1 liberando, portanto, na circulação os complexos IgA/FcαR1[34,38]. Estudos em camundongos transgênicos demonstram este mecanismo, inclusive com depósito em áreas mesangiais destes imunocomplexos com expressão clínica de hematúria e proteinúria leve, à semelhança do que se encontra em pacientes[38].

Agregação por IgA com outras proteínas circulantes – foi demonstrado que complexos de IgA podem ser formados pela capacidade desta molécula de se ligar a proteínas circulantes, tais como fibronectina, colágeno e laminina[39,40]. Isto poderia sugerir um mecanismo adicional de ligação dos complexos de IgA às células mesangiais através de proteínas da matriz extracelular e não através de receptores. Tais estudos foram desenvolvidos em animais, porém ainda não totalmente confirmados em humanos[41,42].

HIPEREXPRESSÃO DE RECEPTORES MESANGIAIS POR IgA1 EM PACIENTES COM NIgA

Proliferação de células mesangiais e expansão de matriz são aspectos característicos na fisiopatologia da NIgA. Neste processo, complexos de IgA atuam como um gatilho para a ativação da célula mesangial. Complexos de IgA1 ligados à célula mesangial promovem aumento de Ca^{++} intracelular, ativação de PLC-γ1, produção de trifosfato de inositol (IP_3) e fosforilação da tirosina[43]. Em consequência disso, as células mesangiais liberam citocinas tais como IL-6, IL-8, IL-1β e mediadores pró-fibrogênicos como TGF-β[44,45], ao mesmo tempo que proliferam e sintetizam proteínas de matriz extracelular. Por outro lado, foi demonstrado que a IgA1 anormalmente glicosilada era capaz de modular algumas funções das células mesangiais, tais como expressão de integrinas e síntese de fator de crescimento endotelial[46]. Estes resultados apontam para a existência de um receptor mesangial por IgA1 e que foi demonstrado por Monteiro et al. como sendo o receptor de transferrina[47,48] que estava hiperexpresso no mesângio de pacientes com IgA1 e púrpura de Henoch-Shönlein[49] e que se apresentava colocalizado aos depósitos de IgA. Este receptor, TfR (CD71), liga-se com maior afinidade à IgA1 subglicosilada e aos complexos por IgA1 do que à IgA1 normal[47]. O mesmo grupo demonstrou que a ligação do receptor

TfR à IgA1 era por meio da região da "dobradiça" da molécula, particularmente de suas unidades glicadas[47].

Estes resultados apontam para o papel essencial da interação de complexos por IgA1 aberrantemente glicosilada e receptor de transferrina (TfR-IgA1) como passo inicial da patogênese da NIgA.

Por outro lado, a hiperexpressão do receptor TfR e posterior proliferação da célula mesangial são induzidas diretamente pela IgA e não por fatores envolvidos na inflamação, como as citocinas (Fig. 16.1).

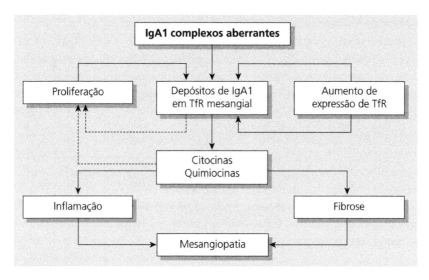

Figura 16.1 – Imunocomplexos de IgA1 e receptores mesangiais.

MECANISMOS DE PROGRESSÃO DA NEFROPATIA POR IgA

Observações clínicas relacionam a infiltração de células mononucleares no rim à lesão glomerular e intersticial e, funcionalmente, à progressão da NIgA[50]. Evidências experimentais relacionam a presença de leucócitos que expressam FcαR1 infiltrando glomérulos e lesões teciduais[51], ao mesmo tempo que outros autores demonstram grandes quantidades de IgA ligadas ao receptor FcαR1 destes leucócitos[52] e que o nível de ocupação deste receptor se correlaciona à presença de glomerulosclerose[37].

Experimentos em animais permitem afirmar que ocorre sinalização ativa do imunocomplexo de IgA sobre monócitos que, junto com células mensagiais ativadas, liberam quimiocinas que promovem a migração de leucócitos para áreas periglomerulares e intersticiais.

Finalmente, outro sistema mediado por IgA, mas não dependente de receptor, pode contribuir para a progressão da NIgA. Trata-se do sistema complemento. Foi demonstrado que o sistema complemento, através da via das lectinas, pode ser ativado por IgA humana[53]. Esta ativação, no mesângio renal, é confirmada pelo depósito de elementos resultantes da reação, junto com moléculas de IgA, em áreas mesangiais em pacientes com NIgA[54]. Achados recentes apontam também para o papel do complemento, tanto a via das lectinas como a via alternativa na progressão da doença[42].

NEFROPATIA POR IgA – BIÓPSIA RENAL

A biópsia renal é o exame padrão-ouro para o diagnóstico da nefropatia por IgA. A demonstração da presença de depósitos de IgA dominantes ou codominantes difusos em glomérulos por meio de técnica de imunofluorescência ou de imuno-histoquímica é o principal critério diagnóstico na prática atual (Fig. 16.2).

As funções da biópsia renal em pacientes com nefropatia por IgA são múltiplas e incluem:

1. Diagnóstico.
2. Exclusão ou diagnóstico de outras doenças renais associadas.
3. Fornecer fatores prognósticos para a evolução clínica individual.
4. Registrar todas as alterações observadas, provendo informações que ajudem a esclarecer os mecanismos patogênicos.

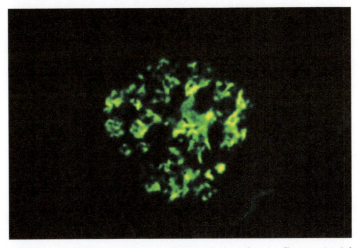

Figura 16.2 – Depósitos mesangiais globais de IgA (imunofluorescência).

HISTOLOGIA

Embora a lesão morfológica clássica se caracterize pela proliferação mesangial difusa (Fig. 16.3), a apresentação histológica pode manifestar-se de forma bastante variada, similar ao que acontece na nefrite lúpica, incluindo desde um aspecto praticamente normal até quase qualquer tipo de lesão encontrada nas glomerulonefrites por imunocomplexos.

Algumas das lesões morfológicas parecem estar associadas ao quadro clínico no momento da biópsia e/ou ao prognóstico. A variabilidade das lesões morfológicas e seu valor preditivo levaram ao aparecimento de várias classificações.

As mais conhecidas foram aquelas propostas por Lee et al.[55] em 1982 e por Haas et al.[29] em 1997, baseadas em lesões glomerulares e tubulointersticiais (Quadro 16.2).

Mais recentemente, um novo sistema de classificação foi proposto com base em parâmetros histológicos glomerulares e tubulointersticiais: o índice de Oxford[30]. Este sistema tem como objetivo apontar variantes morfológicas que apresentem valor prognóstico para a progressão da doença renal na nefropatia por IgA, de forma clara e reprodutível.

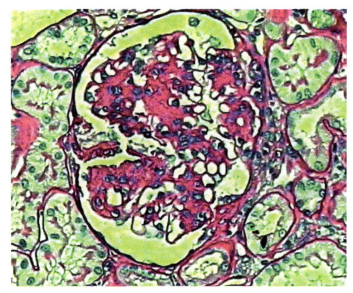

Figura 16.3 – Proliferação mesangial (PAS).

Quadro 16.2 – Classificação histológica de Haas et al.

Classe I: Lesões glomerulares mínimas
Classe II: Glomerulosclerose segmentar e focal
Classe III: Glomerulonefrite proliferativa focal (< 50% de glomérulos com proliferação mesangial, endocapilar e/ou crescentes)
Classe IV: Glomerulonefrite proliferativa difusa (> 50% de glomérulos com proliferação mesangial, endocapilar e/ou crescentes, excluindo-se glomérulos globalmente fibrosados)
Classe V: Glomerulonefrite crônica avançada (> 40% dos glomérulos globalmente fibrosados e/ou > 40% do T-I fibrosado)

Os critérios considerados e a forma de quantificá-los estão apresentados no quadro 16.3. Para a aplicação deste sistema classificatório, são consideradas representativas as amostras com ao menos oito glomérulos. A presença de fibrose glomerular, atrofia tubular ou fibrose intersticial têm sido associadas a pior prognóstico[56].

Quadro 16.3 – Parâmetros histológicos avaliados na classificação de Oxford.

Proliferação mesangial (mais de três células por área mesangial em glomérulos não fibrosados)	M0 – ausente ou presente em ≤ 50% dos glomérulos M1 – presente em > 50% dos glomérulos
Esclerose glomerular (presente em qualquer segmento do tufo) e/ou presença de sinéquia (aderência entre o tufo e cápsula de Bowman)	S0 – ausente S1 – presente
Proliferação endocapilar (presença de células na luz do capilar glomerular, reduzindo-a)	E0 – ausente E1 – presente
Atrofia tubular/fibrose intersticial (porcentagem da área cortical comprometida por atrofia tubular ou fibrose intersticial, prevalecendo a que for mais extensa das duas)	T0 – 0-25% T1 – 26-50% T2 – > 50%

IMUNOFLUORESCÊNCIA/IMUNO-HISTOQUÍMICA

A detecção de imunocomplexos de IgA em glomérulos, seja por método de imunofluorescência, seja por imuno-histoquímica (IHQ), é essencial para o diagnóstico da nefropatia por IgA. Em nosso meio e internacionalmente, a imunofluorescência vem sendo mais utilizada do que a IHQ para este fim, por ser uma ferramenta mais rápida, mais sensível e menos custosa.

Os depósitos glomerulares de IgA devem ter distribuição global e difusa (presentes em mais de 70% dos glomérulos), com padrão mesangial (podendo ou não se estender a alças capilares) e ter intensidade mínima de uma + (num critério de intensidade de uma a três +). É importante lembrar que em lesões cronificadas ou amostras com poucos glomérulos, podem ocorrer resultados falso-negativos.

A presença de fator C3 do complemento é frequente. Outras imunoglobulinas (IgG e IgM) podem estar presentes, mas a IgA deve ser dominante ou codominante. Depósitos de fator C1q do complemento foram relatados em alguns casos, mas sua presença deve levar a uma detalhada investigação para se excluir doenças autoimunes, tais como nefrite lúpica.

ALTERAÇÕES ULTRAESTRUTURAIS

Os achados mais típicos à microscopia eletrônica são os depósitos elétron-densos mesangiais sugestivos de imunocomplexos, com distribuição global e difusa. Os depósitos podem estar presentes também nos demais compartimentos glomerulares: subendotelial e subepitelial. Depósitos subepiteliais abundantes e volumosos, com aspecto de *humps*, podem estar associados à glomerulonefrite difusa aguda pós-infecciosa (GNDA) com IgA dominante. O diagnóstico diferencial deve integrar dados clínicos, exame de imunofluorescência e quadro histológico, sendo muito difícil de ser feito à microscopia eletrônica em fases mais avançadas da GNDA.

A presença de imunocomplexos variados e de fatores C1q e C3 do complemento em diferentes compartimentos do glomérulo sugerem a possibilidade de nefrite lúpica (NL). Da mesma forma, o diagnóstico diferencial deve levar em conta os demais achados da biópsia e dados clinicolaboratoriais. A presença de depósitos tubulorreticulares é mais frequente na nefrite lúpica, mas não é um achado obrigatório ou exclusivo da nefrite lúpica.

Por fim, a membrana basal glomerular também apresenta, com frequência, alterações de espessura, podendo alternar áreas de adelgaçamento com outras espessadas.

Em raros casos, não são encontrados depósitos glomerulares de IgA, provavelmente devido à representatividade da amostra[57].

TRATAMENTO

A avaliação de um plano terapêutico para a NIgA está subordinada à expressão clínica da doença e à presença de comorbidades[29,30].

Para tomarmos uma decisão consideramos duas linhas de raciocínio:

- Intervenções antiprogressão da doença renal, inespecíficas e de uso em doenças progressivas. Fazem parte destas medidas: estrito controle da pressão arterial, uso de IECA e/ou BRA em pacientes proteinúricos e uso de estatinas em dislipidemias, assim como perda de peso em obesos e orientação antitabágica nos fumantes.
- Uso de drogas imunossupressoras como corticoides, ciclofosfamida e outros.

A seleção de pacientes para os diversos tratamentos está atrelada ao risco em desenvolverem doença renal progressiva. Assim:
- Pacientes com hematúria isolada, função renal normal e com proteinúria ausente ou em valores abaixo de 500mg/dia e que muito frequentemente nem são biopsiados, não têm indicação de tratamento da nefropatia, porém apenas de comorbidades, se houver. Tal conduta pode mudar em consonância com mudanças de expressão clínica da doença no seguimento.
- Pacientes com proteinúria persistente, acima de 500mg/dia, filtração glomerular normal ou discretamente reduzida, porém que se mantém estável e com alterações discretas ou moderadas na histologia renal, são tratados com intervenções que visam atenuar a progressão da doença renal.

- Pacientes que apesar do uso de IECA e/ou BRA em doses adequadas persistem com proteinúria ou síndrome nefrótica, perda progressiva da função renal e demonstram lesões histológicas mais graves, porém sem índice de manifestação importante, podem beneficiar-se de um tratamento imunossupressor.

Não há marcadores específicos para monitorização da atividade imunológica da NIgA. Assim, usamos os mesmos marcadores clínicos presentes também em outras glomerulopatias para monitorização da doença.

A hematúria persistente é, geralmente, um marcador de atividade imunológica, porém não necessariamente de doença renal progressiva. Este achado pode representar uma lesão segmentar necrosante, porém não é indicativa de tratamento mais agressivo.

A proteinúria, mais do que a hematúria isolada, é um marcador de doença mais grave, potencialmente progressiva[58]. Pode significar doença ativa ou mesmo progressão não imunológica.

A presença de comorbidades não controladas (HAS, dislipidemia) aponta mais para a segunda causa, porém, na prática, muito frequentemente é difícil separar os dois mecanismos envolvidos. A proteinúria tipicamente é responsiva ao uso de IECA e/ou BRA, daí a importância desta medicação.

A proteinúria também pode cair espontaneamente com a remissão de uma crise de atividade da doença.

Nos protocolos de tratamento, os valores da proteinúria são considerados desfechos clínicos.

A creatinina sérica estima a taxa de filtração glomerular (TFG) e permite, ao longo do tempo, definir a velocidade de progressão da doença renal. A maioria dos pacientes com NIgA apresenta decaimento da TFG entre 1 e 3mL/min/por ano – lentos progressores[59]. Por outro lado, aproximadamente 30% apresenta-se como médio ou rápido progressor.

TRATAMENTO NÃO IMUNOSSUPRESSOR

O primeiro alvo terapêutico na NIgA deve ser o controle da pressão arterial, que deve ser o mais rigoroso possível, mantendo a pressão arterial (PA) em 120-125/70-75mmHg. Entre as drogas hipotensoras, as preferências devem ser para os bloqueadores do sistema renina-angiotensina que, reduzindo a pressão intraglomerular, diminuem a proteinúria e preservam a função renal. Tanto os inibidores da enzima de conversão quanto os bloqueadores dos receptores da angiotensina podem ser usados com essa finalidade.

Praga et al.[60], em estudo randomizado controlado, verificaram que a administração de enalapril a doentes com NIgA melhorava de modo significativo a sobrevida renal.

Russo et al.[61] mostraram que a coadministração de um inibidor de enzima de conversão e de um bloqueador dos receptores da angiotensina exerce um efeito antiproteinúrico aditivo em doentes com NIgA. Maschio et al.[62] constataram que os inibidores da enzima de conversão reduziram a proteinúria mesmo em pacientes normotensos. Assim, a administração desse grupo de drogas deve ser estendida a todos os pacientes que manifestam proteinúria. Talvez seu emprego rigoroso possa evitar o uso de medicamentos mais agressivos em casos com redução progressiva da função renal.

Li et al.[63] compararam a resposta à valsartana e placebo em 109 pacientes chineses com proteinúria inicial média de 2g/dia e constataram que o grupo valsartana apresentou redução de 33% da proteinúria em relação ao controle, assim como menor decaimento da TFG (4,6 vs. 6,9mL/min/ano) num seguimento de dois anos.

A adição de IECA e BRA parece produzir um somatório de efeito antiproteinúrico. Este achado é consistente com estudos de metanálise em pacientes com glomerulopatias primárias e tratados com essas medicações que demonstraram redução de 18 a 25% da proteinuria com o uso combinado da medicação em relação à utilização da monoterapia[64,65]. No entanto, não há protocolo randomizado que demonstre mudança de desfechos com o uso da medicação combinada em relação à monoterapia.

Óleo de peixe

O emprego de óleo de peixe no tratamento da NIgA é assunto de controvérsia. Esse óleo é rico nos ácidos graxos ômega-3 eicosapentanoico e docosa-hexanoico. Esses ácidos agiriam reduzindo a inflamação glomerular e intersticial e a agregação plaquetária. Donadio et al.[66] compararam o uso de óleo de peixe em 55 pacientes com outros 51 que receberam placebo durante dois anos. Nesse intervalo de dois anos, 6% dos doentes tratados e 33% do grupo placebo apresentaram elevações do nível de creatinina sérica superiores a 50%. O acompanhamento dos doentes estendeu-se por quatro anos, ao fim dos quais a proporção de pacientes falecidos ou em doença renal crônica terminal foi de 40% no grupo controle e de 10% no grupo tratado. Em 1999, Donadio et al.[67] publicaram novos resultados após 6,4 anos de observação, demonstrando que o desenvolvimento de doença renal crônica terminal foi significativamente menos frequente no grupo tratado que no grupo placebo. Não houve redução da proteinúria em resposta ao óleo de peixe.

Pettersson et al.[68] trataram 15 pacientes com óleo de peixe e 17 com placebo durante seis meses. Ao fim desse período, o grupo tratado evidenciou queda pequena, mas significativa, da filtração glomerular, enquanto a função renal permaneceu inalterada no grupo controle.

Em 1997, Dillon[69] relatou a metanálise de todas as publicações realizadas até então com o tratamento da NIgA pelo óleo de peixe, concluindo que havia pequeno benefício para a função renal, estatisticamente não significativo, com preservação da depuração de creatinina da ordem de 1 a 2mL/min/ano.

Em resumo, o benefício do uso de óleo de peixe em NIgA não foi consistentemente comprovado, porém, diante dos seus mínimos efeitos colaterais (meteorismo e sabor de peixe na boca), ele poderia ser usado em associação aos IECA e/ou BRA naqueles pacientes que apresentam proteinúria entre 0,5 e 1,0g/dia, com perda progressiva da filtração glomerular e com lesões histológicas leves a moderadas[70].

Agentes hipolipemiantes

Todos os pacientes com hipercolesterolemia devem receber estatinas diante do risco cardiovascular da doença renal crônica. Não há indícios na literatura de nenhuma ação diferencial dessas drogas na NIgA.

TRATAMENTOS IMUNOSSUPRESSOR, ANTIPROLIFERATIVO E ANTI-INFLAMATÓRIO

A resposta ao tratamento imunossupressor na NIgA ainda é incerta na literatura apesar de vários esquemas propostos. Os estudos não são conclusivos diante da pequena casuística, tempo limitado de seguimento e resultados conflitantes.

Glicocorticoides

Participam da maioria dos esquemas com imunossupressores e devem ser indicados em pacientes com evidência clínica e histológica de inflamação ativa com pouca esclerose glomerular e fibrose intersticial[71,72].

Em estudo randomizado controlado multicêntrico, Pozzi et al.[73] compararam 43 doentes adultos que receberam pulsoterapia com metilprednisolona seguida de prednisona durante seis meses, com 43 outros submetidos a tratamento sintomático. A proteinúria de 24 horas inicial variava entre 1,0 e 3,5g e a creatinina sérica era igual ou inferior a 1,5mg em 100mL. Ao fim de 10 anos de evolução, a sobrevida renal era de 97% no grupo tratado contra 53% no grupo controle. Após sete anos, a proteinúria de 24 horas havia reduzido de 1,9g para 0,6g no grupo tratado. A conclusão foi de que os esteroides reduzem a proteinúria e protegem contra a deterioração da função renal.

O uso de corticoides orais durante 6 a 24 meses em doses plenas no início e posteriormente com doses pequenas de manutenção foi testado por vários autores que relataram uma diminuição de proteinúria e, de forma inconstante, melhora da sobrevida renal[74,75]. A maioria dos pacientes que se beneficiaram apresentava boa função renal (TFG acima de 50mL/min).

Glicocorticoides associados a IECA ou BRA

Alguns protocolos consistentes mostraram que a associação de glicocorticoides e IECA ou BRA pode ser superior ao uso isolado de IECA ou BRA[76,77].

Manno et al.[77] compararam o uso de ramipril durante seis meses com prednisona associada a ramipril em 97 pacientes com proteinúria acima de 1g/dia e TFG estimada acima de 50mL/min.

Ao final de oito anos, constataram que mais pacientes com monoterapia atingiam *end point* primário (27 *vs.* 4%), diálise (14 *vs.* 2%) e apresentaram maiores valores de proteinúria até avaliação em dois anos. Por outro lado, Hogg et al.[78] não mostraram diferenças de respostas entre os grupos com monoterapia e terapia combinada ao final de três anos de observação. No entanto, sua análise estatística ficou prejudicada pelo tamanho da amostra.

Pacientes com NIgA e perfil clínico de podocitopatia (síndrome nefrótica intensa de instalação aguda, função renal preservada, pouca hematúria e histologia com lesões mínimas) beneficiam-se do uso de corticoides, à semelhante de pacientes com lesão mínima. Nesses pacientes, os depósitos mesangiais de IgA podem diminuir ou até desaparecer com o passar do tempo[79].

Imunossupressão combinada

Pode ser tentada em pacientes com doença ativa grave definida por perda funcional mais rápida ou com evidências histológicas de inflamação grave ou até mesmo com a presença de crescentes.

Doença grave ou progressiva – alguns protocolos sugeriram o possível benefício da terapia imunossupressora combinada nesta situação. Entretanto, a maioria não incluía um grupo controle tratado apenas com corticoide, o que fragiliza seus resultados.

Por outro lado, alguns protocolos foram realizados, não se observando o rígido controle da pressão arterial dos pacientes ou mesmo do uso obrigatório de IECA e/ou BRA.

Entre os mais importantes na literatura em adultos, dois protocolos avaliaram a ação da ciclosfosfamida associada à warfarina e ao dipiridamol[80,81], que não mostraram nenhum benefício. Outros dois protocolos estudaram a imunossupressão dupla, um deles usando prednisona associada à ciclosfosfamida seguida de azatioprina[82], e o segundo protocolo com prednisona associada à azatioprina[83].

Ballardie e Roberts[82], em estudo randomizado controlado, administraram prednisolona e ciclosfosfamida a 19 doentes durante três meses e, a seguir, prednisolona e azatioprina por dois anos, e compararam com o tratamento conservador em outros 19. Os pacientes vinham manifestando perda progressiva de função renal e a creatinina sérica variava entre 1,48 e 2,84mg em 100mL. Após cinco anos de evolução, o grupo tratado mostrou preservação da função renal em 72% dos casos, em contraste com 6% do grupo controle. Embora esse trabalho não assinale complicações graves, todas as publicações fazem restrição ao uso de ciclofosfamida, sobretudo em doentes jovens, devido ao potencial de lesões gonadais.

A dose usada de prednisona foi de 40mg/dia durante dois a três meses seguidos de redução, até atingir 10mg/dia ao fim de dois anos; a ciclofosfamida foi usada em dose baixa de 1,5mg/kg/dia durante três meses e depois substituída por azatioprina 1,5mg/kg/dia por no mínimo dois anos.

Pozzi et al.[83] estudaram a adição de azatioprina ao corticoide em um protocolo multicêntrico randomizado com 207 pacientes com creatinina plasmática abaixo de 2mg/dL e excreção de proteína acima de 1g/dia. Os pacientes receberam metil-prednisolona em pulsos nos meses 1, 3 e 5 em adição à prednisona por via oral 0,5mg/kg, em dias alternados associada ou não à azatioprina, 1,5mg/kg/dia por seis meses.

No seguimento médio de 4,9 anos não houve diferenças quanto à sobrevida renal nos dois grupos nem quanto à queda de proteinúria. Efeitos colaterais maiores foram mais frequentes no grupo com azatioprina (16,8 vs. 6%). Os resultados deste protocolo ficam comprometidos, pois apenas metade dos pacientes tomava IECA e/ou BRA.

NIgA crescêntica – relatos não controlados sugerem benefícios no tratamento da NIgA crescêntica com os mesmos esquemas terapêuticos usados em glomerulonefrite crescêntica idiopática.

Roccatello et al.[84] trataram seis pacientes com NIgA crescêntica com metilprednisolona, ciclosfosfamida por via oral e plasmaférese. Após dois meses, houve melhora clínica com redução da creatinina e da proteinúria. No entanto, nova biópsia renal mostrava persistência de crescentes e metade progrediu para doença renal crônica (DRC).

Tumlin et al.[85] usaram imunossupressão agressiva e prolongada em 12 pacientes com NIgA proliferativa com crescentes que apresentavam creatinina média de 2,7mg/dL e excreção de proteína de 4g/dia. O esquema de tratamento foi o seguinte:

- Metilprednisolona por via intravenosa (15mg/kg/dia) durante três dias.
- Prednisona por via oral (1mg/kg/dia) durante 60 dias seguido por 0,6mg/kg/dia durante 60 dias, seguido por 0,3mg/kg/dia e redução até 10mg/dia durante três anos.
- Ciclofosfamida por via intravenosa (0,5g/m^2) durante seis meses.

A análise foi feita em relação a um grupo histórico comparável e, ao fim de três anos, o grupo tratado mostrou menor incidência de DRC dialítica (8 vs. 42%).

Outros agentes imunossupressores

Ciclosporina – foi testada em estudos com poucos pacientes e resultou em redução da proteinúria. No entanto, seu uso mostrou uma associação com nefrotoxicidade e elevação da creatinina maior que aquela observada em pacientes não tratados[86,87]. A recidiva da proteinúria ocorre logo após a suspensão da medicação.

Micofenolato mofetil (MMF) – apenas quatro protocolos pequenos testaram a ação do MMF em NIgA: em três houve resultados conflitantes, desde nenhum benefício[88,89] até redução de proteinúria e diminuição da velocidade de declínio da TFG[90,91]. Estes resultados conflitantes podem ser explicados, em parte, pela heterogeneidade da população estudada nos diferentes protocolos.

Outras intervenções possíveis

De forma não controlada, algumas outras intervenções foram usadas em pacientes com NIgA, tais como tonsilectomia, dieta hipoalergênica, agentes antiplaquetários, vitamina D, imunoglobulina intravenosa etc.

Tonsilectomia – a tonsilite associa-se frequentemente à hematúria e proteinúria na NIgA. Alguns estudos retrospectivos sugerem que a tonsilectomia usada em combinação a algum imunossupressor foi associada à melhor sobrevida renal entre pacientes com doença renal leve[92,93], no entanto, outros estudos não demonstram nenhum benefício[94,95].

Estudo randomizado[96] em 55 pacientes com função renal normal alocados em dois grupos, uso de corticoide ou corticoide somado à tonsilectomia, mostrou:

- Remissão de proteinúria e hematúria ao fim de 24 meses maior no grupo com tonsilectomia (76,5 vs. 41,2% e 79,4 vs. 17,6%, respectivamente) que persistiu por 45 meses.
- Nova biópsia renal ao fim de 24 meses mostrou menor depósito mesangial de IgA no grupo com tonsilectomia.

Dieta hipoalergênica – dieta hipoalergênica com baixa ingestão de glúten, produtos lácteos, ovos e carne foi testada em pacientes com NIgA apoiando-se no mecanismo de que macromoléculas oriundas da dieta sejam responsáveis pela ativação da IgA sintetizada em mucosas[97,98]. Os resultados são discordantes e não significativos.

Imunoglobulina intravenosa (IVIG) – sabendo-se que pacientes com deficiência parcial de IgG apresentam infecções desencadeadoras comuns de surtos por IgA, pensou-se em contornar este problema ofertando altas doses de IVIG aos pacientes com NIgA[99]. Neste protocolo, constituído por 11 pacientes, alguns com púrpura de Henoch-Schönlein, houve redução da proteinúria (5,2 para 2,3g/dia) e menor queda de função renal. A falta de outros protocolos nos induz a observar estes resultados com reserva.

Fitoterápicos – ervas que contenham o princípio *Artemisia absinthium*, muito usado na China, podem inibir citocinas inflamatórias com TNF-α e NF-$\kappa\beta$. Krebs et al.[100] mostraram, após seguimento de seis meses com o uso da droga, diminuição da excreção de proteínas com manutenção da função renal. Efeitos a longo prazo sobre a função renal são desconhecidos.

Vitamina D – análogos da vitamina D diminuem a proteinúria em modelos animais de doença renal crônica, assim como de pacientes com etiologias variadas de doença renal[101].

Szeto et al.[102] administraram calcitriol por via oral (0,5µg) a 10 pacientes com NIgA e ao fim de 12 semanas observaram um decréscimo da proteinúria de 1,98 para 1,48g/24h. Estudos prospectivos maiores, controlados, são necessários para a avaliação da indicação de vitamina D no tratamento da NIgA.

RESUMO E RECOMENDAÇÕES

Pacientes com proteinúria mínima ou sem disfunção renal podem, na maioria dos casos, apresentar remissão completa de seus sintomas clínicos ou permanecer estáveis.

Por outro lado, pacientes com proteinúria clínica persistente e/ou hipertensão e/ou perda de função apresentam risco de desenvolver DRC terminal de 20 a 30% em 20 anos e de 20% de redução da função renal.

Achados histológicos que apontam para pior evolução são: presença de crescentes, esclerose glomerular e fibrose intersticial.

Insuficiência renal aguda durante um episódio de hematúria macroscópica usualmente é reversível, mas pode deixar como sequela uma lesão histológica com cronificação e pior prognóstico a longo prazo.

Síndrome nefrótica com padrão de lesões mínimas e depósitos mesangiais de IgA parece seguir um curso similar às formas idiopáticas de lesão mínima com resposta a corticoides. Condutas clínicas em NIgA estão resumidas a seguir.

NIgA: AVALIAÇÃO INICIAL

- Afastar causas secundárias de NIgA.
- Avaliar risco de progressão: proteinúria, pressão arterial e TFG por ocasião do diagnóstico e no seguimento.
- Avaliar aspectos histológicos de progressão.

NIgA: TRATAMENTO ANTIPROTEINÚRICO E ANTI-HIPERTENSIVO

- Recomendamos uso crônico de IECA ou BRA com proteinúria maior que 1g/dia.
- Sugerimos uso crônico de IECA ou BRA com proteinúria entre 0,5 e 1g/dia.
- O alvo pressórico para pacientes com proteinúria menor que 1g/dia deve ser abaixo de 130/80mmHg e de 125/75mmHg quando a proteinúria inicial é maior que 1g/dia.
- Em dislipidemia estão indicadas estatinas.

CORTICOSTEROIDE

Sugerimos que pacientes com proteinúria persistente acima de 1g/dia, apesar do tratamento otimizado (IECA, BRA e controle da pressão) por seis meses e filtração glomerular acima de 50mL/min, recebam tratamento com corticoides durante seis meses.

OUTROS IMUNOSSUPRESSORES (CICLOSFOSFAMIDA, AZATIOPRINA, MMF, CICLOSPORINA)

- Sugerimos não usar corticoides combinados à ciclofosfamida ou azatioprina, com exceção de formas crescênticas de NIgA com rápida deterioração da função renal.
- Sugerimos não usar MMF em NIgA.
- Sugerimos não usar ciclosporina, a não ser em lesão mínima por IgA.

OUTROS TRATAMENTOS

- Óleo de peixe: sugerimos o uso de óleo de peixe apesar do baixo nível de evidência.

- Agentes antiplaquetários: sugerimos não usar.
- Tonsilectomia: sugerimos não indicar a tonsilectomia para tratamento da NIgA, porém pode haver indicação otorrinolaringológica (criptas em tonsilas, abscessos etc.).

FORMAS ATÍPICAS DE NIgA

- Lesão mínima com depósitos de IgA: recomendamos o tratamento como para lesão mínima idiopática.
- Insuficiência renal aguda associada à hematúria macroscópica.
  - repetir a biópsia renal se após cinco dias não houver melhora da função renal;
  - terapia de suporte caso houver apenas necrose tubular aguda com cilindros hemáticos.
- NIgA crescêntica: sugerimos o uso de corticoides e ciclofosfamida em analogia ao tratamento feito para outras formas crescênticas.

PÚRPURA DE HENOCH-SCHÖNLEIN

- Sugerimos os mesmos esquemas terapêuticos da NIgA com as mesmas orientações gerais e mesmos critérios.
- Sugerimos não usar associações de prednisona + ciclofosfamida ou prednisona + azatioprina, com exceção das formas crescênticas.

REFERÊNCIAS BIBLIOGRÁFICAS

1. Berger J, Hinglais N. Les dépôts intercapillaires d'IgA. IgG. J Urol Nephrol 74:694-695, 1968.
2. Pillebont E, Thervet E, Hill G, et al. Henoch-Schönlein purpura in adults: outcome and prognostic factors. J Am Soc Nephrol 13:1271-1278, 2002.
3. Li LS, Liu ZH. Epidemiologic data of renal diseases from a single unit in China: analysis based on 13519 renal biopsies. Kid Int 66:920-923, 2004.
4. Research Group on Progressive Chronic Renal Disease. Nationwide and long-term survey of primary glomerulonephritis in Japan as observed in 1850 biopsied cases. Nephron 82:205-213, 1999.
5. Simon P, Rance MP, Boulahronz R, et al. Epidemiologic data of primary glomerular diseases in western France. Kidney Int 66:905-908, 2004.
6. Gesualdo L, Di Palma AM, Morrone LF, et al. The Italian experience of the national registry of renal biopsies. Kidney Int 66:890-894, 2004.
7. Rivera F, López-Gómez JM, Pérez-Garcia R, et al. Frequency of renal pathology in Spain 1994-1999. Nephrol Dial Transpl 17:1594-1602, 2002.
8. Nair R, Walker PD. Is IgA nephropathy the commonest primary glomerulopathy among young adults in the USA? Kidney Int 69:1455-1458, 2006.
9. Central Committee of the Toronto Glomerulonephritis Registry: regional program for the study of glomerulonephritis. CMAJ 124:158-161, 1981.
10. Malafronte P, Mastroianni-Kirsztajn G, Betonico GN, et al. Paulista Registry of Glomerulonephritis: 5-year data report. Nephrol Dial Transpl 21:3098-3105, 2006.
11. Bahiense-Oliveira M, Saldanha LB, Mota A, et al. Primary glomerular diseases in Brazil (1979-1999): is the frequency of focal and segmental glomerulosclerosis increasing? Clin Nephrol 61:90-97, 2004.
12. Gharavi AG, Yan Ym Scolari F, et al. IgA nephropathy, the most common cause of glomerulonephritis is linked to 6q22-23. Nat Genet 26:354-357, 2000.
13. Izzi C, Ravani P, Torres D, et al. IgA nephropathy: the presence of familial disease does not confer an increased risk for progression. Am J Kidney Dis 47:761-769, 2006.

14. Matousovic K, Novak J, Yanagihara T, et al. IgA1-containing immune complexes in urine of IgA nephropathy. Nephrol Dial Transplant 21:2478-2484, 2006.

15. Hevitt SM, Dear J, Star RA. Discovery of protein biomarkers for renal diseases. J Am Soc Nephrol 15:1677-689, 2004.

16. D'Amico G, Colasanti G, B arbiano, et al. Long-term follow-up of IgA mesangial nephropathy: clinico-histological study in 374 patients. Sem Nephrol 7:355-358, 1987.

17. Ibels LS, Gyory AZ. IgA nephropathy: analysis of the natural history, important factors in the progression of renal disease and a review of the literature. Medicine (Baltimore) 73:79-102, 1994.

18. Jennette JC, Wall SD, Wilkman AS. Low incidence of IgA nephropathy in blacks. Kidney Int 28:944-950, 1985.

19. Bitencourt-Dias C, Bahiense-Oliveira M, Saldanha LB, et al. Comparative study of IgA nephropathy with and without crescents. Braz J Med Biol Res 37:1373-1377, 2004.

20. Sano H, Izumida M, Shimizu H, et al. Risk factors of renal involvement and significant proteinúria in Henoch-Schönlein purpura. Eur J Pediatr 161:196-201, 2002.

21. Kaneko T, Arima R, Arakawa Y, et al. Two cases of rapidly progressive nephritic syndrome complicated with alcoholic liver cirrhosis. Nihon Jinzo Gakkai Shi 53:60-67, 2011.

22. Donadio JV, Grande JP. IgA nephropathy. N Engl J Med 347:738-748, 2002.

23. Geddes CC, Rauta V, Gronhagen-Riska C, et al. A tricontinental view of IgA nephropathy. Nephrol Dial Transplant 18:1541, 2003.

24. Alarmantine E, Sabatier JC, Berthoux FC. Comparison of pathological lesions on repeated renal biopsies in 73 patients with primary IgA glomerulonephritis: value of quantitative scoring and approach to final prognosis. Clin Nephrol 34:45, 1990.

25. Johnston PA, Brown JS, Braumholtz DA, Davison AM. Clinico-pathological correlations and long-term follow-up of 253 United Kingdom patients with IgA nephropathy. A report from the MRC Glomerulonephritis Registry. Q J Med 84:619, 1993.

26. Ibels LS, Györy AZ. IgA nephropathy: analysis of the natural history, important factors in the progression of renal disease, and a review of the literature. Medicine (Baltimore) 73:39, 1994.

27. Nozawa R, Suzuki J, Takahashi A, et al. Clinicopathological features and the prognosis of IgA nephropathy in Japanese children on long-term observation. Clin Nephrol 64:171, 2009.

28. Nussenzveig I, Saldanha LB, Marcondes M. Primary mesangial nephropathy in Sao Paulo, Brazil. Nephron 44:198-199, 1989.

29. Haas M. Histologic subclassification of IgA nephropathy: a clinicopathologic study of 244 cases. Am J Kidney Dis 29:829, 1997.

30. Working Group of the International IgA Nephropathy Network and the Renal Pathology Society. Cattran DC, Coppo R, et al. The Oxford classification of IgA nephropathy: rationale, clinico-pathological correlations, and classification. Kidney Int 76:534, 2009.

31. Lomax-Smith JD, Zabrowarny LA, Howarth GS, et al. The immunochemical characterization of mesangial IgA deposits. Am J Pathol 113:359-364, 1983.

32. Monteiro RC, Halbwachs-Mecarelli L, Roque-Barreira MC, et al. Charge and size of mesangial IgA in IgA nephropathy. Kidney Int 28:666-671, 1985.

33. Allen AC, Bailey EM, Brenchley PE, et al. Mesangial IgA1 in IgA nephropathy exhibits aberrant O-glycosylation: observations in three patients. Kidney Int 60:969-973, 2001.

34. Monteiro RC, Moura IC, Launay P, et al. Pathogenic significance of IgA receptor interactions in IgA nephropathy. Trends Mol Med 8:464-468, 2002.

35. Tomana M, Novak J, Julian BA, et al. Circulating immune complexes in IgA nephropathy consist of IgA1 with galactose-deficient hinge region and antiglycan antibodies. J Clin Invest 104:73-81, 1999.

36. Monteiro RC, Van De Winkel JG. IgA Fc receptors. Annu Rev Immunol 21:177-204, 2003.

37. Grossetete B, Launay P, Lehuen A, et al. Down-regulation of Fc alpha receptors on blood cells of IgA nephropathy patients: evidence for a negative regulatory role of serum IgA. Kidney Int 53:1321-1335, 1998.

38. Launay P, Grossetete B, Arcos-Fajardo M, et al. Fc(alpha) receptor (CD89) mediates the development of immunoglobulin A (IgA) nephropathy (Berger's disease). Evidence for pathogenic soluble receptor-IgA complexes in patients and CD89 transgenic mice. J Exp Med 191:1999-2009, 2000.

39. Coppo R, Amore A, Gianoglio B, et al. Serum IgA and macromolecular IgA reacting with mesangial matrix components. Contrib Nephrol 104:162-171, 1993.

40. Cederholm B, Wieslander J, Bygren P, Heinegard D. Circulating complexes containing IgA and fibronectin in patients with primary IgA nephropathy. Proc Natl Acad Sci U S A 85:4865-4868, 1988.

41. Coppo R, Chiesa M, Cirina P, et al. In human IgA nephropathy uteroglobin does not play the role inferred from transgenic mice. Am J Kidney Dis 40:495-503, 2002.

42. Roos A, Rastaldi MP, Calvaresi N, et al. Glomerular activation of the lectin pathway of complement in IgA nephropathy is associated with more severe renal disease. J Am Soc Nephrol 17:1724-1734, 2006.

43. Gomez-Guerrero C, Duque N, Egido J. Stimulation of Fc(alpha) receptors induces tyrosine phosphorylation of phospholipase C-gamma(1), phosphatidylinositol phosphate hydrolysis. Ca2+ mobilization in rat and human mesangial cells. J Immunol 156:4369-4376, 1996.

44. Gomez-Guerrero C, Lopez-Armada MJ, Gonzalez E, Egido J. Soluble IgA and IgG aggregates are catabolized by cultured rat mesangial cells and induce production of TNF-alpha and IL-6, and proliferation. J Immunol 153:5247-5255, 1994.

45. Moura IC, Arcos-Fajardo M, Gdoura A, et al. Engagement of transferrin receptor by polymeric IgA1: evidence for a positive feedback loop involving increased receptor expression and mesangial cell proliferation in IgA nephropathy. J Am Soc Nephrol 16:2667-2676, 2005.

46. Amore A, Cirina P, Conti G, et al. Glycosylation of circulating IgA in patients with IgA nephropathy modulates proliferation and apoptosis of mesangial cells. J Am Soc Nephrol 12:1862-1871, 2001.

47. Moura IC, Arcos-Fajardo M, Sadaka C, et al. Glycosylation and size of IgA1 are essential for interaction with mesangial transferrin receptor in IgA nephropathy. J Am Soc Nephrol 15:622-634, 2004.

48. Moura IC, Centelles MN, Arcos-Fajardo M, et al. Identification of the transferrin receptor as a novel immunoglobulin (Ig)A1 receptor and its enhanced expression on mesangial cells in IgA nephropathy. J Exp Med 194:417-425, 2001.

49. Haddad E, Moura IC, Arcos-Fajardo M, et al. Enhanced Expression of the CD71 Mesangial IgA1 Receptor in Berger Disease and Henoch-Schonlein Nephritis: Association between CD71 Expression and IgA Deposits. J Am Soc Nephrol 14:327-337, 2003.

50. Falk MC, Ng G, Zhang GY, et al. Infiltration of the kidney by alpha beta and gamma delta T cells: effect on progression in IgA nephropathy. Kidney Int 47:177-185, 1995.

51. Kashem A, Endoh M, Nomoto Y, et al. Fc alpha R expression on polymorphonuclear leukocyte and superoxide generation in IgA nephropathy. Kidney Int 45:868-875, 1994

52. Lai KN, Chan LY, Tang SC, et al. Characteristics of polymeric lambda-IgA binding to leukocytes in IgA nephropathy. J Am Soc Nephrol 13:2309-2319, 2002.

53. Roos A, Bouwman LH, van Gijlswijk-Janssen DJ, et al. Human IgA activates the complement system via the mannan-binding lectin pathway. J Immunol 167:2861-2868, 2001.

54. Endo M, Ohi H, Ohsawa I, et al. Glomerular deposition of mannose-binding lectin (MBL) indicates a novel mechanism of complement activation in IgA nephropathy. Nephrol Dial Transplant 13:1984-1990, 1998.

55. Lee SMK, Rao VM, Franklin WA, et al. IgA nephropathy: morphologic predictors of progressive renal disease. Hum Pathol 13: 314-322, 1982.

56. Shi SF, Wang SX, Jiang L, et al. Pathologic predictors of renal outcome and therapeutic efficacy in IgA Nephropathy: validation of the Oxford Classification. Clin J Am Soc Nephrol 6: 2175-2184, 2011.

57. Haas M. Heptinstall's pathology of the kidney. 6th ed. Philadelphia: Lippincott Williams & Wilkins 730-740, 2007.

58. Donadio JV, Bergstralh EJ, Grande JP, Rademcher DM. Proteinuria patterns and their association with subsequent end-stage renal disease in IgA nephropathy. Nephrol Dial Transplant 17:1197, 2002.

59. Rekola S, Bergstrand A, Cucht H. Deterioration of GFR in IgA nephropathy as measured by 51Cr--EDTA clearance. Kidney Int,40:1050. 1991.

60. Praga M, Gutiérrez E, González E, et al. Treatment of IgA nephropathy with ACE inhibitors: a randomized and controlled trial. J Am Soc Nephrol 14: 1578, 2003.

61. Russo D, Minutolo R, Pisani A, et al. Coadministration of losartan and enalapril exerts additive antiproteinuric effect in IgA nephropathy. Am J Kidney Dis 38:18, 2001.

62. Maschio G, Cagnoli L, Claroni F, et al. ACE inhibition reduces proteinuria in normotensive patients with IgA nephropathy: a multicentre, randomized, placebo-controlled study. Nephrol Dial Transplant 9:265, 1994.

63. Li PK, Leung CB, Chow KM, et al. Hong Kong study using valsartan in IgA nephropathy (HKVIN): a double-blind, randomized, placebo-controlled study. Am J Kidney Dis 47:751, 2006.

64. Kunz R, Friedrich C, Wolbers M, Mann JF. Meta-analysis: effect of monotherapy and combination therapy with inhibitors of the renin angiotensin system on proteinuria in renal disease. Ann Intern Med, 148:30, 2008.

65. Catapano F, Chiodini P, De Nicola L, et al. Antiproteinuric resonse to dual blockade of the rennin--angiotensin system in primary glomerulonephritis: meta-analysis and metaregression. Am J Kideny Dis 52:475, 2008.

66. Donadio JV Jr, Bergstralh EJ, Offord KP, et al. A controlled trial of fish oil in IgA nephropathy.

Mayo Nephrology Collaborative Group. N Engl J Med 331:1194, 1994.

67. Donadio JV Jr, Larson TS, Bergstralh EJ, Grande JP. A randomized trial of high-dose compared with low-dose omega-3 fatty acids in severe IgA nephropathy. J Am Soc Nephrol 12:791, 2001.

68. Pettersson EE, Rekola S, Berglund L, et al. Treatment of IgA nephropathy with omega-3-polyunsaturated fatty acids: a prospective, double-blind, randomized study. Clin Nephrol 41:183, 1994.

69. Dillon JJ. Fish oil therapy for IgA nephropathy. Efficacy and interstudy variability. JASN 8:1739-1744, 1997.

70. Alexopoulos E. Treatment of primary IgA nephropathy. Kidney Int 65:341, 2004.

71. Floege J, Eitner F. Present and future therapy options in IgA-nephropathy. J Nephrol 18:354, 2005.

72. Locatelli F, Del Vecchio L, Pozzi C. The patient with IgA glomerulonephritis what is the role of steroid treatment? Nephrol Dial Transplan 14:1057, 1999.

73. Pozzi C, Andrulli S, Del Vecchio L, et al. Corticosteroid effectiveness in IgA nephropathy: long--term results of a randomized, controlled trial. J Am Soc Nephrol 15:157, 2004.

74. Katafuchi, R, Ikeda K, Mizumasa T, et al. Controlled, prospective trial of steroid treatment n IgA nephropathy: a limitation of low-dose prednisolone therapy. Am J Kidney Dis 41:972, 2003.

75. Tamura S, Ueki K, Ideuza H, et al. Corticosteroid therapy in patients with IgA nephropathy and impaired renal function. Clin Nephrol 55:192, 2001.

76. Lv J, Zhang H, Chen Y, et al. Combination therapy of prednisone and ACE inhibitor versus ACE-inhibitor therapy alone in patients with IgA nephropathy: a randomized controlled trial. Am J Kidney Dis 53:26, 2009.

77. Manno C, Torres DD, Rossini M, et al. Randomized controlled clinical trial of corticosteroids plus ACE-inhibitors with long-term follow-up in proteinuric IgA nephropathy. Nephrol Dial Transplant 24:3694, 2009.

78. Hogg RJ, Lee J, Nardelli N, et al. Clinical trial to evaluate omega-3 fatty acids and alternate day prednisone in patients with IgA nephropathy: report from the Southwest Pediatric Nephrology Study Group. Clin J Am Soc Nephrol 1:467, 2006.

79. Cheng IK, Chan KW, Chan MK. Mesangial IgA nephropathy with steroid-responsive nephritic syndrome: disappearance of mesangial IgA deposits following steroid-indiced remission. Am J Kidney Dis 14:361, 1989.

80. Woo KT, Lee GS, Lau YK, et al. Effects of triple therapy in IgA nephritis: a follow-up study 5 years later. Clin Nephrol 36:60, 1991.

81. Walker RG, Yu SH, Owen JE, Kincaid-Smith P. The treatment of mesangial IgA nephropathy with cyclophosphamide, dipyridamole and warfarin: a two-year prospective trial. Clin Nephrol 34:103, 1990.

82. Ballardie FW, Roberts IS. Controlled prospective trial of prednisolone and cytotoxics in progressive IgA nephropathy. J Am Soc Nephrol 13:142, 2002.

83. Pozzi C, Andrulli S, Pani A, et al. Addition of azathioprine to corticosteroids does not benefit patients with IgA nephropathy. J Am Soc Nephrol 21:1783, 2010.

84. Roccatello D, Ferro M, Coppo R, et al. Report on intensive treatment of extracapillary glomerulonephritis with focus on crescentic IgA nephropathy. Nephrol Dial Transplant 10:2054, 1995.

85. Tumlin JA, Lohavichan V, Hennigar R. Crescentic, proliferative IgA nephropathy: clinical and histological response to methylprednisolone and intravenous cyclophosphamide. Nephrol Dial Transplant 18:1321, 2003.

86. Lai KN, Lai FM, Li PK, Vallance-Owen J. Cyclosporin treatment of IgA nephropathy: a short term controlled trial. Br Med J (Clin Res Ed) 295:1165, 1987.

87. Cattran DC. Current status of cyclosporin A in the treatment of membranous. IgA and membranoproliferative glomerulonephritis. Clin Nephrol 35(Suppl 1):S43, 1991.

88. Maes BD, Oyen R, Claes K, et al. Mycophenolate mofetil in IgA nephropathy: results of a 3-year prospective placebo-controlled randomized study. Kidney Int 65:1842, 2004.

89. Frisch G, Lin J, Rosenstock J, et al. Mycophenolate mofetil (MMF) vs placebo in patients with moderately advanced IgA nephropathy: a double--blind randomized controlled trial. Nephrol Dial Transplant 20:2139, 2005.

90. Chen X, Chen P, Cai G, et al. [A randomized control trial of mycophenolate mofetil treatment in severe IgA nephropathy]. Zhonghua Yi Xue Za Zhi 82:796, 2002.

91. Tang SC, Tang AW, Wong SS, et al. Long-term study of mycophenolate mofetil treatment in IgA nephropathy. Kidney Int 77:543, 2010.

92. Xie Y, Chen X, Nishi S, et al. Relationship between tonsils and IgA nephropathy as well as indications of tonsillectomy. Kidney Int 65:1135, 2004.

93. Akagi H, Kosaka M, Hattori K, et al. Long-term results of tonsillectomy as a treatment for IgA nephropathy. Acta Otolaryngol Suppl 38(555):38-42, 2004.

94. Rasche FM, Schwarz A, Keller F. Tonsillectomy does not prevent a progressive course in IgA nephropathy. Clin Nephrol 51:147, 1999.

95. Rasche FM, Sailer LC, Czock D, Keller F. Tonsillectomy, high dose immunoglobulins, and cyclophosphamide in progressive IgA-nephropathy. Acta Otolaryngol Suppl 32(555):32-37, 2004.

96. Komatsu H, Fujimoto S, Hara S, et al. Effect of tonsillectomy plus steroid pulse therapy on clinical remission of IgA nephropathy: a controlled study. Clin J Am Soc Nephrol 3:1301, 2008.

97. Ferri C, Puccini R, Longombardo G, et al. Low-antigen-content diet in the treatment of patients with IgA nephropathy. Nephrol Dial Transplant 8:1193, 1993.

98. Coppo R, Roccatello D, Amore A, et al. Effects of a gluten-free diet in primary IgA nephropathy. Clin Nephrol 33:72, 1990.

99. Rostoker G, Desvaux-Belghiti D, Pilatte Y, et al. High-dose immunoglobulin therapy for severe IgA nephropathy and Henoch-Schönlein purpura. Ann Intern Med 120:476, 1994.

100. Krebs S, Omer B, Omer TN, Fliser D. Wormwood (Artemisia absinthium) for poorly responsive early-stage IgA nephropathy: a pilot uncontrolled trial. Am J Kidney Dis 56:1095, 2010.

101. Fishbane S, Chittineni H, Packman M, et al. Oral paricalcitol in the treatment of patients with CKD and proteinuria: a randomized trial. Am J Kidney Dis 54:647, 2009.

102. Szeto CC, Chow KM, Kwan BC, Chung KY, Leung CB, Li Pk, Oral calcitriol for the treatment of persistent proteinuria in immunoglobulin A nephropathy: an uncontrolled trial. Am J kidney Dis 51(5):724-731, 2008.

17

GLOMERULONEFRITES CRESCÊNTICAS

Maria Almerinda V. F. Ribeiro Alves

A glomerulonefrite crescêntica é uma forma grave de lesão glomerular e representa uma das poucas emergências, tanto diagnóstica quanto terapêutica, na área. É caracterizada, em geral, pela ruptura da membrana basal glomerular com consequente afluxo de mediadores inflamatórios e leucócitos. O termo crescente glomerular define um aspecto anatômico, semelhante à lua na fase crescente, que corresponde à presença de pelo menos duas camadas celulares ocupando a região extracapilar glomerular. A proliferação celular nessa região (espaço de Bowman) é chamada de proliferação extracapilar, de tal forma que crescente e proliferação extracapilar podem ser consideradas sinônimos de um mesmo fenômeno (o aumento do número de células que ocupam o espaço de Bowman). A primeira descrição de crescentes é atribuída a Langhans em 1879[1].

Histologicamente, crescentes glomerulares podem ocupar parcial ou totalmente o espaço de Bowman, obliterando com maior ou menor intensidade o restante do tufo capilar. Podem apresentar características exclusivamente celulares (*crescentes celulares* – Fig. 17.1) ou ser fibrocelulares (*crescentes fibrocelulares*) ou fibrosas (*crescentes fibrosas*). Além disso, o número de glomérulos acometido pode ser variável, e o acometimento glomerular, segmentar ou global. Embora possa haver indícios clinicolaboratoriais, o diagnóstico preciso de glomerulonefrite crescêntica faz-se pela biópsia renal.

A porcentagem de glomérulos acometidos por crescentes é variável, podendo, nos casos mais graves, estar presentes em 100% dos glomérulos. As doenças glomerulares que se apresentam com crescentes (proliferação extracapilar) e com lesão renal aguda foram definidas de diversas formas: rapidamente progressiva, glomerulonefrite aguda anúrica, glomerulonefrite maligna, glomerulonefrite subaguda, glomerulonefrite crescêntica. As várias denominações decorreram de uma abordagem clínico-histológica da doença. A associação entre presença de crescentes e uremia foi sugerida primeiramente por Volhard e Fahr em 1914[2].

A apresentação clínica com insuficiência renal e a rapidez de evolução para doença renal crônica estádio 5 vão depender da extensão da formação de crescentes. Assim, nas doenças glomerulares com mais de 80% dos glomérulos acometidos com crescen-

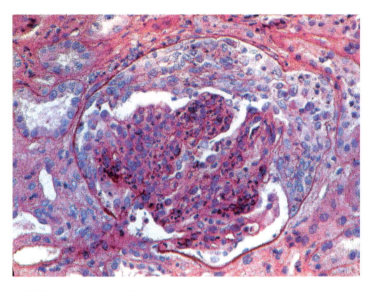

Figura 17.1 – Crescente celular.

tes e mais de 80% do glomérulo afetado (acometimento difuso e global), a evolução é rápida para perda de função de forma irreversível. Por outro lado, o desenvolvimento de crescentes em menos de 50% dos glomérulos e a presença de crescentes não circunferenciais tornam a evolução, em termos de função renal, mais favorável[3].

Tendo em vista que a gravidade da doença depende da extensão do envolvimento de crescentes, o termo *glomerulonefrite crescêntica* (termo anatômico) é atribuído às glomerulonefrites que apresentem uma determinada porcentagem de glomérulos acometidos que se relacione à evolução para injúria renal aguda (*glomerulonefrite rapidamente progressiva*). A definição de glomerulonefrite crescêntica é controversa. Alguns autores consideram o termo quando as crescentes envolvem mais de 60% dos glomérulos e mais de 60% do glomérulo, outros atribuem o termo quando houver mais de 50% de acometimento do número de glomérulos, outros ainda sugerem que a definição seja aplicada quando do envolvimento de mais de 80%[4-6]. Para efeito de classificação, na presença de crescentes em menos de 30 a 50% dos glomérulos, será considerado o termo crescentes focais. O acometimento de crescentes em menos de 50% do glomérulo é chamado de crescente segmentar.

A importância da discriminação da porcentagem de glomérulos acometidos reside na relação com o prognóstico. Na tabela 17.1 podemos comparar o prognóstico, em relação à função renal, da glomerulonefrite crescêntica de acordo com a proporção de glomérulos acometidos[7].

A definição de glomerulonefrite rapidamente progressiva (termo clinicolaboratorial) refere-se, portanto, à perda rápida (em dias ou semanas) de função renal em pacientes cujo diagnóstico é de doença glomerular (proteinúria e/ou hematúria glomerulares). Mais precisamente, o termo é aplicado corretamente quando houver perda rápida função renal acompanhando a glomerulonefrite crescêntica.

Tabela 17.1 – Prognóstico de glomerulonefrite crescêntica em relação à proporção de glomérulos afetados.

	Número de glomérulos com crescentes				
n	100%	90-99%	80-89%	70-79%	60-69%
	(66)	(43)	(36)	(35)	(20)
Melhora de função renal em 6 meses	15%	32%	50%	56%	55%

Reproduzida de Cameron, 1996[7].

O diagnóstico de glomerulonefrite crescêntica deve ser feito rapidamente em virtude da má evolução (para doença renal crônica terminal) dessas doenças. É, portanto, uma urgência diagnóstica.

A formação de crescentes acompanhada de perda rápida de função renal (glomerulonefrite rapidamente progressiva) pode ocorrer em diversas doenças glomerulares ou apresentar-se de forma idiopática (Quadro 17.1).

A glomerulonefrite crescêntica idiopática é uma doença rara, variando entre 1 e 2% das biópsias renais[8]. Em pacientes idosos (acima de 80 anos de idade) a glomerulonefrite crescêntica é uma das formas mais comuns de glomerulopatias[9,55].

Quadro 17.1 – Causas de glomerulonefrite crescêntica.

Glomerulonefrite crescêntica associada a doenças sistêmicas
Infecções
Pós-estreptocócica
Endocardite bacteriana
Nefrite do *shunt*
Lúpus eritematosos sistêmico
Vasculites
Púrpura de Henoch-Schönlein
Crioglobulinemia
Granulomatose de Wegener
Poliangiíte microscópica
Doença de Churg-Strauss
Doença de Goodpasture
Glomerulonefrite crescêntica associada a doenças glomerulares
Glomerulopatia membranosa
Glomerulonefrite membranoproliferativa
Nefropatia por IGA
Glomerulonefrite crescêntica idiopática
Pauci-imune
Associada a ANCA
Não associada a ANCA
Por imunocomplexos
Por anticorpo anti-MBG

ANCA = anticorpo anticitoplasma de neutrófilos; MBG = membrana basal glomerular.

FORMAÇÃO DE CRESCENTES

Sabe-se que o crescente extracapilar glomerular é uma lesão que pode ser observada em várias doenças glomerulares, geralmente proliferativas, ou apresentar-se na forma idiopática. A formação de crescentes parece representar uma resposta não específica à lesão da parede capilar. Provavelmente o estímulo inicial para a formação de crescentes seja a presença de fibrina no espaço de Bowman, ocasionada pelo dano da membrana basal glomerular (dependente de um processo inflamatório previamente existente no tufo capilar). Os fatores responsáveis pela ruptura da membrana basal glomerular (MBG) parecem atuar apenas em algumas pequenas áreas da MBG. A formação de crescentes constitui uma das principais vias de perda de néfrons funcionantes. A glomerulonefrite crescêntica depende de uma resposta inflamatória imune, provavelmente iniciada no leito endotelial, predominantemente Th1 (compatível com a produção de interferon gama, interleucina-12 e fator de necrose tumoral) a "antígenos" presentes no glomérulo. Os peptídeos antigênicos nefritogênicos são apresentados por células intrínsecas glomerulares MHC classe II que recrutam células CD4 e ativam macrófagos. O processo inflamatório agressivo promove ruptura da membrana basal glomerular, dando início à formação de crescentes[10,11].

ELEMENTOS CELULARES DOS CRESCENTES

A composição celular dos crescentes, ainda que vários estudos continuem sendo feitos com esse objetivo, permanece controversa. Estudos iniciais indicavam as células epiteliais parietais da cápsula de Bowman como sendo os mais importantes componentes celulares dos crescentes, quando a cápsula de Bowman estava intacta. A partir do final da década de 1970, pode-se demonstrar a participação de outros tipos celulares, principalmente macrófagos[12,13,48]. Ao que parece, a composição celular dos crescentes muda durante a progressão da doença. As células epiteliais parecem predominar nas fases mais precoces da doença e sua origem admite-se que seja do folheto parietal, inclusive tendo sido demonstrado recentemente, em modelo animal, que células epiteliais parietais têm a capacidade de gerar novos podócitos[49,50]. O papel dos podócitos (células epiteliais viscerais) nas glomerulonefrites crescênticas ainda não está claramente definido[52]. A princípio, marcadores específicos de células podocitárias não foram encontrados nas células que compõem os crescentes em nenhum modelo experimental ou em humanos, sugerindo que as crescentes não contêm células podocitárias normais. Porém, recentemente, demonstrou-se que nas fases iniciais da formação de crescentes as células podocitárias emitiriam prolongamentos conectando a membrana basal glomerular à membrana basal parietal (e esse seria o mecanismo inicial da formação de crescentes). Após perderem o contato com a membrana basal glomerular, além da perda da especificidade podocitária, essas células fariam parte dos elementos celulares aderidos à membrana basal parietal[14]. Além disso, estudo de Thorner et al.[51] demonstrou, em biópsias humanas, tanto a presença de podócitos nas crescentes, quanto o caráter de proliferação dessas células.

Na fase evolutiva dos crescentes, após a ruptura da membrana basal glomerular da cápsula de Bowman ocorreria infiltração celular predominante de macrófagos.

Sugere-se que os macrófagos-monócitos derivados da medula óssea se acumulariam nas lesões glomerulares proliferativas, atraídos por citocinas liberadas por células participantes do processo (células apresentadoras de antígenos), onde seriam ativados por citocinas inflamatórias (provavelmente *granulocyte macrophage colony stimulating factor* produzido por células mesangiais). A partir dessa ativação, interleucinas, proteases e fator de necrose tumoral seriam liberados, ocorrendo a ruptura da membrana basal glomerular com o extravasamento de células circulantes para o espaço de Bowman. O papel da proliferação local de macrófagos, nas doenças glomerulares com crescentes, parece ser relevante na manutenção do processo de agressão inflamatória, inclusive sugerindo-se que a proliferação local seja o mecanismo mais importante no acúmulo de macrófagos nos crescentes, permitindo que o tipo celular predominante evolua de células epiteliais para macrófagos. Características de transdiferenciação epitélio-mesenquimal parecem estar envolvidas no aparecimento de miofibroblastos também evidenciados nos crescentes[15].

MEDIADORES NÃO CELULARES DE LESÃO

Coagulação-fibrinólise – fibrina e fibrinogênio estão presentes em todas as biópsias com crescentes glomerulares. À medida que os crescentes se tornam fibrosos, a intensidade dessa participação vai diminuindo[16]. O mecanismo pelo qual ocorre o depósito de fibrina no glomérulo ainda é desconhecido. Estudos mostram que, na ausência de macrófagos, não há depósitos de fibrina, sugerindo que essas células possam estar associadas ao depósito. Em animais desfibrinados, a formação de crescentes não ocorre, apesar da manutenção do processo inflamatório[17-18]. Glomérulos de pacientes com glomerulonefrite crescêntica apresentam atividade pró-coagulante mais intensa expressa pela presença importante de fator tecidual (iniciador da ativação da via extrínseca de coagulação), possivelmente sintetizado por células epiteliais glomerulares. Efeitos pró-inflamatórios importantes do fator tecidual em glomerulonefrites crescênticas parecem ser fibrina-independentes. A inibição do fator tecidual promove a diminuição na formação de crescentes e diminui a inflamação glomerular (diminui afluxo de macrófagos e a expressão de MHC classe II). Tem sido observado que a síntese e a expressão tecidual glomerular do inibidor do fator tecidual estão diminuídas nas fases iniciais de formação dos crescentes. A utilização de anticorpo anti-inibidor de fator tecidual aumenta o depósito de fibrina em glomérulos de modelos experimentais de glomerulonefrite crescêntica[19]. Assim é possível admitir-se uma função protetora, na formação de crescentes, do inibidor do fator tecidual.

A fibrinólise é mediada pela conversão de plasminogênio em plasmina por meio de ativadores de plasminogênio tipo tecidual (t-PA) e tipo urocinase (u-PA). Glomérulos humanos produzem t-PA (endotélio e células epiteliais) e u-PA (células epiteliais). A presença de depósitos de fibrina poderia refletir um defeito na síntese de ativadores de plasminogênio ou um excesso de inibidor de ativadores (liberado por células epiteliais glomerulares). Em algumas formas de glomerulonefrite crescêntica, além dos depósitos de fibrina, também são evidenciados depósitos de inibidor de ativador de plasminogênio. Animais deficientes em plasminogênio apresentam uma forma mais grave de glomerulonefrite crescêntica, o mesmo ocorrendo com deficientes de ativador de plasminogênio tipo tecidual, sugerindo que essa proteína exerça um papel protetor na lesão glomerular[20].

Interleucinas – a interleucina-1 (mediador pró-inflamatório produzido por macrófagos) parece exercer um papel importante nas alterações observadas em indivíduos com formação de crescentes. A IL-1 está aumentada em cultura de células glomerulares de pacientes com glomerulonefrite crescêntica, e o tratamento com antagonista do receptor de IL-1 inibe a formação de crescentes. Da mesma forma, a participação da interleucina 12 (IL-12) no mecanismo fisiopatogênico de formação de crescentes tem sido evidenciada[21].

Fator de necrose tumoral alfa – (TNF-α) – essa citocina pró-inflamatória é produzida, principalmente, por leucócitos afluentes e promove a expressão de receptores de adesão (ICAM-1 e VCAM-1), assim como a indução de mediadores de inflamação. Ratos deficientes de TNF-α apresentam quase que completamente abolida a formação de crescentes. O afluxo de polimorfonucleares, os linfócitos e a expressão de ICAM-1 (molécula de adesão intercelular) e VCAM-1 (molécula de adesão vasculocelular) estão reduzidos na ausência de TNF-α[22].

Outros mediadores – o envolvimento do *fator transformador de crescimento beta* (TGF-β) na fibrose tecidual tem sido fortemente sugerido. O TGF-β induz o depósito de matriz extracelular estimulando a produção de matriz e diminuindo as proteinases que a degradam. Assim como em outras formas de doença, a presença de TGF-β em tecido renal de indivíduos com glomerulonefrite crescêntica está associada ao acúmulo de matriz extracelular com características de evolução para lesões renais escleróticas[23].

O afluxo celular de monócitos para os crescentes, possivelmente, faz-se através de moléculas de adesão. A interação entre leucócitos e endotélio glomerular parece ser um evento importante na formação dos crescentes. A administração de anticorpos anti ICAM-1 previne a formação de crescentes.

A recente demonstração do envolvimento de receptores do fator de crescimento epidérmico (EGF – *epidermal growth factor*) através do *heparin-binding epidermal growth factor-like growth factor* (HB-EGF), normalmente não expresso em células epiteliais parietais e podócitos normais e presente nas glomerulonefrites crescênticas, sugere o envolvimento desse mediador na transformação fenotípica necessária para a formação de crescentes[53]. A hipótese fisiopatogênica desenvolvida a partir dessas observações seria de que, após o insulto à parede capilar glomerular (independente do estímulo), ocorreria a expressão do HB-EGF nas células glomerulares epiteliais, com isso ativando o receptor de EGF nos podócitos promovendo alterações que culminariam com a proliferação e migração podocitária resultando na formação de crescentes[54].

FISIOPATOGÊNESE

A glomerulonefrite crescêntica pode ser secundária a três mecanismos de agressão: pelo depósito de anticorpo antimembrana basal glomerular (Fig. 17.2), pela depósito de imunocomplexos (Fig. 17.3) e pauci-imunes (sem depósitos imunes). O diagnóstico diferencial é importante para a programação da proposta terapêutica.

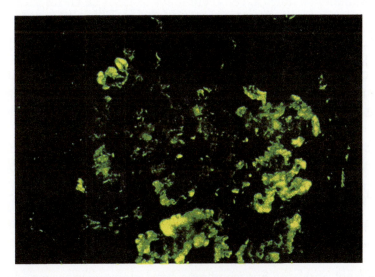

Figura 17.2 – Imunofluorescência em padrão granular (IgG) de glomerulonefrite crescêntica mediada por imunocomplexos.

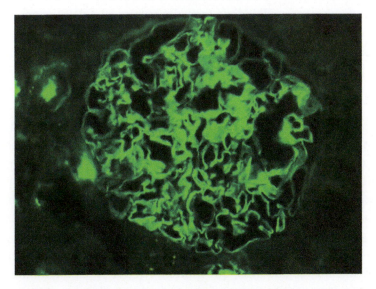

Figura 17.3 – Imunofluorescência de doença por anticorpo antimembrana basal glomerular (anti-IgG).

DEPÓSITO DE ANTICORPO ANTIMEMBRANA BASAL GLOMERULAR

Cerca de 20% dos casos de glomerulonefrite crescêntica são atribuídos à presença de anticorpo antimembrana basal glomerular como mecanismo inicial de lesão. É considerada um modelo de doença desencadeada por autoanticorpos, embora o desenvolvimento da doença, como em todos os casos de crescêntica, relacione-se a uma resposta Th1. Embora a maioria da literatura registre essa proporção de 20% nesse tipo de doença, ela é muito pouco comum em nosso material. Quando também há acometimento pulmonar (presença do anticorpo na parede capilar pulmonar), é conhecida como doença (ou síndrome de Goodpasture)[24]. É importante ressaltar que muitas vezes (30-40% dos casos) o acometimento é apenas renal. A doença por anticorpo antimembrana basal glomerular é uma causa importante de insuficiência renal em alguns centros[25].

O diagnóstico da doença caracteriza-se pela presença do anticorpo circulante e pela imunofluorescência linear no capilar glomerular em material de biópsia renal.

O antígeno envolvido no aparecimento do anticorpo antimembrana basal glomerular corresponde à região não colágena da cadeia alfa-3 do colágeno tipo IV da membrana basal (COL4A3), é um componente importante da membrana basal glomerular, da membrana basal alveolar e de outras membranas basais especializadas[26,27]. Dessa forma, os anticorpos circulantes detectados no soro dos pacientes com doença por anticorpo antimembrana basal glomerular reagem diretamente contra a região não colágena da cadeia alfa-3 do colágeno tipo IV.

Fatores predisponentes no desenvolvimento da doença estão associados ao complexo maior de histocompatibilidade (principalmente HLA-DR2) e aos fatores ambientais, tais como exposição a hidrocarbonetos, fumo e talvez processos infecciosos.

A doença é mais comum em homens, com pico de incidência na terceira e na sexta décadas de vida. Cerca de 30% dos casos apresentam na circulação anticorpos anticitoplasma de neutrófilos (ANCA). Os casos não tratados apresentam alta morbidade e mortalidade (principalmente de hemorragia pulmonar).

Casos de doença por anticorpo antimembrana basal glomerular têm sido descritos no pós-transplante de pacientes com diagnóstico prévio de doença de Alport. Assim, a hipótese de glomerulonefrite crescêntica mediada por anticorpo antimembrana basal glomerular deve ser aventada (mesmo que pouco frequente) em portadores de doença de Alport submetidos a transplante renal e que apresentem, no pós-operatório recente, quadro de insuficiência renal aguda com propedêutica sugestiva de doença glomerular[28].

Muitos dos modelos experimentais de glomerulonefrite crescêntica são mediados por esse mecanismo, de tal forma, que muito do que se sabe atualmente de glomerulonefrite rapidamente progressiva é por meio de estudos de nefrite mediada por anticorpo antimembrana basal glomerular.

DEPÓSITO DE IMUNECOMPLEXOS

A glomerulonefrite (GN) crescêntica por depósito de imunocomplexos corresponde a aproximadamente 30-40% das causas de proliferação extracapilar. É nesse grupo que se encontram as causas de GN rapidamente progressiva associadas a doenças infecciosas (pós-estreptocócica, endocardite bacteriana ou outras infecções) e doenças sistêmicas (lúpus eritematoso sistêmico, crioglobulinemia, púrpura de Henoch-Schönlein). Na ausência dessas causas, ela é considerada idiopática. Quando do diagnóstico desse tipo de glomerulonefrite (por meio da imunofluorescência granular do tecido renal) é importante insistir na procura de fatores associados.

AUSÊNCIA DE DEPÓSITOS

Aproximadamente 40% dos casos de GN crescêntica não apresentam presença de depósitos detectados à imunofluorescência (ou observados à microscopia eletrônica). Em cerca de 80% desses pacientes detecta-se a presença de anticorpos anticitoplasma neutrofílico (ANCA)[29]. A presença desses anticorpos serve como marcador diagnóstico de vasculites de microcirculação. Sabe-se, porém, que as formas idiopáticas de crescênticas (com ou sem aspecto necrosante) também apresentam ANCA, sugerindo, possivelmente, que essas formas representem um tipo local de vasculite. O papel dos anticorpos na gênese da lesão tem sido extensivamente estudado, não estando, porém, estabelecido.

APRESENTAÇÃO CLÍNICA LABORATORIAL

A apresentação clínica das doenças glomerulares crescênticas, ainda que dependa da doença primária envolvida, têm em comum vários aspectos. A insuficiência renal é uma característica da doença. A apresentação de rapidamente progressiva é observada em cerca de 70% dos casos (independente da causa associada). Entre os casos de glomerulopatias submetidos à biópsia renal, a forma crescêntica é observada em torno de 2 a 5%. Porém, em pacientes com mais de 60 anos de idade constitui, em alguns centros, a causa mais comum de doenças glomerulares primárias[30]. A gravidade da evolução a torna uma doença importante na prática nefrológica. A forma idiopática (excetuando-se a síndrome de Goodpasture e as vasculites de microcirculação) é responsável por aproximadamente 0,4% de todas as causas de doença renal crônica nos Estados Unidos[31].

As glomerulonefrites crescênticas podem apresentar-se com sintomatologia quase inaparente (em geral as formas idiopáticas), com sintomatologia exuberante (principalmente a forma por anticorpo antimembrana basal glomerular e as vasculites), ou desenvolver-se no contexto de outras doenças (lúpus eritematoso sistêmico, endocardite bacteriana). O tempo de desenvolvimento da insuficiência renal é variável, sugerindo uma atividade mais aguda em determinado grupo e uma atividade mais indolente em outro grupo. Os pacientes costumam apresentar-se com sintomatologia não específica por várias semanas (semelhante a um processo gripal), dificultando a suspeita diagnóstica, exceto nos casos em que ocorre hemorragia pulmonar.

Nos casos oligossintomáticos, o diagnóstico, em geral, é tardio, principalmente em pacientes com mais de 65 anos de idade (grupo no qual se concentram as formas primárias). Em crianças, a forma mais comum de GN rapidamente progressiva está associada a infecções estreptocócicas.

Os principais sinais clínicos das doenças glomerulares crescênticas estão resumidos na tabela (Tabela 17.2).

Tabela 17.2 – Principais sinais clínicos das glomerulonefrites crescênticas.

Idade média	50 a 60 anos
Sexo	2/1 (masculino/feminino)
Sinais prodrômicos	+
Sinais de insuficiência renal	60% dos pacientes
Oligúria	> 60%
Edema	60-70%
Hematúria macroscópica	20-30%
Síndrome nefrótica	10-30%
Síndrome nefrítica aguda	10-20%
Hipertensão	10-20%

Adaptado de Kerr et al.[1].

Em relação ao diagnóstico laboratorial, a presença de hematúria (macro ou microscópica) é dominante. A presença de dismorfismo eritrocitário em alguns casos pode não ser evidenciada, em especial quando a apresentação da hematúria é macroscópica. Leucocitúria (não infecciosa) também é um sinal frequente. Proteinúria está presente em quase todos os casos, embora valores nefróticos não sejam comuns. A apresentação clinicolaboratorial de síndrome nefrótica pode ser detectada em menos de 30% dos casos. Perda de função renal ocorre com maior ou menor gravidade em todos os casos. Em cerca de 60% a insuficiência renal é o quadro predominante. Assim, quando a análise criteriosa do exame de urina permite o diagnóstico de lesão glomerular inflamatória e o paciente apresenta quadro de insuficiência renal aguda (rins de tamanho normal), o diagnóstico de *glomerulonefrite rapidamente progressiva* é evidente. O diagnóstico tanto anatômico quanto etiológico deve ser investigado com rapidez, pois a proposta terapêutica deve ser indicada precocemente, dado o caráter agressivo de evolução para a cronicidade. A realização da biópsia renal é uma indicação de urgência e, além de sugerir o mecanismo fisiopatogênico envolvido, permite identificar fatores histológicos de prognóstico renal a longo prazo. Para tal é essencial que, além da microscopia óptica, o material seja avaliado pela microscopia de imunofluorescência (Fig. 17.4).

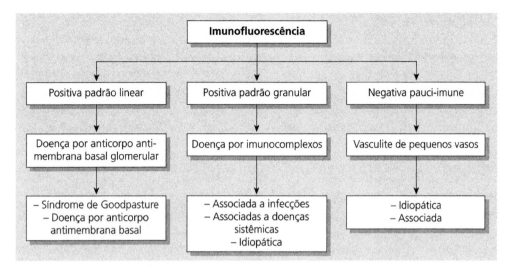

Figura 17.4 – Diagnóstico diferencial das glomerulonefrites crescênticas por meio da imunofluorescência do tecido renal.

O complemento sérico e suas frações (CH_{50}, C3 e C4) também pode auxiliar no diagnóstico diferencial. As glomerulonefrites crescênticas normocomplementêmicas englobam aquelas por anticorpo antimembrana basal glomerular (síndrome de Goodpasture ou doença por anticorpo antimembrana basal), aquelas associadas a vasculites de pequenos vasos (granulomatose de Wegener, poliangiíte microscópica, doença de Churg-Strauss, GN crescêntica idiopática), a nefropatia por IgA (primária ou secundária). As GN hipocomplementêmicas sugerem o diagnóstico de doenças associadas a infecções (estreptocócica quando apenas se observa o consumo de C3 e associada à endocardite bacteriana quando também está consumido o C4) e a doenças sistêmicas (lúpus eritematoso sistêmico e crioglobulinemia mista)[32].

Outro exame laboratorial importante na abordagem diagnóstica das glomerulonefrites rapidamente progressivas é a pesquisa sérica de anticorpos anticitoplasma neutrofílico (ANCA). Classicamente, esses anticorpos são detectados por teste de imunofluorescência (IF) indireta, utilizando-se neutrófilos normais, fixados em etanol, como substrato. Com esse teste, três padrões de IF podem ser visualizados: uma fluorescência granular citoplasmática difusa *(ANCAc)*, uma fluorescência perinuclear *(ANCAp)* e uma fluorescência inespecífica *(ANCA atípico* ou simplesmente *ANCA positivo)*. O padrão ANCAc está associado à presença de anticorpos contra proteinase 3 *(anti-PR3)* e o padrão ANCAp, embora associado a outros antígenos, mais frequentemente revela a presença de anticorpos contra mieloperoxidase *(anti--MPO)*. Os outros antígenos costumam mostrar um padrão de ANCA atípico. A positividade desse anticorpo sugere o diagnóstico de vasculites de pequenos vasos ou de glomerulonefrite crescêntica idiopática.

Pesquisa de fatores antinucleares e anti-DNA e crioglobulinas também podem indicar a etiologia da doença. A pesquisa de anticorpos antimembrana basal glomerular é indicada na investigação diagnóstica de glomerulonefrites crescênticas pela maioria dos autores, porém, em nossa experiência, esse tipo de etiologia praticamente não existe em nosso material, de tal forma que a pesquisa do anticorpo antimembrana basal glomerular deve restringir-se ao caso dos pacientes com achado de imunofluorescência linear.

PROGNÓSTICO E TRATAMENTO

A glomerulonefrite crescêntica apresenta pior prognóstico entre as doenças glomerulares. Sem tratamento, a sobrevida renal é em torno de 10% em três anos[33]. Em relação à fisiopatogênese, nota-se que as glomerulonefrites crescênticas relacionadas a infecções estreptocócicas apresentam melhor sobrevida que as crescênticas de origem não estreptocócica, sugerindo que o prognóstico possa variar de acordo com o mecanismo fisiopatogênico desencadeador[34]. O pior prognóstico estaria reservado às doenças glomerulares associadas à presença de anticorpos antimembrana basal glomerular[35].

O prognóstico renal depende da porcentagem de glomérulos acometidos por crescentes, sendo pior quanto maior a porcentagem de glomérulos envolvida. Alguns autores acreditam que, quando o envolvimento é de 100% dos glomérulos, a probabilidade de evolução para doença renal crônica gira em torno de 100%. Ainda em relação ao aspecto histológico, tanto a presença de comprometimento crônico tubulointersticial (fibrose intersticial) quanto a necrose focal do tufo capilar (glomerulonefrite necrosante) e esclerose glomerular seriam fatores de má evolução da função renal[36]. Sugere-se que a presença de proliferação endocapilar apresentaria uma vantagem prognóstica adicional se comparada ao tufo capilar normal.

A presença de oligúria piora o prognóstico de sobrevida renal em aproximadamente duas e meia vezes (a sobrevida renal em um ano em pacientes não oligúricos é em torno de 80%, e a de pacientes oligúricos, em torno de 30%)[37]. A apresentação clínica com anúria seria fator de péssimo prognóstico. Além disso, o prognóstico está relacionado diretamente ao grau de perda de função renal na apresentação da doença (quanto mais alta a creatinina pior o prognóstico)[38].

Dessa forma, o paciente com glomerulonefrite crescêntica deve ser avaliado com segurança quanto ao diagnóstico etiológico, aos fatores de apresentação clínica da doença ao exame cuidadoso do fragmento de biópsia renal. Esses dados podem fornecer critérios mais precisos para a abordagem terapêutica de cada caso, além de fornecer indícios de evolução. Lembrar, portanto, que presença de mais de 80% de crescentes, oligúria, necrose fibrinoide, fibrose intersticial e atrofia tubular e etiologia por anticorpo antimembrana basal glomerular tornam a resposta com ou sem tratamento pior em termos de sobrevida renal.

O tratamento específico das glomerulonefrites crescênticas (rapidamente progressivas) envolve uma análise criteriosa de cada caso. O diagnóstico etiológico deve ser realizado rapidamente, pois muitas vezes o diagnóstico da doença de base é que determina a proposta terapêutica das crescênticas. Em casos de GN rapidamente progressiva associada à infecção estreptocócica, embora alguns autores orientem a possibilidade de um esquema terapêutico envolvendo pulsos de metilprednisolona (500mg/por via intravenosa durante 3 a 5 dias)[39], não há nenhum estudo controlado na literatura e sabidamente essa etiologia torna melhor o prognóstico da doença. O mesmo (ausência de estudos controlados) pode ser observado quando da associação com endocardite bacteriana. Para essa etiologia, é importante ressaltar a necessidade urgente de diagnosticar a infecção, já que, independente de a opção ser a imunossupressão, ou não, a antibioticoterapia deve ser instituída rapidamente. A imunossupressão nos casos de crescêntica associada à endocardite é muito controversa e, embora alguns indivíduos preconizem essa terapia[40], outros admitem a possibilidade apenas do tratamento com antibiótico[41] e outros, ainda, com plasmaférese[42]. De qualquer forma, é necessária, sempre, a análise do custo-benefício para o paciente quando da escolha de quaisquer das propostas sugeridas.

Como já comentado, a evolução para doença renal crônica terminal em pacientes com glomerulonefrite crescêntica idiopática, sem tratamento, é em torno de 70 a 80% dos casos, justificando, assim, a tentativa de tratamento na maioria dos casos dessa doença. O tipo de abordagem terapêutica, como na maioria das glomerulopatias, é variável em relação tanto à dose, quanto à droga, ao tempo de administração e à via de administração.

A corticoterapia é o ponto comum de tratamento das glomerulonefrites crescênticas. A utilização de glicocorticoides é recomendada por todos os autores, não havendo, portanto, controvérsias quanto ao uso ou não dessa droga no tratamento das crescênticas idiopáticas. A via de administração (oral ou intravenosa) é variável, porém, de maneira geral, a dose mínima é em torno de 60mg/dia (para adultos) quando utilizada prednisona (de 1 a 2mg/kg/dia) e de 10-20mg/kg/dia quando utilizada metilprednisolona. Quando a escolha for por metilprednisolona (tratamento em pulsos), a manutenção com prednisona (ou prednisolona) por via oral é recomendada.

De acordo com o mecanismo iniciador da lesão glomerular, a forma, a dose e o tempo de utilização das drogas são variáveis.

GLOMERULONEFRITE CRESCÊNTICA ASSOCIADA A ANTICORPO ANTIMEMBRANA BASAL GLOMERULAR

O tratamento da doença por anticorpo antimembrana basal glomerular tem como objetivo remover o anticorpo da circulação, evitar a produção de novo anticorpo e atenuar o processo inflamatório do capilar glomerular. Assim, associada à terapia com glicocorticoides (iniciada em forma de pulsoterapia e após 1mg/kg/dia, durante 6 meses, incluindo a dose plena, a redução e a retirada total) e ciclofosfamida por via oral (na dose de 2 a 3mg/kg/dia), a plasmaférese é indicação mundialmente aceita para esse tipo de glomerulonefrite[43]. O procedimento é mais eficaz quando iniciado se o paciente ainda não está em procedimento dialítico (85% de sobrevida renal em pacientes em nível não dialítico comparado com 15% em pacientes com nível dialítico), mostrando, portanto, a necessidade urgente do diagnóstico. Alguns autores, nos casos de envolvimento glomerular de mais de 85% dos glomérulos e necessidade de diálise, questionam o uso da imunossupressão e plasmaférese, exceto nos casos com comprometimento pulmonar (a maioria) nos quais a plasmaférese parece também ter uma atuação importante sobre a hemorragia pulmonar (muitas vezes a causa de morte do paciente), mesmo nos pacientes em terapia renal substitutiva.

O tratamento (comparando terapia convencional – prednisona, citostático e anticoagulante – com pulso) de glomerulonefrites crescênticas por anticorpo antimembrana basal apenas com pulsos de metilprednisolona quando analisado o mesmo esquema terapêutico em glomerulonefrites crescênticas não mediadas por anticorpo antimembrana basal apresenta uma resposta terapêutica em torno de 17% (as outras crescênticas apresentam resposta de aproximadamente 62%), sugerindo a necessidade obrigatória da terapia adicional com plasmaférese[44].

Proposta baseada em evidências com nível de recomendação B e C foi sugerida e está à disposição no texto de diretrizes de glomerulonefrites organizado pela Sociedade Brasileira de Nefrologia de 2004 (www.sbn.org.br) (Quadro 17.2) e ainda se mantém atualizada. Novas drogas, a exemplo de micofenolato ou anticorpo anti-CD20 como coadjuvantes na terapia imunossupressora, ainda precisam de estudos controlados.

Importante lembrar a recomendação de transplante renal, quando indicado, somente após a negativação do anticorpo antimembrana basal glomerular circulante.

Quadro 17.2 – Sugestão de tratamento de glomerulonefrite crescêntica por anticorpo antimembrana basal glomerular (Diretrizes Brasileiras de Glomerulopatias em Adultos – Sociedade Brasileira de Nefrologia – 2004, www.sbn.org.br).

Recomendações B e C
Recomendação 1: Administração de metilprednisolona 7-15mg/kg/dia até um máximo de 1g/dia por 3 dias, seguindo-se prednisona 60mg/dia com redução progressiva.
Recomendação 2: troca de 4L de plasma/dia por albumina por 14 dias ou até que anticorpos anti-MBG desapareçam. Plasmaférese não deveria ser utilizada em caso de pacientes com anúria e crescentes envolvendo mais de 85% dos glomérulos, exceto se houver hemorragia pulmonar.
Recomendação 3: associar ciclofosfamida (corrigida com base na função renal), por via oral, por 8 semanas.
Recomendação 4: o tratamento pode ser prolongado se anticorpos anti-MBG ainda forem detectáveis.

GLOMERULONEFRITES CRESCÊNTICAS NÃO ASSOCIADAS A ANTICORPO ANTIMEMBRANA BASAL GLOMERULAR

Nessa categoria de doenças glomerulares parece que a preferência em relação à utilização dos glicocorticoides é pelo regime em pulso de metilprednisolona, considerado bem tolerado e com efeitos rápidos sobre a glomerulonefrite. Nos casos ANCA+ (com presença de anticorpos anticitoplasma de neutrófilos) existe preferência pela associação com alquilantes. Essa preferência se justifica pela observação de que em crescênticas ANCA+ a corticoterapia associada à ciclofosfamida comparada à corticoterapia isolada diminui em 5,5 vezes o risco de mortalidade[45].

Na terapia de indução, a ciclofosfamida é o alquilante mais utilizado, preferencialmente por via oral (na dose de 2 a 3mg/kg/dia, durante pelo menos 3 meses, podendo ser prolongado por mais de um ano, dependendo da doença). A terapia em pulsos de ciclofosfamida também tem seus adeptos e mostra resultados semelhantes ao uso oral. Os cuidados necessários quando do uso da ciclofosfamida são o contínuo controle de leucócitos periféricos (risco de leucopenia grave por toxicidade medular da droga) e de cistite hemorrágica. No caso de mulheres em idade fértil, o risco de menopausa precoce deve ser aventado quando do uso da ciclofosfamida por via oral. A preferência pela manutenção (após 3 a 6 meses de ciclofosfamida) do tratamento é com azatioprina (pela menor toxicidade da droga), justificado pelo fato de o número de recidivas não ser diferente.

Recentemente, o uso de rituximab mostrou-se tão efetivo quanto a ciclofosfamida (por via via oral ou intravenosa) em promover indução nos casos de pacientes com glomerulonefrite pauci-imune[56,57], sendo assim talvez uma opção terapêutica à ciclofosfamida. O uso de plasmaférese em pacientes com glomerulonefrite crescêntica não associada a anticorpo antimembrana basal glomerular é controverso. Aparentemente, para essa categoria de doença glomerular, a plasmaférese não oferece vantagens adicionais comparada com a terapia imunossupressora (glicocorticoides e citostáticos)[46]. Sugere-se que a plasmaférese seja reservada a pacientes não responsivos à terapia convencional, que apresentem à biópsia renal sinais de reversibilidade e se encontrem em tratamento dialítico[47] e apresentem hemorragia pulmonar.

Outros esquemas terapêuticos já foram utilizados, porém os resultados são muito controversos. Assim, ciclosporina, metotrexato, imunoglobulina por via intravenosa, anticoagulantes, trimetoprima-sulfametoxazol e antiplaquetários já foram utilizados sem terem se mostrado mais eficazes e menos deletérios. O uso de micofenolato tem estudos pequenos.

RESUMO

Embora a glomerulonefrite crescêntica na sua forma não relacionada a doenças sistêmicas (infecções, lúpus eritematoso sistêmico, crioglobulinemia, vasculites de pequenos vasos) não seja uma forma comum de apresentação de glomerulopatias, a gravidade de sua evolução para doença renal crônica terminal nos obriga ao diagnóstico rápido para uma terapia agressiva.

A resposta à terapia é tanto maior quanto mais precoce for o diagnóstico. A evolução para uma forma irreversível pode acontecer em semanas, às vezes dias.

A escolha terapêutica vai depender de vários fatores e deve ser individualizada.

A glomerulonefrite crescêntica (ou glomerulonefrite rapidamente progressiva) é uma urgência diagnóstica e terapêutica e como tal deve ser conduzida.

São fatores de pior prognóstico renal em glomerulonefrites crescêntica: presença de mais de 80% de crescentes, oligúria, necrose fibrinoide, fibrose intersticial e atrofia tubular e etiologia por anticorpo antimembrana basal glomerular.

A plasmaférese (em associação à imunossupressão) é uma medida terapêutica importante nos casos com acometimento pulmonar pela presença de anticorpo antimembrana basal glomerular, independente da gravidade do comprometimento das crescentes e da necessidade de diálise.

REFERÊNCIAS BIBLIOGRÁFICAS

1. Kerr PG, Lan HY, Atkins RC. Rapidly Progressive glomerulonephritis. In Schrier RW. Gottschalk CW. Diseases of the kidney. 6th ed. Boston, USA: Brown and Company (Inc.); 1996. p. 1619-1664.

2. Rifle G, Chevet D, Justrabo E. Extracapillary glomerulonephritis. Rev Prat (Paris) 41(24):2437-2445, 1991.

3. Baldwin DS, Neugarten J, Feiner HD, Gluck M, Spinowitz B. The existence of a protracted course in crescentic glomerulonephritis. Kidney Int 31(3):790-794, 1987.

4. Neild GH, Cameron JS, Ogg CS, Turner DR, Williams DG, Brown CB, Chantler C, Ricks G. Rapidly progressive glomerulonephritis with extensive glomerular crescent Formation. Q J Med 52(207):395-416, 1983.

5. McLeish KR, Yum MN, Luft FC. Rapidly progressive glomerulonephritis in adults: Clinical and histologic correlations. Clin Nephrol 10(2):43-50, 1978.

6. Srivastava RN, Moudgil A, Bagga A, Vasudev AS, Bhuyan UN, Sundraem KR. Crescentic glomerulonephritis in children: a review of 43 cases. Am J Nephrol 12(3):155-161, 1992.

7. Cameron JS. The long-term outcome of glomerular diseases. In Schrier RW. Gottschalk CW (eds). Diseases of the kidney. 6th ed. Boston. USA: Brown and Company; 1996. p. 1919-1981.

8. Couser WG. Idiopathic rapidly progressive glomerulonephritis. Am J Nephrol 2:57-69, 1982.

9. Nair R, Bell JM, Walker PD. Renal biopsies in patients aged 80 years and older. Am J Kidney Dis 44(4),618-26, 2004.

10. Kriz W, Lehir M. Pathways to nephron loss starting from glomerular diseases. Insigths from animal models. Kidney Int 67(2);404-419, 2005.

11. Jennette CJ. Rapidly progressive crescentic glomerulonephritis. Kidney Int 63(3):1164, 2003.

12. Hancock WW, Atkins RC. Cellular composition of crescents in human rapidly. Progressive glomerulonephritis identified using monoclonal antibodies. Am J Nephrol 4(3):177-181, 1984.

13. Ophascharooensuk V, Pippin JW, Gordon KL, Shankland SJ, Couser WG, Johnson RJ. Role of intrinsic renal cells versus infiltrating cells in glomerular crescent formation. Kidney Int 54(2):416-425, 1998.

14. Moeller MJ, Soofi A, Hartmann I, Lehir M, Wiggins R, Kriz W, Holzman LB. Podocytes populate cellular crescents in a murine model of inflammatory glomerulonephritis. J Am Soc Nephrol 15(1):61-77, 2004.

15. Besse Eschmann, Lehir M, Endlich N, Endlich K. Alteration of podocytes in a murine model of crescentic glomerulonephritis. Histochem Cell Biol 122(2):139-149, 2004.

16. Holdsworth SR, Thomson Nm, Glasgow EF, Atkins RC. The effect of defibrination on macrophage participation in rabbit nephrotoxic nephritis: studies using glomerular culture and electronmicroscopy. Clin Exp Immunol 37(1):38-43, 1979.

17. Yamabe H, Yoshikawa S, Ohsawa H, Inuma H, Myata M, Sasaki T, Kaisuka M, Tamura N, Onodera K. Tissue factor production by cultures rat glomerular epithelial cells. Nephrol Dial Transplant 8(6):519-523, 1993.

18. Drew AF, Tucker HL, Lui H, Witte DP, Degen JL, Tipping PG. Crescentic glomerulonephritis is diminished in fibrinogen deficient mice. Am J Physiol Renal Physiol 28(6)F1157-F1163, 2001.

19. Cunningham MA, Ono T, Hewitson TD, Tipping PG, Becker GJ, Holdsworth SR. Tissue factor pa-

thway inhibitor expression in human crescentic glomerulonephritis. Kidney Int 55(4):1311-1318, 1999.

20. Rondeau E, Mougenot B, Lacave R, Peraldi MN, Kruitof EK, Sraer JD. Plasminogen activator inhibitor 1 in renal fibrin deposits of human nephropathies. Clin Nephrol 33(2):55-60, 1990.

21. Yu XQ, Fan JM, Nikolic-Paterson DJ, et al. IL-1 up-regulates osteopontin expression in experimental crescentic glomerulonephritis in the rat. Am J Pathol 154(3):833-841, 1999.

22. Lan HY, Yang N, Metz C, et al. TNF-alpha up--regulates renal MIF expression in rat crescentic glomerulonephritis. Mol Med 3(2):136-144, 1997.

23. Lianos EA, Liu J, Guglielmi K. Quantification of changes in transforming growth factor-beta 1 gene expression in experimental crescentic glomerulonephritis. Proc Soc Exp Biol med 214(2):180-186, 1997.

24. Holdsworth SR. The clinical spectrum of acute glomerulonephritis and lung haemorrhage (Goodpasture syndrome). Q J Med 216:75, 1986.

25. Daly C, Conlon PJ, Medwar W, Walshe JJ. Characteristics and outcome of anti glomerular basement membrane disease: a single center experience. Ren Fail 18(1):105-112, 1996.

26. Ryan JJ, Mason PJ, Pusey CD, Turner N. Recombinant alpha-chains of type IV collagen demonstrate that the amino terminal of the Goodpasture autoantigen is crucial for antibody recognition. Clin Exp Immunol 113(1):17-27, 1998.

27. Hudson BG. The molecular basis of Goodpasture and Alport syndrome: beacons from the discovery of the collagen IV family. J Am Soc Nephrol 15(10) 2514-2527, 2004.

28. Milliner DS, Pierides AM, Holley KE. Renal transplantation in Alport syndrome: anti glomerular basement membrane glomerulonephritis in the allograft. Mayo Clin Proc 9:9, 1982.

29. Gross WL. Antineutrophil cytoplasmic autoantibody testing in vasculitides. Rheum Dis Clin North Am 21:987-1011, 1995.

30. Rifle G, Ronco P, Suc JM, Cledes J. Pour ou contre la biopsie rénale après 65 ans. Nephrologie 11:301-306, 1990.

31. USRDS Annual Data Report, 2004.

32. Madaio MP, Harrington JT. Current concepts. The diagnosis of acute glomerulonephritis. N Engl J Med Nov 24:309(21):1299-1302, 1983.

33. Bohle A, Wehrmann M, Bogenschutz O, et al. The long term prognosis of the primary glomerulonephritides. A morphological and clinical analysis of 1747 cases. Pathol Res Pract 188:908-924, 1992.

34. Schreiner GE, Rakowski TA, Argy WP, et al. Natural history of oliguric glomerulonephritis. In Kincaid-Smith P, Mathew TH, Becker EL ed, Glomerulonephritis: morphology, natural history, and treatment. New York; A Wiley Biomedical-Health Publication, part II, p. 711-726, 1973.

35. Berg R, Bergstrand A, Bergstrom J, et al. Rapidly progressive glomerulonephritis with antibodies against glomerular basement membranes in serum and kidneys. Clin Nephrol 5(1):37-43, 1976.

36. Heilman RL, Offord KP, Holley KE, Velosa JA. Analysis of risk factors for patient and renal survival in crescentic glomerulonephritis. Am J Kidney Dis 9(2):98-107, 1987.

37. Southwest Pediatric Nephrology Study Group. A clinico-pathologic study of crescentic glomerulonephritis in 50 children. Kidney Int 27(2):450-458, 1985.

38. Daly C, Conlon PJ, Medwar W, Walshe JJ. Characteristics and outcome of anti glomerular membrane disease: a single center experience. Ren Fail 18(1):105-112, 1996.

39. Kobrin S, Madaio MP. Acute poststreptococcal glomerulonephritis and other bacterial infection-related glomerulonephritides. In Schrier RW, Gottschalk CW (ed). Diseases of the kidney. 1996, p. 1579-1593.

40. McKinsey DS, McMurray TI, Flynn J. Immunecomplexes glomerulonephritis associated with Staphilococcus aureus bacteremia responses to corticosteroid therapy. Rev Infect Dis 12:125-127, 1990.

41. Orfila C, Lepert JC, Modesto A, Goudable C, Suc JM. Rapidly progressive glomerulonephritis associated with bacterial endocarditis: efficacy of antibiotic therapy alone. Am J Nephrol 13(3):218-222, 1993.

42. Daimon S, Mizuno Y, Fujii S, et al. Infective endocarditis induced crescentic glomerulonephritis dramatically improved by plasmapheresis. Am J Kidney Dis 32(2):309-313, 1998.

43. Pusey CD. Anti-glomerular basement membrane disease. Kidney Int 64(4):1535-1550, 2003.

44. Bolton WK, Sturgill BC. Methylprednisolone therapy for acute crescentic rapidly progressive glomerulonephritis. Am J Nephrol 9(5):368-375, 1989.

45. Hogan SL, Nachman PH, Wilkman AS, et al. Prognostic markers in patients with antineutrophil cytoplasmic autoantibody associated microscopic polyangiitis and glomerulonephritis. J Am Soc Nephrol 7(1):23-32, 1996.

46. Glassock RJ. Intensive plasma exchange: help or no help. Am J Kidney Dis 20:270-275, 1992.

47. Glassock RJ. Crescentic glomerulonephritis. In Ponticelli C, Glassock RJ. Treatment of Primary Glomerulonephritis. Oxford: Oxford Universithy Press; 1997. p. 234-254.

48. Tipping PG, Holdsworth SR. T cells in crescentic glomerulonephritis. J Am Soc Nephrol 17(5):1253-1263, 2006.

49. Smeets B, Uhlig S, Fuss A, et al. Tracing the origin of glomerular extracapillary lesions from parietal epithelial cells. J Am Soc Nephrol 20(12):2604-2615, 2009.

50. Appel D, Kershaw DB, Smeets B, et al. Recruitment of podocytes from glomerular parietal epithelial cells. J Am Soc Nephrol 20(2):333-343, 2009.

51. Thorner PS, Ho M, Eremina V, Sado Y, Quaggin S. Podocytes contribute to the formation of glomerular crescents. J Am Soc Nephrol 19(3):495-502, 2008.

52. Singh SK, Jeansson M, Quaggin SE. New insights into the pathogenesis of cellular crescents. Curr Opin Nephrol Hypertens 20(3):258-262, 2011.

53. Bollée G, Flamant M, Schordan S, et al. Epidermal growth factor receptor promotes glomerular injury and renal failure in rapidly progressive crescentic glomerulonephritis. Nature Med 17:1242-1250, 2011.

54. Flamant M, Bollée G, Hénique C, Tharaux PL. Epidermal growth factor: a new therapeutic target in glomerular disease. Nephrol Dial Transplant 27(4):1297-1304, 2012.

55. Verde E, Quiroga B, Rivera F, López-Gómez JM. Renal biopsy in very elderly patients: data from the spanish registry of glomerulonephritis. Am J Nephrol 35(3):230-237, 2012.

56. Stone JH, et al. Rituximab versus cyclophosphamide for ANCA-associated vasculitis. N Engl J Med 363:221-232, 2010.

57. Jones RB, et al. Rituximab versus cyclophosphamide in ANCA-associated renal vasculitis. N Engl J Med 363:211-220, 2010.

18

GLOMERULOPATIAS POR DEPÓSITOS FIBRILARES NÃO AMILOIDES

Gianna Mastroianni Kirsztajn
Marcello F. Franco

CASO CLÍNICO

Paciente de 50 anos, sexo feminino, procura o serviço devido à síndrome nefrótica com edema generalizado, proteinúria de 4,2g/24h e hipoalbuminemia. Análise de urina revela 60 hemácias/campo, com dismorfismo. Hemograma e glicemia são normais. Sorologias para HIV, hepatites B e C e fator antinuclear (FAN) mostram-se não reagentes. É indicada biópsia renal. Microscopia óptica revela padrão de glomerulonefrite membranoproliferativa; vermelho-Congo é negativo; à avaliação por imunofluorescência, observam-se depósitos de IgG, C3 e cadeia leve *kappa*. À microscopia eletrônica, foram observados microtúbulos com mais de 35nm de diâmetro e disposição paralela, em mesângio. O diagnóstico final foi de glomerulopatia imunotactoide.

Neste capítulo, serão apresentadas as glomerulopatias por depósitos organizados fibrilares não amiloides; aquelas com depósitos amiloides serão discutidas à parte.

A denominação "glomerulopatias por depósitos organizados" envolve as doenças glomerulares apresentadas no quadro 18.1. Tais depósitos correspondem, na maior parte dos casos, a estruturas fibrilares ou microtubulares observadas na avaliação histológica renal por microscopia eletrônica, definindo padrões específicos eminentemente baseados nas características das fibrilas ou microtúbulos (Quadro 18.2) acompanhados de manifestações clínicas diversas, discutidas em separado a seguir.

Vale salientar que todas as doenças glomerulares apresentadas no quadro 18.2 são negativas para o vermelho-Congo[1], exceto a amiloidose renal, e a reatividade para esta técnica é extremamente relevante para sua identificação, constituindo-se em uma das primeiras etapas no diagnóstico diferencial morfológico das glomerulopatias por depósitos organizados.

Quadro 18.1 – Glomerulopatias por depósitos organizados.

Amiloidose e outras paraproteinemias
Glomerulopatia colágeno-fibrótica
Glomerulopatia por depósitos de fibronectina
Glomerulopatia fibrilar
Glomerulopatia imunotactoide
Glomerulonefrite da crioglobulinemia

Quadro 18.2 – Características das fibrilas na avaliação ultraestrutural, aplicáveis no diagnóstico diferencial entre as glomerulopatias que apresentam depósitos fibrilares.

Tipo de doença	Características		
	Diâmetro (nm)	Arranjo	Localização
Amiloidose AL	8-14	Aleatório e não ramificado	Mesângio; paredes capilares; outras
Fibrilose diabética	10-25	Não aleatório (paralelo)	Mesângio
Glomerulopatia fibrilar	15-25	Aleatório e não ramificado	Mesângio sobretudo; paredes capilares
Glomerulopatia imunotactoide	10-90 (em geral > 30)	Microtúbulos	Mesângio sobretudo

GLOMERULOPATIA COLÁGENO-FIBRÓTICA

QUADRO CLÍNICO E LABORATORIAL

A glomerulopatia colágeno-fibrótica (também conhecida como *fibrose glomerular primária* ou *glomerulopatia do colágeno tipo III*) é uma doença muito rara, para a qual a contribuição de um componente genético já foi caracterizada. Na maioria das vezes, trata-se de um padrão de herança autossômica recessiva, que é consistente com o início usual dos sintomas na primeira infância. Entretanto, a doença também pode manifestar-se mais tarde, sendo descritos casos dos 6 aos 72 anos, sem predileção por sexo, mas com indícios de associação racial e geográfica, já que muitos dos casos foram relatados no Japão. Vale ressaltar, entretanto, que outros fatores etiologicamente relacionados vêm sendo identificados (Quadro 18.3).

A apresentação clínica mais comum é a proteinúria, com ou sem síndrome nefrótica associada, e alterações discretas na função de filtração glomerular; graus variados de hematúria e hipertensão arterial podem ser observados[2]. Pelo menos em parte dos casos, pode progredir para doença renal crônica em estágio avançado. Anemia hemolítica, síndrome hemolítico-urêmica e sintomas respiratórios inexplicados já foram descritos nessa doença.

Quadro 18.3 – Possíveis fatores etiologicamente associados à glomerulopatia colágeno-fribrótica.

| Hereditários | Geográficos |
| Raciais | Deficiência de fator H[3] |

ASPECTOS MORFOLÓGICOS

Microscopia óptica

Os achados à microscopia óptica são muito inespecíficos e não permitem fazer o diagnóstico dessa doença. Observa-se expansão da matriz mesangial, focal, segmentar ou difusa. Esse é o achado mais característico. O mesângio, além de expandido, mostra-se particularmente argirófilo[1].

Imunofluorescência

Este diagnóstico é confirmado pela demonstração de colágeno tipo III nas áreas mesangiais expandidas, por análise imuno-histoquímica.

Observa-se coloração para colágeno tipo III em área mesangial-focal, segmentar ou difusa, na dependência do estágio do processo de doença. Também é comum encontrar colágeno tipo III no interstício, mas esse achado não tem significado diagnóstico, uma vez que ele pode estar presente em fibrose intersticial não associada a essa condição.

Microscopia eletrônica

A suspeita deste diagnóstico advém dos achados morfológicos flagrados à microscopia eletrônica realizada de rotina de uma determinada biópsia renal. As fibrilas de colágeno depositadas predominantemente no mesângio revelam características ultraestruturais incomuns que se mostram em forma de vírgula, quando seccionadas transversalmente, com periodicidade distinta, variando de 43 a 65nm. Quando cortadas longitudinalmente, elas se arranjam tipicamente em feixes irregulares.

É importante distinguir o depósito de colágeno tipo III, no mesângio, de outros colágenos fibrilares no nível ultraestrutural. O diagnóstico dessa doença requer confirmação por meio de coloração para colágeno tipo III por técnicas de imuno-histoquímica[1].

ETIOPATOGENIA

Sua patogênese não foi ainda esclarecida. Vale lembrar que glomérulos humanos normais não têm colágeno tipo III[2], que pode, entretanto, ser encontrado em interstício, como anteriormente citado. Nesta doença, as células mesangiais parecem ser as responsáveis pela produção exacerbada de colágeno tipo III. O pró-colágeno tipo III sérico, por sua vez, está usualmente elevado de forma significante, de modo que poderia ser considerado um marcador da glomerulopatia colágeno-fibrótica, quando avaliado no devido contexto, considerando as manifestações clínicas e histopatológicas[3].

GLOMERULONEFRITE FIBRILAR

A glomerulopatia fibrilar é uma doença incomum, encontrada em cerca de 0,5 a 1,0% das biópsias de rins nativos. A maioria dos casos é idiopática, mas associações têm sido eventualmente descritas, com artrite reumatoide, infecções por HCV[4,5] e HIV[1]. É interessante ressaltar que a glomerulopatia fibrilar por HCV não se distingue das demais histologicamente, mas tem-se relatado que o complemento sérico está normal nesses casos[4,5]. A associação com doenças neoplásicas linfoplasmocitárias é incomum, sendo observada em menos de 5% dos casos de glomerulopatia fibrilar, diferentemente do que ocorre com a glomerulopatia imunotactoide, na qual esta associação é muito mais frequente[1].

QUADRO CLÍNICO E LABORATORIAL

A glomerulopatia fibrilar em geral se manifesta quando os pacientes têm em média 50 anos de idade. O quadro de apresentação usual corresponde à proteinúria com ou sem síndrome nefrótica associada (cerca de metade dos casos), acompanhada frequentemente por hematúria[4], hipertensão arterial e certo grau de déficit de filtração glomerular. Em alguns casos, apresenta-se como glomerulonefrite rapidamente progressiva[6-9].

É interessante notar que, na avaliação por microscopia óptica, a glomerulopatia fibrilar pode apresentar-se com padrões morfológicos de glomerulonefrite membranoproliferativa (GNMP), GN proliferativa difusa, glomerulopatia membranosa, GN proliferativa mesangial, entre outros. Procurando-se fazer uma correlação anatomoclínica, foi observado que os padrões de GNMP, GN poliferativa difusa e esclerosante difuso se associaram com níveis mais altos de creatinina sérica e maior grau de proteinúria por ocasião da biópsia, em comparação com os padrões GN proliferativa mesangial e glomerulopatia membranosa. Os três primeiros também se relacionaram à pior evolução, progredindo para doença renal crônica em estágio terminal mais precocemente que os demais[9]. Creatinina sérica e grau de fibrose intersticial correlacionaram-se com a evolução. Iskandar et al.[7] e Fogo et al.[8] relataram incidência de doença renal crônica em estágio terminal de 52 e 44% em um seguimento médio de 24 meses.

O prognóstico é, de modo geral, ruim, já que a maioria dos casos progride para insuficiência renal rapidamente[6,7,10].

A glomerulopatia fibrilar, usualmente, limita-se aos rins, não se fazendo acompanhar de depósitos sistêmicos[6,10,11]. Em casos raros, tais depósitos fibrilares foram detectados em pulmões, coração e fígado[1].

ASPECTOS MORFOLÓGICOS

A glomerulopatia fibrilar caracteriza-se, histologicamente, por apresentar depósitos fibrilares amiloide-símiles, que são negativos para vermelho-Congo e que também não coram com tioflavina T ou S[6].

Do ponto de vista histopatológico, o diagnóstico diferencial mais importante é a amiloidose. Mas também pode confundir-se com glomerulopatia membranosa, quando predomina um padrão granular de imunofluorescência (IF) e com fibrilose diabética[12,13].

Microscopia óptica

Os achados de microscopia óptica são bastante variáveis. A maior parte dos casos apresenta expansão mesangial e alguma proliferação de células mesangiais. Por vezes, predomina o depósito de material eosinofílico, difícil de distinguir dos depósitos mesangiais próprios da amiloidose, que é PAS-positiva. Crescentes estão presentes em aproximadamente 15 a 20% dos casos[7,8].

Imunofluorescência

Revela um padrão de depósito glomerular que pode ser em faixa a granular, positivo para IgG, C3 e cadeias leves ao longo das paredes dos capilares e no mesângio [6,7,14]. Estudos mais recentes confirmaram a presença de depósitos de IgG subtipos restritos, particularmente IgG1 e IgG4, que podem predispor à fibrilogênese. Os depósitos fibrilares são usualmente policlonais, com coloração para ambas as cadeias leves, mas em casos eventuais também com restrição para cadeias leves (tipicamente *kappa*). A coloração para C3 costuma ser forte; C1q, IgM e IgA, quando presentes, têm coloração fraca[9].

Microscopia eletrônica

O exame ultraestrutural identifica fibrilas dispostas de maneira aleatória, de 15 a 25nm de diâmetro no mesângio (Fig. 18.1) e, frequentemente, também ao longo das paredes dos capilares periféricos. As fibrilas também podem ser encontradas no interstício, embora raramente.

Ultraestruturalmente, as fibrilas encontram-se dispostas de forma aleatória e não ramificada, de maneira similar à das fibrilas amiloides, das quais diferem no que diz respeito ao diâmetro, sendo mais espessas na glomerulopatia fibrilar (15-25nm). Elas estão em sua maioria nas áreas mesangiais, mas podem estar presentes também nas paredes capilares periféricas. Algumas vezes, segmentos da MBG são completamente substituídos por fibrilas[14,15].

Diagnóstico diferencial morfológico

Uma variante da glomerulopatia fibrilar apresenta depósitos elétron-densos em localização epimembranosa, dispostos regularmente, em uma apresentação que lembra a glomerulopatia membranosa, mas o exame, em grande aumento desses depósitos, revela a presença de fibrilas com as características já citadas[1].

Na fibrilose diabética, podem ser observadas fibrilas com 15 a 25nm de diâmetro no mesângio, sem o padrão de imunofluorescência típico da glomerulopatia fibrilar, e as outras características morfológicas são aquelas da glomerulosclerose nodular diabética. Aqui, observa-se coloração linear ao longo das paredes capilares periféricas para IgG e albumina. Nódulos mesangiais com matriz extracelular aumentada são observados nesta forma da doença[12,13].

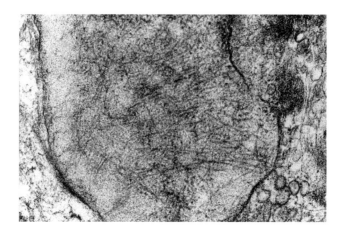

Figura 18.1 – Microscopia eletrônica de glomerulonefrite fibrilar. Observam-se fibrilas delgadas. Microfotografia gentilmente cedida pelo Prof. Dr. Athanase Billis, Departamento de Patologia, Faculdade de Ciências Médicas da UNICAMP.

ETIOPATOGENIA

Os mecanismos patogenéticos que levam ao desenvolvimento da glomerulopatia fibrilar ainda não foram esclarecidos, mas é possível que as fibrilas resultem de polimerização de imunocomplexos e, em alguns casos, de cadeias leves monoclonais[10]. A dominância de IgG4 na maioria das vezes também pode ter seu papel. Talvez, em um contexto específico, essa imunoglobulina possa polimerizar-se em fibrilas[7,8,14].

Já se documentou recorrência da glomerulopatia fibrilar após o transplante renal[9], o que fala a favor de que as fibrilas advêm do depósito de imunoglobulinas e/ou peculiaridades do hospedeiro, e não do microambiente constituído pelo rim afetado. Alguns autores consideram que as glomerulopatias fibrilar e imunotactoide fazem parte do espectro de uma só doença[8-11]. Todavia, essa não é a posição da maioria atualmente[11].

EVOLUÇÃO, PROGNÓSTICO E TRATAMENTO

Estudo realizado na Clínica Mayo foi considerado o mais abrangente e com maior acompanhamento de pacientes com glomerulopatia fibrilar até 2011. Incluiu 66 indivíduos, constatando que a idade média quando do diagnóstico era de 53 anos, 95% eram brancos e a relação sexo feminino:masculino correspondia a 1,2:1. Neoplasias subjacentes (mais comumente carcinomas), paraproteinemia ou doenças autoimunes (maior frequência de doença de Crohn, lúpus eritematoso sistêmico, doença de Graves e púrpura trombocitopênica idiopática) estiveram presentes em 23%, 17% e 15% dos pacientes, respectivamente.

Durante o seguimento médio de 52 meses, 13% dos pacientes apresentaram remissão completa ou parcial, 43% disfunção renal persistente e 44% progrediram para estágio terminal da doença renal crônica. A glomerulopatia recorreu em 36% dos 14 pacientes submetidos a transplante renal. Os fatores que foram capazes de predizer progressão para insuficiência renal neste estudo foram idade mais elevada, creatinina sérica e proteinúria maiores por ocasião da biópsia e maior percentual de glomerulosclerose global.

O prognóstico é, de modo geral, ruim, embora alguns investigadores relatem que pode ocorrer remissão em uma minoria dos casos sem terapia imunossupressora[16].

FIBRILOSE DIABÉTICA

A presença de fibrilose diabética não parece ter um significado clínico específico, porque o quadro clínico da doença não se distingue daquele em que as fibrilas não estão presentes no rim[1]. Na fibrilose diabética, observam-se fibrilas com características peculiares[12,13], que foram inicialmente descritas no mesângio expandido da glomerulosclerose nodular[13].

ASPECTOS MORFOLÓGICOS

Microscopia óptica

Na fibrilose diabética, não se nota argirofilia mesangial intensa, que é típica da glomerulosclerose nodular diabética. As áreas com material fibrilar são comumente negativas na impregnação pela prata. O grau de redução da argirofilia depende da extensão do depósito fibrilar.

Imunofluorescência

O padrão de imunofluorescência é aquele visto na glomerulosclerose nodular clássica associada ao diabetes (IgG linear e albumina, assim como IgM e C3 mesangiais, focais e segmentares).

Microscopia eletrônica

Na avaliação ultraestrutural, identificam-se fibrilas cujo diâmetro varia de 10 a 25nm, em disposição paralela (não aleatória). Vale salientar que elas são negativas para vermelho-Congo e tioflavinas T e S, assim como para o componente P do amiloide[12,13].

O diagnóstico diferencial histológico da fibrilose diabética inclui amiloidose e glomerulopatia fibrilar, porque os diâmetros das fibrilas podem sobrepor-se[1].

ETIOPATOGENIA

A patogênese da fibrilose diabética ainda não foi esclarecida. Foi levantada a hipótese de que as fibrilas representem colágeno com aparência ultraestrutural incomum, talvez um colágeno fibrilar, eventualmente glicosilado, presente no mesângio expandido em raras ocasiões[1].

GLOMERULOPATIA IMUNOTACTOIDE

QUADRO CLÍNICO E LABORATORIAL

Por ocasião da apresentação da doença, a idade média do paciente é de 62 anos. Observa-se, em geral, proteinúria, com frequência associada a síndrome nefrótica e hematúria. Não tende usualmente a progredir para insuficiência renal. Há relato de recorrência no enxerto, quando o transplante renal se faz necessário[17].

Extremamente importante no que diz respeito à investigação desta doença é sua associação, na maioria dos casos, se não em todos, com doença linfoproliferativa[18]. De modo que, diante do diagnóstico de glomerulopatia imunotactoide, deve-se afastar cuidadosamente doença linfoproliferativa subjacente[1].

ASPECTOS MORFOLÓGICOS

Microscopia óptica e imunofluorescência

Os achados são inespecíficos, observando-se graus variados de expansão mesangial. À microscopia de imunofluorescência, o depósito é variável, mas geralmente se observa depósito de IgG e C3 no mesângio e ao longo das paredes capilares, com padrão granular ou, por vezes, pseudolinear.

Microscopia eletrônica

O diagnóstico baseia-se na presença de estruturas cilíndricas ou microtubulares ocas com diâmetro de 10 a 90nm (mais comumente superior a 30nm), sem periodicidade ou subestrutura, predominantemente no mesângio (Fig. 18.2), mas por vezes em outras localizações no glomérulo[1,2]. Esses depósitos podem organizar-se em disposição paralela ou em formações complexas e intricadas. Os microtúbulos podem estar dispostos em um fundo de material elétron-denso granular a amorfo ou envolvidos pela matriz mesangial.

Diagnóstico diferencial morfológico

Em nefrite lúpica, os imunocomplexos podem polimerizar-se e formar estruturas microtubulares capazes de mimetizar aquelas observadas na glomerulopatia imunotactoide. Todavia, ao mesmo tempo, observam-se imunocomplexos clássicos distribuídos em posições diversas nos rins. Os depósitos elétron-densos da nefrite lúpica podem apresentar aspecto de impressões digitais características[15]. Na glomerulopatia imunotactoide, não se detectam depósitos elétron-densos do tipo imunocomplexos.

As crioglobulinas também podem polimerizar-se e formar estruturas microtubulares incomuns. Entretanto, a distinção torna-se possível a partir de outras características clínicas e histológicas da GN crioglobulinêmica.

Nos casos de amiloidose e glomerulopatia fibrilar, observam-se fibrilas e não microtúbulos, o que facilita o diagnóstico diferencial histopatológico[1].

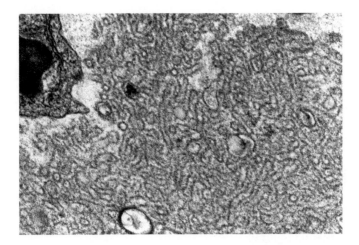

Figura 18.2 – Microscopia eletrônica de glomerulonefrite imunotactoide. Observam-se microtúbulos mais espessos. Microfotografia gentilmente cedida pelo Prof. Dr. Athanase Billis, Departamento de Patologia, Faculdade de Ciências Médicas da UNICAMP.

ETIOPATOGENIA

Embora os mecanismos patogenéticos da doença sejam desconhecidos, é possível que certos produtos de imunoglobulinas gerados nos processos linfoproliferativos se polimerizem, formando os microtúbulos característicos dessa glomerulopatia.

GLOMERULONEFRITE CRIOGLOBULINÊMICA

A nefropatia ou GN crioglobulinêmica está presente em cerca de 24% dos pacientes com crioglobulinemia. As crioglobulinas são classificadas em três categorias, de acordo com proposta de Brouet et al.[19], aqui apresentada (Quadro 18.4).

Quadro 18.4 – Classificação das crioglobulinas (Brouet et al.[19]).

Categorias	Características	Possíveis associações
Tipo I	Monoclonais, isoladas	Frequentemente essencial
Tipo II	Monoclonais, geralmente IgM com atividade de anti-Ig policlonal (na maioria, IgG policlonal)	Hepatite C
Tipo III	Policlonais, com mais de um isotipo	Mais comum; frequentemente associada a doenças do colágeno, como lúpus eritematoso sistêmico

Essa GN é caracterizada por remissões e exacerbações. O quadro clínico envolve síndrome nefrótica, proteinúria isolada, hematúria, púrpura, artralgias e outras manifestações de vasculite sistêmica. Apenas um pequeno percentual de pacientes com GN crioglobulinêmica apresenta progressão para doença renal crônica em estágio terminal.

Vale lembrar que a crioglobulinemia se associa a várias condições, entre as quais se destacam: hepatite C, doenças linfoproliferativas, infecções, lúpus eritematoso sistêmico e doença hepática crônica. Em nossos dias, a maior parte é secundária à hepatite C. Nos portadores dessa infecção, a GN crioglobulinêmica (com padrão morfológico membranoproliferativo) é a GN mais frequentemente encontrada. Quando não se detectam doenças associadas, fala-se em crioglobulinemia essencial[1].

ASPECTOS MORFOLÓGICOS

Com certa frequência, a GN crioglobulinêmica não apresenta um quadro histológico clássico, de modo que o diagnóstico exige muita atenção na avaliação morfológica e na investigação clinicolaboratorial[1].

Microscopia óptica

Os principais achados de microscopia óptica correspondem a proliferação glomerular, lesões necrosantes segmentares e trombos capilares hialinos.

Imunofluorescência

À imunofluorescência podem ser identificadas várias imunoglobulinas e também trombos capilares. Restrição para cadeias leves é observada em casos com crioglobulinas tipo I ou II.

Microscopia eletrônica

As crioglobulinas podem apresentar-se ultraestruturalmente de formas variáveis, e nenhuma delas permite o diagnóstico definitivo. Possivelmente, a mais característica corresponde a estruturas microtubulares (cilíndricas), curvas e/ou circulares (anulares) com diâmetro de 20 a 30nm que, entretanto, só são observadas em parte dos casos[14,15]. Outras se apresentam como depósitos fibrilares ou amorfos, assim como com aparência de "impressões digitais". Os depósitos de crioglobulinas podem estar em regiões epimembranosa, subendotelial e mesangial. Trombos intraluminais chamam a atenção para a possibilidade de tal diagnóstico.

Diagnóstico diferencial morfológico

A GN crioglobulinêmica deve ser diferenciada de outros tipos de GNMP porque o padrão de microscopia óptica é frequentemente similar ao da GNMP tipo I. O diagnóstico definitivo pode ser estabelecido se depósitos de crioglobulina característicos estão presentes. A impregnação pela prata em geral é intensamente positiva nas áreas de expansão mesangial.

Quando os achados de microscopia óptica são menos evidentes (como, por exemplo, ausência de microtrombos hialinos), é mais difícil estabelecer o diagnóstico correto. Em alguns casos, os achados de imunofluorescência são bastante sugestivos de GN crioglobulinêmica, mas isso ocorre numa minoria[1].

ETIOPATOGENIA

A patogênese está diretamente ligada à presença de imunoglobulinas circulantes, que podem depositar-se em várias localizações nos rins ou participar na formação de trombos capilares. A quantidade de imunoglobulinas circulantes pode variar significantemente entre os pacientes. Isso também acontece em um mesmo paciente, em diferentes estágios do processo de doença; assim, as manifestações renais são cíclicas, com remissões e exacerbações.

GLOMERULOPATIA HEREDITÁRIA COM DEPÓSITOS DE FIBRONECTINA

Foi inicialmente denominada de "glomerulopatia familiar com depósitos fibrilares gigantes". É uma doença hereditária autossômica dominante muito rara. Caracteriza-se por forte reatividade imune glomerular para anticorpo monoclonal contra fibronectina sérica.

QUADRO CLÍNICO E LABORATORIAL

Na apresentação clínica, encontram-se proteinúria, com frequência de nível nefrótico, micro-hematúria e hipertensão arterial. Progressão para insuficiência renal é variável e, em geral, lenta[20]. Recorrência tem sido observada após transplante renal.

ASPECTOS MORFOLÓGICOS

Microscopia óptica

À microscopia óptica, observa-se usualmente expansão mesangial sem hipercelularidade associada. Os glomérulos, com frequência, estão aumentados e, algumas vezes, apresentam acentuação lobular. Os depósitos de fibronectina, característicos desta condição, são inicialmente observados no mesângio e responsáveis por sua expansão. Esses depósitos não têm afinidade pela prata, são vermelhos no tricrômico e coram intensamente pelo PAS; além disso, são negativos pelo vermelho-Congo e tioflavinas T e S[20].

Imunofluorescência

Os achados são inespecíficos. Depósitos mesangiais granulares contendo IgG, IgM e C3 podem ser observados, mas, em geral, não têm reatividade muito forte. A imuno-histoquímica para fibronectina revela forte positividade mesangial, confirmando o diagnóstico.

Microscopia eletrônica

Os depósitos mesangiais são acentuadamente elétron-densos. A substituição completa do mesângio por depósitos de fibronectina pode dificultar o diagnóstico, uma vez que a elétron-densidade aumentada das áreas mesangiais pode não ser detectada como um achado anormal. Depósitos similares podem ser vistos em áreas subendoteliais, mas apenas quando as áreas mesangiais estão cheias com tais depósitos. Os depósitos são compostos por material granular e, algumas vezes fibrilar, com fibrilas de 14 a 16nm de diâmetro[1].

Diagnóstico diferencial morfológico

A demonstração de coloração intensa para fibronectina em áreas de expansão mesangial confirma o diagnóstico de glomerulopatia por fibronectina, que precisa ser diferenciada de outras condições que apresentam expansão mesangial na avaliação por microscopia óptica, como, por exemplo, a nefropatia por IgA.

ETIOPATOGENIA

Os mecanismos patogenéticos ainda não estão esclarecidos. A maior parte da fibronectina glomerular não integra a matriz mesangial e não é produzida pelas células mesangiais[20].

Metaloproteinases são importantes na degradação de fibronectina e é possível que alterações nessas enzimas desempenhem um papel na patogênese dessa doença, ainda que não se venha a comprovar que sejam as principais responsáveis[20]. Além disso, foram detectadas mutações genéticas associadas com a glomerulopatia da fibronectina[1].

DIAGNÓSTICO DIFERENCIAL

O diagnóstico diferencial das glomerulopatias por depósitos fibrilares é eminentemente morfológico, excetuando-se a eventual contribuição de alguns exames laboratoriais na definição de doenças associadas.

A seguir, são comparados, de forma objetiva, alguns dos achados que permitem fazer a distinção entre as glomerulopatias que compartilham, como característica especialmente marcante, a presença de depósitos ultraestruturais de aspecto fibrilar.

A glomerulopatia fibrilar tem uma ampla faixa de manifestações histológicas, o que pode dificultar seu diagnóstico. A imunofluorescência reduz tais possibilidades, limitando-as a padrões associados com depósito dominante de IgG. No entanto, o diagnóstico definitivo depende da microscopia eletrônica. Como já exposto neste capítulo, também na avaliação ultraestrutural é preciso distingui-la de outras doenças com depósitos organizados fibrilares, como amiloidose, glomerulopatia imunotactoide e raramente GN por crioglobulinas e nefrite lúpica.

O diâmetro das fibrilas da glomerulopatia fibrilar é quase o dobro das amiloides (Quadro 18.2) e elas são negativas para vermelho-Congo e tioflavina T, enquanto na amiloidose são positivas para ambas as técnicas. Além disso, a imunofluorescência revela restrição para cadeias leves e coloração negativa para IgG na amiloidose AL, enquanto os depósitos da glomerulopatia fibrilar são compostos de IgG policlonal e complemento.

A glomerulopatia imunotactoide pode ser confundida com a fibrilar, tanto no que tange a sua apresentação clínica como nos achados de microscopia óptica e de imunofluorescência. Assim, a distinção entre elas repousa na avaliação por microscopia eletrônica, que revela depósitos microtubulares com maior diâmetro (30 a 50nm) e centro oco na glomerulopatia imunotactoide, frequentemente com disposição paralela nas regiões subepitelial e/ou subendotelial, sem invadir a membrana basal glomerular. Em relação à prática clínica, a diferenciação entre essas duas entidades é muito importante devido à maior associação da glomerulopatia imunotactoide com distúrbios linfoproliferativos, gamopatia monoclonal e hipocomplementemia.

A GN crioglobulinêmica, por vezes, apresenta depósitos organizados fibrilares, mais comumente microtubulares; em função disso, os depósitos têm maior probabilidade de ser confundidos com aqueles da glomerulopatia imunotactoide que da glomerulopatia fibrilar. Assim, diante de uma possível glomerulopatia imunotactoide ou fibrilar, a pesquisa de crioglobulinas deve ser sempre realizada, para excluir GN crioglobulinêmica.

Na nefrite lúpica, estruturas organizadas fibrilares ou microtubulares podem ser observadas focalmente, em meio a depósitos granulares, e exigir mais cuidado no diagnóstico diferencial. Isso provavelmente decorre da presença de crioglobulinemia tipo 3 (mista) em alguns desses casos.

Microscopia eletrônica também é necessária para distinguir o padrão membranoso da GN fibrilar da nefropatia membranosa propriamente dita[7].

De fato, vários distúrbios de matriz extracelular podem apresentar depósitos glomerulares organizados fibrilares, a exemplo do que ocorre em glomerulopatia por colágeno tipo III, glomerulopatia por fibronectina, síndrome unha-patela e fibrilose (tanto aquela descrita em diabetes, como em glomerulosclerose inespecífica). Essas entidades podem ser diferenciadas da glomerulopatia fibrilar, por exemplo, pela coloração negativa para IgG e aparência dos depósitos de colágeno[4].

TRATAMENTO

O grupo das glomerulopatias por depósitos fibrilares não tem até o momento um tratamento específico (como abordagens imunossupressoras) bem definido, exceto o tratamento da doença de base a elas associada e as medidas renoprotetoras aplicáveis a qualquer glomerulopatia. Ainda assim, tem-se aventado a possibilidade de tratar algumas delas com anticorpos monoclonais anti-CD20, uma alternativa postulada como útil por existir um componente de imunoglobulinas nos depósitos glomerulares patogênicos de fibrilas. Em casos isolados de glomerulopatia fibrilar assim tratados, foi relatada redução da proteinúria[21].

A GN crioglobulinêmica, mais bem entendida como uma glomerulopatia por depósitos organizados, eventualmente com características de fibrilares, como aqui discutido, constitui-se em exceção no que se refere às alternativas terapêuticas e frequentemente é tratada com imunossupressores.

CONCLUSÕES

As glomerulopatias por depósitos fibrilares não amiloides não são doenças comuns. As glomerulopatias fibrilar, imunotactoide e crioglobulinêmica responsabilizam-se juntas por, no máximo, 1% das biópsias renais realizadas por indicação clínica. Fibrilose diabética também é incomum. As glomerulopatias associadas com depósitos de fibronectina e colágeno-fibrótica são extremamente raras.

Esses diagnósticos dependem de avaliação histológica criteriosa pelas técnicas de microscopia óptica, imunofluorescência e eletrônica, mas é preciso ressaltar que a microscopia eletrônica desempenha um papel central neste processo, porque os critérios para diferenciar essas entidades são muito influenciados pelos achados ultraestruturais[1].

PONTOS DE DESTAQUE

- As doenças denominadas de glomerulopatias por depósitos fibrilares são caracterizadas ultraestruturalmente pela presença de depósitos organizados do tipo fibrilar ou microtubular, entre as quais se destacam a glomerulopatia fibrilar e a glomerulopatia imunotactoide.
- Numa visão mais abrangente, estas doenças glomerulares podem ser enquadradas entre as glomerulopatias por depósitos organizados, que incluem:
  1. amiloidose e outras paraproteinemias;
  2. doenças glomerulares não amiloides: glomerulopatias fibrilar, imunotactoide, colágeno-fibrótica, por depósitos de fibronectina e GN da crioglobulinemia.
- É provável que, com o passar do tempo, o espectro associado às doenças que apresentam depósitos organizados venha a envolver novas entidades, e um dos indícios a favor desse raciocínio é a documentação, em nossos dias, de casos com depósitos organizados que não se enquadram perfeitamente nas categorias clinicopatológicas já descritas.
- O diagnóstico de certeza das glomerulopatias por depósitos fibrilares depende muito da avaliação da biópsia renal por microscopia eletrônica, ainda que achados de microscopia óptica e imunofluorescência sejam necessários para compor o diagnóstico definitivo.

REFERÊNCIAS BIBLIOGRÁFICAS

1. Herrera GA, Turbat-Herrera EA. Renal diseases with organized deposits: an algorithmic approach to classification and clinicopathologic diagnosis. Arch Pathol Lab Med 134:512-531, 2010.
2. Yoshioka K, Takemura T, Tohda M, et al. Glomerular localization of type III collagen in human kidney disease. Kidney Int 35:1203-1211, 1989.
3. Vogt BA, Wyatt RJ, Burke BA, Simonton SC, Kashtan CE. Inherited factor H deficiency and collagen type III glomerulopathy. Pediatr Nephrol 9:11-15, 1995.
4. Markowitz GS, Stokes MB, Kambham N, Herlitz LC, D'Agati VD. Renal Pathology cases. In Goldfarb S (ed). Nephrology Self-Assessment Program, 10:272-413, 2011.
5. Markowitz GS, Cheng JT, Colvin RB, Trebbin WM, D'Agati VD. Hepatitis C viral infection is associated with fibrillary glomerulonephritis and immunotactoid glomerulopathy. J Am Soc Nephrol 9:2244-2252, 1998.
6. Alpers CE, Rennke HG, Hopper J, Biava CG. Fibrillary glomerulonephritis: an entity with unusual immunofluorescence features. Kidney Int 31:781-789, 1987.
7. Iskandar SS, Falk RJ, Jennette C. Clinical and pathologic features of fibrillary glomerulonephritis. Kidney Int 42:1401-1407, 1992.
8. Fogo A, Qureshi N, Horn RG. Morphologic and clinical features of fibrillary glomerulonephritis versus immunotactoid glomerulopathy. Am J Kidney Dis 22:367-377, 1993.
9. Rosenstock JL, Markowitz GS, Valeri AM, Sacchi G, Appel GB, D'Agati VD. Fibrillary and immunotactoid glomerulonephritis: distinct entities with different clinical and pathologic features. Kidney Int 63:1450-1461, 2003.
10. Alpers C. Fibrillary glomerulonephritis and immunotactoid glomerulopathy: two entities, not one. Am J Kidney Dis 22:448-451, 1993.
11. Korbet SM, Schwartz MM, Lewis EJ. The fibrillary glomerulopathies. Am J Kidney Dis 23:751-765, 1994.
12. Sohar E, Ravid M, Ben-Shaul Y, Reshef T, Gafni J. Diabetic fibrillosis. Am J Med 49:64-69, 1970.
13. Gonul II, Gough J, Jim K, Benediktsson H. Glomerular mesangial fibrillary deposits in a patient with diabetes mellitus. Int Urol Nephrol 38:767-772, 2006.
14. Iskandar SS, Herrera GA. Glomerulopathies with organized deposits. Semin Diagn Pathol 19:116-132, 2002.
15. Howell D, Gu X, Herrera GA. Organized deposits and look-alikes. Ultrastruct Pathol 27:295-312, 2003.
16. Nasr SH, Valeri AM, Cornell LD, Fidler ME, Sethi S, Leung N, et al. Fibrillary glomerulonephritis: a report of 66 cases from a single institution. Clin J Am Soc Nephrol 6:775-784, 2011.
17. Korbet SM, Rosenberg BF, Schwartz MM, Lewis EJ. Course of renal transplantation in immunotactoid glomerulopathy. Am J Med 89:91-95, 1990.
18. Schwartz MM, Korbet SM, Lewis EJ. Immunotactoid glomerulopathy. J Am Soc Nephrol 13:1390-1397, 2002.
19. Brouet JC, Clauvel JP, Danon F, Klein M, Seligmann M. Biologic and clinical significance of cryoglobulins: a report of 86 cases. Am J Med 57:775-788, 1974.
20. Strøm EH, Banfi G, Krapf R, et al. Glomerulopathy associated with predominant fibronectin: a newly recognized hereditary disease. Kidney Int 48:163-170, 1995.
21. Collins M, Navaneethan SD, Chung M, Sloand J, Goldmen B, Appel G, Rovin BH. Rituximab treatment of fibrillary glomerulonephritis. Am J Kidney Dis 52:1158-1162, 2008.

SEÇÃO III

GLOMERULOPATIAS ASSOCIADAS ÀS DOENÇAS SISTÊMICAS

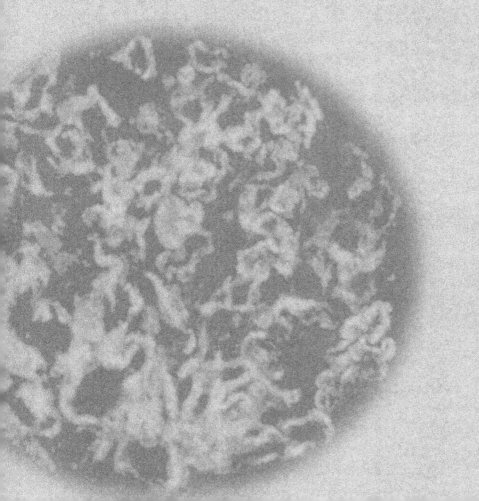

19

NEFRITE LÚPICA

Vinicius Sardão Colares
Rui Toledo Barros

A doença renal é uma manifestação clínica frequente em casos de lúpus eritematoso sistêmico (LES), sendo diagnosticada em 50 a 75% desses pacientes. Tal constatação pode ocorrer tanto no momento do diagnóstico, como no decorrer do seguimento clínico. A prevalência real da nefropatia, entretanto, deve ser maior que 90%, uma vez que a biópsia renal em pacientes sem nenhuma evidência clínica dessa complicação pode revelar alterações glomerulares, especialmente depósitos de imunoagregados à microscopia de imunofluorescência[1].

O diagnóstico de LES é definido pelo preenchimento de critérios clínicos e laboratoriais estabelecidos pela *American Rheumatism Association* (ARA), que propôs uma relação de 11 características principais (Quadro 19.1). O preenchimento de no mínimo quatro destes critérios, de modo simultâneo ou sequencial, confere 96% de sensibilidade e especificidade para o diagnóstico de LES. O envolvimento renal, com o propósito de atender aos critérios da ARA, é definido pela presença de proteinúria persistente acima de 500mg/dia e/ou presença de cilindros celulares no sedimento urinário, desde que outras causas de alterações na urinálise estejam afastadas (infecções urinárias e efeito de drogas, por exemplo). Ocasionalmente, alguns pacientes, no início da doença, não preenchem os critérios clínicos e sorológicos para o diagnóstico de LES e já se apresentam com quadro renal sugestivo de nefropatia lúpica. Nesses casos, as alterações histológicas mais encontradas são as lesões mesangiais ou a nefropatia membranosa.

Em várias séries da literatura mundial, a prevalência do LES na população varia de 14,6 a 50,8 casos por 100.000 habitantes, acometendo principalmente mulheres jovens[2]. Vários fatores têm sido relatados para poderem influir na prevalência do LES e de suas manifestações renais. Fatores genéticos são importantes, tendo em vista os relatos do predomínio do LES na raça negra nos Estados Unidos, da frequência aumentada de alguns haplótipos do sistema HLA, do encontro de autoanticorpos em familiares de pacientes com LES e da maior suscetibilidade ao lúpus nos pacientes com deficiências congênitas de frações do sistema complemento[1].

Quadro 19.1 – Critérios da *American Rheumatism Association* para o diagnóstico de lúpus eritematoso sistêmico (revistos em 1982).

Rash malar
Rash discoide
Fotossensibilidade
Úlceras da mucosa oral
Artrite não deformante
Serosite (pleurite, pericardite)
Doença renal (proteinúria persistente, cilindrúria)
Envolvimento de sistema nervoso central
Alterações hematológicas (anemia, leucopenia, plaquetopenia)
Alterações imunológicas: células LE, anti-DNA, anti-Sm, VDRL falso-positivo
Fator antinuclear positivo

PATOGÊNESE

Múltiplos distúrbios imunológicos têm sido descritos em pacientes com LES, porém os fatores desencadeantes ainda são desconhecidos. A patogênese da doença renal no LES é similarmente complexa e com vários mecanismos envolvidos, os quais produzem amplo espectro de injúria renal. O envolvimento glomerular no LES tem sido considerado um exemplo de nefropatia induzida por imunocomplexos.

A formação de autoanticorpos no LES é consequência direta da hiperatividade de linfócitos B[3]. Tal hiperatividade, por sua vez, decorre do defeito regulatório de subpopulações de linfócitos T, de ativação autógena dos linfócitos B, ou mesmo pode ser consequente de disfunções mais complexas da imunorregulação. Os autoanticorpos podem ser formados contra o ácido desoxirribonucleico (DNA) de hélice simples (SS-DNA) ou hélice dupla (DS-DNA), contra ribonucleoproteínas, histonas e, em certas circunstâncias, contra proteínas da matriz extracelular (laminina, colágeno tipo IV, sulfato de heparan). O depósito crônico de imunocomplexos circulantes, em parte constituídos pelos complexos DNA-anti-DNA, provavelmente assume grau de importância em certos padrões histológicos de nefrite lúpica, representados pelas lesões mesangiais e proliferativas[4]. A localização dos imunocomplexos nos glomérulos, por sua vez, é influenciada por vários fatores: tamanho, carga elétrica e avidez dos complexos, capacidade de clareamento do mesângio, ou ainda fatores hemodinâmicos locais. Uma vez depositados, os complexos ativam a cascata do sistema complemento e toda a série de eventos que daí decorre: ativação de fatores pró-coagulantes, infiltração de leucócitos, liberação de enzimas proteolíticas e liberação de citocinas reguladoras da proliferação glomerular e da síntese de matriz extracelular. Tem sido também demonstrado que outros autoanticorpos circulantes podem ligar-se a antígenos intrínsecos da membrana basal (por exemplo, laminina) ou ainda a antígenos "plantados" (por exemplo, histonas, IgG catiônica, DNA), contribuindo para a patogênese da lesão glomerular do LES[4]. Estas alterações manifestam-se histologicamente pelo quadro de glomerulonefrite proliferativa (focal ou difusa) e, clinicamente, por um sedimento urinário ativo, proteinúria e, frequentemente, perda aguda de função renal. Na glomerulopatia membranosa, a agressão imunológica provavelmente decorre da formação *in situ* de imunocomplexos no espaço subepitelial do capilar glomerular. Tais imunocomplexos seriam formados pela ligação de autoanticorpos com antígenos relacionados às nucleoproteínas, previamente localizados no referido espaço. Esta forma de injúria também ativa o sistema complemento, com a formação do complexo de ataque à membrana C5b-9. Dessa forma, a nefrite lúpica é uma doença secundária à injúria por imunocomplexos, tanto as lesões proliferativas como as membranosas, variando somente a localização dos imunodepósitos e a intensidade da reação inflamatória.

A injúria glomerular e vascular no LES pode ser ampliada pelos fenômenos locais decorrentes da coagulação intravascular. Nesse sentido, a participação dos anticorpos antifosfolipídeos poderia potencializar a agressão imunológica descrita, provocando alterações nas funções endoteliais e plaquetárias[2].

PATOLOGIA

A nefropatia do LES caracteriza-se pela heterogeneidade no modo de apresentação histológica, pela frequente superposição das várias lesões e pelo potencial de transformação de uma determinada classe em outra, que, em diferentes relatos, atingem de 15 a 40% dos pacientes[5]. O envolvimento renal no LES se dá em sua grande

Quadro 19.2 – Classificação da nefropatia lúpica de acordo com a OMS – modificada em 1994.

I – Glomérulo normal (por MO, IF, ME)

II – Alterações mesangiais puras
  a) MO normal, depósitos mesangiais à IF ou à ME
  b) Hipercelularidade mesangial e depósitos à IF ou à ME

III – Glomerulonefrite segmentar e focal
  a) Lesões ativas necrosantes
  b) Lesões ativas e esclerosantes
  c) Lesões esclerosantes

IV – Glomerulonefrite difusa (mesangial grave, proliferação endocapilar ou mesangiocapilar e/ou depósitos subendoteliais extensos)
  a) Sem lesões segmentares
  b) Com lesões ativas necrosantes
  c) Com lesões ativas e esclerosantes
  d) Com lesões esclerosantes

V – Glomerulonefrite membranosa
  a) Glomerulonefrite membranosa pura
  b) Associada a lesões da classe II (a ou b)

VI – Glomerulonefrite esclerosante

MO = microscopia óptica; IF = imunofluorescência; ME = microscopia eletrônica.

maioria através de lesões glomerulares causadas pelo depósito de imunocomplexos e que se traduzem em quatro padrões característicos: mesangial, proliferativo focal, proliferativo difuso e membranoso. A variabilidade histológica da nefropatia lúpica tem como principal implicação certa dificuldade na escolha da classificação morfológica que seja reprodutível e clinicamente relevante. Por esse motivo, nos últimos 20 anos foi adotada internacionalmente a classificação da Organização Mundial da Saúde (OMS) (Quadro 19.2). Para aprimorar e introduzir critérios prognósticos, em 2003, a Sociedade Internacional de Nefrologia e a Sociedade de Patologia Renal propuseram algumas modificações nesta classificação, apresentada no quadro 19.3[6].

Quadro 19.3 – Classificação da nefrite lúpica proposta pela *International Society of Nephrology/ Renal Pathology Society* (ISN/RPS), 2003[6].

Classe I – Alterações mesangiais mínimas
Glomérulos normais à microscopia óptica (MO), porém com depósitos imunes à imunofluorescência (IF)

Classe II – Alterações proliferativas mesangiais
Hipercelularidade mesangial de qualquer grau, ou expansão da matriz mesangial pela MO, com depósitos imunes no mesângio. Podem existir poucos e isolados depósitos subepiteliais e subendoteliais visíveis pela IF ou microscopia eletrônica (ME), porém com MO normal.

Classe III – Glomerulonefrite (GN) lúpica focal[a]
Glomerulonefrite focal, segmentar ou global, endo ou extracapilar, ativa ou inativa, que envolve < 50% dos glomérulos, com depósitos focais subendoteliais, com ou sem alterações mesangiais
Classe III (A) – com lesões ativas: GN proliferativa focal
Classe III (A/C) – com lesões ativas e crônicas: GN proliferativa focal e esclerosante
Classe III (C) – lesões crônicas e inativas com esclerose glomerular: GN esclerosante focal

Classe IV – Glomerulonefrite lúpica difusa[b]
Glomerulonefrite (GN) difusa, segmentar ou global, endo ou extracapilar, ativa ou inativa, que envolve > 50% dos glomérulos, com depósitos difusos subendoteliais, com ou sem alterações mesangiais. Esta classe é dividida em difusa segmentar (IV-S), quando mais de 50% dos glomérulos têm lesões segmentar, e difusa global (IV-G), quando mais de 50% dos glomérulos têm lesões globais. Dessa forma, teremos as seguintes subdivisões:
Classe IV-S (A) – GN proliferativa difusa segmentar, com lesões ativas
Classe IV-G (A) – GN proliferativa difusa global, com lesões ativas
Classe IV-S (A/C) – GN proliferativa e esclerosante difusa segmentar, com lesões ativas e crônicas
Classe IV-S (C) – GN com lesões crônicas e inativas com esclerose segmentar
Classe IV-G (C) – GN com lesões crônicas e inativas com esclerose global

Classe V – Glomerulonefrite lúpica membranosa
Presença de depósitos globais ou segmentares subepiteliais, ou sua sequela morfológica a MO, IF ou ME, com ou sem alterações mesangiais. A classe V pode ocorrer em associação com as classes III ou IV

Classe VI – Glomerulonefrite com esclerose avançada
> 90% dos glomérulos têm esclerose global, sem atividade inflamatória residual

[a]proporção de glomérulos com lesões ativas ou crônicas; [b]proporção de glomérulos com necrose fibrinoide e/ou crescentes celulares.

CLASSES HISTOLÓGICAS

Classe I – Alterações mesangiais mínimas. Os rins apresentam glomérulos normais à microscopia óptica, porém com depósitos imunes na região mesangial à imunofluorescência e à microscopia eletrônica. Do ponto de vista clínico, os pacientes são assintomáticos; o sedimento urinário pode mostrar hematúria leve e às vezes ocorre proteinúria < 1,0g/dia.

Classe II – Alterações proliferativas mesangiais. Incluem pacientes cujas biópsias apresentam lesões mesangiais proliferativas, caracterizadas por qualquer grau de hipercelularidade, associadas com depósitos imunes no mesângio. A nefropatia lúpica da classe II é relativamente comum em pacientes ambulatoriais, apresentando-se clinicamente com mínimas evidências de envolvimento renal, tais como proteinúria e hematúria discretas, além de filtração glomerular preservada. As alterações histológicas, em geral, permanecem estáveis na maioria dos pacientes; em aproximadamente 20% dos casos pode haver transformação para a glomerulonefrite difusa (Fig. 19.1).

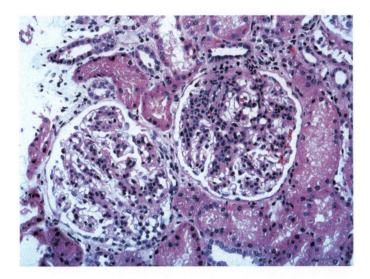

Figura 19.1 – Nefrite lúpica proliferativa mesangial classe II – ISN/RPS. Glomérulo com proliferação acentuada de células mesangiais e leve expansão da matriz (HE, 750×).

Classe III – Glomerulonefrite lúpica focal. Caracteriza-se pela proliferação inflamatória focal que acomete menos de 50% de todos os glomérulos. Os glomérulos afetados geralmente têm lesões proliferativas endocapilares ou cicatrizes glomerulares inativas, com ou sem necrose capilar, além de depósitos subendoteliais (geralmente em distribuição segmentar). Crescentes epiteliais podem acompanhar as lesões mais ativas. A imunofluorescência mostra depósitos de imunoglobulinas e frações do complemento, distribuídos difusamente no mesângio e nas alças capilares, sendo estas de modo segmentar. Na nova classificação proposta pela ISN/RPS[6], as lesões ativas e crônicas devem estar especificadas e descritas, assim como a proporção de glomérulos com necrose fibrinoide e crescentes. Existe forte tendência dos pesquisadores desta área em considerar a classe III da nefrite lúpica com os mesmos critérios prognósticos da classe IV, proliferativa difusa, uma vez que as diferenças entre estas lesões são apenas quantitativas, sendo frequentemente difícil a separação entre elas (Fig. 19.2).

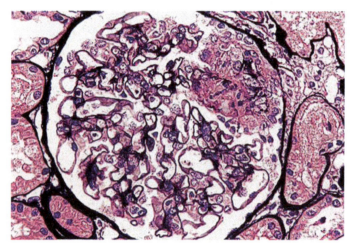

Figura 19.2 – Nefrite lúpica proliferativa focal classe III (A) – ISN/RPS. Glomérulo mostra lesão segmentar inflamatória necrosante (HE, 750×).

Classe IV – Glomerulonefrite lúpica difusa. É definida pela presença de processo inflamatório difuso que envolve mais de 50% da superfície dos capilares glomerulares; as lesões histológicas podem ser segmentares ou globais. Quando a GN é difusa segmentar (classe IV-S), mais de 50% dos glomérulos têm lesões segmentares e, no caso da GN difusa global (classe IV-G), ocorrem mais de 50% dos glomérulos com lesões globais. Essa subdivisão foi baseada na suposição que as lesões difusas segmentares podem ter prognóstico diferente das lesões difusas e globais. Aqui, também a presença de lesões ativas ou cronificadas deve ser descrita pelo patologista. As lesões ativas incluem necrose fibrinoide, infiltração de neutrófilos, depósitos subendoteliais em "alça de arame", corpos hematoxilínicos e crescentes epiteliais. Por meio da imunofluorescência (IF) e da microscopia eletrônica, são detectados extensos imunodepósitos ao longo do espaço subendotelial do capilar glomerular e também no mesângio. Além destes depósitos elétron-densos, na nefrite lúpica ativa podem ser observadas inclusões tubulorreticulares no citoplasma de células glomerulares e do endotélio vascular. Estas estruturas não são específicas do LES, sendo também encontradas em biópsias renais de pacientes com o vírus da imunodeficiência humana (HIV) e com outras infecções virais. Os depósitos elétron-densos ocasionalmente assumem a característica forma de impressão digital (*finger print*), com linhas curvas paralelas medindo de 10 a 15nm de diâmetro. A IF é habitualmente rica, com presença de IgG, IgA, IgM e frações do complemento: C1q, C4, C3, properdina e o complexo de ataque à membrana C5b-9. A glomerulonefrite proliferativa difusa é a classe histológica mais frequentemente encontrada no LES, manifestando-se habitualmente por proteinúria em nível nefrótico, hematúria e perda de função renal. Em alguns pacientes, o quadro clínico é o de insuficiência renal rapidamente progressiva, que histologicamente corresponde a lesões glomerulares necrosantes e com extensa formação de crescentes epiteliais (Figs. 19.3 e 19.4).

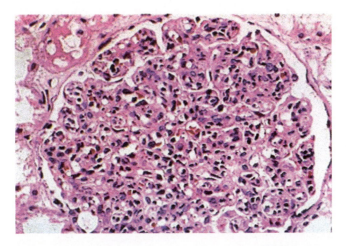

Figura 19.3 – Nefrite lúpica proliferativa difusa classe IV-G (A) – ISN/RPS. Glomérulo com processo inflamatório global e lesões ativas (Masson, 750×).

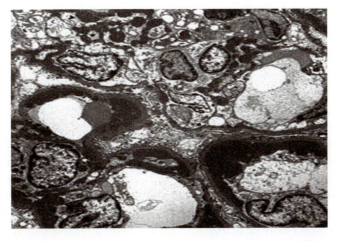

Figura 19.4 – Nefrite lúpica proliferativa difusa classe IV-S (A) – ISN/RPS. Depósitos segmentares elétron-densos na região subendotelial (ME, 10.000×).

Classe V – GN lúpica membranosa. Este padrão histológico é caracterizado pelos depósitos imunes predominantes no espaço subepitelial do glomérulo, em geral associados à hipercelularidade mesangial, com depósitos de imunoglobulinas e complemento nessa região. Nas fases iniciais do envolvimento renal, a membrana basal pode parecer normal à microscopia óptica; com a evolução da doença, a membrana basal torna-se espessada e revela a típica formação de espículas (*spikes*) quando se usa a impregnação pela prata. Pacientes com glomerulonefrite membranosa habitualmente se apresentam com síndrome nefrótica e função renal preservada. Hematúria microscópica é relativamente frequente. A glomerulonefrite lúpica membranosa pode sofrer transformação após vários anos de evolução estável e, quando se repete a biópsia renal nesses casos, encontram-se proliferação endocapilar ou mesmo crescentes epiteliais (Fig. 19.5).

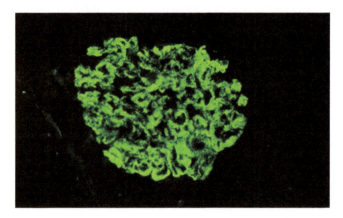

Figura 19.5 – Nefrite lúpica membranosa, classe V. Depósitos granulares difusos de IgG em alças capilares (IF, 200×).

Classe VI – Glomerulonefrite esclerosante avançada. Nas classificações da OMS e da ISN/RPS, esse padrão caracteriza-se por presença de lesões cicatriciais e esclerosantes avançadas em mais de 90% dos glomérulos, sem possibilidade de regressão histológica e que correspondem ao quadro clínico da insuficiência renal crônica.

Outras formas de envolvimento renal no LES. Além das glomerulopatias, ocorrem outras lesões renais menos comuns em pacientes com LES: a nefrite intersticial e as vasculopatias. O envolvimento tubulointersticial constitui um importante componente da injúria renal global, sendo frequente sua associação com as lesões glomerulares mais ativas e graves. Em casos mais raros, a nefrite intersticial isolada pode ser a única manifestação de nefropatia lúpica. Esta possibilidade deve ser lembrada sempre que pacientes com LES se apresentarem com disfunção renal, exame de urina normal e, eventualmente, com alterações da função tubular, tais como acidose metabólica hiperclorêmica e hiperpotassemia desproporcional à queda da filtração glomerular.

As lesões vasculares renais do LES incluem os depósitos vasculares imunes, a vasculopatia necrosante não inflamatória, a microangiopatia trombótica e a arterite necrosante. Os depósitos imunes são vistos apenas à imunofluorescência e à microscopia eletrônica, não alterando a estrutura morfológica do vaso[7]. A vasculopatia não inflamatória caracteriza-se pela necrose fibrinoide de arteríolas pré-glomerulares na nefrite lúpica ativa da classe IV. Em outras situações mais raras, pode ocorrer arterite necrosante, semelhante à poliangiíte microscópica sistêmica, ou limitada ao parênquima renal.

Microangiopatia trombótica tem sido ocasionalmente descrita no LES, levando a uma síndrome semelhante à da púrpura trombocitopênica trombótica (PTT). Em outros pacientes, portadores de anticorpos antifosfolipídeos, podem ser demonstrados trombos de fibrina nas pequenas artérias e nos capilares glomerulares. Estas lesões microvasculares podem ocorrer como doença primária, ou superpondo-se às formas de nefrite lúpica por imunocomplexos anteriormente descritas, independentes dos fatores etiopatogênicos envolvidos[7]. A vasculopatia necrosante do LES geralmente se acompanha de hipertensão grave e forte tendência à perda progressiva da função renal.

ÍNDICES DE ATIVIDADE E CRONICIDADE

Tendo em vista a grande variabilidade histológica encontrada na nefropatia lúpica, vários pesquisadores têm proposto um sistema semiquantitativo de graduação das lesões ativas, potencialmente reversíveis, e das lesões cronificadas, que representam dano renal permanente. Um dos sistemas mais utilizados é o que classifica as lesões ativas e cronificadas em, respectivamente, seis e quatro parâmetros histológicos (Quadro 19.4). Com a aplicação destes índices, tem sido observado por autores do Instituto Nacional de Saúde dos Estados Unidos que pacientes com elevado índice de cronicidade (acima de 4) têm pior prognóstico em termos de sobrevida renal a longo prazo. Outros centros, entretanto, não têm constatado tal valor prognóstico desses índices em estudos de larga escala. De qualquer forma, em casos individuais, esse sistema de avaliação histológica pode ser bastante útil quando aplicado em biópsias sequenciais.

Quadro 19.4 – Índices de atividade e cronicidade.

Índices de atividade	Índices de cronicidade
Hipercelularidade endocapilar	Esclerose glomerular
Infiltração de leucócitos	Crescentes fibróticos
Depósitos hialinos subendoteliais	Atrofia tubular
Necrose fibrinoide e cariorrexe	Fibrose intersticial
Crescentes celulares	
Infiltrado intersticial	

MANIFESTAÇÕES CLÍNICAS

As manifestações clínicas do envolvimento renal no LES dependem da natureza e da gravidade das lesões histológicas subjacentes. De modo geral, as alterações urinárias ou funcionais são concomitantes com outros sintomas sistêmicos do LES e, raramente, sinais de nefrite apresentam-se como manifestação inicial dessa doença. Na tabela 19.1 pode-se notar que existe boa correlação entre as classes histológicas e os principais parâmetros do envolvimento renal.

Tabela 19.1 – Classes histológicas e quadro clinicolaboratorial da nefrite lúpica.

Classe OMS	Sedimento urinário ativo (%)	Proteinúria (%)	Síndrome nefrótica (%)	Disfunção renal (%)
I	0	0	0	0
II	< 25	25-50	0	< 15
III	50	65	25-30	10-25
IV	75	95-100	50	> 50
V	50	95-100	90	10-20

Pacientes com as formas mais leves de lesões histológicas, confinadas à região mesangial, sem sinais de proliferação endocapilar (classe II – ISN/RPS), em geral têm sedimento urinário pouco ativo e a proteinúria, presente em um terço desses pacientes, é menor que 1g ao dia, nunca atingindo níveis nefróticos. Os testes sorológicos, entretanto, podem estar alterados: é comum a ocorrência de títulos elevados de anti-DNA e baixo nível de complemento sérico, mesmo com função renal normal e poucas alterações do sedimento urinário.

As alterações clínicas renais são mais evidentes entre os pacientes com a glomerulonefrite focal (classe III A ou A/C), constatando-se hematúria e cilindros hemáticos em metade desse grupo; a proteinúria está sempre presente, com características nefróticas em aproximadamente 30% dos casos. Hipertensão arterial é muito frequente e a sorologia para LES costuma estar positiva no momento da biópsia renal.

Pacientes com glomerulonefrite proliferativa difusa (classes IV-S e IV-G) apresentam-se com a forma mais ativa, e frequentemente grave, de envolvimento renal. Ao redor de 75% dos casos têm sedimento urinário alterado, e mais da metade apresenta síndrome nefrótica franca. Insuficiência renal moderada é bastante comum e pode evoluir com perda rápida de função até níveis dialíticos em 20% dos pacientes[2,8].

Na nefropatia membranosa do LES (classe V), o quadro clínico habitual é o da síndrome nefrótica com função renal preservada. Sedimento urinário ativo e hipertensão arterial podem estar presentes de modo inconstante. A nefropatia membranosa lúpica pode estar associada à trombose da veia renal, como complicação da síndrome nefrótica e/ou defeitos de coagulação da própria doença de base, como, por exemplo, presença de anticorpos antifosfolipídeos. A trombose da veia renal pode ocorrer sem nenhuma manifestação clínica ou, então, acompanhar-se de aumento da proteinúria, de redução da taxa de filtração glomerular, ou mesmo de tromboembolismo pulmonar.

No seguimento a médio e longo prazo de pacientes com nefropatia lúpica, é frequente a transformação de uma classe histológica para outra. As alterações mesangiais podem evoluir para lesões mais graves (classes III ou IV), habitualmente se traduzindo, clinicamente, por alterações nos títulos de FAN e anti-DNA, sedimento urinário ativo e aumento da proteinúria[5].

Cerca de 25% dos pacientes com nefrite lúpica, apesar de tratados de maneira adequada, poderão evoluir de modo progressivo para insuficiência renal crônica. Na fase de tratamento dialítico, habitualmente as manifestações clínicas e sorológicas remitem. A mortalidade dos pacientes em diálise é semelhante aos demais pacientes renais crônicos. Os transplantes nestes pacientes também costumam ser bem-sucedidos[9]. A recorrência da nefrite lúpica no rim transplantado tem sido relatada, porém é bastante rara.

AVALIAÇÃO LABORATORIAL

A nefrite lúpica é tipicamente uma doença de evolução a longo prazo, caracterizada por episódios de recidivas e períodos de remissão. Um dos aspectos mais importantes no seguimento destes pacientes é, portanto, a detecção precoce dos surtos de atividade renal, para o uso judicioso das drogas imunossupressoras. Uma série de testes sorológicos sabidamente está alterada na atividade lúpica: velocidade de hemossedimentação, proteína C-reativa, frações do complemento, autoanticorpos, imunocomplexos e várias citocinas. Do ponto de vista da atividade nefrítica lúpica, entretanto, os testes com maior valor preditivo são os níveis séricos do complemento total (CH_{50}), da fração C3 e dos títulos de anti-DNA. Hipocomplementemia persistente tem sido associada com progressão da doença renal no LES em alguns estudos prospectivos, porém esta correlação nem sempre está presente[2,10]. De qualquer forma, no seguimento de pacientes que se encontram em remissão, as alterações sorológicas têm grande importância prognóstica porque podem preceder de meses as demais evidências de envolvimento clínico renal. O exame cuidadoso do sedimento urinário é extremamente útil, especialmente quando suas características podem ser comparadas com exames anteriores, em situações basais. O aumento da proteinúria e o reaparecimento da hematúria, de modo geral, significam surto de atividade inflamatória glomerular (*flare* nefrítico) ou, então, transformação para outra classe histológica.

Os exames que avaliam a função renal, tais como creatinina sérica e depuração de creatinina endógena, são considerados indicadores pouco sensíveis das mudanças que ocorrem na filtração glomerular e, frequentemente, subestimam a gravidade das lesões[10,11]. A correlação entre lesões histológicas e alterações clinicolaboratoriais pode ser vista na tabela 19.1.

PROGNÓSTICO E TRATAMENTO

A forma de tratamento da nefrite lúpica (NL) irá depender da sua expressão clínica e da sua classe histológica.

Tratamentos inadequados podem levar à transformação de lesões inflamatórias glomerulares agudas em lesões crônicas irreversíveis, assim como não é indicado realizar imunossupressão agressiva em pacientes com lesões crônicas avançadas, pois os benefícios do tratamento são menores do que seus efeitos colaterais.

Pacientes com LES que apresentem apenas hematúria microscópica, com proteinúria < 1g/dia (alterações presentes na classe II da ISN/RPS), não precisam da realização da biópsia, com o tratamento sendo restrito aos sintomas sistêmicos da doença. Corticosteroides em doses baixas, salicilatos ou antimaláricos geralmente controlam bem os surtos de atividade sistêmica que não acometem os órgãos vitais.

Deve-se ter cautela com o uso de anti-inflamatórios não esteroides em doses altas, pelo risco de piora da função renal, mesmo que a nefropatia tenha evolução estável. A longo prazo, os pacientes com alterações urinárias leves (proteinúria < 1g/dia e creatinina sérica normal) têm bom prognóstico, com sobrevida renal superior a 85% em 10 anos[11].

O acompanhamento da função renal deverá ser realizado rotineiramente devido ao risco de transformação histológica. Vinte a 30% de pacientes com NL classe II evoluem para doença renal mais ativa, havendo também a transformação da lesão histológica, uma das mais marcantes características do envolvimento renal no LES.

Pacientes com síndrome nefrótica, perda de função renal e proteinúria > 1g/dia devem ser biopsiados, para que seja possível determinar a classe histológica da NL e realizar o tratamento específico para cada condição, já que a correlação entre os dados clinicolaboratoriais e a histologia renal é baixa[12].

Não há um consenso em como classificar a resposta ao tratamento imunossupressor, mas a maioria dos trabalhos segue o seguinte modelo:

- **Resposta completa** – proteinúria de 24 horas < 0,3g, com sedimento urinário normal e valores de creatinina sérica até 10% acima do valor basal.
- **Remissão parcial** – proteinúria de 24 horas entre 0,3 e 2,9g, ou queda da proteinúria > 50% do basal nos pacientes nefróticos, com a função renal apresentando aumento de no máximo 25% do basal.
- **Falência de tratamento** – quando ocorre piora da função renal em mais de 25% do basal, ou a proteinúria não apresenta um decréscimo maior do que 50%[13].

TRATAMENTO DAS CLASSES III E IV DA ISN/RPS

As glomerulonefrites proliferativas focal grave (classe III-A) e difusas (classes IV-S e IV-G) devem ser consideradas em conjunto, já que têm o mesmo prognóstico e manifestações clínicas semelhantes. A doença renal crônica (DRC) terminal ocorre em 8 a 15% dos casos após cinco anos de seguimento, com sobrevida do paciente aos 10 anos de 80%, sendo as infecções a maior causa de mortalidade.

A primeira tentativa de tratamento das nefrites lúpicas foi com o uso de corticoides, ficando esta terapêutica preconizada durante a década de 1970. Contudo, mantiveram-se altas a mortalidade, a morbidade e o índice de recidivas. Nesse período, a mortalidade chegava a 60% em cinco anos nos pacientes em que se usava prednisona em doses altas. Naqueles casos em que se optava pelo tratamento com corticoide em dose baixa, a mortalidade atingia 100% em três anos[14].

Iniciaram-se então estudos com imunossupressão dupla, ou seja, associação de prednisona com ciclofosfamida, os quais mostraram bons resultados, com menor progressão para DRC avançada, diminuição de efeitos colaterais e redução de 40% de eventos renais[15].

O uso das drogas citostáticas foi baseado em que tanto a ciclofosfamida como a azatioprina possuem capacidade de inibição da proliferação de linfócitos B, acarretando menor produção de anticorpos, com a vantagem de a ciclofosfamida ter maior potência, eficiência e rapidez na normalização nos níveis de autoanticorpos.

A partir de então estabeleceu-se um novo modelo no tratamento, com a terapêutica dividindo-se em duas partes: uma fase inicial, ou de indução, que tem como objetivo abortar a atividade inflamatória, durante cerca de seis meses, e uma fase de manutenção, que busca consolidar o tratamento, estendendo-se por cerca de 12 a 36 meses.

Todas as formas de tratamento são iniciadas com pulsos intravenosos de metilprednisolona, com doses de 500mg a 1g, realizados em três dias consecutivos, sendo seguidos por prednisona 1mg/kg, durante seis a oito semanas e, na sequência, redução lenta do corticoide, na dependência do controle clínico adequado da atividade da doença. Ao final da fase inicial, o paciente estará em uso de 5 a 10mg/dia de prednisona por dia.

Estudos conduzidos pelo NIH (*National Institute of Health*) na década de 1980 tornaram-se referência até os dias de hoje no tratamento do LES, com o uso de prednisona e ciclofosfamida[16,17].

O período de indução, de acordo com o esquema do NIH, é feito com ciclofosfamida por via intravenosa (0,5 a 1g/m^2), em pulsos mensais, com duração total de seis meses, seguido da manutenção com pulsos trimestrais, completando os dois anos de tratamento.

O uso da ciclofosfamida exige, evidentemente, rigoroso seguimento dos pacientes, para detectar qualquer efeito colateral mais sério, tal como leucopenia, infecções e cistite hemorrágica. A longo prazo, pode ocorrer predisposição a tumores malignos, menopausa precoce e esterilidade[17].

O grupo europeu (Euro-Lupus) utilizou ciclofosfamida em dose reduzida (500mg) em pulsos intravenosos quinzenais, durante três meses (total de 6 doses), em pacientes caucasianos e com função renal normal, atingindo o mesmo índice de remissão que no grupo NIH, porém com menor taxa de infecções (22% × 11%)[18].

A ciclofosfamida por via oral (1 a 1,5mg/kg/dia) tem sido cada vez menos utilizada devido à maior possibilidade da ocorrência de cistite hemorrágica durante a administração da medicação e, a longo prazo, haver maior ocorrência de neoplasias, apesar de sua eficácia ser equivalente à da ciclofosfamida por via intravenosa[19].

Nos últimos anos, outras drogas têm sido utilizadas na imunossupressão do LES, na tentativa de se atingir menor toxicidade, mantendo-se a efetividade já alcançada pela ciclofosfamida. O micofenolato mofetil (MMF) é uma droga bastante estudada. Seu mecanismo de ação ocorre pelo bloqueio na síntese *de novo* de purinas, com consequente inibição da formação de DNA, ocorrendo um efeito cistostático dos linfócitos ativados[20].

Na fase de indução, o MMF foi estudado de forma randomizada e controlada em quatro trabalhos[21-24], avaliando um total de 618 pacientes (308 MMF × 310 ciclofosfamida), com função renal relativamente preservada e sem casos de glomerulopatias crescênticas. A dose de MMF para indução variou entre 2 e 3g/dia, entre estes estudos.

O MMF não foi superior à ciclofosfamida para atingir remissão, completa ou parcial (RR 0,67, IC 95% 0,35 a 1,28), assim como a taxa de infecções e a evolução para DRC não foi diferente entre os grupos. A vantagem do uso do MMF foi apresentar menores taxas de amenorreia e leucopenia do que a ciclofosfamida[25].

Apenas um estudo avaliou em pacientes com função renal normal o uso de azatioprina associado à metilprednisolona na fase inicial do LES, mostrando alta incidência de recidivas em relação à ciclofosfamida venosa (38 × 10%), apesar de a evolução para DRC ser semelhante entre os dois grupos após 9,6 anos de seguimento[26].

Portanto, podemos sugerir que, na fase inicial em casos de NL sem perda de função, é possível iniciar o tratamento com MMF ou ciclofosfamida, porém, se ocorrer insuficiência renal ou presença de crescentes à biópsia, o tratamento inicial deve ser feito com ciclofosfamida.

O estudo LUNAR avaliou o uso de rituximab (anti-CD20), em associação com MMF, comparado com um grupo que usou apenas MMF. Seus resultados, na fase de indução do tratamento, não mostraram melhora nos índices de resposta com o uso deste anticorpo monoclonal[27].

Ao término da fase inicial (indução), impõe-se uma fase de manutenção, devido à alta taxa de recidivas em pacientes em que a imunossupressão é interrompida de forma precoce. Várias medicações podem ser utilizadas com essa finalidade.

Contreras et al. avaliaram, de forma randomizada, o uso de MMF, ciclofosfamida e azatioprina como drogas de manutenção, por um período de seguimento médio de dois anos. A sobrevida renal foi semelhante entre os grupos (74% no grupo ciclofosfamida, 80% azatioprina e 95% MMF); contudo, houve maior mortalidade no grupo ciclofosfamida (quatro pacientes neste grupo, contra um no grupo MMF), além de menor tempo para ocorrência de novo surto da doença, quando comparado ao MMF (não houve diferença com a azatioprina). O risco de hospitalização foi também maior nos pacientes que tiveram ciclofosfamida como manutenção, com 10 dias de internação/paciente/ano, comparado com um dia de internação/paciente/ano nos outros dois grupos. O número de infecções, amenorreia e infertilidade também foi menor nos grupos MMF e azatioprina. Os autores concluem que a terapia de manutenção com MMF e azatioprina é mais eficaz e mais segura a longo prazo do que aquela feita com ciclofosfamida[28].

Dois grandes estudos, o MANTAIN[24] e o ALMS[29] compararam o MMF e a azatioprina na fase de manutenção. O estudo MANTAIN na fase de indução adotou o esquema do Euro-Lupus (6 pulsos quinzenais com 500mg de ciclofosfamida por via intravenosa) e todos os pacientes foram seguidos por dois anos. Não houve diferença entre os grupos nas recidivas renais (19% MMF × 25% azatioprina, p = 0,48) no intervalo de tempo para as reativações, no número de pacientes que dobraram a creatinina no seguimento e nos efeitos colaterais.

O estudo ALMS apenas analisou os pacientes que, após a fase inicial da indução, apresentavam melhora completa da função renal, com creatinina < 1mg/dL e proteinúria de 24 horas < 1g/dia. O MMF foi superior à azatioprina, com menor falência de tratamento (16% MMF × 32% azatioprina) e com menos efeitos colaterais que necessitassem da retirada da medicação (25% MMF × 39% azatioprina).

Com base nesses trabalhos, a fase de manutenção deve ser feita preferencialmente com MMF (2g/dia) ou azatioprina (2mg/kg/dia); a ciclofosfamida fica restrita aos casos mais graves, com disfunção renal e proteinúria elevadas.

Para o seguimento adequado da efetividade do tratamento, recomenda-se avaliar mensalmente na fase de indução e trimestralmente na fase de manutenção o exame do sedimento urinário, a proteinúria de 24 horas e as dosagens séricas de creatinina, anti-DNA e as frações C3 e C4 do complemento.

A presença de recidivas renais nos pacientes com nefrite lúpica pode chegar a 40%, aos dois anos de seguimento, sendo o maior fator de risco a falência de atingir a remissão completa. O tratamento das recidivas é baseado em pequenos estudos retrospectivos e pode ser feito com novos pulsos intravenosos de ciclofosfamida (em geral 3 pulsos mensais), uso de MMF ou rituximab. Se a recidiva se caracterizar por elevação da proteinúria, sem atingir o estado nefrótico franco e sem perda de função, pode-se optar pelo uso isolado da prednisona na dose de 1mg/kg/dia durante 30 a 60 dias.

TRATAMENTO DA CLASSE V DA ISN/RPS

O prognóstico dos pacientes que se apresentam com proteinúria não nefrótica a longo prazo é bom, com a função renal mantendo-se estável no decorrer do tempo, podendo inclusive ocorrer remissão espontânea da proteinúria.

Pacientes com proteinúria não nefrótica e assintomáticos não necessitam de tratamento imunossupressor, exceto aqueles com manifestações extrarrenais. O uso de inibidores da enzima conversora da angiotensina, ou de bloqueadores do receptor AT_1, estará muito bem indicado nesta situação.

No entanto, pacientes com proteinúria nefrótica, mesmo sem apresentarem componentes proliferativos, evoluem com perda progressiva de função renal em cerca de 20 a 30% dos casos e necessidade de tratamento substitutivo renal em cerca de 10% dos pacientes[30].

Na literatura existe apenas um trabalho randomizado e controlado avaliando o tratamento da nefrite lúpica membranosa[31]. Foram tratados por um ano 43 pacientes, divididos em três grupos: ciclofosfamida (6 pulsos bimestrais) em associação com prednisona; ciclosporina (5mg/kg) em associação com prednisona e uso isolado de prednisona. A dose de prednisona neste estudo foi de 1mg/kg/dia durante 8 semanas, sendo realizado o desmame progressivo (5mg/semana) até a dose de manutenção (5 a 10mg/dia).

Ao final de um ano, a probabilidade de remissão era de apenas de 27% no grupo prednisona, no grupo ciclofosfamida essa probabilidade era de 60%, e no grupo ciclosporina, de 83%. Neste grupo, porém, ocorreu alto índice de recidivas na retirada da medicação (40%), fato não observado nos pacientes que foram pulsados com ciclofosfamida.

O uso de MMF na nefrite lúpica membranosa não está bem estabelecido, existindo apenas pequenos estudos retrospectivos, mostrando cerca de 40% de remissão completa. Novos protocolos com casuísticas expressivas serão necessários para estabelecer a segurança do MMF na nefrite lúpica membranosa[32]. Pacientes que apresentem classe V associada a lesões de classe III ou IV devem ser tratados de forma semelhante às formas proliferativas.

Em qualquer das classes histológicas da nefrite lúpica, recomenda-se a utilização de drogas inibidoras do sistema renina-angiotensina, tendo em vista seu efeito antiproteinúrico, renoprotetor e modulador da atividade inflamatória tecidual[33]. O uso de estatinas também estará indicado no controle das dislipidemias e, possivelmente, no retardo da progressão para a perda funcional.

A hidroxicloroquina deve ser oferecida a todos os pacientes com nefrite lúpica. Existem evidências de que o uso de antimaláricos resulta em menor atividade da doença renal, uso de corticosteroides em doses mais baixas, evolução mais lenta da DRC e menor possibilidade de eventos trombóticos. Tendo em vista o risco da retinopatia pigmentar, deve ser realizada uma avaliação oftalmológica ao final do primeiro ano de tratamento e avaliações anuais após cinco anos de uso da medicação, caso o exame inicial seja normal[34].

Em pacientes com lesões histológicas compatíveis com lesões da classe VI (forma esclerosante) apenas os sintomas extrarrenais do LES devem ser tratados. Nesta fase avançada de evolução da NL, recomenda-se o controle rigoroso da hipertensão arterial e todas as demais medidas de proteção cardiovascular.

REFERÊNCIAS BIBLIOGRÁFICAS

1. Boumpas D T, et al. Systemic lupus erythematosus: emerging concepts. Part 1: Renal, neuropsychiatric, cardiovascular, pulmonary, and hematologic disease. Ann Intern Med 122:940-950, 1995.

2. Bomback AS, Appel GB. Updates on the treatment of lupus nephritis. J Am Soc Nephrol 21:2028-2035, 2010.

3. Lipsky PE. Systemic lupus erythematosus: an autoimmune disease of B cell hyperactivity. Nat Immunol 2:764-766, 2001

4. Yung S, Chan TM. Anti-DNA antibodies in pathogenesis of lupus nephritis – the emerging mechanisms. Autoimmun Rev 7:317-321, 2008.

5. Ponticelli C, Moroni G. Renal biopsy in lupus nephritis-what for, when and how often? Nephrol Dial Transplant 13:2452-2454, 1998.

6. Markowitz GS, D'Agati VD. Classification of lupus nephritis. Curr Opin Nephrol Hypertens 18:220-225, 2009.

7. Appel GB, Pirani CL, D'Agati V. Renal vascular complications of systemic lupus erythematosus. J Am Soc Nephrol 4:1499-1515, 1994.

8. Donadio JV, Glassock RJ. Immunosuppressive drug therapy in lupus nephritis. Am J Kidney Dis 21:239-250, 1993.

9. Azevedo LS, Romão Jr JE, Malheiros DM. Renal transplantation in systemic lupus erythematosus. A case control study of 45 patients. Nephrol Dial Transplant 13:2894-2898, 1998.

10. Wallace DJ. Lupus nephritis. Experience with 230 patients in a private practice from 1950 to 1980. Am J Med 72:209-220, 1982.

11. Kashgarian M. Lupus nephritis: lessons from the path lab. Kidney Int 45:928-938, 1994.

12. Mittal B, Rennke H, Singh AK. The role of kidney biopsy in the management of lupus nephritis. Curr Opin Nephrol Hypertens 14:1-8, 2005.

13. Chen YE, Korbet SM, Katz RS, Schwartz MM, Lewis EJ. Value of a complete or partial remission in severe lupus nephritis. Clin J Am Soc Nephrol 3:46-53, 2008.

14. Pollak VE, Dosekun AK. Evaluation of treatment in lupus nephritis:effects of prednisone. Am J Kidney Dis 2:170-177, 1982.

15. Felson DT, Anderson J. Evidence for the superiority of immunosuppressive drugs and prednisone over prednisone alone in lupus nephritis. Results of a pooled analysis. N Engl J Med 311:1528-1533, 1984.

16. Gourley MF, Austin HA, Scott D, et al. Methylprednisolone and cyclophosphamide, alone or in combination, in patients with lupus nephritis. A randomized, controlled trial. Ann Intern Med 125:549-557, 1996.

17. Austin HA, Klippel JH, Balow JE, et al. Therapy of lupus nephritis. Controlled trial of prednisone and cytotoxic drugs. N Engl J Med 314:614-622, 1986.

18. Houssiau FA, Vasconcelos C, D'Cruz D, et al. Immunosuppressive therapy in lupus nephritis: the Euro-Lupus Nephritis Trial, a randomized trial of low-dose versus high-dose intravenous cyclophosphamide. Arthritis Rheum 46:2121-2131, 2002.

19. McKinley A, Park E, Spetie D, et al. Oral cyclophosphamide for lupus glomerulonephritis: an underused therapeutic option. Clin J Am Soc Nephrol 4:1754-1760, 2009.

20. Ransom JT. Mechanism of action of mycophenolate mofetil. Ther Drug Monit 17:681-684, 1995.

21. Ginzler EM, Dooley MA, Aranow C, et al. Mycophenolate mofetil or intravenous cyclophosphamide for lupus nephritis. N Engl J Med 353:2219-2228, 2005.

22. Appel GB, Contreras G, Dooley MA, et al. Aspreva Lupus Management Study Group. Mycophenolate mofetil versus cyclophosphamide for induction treatment of lupus nephritis. J Am Soc Nephrol 20:1103-1112, 2009.

23. Ong LM, Hooi LS, Lim TO, et al. Randomized controlled trial of pulse intravenous cyclophosphamide versus mycophenolate mofetil in the induction therapy of proliferative lupus nephritis. Nephrology (Carlton) 10:504-510, 2005.

24. Chan, TM, Tse KC, Tang CS, et al. Long-term study of mycophenolate mofetil as continuous induction and maintenance treatment for diffuse proliferative lupus nephritis. J Am Soc Nephrol 16:1076-1084, 2005.

25. Touma Z, Gladman DD, Urowitz MB, Beyne J, Shah PS. Mycophenolate mofetil for induction treatment of lupus nephritis:a systematic review and metaanalysis. J Rheumatol 38:69-78, 2011.

26. Arends S, Grootscholten C, Derksen RH, Berger SP, Berden HM. Long-term follow-up of a randomised controlled trial of azathioprine/methylprednisolone versus cyclophosphamide in patients with proliferative lupus nephritis. Ann Rheum Dis 2012 (in press).

27. Rovin BH, Furie R, Latinis K, et al. Efficacy and safety of rituximab in patients with active proliferative lupus nephritis: the lupus nephritis assessment with rituximab (LUNAR) study. Arthritis Rheum 64:1215-1226, 2012.

28. Contreras G, Pardo V, Leclercq B, Lenz O, Tozman E, Roth D. Sequential therapies for proliferative lupus nephritis. N Engl J Med 350:971-980, 2004.

29. Dooley MA, Jayne D, Ginzler EM, Isenberg D, Olsen NJ, Wofsy D, et al, ALMS Group. Mycophenolate versus azathioprine as maintenance therapy for lupus nephritis. N Engl J Med 365:1886-1895, 2011.

30. Mok CC, Ying KY, Yim C, Wong Ng, Wong WS. Very long-term outcome of pure lupus membranous nephropathy treated with glucocorticoid and azathioprine. Lupus 18:1091-1095 2009.

31. Austin HA, Illei GG, Braun MJ, Balow JE. Randomized, controlled trial of prednisone, cyclophosphamide, and cyclosporine in lupus membranous nephropathy. J Am Soc Nephrol 20:901-911, 2009.

32. Kasitanon N, Petri M, Haas M, Magder LS, Fine DM. Mycophenolate mofetil as the primary treatment of membranous lupus nephritis with and without concurrent proliferative disease: a retrospective study of 29 cases. Lupus 17:40-45, 2008.

33. Antunes I, Woronik V, Sabbaga E, Machado MM, Barros RT. ACE inhibition reduced proteinuria, hematuria and renal expression of inflammatory mediators in human lupus nephritis. J Am Soc Nephrol 12:90, 2001.

34. Lee SJ, Silverman E, Bargman JM. The role of antimalarial agents in the treatment of SLE and lupus nephritis. Nat Rev Nephrol 7:718-729, 2011.

20

VASCULITES DE PEQUENOS VASOS

Maria Almerinda V. F. Ribeiro Alves

O termo vasculite define, do ponto de vista histológico, um processo inflamatório, que acomete a parede dos vasos sanguíneos[1]. Esse processo inflamatório pode acompanhar-se de necrose (*vasculite necrosante*), de infiltração perivascular de leucócitos (*vasculite leucocitoclástica*) ou da presença de granulomas (*vasculite granulomatosa*)[1,2]. Embora esses diversos aspectos histológicos possam sugerir, em alguns casos, a possível etiologia da vasculite, é importante considerar que nenhum deles é específico, de tal forma que a presença de necrose, de infiltração leucocitária ou granulomas não permite o diagnóstico etiológico da doença. A vasculite pode originar-se como decorrência de diversos fatores agressores, sendo, portanto, histologicamente, uma síndrome dependente de diferentes estímulos etiopatogênicos. A vasculite pode acometer qualquer vaso sanguíneo (arterial ou venoso), de qualquer tamanho (grandes, médios e pequenos vasos). Assim, o quadro clínico de apresentação vai depender de um grande número de variáveis.

Está claro que, sendo a vasculite tão inespecífica, torna-se importante o diagnóstico etiológico para uma abordagem terapêutica adequada. Sendo a denominação vasculite um termo histológico, muitas vezes torna-se difícil o reconhecimento da doença do ponto de vista clínico, principalmente porque em várias dessas situações a vasculite, clinicamente expressa, pode não estar visível. O conjunto de doenças que podem apresentar-se com um processo inflamatório que envolve a parede de vasos é grande. A essas doenças denominamos vasculites.

O diagnóstico das vasculites depende da avaliação dos órgãos envolvidos, da investigação etiológica e, em primeiro lugar, do reconhecimento dessas doenças como possíveis diagnósticos diferenciais diante de quadros sistêmicos.

Do ponto de vista histórico, sabe-se que a descrição da periarterite nodosa por Kussmaul e Maier, em 1866, é considerada o primeiro relato detalhado de uma vasculite necrosante sistêmica. No início do século XX, o termo periarterite nodosa foi substituído por poliarterite nodosa (PAN), utilizado até hoje. O envolvimento renal, observado nas vasculites, já havia sido descrito no início da década de 1930, mas a distinção entre a existência de duas formas de PAN (a extraglomerular e a glomerular) ocorreu no final da década de 1940[3-6]. A observação de pacientes com comprometimento, não raro apenas de vasos de pequeno calibre (acometidos por processo inflamatório necrosante ou não), permitiu a diferenciação das formas de vasculites quanto ao tamanho dos vasos. Até 1994, a forma "glomerular" da PAN (acometimento de capilares glomerulares) foi conhecida como poliarterite nodosa microscópica (para diferenciar a doença da poliarterite nodosa clássica). Essa mesma forma de vasculite (a de acometimento de pequenos vasos) também foi chamada de angiíte de hipersensibilidade. Após o consenso de Chapel Hill[7], convencionou-se denominar a PAN microscópica (angiíte de hipersensibilidade) de *poliangiíte microscópica*. Segundo Jennette e Falk[1], "o nome poliangiíte microscópica" é preferível ao poliarterite microscópica, porque muitos pacientes com a doença têm lesão restrita a arteríolas, vênulas e capilares sem ter arterite. Assim, a observação de pacientes com comprometimento, não raro apenas de vasos de pequeno calibre (acometidos por processo inflamatório necrosante ou não), permitiu a diferenciação das formas de vasculites quanto ao tamanho dos vasos.

Desde 1866, após a identificação da periarterite nodosa, várias formas de vasculite foram definidas. Em 1936, Wegener descreveu a variante granulomatosa da PAN, com acometimento preferencial de trato respiratório (*granulomatose de Wegener*) e, em 1951, Churg e Strauss descreveram a variante granulomatosa associada a componente atópico com eosinofilia (síndrome de Churg-Strauss).

Além disso, a observação de que o acometimento vascular pode ocorrer em vasos de diversos tamanhos permitiu a elaboração da ideia de que esses tipos de vasculites constituem um grupo de doenças e não apenas uma única doença.

CLASSIFICAÇÃO

A primeira tentativa de classificar as vasculites data de 1953[8]. Desde então, classificar vasculites é tema de diversas revisões e de vários consensos[9-15]. Classificações aceitas universalmente não estão disponíveis e limitações são observadas na maioria[16]. Assim, as vasculites podem ser classificadas quanto à etiologia, ao tamanho do vaso envolvido e aos aspectos clínico-histológicos (Quadros 20.1 e 20.2 e Fig. 20.1). Além disso, a observação histológica dos quadros de vasculite, à microscopia de imunofluorescência, pode também evidenciar, principalmente quando há comprometimento renal (de capilar glomerular), duas formas distintas de vasculites: as mediadas imunologicamente (com imunofluorescência positiva – padrão granular ou linear) e as pauci-imunes (com imunofluorescência negativa).

A nomenclatura de vasculites sistêmicas adotada pelo consenso de Chapel Hill envolve, inclusive, definições clínicas e histológicas, que tornam a avaliação das vasculites, pelo menos, uniforme. Dessa forma, as vasculites não infecciosas, de acordo com Jennette et al.[7] podem ser definidas como mostrado no quadro 20.3.

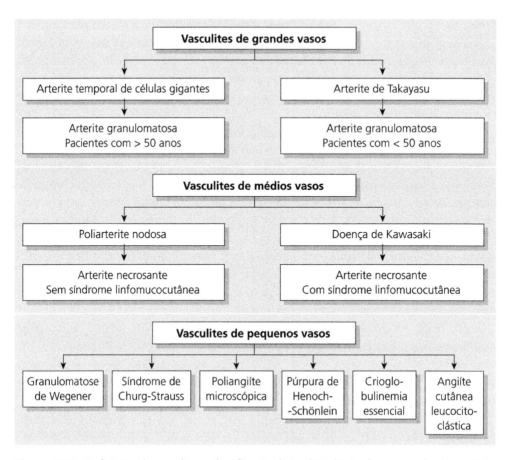

Figura 20.1 – Definições de vasculites – classificação clínico-histológica (Consenso de Chapel Hill).

Quadro 20.1 – Classificação das vasculites quanto à etiologia.

Vasculites idiopáticas	Vasculites associadas
Poliarterite nodosa macroscópica	Relacionadas a infecções
Poliarterite nodosa microscópica	Doença de Kawasaki
Granulomatose de Wegener	Doenças autoimunes
Síndrome de Churg-Strauss	Crioglobulinemia
Vasculites pulmonares isoladas	Sarcoidose
Vasculite primária de sistema nervoso central	Drogas
Arterite de células gigantes	Neoplasias
Arterite de Takayasu	Radiação
Vasculite idiopática granulomatosa	Transplante
Vasculite de pequenos vasos	Hipertensão arterial
Púrpura de Henoch-Schönlein	
Doença de Behçet	
Tromboangiíte obliterante (doença de Buerger)	

Adaptado de Churg, 1991[94].

Quadro 20.2 – Classificação das vasculites quanto ao tamanho do vaso envolvido[1].

Grandes vasos	Associadas a imunocomplexos
Arterite de células gigantes	Púrpura de Henoch-Schönlein
Arterite de Takayasu	Crioglobulinemia
Médios vasos	Lúpus eritematoso sistêmico
Poliarterite nodosa	Artrite reumatoide
Doença de Kawasaki	Síndrome de Sjögren
Vasculite granulomatosa	Urticariforme hipocomplementêmica
primária de sistema	Doença de Behçet
nervoso central	Goodpasture
Pequenos vasos	Doença do soro
Associadas a anticorpo	Induzida por droga
anticitoplasma de neutrófilos	Imunoomplexos induzidos por infecção
Poliangiíte microscópica	*Associada a neoplasias*
Granulomatose de Wegener	Neoplasias linfoproliferativas
Síndrome de Churg Strauss	Neoplasias mieloproliferativas
Induzida por drogas	Carcinomas
	Associada à doença inflamatória do cólon

Quadro 20.3 – Classificação das vasculites de acordo com Jennette et al[7].

1. **Vasculites de grandes vasos**

   Arterite temporal de células gigantes – arterite granulomatosa de aorta e grandes ramos. Ocorre envolvimento frequente de artéria temporal. Acomete, geralmente, pacientes com mais de 50 anos de idade

   Arterite de Takayasu – inflamação granulomatosa da aorta e grandes ramos. Ocorre, em geral, em pacientes com menos de 50 anos de idade

2. **Vasculites de médios vasos**

   Poliarterite nodosa – inflamação necrosante de vasos de médio e pequeno calibres sem glomerulonefrite ou vasculite em arteríolas, capilares ou vênulas

   Doença de Kawasaki – arterite que acomete vasos de grande, médio e pequeno calibres e associa-se à síndrome linfomucocutânea. O envolvimento de artérias coronárias é comum. Acomete, em geral, crianças.

3. **Vasculites de pequenos vasos**

   Púrpura de Henoch-Schönlein – asculite com depósitos predominantes de IgA acometendo pequenos vasos (capilares, vênulas e arteríolas). Tipicamente envolve pele, intestinos e glomérulos, estando associada com artralgias ou artrite

   Crioglobulinemia essencial – vasculite com depósitos crioglobulinêmicos acometendo pequenos vasos (capilares, vênulas e arteríolas) e associada à presença de crioglobulinas no soro. Pele e glomérulos são frequentemente acometidos

   Angiíte leucocitoclástica cutânea – angiíte leucocitoclástica cutânea isolada sem vasculite sistêmica ou glomerulonefrite

   Associadas a anticorpo anticitoplasma de neutrófilos (ANCA)

   – **Granulomatose de Wegener** – inflamação granulomatosa envolvendo o trato respiratório com vasculite necrosante de pequenos e médios vasos (capilares, vênulas, arteríolas e artérias). A glomerulonefrite necrosante é comum

   – **Síndrome de Churg-Strauss** – inflamação granulomatosa e eosinofílica envolvendo trato respiratório e vasculite necrosante acometendo vasos de pequeno para médio calibre. Associada a asma e eosinofilia

   – **Poliangiíte microscópica** – vasculite necrosante com poucos ou nenhum depósito acometendo pequenos vasos (capilares, vênulas ou arteríolas). Arterite necrosante envolvendo artérias de pequeno e médio calibre pode estar presente. Glomerulonefrite necrosante é comum. Capilarite pulmonar pode acontecer

Como pode ser observado, as classificações (etiológicas, fisiopatogênicas, histológicas, por tamanho de vasos acometidos), definições ou critérios diagnósticos não são uniformes e, muitas vezes, mesmo tentando utilizar critérios rígidos não é possível, com segurança, um diagnóstico preciso. Em estudo recente, Rao et al.[17] puderam observar, criticamente, as limitações dos critérios de classificação de vasculites desenvolvidos pelo Colégio Americano de Reumatologia (CAR) e utilizados por vários indivíduos como critérios diagnósticos. Segundo o trabalho dos autores, a prática de se utilizar esses critérios para diagnóstico não é eficaz. Notaram que 75% dos pacientes com diagnóstico final de vasculite preenchiam os critérios do CAR e 21% dos pacientes sem vasculite também.

Assim, o diagnóstico de vasculite sistêmica exige atenção para os diferentes aspectos, quer histológicos, quer fisiopatogênicos, ou etiológico, para conhecer corretamente esses aspectos para poder avaliar a proposta terapêutica e a evolução.

Outra possível abordagem classificatória das vasculites refere-se à gravidade da doença. Essa classificação tem sido utilizada pelo Grupo Europeu de Estudos em Vasculites (EUVAS)[18].

Em 2010 foi criado um grupo de estudos para reavaliar definições, classificações e critérios diagnósticos das vasculites sistêmicas e concluiu-se pela necessidade de estudo multicêntrico que possa padronizar estes pontos[85] (Quadro 20.4).

Quadro 20.4 – Classificação de vasculites primárias de acordo com a gravidade da doença – EUVAS.

Subgrupo clínico	Sintomas sistêmicos	ANCA	Acometimento de órgãos vitais	Creatinina sérica
Localizada	Não	Positivo ou negativo	Não	< 1,3mg/dL
Sistêmica "leve"	Sim	Positivo ou Negativo	Não	< 1,3mg/dL
Generalizada	Sim	Positivo	Sim	< 5,5mg/dL
Comprometimento renal grave	Sim	Positivo	Sim	> 5,5mg/dL
Refratário	Sim	Positivo ou negativo	Sim	Qualquer

Adaptado de Jayne et al.[18].
ANCA = anticorpo anticitoplasma de neutrófilos.
A creatinina foi modificada para mg/dL (originariamente em micromol/L).

VASCULITES E ENVOLVIMENTO RENAL

O envolvimento renal nas vasculites pode acontecer por isquemia (no caso das vasculites que acometem médios vasos) ou por lesão do capilar glomerular (no caso das vasculites de pequenos vasos). Neste capítulo abordaremos mais especificamente as vasculites com acometimento do capilar glomerular, portanto, as *vasculites de pequenos vasos*.

As vasculites de pequenos vasos podem ser classificadas nas formas idiopáticas e associadas. As formas idiopáticas são a poliangiíte microscópica, a granulomatose de Wegener e a síndrome de Churg-Strauss (vasculites primárias ANCA associadas). Essas doenças acometem capilares, vênulas e arteríolas e, dessa forma, o acometimento dos capilares glomerulares é observado com frequência. O comprometimento renal, do ponto de vista anatômico, à microscopia óptica é o de *glomerulonefrite necrosante segmentar e focal*, geralmente com formação de crescentes (algumas vezes na forma crescêntica)[19-23]. Esse padrão de lesão glomerular não permite o diagnóstico diferencial com as doenças que causam glomerulonefrite necrosante segmentar e focal com crescentes. Sendo o diagnóstico anatômico, à microscopia óptica (glomerulonefrite necrosante segmentar e focal ou glomerulonefrite crescêntica, (Fig. 20.2), um bom indicativo de processo inflamatório vascular (vasculite) de microcirculação, o diagnóstico diferencial deve incluir a avaliação do tecido renal à microscopia de imunofluorescência (MIF).

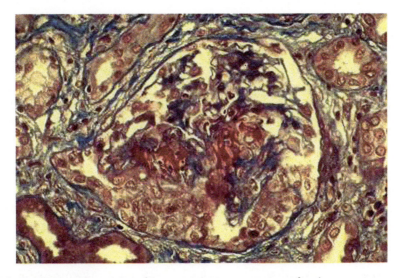

Figura 20.2 – Glomerulonefrite necrosante segmentar e focal.

Analisando-se o tecido renal pela técnica de imunofluorescência (IF), o diagnóstico diferencial entre as doenças com imunofluorescência positiva e negativa é rapidamente realizado (Fig. 20.3). Quando a IF é positiva em padrão linear, é feito o diagnóstico de doença por anticorpo antimembrana basal glomerular (Goodpasture – quando acomete também capilares pulmonares). A IF positiva em padrão granular, geralmente, apoia o diagnóstico de doenças mediadas por imunocomplexos. No caso de púrpura de Henoch-Schönlein, a positividade mais intensa é a por IgA. Nos outros casos (IF positiva, padrão granular, com outras imunoglobulinas

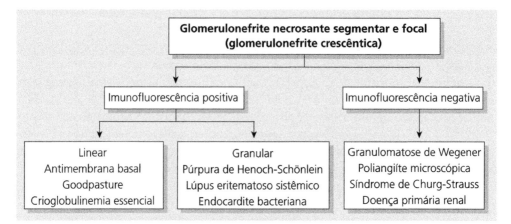

Figura 20.3 – Diagnóstico diferencial da glomerulonefrite necrosante segmentar e focal (ou glomerulonefrite crescêntica) por meio da microscopia de imunofluorescência.

e componentes do complemento, sem IgA mais intensa) devem ser descartados os diagnósticos de crioglobulinemia essencial, lúpus eritematoso sistêmico, associação com infecções sistêmicas (em especial endocardite bacteriana). Quando a IF é negativa, as doenças são ditas pauci-imunes. Nesse grupo estão as vasculites idiopáticas de pequenos vasos com comprometimento renal: a granulomatose de Wegener, a poliangiíte microscópica, a síndrome de Churg-Strauss e a forma primária (sem envolvimento sistêmico) da glomerulonefrite necrosante segmentar e focal[24-27].

O achado de vasculite na biópsia renal dos pacientes com vasculites idiopáticas não é comum. Quando ocorre, pode variar de necrosante a granulomatosa. Os infiltrados intersticiais são comuns (a maioria das vezes com linfócitos) e, em alguns casos, podem ser observados granulomas (embora mais comuns na granulomatose de Wegener, podem ser observados em outras vasculites)[28]. As vasculites ANCA associadas podem ser classificadas, do ponto de vista histológico, em: esclerosantes (mais de 50% dos glomérulos esclerosados), focais (mias de 50% de glomérulos normais), crescênticas (mais de 50% de glomérulos com crescentes) ou mistas. A sobrevida renal associa-se a essas categorias anatômicas, com a melhor sobrevida na forma focal, seguida pela crescêntica, mista e, finalmente, tendo a pior sobrevida renal, como era esperado, a forma esclerosante[84].

Biópsias de repetição mostram que as lesões glomerulares crônicas das vasculites correspondem à presença de glomerulosclerose segmentar e focal, em geral com crescentes fibrosos.

O envolvimento renal pode ser evidenciado em mais de 70% (até 90%) dos casos de poliangiíte microscópica, 80% na granulomatose de Wegener e menos de 40% nos casos da síndrome de Churg-Strauss[28-32] (Tabela 20.1).

Tabela 20.1 – Frequência de envolvimento clínico e características das vasculites ANCA relacionadas. Adaptada de Jennette e Falk, 1997[95].

Envolvimento clínico	Granulomatose de Wegener (%)	Poliangiíte microscópica (%)	Doença de Churg-Strauss (%)
Cutâneo	40	40	60
Renal	80	90	45
Pulmonar	90	50	70
Musculoesquelético	60	60	50
Neurológico	50	30	70
Gastrintestinal	50	50	50
Otorrinolaringológico	90	35	50
Granulomas necrosantes	+	–	+
Asma e eosinofilia	–	–	+

A apresentação clinicolaboratorial da glomerulonefrite necrosante segmentar e focal é de hematúria (na maioria das vezes de padrão glomerular, embora, no caso de vasculites, muitas vezes, possivelmente pela intensidade da hematúria ou pela ruptura do capilar, o aspecto glomerular possa não ser evidenciado). A hematúria pode ser macro ou microscópica. A presença de insuficiência renal aguda é frequente (variando de 25 a 70%), principalmente nos casos com crescentes em grande número de glomérulos (glomerulonefrite rapidamente progressiva). Proteinúria glomerular, caracteristicamente não nefrótica, também é observada.

ANTICORPO ANTICITOPLASMA DE NEUTRÓFILOS (ANCA)

A presença de anticorpos dirigidos contra constituintes do citoplasma de neutrófilos (granulócitos e monócitos) no sangue de pacientes com vasculites sistêmicas idiopáticas (em especial as de acometimento de pequenos vasos) tornou-se um marcador sorológico importante para o diagnóstico dessas doenças. A partir de 1982, foram descritos os primeiros casos de pacientes com vasculite sistêmica e glomerulonefrite necrosante segmentar, nos quais foi possível detectar a presença desses anticorpos. Porém, apenas após 1985 pode ser evidenciado o papel importante desses marcadores no diagnóstico, principalmente da granulomatose de Wegener[33-38].

Classicamente, esses anticorpos são detectados por teste de imunofluorescência (IF) indireta, utilizando-se neutrófilos normais (fixados em etanol) como substrato. Com esse teste, três padrões de IF podem ser visualizados: fluorescência granular citoplasmática difusa (**ANCAc**), fluorescência perinuclear (ANCAp) e fluorescência inespecífica (ANCA atípico ou simplesmente ANCA positivo).

Para identificar os possíveis antígenos envolvidos no aparecimento dos ANCA, ensaios mais específicos foram desenvolvidos, entre eles os ensaios imunoenzimáticos (ELISA). Os antígenos responsáveis pela presença dos anticorpos anticitoplasma neutrofílico foram sendo identificados gradualmente e sabe-se, atualmente, que são enzimas presentes nos grânulos dessas células: proteinase 3, mieloperoxidase, elastase, catepsina G, lactoferrina, lisozima, *bactericidal/permeability increasing protein* e betaglicoronidase[39-46]. O padrão ANCAc está associado à presença de anticorpos contra proteinase 3 (anti-PR3) e o padrão ANCAp, embora associado a outros antígenos, mais frequentemente revela a presença de anticorpos contra mieloperoxidase (anti-MPO). Até 1989, a mieloperoxidase era o único antígeno (capaz de expressar ANCA positivo) identificado[47-49]. Os outros antígenos costumam mostrar um padrão de ANCA atípico[50].

Cerca de 80% dos casos ativos não tratados de granulomatose de Wegener, poliangiíte microscópica e glomerulonefrite crescêntica pauci-imunes apresentam anticorpos anticitoplasma neutrofílico detectáveis no soro[51]. O ANCAc tem sido associado com granulomatose de Wegener com sensibilidade (porcentagem de indivíduos com a doença que apresentam o teste positivo) e especificidade (porcentagem de indivíduos sem a doença que apresentam o teste negativo) que pode alcançar 90%[52,53]. Aplicando metodologia de metanálise, Rao et al.[36] puderam observar que, no caso do anticorpo anticitoplasma neutrofílico-padrão c, a sensibilidade para o diagnóstico da granulomatose de Wegener variou, nos diversos trabalhos analisados, de 34 a 92%, e a especificidade, de 88 a 100%. Sugerem que aproximadamente 37% dos indivíduos com ANCAc positivo podem ser falsamente classificados como apresentando a doença baseados somente no aspecto sorológico. Na verdade, tanto casos de ANCAc falsamente positivos como pacientes com granulomatose de Wegener com ANCAc negativo podem ser observados[54-56].

À medida que esses autoanticorpos foram testados em várias outras doenças, podem-se observar padrões de positividade variáveis. Assim, a prevalência de ANCA em lúpus eritematoso varia de 16 a 25% (por técnica de imunofluorescência – com padrão preferencial para ANCAp). A análise antigênica por técnicas imunoenzimáticas (ELISA) revela presença de anticorpos contra mieloperoxidase, proteinase 3, lactoferrina, elastase, lisozima e catepsina G. Tentativas de correlações clínicas ou histológicas com a presença de ANCA em lúpus não apresentam uniformidade. Em lúpus, é interessante observar-se a associação, quando analisado por imunofluorescência, de ANCAp e FAN, sugerindo, talvez, que o padrão de ANCAp não possa ser diferenciado de fatores antinucleares específicos para granulócitos[57]. Mais de 50% das crianças com fibrose cística apresentam ANCA positivo, a maioria com especificidade para BPI (*bactericidal/permeability increasing protein*), embora também tenham sido encontrados anticorpos contra proteinase 3. São várias as doenças em que é possível detectar-se ANCA: tromboangiíte obliterante, doenças inflamatórias intestinais, doenças de tireoide, hanseníases, esclerose sistêmica, *diabetes mellitus*, artrite reumatoide, pacientes portadores de HIV e muitas outras. Em cerca de 13% das glomerulonefrites mediadas por imunocomplexos, é possível a detecção de ANCA. Quando estratificadas pela presença de necrose, a positividade é maior

(47%), e quando observada a presença de crescentes nas glomerulonefrites por imunocomplexos observou-se 60% de positividade[57], sugerindo haver associação entre a presença de ANCA e a de necrose ou crescentes.

Assim, embora já utilizados como marcadores diagnósticos de vasculites primárias de pequenos vasos, os ANCA ainda são objeto de estudos para definir valor clínico, valor diagnóstico e até mesmo para definir a melhor metodologia de detecção. Em 1998, o Projeto da Comissão Europeia de Padronização de ANCA[58] apresentou os resultados relativos à sensibilidade e especificidade de ANCA (Tabela 20.2).

Tabela 20.2 – Sensibilidade e especificidade da imunofluorescência indireta para detecção de anticorpos anticitoplasma de neutrófilos em pacientes com vasculite sistêmica (Hagen et al.)[58].

	Sensibilidade (%)		
	ANCAc	ANCAp	ANCAc ou ANCAp
Granulomatose de Wegener (n = 97)	64	21	85
Poliangiíte microscópica (n = 44)	23	58	81
Glomerulonefrite necrosante idiopática (n = 12)	36	45	81
Poliarterite nodosa clássica (n = 10)	10	30	40
Doença de Churg-Strauss (n = 6)	33	33	66

A especificidade do teste envolvendo indivíduos normais foi de 94%. É interessante observar que 2% dos controles normais tinham ANCAc positivo, e 4%, ANCAp positivo. A especificidade avaliada em um grupo de pacientes com outros diagnósticos foi de 76%. Os resultados obtidos quando os soros foram avaliados por ELISA podem ser vistos na tabela 20.3.

Tabela 20.3 – Sensibilidade e especificidade do ensaio imunoenzimático (ELISA) para detecção de antiproteinase 3 e antimieloperoxidase em pacientes com vasculite sistêmica (Hagen et al.)[58].

	Sensibilidade (%)	
	Anti-PR3	Anti-MPO
Granulomatose de Wegener (n = 97)	65-67	24
Poliangiíte microscópica (n = 44)	25-27	58
Glomerulonefrite necrosante idiopática (n = 12)	50-58	64
Poliarterite nodosa clássica (n = 10)	10-20	38
Doença de Churg-Strauss (n = 6)	17-33	50

Utilizando-se a proteinase 3, a especificidade do teste em indivíduos normais foi de 98-99%, e em indivíduos com outras doenças, de 86-89%. Quando testada a mieloperoxidase, foi de 96% e 91%, respectivamente.

A necessidade da discussão de dados relativos à especificidade e à sensibilidade dos testes de detecção de ANCA obviamente se justifica diante da possibilidade de falso-positivos e negativos para o diagnóstico das vasculites. Savige et al.[59], em estudo sobre ANCA, concluem que não se deve basear o tratamento de vasculites só na presença de ANCA, além de sugerirem que, quando da positividade do anticorpo anticitoplasma neutrofílico, o ideal é a realização de teste específico para proteinase 3 e mieloperoxidase.

Tem-se sugerido também que determinações seriadas de ANCA possam ser úteis no acompanhamento de pacientes com vasculite. Cerca de 90% dos pacientes negativam durante o acompanhamento, estando a persistência de ANCA positivo associada à presença de recidivas. Pacientes com anticorpos contra proteinase 3 apresentam mais recidiva de doença que os pacientes com anticorpos contra mieloperoxidase[60], sugerindo-se assim que se monitore o nível de ANCA-PR3.

Atualmente, as vasculites são classificadas em ANCA relacionadas e ANCA não relacionadas. As vasculites de pequenos vasos (não relacionadas a depósitos de imunoglobulinas: pauci-imunes) associadas à presença de anticorpos contra citoplasma de neutrófilos se resumem a quatro doenças consideradas distintas: a granulomatose de Wegener, a poliangiíte microscópica, a doença de Churg-Strauss e a glomerulonefrite necrosante segmentar e focal (pauci-imune com ou sem crescentes).

O papel, direto ou indireto, dos anticorpos anticitoplasma de neutrófilos, na gênese das vasculites, ainda é objeto de diversos estudos. Ainda não é possível estabelecer se ANCA são causadores diretos de lesão vascular ou apenas marcadores sorológicos de lesão. Como se originam os ANCA ainda não está definido. Admite-se a hipótese de que fatores ambientais (em especial agentes infecciosos) possam contribuir para exacerbar uma resposta imune celular preexistente. Sabe-se que 60 a 70% dos pacientes com granulomatose de Wegener são portadores crônicos (nasais) de *Staphylococcus aureus*. Outra teoria para o surgimento dos ANCA envolve o papel defeituoso da apoptose dos neutrófilos com a exposição de novos epítopos capazes de permitir a produção de autoanticorpos.

O valor patogênico dos ANCA pode ser evidenciado *in vitro*. Anticorpos antimieloperoxidase causam glomerulonefrite e vasculite em modelos animais. Sendo os antígenos MPO e PR3 intracelulares, o mecanismo pelo qual os ANCA interagem com eles não está identificado[61,62]. O desenvolvimento dos modelos animais atualmente se restringe ao ANCA-MPO e baseado nesses modelos acredita-se que, aparentemente, os autoanticorpos associados a um estímulo pró-inflamatório de origem infecciosa induziriam a doença[86].

Em resumo, os ANCA são um grupo heterogêneo de autoanticorpos. A presença desses autoanticorpos é útil no diagnóstico de vasculites primárias de pequenos vasos. Um aumento nos títulos de ANCA parece estar associado com recidiva da doença, porém a melhor forma de definir um aumento no título ainda não está definida. ANCA representam mais que um marcador de doença.

DIAGNÓSTICO

Embora consideradas entidades distintas, as características clinicolaboratoriais dessas doenças costumam ser superpostas. Para facilitar a abordagem diagnóstica, ver na tabela 20.1 algumas diferenças na apresentação dessas vasculites.

O diagnóstico das vasculites é difícil e, provavelmente, subestimado. Os sinais e sintomas são variados e superponíveis aos de outras vasculites. Febre, mialgias, artralgias, fraqueza, inapetência costumam ser os primeiros sintomas da doença.

A granulomatose de Wegener (protótipo da vasculite idiopática de pequenos vasos), a poliangiíte microscópica e a síndrome de Churg-Strauss são doenças de incidência desconhecida. A granulomatose de Wegener é considerada uma doença rara, embora quando comparada a outras vasculites, pelo menos em centros de reumatologia, a incidência se equipare à de pacientes com diagnóstico de púrpura de Henoch-Schönlein. Acomete, preferencialmente, pacientes do sexo masculino, de raça branca entre a quarta e quinta década de vida. Foi descrita nos anos 1930 como uma doença envolvendo uma tríade de *vasculite necrosante granulomatosa de trato respiratório alto e baixo, glomerulonefrite necrosante segmentar e focal e vasculite de pequenos vasos*. Embora seja considerada uma vasculite de pequenos vasos, algumas vezes pode ser observado o acometimento de vasos de maior calibre.

Os sintomas de trato respiratório alto predominam na maioria dos pacientes (rinite, sinusite, epistaxe, otite), sendo muito sugestivo do diagnóstico de granulomatose a presença de perfuração septal nasal. A doença pulmonar é geralmente observada na radiografia (infiltrados inespecíficos, às vezes condensações ou cavitações), embora alguns pacientes se apresentem com sintomatologia pulmonar exuberante. A presença de granuloma no trato respiratório ou no pulmão praticamente fecha o diagnóstico.

Em 1990, o Colégio Americano de Reumatologia passou a considerar critérios para facilitar o diagnóstico das diferentes formas de vasculites. Para exemplificar esses critérios, em pacientes com suspeita diagnóstica de vasculite, seriam considerados, por exemplo, portadores de granulomatose de Wegener os pacientes que preencham pelo menos dois dos quatro critérios do quadro 20.5. Esses critérios são extremamente discutíveis, tendo em vista que foram propostos para tornar homogêneos os critérios de classificação para pesquisas clínicas e não para servirem de diagnóstico.

Em resumo, o diagnóstico das diferentes vasculites envolve, mais do que quadros clínicos específicos, um conjunto de dados anatômicos e laboratoriais. Mesmo sintomas podem aparecer de formas semelhantes nas três vasculites e uma mesma vasculite pode apresentar-se com sintomatologia não usual.

Por se tratar de doenças crônicas, com períodos de remissão e de exacerbação, critérios de acompanhamento padronizados são necessários. Índices de atividade e de cronicidade para o acompanhamento dos pacientes estão disponíveis e de fácil acesso na página eletrônica do Grupo Europeu de Estudos de Vasculites (EUVAS – www.vasculitis.org) constantemente atualizados e de fácil acesso para utilização.

Quadro 20.5 – Critérios diagnósticos do Colégio Americano de Reumatologia para a granulomatose de Wegener.

Inflamação oral ou nasal
• Desenvolvimento de úlceras orais dolorosas ou não
   ou
• Secreção nasal purulenta ou sanguinolenta
Raios X de tórax
• Presença de nódulos, infiltrados finos ou cavidades
Sedimento urinário
• Micro-hematúria (mais de 5 hemácias por campo)
   ou
• Presença de cilindros hemáticos
Inflamação granulomatosa (biópsia)
• Inflamação granulomatosa dentro da parede de uma artéria ou em área perivascular ou extravascular (artéria ou arteríola).

Adaptado de Leavitt et al., 1990[31].

TRATAMENTO[63-83]

O tratamento das vasculites idiopáticas envolve três aspectos já definidos: indução, manutenção e tratamento das recidivas[93]. Orientações de propostas terapêuticas têm sido sugeridas por diversos autores. Um resumo dos estudos mais relevantes pode ser observado no quadro 20.6.

Quadro 20.6 – Estudos de tratamento de vasculites de microcirculação.

Estudo clínico	Gravidade	Objetivo
CYCAZAREM	Vasculite generalizada	Ciclofosfamida x Azatioprina (manutenção – 2003)
MEPEX	Vasculite renal grave	Pulso de metilprednisolona x Plasmaférese (indução – 2007)
CYCLOPS	Vasculite renal	Ciclofosfamida VO x Ciclofosfamida IV (indução – 2009)
RITUXVAS	Vasculite generalizada	Ciclofosfamida IV x Rituximab (indução – 2010)
IMPROVE	Vasculite renal	Azatioprina x MMF (manutenção – 2010)
RAVE	Vasculite renal	Ciclofosfamida IV x Rituximab (indução – 2010)

TERAPIA DE INDUÇÃO DE REMISSÃO

O esquema terapêutico aceito, de forma mais padronizada, é o uso de ciclofosfamida associada a glicocorticoides na fase de indução (em especial para os pacientes com granulomatose de Wegener). O corticoide isolado não parece eficaz no tratamento dessas doenças, principalmente na granulomatose de Wegener (em pacientes não tratados a doença apresenta sobrevida de 20% em um ano). A ciclofosfamida mostrou-se um imunossupressor adequado para melhorar a sobrevida dos pacientes. A taxa de remissão com esse regime está em torno de 93%. Estudo controlado conhecido como CYCAZAREM (*Cyclophosphamide versus Azathioprine as Remission Maintenance Therapy for ANCA-Associated Vasculitis*), comparando, após três meses com ciclofosfamida para indução, um grupo mantido com ciclofosfamida por via oral e outro com azatioprina por via oral na fase de manutenção, mostrou que após 18 meses de estudo a azatioprina é tão eficaz quanto a ciclofosfamida para prevenir a recidiva. Nesse estudo, novos surtos foram observados em 15% dos pacientes, contrastando com outros estudos recentes, mostrando que 70% dos pacientes apresentam recidiva do quadro de atividade.

Estudos comparando o uso da ciclofosfamida por via oral ou na forma de pulsos (via intravenosa) não evidenciaram ainda superioridade de uma das formas. Estudos recentes mostram o efeito semelhante na indução de remissão com o uso de ciclofosfamida por via intravenosa e oral, persistindo a tendência à menor eficácia na manutenção da remissão com a ciclofosfamida por via intravenosa, porém com menos casos de leucopenia[87].

Das novas drogas utilizadas para o tratamento de indução de remissão nas vasculites buscando diminuir os efeitos colaterais da ciclofosfamida e a possibilidade de recidivas, o rituximab (anticorpo monoclonal quimérico contra o antígeno de superfície celular CD20) mostrou-se semelhante à ciclofosfamida por via oral no tratamento de indução de remissão de vasculites ANCA relacionadas, inclusive em pacientes com doença renal e pulmonar graves (estudo RAVE e estudo RITUXVAS)[88,89].

O uso de micofenolato na abordagem terapêutica inicial necessita de mais estudos para poder ser avaliado. Outras abordagens terapêuticas não apresentam evidências para indicação de seu uso[90]. O período de indução de remissão, em geral, está entre três e seis meses.

Nos casos que se apresentam com evolução de glomerulonefrite rapidamente progressiva (vasculite renal grave), muitos autores preferem o uso do glicocorticoide em pulsos de metilprednisolona no lugar do uso por via oral. A dose de corticoide é variável, mas sempre associada à ciclofosfamida. O uso de plasmaférese, em substituição à metilprednisolona por via intravenosa, no tratamento deste tipo de apresentação de vasculites, mostra melhor recuperação de função renal em pacientes em diálise e melhor recuperação pulmonar[91].

TERAPIA DE MANUTENÇÃO

Após a remissão, a manutenção tem como objetivo diminuir o número de recidivas. Embora com poucas evidências de literatura, a sugestão da duração desse tratamento está entre 12 e 18 meses. A azatioprina tem sido a droga aventada para o tratamento de manutenção das vasculites de microcirculação por ser uma droga que não aumenta (em relação à ciclofosfamida) as recidivas e por promover menos efeitos colaterais (leucopenia).

O uso de micofenolato mofetil para o tratamento de manutenção, quando comparado à azatioprina, mostrou-se menos efetivo em manter a remissão[92]. Já o estudo comparando a azatioprina com metotrexato mostrou a mesma chance de efetuar a manutenção, porém com efeitos colaterais importantes, com o uso de metotrexato, principalmente em indivíduos com importante comprometimento de função renal de filtração[93]. Outras drogas (leflunomida, etanercepte e cotrimexazol) usadas em estudos para o tratamento de manutenção em vasculites, em especial granulomatose de Wegener, precisam de mais estudos para avaliação de seu uso.

TERAPIA DE RECIDIVAS

A recidiva é definida como um novo surto após um período de remissão (completa ou parcial). O tratamento das recidivas deve ser orientado da mesma forma que o tratamento de indução. Cerca de 50% das vasculites (incluindo granulomatose de Wegener, poliangiíte microscópica e glomerulonefrite necrosante segmentar e focal) recidivam. Lembrar que o uso cumulativo de ciclofosfamida (mais de 36 gramas) apresenta risco importante de tumores malignos. Assim, a cada recidiva, a proposta terapêutica deve levar em consideração essa dose cumulativa.

No caso da granulomatose de Wegener, nos períodos de manutenção existe a sugestão, não aceita de forma universal, da manutenção de trimetoprima-sulfametoxazol como preventivo de recidivas.

De maneira geral, após o diagnóstico da vasculite é necessário o diagnóstico da gravidade do quadro. Casos de evolução grave que incluem as vasculites pulmonares e os quadros de glomerulonefrite rapidamente progressiva devem ser tratados de forma agressiva. A corticoterapia, a nosso ver, deve inicialmente ser usada em forma de pulsos (nos casos graves), com manutenção por via oral e, se possível, associar-se plasmaférese. A ciclofosfamida (por via oral ou intravenosa) deve ser mantida até a remissão (pelo menos três meses) e, após, as evidências sugerem o uso de azatioprina para manutenção. O controle rigoroso dos efeitos colaterais das drogas deve ser realizado principalmente em relação ao leucograma. A novidade no tratamento de indução é o uso do rituximab, que à medida que for incorporado no arsenal terapêutico tem potencial para se mostrar uma alternativa tão eficaz quanto a ciclofosfamida.

Não há dúvida que, embora o esquema terapêutico seja geral, a individualização do tratamento (em relação à dose de acordo com os efeitos colaterais) deve ser valorizada. As vasculites continuam sendo importante causa de morte. Recentemente, estudo avaliando a causa de morte de pacientes com vasculite ANCA relacionada tratados identificou infecção e atividade como as principais causas em pacientes que morreram antes do primeiro ano de diagnóstico, e infecção e doença cardiovascular após um ano de diagnóstico. Dessa forma, infecções são hoje a principal causa de óbito desses pacientes.

Melhorada a sobrevida dos pacientes com vasculites, a doença renal crônica terminal é um dos grandes problemas de morbidade. As vasculites representam 0,4% dos casos de doença renal crônica terminal nos Estados Unidos (0,3% associado à granulomatose de Wegener e 0,1% à poliangiíte). A sobrevida em diálise é a mesma do grupo sem a doença, da mesma forma que a sobrevida após o transplante renal. Recomenda-se o tratamento das recidivas pós-transplante com ciclofosfamida.

Em resumo, os próximos passos para o entendimento e melhor acompanhamento das vasculites de microcirculação passam por classificações clínicas e histológicas mais precisas, por critérios diagnósticos que identifiquem marcadores de doença, marcadores de atividade e de resposta terapêutica, assim como marcadores de lesão irreversível. Além disso, estudos de terapias custo-efetivas.

REFERÊNCIAS BIBLIOGRÁFICAS

1. Jennette JC, Falk RJ. Small vessel vasculitis. N Engl J Med 337(21):1512-1523, 1997.

2. Falk RJ, Nachman PH, Hogan SL, Jennette JC. ANCA glomerulonephritis and vasculitis: a Chapel Hill perspective. Semin Nephrol 20(3):233-243, 2000.

3. Lie JT. Vasculitis 1815 to 1991: Classification and diagnostic specificity. J Rheumatol 19(1):83-89, 1992.

4. Arkin A. A clinical and pathological study of periarteritis nodosa. Am J Pathol 6:401-426, 1930.

5. Davson J, Ball J, Platt R. The kidney in periarterite nodosa. QJM 17:175-202, 1948.

6. Zeek PM, Smith CC, Weeter JC. Studies in periarterite nodosa III. The differentiation between the vascular lesions of periarteritis nodosa and of hypersensivity. Am J Pathol 24:889-917, 1948.

7. Jennette JC, Falk RJ, Andrassy K. Nomenclature of systemic vasculitides: proposal of an international consensus conference. Arthrtitis Rheum 37:187-192, 1994.

8. Zeek PM. Periarteritis nodosa and other forms of necrotizing angiitis. N Engl J Med 248:764, 1953.

9. Faucci AS, Haynes BF, Katz P. The spectrum of vasculitis: clinical, pathological, Immunological and therapeutic considerations. Ann Intern Med 89:660, 1978.

10. Bloch DA. The American College of Rheumatology 1990 criteria for the classification of vasculitis.

Patients and Methods. Arthritis Rheum 33(8):1068-1073, 1990.

11. Lie JT. Illustred histopathological classification criteria for selected vasculitis syndromes. American College of Rheumatology subcommittee on classification of vasculitis. Arthritis Rheum 33(8):1074-1087, 1990.

12. Michel BA. Classification of vasculitis. Curr Opin Rheumatol 4(1):3-8, 1992.

13. Hunder GG. Classification of vasculitis. Adv Exp Med Biol 336:157-163, 1993.

14. Bruce IN. A comparasion of two nomenclature systems for primary systemic vasculitis. Br J Rheumatol 36(4):453-458, 1997.

15. Guillevin L. Classification and management of necrotizing vasculitides. Drugs 53(5):805-816, 1997.

16. Alarcon-Segovia D. The necrotizing vasculitides. A new pathogenic classification. Med Clin North Am 61:241-260, 1980.

17. Rao JK, Allen NB, Pincus T. Limitations of the 1990 American College of Rheumatology classification criteria in the diagnosis of vasculitis. Ann Intern Med 129(5):345-352, 1998.

18. Jayne D, EUVAS Update on the European Vasculitis Study Group trials. Curr Opin Rheumatol 13:46-65, 2001.

19. Weiss MA, Crisman JD. Segmental necrotizing glomerulonephritis: diagnostic, prognostic and the-

rapeutic significance. Am J Kidney Dis 6:199-211, 1985.

20. D'Agati V, Chander P, Nash M, Mancilla-Jimenez D. Idiopathic microscopic polyarterite nodosa. Ultrastructural observations on the renal vascular and glomerular lesions. Am J Kidney Dis 7:95-110, 1986.

21. D'Agati V, Appel GB. Polyarteritis nodosa, Wegener's granulomatosis, Churg-Strauss Syndrome, temporal arteritis, Takayasu arteritis, lymphomatoid granulomatosis. In Tisher CC, Brenner BM. (ed.). Renal pathology with clinical and functional correlations. 1021-1080, 1989.

22. Ronco P, Veroust P, Mignon F, et al. Immunopathological studies of polyarteritis nodosa and Wegener's granulomatosis: A report of 43 patients with 51 renal biopsies. Q J Med 52(206):212-223, 1983.

23. Lanham JG, Elkon KB, Pusey CD, Hughes GR. Systemic vasculitis with asthma and osinophilia. A clinical approach to the Churg-Strauss syndrome. Medicine 63:65-81, 1984.

24. Serra A, Cameron JS, Turner DR, et al. Vasculitis affecting the kidney: presentation, histopathology and long term outcome. Q J Med 53:181-208, 1984.

25. Appel GB, Kashgarian M, Hayslett JP. Wegener's granulomatosis: clinical pathological correlations and the long term course. Am J Kidney Dis 1:27, 1981.

26. Wu MJ, Rajaran R, Shelp WD, Beirne GJ, Burkholder PM. Vasculitis in Goodpasture's syndrome. Arch Pathol Lab Med 104:300-302, 1980.

27. Lewis EJ, Cavallo T, Harrington JT, Cotran RS. An immunopathological study of rapidly progressive glomerulonephritis in the adult. Human Pathol 2:185-208, 1971.

28. Savage COS, Winearls CG, Evans DJ, Rees AJ, Lockwood CM. Microscopic polyarteritis: presentation, pathology and prognosis. Q J M 220:467-483, 1985.

29. Guillevin L, Durand-Gasselin B, Cevallos R, et al. Microscopic polyangiitis: clinical and laboratory findings in eight-five patients. Arthritis Rheum 42(3):421-430, 1999.

30. Bajema IM, Hagen EC, van der Woude FJ, Bruijn JA. Wegener's granulomatosis: a meta-analysis of 349 literary case reports. J Lab Clin Med 129(1):17-22, 1997.

31. Leavitt RY, Fauci AS, Bloch DA. The American College of Rheumatology 1990 criteria for the classification of Wegener's granulomatosis. Arthritis Rheum 33:1101-1107, 1990.

32. Guillevin L, Cohen P, Gayraud M, Lhote F, Jarrousse B, Casassus P. Churg-Strauss syndrome: clinical study and long term follow up of 96 patients. Medicine 78(1):26-37, 1999.

33. Masi AT, Hunder GG, Lie JT. The American College of Rheumatology 1990. Criteria for the classification of Churg-Strauss syndrome. Arthritis Rheum 33:1094-1100, 1990.

34. Davies DJ, Moran JE, Niall JF, Ryan GB. Segmental necrotizing glomerulonephritis with antineutrophil antibody: possible arbovirus aetiology? Br Med J 285:606, 1982.

35. van der Woude FJ. Anticytoplasmic antibodies in Wegener's granulomatosis. Lancet 2:48, 1985.

36. Rao JK, Weinberg M, Oddone EZ, Allen NB, Landsman P, Faussener JR. The role of antineutrophil cytoplasmic antibody(c ANCA) testing in the diagnosis of Wegener granulomatosis – a literature review and meta-analysis. Ann Intern Med 123:925-932, 1995.

37. Nolle B, Specks U, Ludemann J, Rohrbach MS, DeRemee RA, Gross WL. Anticytoplasmic autoantibodies: their immunodiagnostic value in Wegener granulomatosis. Ann Intern Med 111:28-40, 1989.

38. Specks U, Wheatley CL, McDonald TJ, Rohrbach MS, DeRemee RA. Anticytoplasmic autoantibodies in the diagnosis and follow up of Wegener"s granulomatosis. Mayo Clin Proc 64:28-36, 1989.

39. Kallenberg CG, Brouwer E, Weening JJ, Tervaert JW. Anti-neutrophil cytoplasmic antibodies: current diagnostic and pathophysiological potential. Kidney Int 46:1-15,1994.

40. Falk RJ, Jennette JC. Anti neutrophil cytoplasmic autoantibodies with specificity for myeloperoxidase in patients with systemic vasculitis and idiopathic necrotizing and crescentic glomerulonephritis. N Engl J Med 318:1651-1657, 1988.

41. Coremans IEM, Hagen EC, Daha MR, et al. Antilactoferrin antibodies in patients with rheumatoid arthritis are associated with vasculitis. Arthritis Rheum 35:1466-1475, 1992.

42. Zhao MH, Jones SJ, Lockwood CM. Bactericidal/permeability-increasing protein (BPI) is an important antigen for anti-neutrophil cytoplasmic autoantibodies (ANCA) in vasculitis. Clin Exp Immunol 99:49-56, 1995.

43. Halbwachs Mecarelli L, Nusbaun P, Noel LH, Reumaux D, Erlinger S, Grunfeld JP, Lesavre P. Antineutrophil cytoplasmic antibodies (ANCA) direct against cathepsin G in ulcerative colitis, Chron's disease and primary sclerosing cholangitis. Clin Exp Immunol 90:79-84, 1992.

44. Specks U, Houmburger HA. Antineutrophil cytoplasmic antibodies. Mayo Clin Proc 69:1197-1198, 1994.

45. Savige JA, Galledio M, Georgiou T, Davies DJ. Diverse target antigens recognized by circulating

antibodies in antineutrophil cytoplasmic antibody associated renal vasculitides. Clin Exp Immunol 82:238-243, 1990.

46. Sinico RA, Pozzi C, Radice A, et al. Clinical significance of antineutrophil cytoplasmic autoantibodies with specificity to lactoferrin in renal diseases. Am J Kidney Dis 22:253-260, 1993.

47. Kallenber CG, Mulder AH, Tervaert JW. Antineutrophil cytoplasmic antibodies: a still growing class of autoantibodies in inflammatory disorders. Am J Med 93:675-682, 1992.

48. Ludemann J, Utech B, Gross WL. Anti cytoplasmic antibodies in Wegener's granulomatosis are direct against proteinase 3. Adv Exp Med Biol 297:141-150, 1991.

49. Jennette JC, Falk RJ. Anti-neutrophil cytoplasmic autoantibodies: discovery, specificity, disease association and pathogenic potential. Adv Pathol Lab Med 8:367-377, 1995.

50. Savige JA, Paspaliaris B, Silvestrini R, et al. A review of immunofluorescent patterns associated with antineutrophil cytoplasmic antibodies (ANCA) and their differentiation from other antibodies. J Clin Pathol 51(8):568-575, 1998.

51. Savige JA, Davies DJ, Gatenby PA. Anti-neutrophil cytoplasmic antibodies (ANCA): their detection and significance: report from workshops. Pathology 26(2):186-193, 1994.

52. Lhote F, Guillevin L. Polyarteritis nodosa, polyangeitis and Churg-Strauss syndrome. Clinical aspects and treatment. Rheum Dis Clin North Am 21:911-947, 1995.

53. Savage CO, Winearls CG, Jones S, Marshall PD, Lockwood CM. A prospective study of antineutrophil cytoplasm antibodies in sistemic vasculitis detected by solid phase radioimmunoassay. Trans Assoc Am Physicians 100:273-283, 1987.

54. Mains B. Wegener's granulomatosis: false positive antineutrophil cytoplasmic antibody test. J Laryngol Otol 103:524-525, 1989.

55. DeClerck LS, van Offel JF, Smolders WA, Empsten FA, Bridts CH. Pitfalls. With anti neutrophil cytoplasmic antibodies (ANCA). Clin Rheumatol 8:512-516, 1989.

56. Mustonen J, Soppi E, Pasternack A. Hallstrom clinical significance of autoantibodies against neutrophil cytoplasmic componentsa in patients with renal disease. Am J Nephrol 10:482-488, 1990.

57. Merkel PA, Polisson RP, Chang Y, Skates SJ, Niles JL. Prevalence of antineutrophil cytoplasmic antibodies in a large inception cohort of patients with connective tissue disease. Ann Intern Med 126:866-873, 1997.

58. Christiaan Hagen E, Daha MR, Hermans J, et al. EC/BCR project for ANCA standardization diagnostic value of standardized assays for anti neutrophil cytoplasmic antibodies in idiopathic systemic vasculitis. Kidney Int 53:743-753, 1998.

59. Savige J, Gillis D, Benson E, et al. International consensus statment on testing and reporting of antineutrophil cytoplasmic antibodies (ANCA). Am J Clin Pathol 111(4):507-513, 1999.

60. De Oliveira J, Gaskin G, Dash A, Rees AJ, Pusey CD. Relationship between disease activity and anti neutrophil cytoplasmic antibody concentration in long term management of systemic vasculitis. Am J Kidney Dis 25(3):380-389, 1995.

61. Csernok E. Anti-neutrophil cytoplasmic antibodies and pathogenisis os small vessel vasculitidis. Autoimm Rev 2:158-164, 2003.

62. Reumaux D, Duthilleul D, Roos D. Pathogenesis of diseases associated with antineutrophil cytoplasm autoantibodies. Human Immuol 65:1-12, 2004.

63. Bacon PA. Therapy of vasculitis. J Rheumatol 21:788-790, 1994.

64. Hoffman GS, Kerr GS, Leavitt RY, et al. Wegener's granulomatosis: an n analysis of 158 patients. Ann Intern Med 116:488-498, 1992.

65. Nachman P, Hoagan S, Jennette JC, Falk R. Treatment response and relapse in ANCA-associated microscopic polyangiitis and glomerulonephritis. J Am Soc Neprol 7:33-39, 1996.

66. Pinching AJ, Lockwood CM, Passel BA, et al. Wegener's granulomatosis: observations on 18 patients with severe renal disease. Q J Med 52:435-460, 1983.

67. Brabdwein S, Esdaile J, Danoff D, Tannenbaum H. Wegener's granulomatosis clinical features and outcome in 13 patients. Arch Intern Med 143:476-479, 1983.

68. Fauci AS, Katz P, Haynes BF, Wolff SM. Cyclophosphamide therapy of severe Systemic necrotizing vasculitis. N Engl J Med 301:235-238, 1975.

69. Elkon KB, Hughes GV, Pussell BA.Treatment of vasculitis with cyclophosphamide. N Engl J Med 301:1122-1123, 1979.

70. Fauci A, Hughes BF, Katz P, Wolff SM. Wegener's granulomatosis: perspective clinical and therapeutic experience with 85 patients for 21 years. Ann Intern Med 98:76-85, 1983.

71. Balow JE. Renal vasculitis. Kidney Int 27:954, 1985.

72. Bolton WK, Sturgill BC. Methylprednisolone therapy for acute crescentic rapidly progressive glomerulonephritis. Am J Nephrol 9:368, 1989.

73. Guillevin L. A prosective multicenter randomized trial comparing steroids and pulse cyclophosphamide versus steroids and oral cyclophosphamide

in the treatment of generalized Wegener's granulomatosis. Arthritis Rheum 46(12):2187-2198, 1997.

74. Gordon M. Relapses in patients with systemic vasculitis. Q J Med 86:779, 1993.

75. Stegeman CA, Tervaert JWC, de Jong PE, Kallenberg CGM. Trimethoprim-sulfametoxazole (co-trimoxazole) for the prevention of relapses of Wegener's granulomatosis. N Engl J Med 335:16-20, 1996.

76. de Groot K, Reinhold-Keller E, Tatsis E. Therapy for maintenance of remission in sixty-five patients with generalized Wegener's granulomatosis: methotrexate versus trimethoprim/sulfamethoxazole. Artrhitis Rheum 39:2052-2061, 1996.

77. Frasca GM. Plasma exchange treatment in rapidly progressive glomerulonephritis associated with anti neutrophil cytoplasmic auto antibodies. Int J Artif Organs 15:181, 1992.

78. Sneller MC. An analysis of fouthy two Wegener's granulomatosis patients treated with methotrexate and prednisone. Artrhitis Rheum 38:608, 1995.

79. Gross Wl, Rasmussen N. Treatment of Wegener's granulomatosis. The view from two non nephrologists. Nephrol Dial Transplant 9:1219, 1994.

80. Allen A, Pusey C, Gaskin G. Outcome of renal replacement therapy in anti-neutrophil cytoplasmic antibody-associated systemic vasculitis. J Am Soc Nephrol 9(7):1258-1263, 1998.

81. Neumann I, Kain R, Regele H, Soleiman A, Kandutsch S, Meisl FT. Histological and clinical predictors of early and late renal outcome in ANCA associated vasculitis. Nephrol Dial Transplant 20:96-104, 2004.

82. Jayne D, Rasmussen N, Andrassy K, et al. European Vasculitis Study Group. A randomized trial of maintenance therapy for vasculitis associated with antineutrophil cytoplasmic autoantibodies. N Engl J Med 3;349(1):36-44, 2003.

83. Wegener's Granulomatosis Etanercept Trial (WGET) Research Group. Etanercept plus standard therapy for Wegener's granulomatosis. N Engl J Med 27;352(4):351-361, 2005.

84. Berden AE, Ferrario F, Hagen EC, et al. Histopathologic classification of ANCA-associated glomerulonephritis. J Am Soc Nephrol 21(10):1628-1636, 2010.

85. Basu N, Watts R, Bajema I, et al. EULAR points to consider in the development of classification and diagnostic criteria in systemic vasculitis. Ann Rheum Dis 69(10):1744-1750, 2010.

86. van Timmeren MM, Heeringa P. Pathogenesis of ANCA-associated vasculitis: recent insights from animal models. Curr Opin Rheumatol 24(1):8-14, 2012.

87. de Groot K, Harper L, Jayne DR, et al. EUVAS European Vasculitis Study Group. Pulse versus daily oral cyclophosphamide for induction of remission in antineutrophil cytoplasmic antibody-associated vasculitis: a randomized trial. Ann Intern Med 19;150(10):670-680, 2009.

88. Stone JH, Merkel PA, Spiera R, et al. RAVE-ITN Research Group. Rituximab versus cyclophosphamide for ANCA-associated vasculitis. N Engl J Med 363(3):221-232, 2010.

89. Jones RB, Tervaert JW, Hauser T, et al. European Vasculitis Study Group. Rituximab versus cyclophosphamide in ANCA-associated renal vasculitis. N Engl J Med 15;363(3):211-220, 2010.

90. Walters GD, Willis NS, Craig JC. Interventions for renal vasculitis in adults. A systematic review. BMC Nephrol 11:12, 2010.

91. Jayne DR, Gaskin G, Rasmussen N, et al. European Vasculitis Study Group. Randomized trial of plasma exchange or high-dosage methylprednisolone as adjunctive therapy for severe renal vasculitis. J Am Soc Nephrol 18(7):2180-2188, 2007.

92. Hiemstra TF, Walsh M, Mahr A, et al. European Vasculitis Study Group (EUVAS. Mycophenolate mofetil vs azathioprine for remission maintenance in antineutrophil cytoplasmic antibody-associated vasculitis: a randomized controlled trial. JAMA 304(21):2381-2388, 2010.

93. Pagnoux C, Mahr A, Hamidou MA, et al. French Vasculitis Study Group. Azathioprine or methotrexate maintenance for ANCA-associated vasculitis. N Engl J Med 25;359(26):2790-2803, 2008.

94. Churg J. Nomenclature of vasculitic syndromes: a historical perspective. Am J Kidney Dis 18:148-153, 1991.

95. Jennette JC, Falk RJ. Small vessel vasculitis. N Engl J Med 337:1512-1523, 1997.

21

GLOMERULOPATIAS ASSOCIADAS ÀS PARAPROTEINEMIAS

Yvoty Alves dos Santos Sens
Dino Martini Filho

As paraproteinemias ou disproteinemias compreendem um grupo de doenças causadas pela proliferação de um único clone anormal de células plasmáticas. O resultado desta expansão clonal é a produção em excesso de proteínas monoclonais (proteína M), que podem ser imunoglobulinas inteiras ou fragmentos, principalmente de cadeia leve (CL). As imunoglobulinas (Ig) monoclonais, íntegras ou de conformação modificada (variações no grau de polimerização, conteúdo de carboidratos, ponto isoelétrico, sequência de aminoácidos, entre outras), têm sido frequentemente associadas à lesão renal, mas nem todas são nefrotóxicas.

Os mecanismos de lesão renal nas paraproteinemias são múltiplos e comprometem glomérulos, vasos e túbulos. Entre os diversos mecanismos estão: depósito no tecido renal de cadeia leve na forma original ou na forma de proteína amiloide AL ou de fibrilas; reação glomerular ocasionalmente mediada por imunocomplexos com atividade de fator reumatoide; e hiperviscosidade pela elevada concentração sérica de Ig monoclonais.

Nas células mesangiais e tubulares há receptores de membrana das cadeias leves livres[1], ocasionando interações específicas com o mesângio, endotélio e células tubulares, levando a distintos padrões de lesão renal, dependente da estrutura molecular da CL e da resposta das estruturas renais. Nas células mesangiais após as CL serem captadas pelos receptores de membrana, podem ser processadas no intracelular por vias diferentes e depositar-se como fibrilas ou como grânulos no extracelular. *In vitro*, as cadeias leves monoclonais também induzem mudanças fenotípicas nas células mesangiais, que adquirem funções semelhantes aos macrófagos ou aos miofibroblastos[2].

As cadeias leves de imunoglobulinas de baixo peso molecular, quando não polimerizadas, são filtradas livremente no capilar glomerular e ligam-se na célula tubular proximal a receptores de membrana, são reabsorvidas por endocitose e, no intracelular, ativam mediadores inflamatórios, o que pode contribuir para inflamação e fibrose intersticial[2]. Também, quando as CL são filtradas em excesso podem acumular-se na luz tubular, interagir com a proteína de Tamm-Horsfall e formar cilindros no túbulo distal causando obstrução intratubular e nefrite tubulointersticial. Alguns fatores aumentam a suscetibilidade tubular renal às Ig monoclonais como a alta osmolaridade e o pH ácido da urina, a desidratação, a hipercalcemia, a hiperuricemia e agentes nefrotóxicos como os contrastes radiológicos e anti-inflamatórios não hormonais, causando necrose tubular aguda.

As cadeias leves monoclonais filtradas e excretadas pela urina constituem as chamadas proteínas de Bence Jones, que se precipitam em ambiente ácido a 56ºC, com ressolubilização a 100ºC, diferentemente das demais proteínas, que desnaturam e precipitam em altas temperaturas. Além desse método indireto, de valor especialmente histórico, temos a possibilidade de caracterizar e quantificar as proteínas monoclonais por técnicas mais sensíveis utilizando antissoros específicos, como a imunoeletroforese, a imunofixação e a quantificação das cadeias leves livres no soro e na urina. Quando depositadas nos tecidos, podem ser caracterizadas por antissoros e/ou colorações específicas. Entre os fatores determinantes da nefrotoxicidade de cadeias leves particulares, ainda não há consenso sobre as características mais importantes: cada cadeia leve parece ter seu próprio potencial, diferente de outras em aspectos não uniformes. Tanto o ponto isoelétrico como o isotipo parecem não ser determinantes[3]. Os dados mais interessantes são: cadeias leves não nefritogênicas no homem, quando injetadas em animais de experimentação também não causam lesão renal; cadeias leves nefritogênicas em seres humanos reproduzem lesões semelhantes às observadas nestes, quando utilizadas para indução experimental em camundongos[4]; e recorrência da lesão renal em rins transplantados. A glicosilação dessas proteínas tem características particulares, com provável importância patogenética, havendo grupos de açúcares mais associados à lesão renal[5] e estudos experimentais mostram que, dependendo do tipo e do grau de glicosilação, há maior ou menor afinidade pela membrana basal, endocitose em túbulo proximal e interferência na acidificação lisossômica nos túbulos proximais.

A **prevalência** das doenças renais associadas às paraproteinemias é baixa, 0,5 a 3%, mas são doenças graves e de má evolução. Ocorrem especialmente em idosos que se apresentam com proteinúria e redução da função renal. Diferem no tipo de lesão renal, na propensão ao comprometimento de órgãos extrarrenais e estão frequentemente relacionadas a doenças hematológicas. As principais nefropatias consequentes ao depósito ou precipitação de imunoglobulinas anormais no parênquima renal incluem: lesões tubulares (nefropatia dos cilindros do mieloma múltiplo e raramente síndrome de Fanconi), lesões glomerulares (amiloidose de cadeia leve – AL, doença de depósito de cadeias leves e/ou pesadas, e menos comuns são GN da crioglobulinemia, GN imunotactoide e GN fibrilar) e lesões predominantemente intersticiais (macroglobulinemia de Waldeström, entre outras). Ainda que com menor frequência, também as leucemias linfocíticas crônicas, mieloides e de células plasmáticas, assim como os linfomas, podem apresentar paraproteínas circulantes e lesão renal. Ocasionalmente, indivíduos normais com idade superior a 25 anos podem apresentar um componente M, sem que se detecte doença subjacente. Para esses casos foi sugerido o nome "gamopatia monoclonal de significado indeterminado"[6]. Entretanto, em alguns pacientes pode preceder o desenvolvimento tardio de mieloma múltiplo ou de amiloidose AL.

AMILOIDOSE

É doença caracterizada pelo depósito de substância amorfa, com aspecto fibrilar β-pregueado à microscopia eletrônica. A amiloidogênese é vista como um processo em que determinado estímulo provoca alteração na concentração e/ou estrutura de uma proteína sérica que, após clivagem proteolítica anômala, sofre processo de polimerização e depósito tecidual[7]. Entre as proteínas envolvidas temos:

- Cadeia leve de imunoglobulinas – proteína amiloide AL, proteína precursora, cadeia leve de imunoglobulina, em geral λ. Ocorre em discrasias de células plasmáticas (especialmente mieloma múltiplo e amiloidose sistêmica primária).
- Amiloide A – proteína amiloide A (AA), proteína precursora SAA (proteína sérica amiloide A). Acompanha as formas de amiloidose secundária (doenças infecciosas e inflamatórias crônicas, neoplasias e febre familial do Mediterrâneo).
- Outras proteínas – transtiretina, gelsolina, β_2-microglobulina, calcitonina, polipeptídeo amiloide de ilhota de Langherans, fator atrial natriurético, cistatina C, acompanhando diversas doenças de menor frequência.

No rim, os depósitos geralmente se iniciam no mesângio, de forma segmentar e focal. Os principais padrões de depósito são: nodular mesangial, mesangiocapilar, perimembranoso e hilar.

A amiloidose pode ser primária ou secundária, com variados graus de comprometimento sistêmico. Em pacientes com idade superior a 50 anos e síndrome nefrótica, sem evidência de comprometimento extrarrenal, a amiloidose está presente em até 20% dos casos, é doença progressiva, sem terapêutica específica, que evolui com frequência para doença renal crônica, sendo recorrente no transplante renal [8].

AMILOIDOSE DE CADEIA LEVE (AL) OU PRIMÁRIA

É decorrente da produção excessiva de cadeias leves de Ig monoclonais que formam agregados de fibrilas insolúveis que se depositam no espaço extracelular. Os rins são os órgãos mais comprometidos, seguidos do coração, fígado, nervos periféricos, vasos sanguíneos, trato digestório e outros locais menos frequentes. A doença manifesta-se geralmente após os 40 anos de idade, com quadro clínico inespecífico e que varia com o tipo de órgão mais comprometido. As **manifestações clínicas** sistêmicas são astenia, perda de peso, neuropatia periférica com hipotensão postural, insuficiência cardíaca restritiva, hepatomegalia e, ocasionalmente, macroglossia, púrpura e/ou sangramentos (deficiência de fator X e/ou fator IX da coagulação). A proteinúria está presente em 80% dos casos, atingindo em 30% valores superiores a 3g/dia. A função renal diminui progressivamente, levando à doença renal crônica. Nessa ocasião, os rins ainda podem encontrar-se aumentados de tamanho e não é comum a hipertensão arterial. Em casos raros há depósitos predominantemente tubulointersticiais com alteração da função tubular, levando ao *diabetes insipidus* nefrogênico. O **diagnóstico** de amiloidose primária deve ser considerado em paciente com idade superior a 40 anos, com síndrome nefrótica ou insuficiência renal de causa indefinida, devendo-se pesquisar a presença de proteína monoclonal no soro e/ou na urina. Praticamente dois terços dos pacientes com amiloidose primária apresentam proteína monoclonal no soro, e em 20% dos casos detecta-se a proteína de Bence Jones na urina. Pela eletroforese de proteínas do soro e da urina em até 20% dos casos a proteína monoclonal é indetectável, ou mesmo quando detectável a banda monoclonal é pequena, o que limita sua sensibilidade. A imunoeletroforese e a imunofixação que utilizam antissoros específicos identificam o tipo de proteína anormal (IgM, IgG ou IgA) e as cadeias leves no soro e/ou urina. A quantificação das cadeias leves livres κ e λ no soro é considerada um teste mais sensível, especialmente na amiloidose primária, em que a concentração de cadeias leves pode ser baixa[9]. Cadeias leves do tipo λ (65%) são mais comuns que do tipo κ (35%), e o inverso ocorre no mieloma múltiplo que está associado em 10 a 20% dos casos[10]. São importantes a investigação hematológica completa e a biópsia de medula óssea para verificar se há associação com o mieloma múltiplo ou outras doenças hematológicas. Na amiloidose AL, a porcentagem de plasmócitos na medula é normal ou discretamente aumentada (< 10%), e maior quando associada ao mieloma múltiplo. A confirmação diagnóstica da amiloidose é pela biópsia de tecido. O tecido geralmente escolhido não é o renal, dando-se preferência a métodos menos invasivos, como aspirado de gordura abdominal subcutânea ou biópsia retal (desde que contenham vasos da submucosa) que são diagnósticas em 80% dos casos, mas a sensibilidade é maior nos rins, fígado e estômago. A biópsia renal corada com vermelho-Congo e a tioflavina T produzem nos depósitos de amiloide a cor de maçã verde sob luz polarizada com o primeiro corante e intensa fluorescência verde-amarelada com o segundo. É importante identificar o tipo de amiloidose, se primária ou secundária. Na maioria dos casos, a imunofluorescência (IF) ou a imuno-histoquímica (IH) fazem o diagnóstico diferencial utilizando antissoros específicos antilambda e *antikappa* para amiloidose primária (AL), mas a sensibilidade não é alta e pode ocorrer falso-negativo. Na amiloidose secundária, a reatividade é positiva quando se utiliza anticorpo antiproteína amiloide A (amiloidose AA) (Fig. 21.1). Em casos nos quais se evidencia Ig monoclonal intacta no soro, sem evidência de cadeia leve no soro e urina, também devem ser afastadas as formas hereditárias como as mutações nos genes da transtiretina, cadeia α do fibrinogênio A, apoproteína A-I ou A-II[11]. Método não invasivo de utilização recente para diagnóstico e avaliação do tratamento é a cintilografia do componente sérico amiloide P[12] (glicoproteína produzida em excesso em todos os tipos de amiloidose) marcado com o iodo-123 que identifica os depósitos de amiloide no organismo, exceto no coração.

Na amiloidose AL, a sobrevida sem tratamento é ruim. O **tratamento** consiste em eliminar o clone de células produtoras de Ig/cadeias leves monoclonais e reduzir os depósitos de amiloide. O resultado do tratamento é baseado na resposta hematológica

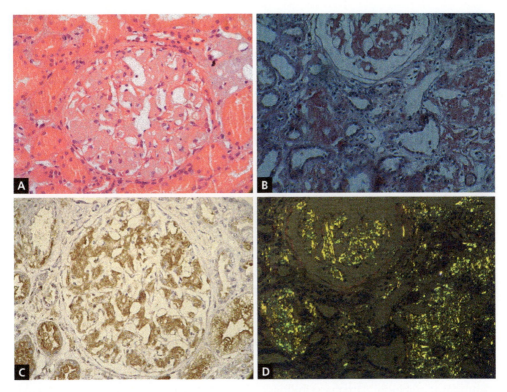

Figura 21.1 – A) Glomérulo com os espaços intercapilares alargados pela presença de substância rósea, vítrea e homogenia. Coloração hematoxilina-eosina. B) Substância homogenia depositada nos espaços intercapilares e no interstício do parênquima renal com intensa afinidade pelo vermelho-Congo caracterizando a amiloidose. Coloração pelo vermelho-Congo. C) Imuno-histoquímica para amiloide A evidenciando a substância amiloide em depósito predominantemente glomerular. D) Substância amiloide depositada nos espaços intercapilares e no interstício do parênquima renal com birrefringência de tonalidade verde maçã à luz polarizada após coloração pelo vermelho-Congo. Coloração vermelho-Congo sob luz polarizada.

que, quando completa, há negativação da proteína monoclonal no soro e urina. O tratamento recomendado tem sido a quimioterapia. Entre as opções estão o melfalano com dexametasona, e para pacientes selecionados e de baixo risco (< 65 anos, filtração glomerular > 50mL/min e sem comprometimento cardíaco importante) a quimioterapia em doses altas seguida do transplante de células-tronco hematopoiéticas. Nos casos refratários tem sido utilizada lenalidomida (derivado da talidomida) ou bortezomib. Embora a mortalidade relacionada ao tratamento seja elevada, nos casos selecionados e com completa resposta hematológica a sobrevida aumenta (de 10 meses para 4 a 5 anos). A hemodiálise está indicada nos casos de insuficiência renal avançada, embora a mortalidade em diálise seja mais elevada do que em outras nefropatias, principalmente devido à sepse e às complicações cardíacas. Tem sido sugerido que a diálise peritoneal poderia ser mais vantajosa evitando o acesso vascular e os efeitos deletérios na pressão arterial, mas a sobrevida é semelhante à hemodiálise. O transplante renal pode ser considerado nos pacientes em remissão após quimioterapia, mas a amiloidose pode recorrer no órgão transplantado[11].

AMILOIDOSE AA OU SECUNDÁRIA

A amiloidose AA, assim como a familial, não estão relacionadas com as gamopatias monoclonais, mas também serão apresentadas neste capítulo porque têm semelhanças patogenéticas e patológicas com a amiloidose AL.

A amiloidose AA geralmente está associada a estímulo inflamatório crônico como doenças infecciosas, inflamatórias ou neoplasias. Kyle e Gertz, analisando 64 pacientes com amiloidose secundária sistêmica, encontraram comprometimento nas biópsias renais em 100% dos casos[13]. A proteína A é polipeptídeo com 76 aminoácidos e peso molecular de 8.500 dáltons, que possui componente sérico antigenicamente relacionado, a proteína sérica amiloide A (SAA); esta apresenta-se de forma solúvel, ligada à subclasse de lipoproteína HDL-3, com peso molecular de 12.500 dáltons e exibe terminal NH2 homólogo à proteína AA. É sintetizada no fígado, e seus valores elevam-se cerca de 1.000 vezes o valor basal em resposta a determinado estímulo inflamatório agudo ou necrose tecidual. A regulação da síntese de SAA é altamente complexa, estando envolvidos sob certas circunstâncias interleucina-6, interleucina-1, fator de necrose tumoral e corticosteroide em várias combinações.

Na artrite reumatoide, os valores séricos de SAA estão igualmente elevados em pacientes com ou sem amiloidose, indicando que há necessidade da intervenção de algum fator adicional. Uma possibilidade é a diferença na degradação de SAA para AA. O tipo e tamanho dos fragmentos podem determinar o potencial amiloidogênico e o local de depósito. Estudos preliminares mostram que fragmentos menores tendem a se depositar em glomérulos, enquanto fragmentos maiores se depositam nos vasos sanguíneos.

Em pacientes com amiloidose AA, a terapêutica dirigida à reversão do estado inflamatório pode associar-se à melhora das manifestações renais, como observado em pacientes com artrite reumatoide tratados com pulsoterapia de ciclofosfamida[14].

AMILOIDOSE RENAL NA FEBRE FAMILIAL DO MEDITERRÂNEO

A amiloidose renal pode ser complicação secundária da febre familial do Mediterrâneo (FFM). Classicamente, a FFM caracteriza-se por episódios autolimitados de febre e serosite na forma de dor abdominal, articular ou pulmonar. A doença é mais frequente em certos grupos étnicos: árabes, armênios, judeus e turcos. Embora diversos critérios diagnósticos tenham sido sugeridos, ainda necessitam ser validados nos diferentes grupos étnicos. Atualmente, o diagnóstico de FFM baseia-se na história familial, exclusão de outras síndromes de febre periódica e doenças autoimunes, e pela resposta do paciente à colchicina. Embora a FFM não seja a única síndrome de febre periódica que causa amiloidose secundária, é a única que responde à terapêutica com colchicina[15]. A duração típica da febre é de 12 horas a três dias. Recentemente, foi descrito o gene responsável pela FFM[16].

A amiloidose renal secundária à FFM pode apresentar-se de diversas formas: proteinúria isolada, síndrome nefrótica ou insuficiência renal. Os pacientes que apresentam síndrome nefrótica geralmente são normotensos, e a hematúria é rara. Podem ser confundidos com a nefropatia de lesões mínimas e medicados com corticosteroide, sem resposta. O **diagnóstico** é feito por meio da biópsia renal, que se caracteriza por depósitos amorfos eosinofílicos na matriz mesangial que se coram com hematoxilina-eosina. Sob luz polarizada os depósitos de amiloide adquirem a cor verde maçã, e quando corados com vermelho-Congo, verde alaranjada. A natureza das fibrilas de amiloide pode ser confirmada por imunoperoxidase com anticorpos monoclonais específicos, que são do tipo AA. Colchicina é a droga de escolha para pacientes com FFM. Quando instituída em dose suficiente no início da doença, pode prevenir a amiloidose renal secundária. Além disso, há relatos que mostram que a proteinúria pode remitir, embora persistam os depósitos de amiloidose nos rins[17]. A colchicina também é necessária para prevenção de depósitos de amiloide em outros órgãos, embora não seja conhecido se é adequadamente absorvida em pacientes com insuficiência renal[15].

Em pacientes com insuficiência renal avançada, a hemodiálise está associada com algumas particularidades: menor volume intravascular e maior frequência de trombose do acesso vascular. A diálise peritoneal ambulatorial contínua também pode ser utilizada. O transplante renal deve ser considerado, sendo mandatória a colchicina após o transplante, e doses insuficientes causam recorrência da amiloidose no rim transplantado. A ciclosporina induz toxicidade à colchicina, devendo ser utilizada em doses menores e monitorada apropriadamente ou utilizar regime imunossupressor alternativo[18]. A sobrevida dos pacientes e do enxerto renal é menor que 5 a 20% em cinco anos quando comparado com aqueles com outras nefropatias, embora não haja maior número de rejeições[19].

AMILOIDOSE RENAL HEREDITÁRIA

É doença rara, em que os depósitos de amiloide são preferencialmente nos rins. Não se conhece o mecanismo pelo qual o depósito se localiza mais frequentemente nos rins. Uma das variantes da amiloidose hereditária é decorrente da mutação da molécula da transtiretina. Em outra forma, a proteína é uma variante da apolipoproteína A, o depósito é preferencialmente peritubular e intersticial, poupando-se os glomérulos e não havendo proteinúria patológica. O transplante de órgão é a terapêutica preferencial para a amiloidose hereditária.

DOENÇA DE DEPÓSITO DE CADEIA LEVE E/OU PESADA

São doenças em que os depósitos glomerulares são de cadeia leve monoclonal, às vezes de cadeia pesada, ou ambas. Esses depósitos são com maior frequência de cadeias leves κ e não assumem a estrutura fibrilar da amiloidose, não apresentando a birrefringência maçã verde quando corados com vermelho-Congo e observados sob luz polarizada.

As cadeias leves depositam-se na membrana basal glomerular e tubular, assim como no mesângio, resultando em lesão glomerular, tubular e fibrose intersticial. A lesão glomerular mais característica é a glomerulosclerose nodular, em 50% dos pacientes, muito semelhante à nefropatia diabética[20]. Os glomérulos apresentam-se grandes, com espaços vasculares marcadamente reduzidos. Quase todos os glomérulos apresentam nódulos que se diferenciam da nefropatia diabética pela maior uniformidade de tamanho. Os pacientes que não apresentam lesões glomerulares do tipo nodular têm, com frequência, esclerose e hipercelularidade mesangiais discretas e/ou alterações da membrana basal, como rigidez. As lesões também devem ser diferenciadas da GN membranoproliferativa tipo II.

À microscopia por imunofluorescência, os depósitos glomerulares e intersticiais são caracterizados como cadeia leve e/ou pesada, sendo frequente a cadeia leve κ (quatro vezes mais que λ). Encontram-se ainda depósitos de C3 no mesângio. À microscopia eletrônica, notam-se depósitos elétrons-densos não fibrilares nos nódulos mesangiais.

Embora os depósitos possam ocorrer em todos os órgãos, a maioria dos pacientes apresenta lesão renal.

A doença pode ocorrer isoladamente ou associada ao mieloma múltiplo, em pacientes com gamopatia monoclonal de significado indeterminado e naqueles sem componente monoclonal sérico ou urinário. Mostrou-se que o alto teor de glicosilação (11 a 15% de carboidratos, com N-glicosilação) favorece a polimerização e o depósito tecidual maciço, o que dificulta sua detecção na corrente sanguínea ou na urina[5].

Quando associada ao mieloma que apresenta apenas produção de cadeia leve, há tendência de a doença ser mais agressiva e com pior prognóstico. A única anormalidade sérica na apresentação pode ser hipogamaglobulinemia, sem componente M circulante, sendo este detectável algumas vezes na urina, como a proteína de Bence Jones. Assim, hipogamaglobulinemia não explicada, em adultos, deve levar à pesquisa na urina da proteína de Bence Jones[11]. Quando se instala a insuficiência renal, é mais frequente o achado da paraproteína no soro.

O **quadro clínico** é de proteinúria, síndrome nefrótica, hematúria (44%) e é frequente a evolução para insuficiência renal. Em uma série de 63 pacientes com doença de depósito de cadeia leve com comprometimento renal ocorreu depósito de cadeia κ em 68% e de cadeia λ em 32%. A doença de base foi mieloma múltiplo em 65%, discrasia linfoproliferativa em 3% e idiopática em 32%. A maioria dos pacientes apresentava insuficiência renal (aguda 52%; crônica 44%) e proteinúria maior que 1g/dia (84%). Embora o depósito de cadeia leve κ se associasse com maior frequência à glomerulosclerose nodular, os parâmetros histológicos não foram indicadores de mau prognóstico. Durante a evolução, 36 pacientes tornaram-se urêmicos e 37 morreram. Os fatores de mau prognóstico renal além da idade foi o grau de insuficiência renal na apresentação[21].

O **diagnóstico** baseia-se no quadro clínico, na presença de cadeias leves e/ou pesadas monoclonais no soro e urina. Mas o diagnóstico é feito pela biópsia renal que mostra glomerulosclerose nodular vermelho-Congo negativo, fibrose intersticial, e é dependente da pesquisa de cadeias κ e λ por imunofluorescência. É positiva para cadeias κ leves e/ou pesadas nos depósitos da membrana basal glomerular e tubular. A microscopia eletrônica identifica nestes locais depósitos elétron-densos granulares e não fibrilares. O **tratamento,** como na amiloidose, tem como objetivo a redução da produção das Ig monoclonais, pela quimioterapia e/ou transplante de células-tronco hematopoiéticas, com menor mortalidade do que na amiloidose primária, possivelmente pelo menor comprometimento cardíaco [11]. Poucos pacientes com doença de depósito de cadeia leve têm sido submetidos a transplante renal, mas em pequenas séries houve recorrência da doença[22].

GLOMERULONEFRITES FIBRILAR E IMUNOTACTOIDE

Este grupo de doenças é causa cada vez mais frequente de doença glomerular, sendo seu diagnóstico possível apenas por biópsia renal. Os pacientes apresentam-se com proteinúria geralmente em nível nefrótico, hematúria microscópica, hipertensão e insuficiência renal, com pico de incidência entre 40 e 60 anos. Podem estar relacionadas a carcinomas, doenças autoimunes, linfomas ou leucemias de células B, principalmente a GN fibrilar[23]. Os achados à microscopia óptica são inespecíficos, havendo hipercelularidade mesangial, expansão de matriz mesangial e material amorfo sugestivo de amiloidose ou doença de depósito de cadeia leve. O **diagnóstico** baseia-se na microscopia eletrônica, sendo a alteração patognomônica as fibrilas no mesângio e na parede do capilar glomerular, claramente distintas da amiloidose. As fibrilas são maiores e não se coram com vermelho-Congo ou tioflavina T. Há controvérsias se a **glomerulonefrite fibrilar** e a **imunotactoide** são variações da mesma entidade ou doenças distintas.

Na **glomerulonefrite fibrilar** (65% dos casos), a imunofluorescência pode ser positiva para IgG policlonal, C3 e cadeias leves κ. Os depósitos podem ser tão intensos que simulam a doença antimembrana basal glomerular. Em alguns casos não se detecta imunoglobulina nos depósitos, mostrando ser uma doença heterogênea[24]. A microscopia eletrônica mostra fibrilas arranjadas ao acaso, sem lúmen central e com diâmetro variando entre 12 e 22nm.

Na **glomerulonefrite imunotactoide**, os depósitos são de microtúbulos com lúmen central, dispostos em paralelo, de 10 a 60nm de diâmetro (geralmente > 30nm), maiores que da GN fibrilar, e limitados aos rins. Os pacientes podem apresentar paraproteína circulante ou no depósito glomerular, visto à microscopia por imunofluorescência como depósitos granulares de IgG monoclonais com cadeias leves κ no mesângio e no capilar glomerular[25]. A resposta ao tratamento com corticoide e quimioterapia é melhor na GN imunotactoide do que na GN fibrilar, e podem recorrer no transplante renal.

PONTO DE DESTAQUE

O diagnóstico das doenças renais associadas às paraproteinemias deve ser considerado em idosos com síndrome nefrótica ou insuficiência renal de causa indefinida, devendo-se pesquisar a presença de proteínas monoclonais no soro e/ou na urina.

As figuras 21.2 e 21.3 sintetizam a abordagem do paciente para o diagnóstico das paraproteinemias.

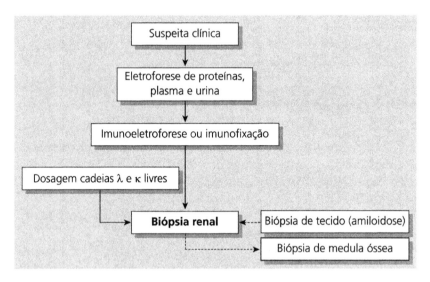

Figura 21.2 – Abordagem do paciente para diagnóstico das doenças renais nas disproteinemias.

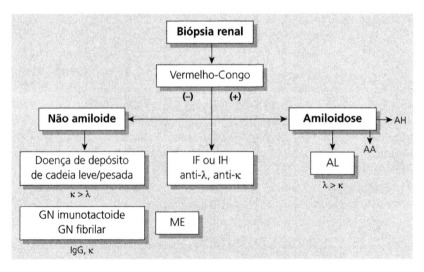

Figura 21.3 – Abordagem histopatológica no diagnóstico diferencial das paraproteinemias. IF = imunoflorescência; IH = imuno-histoquímica; ME = microscopia eletrônica; AL = amiloidose de cadeia leve ou primária; AA = amiloidose secundária; AH = amiloidose hereditária.

LESÕES RENAIS NO MIELOMA MÚLTIPLO

Cerca de 20% dos pacientes que apresentam gamopatias monoclonais são portadores de mieloma múltiplo (MM) e a idade ao diagnóstico é ao redor de 70 anos. O diagnóstico de mieloma é baseado na presença de plasmócitos (≥ 10%) à biópsia de medula óssea e proteínas monoclonais no soro e urina. A proteína monoclonal mais frequente é a IgG (60%), seguida da IgA (27%) e de cadeia leve sem cadeia pesada (10%)[26]. Raramente se encontram casos associados à IgD (< 1%), a qual deve ser pesquisada na presença de pico monoclonal não caracterizado pelos antissoros utilizados na rotina laboratorial. Em pacientes com mieloma múltiplo, 65% excretam na urina proteínas de Bence Jones. Estas se relacionam com a alta incidência de comprometimento tubulointersticial, que é o principal responsável pelos pacientes apresentarem algum grau de insuficiência renal ao diagnóstico, sendo a causa multifatorial.

A biópsia renal por microscopia óptica pode mostrar aumento da matriz mesangial, com ou sem hipercelularidade concomitante, e discreto espessamento uniforme da membrana basal glomerular relacionado à retenção local de cadeias leves. A alteração de significado patogênico bem determinado é o depósito glomerular e tubulointersticial da proteína na forma de fibrilas amiloides. De fato, em 15% dos casos a porção variável da cadeia leve monoclonal ou a cadeia leve intacta se depositam nos rins, na forma de **amiloidose AL**. Nesses depósitos, as proteínas adquirem conformação β-preguada, característica das fibrilas amiloides, com predomínio da cadeia leve λ, sendo indistinguível da amiloidose AL[7]. No paciente com mieloma múltiplo, podem ocorrer outras nefropatias de instalação prolongada, como a infiltração de células plasmáticas no interstício renal, a precipitação de cálcio no parênquima renal e a síndrome de Fanconi. Há descrições de casos isolados de glomerulonefrite membranoproliferativa e de crescentes epiteliais, sendo difícil assegurar que a causa direta seja a paraproteína. Pode haver ainda lesões glomerulares isquêmicas de caráter crônico, com enrugamento da membrana basal, e ocasionalmente tufos glomerulares obsolescentes em pacientes com anormalidades vasculares devido ao envelhecimento, provavelmente não se relacionando com o mieloma múltiplo.

> **PONTO DE DESTAQUE**
> A **nefropatia dos cilindros do mieloma múltiplo** ocorre em aproximadamente 50% dos pacientes durante a evolução da doença.

A **nefropatia dos cilindros do mieloma múltiplo** é frequente durante a evolução da doença[27]. A **apresentação clínica** costuma ser de IRA de causa multifatorial, geralmente desencadeada em situações em que há redução da perfusão renal, como na desidratação, na vigência de infecção, na utilização excessiva de diuréticos, de agentes nefrotóxicos como contraste radiológico, anti-inflamatórios não hormonais, inibidores da enzima de conversão ou bloqueadores de receptores da angiotensina II, na hipercalcemia e na hiperuricemia. Os sinais e sintomas clínicos sistêmicos são inespecíficos e relacionados ao mieloma, como fraqueza, perda de peso e dor óssea. O **diagnóstico** da nefropatia dos cilindros baseia-se na detecção das cadeias leves monoclonais na urina e no soro. O exame de urina não detecta as cadeias leves, mas a imunoeletroforese ou imunofixação de proteínas da urina mostram que mais de 70% da proteinúria total é de cadeia leve[11]. A lesão histopatológica caracteriza-se pela presença de cilindros com características especiais: aspecto fragmentado dos cilindros tubulares, policromasia quando corado com tricrômico de Masson e presença de células gigantes multinucleadas associadas à lesão do epitélio tubular com infiltrado inflamatório intersticial. A biópsia renal pode ser dispensada quando o quadro clinicolaboratorial é característico, porém é útil não somente para confirmar o diagnóstico, mas especialmente para identificar outras causas de lesão glomerular em pacientes com albuminúria maior que 1g/dia. O **tratamento** em pacientes com mieloma e insuficiência renal não oligúrica e de início recente é manter o débito urinário elevado pela infusão de soro fisiológico e alcalinização da urina. A hipercalcemia deve ser corrigida com hidratação e, se necessário, corticosteroide e bifosfonatos. Essas medidas são geralmente suficientes para melhorar a função renal. Em pacientes com oligúria, além da hemodiálise, alguns autores têm sugerido a utilização de plasmaférese para remoção das cadeias leves circulantes, mas uma revisão sistemática recente não mostrou benefício[28]. Recentemente, estudos preliminares também mostram a eficácia de um novo dialisador altamente eficiente para a remoção de cadeias leves livres circulantes[29], associado à quimioterapia para reduzir a produção de cadeias leves monoclonais. A estratégia do tratamento é baseada principalmente na idade e na intensidade do comprometimento de outros órgãos, especialmente do coração. Inclui quimioterápico, transplante de células-tronco hematopoiéticas e/ou a utilização de novos esquemas terapêuticos com derivados da talidomida (lenalidomida) e bortezomib[30]. Entretanto, a segurança e a eficácia desses protocolos ainda necessitam ser mais bem avaliadas. Em pacientes com insuficiência renal, o metabolismo e a farmacocinética da talidomida são pouco conhecidos, a dose deve ser menor que 200mg/dia para evitar convulsões e hipercalemia. O bortezomib parece ser bem tolerado nos pacientes com insuficiência renal. Em pacientes mais jovens (< 65 anos) e considerados elegíveis, tem sido utilizada quimioterapia em altas doses seguida do transplante de células-tronco hematopoiéticas. A recuperação da insuficiência renal ocorre em aproximadamente 50% dos pacientes, mas em menor proporção naqueles que estão em diálise. A sobrevida dos pacientes que não recuperam a função renal é pobre, ao passo que aqueles que a recuperam é semelhante aos pacientes sem insuficiência renal[11]. A hemodiálise crônica está indicada nos casos de insuficiência renal avançada, embora a mortalidade em diálise seja mais elevada em pacientes com nefropatia associada ao mieloma múltiplo do que em outras nefropatias[31]. O transplante renal pode ser uma opção para pacientes jovens que apresentam completa remissão da doença sistêmica.

A **síndrome de Fanconi** é rara e pode ser causada por gamopatias monoclonais, incluindo o mieloma múltiplo, defeito hereditário ou por toxicidade a algumas drogas. Caracteriza-se por alteração do túbulo proximal com glicosúria, aminoacidúria, hiperfosfatúria, uricosúria, acidose tubular renal tipo II e há excreção urinária de cadeias leves *kappa*. Pode apresentar insuficiência renal de diferentes graus, proteinúria de globulinas de baixo peso molecular e osteomalacia[11]. A microscopia óptica revela nefropatia crônica tubulointersticial inespecífica, mas o diagnóstico pode ser feito pela microscopia eletrônica que mostra cristais em forma de agulha no citoplasma das células tubulares proximais. O tratamento inclui reposição de fósforo, cálcio, bicarbonato e suplementação de vitamina D. Em pacientes com mieloma múltiplo, a quimioterapia seria utilizada.

MACROGLOBULINEMIA DE WALDENSTRÖM

A proteína monoclonal é a IgM, sendo o quadro clínico diferente do mieloma múltiplo e relacionado à hiperviscosidade sanguínea, com fadiga, perda de peso, sangramentos e distúrbios visuais em indivíduos com idade média de 67 anos. A doença é rara e seu curso é lento e progressivo, com anemia, hepatomegalia e linfadenopatia[32]. O envolvimento renal é raro, sendo o achado mais frequente o depósito de material eosinofílico nas luzes capilares que na imunofluorescência mostram ser IgM, motivo pelo qual também é chamada glomerulonefrite com depósitos intracapilares de IgM. Alguns autores observaram que 10 a 20% dos pacientes apresentam proteinúria de Bence Jones, sendo a quantidade excretada, em geral, menor que 500mg/dia. Há pacientes ocasionais com síndrome nefrótica e glomerulosclerose nodular semelhante à doença de depósito de cadeia leve, além de glomerulonefrite mesangiocapilar ou nefropatia de lesões mínimas. Mais importante que o quadro glomerular é a lesão tubulointersticial com infiltração de células tumorais, além da amiloidose AL, que é encontrada em 10% dos pacientes. As lesões glomerulares relacionadas à formação de nódulos são consequentes aos depósitos de IgM polimérica, com peso molecular acima de 1.000kDa, que podem obstruir o capilar glomerular por hiperviscosidade.

LESÕES RENAIS ASSOCIADAS A LEUCEMIAS E LINFOMAS

Leucemia linfocítica crônica – comprometimento renal foi descrito em aproximadamente 30 pacientes, que se apresentaram com síndrome nefrótica e geralmente com algum grau de insuficiência renal. Há relatos de casos de glomerulonefrite membranoproliferativa, nefropatia crioglobulinêmica, glomerulonefrite proliferativa, nefropatia membranosa e glomerulosclerose segmentar e focal. Os pacientes com componente M (5 a 10%) têm maior risco de comprometimento renal.

Leucemia mieloide – o comprometimento renal é raríssimo. Há descrições na literatura de leucemia mieloide crônica associada à síndrome nefrótica por nefropatia de lesões mínimas e de leucemia mieloide aguda associada à glomerulosclerose segmentar e focal.

Leucemia de células plasmáticas – é definida como a presença de mais de 20% de células plasmáticas no sangue periférico, com número absoluto de plasmócitos de pelo menos 2.000\mm³, e é encontrada em menos de 2% dos pacientes com mieloma múltiplo. Trata-se de quadro de mau prognóstico, geralmente na fase terminal de pacientes com mieloma múltiplo (leucemia de células plasmáticas secundárias), ou pode ocorrer *de novo* em pacientes com menos de 50 anos e na ausência de mieloma múltiplo. O componente M aparece na mesma frequência que no mieloma múltiplo, sendo maior a frequência de IgD e IgE monoclonais. Não há lesão glomerular específica descrita.

Linfoma de Hodgkin – o achado mais frequente na literatura mais antiga é a amiloidose renal tipo AA. Com o diagnóstico e o tratamento precoces, diminuiu muito sua incidência. Atualmente, o quadro mais encontrado é a síndrome nefrótica de lesões mínimas, que costuma aparecer no início da doença, podendo evoluir com remissões e recorrências e desaparece com a remissão do linfoma. Outras lesões já descritas são a glomerulosclerose segmentar e focal, a nefropatia membranosa, a glomerulonefrite membranoproliferativa e a glomerulonefrite crescêntica.

Linfadenopatia angioimunoblástica – trata-se de proliferação linfoide atípica que pode evoluir para linfoma maligno. É frequente o achado de hipergamaglobulinemia com crioglobulinemia. São raras as lesões glomerulares descritas, há casos de glomerulonefrite proliferativa e angiíte necrosante com depósitos granulares de IgG e C3 difusos no mesângio e em alças capilares, e outro caso sem lesões à microscopia óptica, mas com depósitos granulares difusos de IgM em todos os glomérulos observados pela microscopia de imunofluorescência.

Linfoma de Burkitt – há poucos casos descritos com envolvimento glomerular e apresentam-se com síndrome nefrótica e glomerulonefrite membranoproliferativa com depósitos de IgG e C3.

Linfoma linfoblástico – também há poucos casos relatados associados à síndrome nefrótica e à glomerulosclerose segmentar e focal, ocasionalmente com remissão após o tratamento do linfoma.

GLOMERULONEFRITE CRIOGLOBULINÊMICA

Crioglobulinas são imunoglobulinas circulantes que possuem a característica de se precipitar *in vitro* quando expostas à temperatura inferior a 37°C e ressolubilizar quando reaquecida, e *in vivo* depositam-se nas superfícies endoteliais causando vasculite sistêmica. Há três tipos de crioglobulinemias: tipo I, em que os imunocomplexos são compostos de imunoglobulinas monoclonais, principalmente IgG e, ocasionalmente, IgM ou IgA e estão associadas a discrasias de células plasmáticas e neoplasias de células B. Na crioglobulinemia tipo II, os imunocomplexos são formados por imunoglobulina monoclonal (frequentemente IgMκ) com especificidade para a porção Fc da IgG policlonal e está associada à infecção pelo vírus da hepatite C, doenças autoimunes como o lúpus eritematoso sistêmico e doenças linfoproliferativas. Os imunocomplexos na crioglobulinemia tipo III são compostos de imunoglobulinas policlonais e não estão associados às doenças linfoproliferativas[33].

A glomerulonefrite crioglobulinêmica ocorre quase que exclusivamente na crioglobulinemia tipo II. O comprometimento renal ocorre ao redor de 20% dos pacientes no início da doença e em mais de 50% durante a evolução. O **quadro clínico** pode ser de proteinúria isolada e hematúria microscópica, síndrome nefrótica e insuficiência renal aguda ou crônica. As manifestações sistêmicas incluem púrpura palpável, artralgia, linfadenopatia, hepatosplenomegalia e neuropatia periférica. O **diagnóstico** é feito pela demonstração de crioglobulinas circulantes, principalmente do tipo IgM monoclonal-IgG policlonal, fator reumatoide (IgM) e consumo das frações C4 > C1 do complemento sérico. O vírus da hepatite C é considerado o principal fator etiológico, sendo detectados o antígeno e os anticorpos específicos no crioprecipitado. As lesões glomerulares podem ser de vários padrões, mas a GN membranoproliferativa tipo I tem sido observada com maior frequência. As alterações morfológicas renais específicas são trombos hialinos intracapilares compostos de crioglobulinas precipitadas, depósitos de IgM na alça capilar e, à microscopia eletrônica, depósitos fibrilares subendoteliais[33,34]. Alguns pacientes podem apresentar remissão espontânea parcial ou completa dos sintomas renais. Nos surtos de reagudização têm sido utilizados corticoide, agentes alquilantes e plasmaférese em casos graves, seguido pelo tratamento específico nos casos de infecção pelo vírus da hepatite C.

REFERÊNCIAS BIBLIOGRÁFICAS

1. Leung N, Rajkumar V. Renal manifestations of plasma cell disorders. Am J Kidney Dis 50:155-165, 2007.
2. Basnayake K, Stringer SJ, Hutchison CA, Cockwell P. The biology of immunoglobulin free light chains and kidney injury. Kidney Int 79:1289-1301, 2011.
3. Bellott V, Merlin G, Bucciarelli E, et al. Relevance of class molecular weight and isoelectric point in predicting human light chain amyloidogenicity. Br J Haematol 74:65-69, 1990.
4. Solomon A, Weiss DT, Kattrine AA. Nephrotoxic potential of Bence Jones proteins. N Engl J Med 324: 1845-51, 1991.
5. Kagimoto T, Nakamura H, Hata H, et al. Differential glycosylation of Bence Jones protein and kidney impairment in patients with plasma cell dyscrasia. J Lab Clin Med 129:217-223, 1997.
6. Kyle RA. Monoclonal gammopathy of undetermined significance and solitary plasmocytome. Implications for progression to multiple myeloma. Hematol Oncol Clin North Am 11:71-87, 1997.
7. Dember LM. Amyloidosis-associated kidney disease. J Am Soc Nephrol 17:3458-3471, 2006.
8. Böhle A, Wehrmann M, Eissele R, von Gise H, Mackensen-Haen, Muller C. The long-term prognosis of AA and AL renal amyloidosis and the pathogenesis of chronic renal failure in renal amyloidosis. Pathol Res Pract 189:316-330, 1993.
9. Piehler AP, Gulbrandsen N, Kierulf P. Quantitation of serum free light chains in combination with protein electrophoresis and clinical information for diagnosing multiple myeloma in a general hospital population. Clin Chem 54:1823-1830. 2008.
10. Sens YAS, Toledo Barros R. Investigação laboratorial das paraproteínas que acometem os rins. In Mastroianni GK (ed). Diagnóstico laboratorial em nefrologia. São Paulo, Sarvier, 2009, pp. 201-206.
11. Ronco P, Plaisier E, Aucouturier P. Ig-related renal disease in lymphoplasmacytic disorders: na update. Semin Nephrol 30:557-569, 2010.
12. Pepys MB. Amyloidosis. Annu Rev Med 57:223-241, 2006.

13. Kyle RA, Gertz MA. Primary systemic amyloidosis: clinical and laboratory features in 474 cases. Sem Hematol 32:45-59, 1995.

14. Chevel G, Jenvrin C, McGregor B, et al. Renal type AA amyloidosis associated with rheumatoid arthritis: a cohort study showing improved survival on treatment with pulse cyclophosphamide. Rheumatology (Oxford) 40:821-825, 2001.

15. Ozen S. Renal amyloidosis in familial Mediterranean fever. Kidney Int 65:1118-1127, 2004.

16. International FMF Consortium: ancient misses mutations in a new member of the Rorer gene family are likely to cause FMF. Cell 90:797-807, 1997.

17. Oner A, Erdogan O, Demircin G, et al. Efficacy of colchicine therapy in amyloid nephropathy of FMF. Pediatr Nephrol 18:521-26, 2003.

18. Shabtai M, Ben-Haim M, Zemer D, et al. Detrimental effects of cyclosporin A on long term graft survival in FF renal allograft recipients. Isr Med Assoc J 4:935-939, 2002.

19. Sherif AM, Refaie AF, Sobh MA, et al. Long-term outcome of live donor kidney transplantation for renal amyloidosis. Am J Kidney Dis 42:370-75, 2003.

20. Gallo GR, Feiner HD, Katz LA, et al. Nodular glomerulopathy associated with non-amyloidotic kappa light chain deposits and excess immunoglobulin light chain synthesis. Am J Pathol 99:621-644, 1980.

21. Pozzi C, D'Amico M, Fogazzi GB, et al. Light chain deposition disease with renal involvement: clinical characteristics and prognostic factors. Am J Kidney Dis 42:1154-1163, 2003.

22. Leung N, Lager DJ, Gertz MA, Wilson K, Kanakiriya S, Fervenza FC. Long-term outcome of renal transplantation in LC deposition disease. Am J Kidney Dis 43:147-153, 2004.

23. Nasr SH, Valeri AM, Cornell LD, Fidler ME, Sethi S, Leung N, Fervenza FC. Fibrillary glomerulonephritis: a report of 66 cases from a single institution. Clin J Am Soc Nephrol 6:775-84, 2011.

24. Casanova S, Donini U, Zucchelli P. Immunohistochemical distinction between amyloidosis and fibrilar glomerulopathy. Am J Clin Pathol 97:787-795, 1992.

25. Korbet SM, Schartz MM, Lewis EJ. Immunotactoid glomerulopathy. Am J Kidney Dis 17:247-257, 1991.

26. Kyle RA, Beard CM, O'Fallon WM, Kinland LT. Incidence of multiple myeloma in Olmsted Coutry, Minnesota: 1978 through 1990, with review of the trend since 1945. J Clin Oncol 12:1577-1583, 1994.

27. Korbet SM, Schwartz MM. Multiple myeloma. J Am Soc Nephrol 17:2533-2545, 2006.

28. Gupta D, Bachegowda L, Phade G, Boern S, Johnon D, Misra M. Role of plasmaferesis in the management of myeloma kidney: a systematic review. Hemodial Int 14:355-363, 2010.

29. Hutchison CA, Bradwell AR, Cook M, et al. Treatment of acute renal failure secondary to multiple myeloma with chemotherapy and extended high cut-off hemodialysis. Clin J Am Soc Nephrol 4:745-754, 2009.

30. Palumbo A, Anderson K. Multiple myeloma. N Engl J Med 364: 1046-60, 2011.

31. Abbott KC, Agodoa LY. Multiple myeloma and light chain-associated nephropathy at end-stage renal disease in the United States: patient characteristics and survival. Clin Nephrol 56:207-210, 2001.

32. Kyle RA, Garton JP. The spectrum of IgM monoclonal gammopathy in 430 cases. Mayo Clin Proc 62:719-731, 1987.

33. Merlini G, Pozzi C. Mechanisms of renal damage in plasma cell dyscrasias: an overview. In Herrera GA (ed). The kidney in plasma cell dyscrasias. Contrib Nephrol. Basel, Karger, 2007, vol 153, pp. 66-86.

34. Herrera GA, Picken MM. Renal diseases associated with plasma cell dyscrasias, amyloidoses, Waldenström macroglobulinemia, and cryoglobulinemic nephropathies. In Jennette JC et al (eds). Heptinstall's pathology of the kidney, 6[th]ed. Philadelphia, Lippincott, 2007, pp. 853-900.

22

NEFROPATIA DIABÉTICA

José Butori Lopes de Faria

Há mais de 2000 anos, as literaturas médicas Hindu, Caraka e Sushruta já descreviam a existência de dois tipos de diabetes: um associado ao emagrecimento, desidratação, poliúria e debilidade física; e outro no qual a obesidade era o fator mais proeminente. Pacientes com diabetes são denominados de insulinodependentes ou tipo 1 (DM tipo 1), quando necessitam de insulina exógena, no primeiro ano após o diagnóstico, para prevenir o aparecimento de cetose e manutenção da vida. Nestes pacientes o início da doença geralmente ocorre antes dos 35 anos de idade, mas pode surgir em qualquer fase da vida. *Diabetes mellitus* (DM) não insulinodependente ou tipo 2 (DM tipo 2) pode ser diagnosticado, clinicamente, quando o paciente puder ser tratado apenas com dieta, dieta e hipoglicemiante oral, ou ainda com insulina, desde que esta não seja necessária no primeiro ano após o diagnóstico. Quando um paciente com nefropatia diabética e tratado com insulina não puder ter seu diabetes adequadamente classificado por insuficiência de dados clínicos do início e da evolução do seu diabetes, a classificação apropriada ainda pode ser feita pela avaliação da produção endógena de insulina, com o teste do glucagon/peptídeo C.

A introdução da terapia com insulina em 1924, se por um lado trouxe benefícios imediatos para milhares de pacientes com DM, por outro lado, porém, proporcionou condições para o desenvolvimento das complicações tardias dessa doença. Embora a presença de proteinúria em pacientes diabéticos tenha sido observada desde o século XVIII, Bright, em 1836, foi o primeiro a postular que a proteinúria poderia representar uma doença renal grave e associada ao DM. Porém, foi sem dúvida já em nosso século com o trabalho de Kimmelstiel e Wilson, em 1936, que se passou a ter uma visão mais clara do envolvimento renal no DM. Esses autores descreveram, em oito casos de necropsias de pacientes que apresentavam diabetes de longa duração, edema, proteinúria, hipertensão arterial e redução da função renal, o encontro de massas hialinas no centro dos lóbulos glomerulares, denominando esse achado de glomerulosclerose intercapilar. Posteriormente foi introduzido o termo nodular para se evitar confusão com outras glomeruloscleroses. O uso da denominação nefropatia diabética como uma síndrome clínica foi sugerida, em 1951, por Wilson et al.[1].

Nefropatia diabética (ND) é um termo clínico utilizado para definir a presença de proteinúria, superior a 500mg/24h, em paciente portador de DM, na maioria das vezes, de longa duração (superior a 10 anos), e frequentemente acompanhada de retinopatia diabética e hipertensão arterial. Esta definição clínica é válida tanto para pacientes com DM tipo 1 quanto tipo 2. Entretanto, é preciso lembrar que o paciente com DM pode apresentar outra glomerulapatia, isto é, não relacionada ao distúrbio metabólico. De fato, tem sido sugerido que portadores de DM poderiam ser mais suscetíveis a glomerulonefrites. A ocorrência de glomerulopatia não diabética em pacientes com DM é importante, particularmente em indivíduos com DM tipo 2. Os fatores que sugerem a presença de glomerulopatia não diabética em pacientes com DM são apresentados no quadro 22.1. É importante salientar, entretanto, que a hematúria glomerular pode estar presente em pacientes com DM e que apresentam, à histopatologia glomerular, apenas lesões características do DM[2]. A presença da retinopatia diabética em pacientes com DM e albuminúria parece representar o melhor marcador da glomerulopatia diabética.

Quadro 22.1 – Fatores que sugerem glomerulopatia não diabética em pacientes com *diabetes mellitus*.

Ausência de retinopatia
DM tipo 1 com duração inferior a 5 anos
Rápida perda da função renal
Início abrupto de síndrome nefrótica
Hematúria glomerular (cilindros hemáticos ou dismorfismo eritrocitário)

EPIDEMIOLOGIA

A nefropatia diabética (ND) representa atualmente a principal causa de doença renal crônica terminal (DRCT) em diversos países. Observações anteriores demonstravam que sua frequência estava em ascensão. Entretanto, estudo recente sugere um declínio na prevalência da ND. As razões apontadas são: redução dos fatores de risco, melhora do tratamento e cuidado dos pacientes, entre outros fatores. Nos Estados Unidos da América (EUA), no início da década de 1990, pacientes com ND constituíam cerca de 30% de todos os pacientes admitidos para tratamento dialítico. Em 2006, nos EUA, pacientes com ND representam quase 50% daqueles que iniciaram tratamento dialítico[3]. Ainda nos EUA, o custo anual para o tratamento destes pacientes foi cerca de 9 bilhões de dólares em 1994, quase 20 bilhões de dólares em 2008, ou um custo de 66 mil dólares/paciente/ano[3]. Em nosso meio, a ND é uma causa importante de DRCT. Dados da Sociedade Brasileira de Nefrologia mostram prevalência da ND, em pacientes em diálise, de 26%, precedida da hipertensão arterial, com 36% (Fig. 22.1). As razões da menor prevalência da ND no Brasil do que nos EUA não são aparentes, mas devem estar relacionadas à menor sobrevida dos pacientes diabéticos no Brasil. Entretanto, observações do estado do Paraná sugerem aumento gradual na prevalência de pacientes diabéticos em diálise[4].

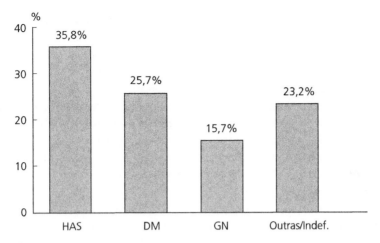

Figura 22.1 – Diagnóstico de base dos pacientes em diálise (Censo SBN – 2008).
HAS = hipertensão arterial sistêmica; DM = *diabetes mellitus*; GN = glomerulonefrite.

Além da sua elevada prevalência, a ND está associada à alta frequência de mortalidade de causa cardiovascular. Portadores de DM com proteinúria apresentam risco relativo de morte prematura de até 100 vezes superior à população não diabética[5]. Por outro lado, pacientes diabéticos sem nefropatia apresentam taxa de mortalidade apenas duas vezes superior àquela observada em indivíduos não diabéticos[5] (Fig. 22.2).

A prevalência de micro ou macroalbuminúria é cerca de 35% em ambos os tipos de DM. Entretanto, a variação na prevalência da ND é muito maior em pacientes com DM tipo 2. Esta variação é explicada principalmente por diferenças genéticas.

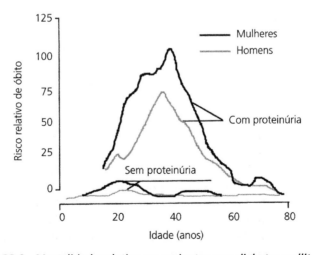

Figura 22.2 – Mortalidade relativa em pacientes com *diabetes mellitus* insulinodependente e nefropatia (curvas superiores) e sem nefropatia (curvas inferiores) em relação à idade[5].

A maior prevalência é observada em índios americanos, seguidos dos negros norte-americanos, hispânicos, asiáticos e europeus caucasianos. Nestas populações com maior prevalência de ND, o DM tipo 1 é raro e o DM tipo 2 ocorre em indivíduos mais jovens que em populações caucasianas.

A ND raramente aparece antes de 10 anos de duração em indivíduos com DM tipo 1, por outro lado aproximadamente 3% dos pacientes com DM tipo 2 recém-diagnosticados já apresentam proteinúria. Em pacientes com DM tipo 1, o pico de incidência da ND ocorre ao redor dos 15 anos de duração do DM, seguido de um declínio progressivo na incidência da ND[5] (Fig. 22.3). De tal forma que o risco do desenvolvimento de ND em um paciente com DM tipo 1 por 30 anos, ou mais, é baixo. Esta redução no risco do aparecimento da ND, em pacientes com longa duração do DM, sugere que apenas a exposição prolongada ao DM não é suficiente para o aparecimento da ND e que existam indivíduos suscetíveis a esta complicação.

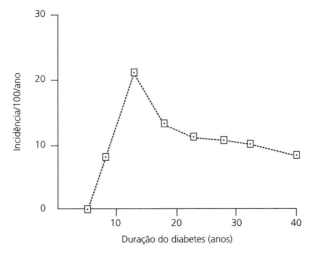

Figura 22.3 – Incidência da nefropatia diabética em relação à duração do *diabetes mellitus* insulinodependente.

HISTÓRIA NATURAL

Classicamente, a história natural da ND (Fig. 22.4) tem sido observada como uma via descendente da normoalbuminúria para a DRCT, passando por estágios intermediários marcados pela microalbuminúria, uma fase de nefropatia incipiente caracterizada por aumento na excreção urinária de albumina quantificada apenas por imunoensaios sensíveis, e depois pela proteinúria clínica. Entretanto, a história é mais complexa, uma vez que a progressão pode parar em algum destes estágios ou até mesmo regredir. Além disso, em qualquer fase o processo pode ser interrompido por morte prematura, principalmente por insuficiência coronariana[6]. O conhecimento da história natural da ND fornece a base para formulação e implementação de programas que avaliem o custo-efetividade de medidas para prevenir o desenvolvimento de fases precoces da ND e retardar sua progressão.

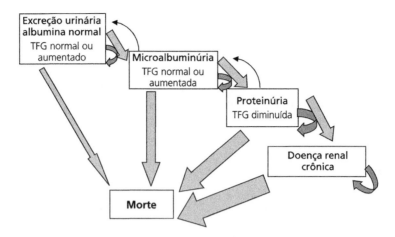

Figura 22.4 – História natural da nefropatia diabética. As setas representam possíveis transições entre os estágios. Setas de um retângulo que retornam para um mesmo retângulo indicam que o paciente pode permanecer no mesmo estágio por um longo período. O aumento progressivo da espessura da seta para "morte" indica aumento na probabilidade de morte em cada estágio sucessivo[6]. TFG = taxa de filtração glomerular.

NORMOALBUMINÚRIA

O controle glicêmico é o mais importante determinante da transição da normoalbuminúria para a microalbuminúria.

Talvez a pergunta mais simples e pertinente em relação às complicações tardias do DM seja: o controle metabólico adequado previne suas complicações tardias, isto é, retinopatia, nefropatia e neuropatia? Embora a reposta afirmativa possa parecer quase óbvia, muitos anos e uma série de estudos foram necessários para sua confirmação. Avanços no conhecimento e tecnológico que ocorreram no final dos anos 1970 possibilitaram tratar os pacientes intensivamente, melhorar a avaliação do controle glicêmico, principalmente por meio do monitoramento pelo próprio indivíduo da sua glicemia, e quantificar as complicações microvasculares do DM, sendo a microalbuminúria de grande importância para este último fator. Vários ensaios clínicos prévios sugeriram que em pacientes com DM tipo 1 a melhora do controle glicêmico era capaz de reduzir o risco de desenvolvimento da microalbuminúria, mas o estudo conhecido como DCCT (*Diabetes Control and Complications Trial*) foi sem dúvida aquele que trouxe a resposta definitiva[7]. Este estudo, incluído entre os grandes avanços na história do conhecimento e tratamento do DM, foi multicêntrico, randomizado, que incluiu 1.441 pacientes com DM insulinodependente, e foi desenhado para comparar o impacto do tratamento intensivo com o convencional do DM no desenvolvimento e progressão da microangiopatia diabética. Após um seguimento médio de 6,5 anos ficou evidente que o controle glicêmico rígido reduziu em 35 a 70% a probabilidade de desenvolvimento e progressão da retinopatia, nefropatia e neuropatia. Em particular, o risco de desenvolvimento da microalbuminúria em pacientes com DM tipo 1 e normoalbuminúricos foi reduzido em cerca de 40% com o tratamento intensivo com insulina. Em uma abordagem diferente para a mesma pergunta, Krolewski et al. demonstraram que existe um valor de controle glicêmico avaliado pela hemoglobina glicosilada A_{1c} (> 8%), a partir do qual o risco de desenvolvimento de microalbuminúria aumenta significativamente[8]. A importância prática desta última observação é estabelecer um valor alvo a ser alcançado no tratamento de pacientes com DM tipo 1 para reduzir o risco do desenvovimento da microalbuminúria (Fig. 22.5).

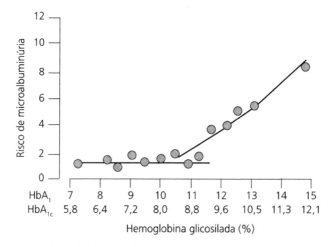

Figura 22.5 – Risco do desenvolvimento de microalbuminúria em relação ao controle glicêmico, estimado pela hemoglobina glicosilada, em pacientes com *diabetes mellitus* tipo I.

Em pacientes com DM tipo 2, tem sido difícil a definição da história natural das complicações microvasculares, principalmente porque, por ocasião do diagnóstico, a doença pode já estar presente por vários anos. Entretanto, vários estudos não prospectivos sugerem associação entre a hiperglicemia e as complicações microvasculares em pacientes com DM tipo 2. Em 3.867 pacientes com DM tipo 2, estudo prospectivo recente demonstrou que o controle metabólico rígido (valor médio da hemoglobina glicosilada 7% comparada a 7,9% no grupo com controle convencional) reduziu o risco de complicações microvasculares, entretanto, como observado no DCCT em pacientes do tipo 1, as complicações macrovasculares e o número de mortes, relacionadas ou não ao DM, não foram afetados[9].

MICROALBUMINÚRIA OU NEFROPATIA INCIPIENTE

Os testes aplicados de rotina pelos laboratórios para a determinação de albumina na urina são capazes de detectar concentrações de albumina acima de 250mg/L, este valor corresponde a uma excreção urinária de albumina em urina noturna de aproximadamente 200µg/min. Estes níveis de albuminúria são aqueles observados em pacientes com nefropatia diabética clínica ou macroalbuminúria.

O diagnóstico de nefropatia incipiente é baseado na demonstração de microalbuminúria persistente, na ausência de outras alterações urinárias ou evidências de infecção do trato urinário ou insuficiência cardíaca. No quadro 22.2 apresentamos os fatores que podem afetar a excreção urinária de albumina. Existem diferentes métodos para determinar a excreção urinária de albumina (EUA). O mais usado é a quantificação da albumina em amostra de urina colhida, com o tempo marcado, em 24 horas ou durante o repouso noturno. Entretanto, a definição do valor utilizado para caracterizar a microalbuminúria era até pouco tempo controversa. Mais recentemente, um concenso sugeriu que a microalbuminúria fosse definida como a EUA > 30mg/24h (20µg/min) e ≤ 300mg/24h (200µg/min), independente de como a urina foi coletada (Tabela 22.1). Entretanto, para estudos epidemiológicos ou mesmo para pacientes ambulatoriais, a coleta de urina noturna ou de 24 horas pode trazer inconvenientes. Isso tem levado, algumas vezes, a sua substituição por um índice, representado pelo quociente da concentração de albumina e a creatinina urinária (QAC), determinadas em amostra de urina isolada. O QAC tem-se mostrado uma medida da excreção urinária de albumina tão confiável quanto aquela obtida em urina com tempo marcado (Tabela 22.1).

Quadro 22.2 – Fatores que podem influenciar a excreção urinária de albumina.

Excreção urinária de albumina	
Aumenta	**Diminui**
Insuficiência cardíaca congestiva Ingestão excessiva de proteínas Exercício Hematúria Hipertensão não controlada Diabetes não controlado Infecção do trato urinário Contaminação com secreção vaginal	Desnutrição Tratamento com inibidor de enzima de conversão da angiotensina I Antinflamatórios não esteroides

Tabela 22.1 – Classificação da albuminúria em indivíduos com *diabetes mellitus*.

Diagnóstico	Coleta de urina sem tempo marcado		Coleta de urina com tempo marcado	
	Não corrigido (µ/mL)	Corrigido para concentração urinária de creatinina (mg/g)	Noturna (µg/min)	mg/24h
Normoalbuminúria	< 20	< 30	< 20	< 30
Microalbuminúria	20-200	30-300	20-200	30-300
Macroalbuminúria	> 20	> 300	> 200	> 300

A EUA, tanto em indivíduos normais quanto em pacientes diabéticos, tende a ser 25% maior durante o dia que durante a noite, e sua variação de um dia para o outro pode chegar a 40%. Esta variação parece representar um fenômeno biológico, e não coleta de urina inadequada, uma vez que coeficientes de variação semelhantes a estes são observados para o QAC, em amostra de urina casual. Uma importante implicação prática desta variabilidade é que a classificação precisa da EUA deve ser baseada em várias determinações, por exemplo 2 amostras concordantes de 3 colhidas.

Prevalência e incidência da microalbuminúria

Em pacientes com DM tipo 1, a prevalência de microalbuminúria persistente é muito maior que aquela observada em indivíduos não diabéticos, e aumenta com a duração do DM. Interessante é o fato de que um número significante de pacientes com DM tipo 1 apresenta microalbuminúria precocemente, isto é, 1-3 anos após o diagnóstico. A prevalência de microalbuminúria é de 8% em pacientes com DM tipo 1 com apenas 1 a 3 anos de duração, a qual é 10 vezes maior que a prevalência de 0,8% observada em indivíduos não diabéticos. A prevalência da microalbuminúria atinge cerca de 20% após aproximadamente 10 anos de duração do DM tipo 1, continua em ascensão na segunda década, alcançando um novo patamar ao redor de 52%, após 30 anos de duração pós-puberal do DM. Estes últimos estudos utilizaram a duração do DM tipo 1 pós-puberal, uma vez que tem sido sugerido que sua duração antes da puberdade não contribui para o risco da nefropatia diabética. Entretanto, estudo recente que utilizou parâmetros anatômicos, obtidos de biópsias renais, sugeriu que a duração total do DM, e não a duração antes ou depois da puberdade, é aquela que determina as lesões histológicas características da nefropatia diabética[10].

Em pacientes com DM tipo 2, a prevalência de microalbuminúria é de aproximadamente 20%. Entretanto, se forem considerados apenas aqueles pacientes com DM tipo 2 e retinopatia, uma porporção muito maior apresenta microalbuminúria, isto é, cerca de 45%.

Microalbuminúria e desenvolvimento futuro de nefropatia clínica

Tem sido sugerido que a microalbuminúria possa ser um preditor de progressão para a nefropatia clínica em pacientes com DM tipos 1 e 2. Estudos prospectivos, publicados na década de 1980, sugeriram que em pacientes com DM tipo 1 a presença de microalbuminúria previa o desenvolvimento da nefropatia em cerca de 80% dos casos (Tabela 22.2). Entretanto, estudo recente com quase 400 portadores de DM tipo 1 demonstrou progressão para macroalbuminúria em apenas 19% dos indivíduos, enquanto 58% regrediram para normoalbuminúria[11]. As razões da discrepância entre este último estudo e os anteriores não são claras, mas é possível que os estudos anteriores superestimaram o risco de macroalbuminúria em pacientes com microalbuminúria devido ao pequeno número de pacientes estudados (30 pacientes) ou pode ser que de fato o número de pacientes com microalbuminúria que desenvolvem macroalbuminúria está decaindo. Interessante salientar que a

Tabela 22.2 – Valor preditivo da microalbuminúria para o desenvolvimento de nefropatia diabética.

Estudo	Número de pacientes	Período de observação (anos)	Valor de corte para microalbuminúria (µg/min)	Pacientes com nefropatia (%)
Vibert et al.	63 DMID	14	> 30	87
Parving et al.	23 DMID	6	> 28	75
Mogensen e Christensen	43 DMID	10	> 15	86
Mathiesen et al.	71 DMID	6	> 70	100
Mogensen	180 DMNID	90	> 30*	22
Nelson et al.	439 DMNID	4	> 30**	34
Ravid et al.	49 DMNID	5	> 20	21

DMID = *diabetes mellitus* insulinodependente; DMNID = *diabetes mellitus* não insulinodependente.
* Microgramas de albumina por mililitro.
** Razão albumina/creatinina (mg/g).

regressão para normoalbuminúria esteve associada a: microalbuminúria de curta duração, hemoglobina glicosilada inferior a 8%, pressão arterial sistólica inferior a 115mmHg e valores baixos de colesterol e triglicérides, e não esteve associada ao uso de drogas inibidoras da enzima de conversão da angiotensina (IECA).

Em pacientes com DM tipo 2 o valor preditivo da microalbuminúria para o desenvolvimento da nefropatia clínica ocorreu em 22 a 42% dos casos.

Microalbuminúria prediz a doença cardiovascular

A presença da microalbuminúria está claramente associada à maior mortalidade de causa cardiovascular em pacientes com DM tipo 2 e também em indivíduos não diabéticos. Em pacientes com DM tipo 1, é muito menos evidente a importância da microalbuminúria como preditiva de morte de causa cardiovascular. Estudo retrospectivo, com período de observação de 23 anos, conclui que a presença da microalbuminúria conferia aos pacientes com DM tipo 1 um risco relativo de morte por doença cardiovascular de 2,94. Em estudo com desenho semelhante ao anterior e com seguimento de 10 anos, os autores concluíram que a microalbuminúria por si acrescentava pequeno risco de morte de causa cardiovascular em pacientes com DM tipo 1, risco relativo de 1,45.

Os mecanismos envolvendo a associação entre microalbuminúria e morte por doença cardiovascular ainda são mal definidos. Várias hipóteses têm sido propostas: a microalbuminúria seria um marcador de disfunção endotelial difusa, a qual facilitaria a entrada de lipoproteínas na parede arterial; a microalbuminúria seria um marcador de doença cardiovascular estabelecida; e a microalbuminúria estaria associada a vários outros fatores de risco da doença cardiovascular. Aumento da pressão arterial, alterações de lipoproteínas, aumento na agregação plaquetária, disfunção endotelial e resistência insulínica e hiperinsulinemia têm sido descritos em pacientes diabéticos com microalbuminúria. Neuropatia autonômica, que também se associa à microalbuminúria, é um fator preditivo de morte, muitas vezes súbita, de causa cardiovascular em pacientes diabéticos. Hipertrofia ventricular esquerda em pacientes diabéticos, também associada à microalbuminúria, é um fator de risco para insuficiência coronariana, arritmia ventricular, insuficiência cardíaca e morte súbita.

Hipertensão arterial e microalbuminúria

Estudos prospectivos recentes com indivíduos com DM tipo 1, normotensos e normoalbuminúricos, demonstraram que os pacientes que progrediram para microalbuminúria apresentavam níveis pressóricos significativamente maiores que os pacientes que não progrediram. Estes trabalhos confirmam estudo retrospectivo prévio, que sugeriu que pacientes com DM tipo 1 que desenvolveram nefropatia apresentavam, na adolescência, aumento dos níveis tensionais. A ocorrência de aumento nos níveis pressóricos precedendo, ou em concomitância, com a microalbuminúria foi também demonstrada em pacientes com DM tipo 2. Entretanto, esses últimos dados não foram comprovados por outros autores.

Aumento da taxa de filtração glomerular e da albuminúria

Cerca de um terço dos pacientes com DM tipo 1 apresenta aumento na taxa de filtração glomerular (TFG) quando comparados a indivíduos normais, pareados para idade e sexo. Em pacientes com DM tipo 2, a frequência de hiperfiltração glomerular é menor, podendo estar ausente. O aumento da TFG é observado particularmente em pacientes com DM tipo 1 ou 2 recém-diagnosticados, e durante os períodos de mau controle glicêmico. Com a intensificação do tratamento com insulina e consequente retorno dos níveis glicêmicos para valores próximos dos normais ocorre, após dias ou meses, normalização da TFG, tanto em pacientes com DM tipo 1 como tipo 2.

Em pacientes com DM tipo 1, o papel da hiperfiltração como marcador de subsequente aumento na excreção urinária de albumina é controverso. Alguns estudos sugerem que o aumento inicial da TFG se associa a posterior incremento na EUA, enquanto em outros estudos tal associação não foi observada. Em pacientes com DM tipo 2, são escassos os estudos que investigaram um possível papel da hiperfiltração no desenvolvimento da microalbuminúria. Estudo em pacientes com DM tipo 2 conclui que o aumento na TFG, não necessariamente, prognosticava o aparecimento da microalbuminúria. Entretanto, metanálise recente que incluiu 10 estudos com pacientes diabéticos do tipo 1 concluiu que a presença de hiperfiltração inicial mais que dobra o risco de micro ou macroalbuminúria durante o seguimento[12].

Macroalbuminúria ou nefropatia clínica

Nesta fase, a excreção urinária de albumina é superior a 200µg/min (300mg/24h) e ocorre declínio progressivo da TFG. A velocidade de perda da TFG varia entre 2 e 20mL/min/ano, sendo em média 12mL/min/ano. Pacientes com DM tipo 2 apresentam semelhante padrão de variação na progressão da TFG.

Vários fatores têm sido implicados na progressão da função renal de pacientes com DM tipos 1 e 2 com nefropatia. Hipertensão arterial sistêmica e, em grau menor, albuminúria aceleram a progressão da nefropatia diabética tanto em pacientes com DM tipo 1, como naqueles com DM tipo 2. Aumento na pressão arterial sistêmica para os níveis de hipertensão é um fenômeno frequente e precoce na ND. Além disso, elevação na pressão arterial noturna (*nondippers*) ocorre com maior frequência em pacientes com nefropatia e DM tipos 1 ou 2. Os estudos referentes ao impacto do controle glicêmico em pacientes com macroalbuminúria têm revelado resultados conflitantes. Uma explicação plausível é que os estudos iniciais, além do pequeno número de pacientes, não obtiveram controle adequado da pressão arterial, provavelmente um fator mais importante que a hiperglicemia. Em estudo mais recente, com grande número de pacientes e com controle rígido da pressão arterial, a progressão da TFG foi significativamente relacionada ao controle metabólico avaliado através da hemoglobina glicosilada. O papel da dislipidemia é igualmente controverso, porque os aumento dos níveis séricos de colesterol está associado à progressão da nefropatia em pacientes com DM tipos 1 e 2. Entretanto, a observação de que a redução nos níveis de colesterol por meio de drogas não tem impacto na velocidade de redução da TFG em pacientes com DM tipos 1 e 2 parece excluir um efeito direto e independente da hipercolesterolemia na progressão da nefropatia diabética clínica. Alguns estudos sugerem que o tabagismo possa ser um importante fator na progressão da doença em renal em pacientes com DM tipos 1 e 2, provavelmente por aumentar a pressão arterial sistêmica e/ou contribuir para a hiperfiltração glomerular, como relatado em pacientes com DM tipo 1. Estudos retrospectivos não detectaram associação entre ingestão proteica e velocidade de redução da TFG.

Pacientes com nefropatia diabética apresentam alto risco de morte prematura

Embora exista alguma controvérsia em relação aos números, não há dúvidas que pacientes com nefropatia diabética apresentam maior taxa de mortalidade que aqueles sem nefropatia[6] (ver Fig. 22.2). Em 3 estudos propectivos que relataram a história natural da ND em pacientes com DM tipo 1[6], a taxa de mortalidade de 10 anos após o diagnóstico da proteinúria variou de 50 a 77%. Índios Pima com DM tipo 2 e proteinúria apresentam risco de morte 3,5 maior que pacientes sem nefropatia, e a concomitância da hipertensão arterial eleva esse risco para 7. Pacientes europeus com DM tipo 1 e proteinúria apresentam 4 vezes mais risco de morte prematura que pacientes sem proteinúria. A taxa de mortalidade acumulada, 10 anos após o início da proteinúria, em pacientes europeus com DM tipo 2 foi de 70%, comparada com 45% em pacientes com DM tipo 2 e normoalbuminúria.

DRC terminal é a maior causa de morte em pacientes com DM tipo 1 e nefropatia, sendo a causa do óbito em 59 a 66% dos casos. A incidência acumulada de DRC terminal em pacientes com DM tipo 1 e proteinúria é de 50%, 10 anos após o início da proteinúria; comparada com 3 a 11% após 10 anos de proteinúria em pacientes europeus com DM tipo 2 e 65% após 10 anos de proteinúria em índios Pima com

DM tipo 2. Nestes últimos pacientes, a doença cardiovascular é mais importante que a DRC terminal como causa de morte, 16% e 22%, respectivamente. A doença cardiovascular é também causa importante de morte (15 a 25%) em pacientes com DM tipo 1 e nefropatia, apesar da idade relativamente baixa por ocasião do óbito[5]. Estudo envolvendo 2.890 pacientes com DM tipo 1 demonstrou que a morte de causa cardiovascular em pacientes com proteinúria foi 37 vezes mais frequente que na população não diabética. Alterações nos fatores de risco conhecidos para doença cardiovascular não justificam as altas taxas de mortalidade nos pacientes diabéticos. Tem sido sugerido que pacientes com DM tipo 1 e nefropatia apresentam predisposição familial para doença cardiovascular, entretanto, este achado não foi confirmado por outro estudo.

FISIOPATOLOGIA

NORMOALBUMINÚRIA

Hiperfiltração

Como anteriormente mencionado, pacientes com DM tipos 1 e 2 e normoalbuminúria podem apresentar TFG acima do valor normal (limite superior da normalidade 135mL/min/1,73m^2) ou hiperfiltração. Usando técnicas de micropunção em animais, quatro fatores da TFG foram identificados. Primeiro o fluxo plasmático glomerular que corresponde ao fluxo plasmático renal (FPR) para todo o rim, que influencia a pressão média de ultrafiltração e consequentemente a TFG. Aumento no FPR tem sido demonstrado em pacientes com DM tipos 1 e 2, associado ao aumento na TFG. O segundo fator é a diferença da pressão hidráulica transcapilar glomerular, isto é, a diferença entre a pressão hidráulica dentro do capilar glomerular e o espaço de Bowman. Este fator da filtração glomerular não pode ser determinado em humanos. Entretanto, o aumento demonstrado na fração de filtração (TFG/FPR) é compatível com o aumento na diferença de pressão hidráulica transcapilar glomerular. O terceiro determinante da TFG é a pressão oncótica na arteríola aferente ou, mais precisamente, a diferença entre a concentração de proteínas e outros coloides ao longo da membrana do capilar glomerular, a qual se opõe à ultrafiltração. A pressão oncótica sistêmica tem sido reportada estar normal em humanos, calculando-se a partir da concentração plasmática de proteínas. O quarto e último determinante da TFG é o coeficiente de ultrafiltração, o qual representa o produto da permeabilidade hidráulica da membrana e a superfície disponível para filtração. A área total de superfície disponível para filtração está aumentada desde fases iniciais do DM em humanos[5].

Medidas diretas da pressão hidráulica transcapilar, obtidas através de micropunção em ratos diabéticos e com hiperglicemia moderada, têm demonstrado hiperfiltração, hiperperfusão, aumento no gradiente de pressão hidráulica transcapilar, pressão oncótica inalterada, e normal ou discreto aumento da área disponível para filtração, ou Kf. No quadro 22.3 apresentamos os possíveis mediadores da hiperfiltração em humanos.

Quadro 22.3 – Possíveis mediadores da hiperfiltração no *diabetes mellitus*.

Glicose (hiperglicemia moderada, 200mg/dl)
Corpos cetônicos (isoladamente, a substância que produz maior hiperfiltração)
Insulina
Hormônio do crescimento (necessita de longo período de administração)
Glucagon
Alta ingestão de proteínas
Prostaglandinas (efeito controverso)
Peptídeo natriurético (efeito controverso)
Óxido nítrico
Glomerulopressina
Contratransporte de sódio e lítio
Aumento glomerular e renal

MICROALBUMINÚRIA (Figs. 22.5 e 22.6)

A excreção de albumina na urina é determinada pela quantidade filtrada através da parede do capilar glomerular e a quantidade reabsorvida pelas células tubulares (Fig. 22.6). Em pacientes com DM e microalbuminúria, não há evidências de alteração na reabsorção tubular. Portanto, a albuminúria nestes pacientes tem sido atribuída ao aumento na albumina filtrada pelo glomérulo. A parede do capilar glomerular apresenta poros com tamanho médio de 55Å (5,5nm), sendo uniformemente revestida por carga elétrica negativa, papel atribuído a sulfato de heparan, ácido siálico e outros proteoglicanos (Fig. 22.7). Portanto, o tamanho e a carga elétrica das moléculas circulantes, assim como o gradiente de pressão transglomerular, irão determinar a passagem de proteínas através da parede do capilar glomerular. Em pacientes com DM e microalbuminúria, a depuração de albumina, um poliânion (pI 4,8; PM 69kDa; raio 36Å), e IgG, uma molécula maior mas eletroneutra (pI 7,5-7,8; PM 160kDa; raio 55Å), estão aumentadas. Tem sido sugerido que estas alterações são secundárias ao aumento no gradiente de pressão transcapilar (ΔP), baseado principalmente em estudos de micropunção em ratos. Amento no ΔP favoreceria a passagem de proteínas independente da sua carga elétrica. Uma vez que em humanos não é possível à medida direta desta determinante da filtração glomerular, a elevação na fração de filtração observada em pacientes com microalbuminúria tem sido utilizada para inferir o aumento no diferencial de pressão transcapilar. Nestes pacientes, observa-se aumento na depuração de dextrana neutra de diferentes pesos moleculares, em paralelo ao aumento na TFG. Aumento no coeficiente de ultrafiltração (Kf), produto da permiabilidade hidráulica e a área disponível para filtração, também deve contribuir para o incremento na depuração de macromoléculas aniônicas e neutras. Estudos de depuração fracional de dextranas neutras e imunoglobulinas, catiônicas ou aniônicas, sugerem que a perda na seletividade – possivelmente relacionada a diminuição de substâncias responsáveis pela eletronegatividade, como sulfato de heparan e ácido silálico – preceda, ou ocorra concomitante, a perda da seletividade para tamanho da molécula em pacientes com microalbuminúria.

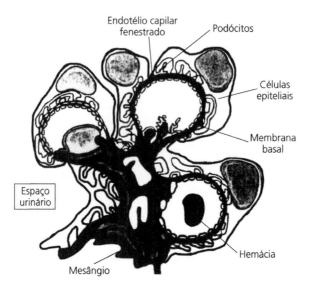

Figura 22.6 – Representação esquemática do glomérulo indicando os principais fatores que influenciam a excreção de albumina na urina (com autorização da editora Blackwell Science).

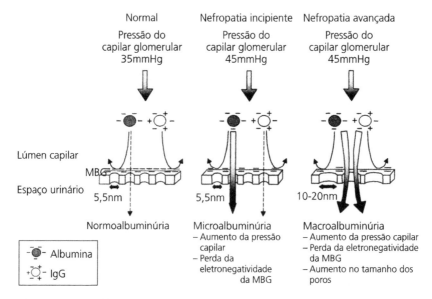

Figura 22.7 – Evolução da proteinúria no *diabetes mellitus*. A filtração de proteínas plasmáticas, como a albumina (poliânion) e a IgG (eletroneutra e de grande peso molecular), é normalmente evitada pela capacidade restrita da membrana basal glomerular (MBG). Aumento da pressão no capilar glomerular e perda da eletronegatividade da MBG aumentam a filtração de proteínas, incluindo a albumina, em fases iniciais da microalbuminúria. Com aumento na perda da eletronegatividade e nos poros de filtração na nefropatia clínica, a albuminúria aumenta e a IgG passa a ser filtrada (com autorização da editora Blackwell Science).

MACROALBUMINÚRIA

Pacientes com DM e macroalbuminúria apresentam redução na TFG, aumento na resistência vascular, redução na permeabilidade hidráulica e ineficiência na barreira para tamanho de macromoléculas; estas alterações são observadas em pacientes com DM tipos 1 e 2 e em outras doenças glomerulares crônicas acompanhadas de proteinúria. Estudos de depuração fracional de proteínas com carga elétrica negativa como a albumina e avaliação do coeficiente de filtração com macromoléculas neutras sugerem alterações na seletividade para carga e tamanho. Finalmente, com a progressão da insuficiência renal, a proteinúria passa a ser mista, isto é, de origem glomerular e tubular, uma vez que o túbulo perde sua capacidade de reabsorver parte da proteína filtrada.

ALTERAÇÕES DA MORFOLOGIA RENAL NO *DIABETES MELLITUS*

As lesões estruturais descritas a seguir aplicam-se para o DM tipos 1 e 2. As alterações mais proeminentes na doença renal do DM ocorrem no glomérulo. Em indivíduos normais, estes são constituídos por uma rede de 20-40 alças capilares, originadas de uma arteríola aferente e que drena em uma arteríola eferente. O tônus dessas arteríolas controla a pressão intraglomerular (Fig. 22.8). O tecido mesangial compreende as células e matriz e dá suporte para os lóbulos capilares. Esse tecido, pela sua capacidade contrátil e de responder às substâncias vasoativas, participa da regulação da filtração glomerular (ver Fig. 22.6). Observações de microscopia eletrônica demonstram que as alças capilares são constituídas de membrana basal, recoberta por endotélio fenestrado e apoiada em células epiteliais viscerais (podócitos), que emitem prolongamentos ao longo da membrana, deixando espaços (abertura ou poros de filtração) entre os prolongamentos. O corpúsculo glomerular é envolvido pela cápsula de Bowman, a qual se continua com membrana basal tubular e forma o espaço urinário. A filtração do plasma ocorre através do endotélio (provavelmente pelas fenestrações), da membrana basal, dos poros epiteliais e, finalmente, atinge o espaço urinário e o túbulo proximal (Figs. 22.6 a 22.8).

No início do DM, o volume renal e o glomerular estão aumentados e os glomérulos continuam aumentando de volume durante a progressão da doença. Em fases iniciais, o aumento no volume glomerular é provavelmente devido à maior produção de matriz extracelular, levando a aumento na superfície de filtração (como anteriormente discutido) e ao crescimento glomerular secundário. Uma vez que o compartimento tubulointersticial constitui a maior parte do tecido renal, o aumento nesta parte do rim deve ser o principal fator para o aumento no tamanho renal. Em pacientes com nefropatia diabética, o tamanho renal é usualmente "normal" ou "aumentado" mesmo em fases avançadas da insuficiência renal (IR), em contraste com a maioria das causas de DRC, nas quais o tamanho renal tende a se reduzir

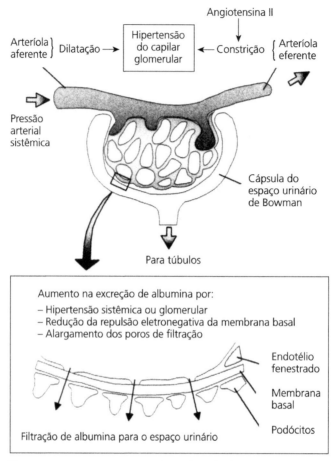

Figura 22.8 – Representação esquemática do tufo do capilar glomerular. Notar a continuidade da membrana basal glomerular com a matriz mesangial (linhas sólidas mais escuras).

com a progressão da doença. Em alguns casos, entretanto, a concomitância de estenose da artéria renal ou pielonefrite crônica pode contribuir para a redução no tamanho renal.

Espessamento da membrana basal (MB) tem sido reconhecido, há muito tempo, como uma alteração característica do DM. Essa alteração pode ser observada após dois anos do diagnóstico do DM e a maioria dos pacientes apresenta evidente espessamento após 10 anos. Expansão do mesângio parece ocorrer após espessamento da MB glomerular (MBG), embora isso possa não ser uma verdadeira sequência de eventos, uma vez que tecnicamente é mais fácil detectar o espessamento da MBG que a expansão mesangial. Pelo menos em fases mais avançadas da lesão renal, a expansão de matriz mesangial e não a proliferação celular são os fatores predominantes. Ao contrário do espessamento da MBG, o volume mesangial pode estar normal em alguns indivíduos com até 25 anos de DM, embora aqueles com nefropatia estabelecida sempre apresentarão expansão mesangial. Observado à imunofluorescência o tecido renal de pacientes com DM e nefropatia apresenta depósito linear de diversas imunoglobulinas e albumina. A presença destes depósitos é inespecífica, isto é, não tem valor patológico.

Em fase avançada, a glomerulopatia diabética pode apresentar um aspecto característico, como inicialmente descrito por Kimmelstiel e Wilson. A microscopia óptica revela aumento difuso de material positivo para o ácido periódico de Schiff (PAS) com distribuição mesangial (glomerulopatia difusa), por vezes formando nódulos acelulares (forma nodular, nódulos de Kimmelstiel-Wilson). Depósitos hialinos podem ocorrer como material eosinofílico acelular, mas não são específicos e são encontrados em várias outras doenças renais. Eles podem surgir dentro da cápsula de Bowman (gota capsular), entre a célula endotelial e a membrana basal (*fibrin cap*) e nas arteríolas aferentes e eferentes (Fig. 22.9). Um achado relativamente frequente é a presença de microaneurismas no tufo glomerular[2] (Fig. 22.10). Esclerose glomerular global, causada por expansão mesangial ou isquemia secundária à oclusão da arteríola eferente, ocorre em pacientes com redução na TFG. Como em outras glomerulopatias, os túbulos e o interstício são acometidos secundariamente e apresentam lesões inespecíficas.

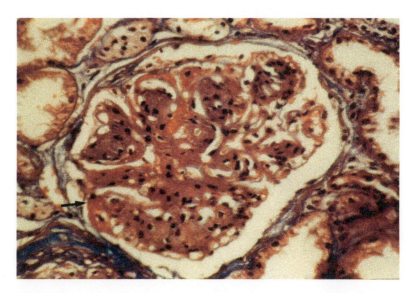

Figura 22.9 – Glomerulosclerose nodular intercapilar (Kimmestiel-Wilson). Destaque para as lesões exsudativas coradas pelo vermelho-brilhante (*fibrin cap*, seta). Tricrômico de Masson, 500× (gentileza do Dr. Luiz Antonio Moura, Departamento de Patologia, Escola Paulista de Medicina, Universidade Federal de São Paulo[12]).

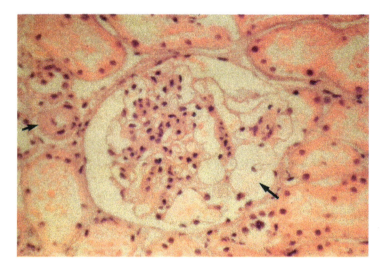

Figura 22.10 – Glomerulosclerose difusa caracterizada por aumento global da matriz e células mesangiais, por vezes esboçando nódulos intercapilares. Notar a presença de dilatações aneurismáticas das alças capilares (seta maior). Nota-se, à esquerda, arteríola interlobular com paredes espessadas por material hialino (seta menor). Hematoxilina-eosina, 500× (gentileza do Dr. Luiz Antonio Moura, Departamento de Patologia, Escola Paulista de Medicina, Universidade de São Paulo[2]).

Relações entre alterações anatômicas e funcionais

O objetivo principal dos estudos morfológicos é prover informações para o conhecimento da função renal. Alterações morfológicas, em grande parte, são responsáveis pelas anormalidades funcionais. Certas discrepâncias foram geradas por estudos iniciais, em casos de necropsias, nos quais importantes alterações estruturais foram observadas em pacientes com DM tipo 1 sem proteinúria. Entretanto, estudos de biópsias com grande número de pacientes demonstram que as alterações estruturais e funcionais apresentam boa correlação (Quadro 22.4).

Quadro 22.4 – Alterações funcionais e anatômicas na nefropatia diabética.

Alterações funcionais	Alterações histopatológicas
Hiperfiltração	Aumento na área disponível para filtração
Microalbuminúria	Aumento no volume fracional do mesângio
Macroalbuminúria	Aumento no volume fracional do mesângio
Redução na TFG	Aumento no volume fracional do mesângio, redução na área disponível para filtração, atrofia e fibrose tubulointersticial
Insuficiência renal avançada	Obliteração glomerular, atrofia e fibrose tubulointersticial

As lesões renais no DM podem ser estimadas, pela microscopia óptica comum, como a fração do volume de substância sólida, por exemplo, quantidade de matriz extracelular que ocupa o mesângio, ou descrita semiquantitativamente através de um sistema de pontuação. Vários estudos utilizaram estas metodologias. Com o emprego da microscopia eletrônica, a gravidade das lesões glomerulares no DM pode ser estimada pelo espessamento da membrana basal da periferia do capilar e a área do mesângio e matriz expressas como fração, ou porcentagem, de um espaço apropriado (isto é, fração mesangial/glomérulo, fração de matriz/mesângio ou fração de matriz/glomérulo). A soma destas alterações pode ser usada como um índice de gravidade da glomerulopatia diabética (Fig. 22.11).

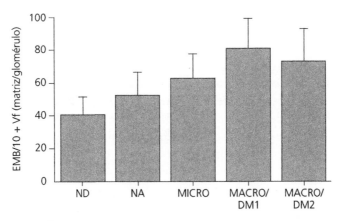

Figura 22.11 – Índice de gravidade da glomerulopatia diabética calculado a partir da soma da espessura da membrana basal (EMB) com o volume fracional (Vf). ND = não diabéticos, doadores renais. Os pacientes diabéticos estão agrupados em normoalbuminúricos (NA), microalbuminúricos (MICRO) e macroalbuminúricos (MACRO). DM1 = *diabete mellitus* tipo 1; DM2 = *diabetes mellitus* tipo 2.

Correlação entre alterações anatômicas e TFG

De maneira grosseira, a estrutura anatômica determinante da TFG é a área total do capilar glomerular. A estimativa desta área é expressa como superfície por néfron. Embora não muito precisos, estudos morfométricos em fases iniciais do DM tipo 1 revelam aumento na área disponível para filtração por néfron. Tem sido sugerido que estas alterações possam ser responsáveis pelo aumento na TFG. Entretanto, estudos morfológicos não corroboram a hipótese de que a hiperfiltração possa ter um importante papel no desenvolvimento das lesões renais no DM. Também com a progressão da doença renal, é relatada boa correlação entre a TFG e a expansão mesangial, mas não com a espessura da membrana basal glomerular. É importante salientar, entretanto, que a expansão mesangial é inversamente proporcional à área do capilar glomerular, ambas independentemente associadas à TFG. Por isso, com o aumento no volume fracional do mesângio ocorre redução relativa na área do capilar glomerular. O grau de fibrose intersticial também é um importante determinante da TFG. Em fases mais avançadas da lesão renal do DM, a obliteração dos glomérulos é um importante fator na redução da TFG.

Relação entre lesões estruturais e albuminúria

Estudos morfológicos têm demonstrado que, de maneira geral, a progressão da EUA está associada às lesões glomerulares mais graves em pacientes com DM tipos 1 e 2 (ver Fig. 22.11). Em pacientes com normoalbuminúria não existe correlação entre espessura da MBG e a duração do DM, confirmando que alguns pacientes não apresentarão evidências de glomerulopatia apesar de muitos anos de DM. Entretanto, aumento no volume fracional do mesângio é consistentemente relatado em pacientes com microalbuminúria e DM tipos 1 e 2. Nestes últimos pacientes, entretanto, a gravidade das lesões histopatológicas é menor que nos primeiros. Pacientes com DM tipo 1 e macroalbuminúria também apresentam índices de gravidade da glomerulopatia (principalmente aumento na matriz por glomérulo) maiores que pacientes com microalbuminúria. Entretanto, em pacientes com DM tipo 2 e macroalbuminúria, a correlação entre a EUA e a gravidade da glomerulopatia diabética não é tão evidente. Essa discrepância pode ser explicada, pelo menos em parte, pela maior frequência de glomerulopatia não diabética nos pacientes com DM tipo 2 que naqueles com o tipo 1.

PATOGÊNESE

Em uma análise simples, o distúrbio metabólico por si, induzido pelo DM, é necessário para o desenvolvimento das lesões glomerulares que são observadas nesta doença. Desse modo, as lesões renais podem ser observadas em modelos animais com DM induzido por drogas, as quais podem ser prevenidas ou bastante reduzidas, em sua intensidade, por meio da obtenção de valores glicêmicos próximos dos normais, e dependente da duração e intensidade do tratamento com insulina. Além disso, as lesões renais características do DM são revertidas quando o rim é transplantado para um animal normal.

Em humanos, o mesmo padrão de lesão renal pode ser observado apesar de diferentes causas do DM. Pacientes com DM secundário à pancreatite crônica ou hemocromatose, e sem evidências de predisposição genética para o DM, podem desenvolver nefropatia indistinguível daquela observada em pacientes com DM tipos 1 e 2. Pacientes com DM que recebem transplante renal de indivíduos normais podem apresentar, no rim transplantado, lesões típicas da nefropatia diabética. Estudos retrospectivos e prospectivos têm sugerido uma relação entre controle glicêmico e risco da nefropatia diabética; em particular o DCCT (*Diabetes Control and Complications Trial*) demonstrou que o desenvolvimento da nefropatia diabética é definitivamente influenciado pelo controle glicêmico[7]. Entretanto, alguns pacientes com bom controle metabólico desenvolveram a ND, e outros mantiveram função renal normal e não apresentaram proteinúria, apesar do pior controle glicêmico[7]. Essas observações sugerem que em pacientes com DM a hiperglicemia é um fator necessário, mas não suficiente, para causar a lesão renal, outros fatores são claramente necessários para que a nefropatia se desenvolva, os quais serão discutidos a seguir.

MECANISMOS DA INDUÇÃO DE LESÕES RENAIS PELA HIPERGLICEMIA
(Quadro 22.5)

Quadro 22.5 – Bases bioquímicas dos efeitos da hiperglicemia na patogênese da nefropatia diabética.

Glicosilação não enzimática de proteínas
Metabolismo anormal da via do poliol
Aumento na produção de matriz extracelular
Aumento na atividade das proteínas cinase C (PKC)
Alterações no ciclo e na proliferação celulares
Indução de genes de fatores de crescimento pela hiperglicemia
Aumento na produção de citocinas
Redução na carga aniônica das membranas celulares
Aumento na produção de espécies reativas de oxigênio
Ativação de processos inflamatórios

Glicosilação não enzimática

Uma possível ligação entre hiperglicemia e nefropatia diabética é por meio da glicosilação não enzimática de proteínas (reação de Amadori). Por esse mecanismo a glicose liga-se aos grupos amino das proteínas, resultando em produtos iniciais da glicosilação não enzimática, como a hemoglobina glicosilada (Hbgli). Como a extensão da glicosilação é dependente da meia-vida da proteína e do valor médio da glicemia, a porcentagem de Hbgli é utilizada, clinicamente, para estimar a média da glicemia dos últimos 90-120 dias, que corresponde à vida média das hemácias. Com a progressão do processo, por meio de uma série de reações químicas, lentas e irreversíveis, produtos finais da glicosilação não enzimática (conhecidos como AGEs, *advanced glycated end-products*) são formados, alguns dos quais são capazes de formarem ligações covalentes com grupos amino de outras proteínas, resultando em reações proteínas-proteínas. Se os AGEs são formados em proteínas de vida longa como o colágeno, o efeito por eles excercido poderá também ser duradouro. Ao contrário dos produtos de vida curta, como a Hbgli, os AGEs são estáveis e, portanto, acumulam-se nos tecidos e nas paredes dos vasos e seus níveis não retornam ao normal, mesmo quando a hiperglicemia é corrigida. Tem sido demonstrado que os AGEs se ligam a receptores específicos identificados nos macrófagos, células endoteliais e células mesangiais, podendo então induzir a síntese e a secreção de citocinas, incluindo interleucina-1 (IL-1) e fator de crescimento insulina-símile 1 (IGF-1). Este efeito pode estimular a proliferação de células mesangiais e também a síntese de colágeno tipo IV. Além disso, por meio de ligações cruzadas com o colágeno, pode induzir maior síntese de matriz extracelular pelas células mesangiais, via fator de crescimento derivado de plaquetas (PDGF). Todo este processo pode contribuir para o aumento no depósito de matriz extracelular no mesângio, interfir na depuração mesangial de macromoléculas e alterar a função de macrófagos, contribuindo para a expansão mesangial e oclusão glomerular. Além disso, os AGEs podem ligar-se aos ácidos nucleicos e, dessa maneira, comprometer a estrutura de genes importantes. Tem sido demonstrado que a aminoguanidina, um inibidor da formação de AGEs, previne a expansão mesangial e diminui a albuminúria no diabetes experimental, o que corrobora para o papel dos AGEs na patogênese das lesões renais do DM. Ainda não existem dados em humanos, entretanto ensaios clínicos com o emprego da aminoguanidina estão em andamento.

Via do poliol

A glicose em excesso é convertida para sorbitol por ação de uma enzima chamada aldose redutase. A hiperglicemia crônica pode levar ao acúmulo de sorbitol nos tecidos, incluindo os túbulos renais e glomérulos. O aumento do sorbitol pode causar lesão tecidual por alterar a osmorregulação das células e depletar o meio intracelular de mioinositol, com consequente aumento do diacilglicerol. Esse é o principal mediador celular endógeno da ativação de proteína cinase C (PKC), a qual tem sido envolvida na patogênese da nefropatia diabética.

Embora os inibidores da aldose redutase tenham sido observados como um grande avanço no tratamento das complicações do DM, o desempenho deste grupo de drogas tem sido desanimador. Grande parte destes medicamentos foi retirada do mercado por problemas de toxicidade. Embora em animais com DM o inibidor de aldose redutase capaz de diminuir, ou mesmo eliminar, a albuminúria em pacientes com DM tipo 1 a redução na albuminúria não foi uniforme.

Hiperglicemia aumenta a produção de matriz extracelular

Células endoteliais ou mesangiais em cultura expostas a altas concentrações de glicose, mimetizando a hiperglicemia, apresentam aumento na produção de componentes da matriz extracelular, principalmente fibronectina e colágeno tipo IV. Essa alteração parece ser mediada pelo fator de transformação do crescimento β (TGF-$β_1$). Dados recentes, *in vitro*, sugerem que o aumento do TGF-$β_1$ antecede o incremento da matriz extracelular. Em concordância, *in vivo*, o bloqueio do TGF-$β_1$ em ratos com DM induzido por estreptozotocina previne o aumento de matriz extracelular. Além disso, células mesangiais expostas a altas concentrações de glicose sintetizam menos sulfato de heparan, o que poderia, pelo menos teoricamente, contribuir para a redução na eletronegatividade da parede do capilar glomerular, facilitando a passagem de albumina.

Sistema das proteínas cinase C (PKC)

As PKC parecem estar envolvidas em várias funções celulares, principalmente no sinal de transdução celular em resposta a hormônios, fatores de crescimento, neurotransmissores, prostaglandinas e certas drogas. A atividade celular da PKC é regulada pelos níveis de diacilglicerol e fosfato de inositol. Em animais diabéticos, a síntese de diacilglicerol está elevada devido ao aumento na formação de seus precursores, derivados de glicose. O aumento na atividade das PKC pode alterar várias funções celulares relevantes para as complicações microvasculares do DM, incluindo: neovascularização, síntese de colágeno, receptores de fatores de crescimento e atividade de troca iônica e pH intracelular.

Alterações das células endoteliais

As células endoteliais formam uma camada na superfície luminal de todos os vasos, sendo suscetíveis a agressões físicas e químicas. Estas células são metabolicamente ativas, participando da síntese, ativação e inativação de várias substâncias. Por exemplo, as células endoteliais convertem precursores inativos, como a angiotensina I, em produtos ativos e sintetizam mediadores vasoativos, que agem no tecido muscular liso dos vasos, como o vasodilatador óxido nítrico (NO) e o potente vasoconstritor endotelina.

Os possíveis mecanismos pelos quais o DM pode afetar a função endotelial incluem toxicidade direta pela glicose, aumento do poliol, maior atividade da PKC, aumento na geração de radicais livres com consequente redução de NO e formação de AGEs. Várias alterações endoteliais têm sido descritas associadas ao DM, incluindo aumento na proliferação e desnudação endotelial, alterações na forma das células em áreas de ateroma e no aumento do *turnover* celular. Pacientes diabéticos com microalbuminúria apresentam aumento nos níveis circulantes do fator de von Willebrand e trombomodulina, fenômenos que representam lesão endotelial. Além disso, apresentam redução na vasodilatação dependente do endotélio (dependente de NO). Estas observações sugerem que a microalbuminúria possa representar não apenas aumento da permeabilidade glomerular, e sim ser consequência de lesão endotelial generalizada. Além disso, a disfunção endotelial pode colaborar para explicar a associação entre aumento na excreção urinária de albumina e aterosclerose observada no DM. Alterações de fatores da hemostasia, como fibrinogênio, inibidor do ativador de plasminogênio 1 (PAI-1) e lipoproteína (a), que favorecem a hipercoagulabilidade, têm sido descritas em pacientes com DM tipos 1 e 2 e microalbuminúria.

Alterações bioquímicas da matriz extracelular

A glomerulopatia diabética é caracterizada pelo acúmulo de membrana basal glomerular e matriz mesangial. Estudos em animais diabéticos sugerem que a síntese de membrana basal glomerular e matriz mesangial, particularmente de colágeno, estão significativamente aumentadas. A atividade da lisil hidroxilase, uma enzima envolvida na hidroxilação durante a síntese do colágeno, está aumentada nos glomérulos de ratos diabéticos. Assim como o aumento na síntese de colágeno, existem evidências de diminuição na sua degradação.

As glicosaminoglicanas, componente não colágeno da membrana basal glomerular (MBG), contribuem com cerca de 90% do total de carboidratos da MBG. A principal glicosaminoglicana é o sulfato de heparan que, junto com o ácido siálico, contribui para a negatividade da parede do capilar glomerular e, consequentemente, para a seletividade dependente de carga da barreira de filtração. No DM existe redução na síntese glomerular do sulfato de heparan e no conteúdo total de glicosaminoglicana do glomérulo e da MBG. Redução no sulfato de heparan da MBG tem sido demonstrada em pacientes com DM tipo 1, e estudos em humanos e em animais sugerem diminuição de ácido siálico.

AUMENTO NA PRODUÇÃO DE ESPÉCIES REATIVAS DE OXIGÊNIO E ATIVAÇÃO DE PROCESSOS INFLAMATÓRIOS

Estudos recentes têm sugerido que o aumento na produção de superóxido pela cadeia transportadora de elétrons mitocondrial possa representar uma via comum de lesão tecidual pela hiperglicemia e consequente aumento na produção de matriz extracelular[13]. Observações em pacientes com DM tipos 1 e 2 demonstram aumento na produção de espécies reativas de oxigênio, particularmente em indivíduos com nefropatia. Estudos clínicos, ainda com número limitado de pacientes, sugerem que o emprego de antioxidantes possa ser benéfico em pacientes com ND.

Outra consequência do aumento da produção de espécies reativas de oxigênio é a ativação de processo inflamatório, como recrutamento de macrófagos. Em modelo experimental foi demonstrado que o emprego do micofenolato mofetil, uma droga antilinfocítica com propriedades anti-inflamatória e imunossupressora, foi capaz de reduzir a albuminúria, glomerulosclerose e infiltração renal de macrófagos em ratos uninefrectomizados e com DM induzido por estreptozotocina[14].

FATORES HEMODINÂMICOS NA NEFROPATIA DIABÉTICA

Em humanos, observa-se aumento na TFG e FPR em fases iniciais do DM, tendo sido sugerido que estas alterações sejam responsáveis pela proteinúria e lesões histopatológicas renais. Em modelos animais, têm sido relatadas hiperfiltração e hipertrofia glomerular logo após a indução do DM. Nestes animais, observa-se aumento no FPR e na TFG por néfron, com diminuição na resistência vascular renal. Apesar de a pressão arterial sistêmica estar normal, sua transmissão, para os capilares glomerulares, é facilitada em consequência da redução mais acentuada na resistência da arteríola aferente que da eferente[15]; em razão disso, a pressão hidráulica do capilar aumenta. Aumento na pressão intraglomerular, por meio do estresse mecânico, pode danificar o endotélio, alterar a estrutura normal da barreira glomerular e, eventualmente, levar a aumento na produção da matriz extracelular. Evidências que estas alterações na hemodinâmica glomerular contribuem para o desenvolvimento e progressão da nefropatia diabética são derivadas de estudos nos quais se alterou a pressão intraglomerular, sem afetar o controle metabólico. Por exemplo, o emprego de dieta hipoproteica ou de inibidores da enzima de conversão da angiotensina I tem-se mostrado eficaz não apenas para reverter as alterações na hemodinâmica glomerular, mas também as lesões histológicas renais observadas nos animais diabéticos não tratados[15]. Entretanto, tem sido reportado em ratos diabéticos o desenvolvimento de esclerose glomerular não relacionada ao aumento da pressão e filtração glomerular.

Hipertrofia renal e alterações hemodinâmicas

Hipertrofias renal e glomerular, que acompanham o aumento na TFG, são alterações frequentemente observadas em fases iniciais do DM. Tem sido sugerido que as alterações hipertróficas observadas nos rins possam preceder as anormalidades funcionais. É possível que aquelas alterações hipertróficas sejam decorrentes de um estímulo aumentado de fatores de crescimento. Por exemplo, em ratos observa-se aumento do IGF-1 pouco tempo após a indução do DM; em humanos, o tratamento com somatostatina, que reduz a secreção de hormônio do crescimento, também diminui a hipertrofia renal e TFG em pacientes com DM tipo 1. Camundongos com aumento crônico de hormônio do crescimento apresentam hipertrofia glomerular seguida de glomerulosclerose. Embora o exato papel de fatores do crescimento na patogênese da nefropatia diabética não esteja totalmente esclarecido, hormônio do crescimento, fatores insulina-símile (IGFs), TGF-ß, PDGF e outros promotores do crescimento podem ser importantes nas alterações renais associadas ao DM.

FATORES FAMILIAIS E GENÉTICOS NA SUSCETIBILIDADE À NEFROPATIA DIABÉTICA

Uma questão central na doença renal diabética em humanos é porque apenas um subgrupo de pacientes, cerca de 35%, desenvolve lesão renal. Se as alterações no meio interno desencadeadas pelo diabetes fossem suficientes para causar as alterações renais, todos os pacientes desenvolveriam nefropatia diabética, desde que tivessem tempo suficiente para tanto. Mas isto não ocorre.

O DM induz importantes alterações metabólicas, hormonais e em fatores de crescimento. Essas alterações, as quais estão associadas com o grau de controle glicêmico, ocorrem praticamente em todos os pacientes, e é impossível isolar um subgrupo de indivíduos nos quais a intensidade dessas alterações no meio interno sejam, isolada e independentemente, associadas ao desenvolvimento da doença renal diabética. Por outro lado, existem evidências crescentes de que o grau do controle glicêmico é um componente necessário mas não suficente, e não linearmente relacionado ao desenvolvimento da nefropatia diabética. Além disso, observações consistentes em humanos sugerem que as alterações iniciais de hipertrofia renal e hiperfiltração ocorrem apenas em um subgrupo de indivíduos. Para se explicar a suscetibilidade à doença renal diabética é necessária, portanto, a formulação de uma hipótese alternativa que leve em consideração a resposta do hospedeiro aos distúrbios induzidos pelo DM. Predisposição herdada de nefropatia diabética é fortemente sugerida por estudos que demonstram que esta complicação do DM ocorre com maior frequência em determinadas famílias. Foram observadas evidências de nefropatia em 83% dos irmãos de indivíduos com nefropatia diabética contra 17% dos irmãos daqueles livres da complicação renal do DM. Também foi escrita nítida evidência de agregação familial na nefropatia diabética em uma população dinamarquesa com DM tipo 1 e em índios Pima com DM tipo 2. Neste último estudo, proteinúria clínica ocorreu em 14% dos filhos de pacientes diabéticos sem proteinúria, em 23% se um dos pais apresentasse proteinúria e em 46% quando ambos os pais tinham proteinúria. Também em indivíduos brasileiros foi demonstrada agregação familial em pacientes com DM tipo 2 e nefropatia[16]. Estes estudos corroboram a hipótese de que fatores herdados desempenham importante papel na suscetibilidade à nefropatia diabética, entretanto não sugerem quais seriam estes fatores e não afastam a possibilidade da influência ambiental.

Predisposição à hipertensão arterial essencial e nefropatia diabética

Várias linhas de evidências sugerem que a predisposição familial à hipertensão arterial essencial poderia aumentar o risco de lesão renal em pacientes com DM tipo 1. Também foi demonstrado que pais não diabéticos de indivíduos com nefropatia tinham níveis elevados da pressão arterial aferida quando comparados aos pais de diabéticos. Estas observações foram confirmadas pela demonstração de que a história familiar de hipertensão é encontrada com maior frequência em pais de pacientes com DM tipo 1 e proteinúria que naqueles com excreção urinária de proteína normal. Em pacientes brasileiros com DM tipo 2 e nefropatia, foi observada associação não apenas com história familiar de hipertensão, mas também com doença coronariana[17]. O fato de que a hipertensão arterial não é meramente consequência da presença da nefropatia diabética foi confirmado por vários estudos epidemiológicos, que avaliaram a pressão arterial em diferentes estágios do envolvimento renal. Aumento significativo da pressão arterial tem sido reportado em pacientes com DM tipos 1 e 2, com discreto aumento na excreção urinária de albumina e sem alteração na TFG, situação em que a hipertensão não pode ser facilmente atribuída à doença renal. Estudos prospectivos recentes em pacientes com DM tipo 1, com valores normais de albuminúria e pressão arterial, demonstraram que os pacientes que progrediram para microalbuminúria apresentavam valores maiores de pressão arterial que aqueles que não progrediram. Estas observações confirmam estudo anterior, retrospectivo, demonstrando que os pacientes com DM tipo 1 e que apresentaram nefropatia diabética tinham na adolescência maiores níveis de pressão arterial. A sequência de hipertensão arterial precedendo ou acompanhando a microalbuminúria tem sido demonstrada em pacientes diabéticos de diversas origens étnicas. Estas observações sugerem que a hipertensão ou a predisposição à hipertensão possa ser um importante determinante da suscetibilidade à nefropatia diabética.

Contratransporte de sódio-lítio e sódio-hidrogênio

Dados adicionais sugerindo relação entre predisposição à hipertensão arterial e à doença renal diabética são derivados de estudos de transporte celular de cátions. Há quase 30 anos, Canessa et al. foram os primeiros a demonstrar o aumento no contratransporte (CT) de sódio e lítio (CT Na$^+$/Li$^+$) em pacientes com hipertensão arterial essencial, quando comparados a indivíduos normais. Vários estudos, embora não todos, confirmaram a associação entre aumento no CT Na$^+$/Li$^+$ e hipertensão arterial essencial. Dados mais recentes sugeriram que o aumento no CT Na$^+$/Li$^+$ seria não apenas um marcador de hipertensão, e sim, mais especificamente, um fator relacionado à predisposição à hipertensão arterial e suas complicações cardiovasculares. Cerca de 80% da variabilidade interindividual da atividade deste transporte é explicada por influência genética, aparentemente por meio da interação entre um gene principal e outros efeitos poligênicos. A importância da herança genética na determinação do CT Na$^+$/Li$^+$ é corroborada por estudos demonstrando aumento na atividade deste transporte em filhos normotensos de pais com hipertensão arterial essencial, ausência de alteração no CT Na$^+$/Li$^+$ após redução dos níveis pressóricos e concordância nos valores do CT Na$^+$/Li$^+$ em gêmeos idênticos diabéticos.

Em pacientes com DM tipos 1 e 2, vários estudos, embora nem todos, têm demonstrado aumento na atividade do CT Na$^+$/Li$^+$ em pacientes com micro ou macroalbuminúria. Na maior série publicada em pacientes com DM tipo 1, além da confirmação de aumento no CT Na$^+$/Li$^+$ em pacientes com micro ou macroalbuminúria, foi demonstrada forte interação entre o aumento do CT Na$^+$/Li$^+$ e a hiperglicemia na determinação da proteinúria[18] (Fig. 22.12). Estudo recente, prospectivo, demonstrou que pacientes com DM tipo 1 normoalbuminúricos que desenvolveram microalbuminúria apresentavam aumento no CT Na$^+$/Li$^+$. A intensa associação entre os valores do CT Na$^+$/Li$^+$ de pacientes com nefropatia diabética e seus pais representa forte evidência da importância do fator genético na determinação da atividade deste transporte na nefropatia diabética.

O papel do CT Na$^+$/Li$^+$ na fisiologia celular não está totalmente estabelecido; entretanto, acredita-se que este transporte represente um modo de operação do contratransporte de sódio e hidrogênio (CT Na$^+$/H$^+$)[19]. Este último é um transporte encontrado praticamente em todas as células e que tem uma série de importantes funções fisiológicas, incluindo controle do pH intracelular, absorção proximal de sódio e hiperplasia e hipertrofia celulares.

Aumento da atividade do *antiport* Na$^+$/H$^+$ tem sido reportado em leucócitos de pacientes com DM insulinodependente e nefropatia, assim como em pacientes com hipertensão arterial essencial. Alguns autores reportaram correlação significativa entre os valores de CT Na$^+$/Li$^+$ e Na$^+$/H$^+$ em hemácias de pacientes com DM tipo 1. Estas alterações são mantidas em linfoblastos imortalizados pelo vírus Epstein-Barr, oriundos de pacientes com DM tipo 1 e nefropatia. As semelhanças nas alterações observadas no CT Na$^+$/Li$^+$ e Na$^+$/H$^+$ de células provenientes de pacientes diabéticos com nefropatia e com hipertensão arterial essencial corroboram a hipótese de que a predisposição à hipertensão pode estar implicada na suscetibilidade à nefropatia diabética.

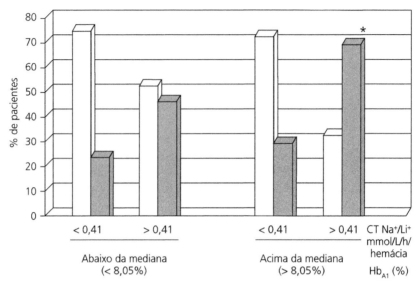

Figura 22.12 – Frequência de normoalbuminúria (barras claras) e proteinúria (micro + macroalbuminúria – barras cinzas) em pacientes com CT Na+/Li+ normal (< 0,41 mmol/L/h/hematócrito) e aumentado (> 0,41 mmol/L/h/hemácia), divididos de acordo com os valores de HbA$_1$ abaixo ou acima da mediana. Observar que entre os pacientes com HbA$_1$ abaixo da média e CT NA+/Li+ normal a frequência de normoalbuminúria é elevada (75%) e de proteinúria baixa (25%). A combinação de mau controle metabólico (HbA$_1$ acima da mediana) e elevado CT Na+/Li+ determina aumento significativo na frequência de proteinúria (p < 0,002)[18].

Dados adicionais da atividade do sistema *antiport* Na+/H+ em pacientes com DM e nefropatia são derivados de estudos de fibroblastos em cultura. Inicialmente, foi relatado aumento significativo do *antiport* Na+/H+ em fibroblastos de pacientes com DM tipo 1 e nefropatia quando comparado aos pacientes livre da lesão renal. Além disso, tem sido demonstrado que o aumento na atividade do *antiport* Na+/H+ está associado a incremento na proliferação de vários tipos celulares em pacientes com DM e hipertensão essencial. Aumento na síntese de DNA após estimulação de fibroblastos quiescentes e alterações no ciclo celular têm sido reportados em pacientes com DM tipo 1 e nefropatia. Estudo recente, prospectivo, demonstrou que o aumento do *antiport* Na+/H+ em hemácias estava associado ao desenvolvimento da nefropatia em pacientes com DM tipo 1.

Em conjunto, os dados acima sugerem que a suscetibilidade à nefropatia diabética possa residir na reposta celular do indivíduo a fatores de crescimento e substâncias vasoativas, as quais encontram-se aumentadas em indivíduos diabéticos. Corroborando essa hipótese, foi descrito que linfoblastos imortalizados de pacientes com DM tipo 1 e nefropatia apresentam aumento significativamente maior do *antiport* Na+/H+ em resposta à elevação de glicose que pacientes com DM tipo 1 sem nefropatia. Portanto, altos níveis de glicose parecem exagerar a diferença na resposta intrínseca já existente entre pacientes diabéticos com e sem nefropatia.

A conexão entre predisposição à hipertensão arterial, aumento no CT Na⁺/Li⁺, Na⁺/H⁺ e glomerulosclerose diabética permanece não completamente esclarecida. Dados recentes oriundos de ratos com predisposição à hipertensão arterial têm trazido importantes contribuições. Estes animais, conhecidos como ratos espontaneamente hipertensos (SHR) e extensivamente estudados como modelo de hipertensão arterial essencial em humanos, apresentam período de normotensão nas 4 primeiras semanas de vida, seguida do desenvolvimento de hipertensão em 100% dos animais. Portanto, durante as 4 primeiras semanas estes animais apresentam a genética da hipertensão sem a presença do fenótipo hipertensão, constituindo interessante modelo para o estudo do efeito de fatores herdados associados à hipertensão. Recentemente, demonstramos que a indução do DM nestes animais, antes do desenvolvimento da hipertensão arterial, promove hipertrofia renal, redução na replicação de células renais, aumento de um inibidor do ciclo celular, o p27^{Kip1}, e elevação glomerular de uma proteína pró-fibrótica, a fibronectina[20,21]. Essas alterações, que têm sido implicadas na patogênese da nefropatia diabética[22], não estavam presentes nos ratos geneticamente normotensos (WKY) diabéticos. Portanto, é possível que essas anormalidades possam estar envolvidas nos mecanismos responsáveis pela maior suscetibilidade à nefropatia em indivíduos diabéticos com predisposição à hipertensão arterial. Dados do nosso laboratório[23,24] e de outros[25] demonstram que a lesão renal nos ratos SHR diabéticos pode ser reduzida ou mesmo prevenida com o controle adequado da pressão arterial.

RESISTÊNCIA INSULÍNICA E NEFROPATIA DIABÉTICA

Redução na sensibilidade à insulina em pacientes com DM insulinodependente e aumento no CT Na⁺/Li⁺, grupo com maior risco de desenvolver nefropatia diabética, foi inicialmente descrita por Lopes de Faria et al.[26], utilizando a técnica do clampeamento de insulina normoglicêmico. Estudos posteriores demonstraram redução na sensibilidade periférica à ação da insulina em pacientes com microalbuminúria e DM tipos 1 e 2 (Fig. 22.13). Sugestões adicionais de que a resistência à insulina possa ser um fator primário na patogênese da nefropatia diabética foram obtidas com estudos de famílias, demonstrando que parentes em primeiro grau de pacientes com DM tipo 1 e nefropatia apresentam resistência insulínica e perfil lipídico mais aterogênico que os parentes de pacientes sem nefropatia. Redução na sensibilidade à insulina e aumento na excreção urinária de albumina também foram descritos em parentes de primeiro grau de pacientes com DM tipo 2.

As observações acima sugerem que a resistência insulínica e/ou as alterações metabólicas e hemodinâmicas que a acompanham possam representar importantes fatores de risco para o desenvolvimento da nefropatia diabética. Nesta direção, importante trabalho demonstrou que a deleção do receptor da insulina na célula podocitária de camundongos levou a aumento na albuminúria e a alterações histológicas renais semelhantes àquelas observadas na nefropatia diabética, mas em ambiente normoglicêmico[27].

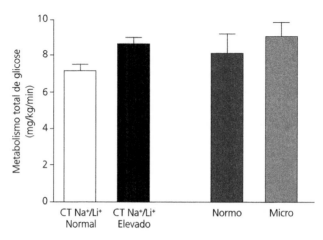

Figura 22.13 – Valores do metabolismo total de glicose estimulados pela insulina em pacientes com DM tipo 1 e normoalbuminúria e contratransporte de sódio e lítio (CT Na⁺/Li⁺) normal ou elevado (duas colunas da esquerda). Pacientes com DM tipo 1 e normalbuminúria (normo) e microalbuminúria (micro)[26].

GENES CANDIDATOS PARA A SUSCETIBILIDADE À NEFROPATIA DIABÉTICA

Associação significativa entre polimorfismo no *locus* do gene da enzima de conversão da angiotensina I (ACE) e nefropatia diabética tem sido reportada por alguns grupos. Entretanto, estudos com maior número de indivíduos não confirmaram estes resultados. Polimorfismo no gene da proteína cinase C (PKC) foi sugerido como responsável pelo aumento do risco de nefropatia em pacientes com DM tipo 1[28]. Interessante salientar que polimorfismo que confere proteção à nefropatia diabética foi descrito em indivíduos brasileiros com DM tipo 2[29].

Em conclusão, a patogênese da nefropatia diabética é complexa, envolvendo a interação de múltiplos fatores relacionados ao distúrbio metabólico e variáveis genéticas. Até o momento, não sabemos exatamente quais alterações celulares, bioquímicas e moleculares são primárias ou causais, e quais são secundárias à doença renal do DM.

DIAGNÓSTICO E SEGUIMENTO CLÍNICO DA NEFROPATIA DIABÉTICA

Em pacientes com DM tipo 1, na grande maioria das vezes, o diagnóstico da nefropatia diabética não oferece dificuldade e não requer comprovação anatomopatológica. Em pacientes com DM tipo 1 há 10 a 20 anos, com proteinúria, retinopatia e hipertensão, quase 100% dos casos apresentarão lesões típicas da glomerulosclerose diabética. Já em pacientes com DM tipo 2, a proteinúria pode estar presente no momento do diagnóstico e a presença de doença renal não diabética é mais frequente. Nos casos em que existe suspeita de outra doença não glomerular, a biópsia renal é necessária. Os fatores que sugerem etiologia alternativa para doença glomerular em pacientes diabéticos foram apresentados no quadro 22.1.

A presença de microalbuminúria deve ser investigada regularmente em pacientes com DM. A microalbuminúria deve ser pesquisada em pacientes com DM tipo 2 já no momento do diagnóstico e, se negativa, repetida anualmente; em pacientes com DM tipo 1, a partir de 3 a 5 anos do diagnóstico, a excreção urinária de albumina deve ser quantificada anualmente (Fig. 22.14). Pacientes com microalbuminúria apresentam maior risco de outras complicações e necessitam de investigação cuidadosa e frequente para o diagnóstico precoce de retinopatia, neuropatia, doença cardiovascular e alterações lipídicas.

Pacientes com nefropatia diabética precisam ter sua função renal monitorizada para estimativa do tempo provável para o desenvolvimento da doença renal crônica terminal e para avaliar os efeitos de medidas de intervenção. Principalmente em fases iniciais da nefropatia, a TFG deve ser monitorizada, preferencialmente, por métodos com radioisótopos. A creatinina sérica em fases iniciais da nefropatia não reflete adequadamente a TFG, e só se eleva quando esta estiver reduzida em 50-70% (Fig. 22.15). A quantificação frequente da proteinúria é importante, pois grande quantidade de proteinúria é sinal de mau prognóstico, enquanto sua redução com o tratamento sugere boa resposta.

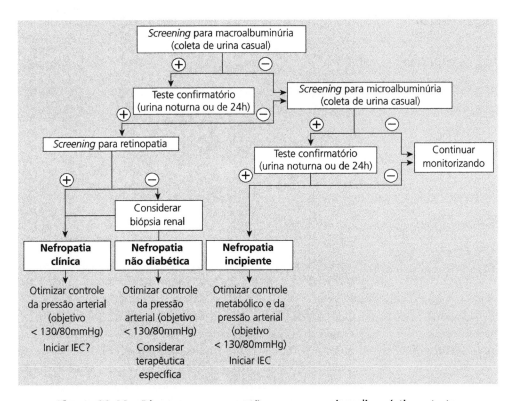

Figura 22.14 – Diagrama com sugestões para *screening*, diagnóstico e tratamento da nefropatia em pacientes com DM tipo 2, podendo-se aplicar também ao DM tipo 1. IEC = inibidores da enzima de conversão da angiotensina I.

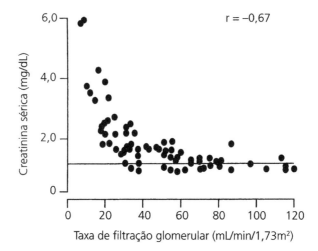

Figura 22.15 – TFG determinada por meio da depuração de Cromo-51/EDTA e concentração sérica de creatinina em 73 pacientes em diversos estágios da nefropatia diabética. A linha horizontal representa o limite superior da normalidade da creatinina sérica.

TRATAMENTO

As principais modalidades terapêuticas que têm sido investigadas são: controle glicêmico, tratamento da hipertensão arterial e restrição de proteínas na dieta. O papel destas intervenções na transição de normoalbuminúria para microalbuminúria (prevenção primária), microalbuminúria para macroalbuminúria (prevenção secundária) e macroalbuminúria para DRC terminal será discutido a seguir.

CONTROLE GLICÊMICO

Prevenção primária

O DCCT, por ser um estudo multicêntrico, randomizado, envolvendo um grande número de pacientes (1.441 pacientes com DM tipo 1) e com longo tempo de seguimento (em média de 6,5 anos), teve poder para demonstrar, de maneira convincente, que o controle glicêmico rígido reduz significativamente a probabilidade de desenvolvimento de microangiopatia. Em particular em relação à nefropatia, houve redução de até 50% de probabilidade de os indivíduos com normalbuminúria desenvolverem microalbuminúria[7]. Que o controle glicêmico pode reduzir as complicações microvasculares do DM já havia sido sugerido por vários estudos prévios. Entretanto, a grande preocupação é que o controle glicêmico rígido é acompanhado de maior frequência de episódios de hipoglicemia grave. Informações detalhadas da fisiopatologia podem ser obtidas em animais, nos quais o controle glicêmico rígido, alcançado por tratamento com insulina ou transplante de ilhotas pancreáticas, normaliza a hiperfiltração, a hiperperfusão, a hipertensão do capilar glomerular e reduz o aumento na excreção urinária de albumina.

Em pacientes com DM tipo 2, estudo com desenho semelhante ao DCCT, porém envolvendo número bem menor de indivíduos japoneses com DM tipo 2, também demonstrou efeito benéfico na progressão de normoalbuminúria para micromacroalbuminúria. Mais recentemente, estudo prospectivo do Reino Unido demonstrou que o controle metabólico rígido (HbA$_{1c}$ a 7,0% comparada com 7,9% no grupo com tratamento convencional), por período médio de nove anos, reduziu o risco de complicações microvasculares em 3.867 pacientes com DM tipo 2[9].

Prevenção secundária

Vários estudos de grupos escandinavos têm sugerido que o controle adequado glicêmico reduz a probabilidade de progressão de micro para macroalbuminúria. Entretanto, no DCCT, não se observou efeito benéfico da intensificação do tratamento com insulina nos pacientes que já apresentavam microalbuminúria. É possível que o pequeno número de pacientes com microalbuminúria estudados no DCCT explique a ausência do efeito do tratamento intensivo da glicemia.

Progressão da nefropatia clínica

A importância da hiperglicemia na progressão da nefropatia clínica tem sido investigada por vários estudos. Dois estudos iniciais não observaram efeito do controle glicêmico rígido na redução da TFG em pacientes diabéticos com proteinúria persistente. Entretanto, estes estudos eram pequenos (apenas 6 pacientes em cada grupo) e não obtiveram controle adequado da pressão arterial (o que provavelmente é um fator mais importante que a hiperglicemia). Em um estudo maior, com controle glicêmico adequado, a progressão da TFG foi significativamente relacionada ao controle metabólico, avaliada pela hemoglobina glicosilada. Em pacientes com DM tipo 1, a importância do controle glicêmico na progressão da micro para macroangiopatia foi recentemente sugerida.

CONTROLE DA PRESSÃO ARTERIAL

Prevenção primária

Em pacientes com DM e hipertensão arterial (> 140/90mmHg), a redução da pressão arterial diminui a probabilidade do desenvolvimento de nefropatia diabética. Em pacientes com DM tipo 1, normotensão e normoalbuminúria, o efeito na proteção renal dos IEC tem sido inconsistente. Estudo recente, conhecido como EUCLID, não demonstrou benefício do uso de um inibidor de IEC, lisinopril, em pacientes com DM tipo 1 e normoalbuminúria. Tem sido sugerido que este resultado negativo possa ser atribuído, pelo menos em parte, ao curto período de seguimento deste último estudo (cerca de dois anos).

Estudo recente em pacientes com DM tipo 2 e hipertensão arterial mas sem microalbuminúria demonstrou que o emprego de um IEC, associado ou não a um bloqueador de canal de cálcio não di-hidropiridínico, foi capaz de reduzir significativamente a probabilidade do desenvolvimento de microalbuminúria[30].

Prevenção secundária

Em pacientes com DM tipo 1 e microalbuminúria, ainda que com pressão arterial normal, o emprego de droga IEC na prevenção da progressão para macroalbuminúria tem sido claramente demonstrado. Estudo italiano sugeriu que efeito semelhante pode ser obtido com o emprego de um bloqueador de canais de cálcio, a nifedipina. Entretanto, dados preliminares de estudo multicêntrico australiano não confirmam esta última observação.

Estudo realizado em 300 indivíduos com DM tipo 1, hipertensão e microalbuminúria, seguidos por 12 meses, sugeriu que um IEC, lisinopril, era superior à nifedipina na redução da excreção urinária de albumina. Em pacientes com normotensão, DM tipo 1 e microalbuminúria vários estudos têm sugerido que os IEC são mais eficazes que placebo na prevenção do aumento, ou na redução, da albuminúria.

Estudo recente em pacientes com DM tipo 2 demonstrou que o emprego de um antagonista do receptor AT_1 da angiotensina II (AT_1) foi capaz de reduzir não só a chance de progressão de micro para macroalbuminúria, mas também aumentou o risco de normoalbuminúria em pacientes com microalbuminúria[31,32].

Progressão da nefropatia clínica

Há mais de 25 anos, foi demonstrado que o tratamento anti-hipertensivo era capaz de retardar a velocidade de progressão da TFG em pacientes com DM tipo 1, hipertensão arterial e proteinúria. Parving et al. confirmaram e estenderam estas observações demonstrando que, em pacientes com DM tipo 1, o emprego precoce e agressivo de drogas anti-hipertensivas clássicas como metoprolol, furosemida e hidralazina reduzia a albuminúria e a velocidade de queda da TFG[33] (Fig. 22.16). Tem sido sugerido que o efeito na proteção renal não é igual para todas as drogas anti-hipertensivas. Em pacientes com DM tipo 1, os IEC são mais eficazes que os betabloqueadores na progressão da TFG. Estudos posteriores comparando o efeito de IEC com outras drogas na preservação da função renal, em pacientes com DM tipo 1, têm revelado resultados contraditórios. Estudo do Grupo Colaborativo Americano, duplo-cego, que comparou os efeitos do captopril (25mg três vezes ao dia) com placebo, envolvendo 407 pacientes com DM tipo 1 e nefropatia, demonstrou redução na albuminúria e no número de indivíduos que progrediram para DRC, no grupo que recebeu captopril[34]. Entretanto, o efeito benéfico do captopril foi significativamente menor nos pacientes com creatinina inferior a 1,5mg/dL do que naqueles com creatinina superior a esse valor. Resultados recentes de metanálise sugerem que a superioridade dos IEC sobre outras drogas anti-hipertensivas são mais evidentes quando são utilizados em doses maiores. Estas observações sugerem que na fase de nefropatia clínica o enfoque principal deve ser o tratamento agressivo da hipertensão arterial[35].

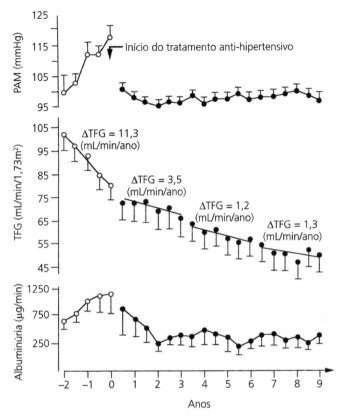

Figura 22.16 – Efeitos do tratamento anti-hipertensivo na pressão arterial e na TFG e excreção urinária de albumina em pacientes com DM tipo 1 e nefropatia clínica. A velocidade de decaimento da TFG e a excreção urinária de albumina foram significativamente reduzidas com o controle pressórico[31].

A resposta terapêutica parece diferir em pacientes com DM tipos 1 e 2. Por exemplo, em pacientes com DM tipo 2 e nefropatia, o efeito na preservação da função renal foi semelhante com IEC ou betabloqueador. Estes resultados foram confirmados por recente metanálise. Entre as drogas disponíveis, os IEC são aquelas com o melhor perfil cardiovascular, enquanto os bloqueadores de canais de cálcio (BCC) de ação rápida têm sido implicados com maior risco de eventos cardiovasculares[36]. Portanto, estes BCC devem ser evitados em pacientes com DM tipo 2. Tem sido sugerido que a associação de IEC com BCC de ação longa (verapamil ou diltiazem) é mais eficaz que estas drogas isoladamente na redução da albuminúria e velocidade de decaimento da TFG em pacientes com DM tipo 2[37].

Recentemente, dois estudos muito importantes demonstraram que a probabilidade de progressão da doença renal diabética em pacientes com DM tipo 2 poderia ser significativamente reduzida nos pacientes que recebiam antagonistas do receptor

AT$_1$ da angiotensina II[31,32]. Efeito semelhante ao antagonista AT$_1$ pode ser obtido com o emprego de IECA[38].

RESTRIÇÃO PROTEICA

Em pacientes com DM tipo 1 e nefropatia, a redução da ingestão de proteína para 0,6 a 0,8g/kg/dia diminuiu significativamente a velocidade de progressão da insuficiência renal. Estudos em modelos animais sugerem que o efeito benéfico da dieta hipoproteica é devido à melhora na hemodinâmica renal, em particular normalização do aumento da pressão no capilar glomerular. A observação de que a substituição da carne bovina pela de frango em pacientes com DM tipo 1 e hiperfiltração reduz a TFG na mesma proporção que a dieta hipoproteica levou à sugestão de que essa manobra possa ser uma alternativa às dietas restritas em proteínas. Entretanto, que a capacidade de induzir hiperfiltração da carne de frango não difere daquela observada com carne bovina foi demonstrada por Simon et al.[39]. Portanto, o mecanismo de redução na TFG em pacientes com DM tipo 1 e hiperfiltração com a carne de frango permanece por ser estabelecido. Em pacientes com DM tipo 2 não se tem observado efeito benéfico da dieta hipoproteica.

TRATAMENTO INTENSIVO MULTIFATORIAL

Uma vez que diversos fatores, incluindo albuminúria, controle glicêmico e pressão arterial, são importantes contribuintes para a progressão da doença renal diabética[38], é razoável testar os efeitos da intervenção nestes diversos fatores na ND. Recentemente, foi demonstrado que o tratamento intensivo multifatorial, incluindo controle rígido da pressão arterial, uso de drogas que atuam no sistema renina--angiostensina-aldosterona, controle da glicemia e restrição proteica, trouxe efeitos benéficos não só para a nefropatia, mas também para a retinopatia e neuropatia em pacientes com DM tipo 2[40].

TRATAMENTO COM ANTIOXIDANTES

Uma série de evidências experimentais sugere que os antioxidantes podem ser utilizados no tratamento e prevenção da nefropatia diabética. Neste sentido, estudo recente, utilizando uma droga com efeito antioxidante e anti-inflamatório (bardoxolona), em pacientes com DM tipo 2, demonstrou melhora da TFG após 52 semanas de seguimento[41].

CUSTO-BENEFÍCIO DO DIAGNÓSTICO PRECOCE E TRATAMENTO

Microalbuminúria pode ser revertida por meio do adequado controle glicêmico ou da pressão arterial, que, por sua vez, limita a progressão para nefropatia clínica e reduz a probabilidade de outras complicações do DM. Portanto, a caracterização da microalbuminúria é obrigatória para identificar os pacientes com maior risco e implementar medidas de intervenção que visem prevenir, ou retardar, a progressão para DRC terminal e complicações cardiovasculares. Estudos em portadores de DM tipo 1 demonstram que a busca pela identificação de pacientes com microalbuminúria e seu tratamento é uma forma de aplicação de recursos em saúde com alto custo-benefício.

DOENÇA CARDIOVASCULAR

Microalbuminúria é um preditor não apenas de nefropatia clínica, mas também fortemente associada à maior mortalidade, principalmente de causa cardiovascular, em particular nos em pacientes com DM tipo 2. Portanto, a escolha do tratamento, principalmente com drogas anti-hipertensivas, deve, obrigatoriamente, incluir as ações cardiovasculares. Estudo recente, que comparava os efeitos renais e cardiovasculares de um IEC (enalapril) e BCC (nisoldipina), teve que ser interrompido, precocemente, devido à aparente superioridade do IEC sobre o BCC, em termos de menor número de eventos cardiovasculares. Em outro estudo foi sugerido que o fosinopril estava associado à menor frequência de eventos cardiovasculares que a anlodipina em pacientes com DM tipo 2 e hipertensão arterial. Em pacientes com DM tipo 2 e insuficiência renal, o emprego de antagonista do receptor AT_1 da angiotensina II não foi eficaz na redução de eventos cardiovasculares[31,32]. É possível que o tratamento intensivo multifatorial seja a intervenção mais adequada para reduzir eventos cardiovasculares em pacientes com DM tipo 2[40].

REFERÊNCIAS BIBLIOGRÁFICAS

1. Wilson JL, Root HF, Marble A. Diabetic nephropathy: a clinical syndrome. N Engl J Med 245:513-517, 1951.

2. Lopes de Faria JB, Moura LA, Ferreira SR, Ramos OL, Pereira AB. Glomerular hematuria in diabetics. Clin Nephrol 30:117-121, 1988.

3. Burrows NR, Li Y, Geiss LS. Incidence of treatment for end-stage renal disease among individuals with diabetes in the U.S. continues to decline. Diabetes Care 33:73-77, 2010.

4. Peres LA, Matsuo T, Delfino VD, et al. Increase in prevalence of diabetes mellitus as a cause of dialytic end-stage renal disease: analysis of 20 years in the west region of Paraná. Arq Bras Endocrinol Metabol 51:111-115, 2007.

5. Borch-Johnsen K, Andersen PK, Deckert T. The effect of proteinuria on relative mortality in type 1 (insulin-dependent) diabetes mellitus. Diabetologia 28:590-596, 1985.

6. Krolewski AS, Warran JH. Clinical features and epidemiology of diabetic nephropathy. In Pickup J, Williams G (eds). Textbook of Diabetes. Oxford, Blackwell, 1997, p. 53.1:53.13.

7. The Diabetes Control and Complications Trial Research Group. The effect of diabetes on the development and progression of long-term complications in insulin-dependent diabetes mellitus. N Engl J Med 329:977-986, 1993.

8. Krolewski AS, Laffel LMB, Krolewski M, Quinn M, Warram JH. Glycosylated hemoglobin and risk of microalbuminuria in patients with insulin-dependent diabetes mellitus. N Engl J Med 332:1251-1255, 1995.

9. UK Prospective Diabetes Study (UKPDS) Group. Intensive blood-glucose control with sulphonylureas or insulin compared with conventional treatment and risk of complications in patients with type 2 diabetes (UKPDS 33). Lancet 352:837-853, 1998.

10. Drummond KN, Kramer MS, Suissa S, Lévy-Marchal C, Dell'Aniello S, Sinaiko A, Mauer M. Effects of duration and age at onset of type 1 diabetes on preclinical manifestations of nephropathy. Diabetes 52:1818-1824, 2003.

11. Perkins BA, Ficociello LH, Silva KH, Finkelstein DM, Warran JH, Krolewski AS. Regression of microalbuminuria in type 1 diabetes. N Engl J Med 348:2285-2293, 2003.

12. Magee GM, Bilous RW, Cardwell CR, Hunter SJ, Kee F, Forgaty DG. Is hyperfiltration associated with future risk of developing diabetic nephropathy? A meta-analysis. Diabetologia 52:691-697, 2009.

13. Lopes de Faria JB, Silva KC, Lopes de Faria JM. The contribution of hypertension to diabetic nephropathy and retinopathy: the role of inflammation and oxidative stress. Hypertens Res 34:413-422, 2011.

14. Utimura R, Fujihara CK, Mattar AL, Malheiros DMAC, Noronha IL, Zatz R. Mycophenalate mofetil prevents the development of glomerular injury in experimental diabetes. Kidney Int 63:209-216, 2003.

15. Zatz R, Meyer TW, Rennke HG, Brenner BM. Predominance of hemodynamic rather than metabolic factors in the pathogenesis of diabetic glomerulopathy. Proc Natl Acad Sci 82:5963-5967, 1985.

16. Canani LH, Gerchman F, Gross JL. Familial clustering of diabetic nephropathy in Brazilian type 2 diabetic patients. Diabetes 48:909-913, 1990.

17. Canani LH, Gerchman F, Gross JL. Increased familial history of arterial hypertension, coronary heart disease, and renal disease in Brazilian type 2 diabetic patients with diabetic nephropathy. Diabetes Care 21:1545-1550, 1998.

18. Lopes de Faria JB, Friedman R, Tariq T, Viberti GC. Prevalence of raised sodium-lithium countertransport activity in type 1 diabetic patients. Kidney Int 41:877-882, 1992.

19. Zerbini G, Gabellini D, Ruggieri D, Maestroni A. Increased sodium-lithium countertransport activity: a cellular dysfunction common to essential hypertension and diabetic nephropathy. J Am Soc Nephrol 15(Suppl 1):S81-S84, 2004.

20. Silveira LA, Bacchi CE, Pinto GA, Lopes de Faria JB. The genetics of hypertension modifies the renal cell replication response induced by experimental diabetes. Diabetes 51:1529-1534, 2002.

21. Righetti AE, Boer-Lima PA, Lopes de Faria JB. The presence of genetic hypertension stimulates early renal accumulation of fibronectin in experimental diabetes mellitus. Diabetologia 44:2088-2091, 2001.

22. Awazu M, Omori S, Ishikura K, Hida M, Fujita H. The lack of cyclin kinase inhibitor p^{27Kip1} ameliorates progression of diabetic nephropathy. J Am Soc Nephrol 14:699-708, 2003.

23. Lehfeld L, Ghini B, Silveira LA, Lopes de Faria JB. Early blood pressure normalization independent of the class of antihypertensive agent prevents augmented renal fibronectin and albuminuria in experimental diabetic nephropathy. Kidney Blood Press Res 27:114-120, 2004.

24. Pavan MV, Ghini B, Castro M, Lopes de Faria JB. Prevention of hypertension attenuates albuminuria and renal expression of fibronectin in diabetic spontaneously hypertensive rats. Am J Nephrol 23:422-428, 2003.

25. Cooper ME, Rumble JR, Allen TJ, O'Brien RC, Jerums G, Doyle AE. Antihypertensive therapy in a model combining spontaneous hypertension with diabetes. Kidney Int 41:898-903, 1992.

26. Lopes de Faria JB, Jones SJ, MacDonald F, Chambers J, Mattock M, Viberti GC. Sodium-lithium countertransport activity and insulin resistance in normotensive IDDM patients. Diabetes 41:610-615, 1992.

27. Welsh G, Hale LJ, Eremina V, et al. Insulin signiling to the glomerular podocyte is crital for normal kidney function. Cell Metab 12:329-340, 2010.

28. Araki S, Ng DP, Krolewski B, et al. Identification of a common risk haplotype for diabetic nephropathy at the protein kinase C-beta1 (PRKCB1) gene locus. J Am Soc Nephrol 14:2015-2024, 2003.

29. Caramori ML, Canani LH, Costa LA, Gross JL. The human peroxisome proliferator-activated receptor gamma2 (PPARgamma2) Pro12Ala polymorphism is associated with decreased risk of diabetic nephropathy in patients with type 2 diabetes. Diabetes 52:3010-3013, 2003.

30. Ruggenenti P, Fassi A, Ilieva AP, et al. Preventing microalbuminuria in type 2 diabetes. N Engl J Med 351:1941-1951, 2004.

31. Lewis EJ, Hunsicker LG, Clarke WR, et al. Renoprotective effect of the angiotensin-receptor antagonist irbesartan in patients with nephropathy due to type 2 diabetes. N Engl J Med 345:851-860, 2001.

32. Brenner BM, Cooper ME, de Zeeuw D, et al. Effects of losartan on renal and cardiovascular outcomes in patients with type 2 diabetes and nephropathy. N Engl J Med 20;345:861-869, 2001.

33. Parving H-H, Smidt UM, Hommel E, et al. Effective antihypertensive treatment postpones renal insufficiency in diabetic nephropathy. Am J Kidney Dis 22:188, 1993.

34. Lewis EJ, Hunsicker LG, Bain RP, Rodhe RD. The effect of angiotensin-converting-enzyme inhibition on diabetic nephropathy. N Engl J Med 329:1456-1462, 1993.

35. Parving H-H, Jacobsen P, Rossing K, Smidt UM, Hommel E, Rossing P. Benefits of long-term antihypertensive treatment on prognosis in diabetic nephropathy. Kidney Int 49:1778-1782, 1996.

36. Estacio RO, Jeffers BW, Hiatt WR, Biggerstaff SL, Giofford N, Schrier RW. The effect of nisoldi-

pine as compared with enalapril on cardiovascular outcomes in patients with non-insulin-dependent diabetes and hypertension. N Engl J Med 338:645-652, 1998.

37. Ruggenenti P, Remuzzi G. Nephropathy of type-2 diabetes mellitus. J Am Soc Nephrol 9:2157-2169, 1998.

38. Barnett AH, Bain SC, Bouter P, Karlberg B, Madsbad S, Jervell J, Mustonen J. Angiotensin-receptor blockade versus converting-enzyme inhibition in type 2 diabetes and nephropathy. N Engl J Med 351:1952-1961, 2004.

39. Simon AHR, Lima PR, Ribeiro Alves MAVF, Bottini PV, Lopes de Faria JB. Renal haemodynamic responses to a chicken or beef meal in normal individuals. Nephrol Dial Transplant 13:2261-2264, 1998.

40. Gaede P, Vedel P, Larsen N, Jensen GV, Parving HH, Pedersen O. Multifactorial intervention and cardiovascular disease in patients with type 2 diabetes. N Engl J Med 348:383-393, 2003.

41. Pergola PE, Raskin P, Toto RD, et al. Bardoxolone methyl and kidney function in CDK with type 2 diabetes. N Engl J Med 10.1056, 2011.

SEÇÃO IV

GLOMERULOPATIAS SECUNDÁRIAS ÀS DOENÇAS INFECCIOSAS E PARASITÁRIAS

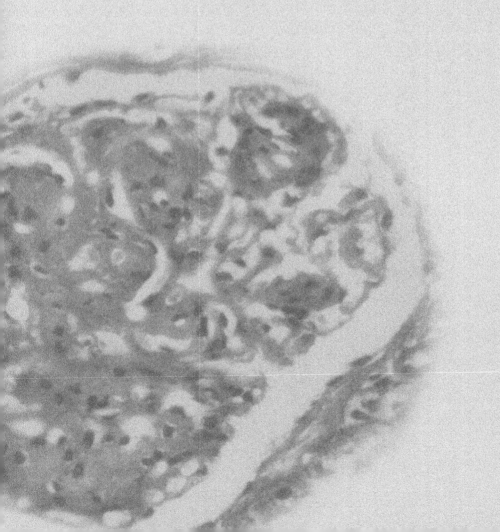

23

GLOMERULOPATIAS SECUNDÁRIAS ÀS INFECÇÕES BACTERIANAS

José Mauro Vieira Junior
Rui Toledo Barros

A associação entre infecções bacterianas e glomerulonefrites tem sido amplamente reconhecida e estudada, sendo o exemplo mais marcante o da síndrome nefrítica aguda subsequente à infecção pelo estreptococo β-hemolítico do grupo A de Lancefield. A glomerulonefrite pós-estreptocócica (GNPE) continua representando a forma mais comum de glomerulonefrite aguda em comunidades pouco desenvolvidas. Atualmente, em regiões economicamente mais adiantadas, a infecção estafilocócica, que leva ao quadro da endocardite bacteriana, é a condição mais frequentemente relatada como principal etiologia da glomerulonefrite pós-infecciosa. Na verdade, o termo "glomerulonefrite associada à infecção" seria mais bem aplicado, uma vez que muitas vezes o diagnóstico da glomerulonefrite (GN) ocorre não após, mas sim concomitante ao diagnóstico de uma endocardite infecciosa aguda, por exemplo. No caso das glomerulonefrites que predominam em nosso meio, relacionadas a infecções estreptocócicas e cutâneas, fatores socioeconômicos e cuidados gerais de saúde pública estão altamente implicados na sua instalação.

A lesão glomerular secundária à agressão bacteriana, de modo geral, pode ser entendida como resultante de três vertentes potencialmente patogênicas: o efeito direto da invasão renal pelo agente bacteriano, o desequilíbrio hemodinâmico provocado pela sepse e, de modo mais importante, a agressão inflamatória glomerular decorrente da resposta imunológica do hospedeiro aos antígenos do micro-organismo infectante. Dessa forma, estes mecanismos agressores devem ser sempre considerados para melhor compreensão do que está ocorrendo com determinado paciente, para que o tratamento proposto seja eficaz. Neste capítulo, abordaremos basicamente o comprometimento renal glomerular decorrente da resposta imunológica/inflamatória montada pelo paciente acometido pela infecção. No quadro 23.1 estão relacionados os principais agentes bacterianos descritos como causadores deste tipo de glomerulonefrite.

No texto a seguir, daremos ênfase às principais causas de glomerulonefrites pós-infecciosas: 1. a GNPE, causa mais comum de síndrome nefrítica de origem infecciosa em nosso meio; e 2. a GN relacionada à endocardite infecciosa, for-

Quadro 23.1 – Agentes bacterianos associados a glomerulonefrites.

Estreptococos β-hemolítico (grupos A e C)	Mycoplasma pneumoniae
Staphylococcus aureus	Pseudomonas aeruginosa
Staphylococcus epidermidis	Escherichia coli
Streptococcus viridans	Salmonella typhi
Streptococcus fecalis	Mycobacterium leprae
Streptococcus mutans	Treponema pallidum
Streptococcus pneumoniae	Yersinia enterocolitica
Neisseria meningitidis	Legionella pneumophila
Klebsiella pneumoniae	Propionibacterium acnes

ma mundialmente emergente de acometimento glomerular. Em seguida, serão comentadas as glomerulonefrites que se associam a outras infecções bacterianas persistentes, como os casos das derivações ventriculovasculares infectadas e pelos assim chamados abscessos viscerais.

GLOMERULONEFRITE AGUDA PÓS-ESTREPTOCÓCICA (GNPE)

EPIDEMIOLOGIA E INCIDÊNCIA

A glomerulonefrite aguda secundária à infecção estreptocócica ocorre mais frequentemente de forma esporádica, porém o estudo de sua forma epidêmica é aquele que mais informações tem gerado sobre a história natural desta doença[1,2]. O grupo mais afetado é o de crianças, com pico de incidência na faixa de 6 a 10 anos, podendo, no entanto, incidir em qualquer faixa etária. A GNPE é rara abaixo dos 2 anos e somente 10% dos indivíduos acometidos têm idade maior que 40 anos. Entretanto, em surtos epidêmicos, pacientes com glomerulonefrite subclínica são muito mais numerosos que aqueles portadores do quadro renal típico (edema, hematúria, hipertensão), numa proporção que varia de 4 para 1[3,4]. Recentemente no Brasil, um surto de GNPE bem documentada deixou claro que a procura ativa por casos subclínicos foi capaz de identificar vários novos casos assintomáticos, o que pode ter um importante significado a longo prazo[3].

Em áreas geográficas de clima temperado, a GNPE ocorre mais frequentemente durante o inverno, após episódios de infecções de vias aéreas superiores, ao passo que nas regiões tropicais o surto nefrítico tem como principal fator desencadeante a infecção cutânea (impetigo), especialmente nos meses de verão. O agente etiológico da GNPE, responsável pela maioria dos casos registrados, é o estreptococo β-hemolítico do grupo A de Lancefield. Somente algumas cepas estreptocócicas deste grupo, entretanto, são consideradas nefritogênicas. Na glomerulonefrite que se segue à faringite, as cepas nefritogênicas mais frequentes identificadas pela proteína M da parede celular são: 12, 4, 1, 3, 25 e 49. Nas piodermites, estão associados os sorotipos: 49, 55, 2, 57 e 60. Ocasionalmente, a GNPE tem sido relacionada a infecções causadas por estreptococos do grupo C e também do grupo G. A epidemia de glomerulonefrite pós-infecciosa descrita recentemente na cidade de Nova Serrana (MG) foi provocada pelo *Streptococcus zooepidemicus*, que pertence ao grupo C de Lancefield[3]. Uma das características marcantes daquela nefrite epidêmica foi o acometimento preferencial de pessoas adultas que haviam consumido alimentos derivados do leite contaminados pelo micro-organismo[3].

Normalmente, após infecção por uma cepa nefritogênica de estreptococo, o índice de ataque renal clínico varia de 1 a 33% dos pacientes, explicando-se esta variabilidade pelas diferenças na resposta imune do hospedeiro. De todas as crianças infectadas pelos sorotipos nefritogênicos, provavelmente menos de 2% irão apresentar sinais e sintomas evidentes de glomerulonefrite aguda[1-3].

QUADRO CLÍNICO E LABORATORIAL

A GNPE geralmente se apresenta com o quadro da síndrome nefrítica clássica: edema discreto, hipertensão arterial sistêmica (HAS), hematúria franca e proteinúria moderada, inferior a 3g/dia. Entretanto, nem sempre esta sintomatologia está completa em determinado paciente. Na verdade, as manifestações clínicas podem ser bem variáveis, sendo descritos desde quadros totalmente assintomáticos, apenas com discretas alterações urinárias, até pacientes com insuficiência renal rapidamente progressiva[4,5]. A síndrome nefrítica é precedida em cerca de 7 a 21 dias pela doença estreptocócica nefritogênica, representada pela infecção das vias aéreas superiores, pela piodermite e, mais raramente, pela escarlatina. O quadro clinicolaboratorial peculiar à GNPE completa-se pelo encontro, no sedimento urinário, de hematúria dismórfica (origem glomerular), leucocitúria, cilindros hemáticos e pela presença de discreta insuficiência renal, revelável por elevações da ureia e da creatinina plasmáticas. A infecção estreptocócica pregressa, especialmente as originadas nas vias aéreas, pode ser documentada por alguns marcadores inespecíficos, tais como a antiestreptolisina-O e antiestreptodornase. Na grande maioria dos pacientes ocorre redução do complemento sérico, com padrão característico de ativação da via alternativa, com baixos níveis do complemento total (CH_{50}) e da fração C3. Esta queda do complemento habitualmente é temporária, revertendo-se em até dois meses após o início do quadro nefrítico. As culturas de orofaringe ou da pele, embora não realizadas rotineiramente, podem demonstrar a colonização pelo possível agente envolvido, no caso o estreptococo do grupo A[4,5].

O processo inflamatório glomerular característico da GNPE é o responsável não somente pela hematúria e proteinúria, mas também pela queda da filtração glomerular. O processo inflamatório que ocorre nos capilares glomerulares (edema endotelial, infiltrado neutrofílico, além da liberação de mediadores vasoativos) leva à obstrução endocapilar e à redução do coeficiente de ultrafiltração (Kf), que explicam a queda da filtração glomerular. Porém, como a função tubular está preservada, o edema e a hipertensão arterial decorrem, fundamentalmente, do aumento da reabsorção tubular de sódio deflagrada pela redução da filtração glomerular. Na maioria dos casos de evolução benigna, diurese e natriurese recuperam-se espontaneamente ao fim de 48 a 72 horas. Com a retomada da natriurese, a pressão arterial tende à normalização, e o edema, ao desaparecimento, uma vez que o balanço hidrossalino se torne negativo, de modo progressivo. A remissão completa dos sinais e sintomas ocorre geralmente por volta de duas a quatro semanas após o início do quadro. Porém, hematúria microscópica e proteinúria discreta, abaixo de 1g/dia, podem levar vários meses para desaparecer, sem que tal fato tenha necessariamente implicação prognóstica negativa[4,6].

A GNPE evolui para a cura em aproximadamente 90% das crianças e jovens. Este percentual, porém, cai para 60 a 70% em adultos, onde o processo nefrítico costuma ser mais grave, resultando em mais sequelas cicatriciais. Constituem indícios de mau prognóstico com relação à cura completa: a persistência da hipocomplementemia, a manutenção do estado hipertensivo e a permanência da proteinúria por mais de 12 meses[4,6,7].

Vale lembrar que em 5% dos casos de GNPE em crianças (e em uma porcentagem maior, embora desconhecida, nos adultos), o quadro é de glomerulonefrite rapidamente progressiva (GNRP), que tem como substrato patológico a formação de *proliferação extracapilar glomerular*, ou mais comumente conhecida como *formações crescentes*[8,9]. O prognóstico das formas crescênticas da GNPE, embora inicialmente sendo favorável em algumas casuísticas em que qualquer crescente era considerado, foi revisto quando foram analisados apenas os casos com acometimento de mais de 75% dos glomérulos, onde o prognóstico é pobre e se assemelha a outras formas de glomerulonefrites crescênticas[9].

DIAGNÓSTICO DIFERENCIAL

O diagnóstico correto da GNPE geralmente não causa problemas. No entanto, algumas glomerulopatias podem apresentar-se com quadro semelhante, levando a alguma dificuldade diagnóstica. São elas:

- **Glomerulonefrite membranoproliferativa** – é uma doença que também costuma acometer crianças após os 7 anos de idade. Além disso, é caracterizada por um quadro nefrítico e hipocomplementemia persistente. Entretanto, o que a diferencia da GNPE é que frequentemente se caracteriza por um componente nefrótico proeminente, o que é raro na GNPE; habitualmente, não se observa oligúria na fase inicial desta doença.
- **Nefropatia por IgA** – é a maior causa de confusão diagnóstica com a GNPE, pois muitas vezes também é precedida por faringite. Manifesta-se por hematúria recorrente e pode ter hipertensão transitória e edema ocasional. O complemento sérico, entretanto, é absolutamente normal.
- **Glomerulonefrite crescêntica idiopática** – da mesma maneira que a forma crescêntica da GNPE, esta doença evolui com disfunção renal progressiva

e grave, frequentemente não reversível, pelo menos se não tratada precoce e agressivamente. Caracteristicamente, não há o antecedente de infecção e a normocomplementemia é a regra.
- **Vasculites de pequenos vasos (poliangiíte microscópica e granulomatose de Wegener)** – essas não são doenças muito prevalentes em crianças, mas apresentam-se com GNRP, hematúria e normocomplementemia. Seu marcador sorológico é o anticorpo anticitoplasma de neutrófilo (ANCA). Da mesma maneira que as formas crescênticas idiopáticas, têm o prognóstico renal reservado se não tratadas precoce e agressivamente. Sua suspeita clínica é importante como diagnóstico diferencial, pois, ao contrário das GNPE, são doenças sistêmicas que podem acometer outros órgãos gravemente, além de possuírem tratamento específico.
- **Nefrite intersticial aguda (NIA)** – raramente antibióticos como betalactâmicos e anti-inflamatórios não hormonais (AINH), utilizados no tratamento de uma infecção qualquer, podem cursar com NIA alérgica. A NIA é uma doença que se caracteriza por comprometimento predominantemente tubulointersticial, mas pode cursar com sedimento urinário ativo, algum grau de proteinúria (nos casos secundários aos AINH, pode ocorrer proteinúria nefrótica) e perda de função renal.

Nos casos duvidosos, a biópsia renal elucidará o diagnóstico pela observação dos achados característicos de cada entidade patológica. Como na maioria das situações a GNPE tem quadro clínico típico e comporta-se como nefropatia de evolução favorável, habitualmente não se realiza a biópsia renal nessas condições, exceto quando há forte suspeita, pelo comportamento atípico, da presença de um dos diagnósticos diferenciais acima. Além disso, outra indicação precisa de biópsia nos casos de GNPE ocorre nas formas graves, principalmente no adulto, em que pode haver formação de crescentes, o que acarretaria em mudanças do esquema terapêutico.

Classicamente, abaixo estão resumidos os principais parâmetros para indicação de biópsia renal no contexto das GNPE:

- História familial de nefropatia.
- Hematúria macroscópica por mais de quatro semanas.
- Creatinina sérica com elevação progressiva, sugerindo GNRP.
- Proteinúria no nível nefrótico e persistente.
- Complemento sérico baixo por mais de seis semanas.
- Persistência de hipertensão arterial sistêmica.

PATOLOGIA

O achado característico da GNPE à microscopia óptica é o de glomerulonefrite proliferativa difusa, à custa de hipercelularidade de células mesangiais e endoteliais (Fig. 23.1), vindo daí o termo sinônimo de glomerulonefrite endocapilar[5,8]. Além das referidas células residentes, ocorre também infiltração de neutrófilos, monóci-

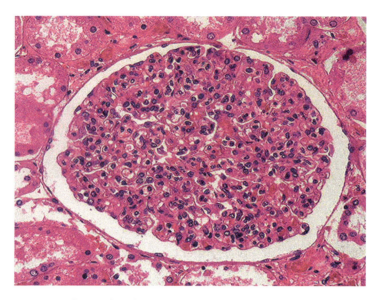

Figura 23.1 – Glomerulonefrite pós-estreptocócica, notando-se intensa proliferação endocapilar, com infiltrado neutrofílico (HE, 400×).

tos e, ocasionalmente, eosinófilos. A proliferação celular e o processo exsudativo podem obliterar quase totalmente os capilares glomerulares, mas a membrana basal permanece intacta. O envolvimento glomerular é uniforme e global, assumindo às vezes caráter lobular, preenchendo praticamente todo o espaço de Bowman. Crescentes epiteliais podem ser observados com certa frequência em raros glomérulos; quando estão presentes em mais de 30% dos glomérulos, o curso clínico da doença é mais grave, com características de glomerulonefrite rapidamente progressiva. A microscopia de imunofluorescência (IF) revela habitualmente depósitos granulares de IgG (Fig. 23.2) e/ou C3, sob forma de diferentes padrões. Em 30% dos pacientes encontram-se depósitos finamente granulares e difusamente distribuídos em todas as alças capilares e no mesângio, com aspecto semelhante a um "céu estrelado". Este padrão de IF é visto nas fases iniciais da GNPE, coincidindo com a máxima proliferação e infiltração celulares. Em 30-40% dos pacientes, observam-se depósitos granulares grosseiros, principalmente em capilares periféricos, poupando o mesângio. Este é o chamado padrão de "guirlanda", associado frequentemente a proteinúrias mais elevadas e, possivelmente, a um prognóstico menos favorável a longo prazo. A microscopia eletrônica na GNPE caracteriza-se pelos típicos depósitos elétron-densos volumosos, de forma arredondada, semelhantes à corcovas (*humps* Fig. 23.3), localizados na região subepitelial do capilar glomerular. Depósitos elétron-densos também são frequentemente observados no mesângio e na região subendotelial, em geral coincidentes com a IF de padrão "céu estrelado". Outros achados à microscopia eletrônica, referentes à proliferação celular, confirmam a descrição da microscopia óptica[5,8].

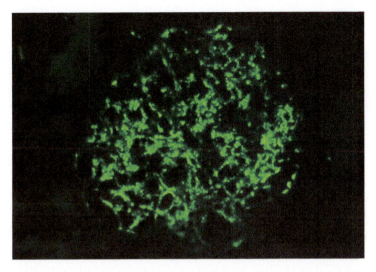

Figura 23.2 – Glomerulonefrite pós-estreptocócica, com depósitos finamente granulares de IgG em alças capilares e mesângio, padrão de "céu estrelado" (IF, 300×).

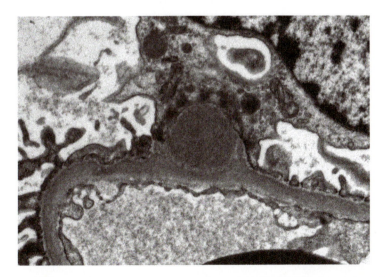

Figura 23.3 – Glomerulonefrite pós-estreptocócica, notando-se depósito elétron-denso subepitelial em forma de *hump* (ME, 5.000×).

ETIOPATOGENIA

As características imunopatológicas da GNPE sugerem que as lesões inflamatórias glomerulares decorram da formação de imunocomplexos, de modo semelhante ao descrito no modelo experimental da doença do soro aguda, induzida pela administração de proteínas heterólogas. O tempo de latência entre a infecção e a doença seria o período necessário para que os antígenos estreptocócicos induzissem a síntese de anticorpos, seguida da formação e depósito de imunocomplexos solúveis, com ativação e consumo da cascata do complemento. No entanto, apesar da intensa procura ao longo dos últimos anos, os antígenos componentes do imunocomplexo circulante e do imunocomplexo depositado ainda não foram identificados[10,11]. Também não está esclarecido se a lesão renal é resultado do depósito de imunocomplexos circulantes, ou se o antígeno estaria previamente "plantado" no glomérulo, com subsequente formação de imunocomplexos *in situ*. Curiosamente, anticorpos eluídos do tecido renal de pacientes com GNPE não têm demonstrado nenhuma reatividade contra antígenos estreptocócicos. Por outro lado, os anticorpos localizados nos glomérulos frequentemente são reativos contra IgG humana, tendo, portanto, atividade semelhante a um fator reumatoide. A implicação patogênica desta observação permanece ainda desconhecida. Estudos recentes têm procurado provar uma possível teoria autoimune para as lesões renais da GNPE. Como determinantes antigênicos da proteína M da cápsula do estreptococo também se expressam no glomérulo renal, poderia haver reação cruzada do anticorpo estreptocócico, de modo semelhante ao descrito na patogenia da valvulite reumática[11]. Outras observações igualmente recentes têm mostrado que a proteína M pode atuar como superantígeno, induzindo importante expansão e ativação de linfócitos T, com liberação de linfocinas inflamatórias. Os superantígenos também induzem ativação policlonal de linfócitos B, com consequente produção de autoanticorpos e possível interação destes com estruturas do próprio rim. A etiopatogenia da GNPE, portanto, é complexa e necessita ser mais bem esclarecida. No quadro 23.2 estão resumidos os prováveis mecanismos apresentados neste tópico[10-14].

Qualquer que seja o mecanismo implicado na formação dos depósitos glomerulares, a resposta inflamatória envolve ativação do complemento, participação dos fatores quimiotáticos e recrutamento de neutrófilos e monócitos, como agentes necessários para a instalação da lesão nefrítica.

Quadro 23.2 – Mecanismos imunológicos envolvidos na glomerulonefrite aguda pós-estreptocócica.

1. Depósito de imunocomplexos circulantes (IC)
2. Formação de imunocomplexos *in situ* com antígeno previamente localizado no rim
3. Formação de complexo fator reumatoide – IgG modificada
4. Reatividade cruzada do anticorpo antiproteína M com estruturas glomerulares
5. Atuação da proteína M como superantígeno → ativação de linfócitos T e ativação policlonal de linfócitos B com produção de autoanticorpos
6. Resposta inflamatória mediada por complemento, fatores quimiotáticos e células (neutrófilos, monócitos, plaquetas)

TRATAMENTO

O tratamento dos pacientes com GNPE é basicamente sintomático e dependente da gravidade do quadro clínico inicial. Seu principal objetivo é reduzir a expansão volêmica que provoca a hipertensão, o edema periférico e a congestão circulatória que leva, em alguns casos, à insuficiência cardíaca e mesmo ao edema pulmonar. Muitos pacientes podem ser tratados em ambulatório, se existirem condições de seguimento médico regular e se sua condição clínica for boa. A restrição da atividade física pode ser benéfica nos primeiros dias da fase aguda, mas seguramente será desnecessária para a maioria dos casos, a partir da segunda semana da doença. Não se justifica o repouso prolongado, uma vez que não irá alterar a evolução do quadro nefrítico. Pacientes com hipertensão grave, congestão pulmonar, encefalopatia hipertensiva ou anúria devem ser hospitalizados em regime de urgência. Naqueles pacientes francamente hipervolêmicos e refratários à restrição de sal e água, indicam-se diuréticos de alça, como a furosemida, na dose de 2mg/kg por via intravenosa, em duas ou três tomadas. Com tais medidas, raramente se faz necessário o uso de hipotensores, como hidralazina ou mesmo nitroprussiato de sódio parenteral. Em situações especiais, quando ocorre insuficiência renal grave ou edema agudo de pulmão, está indicada a diálise, ou apenas ultrafiltração, se o paciente não estiver francamente urêmico. Corticosteroides e imunossupressores têm sido utilizados nas formas crescênticas graves, porém não existem evidências que comprovem a eficácia deste tipo de conduta[9]. Infelizmente, formas graves (crescênticas) de GNPE no adulto ainda são uma daquelas áreas em Nefrologia onde não há evidência forte da literatura com relação ao seu tratamento ideal. Entretanto, baseado em casuísticas pequenas e na comparação com outras formas de GNs crescênticas, parece razoável sugerir que pelo menos um curso de corticoide em dose alta estaria indicado nessas situações[9,15].

O tratamento antibiótico da estreptococcia está indicado se o processo infeccioso estiver presente, para hipoteticamente diminuir a carga antigênica ao hospedeiro e também para que seja evitada a transmissão do micro-organismo nefritogênico para os contatantes. O tratamento antibiótico profilático não está indicado na GNPE, uma vez que recidivas de novos surtos nefríticos são extremamente raras. Em surtos epidêmicos parece haver benefício do tratamento profilático dos contatantes com penicilina.

PROGNÓSTICO

A evolução da GNPE geralmente costuma ser favorável. A evolução para doença renal crônica na criança é rara. Este fato é menos incomum nas formas crescênticas do adulto. No entanto, mesmo após a resolução clínica das GNPE, se houver uma procura ativa de sinais de doença renal incipiente a longo prazo, tais como hipertensão arterial, proteinúria leve e algum grau de redução da filtração glomerular, encontraremos estes achados em um número significativo daqueles previamente considerados "curados"[4,6,15,16]. O significado evolutivo dessas "sequelas" não está claro. Não sabemos se isto torna os pacientes suscetíveis para a progressão da doença renal, por mecanismos vinculados a hipertrofia e/ou hiperfiltração dos néfrons remanescentes. Há uma real possibilidade de que esta afirmação seja verdadeira, sendo, portanto, recomendado que crianças convalescentes de episódios de GNPE, principalmente aquelas com maior gravidade, sejam seguidas por vários anos e ao longo da idade adulta.

GLOMERULONEFRITE DA ENDOCARDITE BACTERIANA

A endocardite é o paradigma das infecções que cursam com glomerulonefrites, que englobam ainda as infecções de *shunts* ventriculares, abscessos viscerais e mesmo empiemas pós-pneumonia. Devido a sua importância epidemiológica, daremos destaque às glomerulonefrites relacionadas com a endocardite bacteriana.

A glomerulonefrite da endocardite bacteriana segue o padrão das síndromes nefríticas relacionadas às infecções, isto é, instalação geralmente abrupta, edema moderado, hematúria microscópica e, com frequência, redução importante da função renal. Sua epidemiologia sofreu grandes modificações no transcurso deste século, uma vez que, nas primeiras décadas, a endocadite bacteriana subaguda era a mais prevalente, comprometendo válvulas cardíacas nativas com lesão subjacente, geralmente sequela da febre reumática[17,18]. O germe cultivado com maior frequência era o *Streptococcus viridans*. Na ausência de tratamento, a infecção se arrastava ao longo do tempo, propiciando o aparecimento da glomerulonefrite aguda. A GN complicava a evolução da endocardite em 50 a 80% dos casos[18].

Nas últimas décadas, com a sistemática profilaxia da febre reumática e o advento de potentes antibióticos, reduziu-se em muito a prevalência da endocardite bacteriana subaguda causada pelo *Streptococcus viridans*. Por outro lado, houve aumento importante da incidência da endocardite aguda por *Staphylococcus aureus* assestado em próteses valvares e também por disseminação do uso por via intravenosa de drogas ilícitas, com o mesmo agente etiológico comprometendo válvulas normais[5,19]. Hoje, não só se realizam mais cirurgias cardíacas, como também o paciente é mais idoso e com mais comorbidades. Por estar relacionada com o estafilococo (maior virulência) e, muitas vezes, a situação permitir a formação de grandes vegetações e abscessos paravalvares em pacientes já debilitados pela cirurgia, o quadro clínico da endocardite é mais grave e a ocorrência da glomerulonefrite nesta situação chega, em alguns relatos da literatura, a 40-78% dos pacientes que desenvolvem endocardite bacteriana aguda por *Staphylococcus aureus*[20]. Mesmo quando foram analisados 210 casos de endocardite bacteriana na década de 1980 em um hospital americano, onde predominava endocardite de valva nativa e germes variados, como estafilococo, estreptococo e enterococo, a incidência de hematúria e de insuficiência renal foi de cerca de 50% e 30%, respectivamente[20]. Vale ressaltar que dados mais atuais demonstraram que em até 20% dos casos o diagnóstico da endocardite é feito pelo nefrologista que está investigando uma síndrome nefrítica ou uma GN rapidamente progressiva[21].

MANIFESTAÇÕES CLÍNICAS E LABORATORIAIS

A GN difusa aguda (GNDA) relacionada à endocardite é sem dúvida a forma mais comumente encontrada de comprometimento glomerular da endocardite levando à insuficiência renal aguda e já é bem conhecida há várias décadas[17,18]. A intensa ativação imunológica sistêmica, o sedimento urinário rico, a proteinúria e a perda de função renal, muitas vezes grave, caracterizam o quadro de glomerulonefrite difusa aguda, que tem como substrato patológico: exsudação inflamatória glomerular, proliferação mesangial e endocapilar[8,22]. Outras formas de acometimento glomerular podem ocorrer, com lesões mais brandas, caracterizadas apenas por proliferação mesangial, ou formas bem graves, com a GNDA acompanhada por crescentes e a lesões necrosantes segmentares, semelhante à vasculite de pequenos vasos[21,23-25].

Em qualquer das formas de endocardite, a manifestação mais comum da glomerulonefrite é a hematúria microscópica, ocasionalmente podendo ser macroscópica. A proteinúria em geral é moderada e a síndrome nefrótica raramente se instala, assim como a hipertensão arterial. Na maioria dos casos, a função renal está moderadamente reduzida, porém em alguns pacientes a evolução é típica de uma glomerulonefrite rapidamente progressiva, necessitando de tratamento dialítico (formas crescênticas e necrosantes).

Várias alterações sorológicas são observadas em pacientes com endocardite bacteriana, a maioria das quais inespecíficas, já que decorrem da estimulação policlonal de linfócitos B. Assim, podem tornar-se positivos o fator reumatoide (10 a 70%), o fator antinuclear, o anticorpo anticitoplasma de neutrófilo (ANCA) e as crioglobulinas séricas (até 90%). O complemento total e as frações C1q, C3 e C4 são consumidos, caracterizando a ativação da via clássica. Com todo este perfil laboratorial, não é de estranhar que alguns casos de endocardite infecciosa com glomerulonefrite sejam erroneamente diagnosticados como lúpus eritematoso sistêmico (LES) ou vasculite sistêmica[26,27]. A realização de múltiplas hemoculturas e de ecocardiograma para documentar as vegetações valvulares são as ferramentas diagnósticas que possibilitam o diagnóstico da endocardite bacteriana. Atualmente, devem ser considerados os critérios da *Duke University* para confirmação diagnóstica da endocardite[28].

PATOLOGIA

Vários padrões de lesão glomerular podem ser vistos à microscopia óptica, porém dois tipos de apresentação são mais característicos e bastante relacionados com a forma clínica da endocardite. Na endocardite subaguda por *S. viridans*, o envolvimento glomerular é pouco intenso, com lesões proliferativas segmentares e focais (Fig. 23.4). A hipercelularidade glomerular ocorre à custa da infiltração de macrófagos e neutrófilos, assim como proliferação de células residentes (mesangiais). Pacientes com endocardite aguda por *S. aureus*, por outro lado, geralmente têm lesões mais graves, do tipo proliferativo difuso (GNDA)[8,21,23]. Podem ser observados duplos contornos nas paredes dos capilares e, com certa frequência, observam-se

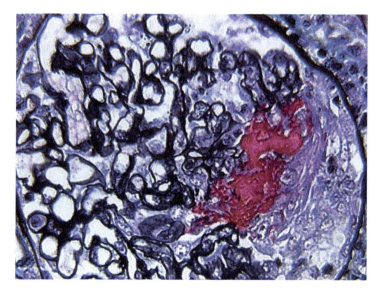

Figura 23.4 – Glomerulonefrite da endocardite. Glomerulonefrite segmentar e focal, com área de necrose fibrinoide (PAMSS, 500×).

crescentes epiteliais, tanto parciais como circunferenciais. Outro tipo de lesão renal descrita mais raramente em associação com a endocardite é a glomerulonefrite membranoproliferativa, relacionada às formas de evolução mais lenta do processo infeccioso subjacente[23]. Tanto na glomerulonefrite focal, como na difusa, a imunofluorescência (IF) mostra depósitos granulares difusos e globais de IgG, IgM e C3, ao longo das alças capilares e no mesângio. Nas lesões focais, a microscopia eletrônica revela a existência de depósitos elétron-densos no mesângio. Os glomérulos afetados podem demonstrar certo grau de expansão da matriz e de proliferação das células mesangiais. Nas lesões difusas os depósitos densos ocupam o mesângio e o espaço subendotelial.

PATOGÊNESE

Os achados laboratoriais e patológicos permitem concluir que a manifestação renal da endocardite infecciosa se trata de uma doença imunológica, resultante dos depósito de imunocomplexos nos glomérulos. O estado de persistente oferta de antígenos bacterianos (isto é, bacteriemia) muito provavelmente contribui para a formação e localização renal dos imunocomplexos. Em alguns poucos casos, foi possível identificar nos depósitos glomerulares antígenos bacterianos de *S. aureus* e *Streptococcus* hemolítico em endocardites causadas por estes germes. Também tem sido demonstrado que os depósitos podem conter fator reumatoide da classe IgG, não se sabendo, entretanto, o possível significado patogênico da presença deste anticorpo.

DIAGNÓSTICO DIFERENCIAL

Os principais diagnósticos diferenciais da GN relacionada à endocardite são (Quadro 23.3):

- **Nefrite intersticial aguda (NIA)** – drogas envolvidas no tratamento da endocardite podem levar à doença tubulointersticial com perda de função renal e leucocitúria, que pode dar margem à confusão diagnóstica. Auxiliam na diferenciação: proteinúria < 1g/dia, presença de eosinofilia e eosinofilúria, ausência de hematúria.
- **Necrose tubular aguda (NTA)** – insuficiência renal aguda (IRA) pode ocorrer na vigência de endocardite grave, não necessariamente decorrente de glomerulonefrite, mas sim de distúrbios hemodinâmicos ou relacionada à gravidade da infecção, mesmo sem choque ("rim da sepse").
- **Embolização renal** – a embolização de parte de vegetações pode obstruir a artéria renal ou seus principais ramos, levando a um quadro de anúria (se bilateral), dor lombar e hematúria. O diagnóstico pode ser confirmado por ultrassonografia com Doppler ou cintilografia.

Quadro 23.3 – Possíveis manifestações renais das endocardites.

Manifestação	Comentário
GN proliferativa difusa (GNDA)	Forma clássica mais comum, geralmente reversível com o tratamento da endocardite
GN rapidamente progressiva (crescêntica)	Os crescentes podem acompanhar a forma da GNDA, tornando o prognóstico mais sombrio
GN necrosante segmentar	Acompanhada ou não de ANCA Pode ser acompanhada de crescentes Pode ter IF rica, ao contrário das vasculites idiopáticas
Embolia com infarto renal segmentar	Significado clínico desconhecido Na maioria das vezes é achado de necropsia
Embolização para artéria renal	Rara. Decorre da embolização de grandes vegetações para artéria renal. Anúria quando bilateral
NIA	Diagnóstico diferencial das GN Processo alérgico decorrente de drogas (antibióticos) utilizadas no tratamento da endocardite
NTA	IRA geralmente decorrente de alterações hemodinâmicas (exemplo, ICC por lesão valvar, cirurgia cardíaca com extracorpórea para troca de valva) ou do "rim da sepse" que pode acompanhar a endocardite grave

NIA = nefrite intersticial aguda; NTA = necrose tubular aguda; ANCA = anticorpo anticitoplasma de neutrófilo; GN = glomerulonefrite; ICC = insuficiência cardíaca congestiva.

EVOLUÇÃO E TRATAMENTO

De modo geral, o prognóstico da glomerulonefrite associada à endocardite bacteriana depende do sucesso do tratamento da infecção. Com o efetivo controle desta, as alterações urinárias costumam normalizar em dias ou semanas[17,24]. A antibioticoterapia adequada geralmente leva à cura bacteriológica e à resolução da glomerulonefrite aguda, com normalização do complemento sérico e negativação dos autoanticorpos. Ocasionalmente, hematúria microscópica e proteinúria podem persistir por vários meses após a cura bacteriológica. Já a evolução dos pacientes com disfunção renal grave, e particularmente daqueles com formas crescênticas graves, é um tanto variável: pode ocorrer melhora progressiva ao longo de semanas, como pode sobrevir um quadro de doença renal crônica dependente de diálise, mesmo após a cura bacteriológica. A hipocomplementemia mantida e muito comumente a persistência de imunocomplexos circulantes sugerem insucesso no controle da infecção e manutenção da ativação imunológica, o que pode contribuir para a falência renal progressiva. Alguns autores sugerem que a persistência dos marcadores sorológicos de ativação, associados à insuficiência renal progressiva, são critérios sugestivos de falência terapêutica e indicam a necessidade de se reavaliar o tratamento[29].

A gravidade da IRA, a não resposta ao tratamento da infecção e a presença de oligoanúria sugerem a presença da forma histológica complicada com crescentes, ou usando descrição patológica mais precisa, proliferação extracapilar. Esta é uma forma grave de acometimento glomerular, que, em geral, coincide com a má resposta ao tratamento da infecção (antibióticos, troca da valva etc.)[24]. Entretanto, dependendo da extensão do comprometimento glomerular pelos crescentes, do tempo de evolução e, provavelmente, de outros fatores ainda não identificados, esta forma pode evoluir com insuficiência renal definitiva, com recuperação apenas parcial da função renal ou mesmo com evolução para diálise[23].

Com base em outras doenças glomerulares em que há formação de crescentes, é tentador especular que o tratamento destas lesões deva ser baseado em terapêutica imunossupressora com corticosteroides, ou mesmo com citostáticos, como a ciclofosfamida. Não há, porém, evidência suficiente na literatura que sustente o tratamento rotineiro destas formas crescênticas associadas à endocardite, com corticosteroides. Existem menos de 50 casos relatados de GN associada à endocardite, nos quais foi empregado algum tratamento imunossupressor não controlado[23,25,29]. O resultado foi benéfico (melhora da função renal) em cerca de metade dos pacientes. Como os esquemas foram os mais diversos, fica difícil precisar o real benefício dessas medidas. O bom senso sugere que se o diagnóstico histológico for obtido precocemente e não houver resposta renal clara e rápida com o tratamento clínico, a despeito do controle da infecção, o clínico está autorizado a tentar o tratamento com corticosteroides, particularmente sob a forma de pulso intravenoso de metilprednisolona. Lembrar, porém, que crescentes fibróticos não respondem ao tratamento e que esta transformação de crescentes celulares para fibrose pode ocorrer muito rapidamente, num prazo aproximadamente em duas semanas, o que não nos deixa muito tempo para atuar. Portanto, tratando-se de um paciente com infecção tão grave como é a endocardite, deve-se avaliar muito bem o risco-benefício do tratamento imunossupressor. As questões a seguir devem ser colocadas ante a decisão do tratamento imunossupressor:

1. A infecção está seguramente sob controle?
2. Há biópsia renal comprovando uma forma de glomerulonefrite grave? Lembre-se que existem potenciais diagnósticos diferenciais, os quais não se beneficiariam de tratamento imunossupressor (Quadro 23.3).
3. Os crescentes são celulares ou fibróticos?
4. Houve tempo suficiente para a reversão do processo em resposta ao tratamento antibacteriano?
5. Não transcorreu tempo excessivo entre a insuficiência renal e a decisão terapêutica?

Assim, podemos ver que, na ausência de evidência forte, a imunossupressão com corticosteroides, ou mesmo citostáticos, deva ser individualizada. Existem relatos isolados do uso da plasmaférese com certo sucesso, embora estes estudos não sejam controlados[25].

INFARTO RENAL CORTICAL

O infarto renal cortical devido à embolia séptica é uma lesão com maior significado patológico do que clínico. Pacientes com endocardite e lesão renal biopsiados raramente demonstram tal lesão, pois ela é focal. Além disso, o infarto renal, por ser focal, raramente evolui com IRA. Quando dados de necropsia são analisados, o infarto renal é um dos achados mais comumente associados com endocardite, porém o significado clínico deste achado não é bem determinado, uma vez que, frequentemente, os infartos corticais são acompanhados de outras lesões glomerulares ou tubulointersticiais que explicam a IRA[21].

GN NECROSANTE SEGMENTAR (COM OU SEM ANCA)

Há alguns anos, uma revisão dos casos publicados na literatura, além de um estudo retrospectivo britânico, deixou claro que um diagnóstico não muito incomum é o da glomerulonefrite necrosante segmentar e focal acompanhando a endocardite[21,23]. Este achado é praticamente indistinguível do encontrado nas vasculites de pequenos vasos, como na poliangiíte microscópica. Como muitos desses casos foram relatados na fase anterior à realização rotineira do ANCA, a prevalência da positividade deste marcador sorológico não está clara[21,23,26,27]. Na verdade, na casuística de Majumdar et al.[21], o achado renal mais comum nos pacientes com endocardite que tiveram indicação de biópsia renal foi o de GN necrosante segmentar, só perdendo para o achado de infarto renal cortical observado nos casos de necropsia[21].

GLOMERULONEFRITES ASSOCIADAS A *SHUNTS*

As derivações ventriculovasculares, ou *shunts*, utilizadas para o tratamento da hidrocefalia costumam sofrer colonização bacteriana em 6 a 27% dos casos. O *shunt* ventriculoperitoneal é o mais utilizado atualmente, com muito menos complicações infecciosas que os demais (ventriculojugular e ventriculoatrial). Em cerca de 4% dos pacientes com *shunt* infectado desenvolve-se um quadro de glomerulonefrite. Em geral, os germes responsáveis pela infecção são de baixa virulência, predominando um dos estafilococos coagulase-negativa (*S. epidermidis*), que são responsáveis por 75% destas ocorrências, seguido por outras bactérias isoladas esporadicamente: *S. aureus, Listeria monocytogenes, Peptococcus* sp., difteroides, *Propionibacterium acnes* e *Corynebacterium bovis*. Acredita-se que a introdução do agente infeccioso ocorra durante o ato operatório de colocação do *shunt*, por contaminação de origem cutânea, ou como consequência de bacteriemias transitórias às quais o *shunt* fica exposto. De qualquer forma, não se sabe exatamente como os *shunts* se tornam infectados. O período de latência entre a inserção do *shunt* e o início da sintomatologia clínica varia de um mês a 15 anos, em média de quatro anos. O envolvimento renal ocorre quase que exclusivamente em pacientes com *shunts* ventriculoatriais e ventriculojugulares, existindo alguns poucos relatos sobre a existência de nefrites associadas a *shunts* ventriculoperitoneais infectados[30].

QUADRO CLÍNICO

A glomerulonefrite em geral ocorre em pacientes com infecção prolongada, com vários anos de duração. A infecção acarreta febre, emagrecimento, anemia, hepatosplenomegalia e artralgias. A glomerulonefrite manifesta-se por edema, hematúria macro ou microscópica e proteinúria, que pode assumir caráter nefrótico, em aproximadamente metade dos pacientes. O grau de insuficiência renal é variável, podendo ser grave a ponto de exigir tratamento dialítico[30,31]. A erradicação do processo infeccioso por meio de antibioticoterapia é relativamente difícil de ser conseguida. Uma possível explicação para este fato seria a tendência que os estafilococos coagulase-negativa têm de formar *in vivo* uma fina película (biofilme), atapetando os lumens dos cateteres endovasculares e dificultando assim a ação dos antibióticos. Dessa forma, a cura da infecção e da nefropatia só pode ser obtida após a retirada cirúrgica do *shunt*, o que infelizmente acarreta complicações e tem elevada taxa de mortalidade.

PATOLOGIA

A histologia renal pode revelar padrão de glomerulonefrite proliferativa difusa ou uma típica lesão de GN membranoproliferativa tipo I, ocasionalmente com crescentes epiteliais (Fig. 23.5). Outros achados frequentes incluem infiltrado de neutrófilos nos glomérulos, expansão da matriz mesangial e tendência a um aspecto lobular do conjunto das alças capilares. A imunofluorescência mostra depósitos granulares de IgG, IgM, C3 e de outras frações de ativação da via clássica do complemento (C1q e C4), ao longo das paredes capilares e do mesângio. Antígenos bacterianos têm sido, ocasionalmente, demonstrados na localização mesangial. A microscopia eletrônica revela poucos depósitos elétron-densos subendoteliais e mesangiais, aumento da matriz e interposição do mesângio, com desdobramentos focais da membrana basal glomerular.

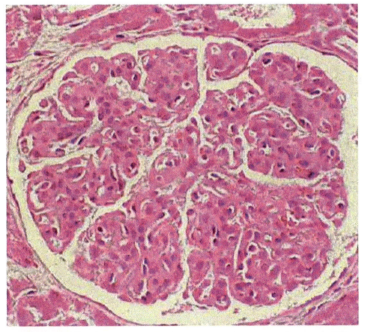

Figura 23.5 – Nefrite por *shunt*. Glomerulonefrite membranoproliferativa, notando-se espessamento de alças capilares e proliferação mesangial (HE, 450×).

PATOGÊNESE

Assim como na glomerulonefrite da endocardite infecciosa, na nefrite por *shunt* existem fortes evidências do depósito de imunocomplexos como mecanismo principal do envolvimento renal. Pacientes com este quadro habitualmente apresentam hipocomplementemia, crioglobulinas e fator reumatoide positivos no soro, possivelmente como decorrência da ativação policlonal induzida pelo germe infectante. Após a remoção por *shunt* e controle da infecção, todas as alterações urinárias e sorológicas costumam regredir. A participação de imunocomplexos parece exercer papel importante na patogênese da nefrite por *shunt*, porém não está esclarecido se a interação antígeno-anticorpo ocorre no meio circulante com subsequente localização renal ou se existe ligação *in situ* do anticorpo com o antígeno bacteriano previamente fixado na estrutura glomerular.

EVOLUÇÃO

Com a retirada do *shunt* infectado, sobrevém a resolução do quadro da glomerulonefrite. Quando isto não for possível e a bacteriemia persistir, pode haver progressão da lesão inflamatória glomerular para a insuficiência renal. Neste caso, biópsias renais tardias irão mostrar proliferação endo e extracapilar, esclerose glomerular global e fibrose intersticial. O retardo no diagnóstico da infecção contribui igualmente para a instalação de sequelas renais irreversíveis[31].

GLOMERULONEFRITES ASSOCIADAS A ABSCESSOS VISCERAIS

Glomerulonefrites associadas a abscessos viscerais foram documentadas a partir do final da década de 1970 quando, pela primeira vez, foram descritos pacientes com abscessos pulmonares que evoluíram com hematúria, proteinúria e insuficiência renal aguda. Além de abscessos torácicos (parenquimatosos e empiemas), que são os predominantes como focos de infecção, seguem-se os abscessos abdominais (subfrênicos, apendiculares), os abscessos dentários, meningites, artrite séptica, mediastinite, abscessos cutâneos e osteomielite. Os germes implicados são muito variáveis, podendo ser tanto gram-positivos como gram-negativos. Em recente relato de 76 pacientes com glomerulonefrites infecciosas sem endocardite, foram isolados germes tão variados como: *Staphylococcus aureus*, *S. epidermidis*, *Escherichia coli*, *Pseudomonas aeruginosa*, *Klebsiella pneumoniae*, *Hemophilus influenzae* e *Acinetobacter*[30,32].

A nefropatia manifesta-se por hematúria macro ou microscópica, proteinúria, insuficiência renal aguda em metade dos casos e, ocasionalmente, síndrome nefrótica. Em alguns pacientes se descrevem artralgias e púrpura dos membros inferiores. As alterações sorológicas mais comuns são a hipergamaglobulinemia e a crioglobulinemia. Os níveis de complemento sérico e de suas frações quase sempre estão normais.

A histologia renal mostra, em geral, glomerulonefrite mesangial difusa ou então uma forma de GN membranoproliferativa, frequentemente com crescentes circunferenciais. As alterações morfológicas frequentemente se correlacionam com a duração do processo infeccioso. Pacientes que têm infecção visceral com menos de dois meses de duração apresentam somente proliferação mesangial, enquanto os demais, com abscessos de longa duração, costumam ter lesões de glomerulonefrite proliferativa endocapilar com crescentes epiteliais. A imunofluorescência revela depósitos granulares de C3 difusos no mesângio e ao longo das alças capilares. Em cerca de metade dos pacientes os depósitos de C3 encontram-se isolados e, nos restantes, estão associados a depósitos granulares de IgG e IgM, na mesma distribuição. A microscopia eletrônica evidencia as mesmas alterações descritas na nefrite por *shunt*.

A cura completa e precoce da infecção pela antibioticoterapia e pela drenagem dos abscessos leva à regressão total do quadro clínico e das alterações urinárias. Quando o tratamento for retardado, podem sobrevir sequelas anatômicas e eventual evolução para doença renal crônica.

NEFROPATIA POR IgA PÓS-ESTAFILOCÓCICA

Nos últimos anos têm sido descritos casos de estafilococcias seguidas de glomerulonefrite proliferativa, em que o depósito imune predominante na imunofluorescência é do tipo IgA[33]. Assim, surpreendentemente, a nefropatia por IgA poderia seguir-se a casos de estafilococcias, principalmente em pacientes diabéticos[33,34]. Inicialmente descritos em países asiáticos, novas séries foram descritas na América do Norte. Muitos destes casos estão relacionados à infecção por *Staphylococcus* sp. resistente à oxacilina, e o sítio da infecção pode ser variável, sendo que somente a minoria decorre de endocardite bacteriana. O desenvolvimento da glomerulonefrite pode ocorrer até 10-12 semanas após o quadro infeccioso, geralmente se apresenta com proteinúria nefrótica e perda significativa da função renal. Além da glomerulonefrite proliferativa mesangial e endocapilar, pode haver inflamação e fibrose intersticial moderada a grave, o que talvez explique a má evolução a longo prazo, com necessidade de terapia renal substitutiva em número considerável de pacientes[33]. Recentemente, analisando uma coorte de 109 casos de glomerulonefrite pós-infecciosa na população geriátrica (> 65 anos), autores observaram que, também nesta população, em torno de 20% dos pacientes apresentavam à imunofluorescência o predomínio de IgA[34].

CONSIDERAÇÕES FINAIS

Nas últimas décadas houve uma mudança do perfil clinicoepidemiológico das glomerulonefrites pós-infecciosas, de modo que nos deparamos hoje com infecções em adultos e idosos, com maiores comorbidades, com mudança do perfil microbiológico, predominando estafilococos em detrimento de estreptococos e do sítio de infecção (endocardite e infecção do sítio cirúrgico *versus* faringite). Além disso, o caráter benigno renal da GNDA relacionada às infecções estreptocócicas da infância não é necessariamente observado nos casos mais atuais, onde a gravidade da lesão e evolução para cronicidade é uma realidade. Por fim, a abordagem terapêutica, conforme esquematizada na figura 23.6, não está consolidada e tampouco tem base em evidências sólidas da literatura.

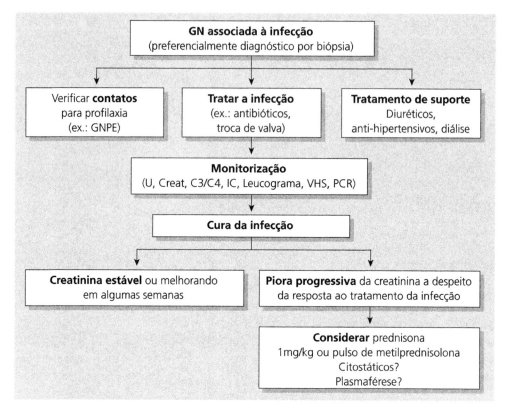

Figura 23.6 – Proposta de tratamento das GN associadas às infecções bacterianas. GN = glomerulonefrite; GNPE = glomerulonefrite pós-estreptocócica; U = ureia; C3/C4 = componentes C3 e C4 do complemento; IC = imunocomplexos; VHS = velocidade de hemossedimentação; PCR = proteína C-reativa.

REFERÊNCIAS BIBLIOGRÁFICAS

1. Barros RT, Woronik V, Prado EBA, Antunes I. Glomerulopatias secundárias. In Riella MC. Princípios de Nefrologia e Distúrbios Hidroeletrolíticos. 4ª ed. Rio de Janeiro, Guanabara Koogan, pp. 424-449, 2003.

2. Couser WG, Johnson RJ. Postinfectious glomerulonephritis. In Neilson EG, Couser WG. Immunologic Renal Disease. Philadelphia, Lippincott-Raven, pp. 915-922, 1997.

3. Balter S, Benin A, Pinto SW, et al. Epidemic nephritis in Nova Serrana, Brazil. Lancet 355(9217):1776-1780, 2000.

4. Rodriguez-Iturbe B. Epidemic poststreptococcal glomerulonephritis. Kidney Int 25:129-136, 1984.

5. Montseny JJ, Meyrier A, Kleinknecht D, Callard P. The current spectrum of infectious glomerulonephritis. Medicine 74:63, 1995.

6. Sesso R, Pinto SWL. Five-year follow-up of patients with epidemic glomerulonephritis due to Streptococcus zooepidemicus. Resumo do American Society of Nephrology Renal Week 2004, St Louis, MI, F-PO237, 2004.

7. Rocha JRC, Pinto SWL. Nefrites epidêmicas. J Bras Nefrol 20:315-319, 1998.

8. Silva FG. Acute postinfectious glomerulonephritis and glomerulonephritis complicating persistent bacterial infection. In Jennette JC, Olson MD, Schwartz MM, Silva FG. Heptinstall's Pathology of the Kidney. 5th ed. Philadelphia, Lippincott-Raven, 1998, pp. 389-453.

9. Cameron JS. Crescentic nephritis secondary to infection, systemic disease and other glomerulopathies. In Pusey C, Rees A (eds). Rapidly Progressive

Glomerulonephritis. Oxford: Oxford University Press, 1998.

10. Bergholm AM, Holm SE. Experimental poststreptococcal glomerulonephritis in rabbits. Acta Pathol Microbiol Immunol Scand 91(4):263-270, 1983.

11. Nicholson ML, Ferdinand L, Sampson JS, et al. Analysis of immunoreactivity to a Streptococcus equi subsp. zooepidemicus M-like protein to confirm an outbreak of poststreptococcal glomerulonephritis, and sequences of M-like proteins from isolates obtained from different host species. J Clin Microbiol 38(11):4126-4130, 2000.

12. Pertschuk DO, Vuletin JC, Sutton AL, Velazquez LA. Demonstration of antigen and immune complex in glomerulonephritis due to Staphylococcus aureus. Am J Clin Pathol 66:1027-1031, 1976.

13. Hooke DH, Hancock WW, Gee DC, Kraft N, Atkins RC. Monoclonal antibody analysis of glomerular hypercellularity in human glomerulonephritis. Clin Nephrol 22(4):163-168, 1984.

14. Koyama A, Kobayashi M, Yamagushi N, et al. Glomerulonephritis associated with MSRA infection: a possible role of bacterial superantigen. Kidney Int 47:207-216, 1995.

15. Baldwin DS. Post-streptococal glomerulonephritis: a progressive disease? Am J Med 62:1, 1977.

16. Tapaneya-Olarn W, Osatakul S, Chatasingh S, at al. Acute glomerulonephritis in children: a prospective study. J Med Assoc Thai 72(Suppl 1):35, 1989.

17. Perez GO, Rothfield N, Williams RC. Immune-complex nephritis in bacterial endocarditis. Arch Intern Med 136:334, 1976.

18. Neugarten J, Baldwin DS. Glomerulonephritis in bacterial endocarditis. Am J Med 77:297-304, 1984.

19. Spector DA, Millan J, Zauber N, Burton J. Glomerulonephritis and Staphylococcal aureus infections. Clin Nephrol 14:256-261, 1980.

20. Watanakunakorn C, Burkert T. Infective endocarditis at a large community teaching hospital, 1980-1990. A review of 210 episodes. Medicine 72:90-102, 1993.

21. Majumdar A, et al. Renal pathological findings in infective endocarditis. Nephrol Dial Transplant 15:1782-1787, 2000.

22. de Andrade JAM, Lugon JR. Revisão: acometimento renal na endocardite infecciosa. J Bras Nefrol 25:25-33, 2003.

23. Kannan S, et al. Diffuse crescentic glomerulonephritis in bacterial endocarditis. Pediatr Nephrol 16:423-428, 2001.

24. Orfila C, Lepert JC, Modesto A, Goudable C, Suc JM. Rapidly progressive glomerulonephritis associated with bacterial endocarditis: efficacy of antibiotic therapy alone. Am J Nephrol 13:218-222, 1993.

25. Daimon S, Mizuno Y, Fujii S, et al. Infective endocarditis-induced crescentic glomerulonephritis dramatically improved by plamapheresis. Am J Kidney Dis 32:309-313, 1998.

26. Subra JF, et al. The presence of cytoplasmatic antineutrophil cytoplasmatic antibodies (C-ANCA) in the course of subacute bacterial endocarditis with glomerular involvement, coincidence or association? Clin Nephrol 49:15-18, 1998.

27. Lamprecht P, et al. ANCA, infectious endocarditis, glomerulonephritis and cryoglobulinemic vasculitis. Clin Nephrol 49:389-390, 1998.

28. Durack DT, Lukes AS, Bright DK. New criteria for diagnosis of infective endocarditis: utilization of specific echocardiographic findings. Duke Endocarditis Service. Am J Med 96(3):200-209, 1994.

29. Moing VL, et al. Use of corticosteroids in glomerulonephritis related to infective endocarditis: three cases and review. Clin Infect Dis 28:1057-1061, 1999.

30. Adler SG, Cohen AH, Glassock RJ. Secondary glomerular diseases. In Brenner BM, Rector Jr FC. The Kidney. 5th ed. Philadelphia, WB Saunders, 1996, pp. 1547-1552.

31. Haffner D, Schindera F, Aschoff A. The clinical spectrum of shunt nephritis. Nephrol Dial Transplant 12:1143-1148, 1997.

32. Beaufils M. Glomerular disease complicating abdominal sepsis. Kidney Int 19:609-618, 1981.

33. Satoskar AA, Nadasdy G, Plaza JA, et al. Staphylococcus infection-associated glomerulonephritis mimicking IgA nephropathy. Clin J Am Soc Nephrol 1:1179-1186, 2006.

34. Nasr SH, Fidler ME, Valeri AM, et al. Postinfectious glomerulonephritis in the elderly. J Am Soc Nephrol 22:187-195, 2011.

24

GLOMERULOPATIAS ASSOCIADAS ÀS DOENÇAS VIRAIS

Osvaldo Merege Vieira Neto

As doenças glomerulares podem ser secundárias às doenças virais e estas devem ser sempre pesquisadas em pacientes com proteinúria e/ou hematúria em investigação. As principais viroses associadas às glomerulopatias são o HIV e as hepatites B e C, que serão discutidas a seguir.

HIV

Doença renal é uma complicação relativamente comum em pacientes infectados pelo HIV.

GLOMERULOSCLEROSE SEGMENTAR E FOCAL ASSOCIADA AO HIV

A forma colapsante da glomerulosclerose segmentar e focal, também denominada glomerulopatia colapsante[1,2], é considerada a mais comum das nefropatias associadas ao HIV, apesar de não ser exclusiva desta condição, podendo ser encontrada também em outras infecções virais, como parvovírus ou reação tóxica a interferon ou bifosfonatos. Entretanto, há outros tipos de comprometimento glomerular no HIV, como será discutido adiante.

A glomerulopatia colapsante, também denominada de HIVAN (nefropatia associada ao HIV), ocorre em 2 a 10% dos pacientes infectados e pode ser encontrada em pacientes assintomáticos ou com infecção primária, entretanto é muito mais comum em pacientes com contagens de linfócitos CD4 baixas e doença avançada[3]. Sua frequência também é maior na raça negra, devido à predisposição genética[1]. Ela se caracteriza por colapso das alças capilares glomerulares associado a hiperplasia e hipertrofia de podócitos, que podem provocar um aspecto histológico semelhante a um crescente, denominado de pseudocrescente (Fig. 24.1). Não é necessário haver esclerose glomerular, bastando apenas o colapso das alças e as alterações podocitárias. Foi descrita inicialmente em 1978 como uma forma grave de glomerulosclerose segmentar e focal (GESF)[4] e em 1994 foi classificada como uma variante de GESF[5].

GLOMERULONEFRITES ASSOCIADAS ÀS DOENÇAS VIRAIS

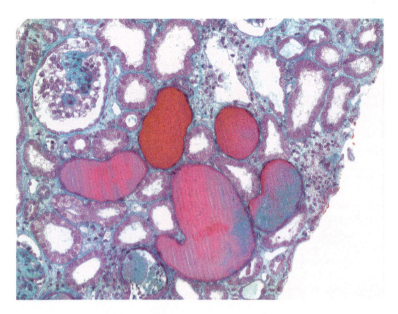

Figura 24.1 – Glomérulo mostrando colapso das alças capilares glomerulares e proliferação de podócitos. Dilatação dos túbulos, com cilindros em seu interior (tricrômico de Masson, 200×). Cortesia do Prof. Dr. Gyl Eanes Barros Silva, Laboratório de Patologia Renal da FMRP-USP.

De maneira distinta ao que ocorre nas outras formas de GESF, em que há apoptose e perda de células podocitárias, na glomerulopatia colapsante há alteração no funcionamento dos podócitos, com diminuição da atividade de inibidores de ciclinas (p27 e p57) e entrada no ciclo celular, que leva à hiperplasia e à hipertrofia dos podócitos, associadas a uma desdiferenciação celular, com perda de marcadores moleculares de células maduras, como sinaptopodina, podocina, *calla*, podocalixina, WT1 e GLEPP1 e aparecimento de marcadores de proliferação celular, como Ki67, CK e CD68 e citoqueratinas 8, 18 e 19[6]. Injúria tubulointersticial importante é frequente, com aparecimento de dilatação microcística dos túbulos e degeneração tubular[7] (Fig. 24.1). Na microscopia eletrônica, podem ser encontradas numerosas estruturas tubulorreticulares nas células endoteliais, entretanto elas não são patognomônicas desta condição e podem também ser encontradas em lúpus e uso de interferon[8]. A glomerulopatia colapsante também pode ocorrer em pacientes não infectados pelo HIV. A maioria destes casos é idiopática, entretanto ela pode relacionar-se a infecções (citomegalovírus, parvovírus, tuberculose pulmonar, leishmaniose), doenças autoimunes (doença de Still, doença mista do tecido conjuntivo, arterite cerebral), malignidades (mieloma múltiplo, leucemia monoblástica aguda, síndrome hemofagocítica), alterações genéticas, exposição a drogas (interferon, pamidronato, esteroides anabolizantes) e em pós-transplante renal[9].

A patogênese desta lesão não é bem conhecida. Estudos *in vitro* sugerem que o HIV pode infectar as células endoteliais e mesangiais[10], causando citotoxicidade, assim como proteínas do HIV também podem ser citotóxicas. Estudos com reação em cadeia da polimerase (PCR) e hibridização *in situ* revelam que as células epiteliais glomerulares também podem abrigar o HIV[11]. O HIV também pode infectar células tubulares renais e permanecer como um reservatório de vírus após terapia efetiva[12,13]. O mecanismo pelo qual o vírus entra na célula é desconhecido, visto que os correceptores do HIV CCR5 e CXCR4, que são requisitos para a infecção, não estão expressos em células renais intrínsecas, mesmo na presença de infecção[14]. Ainda não está esclarecido se a infecção da célula tubular é responsável pela lesão tubular encontrada em pacientes com nefropatia pelo HIV, mas estudos em camundongos indicam para um papel direto do HIV no desenvolvimento da nefropatia[15,16]. O DNA do HIV foi demonstrado em glomérulos de pacientes com e sem doença renal, o que sugere que algum fator adicional é necessário, tal como predisposição genética, como raça negra ou expressão de peptídeos virais[17]. O HIV pode induzir GESF por meio da estimulação de citocinas por células imunes, e estudos em camundongos transgênicos sugerem que o bFGF e o TGF-β podem atuar no acúmulo de matriz, fibrose e lesão tubular[18,19]. Produtos do gene do HIV também podem induzir progressão do ciclo celular, levando à desdiferenciação de células epiteliais e ao colapso[20]. Fatores genéticos também contribuem para o desenvolvimento da nefropatia. Por exemplo, a doença renal é muito mais comum na raça negra e é menos comum em homossexuais. A maior tendência na raça negra parece ser familial[21]. Polimorfismos em uma região do cromossomo 22, fortemente ligada à ancestralidade africana, são muito associados com o risco de desenvolvimento de GESF. O haplótipo E1 do gene MYH9, que codifica a cadeia pesada da miosina II A e está presente em podócitos, é mais comum em negros americanos, em comparação a americanos de origem europeia[22].

O quadro clínico caracteriza-se por síndrome nefrótica, com sedimento urinário inocente e sem hipertensão na maior parte dos casos[23]. Há perda rápida de função renal, com progressão para doença renal crônica terminal em semanas a meses quando não tratada[24], ao contrário do que ocorre com as outras formas de GESF. À ultrassonografia, os rins costumam estar grandes e ecogênicos. Pacientes com doença controlada, em uso de terapia antirretroviral altamente ativa (HAART), apresentam quadro clinicolaboratorial menos agressivo, com proteinúria às vezes abaixo de nível nefrótico, com função renal estável ou discretamente alterada e rins normais à ultrassonografia.

O tratamento inclui a HAART[25] e o uso de inibidores da ECA ou bloqueadores dos receptores AT_1 da angiotensina II[26]. O tratamento com HAART leva à melhora da taxa de filtração glomerular, o que confirma a importância da replicação viral na doença renal, e alguns estudos mostram que a HAART também pode prevenir o aparecimento da nefropatia[27]. Associação de HAART com corticosteroides pode ser benéfica[28]. Corticosteroide isolado ou ciclosporina podem beneficiar alguns pacientes, mas o uso nesta condição é discutível[29].

GLOMERULOPATIA MEDIADA POR IMUNOCOMPLEXOS

O comprometimento renal pelo HIV pode manifestar-se por outros padrões histológicos, entre eles glomerulopatias mediadas por imunocomplexos. São mais comuns em caucasianos, o que sugere influência da etnia na manifestação fenotípica.

Glomerulonefrite membranoproliferativa – entre as glomerulopatias mediadas por imunocomplexos, é o padrão histológico mais frequente associada ao HIV. Caracteriza-se por proliferação de células mesangiais associada à duplicação da membrana basal glomerular, com lobulação do glomérulo. Apresenta também forte relação com o vírus da hepatite C, que está frequentemente associado ao HIV[30]. Quando ocorre a glomerulonefrite crioglobulinêmica associada ao vírus C, além do padrão histológico membranoproliferativo, podemos encontrar depósitos subendoteliais, com aspecto de trombos hialinos.

Glomerulonefrite proliferativa com depósitos de IgA – é outra forma de apresentação, com anticorpos IgA idiotípicos reativos contra antígenos do HIV.

Glomerulonefrite proliferativa *lupus-like* – menos comum, apresenta padrão de imunofluorescência granular rico, com positividade para IgG, IgM, IgA, C3 e C1q. A sorologia para anticorpos antinucleares pode ser fracamente positiva (< 1/80) ou negativa e o anti-DNA dupla-hélice é negativo. O prognóstico é ruim, com sobrevida renal baixa após alguns meses[31].

Glomerulonefrite difusa aguda – associada a infecções bacterianas.

Glomerulonefrite membranosa – associada aos vírus das hepatites B e C e à sífilis.

OUTRAS GLOMERULOPATIAS

Com a introdução de esquemas antirretrovirais mais modernos, aumentou a sobrevida dos portadores de HIV, e outras formas de lesão glomerular como a nefropatia diabética e a amiloidose renal, associada a doenças crônicas, têm sido reportadas[32].

ALTERAÇÕES TUBULOINTERSTICIAIS

O compartimento intersticial frequentemente se encontra comprometido e o padrão histológico mais comum é de nefrite intersticial aguda, habitualmente causada por infecções, episódios de hipotensão e uso de drogas nefrotóxicas, usadas para tratar infecções e o próprio HIV[33].

LESÕES VASCULARES

Microangiopatia trombótica também é encontrada com razoável frequência e caracteriza-se pela presença de trombos de fibrina na luz dos capilares glomerulares e duplicação de membrana basal glomerular. O mecanismo pelo qual esse tipo de lesão ocorre ainda não está bem estabelecido, mas lesão endotelial direta pode estar envolvida.

HEPATITE C

A infecção pelo vírus da hepatite C (HCV) apresenta associação com doença glomerular[34]. Manifestações renais podem ser clinicamente silenciosas, e todos os portadores do HCV devem ser submetidos à avaliação renal. Diferentes padrões de doença glomerular têm sido descritos, como glomerulonefrite membranoproliferativa tipo I, que pode estar associada à crioglobulinemia mista, à glomerulopatia membranosa e à poliarterite nodosa[35]. Outros tipos de lesão raramente estão associados, como glomerulosclerose segmentar e focal[36], glomerulonefrite proliferativa[37], glomerulonefrite fibrilar e glomerulonefrite imunotactoide[38].

GLOMERULONEFRITE MEMBRANOPROLIFERATIVA TIPO I

A associação deste padrão histológico com infecção crônica pelo HCV, na ausência de crioglobulinemia, é controversa. Anticorpos circulantes contra crioglobulinas frequentemente não são encontrados nestes pacientes, apesar de a maioria dos pacientes passar a desenvolver estes anticorpos com o tempo, mesmo na ausência de outras manifestações extra-hepáticas[39].

CRIOGLOBULINEMIA MISTA

Está claramente associada à infecção pelo HCV. Entre os portadores do HCV, cerca de 40% possuem crioglobulinemia, e apenas 5% destes desenvolvem doença renal. O padrão habitual é o de ativação policlonal de IgG, contra o vírus, e ativação monoclonal de IgM, com atividade de fator reumatoide, dirigido contra a fração Fc do IgG (tipo II). Raramente o vírus da hepatite C pode causar crioglobulinemia mista tipo III, em que a ativação da IgM também é policlonal. Os anticorpos anti-HCV são encontrados no plasma e também nos crioprecipitados, onde se encontra RNA viral em concentrações de aproximadamente 1.000 vezes a do plasma[40].

É uma vasculite sistêmica, e os sinais e sintomas mais frequentes são púrpura palpável, artralgias, necrose cutânea em áreas expostas, hepatosplenomegalia, hipocomplementemia (queda de C3 e C4) e doença renal. A nefropatia caracteriza-se por hematúria, proteinúria, hipertensão arterial e insuficiência renal. É causa importante de morbidade e mortalidade[41]. Os imunocomplexos contendo HCV estão diretamente envolvidos na patogênese da doença renal, e antígenos virais também podem ser detectados na parede capilar glomerular e no mesângio[42]. O padrão histológico habitual à biópsia renal é de glomerulonefrite membranoproliferativa tipo I, na qual encontramos duplicação da membrana basal glomerular (duplo contorno), infiltração por células mononucleares, expansão mesangial e depósitos subendoteliais com aspecto de trombos hialinos. Necrose fibrinoide pode ser encontrada, e em até 30% dos casos pode-se encontrar vasculite de pequenos vasos. A imunofluorescência mostra depósitos de IgG, C3 e IgM. Estes depósitos também são observados à microscopia eletrônica. Além deste padrão histológico, mais raramente a crioglobulinemia mista pode associar-se a glomerulonefrite fibrilar, glomerulonefrite imunotactoide e amiloidose.

GLOMERULONEFRITE MEMBRANOSA

Este padrão histológico está mais raramente associado à infecção pelo HCV[43]. Quando presente, os níveis de complemento encontram-se normais e não são verificadas encontram crioglobulinas. Clinicamente, manifesta-se por síndrome nefrótica e, mais raramente, por proteinúria assintomática. A função renal habitualmente se encontra preservada.

OUTRAS GLOMERULOPATIAS

Raramente, glomerulosclerose segmentar e focal e glomerulonefrite proliferativa mesangial também podem estar associadas ao HCV, nos casos em que não há crioglobulinemia, além da glomerulonefrite membranosa[44].

POLIARTERITE NODOSA

Apesar de estar bem descrita em pacientes com hepatite B, também ocorre em pacientes com hepatite C sem crioglobulinemia. Os sintomas habitualmente se manifestam cerca de dois anos após o diagnóstico[45]. Os pacientes podem apresentar-se com sintomas típicos de poliarterite nodosa, como lesões cutâneas (nódulos eritematosos, púrpura, livedo reticular, úlceras e bolhas), nefropatia, febre, perda de peso, hipertensão arterial, dor abdominal devido a envolvimento gastrintestinal, mononeuropatia multiplex, miopatia, doença coronariana e níveis elevados de proteína C-reativa. Biópsia de tecidos acometidos mostra inflamação necrosante de vasos de médio e pequeno calibres. A terapia com interferon habitualmente leva à melhora das manifestações, porém, em alguns casos, podem ocorrer exacerbação das manifestações e até aparecimento de novos casos[46]. A doença renal manifesta-se por hipertensão arterial e insuficiência renal. O estreitamento incompleto das artérias leva à isquemia glomerular e, laboratorialmente, encontram-se urina com proteinúria e hematúria discretas e elevação de escórias nitrogenadas[47].

TRATAMENTO

Todos os pacientes com glomerulopatia associada ao HCV devem ser tratados com inibidores da ECA ou bloqueadores do receptor AT_1 da angiotensina II para o controle pressórico e redução da proteinúria, desde que não haja contraindicações.

Pacientes com glomerulonefrites, associadas ou não à crioglobulinemia, com proteinúria moderada ou nefrótica e/ou comprometimento da função renal devem ser submetidos à terapia antiviral. O esquema terapêutico depende da função renal. Pacientes com *clearance* de creatinina acima de 50mL/min/1,73m² devem ser tratados com interferon peguilado na dose de 180µg, por via subcutânea (SC) uma vez por semana (IFN peg α_2a) ou 1,5µg/kg por via SC uma vez por semana (IFN peg α_2b) e ribavirina na dose de 1g/dia por via oral (< 75kg) ou 1,2g/dia em (> 75kg). Pacientes com *clearance* de creatinina entre 15 e 50mL/min/1,73m², devem ser tratados apenas com interferon peguilado (α_2a na dose de 135µg/semana). A ribavirina tem excreção renal e nestes casos não deve ser usada, pois pode provocar anemia hemolítica grave, além de não ser removida por hemodiálise. Pacientes com *clearance* de creatinina abaixo de 15mL/min/1,73m² devem ser tratados com interferon convencional na dose de 3.000.000UI por via SC 3 vezes por semana[48]. Os efeitos colaterais e a recorrência da doença são frequentes. Os níveis de hemoglobina devem ser monitorados e deve ser usada eritropoietina quando necessário. São importantes a avaliação do grau de doença hepática e o genótipo viral, visto que o genótipo 1 apresenta pior resposta ao tratamento. Pacientes com o genótipo 1 devem ser monitorizados com RNA qualitativo e quantitativo antes do tratamento e após a 12ª semana. Em pacientes com resposta nas primeiras 12 semanas (RNA negativo ou queda maior que 2 log), o tratamento deve ser prolongado até 12 meses. Em pacientes com RNA positivo e queda menor que 2 log, o tratamento deve ser suspenso. Já pacientes com genótipos 2 ou 3 devem realizar RNA qualitativo antes do tratamento e na 24ª semana para avaliação da resposta ao tratamento. A resposta é considerada sustentada quando o RNA permanece negativo 6 meses após o término do tratamento. A resposta ao tratamento para o genótipo 1 é de cerca de 40%, e para os genótipos 2 e 3, 80%[49].

Pacientes com doença aguda grave, devido à glomerulonefrite crescêntica ou envolvimento neurológico, particularmente os portadores de crioglobulinemia mista, devem receber tratamento agressivo antes da terapia antiviral, que deve ser retardada em 2 a 4 meses. O tratamento consiste de plasmaférese (3 litros de plasma 3 vezes por semana durante 2 a 3 semanas) e corticosteroide (1.000mg de metilprednisolona durante 3 dias seguidos por prednisona por via oral em dose de 1mg/kg/dia com redução posterior) associados à ciclofosfamida (2mg/kg/dia por via oral preferencialmente, durante 2 a 4 meses, ou pulsos intravenosos mensais de 0,5 a 0,75g/m²) ou rituximab (375mg/m²/semana durante 4 semanas)[50]. O uso de rituximab parece não aumentar a replicação viral, ao contrário do que ocorre com a ciclofosfamida.

HEPATITE B

A hepatite B também pode associar-se a doenças renais, como poliarterite nodosa, glomerulonefrite membranosa e glomerulonefrite membranoproliferativa[51]. Os pacientes podem apresentar história de hepatite ativa, entretanto, frequentemente, são assintomáticos, com alterações discretas das transaminases ou mesmo com exames normais. Habitualmente, os pacientes apresentam positividade para o antígeno de superfície (HBsAg) e para o anticorpo *anticore* (anti-HBc), e em pacientes com glomerulopatia membranosa, para o antígeno "e", relacionado à replicação (HBe)[51].

Imunocomplexos contendo o vírus da hepatite B (HBV) já foram demonstrados em glomérulos e túbulos por meio de microscopia de imunofluorescência, sugerindo papel do HBV na patogênese destas nefropatias[52].

GLOMERULONEFRITE MEMBRANOSA

É mais comum em crianças e habitualmente se resolve quando ocorre soroconversão de HBe para anti-HBe. A resolução é menos frequente em adultos, e quando não ocorre é comum a progressão da doença renal. Apesar de não estar provado, é aceito que o depósito de HBe e anti-HBe seja responsável pela formação dos imunocomplexos na região subepitelial da membrana basal glomerular. A manifestação clínica é de síndrome nefrótica e, em menor frequência, proteinúria assintomática[51,52].

GLOMERULONEFRITE MEMBRANOPROLIFERATIVA

Padrão menos comum na infecção pelo HBV, seu mecanismo patogênico ainda é incerto. Os antígenos HBs e HBe têm sido implicados[52]. Clinicamente, manifesta-se por síndrome nefrótica, hipertensão, hematúria e hipocomplementemia e, em alguns casos, elevação de escórias nitrogenadas.

POLIARTERITE NODOSA (PAN)

Acomete vasos de médio calibre, onde ocorre depósito de imunocomplexos circulantes, causando vasculite. Tipicamente, ocorre 4 meses após a infecção[53], e as manifestações clínicas são semelhantes à PAN idiopática, na qual podemos encontrar lesões cutâneas (nódulos eritematosos, púrpura, livedo reticular, úlceras e bolhas), nefropatia, febre, perda de peso, hipertensão arterial, dor abdominal devido a envolvimento gastrintestinal, mononeuropatia multiplex, miopatia, doença coronariana e níveis elevados de proteína C-reativa.

TRATAMENTO

As glomerulopatias associadas ao HBV devem receber tratamento antiviral. Entre as drogas, o entecavir deve ser preferido, principalmente quando a terapia a longo prazo é prevista. Em pacientes mais jovens, com melhor tolerância a efeitos colaterais e que desejam um curso mais curto de tratamento, pode ser utilizado interferon convencional ou interferon peguilado, que apresentam maior probabilidade de induzir remissão prolongada.

O pacinete com poliarterite nodosa deve receber tratamento antiviral associado à corticoterapia (1.000mg de metilprednisolona durante 3 dias seguidos por prednisona por via oral em dose de 1mg/kg/dia durante 7 dias e retirada em 7 dias), para o controle das manifestações inflamatórias da PAN na fase inicial. A corticoterapia deve estar sempre associada à droga antiviral para prevenir reativação da replicação viral. Pode ser usado entecavir ou interferon. Plasmaférese está indicada apenas quando há manifestações graves de vasculite[54].

OUTRAS VIROSES

Outras infecções virais raras podem associar-se à doença renal, com comprometimento glomerular:

Parvovírus B19 – tem distribuição global e infecta preferencialmente os glóbulos vermelhos, levando à anemia. Foram relatados casos mostrando associação desta doença com glomerulopatia colapsante em rins nativos e transplantados e também foi demonstrada a presença do DNA viral em 78% das biópsias renais dos pacientes com glomerulopatia colapsante[55], valor significativamente maior do que os encontrados em portadores de glomerulosclerose segmentar e focal clássica e controles, o que sugere que pelo menos em parte a glomerulopatia colapsante pode estar associada à infecção por este vírus[55].

Outros vírus, como citomegalovírus, poliomavírus, hantavírus e adenovírus podem causar doença renal, porém com comprometimento primário do compartimento tubulointersticial, sem lesão específica do compartimento glomerular.

REFERÊNCIAS BIBLIOGRÁFICAS

1. Humphreys MH. Human immunodeficiency virus-associated glomerulosclerosis. Kidney Int 48(2):311, 1995.

2. Klotman PE. HIV-associated nephropathy. Kidney Int 56(3):1161, 1999.

3. Winston JA, Klotman ME, Klotman PE HIV-associated nephropathy is a late, not early, manifestation of HIV-1 infection. Kidney Int 55(3):1036, 1999.

4. Brown CB, Cameron JS, Turner DR, Chantler C, Ogg CS, Willian DG, Bewick M. Focal segmental glomerulosclerosis with rapid decline in renal function ("malignant FSGS"). Clin Nephrol 10:51-61, 1978.

5. Detwiler RK, Falk RJ, Hogan SL, Jennette JC. Collapsing glomerulopathy: a clinically and pathologically distinct variant of focal segmental glomerulosclerosis Kidney Int 45(5):1416-1424, 1994.

6. Albaqumi M, Barisoni L. Current Views on collapsing glomerulopathy. J Am Soc Nephrol 19:1276-1281, 2008.

7. Ross MJ, Bruggeman LA, Wilson PD, Klotman PE. Microcyst formation and HIV-1 gene expression occur in multiple nephron segments in HIV-associated nephropathy. J Am Soc Nephrol 12(12):2645, 2001.

8. D'Agati V, Suh JI, Carbone L, Cheng JT, Appel G. Pathology of HIV-associated nephropathy: a detailed morphologic and comparative study. Kidney Int 35(6):1358, 1989.

9. Albaqumi M, Soos TJ, Barisoni L, Nelson PJ. Collapsing glomerulopathy. J Am Soc Nephrol 17:2854, 2006.

10. Green DF, Resnick L, Bourgoignie JJ. HIV infects glomerular endothelial and mesangial but not epithelial cells in vitro. Kidney Int 41(4):956, 1992.

11. Bruggeman LA, Ross MD, Tanji N, et al. Renal epithelium is a previously unrecognized site of HIV-1 infection. J Am Soc Nephrol 11(11):2079, 2000.

12. Winston JA, Bruggeman LA, Ross MD, et al. Nephropathy and establishment of a renal reservoir of HIV type 1 during primary infection. N Engl J Med 344(26):1979, 2001.

13. Marras D, Bruggeman LA, Gao F, et al. Replication and compartmentalization of HIV-1 in kidney epithelium of patients with HIV-associated nephropathy. Nat Med 8(5):522, 2002.

14. Eitner F, Cui Y, Hudkins KL, et al. Chemokine receptor CCR5 and CXCR4 expression in HIV-associated kidney disease. J Am Soc Nephrol 11(5):856, 2000.

15. Conaldi PG, Biancone L, Bottelli A, et al. HIV-1 kills renal tubular epithelial cells in vitro by triggering an apoptotic pathway involving caspase activation and Fas upregulation. J Clin Invest 102(12):2041, 1998.

16. Kaufman L, Hayashi K, Ross MJ, Ross MD, Klotman PE. Sidekick-1 is upregulated in glomeruli in HIV-associated nephropathy. J Am Soc Nephrol 15(7):1721, 2004.

17. Kimmel PL, Ferreira-Centeno A, Farkas-Szallasi T, Abraham AA, Garrett CT. Viral DNA in microdissected renal biopsy tissue from HIV infected patients with nephrotic syndrome. Kidney Int 43(6):1347, 1993.

18. Ray PE, Bruggeman LA, Weeks BS, et al. bFGF and its low affinity receptors in the pathogenesis of HIV-associated nephropathy in transgenic mice. Kidney Int 46(3):759, 1994.

19. Yamamoto T, Noble NA, Miller DE, et al. Increased levels of transforming growth factor-beta in HIV-associated nephropathy. Kidney Int 55(2):579, 1999.

20. Gherardi D, D'Agati V, Chu TH, et al. Reversal of collapsing glomerulopathy in mice with the cyclin-dependent kinase inhibitor CYC202. J Am Soc Nephrol 15(5):1212, 2004.

21. Freedman BI, Soucie JM, Stone SM, Pegram S. Familial clustering of end-stage renal disease in blacks with HIV-associated nephropathy. Am J Kidney Dis 34(2):254, 1999.

22. Kopp JB, Smith MW, Nelson GW, et al. MYH9 is a major-effect risk gene for focal segmental glomerulosclerosis. Nat Genet 40(10):1175, 2008.

23. Rao TK. Clinical features of human immunodeficiency virus associated nephropathy. Kidney Int Suppl 35:S13, 1991.

24. Herman ES, Klotman PE. HIV-associated nephropathy: Epidemiology, pathogenesis, and treatment. Semin Nephrol 23(2):200, 2003.

25. Wyatt CM, Klotman PE. HIV-associated nephropathy in the era of antiretroviral therapy. Am J Med 120(6):488, 2007.

26. Burns GC, Paul SK, Toth IR, Sivak SL. Effect of angiotensin-converting enzyme inhibition in HIV-associated nephropathy. J Am Soc Nephrol 8(7):1140, 1997.

27. Lucas GM, Eustace JA, Sozio S, Mentari EK, Appiah KA, Moore RD. Highly active antiretroviral therapy and the incidence of HIV-1-associated nephropathy: a 12-year cohort study. AIDS 18(3):541, 2004.

28. Navarrete, JE, Pastan SO. Effect of highly active antiretroviral treatment and prednisone in biopsy-proven HIV-associated nephropathy. J Am Soc Nephrol 11:93A, 2000.

29. Eustace JA, Nuermberger E, Choi M, Scheel PJ Jr, Moore R, Briggs WA. Cohort study of the treatment of severe HIV-associated nephropathy with corticosteroids. Kidney Int 58(3):1253, 2000.

30. Szczech LA, Gupta SK, Habash R, et al. The clinical epidemiology and course of the spectrum of renal diseases associated with HIV infection. Kidney Int 66(3):1145, 2004.

31. Haas M, Kaul S, Eustace JA. HIV-associated immune complex glomerulonephritis with "lupus--like" features: a clinicopathologic study of 14 cases. Kidney Int 67(4):1381, 2005.

32. Wyatt CM, Arons RR, Klotman PE, Klotman ME. Acute renal failure in hospitalized patients with HIV: risk factors and impact on in-hospital mortality. AIDS 20(4):561, 2006.

33. Franceschini N, Napravnik S, Eron JJ Jr, Szczech LA, Finn WF. Incidence and etiology of acute renal failure among ambulatory HIV-infected patients. Kidney Int 67(4):1526, 2005.

34. Sumida K, Ubara Y, Hoshino J, et al. Hepatitis C virus-related kidney disease: various histological patterns. Clin Nephrol 74(6):446, 2010.

35. Johnson RJ, Willson R, Yamabe H, et al. Renal manifestations of hepatitis C virus infection. Kidney Int 46(5):1255, 1994.

36. Altraif IH, Abdulla AS, Sebayel MI, Said RA, Suhaibani MO, Jones AA. Hepatitis C associated glomerulonephritis. Am J Nephrol 15(5):407, 1995.

37. Horikoshi S, Okada T, Shirato I, Inokuchi S, Ohmuro H, Tomino Y, Koide H. Diffuse proliferative glomerulonephritis with hepatitis C virus-like particles in paramesangial dense deposits in a patient with chronic hepatitis C virus hepatitis. Nephron 64(3):462, 1993.

38. Markowitz GS, Cheng JT, Colvin RB, Trebbin WM, D'Agati VD. Hepatitis C viral infection is associated with fibrillary glomerulonephritis and immunotactoid glomerulopathy. J Am Soc Nephrol 9(12):2244, 1998.

39. Johnson RJ, Gretch DR, Yamabe H, et al. Membranoproliferative glomerulonephritis associated with hepatitis C virus infection. N Engl J Med 328(7):465, 1993.

40. Agnello V, Chung RT, Kaplan LM. A role for hepatitis C virus infection in type II cryoglobulinemia. N Engl J Med 327(21):1490, 1992.

41. D'Amico G. Renal involvement in hepatitis C infection: cryoglobulinemic glomerulonephritis. Kidney Int 54(2):650, 1998.

42. Cao Y, Zhang Y, Wang S, Zou W. Detection of the hepatitis C virus antigen in kidney tissue from infected patients with various glomerulonephritis. Nephrol Dial Transplant 24(9):2745, 2009.

43. Stehman-Breen C, Alpers CE, Couser WG, Willson R, Johnson RJ. Hepatitis C virus associated membranous glomerulonephritis. Clin Nephrol 44(3):141, 1995.

44. Barsoum RS. Hepatitis C virus: from entry to renal injury--facts and potentials Nephrol Dial Transplant 22(7):1840-1848, 2007.

45. Ramos-Casals M, Muñoz S, Medina F, et al. HISPAMEC Study Group Systemic autoimmune diseases in patients with hepatitis C virus infection: characterization of 1020 cases (The HISPAMEC Registry). J Rheumatol 36(7):1442, 2009.

46. Beuthien W, Mellinghoff HU, Kempis J. Vasculitic complications of interferon-alpha treatment for chronic hepatitis C virus infection: case report and review of the literature. Clin Rheumatol 24(5):507, 2005.

47. Balow JE. Renal vasculitis. Kidney Int 27(6):954, 1985.

48. Kidney Disease Improving Global Outcomes. KDIGO clinical practice guidelines for the prevention, diagnosis, evaluation, and treatment of hepatitits C in chronic kidney disease. Kidney Int 73(Suppl 109):S1, 2008.

49. Manns MP, McHutchison JG, Gordon SC, et al. Peginterferon alfa-2b plus ribavirin compared with interferon alfa-2b plus ribavirin for initial treatment of chronic hepatitis C: a randomised trial. Lancet 22;358(9286):958-965, 2001.

50. Kamar N, Rostaing L, Alric L. Treatment of hepatitis C-virus-related glomerulonephritis. Kidney Int 69(3):436, 2006.

51 Johnson RJ, Couser WG. Hepatitis B infection and renal disease: clinical, immunopathogenetic and therapeutic considerations. Kidney Int 37(2):663, 1990.

52. Takekoshi Y, Tochimaru H, Nagata Y, Itami N. Immunopathogenetic mechanisms of hepatitis B virus-related glomerulopathy. Kidney Int Suppl 35:S34, 1991.

53. Guillevin L, Lhote F, Cohen P, et al. Polyarteritis nodosa related to hepatitis B virus. A prospective study with long-term observation of 41 patients. Medicine (Baltimore) 74(5):238, 1995.

54. Mukhtyar C, Guillevin L, Cid, MC, et al. EULAR recommendations for the management of primary small and medium vessel vasculitis. Ann Rheumat Dis 68:310-317, 2009.

55. Moudgil A, Nast CC, Bagga A, et al. Association of parvovirus B19 infection with idiopathic collapsing glomerulopathy. Kidney Int 59(6):2126-2133, 2001.

25

GLOMERULOPATIAS ASSOCIADAS ÀS DOENÇAS PARASITÁRIAS

Lucila Maria Valente
Elizabeth De Francesco Daher
Gianna Mastroianni Kirsztajn

Doenças parasitárias têm sido descritas em associação com algumas glomerulopatias, por vezes mais associadas com tipos histológicos específicos. Entre as glomerulopatias consideradas secundárias às parasitoses, destaca-se por sua frequência no Brasil a nefropatia esquistossomótica, causada pelo *Schistosoma mansoni*. Outros agentes parasitários podem estar implicados no desenvolvimento de doenças glomerulares (Quadro 25.1), com incidência variável conforme a região geográfica e/ou a espécie em questão. Por exemplo, o *Schistosoma haematobium* tem um comportamento peculiar, por tratar-se de parasita que se localiza apenas no sistema urinário, o que é raro; infestação por este agente é muito frequente na África tropical e manifesta-se por hematúria.

Na sequência, serão discutidas em mais detalhes as associações de glomerulopatias com esquistossomose, malária, leishmaniose, histoplasmose, tripanossomíase e, no final do capítulo, com outras parasitoses, de forma mais breve.

Quadro 25.1 – Parasitoses que se associam a glomerulonefrites.

Amebíase	Malária
Criptosporidiose	Toxoplasmose
Equinococose	Tripanossomíase
Esquistossomose	Triquinose
Estrongiloidíase	Outras
Filariose	

ESQUISTOSSOMOSE

A esquistossomose é uma infecção parasitária que afeta cerca de 200 milhões de pessoas no mundo e tem relação direta com 20.000 mortes por ano. Existem cinco espécies de *Schistosoma* patogênicos para o homem, entretanto três são responsáveis pela morbidade em humanos: o *S. haematobium*, o *S. japonicum* e o *S. mansoni*. No

Brasil e na América do Sul, há infestação pelo *S. mansoni*; os demais são encontrados na África e em países do oriente asiático[1-3]. O *Schistosoma haematobium* não tem relação com doenças glomerulares, mas existem alguns relatos de glomerulopatia associada ao *Schistosoma japonicum*. No entanto, de modo geral, esse parasita causa fibrose e calcificações do trato urinário, levando a obstruções, refluxo, infecções e formação de cálculos, que resultam em nefrite intersticial, com consequente disfunção tubular e doença renal crônica. A hematúria é encontrada com frequência e as lesões vesicais causadas por este parasita são precursoras de lesões neoplásicas da bexiga[4].

A glomerulopatia esquistossomótica decorre, de fato, de infecção crônica pelo *Schistosoma mansoni*[5-8].

ASPECTOS EPIDEMIOLÓGICOS DA ESQUISTOSSOMOSE MANSÔNICA

A esquistossomose mansônica é uma doença parasitária crônica que apresenta um tropismo pelas radículas venosas das veias mesentéricas, particularmente da veia mesentérica inferior, o que explica o depósito de ovos de *Schistosoma* nas partes distais do intestino grosso e região retossigmóidea[3].

É uma endemia mundial e ocorre em mais de 50 países, principalmente da América do Sul, Caribe, África e Leste do Mediterrâneo, nas regiões do Delta do Nilo, além de países como Egito e Sudão. No Brasil, a esquistossomose mansônica afeta cerca de 7 milhões de indivíduos, que transmitem a doença em pelo menos 19 Estados, ao longo do litoral, desde o Rio Grande do Norte até a Bahia, e alcança o interior do Espírito Santo e Minas Gerais. De forma localizada, está presente no Ceará, Piauí e Maranhão, Pará, Goiás e Distrito Federal, São Paulo, Rio de Janeiro, Paraná, Santa Catarina e Rio Grande do Sul. As prevalências mais elevadas são encontradas em Alagoas, Pernambuco, Sergipe, Minas Gerais, Bahia, Paraíba e Espírito Santo[3].

Nos locais em que ocorre a endemia por *Schistosoma mansoni* existem as condições ideais para a instalação do ciclo evolutivo do parasita. O ciclo inicia-se quando os ovos são eliminados nos rios e lagoas, locais nos quais eles eclodem e liberam os miracídios, que penetram no hospedeiro intermediário, o caramujo do gênero *Biomphalaria*. No hospedeiro intermediário, há reprodução assexuada e, após uma média de cinco semanas, as cercárias (formas infectantes) são liberadas na água e penetram no hospedeiro definitivo (homem) exposto aos rios e lagoas. No homem, as cercárias perdem a cauda e transformam-se em esquistossômulos, os quais migram para os pulmões e fígado. Na forma adulta, permanecem no sistema porta por anos e depositam seus ovos na parede intestinal e no espaço periportal. A partir deste ponto, a infecção não tratada pode evoluir de forma aguda ou crônica. A forma crônica da esquistossomose mansônica acomete vários sistemas do organismo, com destaque para intestino, fígado, pulmões, sistema nervoso central e rins. Vale salientar que os indivíduos suscetíveis ao envolvimento renal são os que apresentam as formas mais crônicas da doença[3].

GLOMERULOPATIA ESQUISTOSSOMÓTICA

A frequência com que é encontrada e as características da glomerulopatia esquistossomótica são influenciadas por fatores como: local do estudo, tipo de população analisada, critérios utilizados para classificação da doença parasitária e para o diagnóstico da doença glomerular. Desse modo, a prevalência do envolvimento renal na esquistossomose mansônica depende da série analisada[5-9], variando de 5 a 20% dos casos. Por exemplo, em material de necropsia de pacientes com a esquistossomose mansônica hepatoesplênica (EHE), a prevalência de glomerulonefrite foi de 12% e, em pacientes hospitalizados com a forma EHE, 15%[6,7].

A proteinúria foi detectada em 20% dos pacientes com as formas EHE e hepatointestinal (EHI) e, em cerca de 15% dos pacientes de zona endêmica, sendo cerca de 25% com forma EHE e 5% com EHI, cujas urinas foram analisadas por fita urinária reagente, e em torno de 1% dos indivíduos pesquisados em campo com método de maior sensibilidade (relação albumina/creatinina na urina)[8-11] (Tabela 25.1).

Tabela 25.1 – Prevalência da glomerulopatia esquistossomótica de acordo com a série analisada.

Método	Material	Forma clínica	Prevalência (%)
Tecido renal	Necropsia	EHE	12[6]
Biópsia renal	Hospital	EHE	15[7]
Proteinúria	bx r/bx	EHI e EHE	20[2]
Prot/fita	PCAE	EHI e EHE	15[9]
Relalb/creat	PCAE	Prev baixa de EHE	1[10]
Relalb/creat	PCAE	EHE e EHI	8
Relmicr/creat	Hospital/ambulatório	EHE, EHI, EI	0 micalb[11]

Prot = proteinúria; Relalb/creat = relação albumina/creatinina urinária; Prev = prevalência; Remicr/creat = relação microalbuminúria/creatinina na urina; EHE = esquistossomose hepatoesplênica; EHI = esquistossomose hepatointestinal; EI = esquistossomose intestinal; PCAE = pesquisa de campo em área endêmica.

PATOGÊNESE

A glomerulopatia esquistossomótica é dependente de resposta circulatória imune, principalmente por antígenos dos vermes adultos. A natureza imunológica da lesão glomerular associada à esquistossomose está bem estabelecida em modelos experimentais humanos[12-17]. Nas últimas décadas, acumularam-se experiências de que a lesão renal associada à esquistossomose é o resultado da lesão imunológica mediada pela formação de complexos imunes depositados nos glomérulos. Embora o material antigênico tenha sido extraído do ovo, os antígenos provenientes do verme parecem estar mais relacionados à glomerulopatia esquistossomótica; isso foi demonstrado no soro de pacientes e de animais infestados pelo *S. mansoni*[12,13]. Além disso, anticorpos contra antígenos do parasita também foram detectados no soro de animais e de pacientes com esquistossomose[15,16]. Entre os antígenos isolados, os provenientes do tubo digestório do verme adulto, os polissacárides regurgitados pelos parasitas foram implicados na patogênese da glomerulopatia.

Os antígenos citados acima foram caracterizados como polissacárdes de alto peso molecular, existentes somente no intestino do verme adulto. Tanto o antígeno anódico circulante quanto o catódico circulante foram isolados de depósitos glomerulares de humanos e de animais de experimentação. Esses antígenos foram detectados por meio da imunofluorescência indireta e também de depósitos de imunoglobulinas, principalmente IgG, IgM, eventualmente IgA, C3, C4 e fibrinogênio.

No homem, a demonstração de antígeno específico tem variado. Sobh et al. demonstraram a presença de antígenos dos esquistossomas nos rins de 44% dos pacientes com proteinúria não nefrótica, em 65% dos pacientes com síndrome nefrótica e em 63% daqueles com insuficiência renal[16].

Estudos experimentais têm sugerido a existência de outros fatores importantes na gênese da glomerulopatia esquistossomótica, além da produção de antígenos pelo verme adulto, a circulação colateral do sistema porta em decorrência do envolvimento hepático, a capacidade macrofágica do fígado, a gravidade e a duração da infestação e, ainda, fatores raciais e genéticos[17,18]. Embora seja questionável, tem-se chamado a atenção para a importância da carga parasitária e da duração da infecção no desenvolvimento da glomerulopatia, pois a presença de hipertensão do sistema porta pode facilitar a entrada do material antigênico na circulação em geral e no rim.

O papel de infecções associadas na etiopatogenia da glomerulopatia esquistossomótica tem motivado alguns estudos. Na salmonelose septicêmica prolongada, o envolvimento renal é mais frequente e diverso, porém as evidências indicam que a infecção bacteriana associada, pela liberação de endotoxina e/ou material antigênico pela bactéria, pode agravar transitoriamente a glomerulopatia esquistossomótica preexistente, contribuindo para sua exacerbação ou expressão clínica[19]. Ainda que exista associação entre a esquistossomose hepatoesplênica e a infecção crônica pelos vírus B e C da hepatite, não foram encontradas evidências da participação desses vírus na patogênese da glomerulopatia esquistossomótica[20,21].

HISTOPATOLOGIA

Como discutido anteriormente, o *Schistosoma mansoni* pode levar à doença glomerular por formação de imunocomplexos com antígenos que se depositam nos glomérulos, com envolvimento sobretudo do mesângio.

Alguns autores classificam a glomerulopatia esquistossomótica em cinco classes (Quadro 25.2), sendo três delas glomerulonefrites proliferativas (exsudativa, membranoproliferativa e mesangioproliferativa), e as demais são a glomerulosclerose segmentar e focal e a amiloidose. Raramente, outras lesões histológicas renais foram relatadas em associação com a esquistossomose mansônica[22].

Como mostra o quadro 25.2, a histologia renal parece ter relação com a forma da esquistossomose, presença de hipertensão arterial, grau de proteinúria e ocorrência de insuficiência renal.

Quadro 25.2 – Características clinicopatológicas da glomerulopatia esquistossomótica.

Classe	MO	IMF	Associação	Prot/FH	SN	HAS	IR
I	Proliferação mesangial	Negativa	Não	Sim/±	+	±	?
II	Exudativa	C3+ Antígeno de *Salmonella*	*Salmonella*	Não/+	+++	–	?
III	GNMP I/III	IgG/C3 IgA (tardia)	–/Hepatite B	Sim/+	+++	++	Sim
IV	GESF	IgM, IgG, IgA	Não	Sim/+++	+++	+++	Sim
V	Amiloidose	IgG	*Salmonella?* *E. coli?*	Sim/±	+++	±	Sim

GNMP = glomerulonefrite membranoproliferativa; GESF = glomerulosclerose segmentar e focal; MO = microscopia óptica; IMF = imunofluorescência; SN = síndrome nefrótica; HAS = hipertensão arterial sistêmica; IR = insuficiência renal; Prot = proteinúria; FH = fibrose hepática. Adaptado de Barsoum[22].

QUADRO CLÍNICO

Nas descrições clínicas iniciais da esquistossomose mansônica, a proteinúria foi observada em 20% dos pacientes. Posteriormente, documentou-se que hematúria e proteinúria eram frequentes na forma hepatoesplênica da esquistossomose[22,23], e que até 27% dos indivíduos infectados pelo *S. mansoni* que apresentavam a forma EHE desenvolviam doença glomerular[5,6,23].

A glomerulopatia esquistossomótica ocorre mais frequentemente em indivíduos que vivem na área endêmica, em particular nos adultos jovens do sexo masculino, na proporção de dois homens para cada mulher. Quanto à faixa etária, é mais comum na terceira década de vida e rara em crianças menores[3,24,25].

Existe predominância da esquistossomose mansônica entre os 5 e 20 anos de idade, explicada por ser esta a faixa etária na qual o indivíduo mais se expõe às águas contaminadas. Os adultos mais suscetíveis à contaminação são os profissionais que trabalham em tarefas que os mantenham em contato com a água infectada, como, por exemplo, lavadeiras de roupa, pescadores, canoeiros, entre outros.

Ao exame físico, os pacientes apresentam massa muscular preservada; destaca-se a hepatomegalia; o fígado tem consistência aumentada e superfície irregular, nodular, sobretudo à custa do lobo esquerdo; observa-se esplenomegalia não dolorosa; também podem ser vistos edema e ascite[3,25].

Os pacientes com glomerulopatia esquistossomótica podem apresentar: hematúria, proteinúria nefrótica ou não, síndrome nefrótica e déficit de função renal de grau variado. Não é raro que seja assintomática, detectando-se proteinúria na ausência de outras manifestações. Quando se manifesta clinicamente, a síndrome nefrótica é a apresentação mais comum. Uma peculiaridade da síndrome nefrótica é a concomitância de hipergamaglobulinemia policlonal em pelo menos 23% dos casos. Alteração da função hepática não é comum[24].

O diagnóstico da esquistossomose mansônica é confirmado pela demonstração de ovos de *Schistsoma mansoni* no exame de fezes ou em biópsia retal ou hepática. O exame ultrassonográfico documenta hepatomegalia e/ou esplenomegalia nas formas que apresentam uma ou ambas visceromegalias. Hipertensão portal e fibrose periportal também são frequentes[3, 24-26].

Para o diagnóstico da esquistossomose é muito importante ter os dados epidemiológicos, como a procedência do paciente e a história de banho em água com caramujos, além do exame físico e dos resultados laboratoriais.

DIAGNÓSTICO LABORATORIAL

O diagnóstico da esquistossomose mansônica é feito pela realização do exame parasitológico de fezes, preferencialmente por meio do método de Kato-Katz em duas amostras diferentes.

O teste da reação em cadeia da polimerase (PCR, *polymerase chain reaction*) e outros testes sorológicos possuem sensibilidade e especificidade suficientes; são úteis nas áreas de baixa prevalência da doença ou em pacientes com baixa parasitemia e/ou imunodeprimidos[3,25].

A ultrassonografia hepática auxilia no diagnóstico da fibrose periportal de Symmers. A biópsia retal ou hepática, apesar de não estar indicada para utilização na rotina, pode ser útil em casos suspeitos, na presença de exame protoparasitológico negativo[3,26].

DIAGNÓSTICO HISTOLÓGICO

O quadro histológico da glomerulopatia esquistossomótica é variável[8,22,27,28], como pode ser visto no quadro 25.2, com predominância de determinados tipos em associação com a forma da doença e/ou a região geográfica.

Os dois tipos de glomerulopatias mais frequentemente diagnosticados no Brasil em associação com a esquistossomose são a glomerulonefrite membranoproliferativa e a glomerulosclerose segmentar e focal[24]. A glomerulonefrite membranoproliferativa está mais associada à forma hepatoesplênica e as alterações mesangiais associam-se às formas mais leves da esquistossomose mansônica[27].

No Egito, a glomerulonefrite proliferativa mesangial focal foi o diagnóstico histológico mais comumente encontrado nas biópsias renais de pacientes com proteinúria assintomática e esquistossomose mansônica[8].

Os padrões morfológicos da glomerulopatia esquistossomótica não se distinguem dos observados nas formas idiopáticas de cada tipo histológico (doença de lesões mínimas, glomerulosclerose segmentar e focal, glomerulonefrite proliferativa mesangial, glomerulopatia membranosa, glomerulonefrite membranoproliferativa e outras). À imunofluorescência, geralmente são encontrados depósitos de IgG e IgM, ocasionalmente IgA, e de complemento[8].

Diversas doenças glomerulares são diagnosticadas por biópsia em casos de esquistossomose mansônica, mas, diferentemente do que é descrito nas casuísticas da África, a amiloidose secundária a esta parasitose não tem sido encontrada no Brasil[29].

TRATAMENTO E PROGNÓSTICO

A maioria dos estudos que avaliaram o tratamento da glomerulopatia esquistossomótica não são controlados; contudo, de modo geral, não se tem documentado um efeito benéfico do tratamento antiparasitário específico na evolução dessa glomerulopatia[30-32]. Estudo controlado que usou medicação antiesquistossomótica associada à prednisona ou à ciclosporina também não demonstrou regressão da glomerulopatia esquistossomótica[33].

O tratamento antiparasitário não reverte lesões renais, mas é indicado, porque, com a morte dos vermes, são eliminados os antígenos circulantes e não haverá formação de novas lesões. Além disso, o tratamento antiparasitário é bem tolerado e deve ser realizado, porque também não está associado à piora persistente da proteinúria, da taxa de filtração glomerular ou da lesão histológica. É benéfico para o paciente e para interromper o ciclo evolutivo do parasita[3,34].

Nos casos de síndrome nefrótica, pode haver aumento transitório da proteinúria; todavia, o curso evolutivo da doença renal não se modifica. Segundo alguns autores, o uso associado de corticosteroide ou imunossupressores não melhora nem interrompe o curso da doença. Vale salientar que é recomendável que o tratamento da esquistossomose mansônica seja realizado mais de uma vez, para garantir a cura da parasitose[32,34].

A evolução da glomerulopatia associada à esquistossomose não parece ser diferente da idiopática, em relação a cada tipo histológico. A presença de hipertensão arterial e/ou déficit de função renal quando do diagnóstico da glomerulonefrite por esquistossomose e/ou persistência de síndrome nefrótica associam-se à evolução para insuficiência renal[32,34]. Na casuística de Martinelli e Rocha, cerca de 30 a 40% dos casos apresentavam hipertensão arterial à época do diagnóstico[34].

O curso clínico é menos favorável nos casos de glomerulonefrite membranoproliferativa (GNMP) do que naqueles com GESF, contudo pacientes com GNMP associada à esquistossomose hepatoesplênica, quando comparados à GNMP idiopática, apresentam a mesma evolução clínica[28]. O mesmo acontece com os portadores de glomerulosclerose segmentar e focal, para os quais a evolução clínica é comparável à da forma idiopática dessa glomerulopatia[32-35].

O tratamento de cada tipo histológico é o mesmo indicado na forma idiopática da respectiva glomerulopatia, tanto no que se refere ao uso de medicações imunossupressoras quanto renoprotetoras. Embora não tenham sido publicados estudos analisando o uso de medidas inespecíficas, como drogas com efeito antiproteinúrico, em portadores de glomerulopatia esquistossomótica, existem bases teóricas e experimentais, assim como estudos clínicos em outras glomerulopatias, que justificam o uso desses recursos terapêuticos[36].

No que tange ao tratamento da glomerulopatia esquistossomótica propriamente dita, a maioria das publicações não apresenta estudos controlados que permitam a definição da melhor abordagem.

Estudos clínicos consistentes analisando o transplante renal em pacientes com esquistossomose mansônica são incomuns, sendo a maioria relatos de casos. Os dados disponíveis sugerem que não existem diferenças significativas na evolução e na sobrevida do enxerto renal em portadores de esquistossomose[37].

TRATAMENTO ANTIPARASITÁRIO DA ESQUISTOSSOMOSE MANSÔNICA

Existem duas drogas disponíveis para o tratamento da esquistossomose mansônica: **oxamniquina** e **praziquantel.** Os dois medicamentos se equivalem quanto à eficácia e à segurança. Atualmente, o praziquantel é a droga de escolha, em função do menor custo/tratamento, e a dosagem recomendada para o praziquantel é de 60mg/kg para crianças até 15 anos e 50mg/kg para adultos, ambos em dose única. O medicamento é apresentado em comprimidos de 600mg, divisível em duas partes iguais, de modo a facilitar a adequação da dose[3,25].

A oxamniquina é recomendada na dosagem de 15mg/kg para adultos e 20mg/kg para crianças até 15 anos de idade, ambos em dose única. Existem duas apresentações: cápsulas de 250mg e suspensão contendo 50mg por cada mL.

Os efeitos colaterais relatados são: tonturas, náuseas, vômitos, cefaleia, sonolência. Esses efeitos são comuns aos dois medicamentos, sendo a tontura mais frequente com oxamniquina e náuseas e vômitos com praziquantel.

As contraindicações das drogas do arsenal terapêutico antiesquistossomótico são o uso durante a gestação e a fase de amamentação, ou em criança com idade inferior a 2 anos (imaturidade hepática); desnutrição ou anemia acentuada; infecções agudas ou crônicas intercorrentes; insuficiência hepática grave; insuficiência cardíaca descompensada; estados de hipersensibilidade; doenças do colágeno; história de epilepsia ou uso de anticonvulsivantes ou neurolépticos[3,34].

PONTOS DE DESTAQUE
- A glomerulopatia esquistossomótica é crônica e progressiva.
- O diagnóstico da glomerulopatia é tardio, em geral, faz-se nas formas mais graves da esquistossomose.
- O tratamento da parasitose é fundamental, mas não influencia a progressão da doença glomerular.

- O tratamento da lesão glomerular deve ser realizado como nas formas idiopáticas do mesmo tipo histológico e é observado padrão semelhante de resposta aos corticoides e aos outros imunossupressores.
- O transplante renal está indicado nos pacientes com glomerulopatia esquistossomótica, quando os pacientes evoluem para doença renal crônica, e seu curso não difere expressivamente dos casos sem esquistossomose.

MALÁRIA

Malária ou impaludismo é uma doença infecciosa de grande importância epidemiológica, pois continua sendo a doença endêmica mais prevalente no mundo. Os agentes etiológicos responsáveis são protozoários do gênero *Plasmodium*. Há quatro espécies que causam doença em humanos: *P. falciparum, P. vivax, P. ovale* e *P. malariae*. A malária pode complicar com acometimento renal, principalmente nas infestações pelas espécies *P. falciparum* e *P. malariae*[38].

P. falciparum é o mais prevalente nas áreas tropicais e tem apresentado resistência crescente ao tratamento com cloroquina e outras drogas. Além de ter a capacidade de invasão de eritrócitos de todas as idades, levando a taxas de 50% ou mais de infecção, esse plasmódio alcança níveis elevados de parasitemia, que se relaciona diretamente com a gravidade da doença e o prognóstico. A incidência de insuficiência renal aguda (IRA) na malária causada por *P. falciparum* varia de 1 a 4%. O *P. malariae* está mais relacionado com quadros de glomerulonefrite imunomediada.

EPIDEMIOLOGIA

A malária é endêmica na Ásia, África e Américas. Segundo a Organização Mundial da Saúde, a incidência da doença gira em torno de 300 a 500 milhões de casos novos por ano em todo o mundo, com 1,5 a 2,7 milhões de mortes, principalmente entre crianças menores de 5 anos. No Brasil, 97% dos casos provêm da região amazônica, nos Estados do Acre, Amazonas, Pará, Rondônia e Roraima. A maioria dos casos ocorre em áreas rurais[39]. Nos últimos anos da década de 1990 e na década de 2000, foi observada uma redução do número de casos no Brasil. Em 2002, foram registrados 348.259 casos, o que representou uma queda de 43% em relação a 2000. Em 2005, houve um aumento, sendo notificados 607.730 casos, sendo este fato relacionado ao desmatamento desordenado para extração de madeira, criação de gado, agricultura e assentamentos. De 2006 a 2008, houve uma queda do número de casos, passando de 550.930 para 313.922 casos, devido às ações do Governo no controle da ocupação da região amazônica[39].

MANIFESTAÇÕES CLÍNICAS

A infestação inicia-se quando esporozoítos infectantes são inoculados no homem pelo inseto vetor, do gênero *Anopheles*. Após algumas fases do ciclo evolutivo, surgem os esquizontes teciduais e milhares de merozoítos que invadem os eritrócitos. Os parasitas se multiplicam dentro do eritrócito, até que causam sua ruptura (hemólise). O período médio de incubação é de 12 dias para *P. falciparum*, 14 dias para *P. vivax* e 30 dias para *P. malariae*, sendo mais breve em casos de transmissão por transfusão sanguínea.

O curso clínico da malária pode ser agudo, fulminante ou crônico. Os doentes apresentam-se com astenia, anorexia, cefaleia, mialgia, náuseas e vômitos. A forma aguda é causada por *P. vivax*, *P. ovale* e, menos comumente, *P. malaria*. O paciente apresenta-se com o quadro de febre, cujo intervalo pode ser de 1 a 4 dias, associado a calafrios, sudorese, anemia, hepatomegalia e esplenomegalia.

O diagnóstico pode ser feito pelo encontro de parasitas dentro dos eritrócitos ao exame da gota espessa.

Malária fulminante é causada pelo *P. falciparum*; o paciente apresenta-se com anemia, diarreia, icterícia, insuficiência renal aguda, insuficiência respiratória, adinamia, coagulação intravascular disseminada, coma e, eventualmente, falência circulatória, além de distúrbios hidroeletrolíticos. A reativação da doença pode ocorrer nos casos de infestação por *P. ovale* e *P. vivax*, devido à permanência no fígado de formas quiescentes, chamados hipnozoítos; sua recorrência implica reaparecimento da febre, anemia, desnutrição, hepatomegalia e esplenomegalia. A forma crônica da doença está associada à infecção pelo *P. malariae*, que é o parasita mais comumente envolvido nos quadros de glomerulonefrite[40].

ACOMETIMENTO RENAL

A malária foi a primeira parasitose a ser claramente associada às doenças glomerulares em áreas tropicais[41]. Nos rins, a malária grave pode comprometer glomérulos, túbulos e interstício. O acometimento renal da malária decorre primariamente das alterações nas hemácias e da ativação Th1 e Th2. Quando a resposta Th2 predomina na infestação por *P. malariae*, ocorre ativação de complemento, com imunodepósitos glomerulares, levando à glomerulonefrite. Por outro lado, a repercussão hemodinâmica consequente ao parasitismo das hemácias leva à necrose tubular aguda, encontrada na doença por *P. falciparum*. Quando a resposta Th1 predomina, observa-se desde nefrite intersticial aguda até glomerulonefrite proliferativa aguda. Diversos fatores contribuem para a ocorrência desta complicação, como hipovolemia, vasoconstrição, hemólise, com consequente hemoglobinúria, parasitemia eritrocitária, depósito de imunocomplexos em nível glomerular, disfunção da microcirculação, por citoaderência das hemácias parasitadas, e rabdomiólise, que ocorre mais raramente[40].

Nefropatia por *P. falciparum*

O desenvolvimento de glomerulonefrite em pacientes com malária por *P. falciparum* não é comum, podendo ocorrer em pacientes de todas as idades, sendo as crianças as mais suscetíveis[42]. A incidência exata das doenças glomerulares na malária não é conhecida, com alguns estudos sugerindo incidência em torno de 18%. Proteinúria leve, microalbuminúria e cilindrúria têm sido relatadas em 20 a 50% dos casos[42]. Síndrome nefrótica associada à malária por *P. Falciparum* é rara. Essa forma de malária está associada principalmente à IRA, caracterizada por um conjunto de necrose tubular aguda, formação de cilindros hemáticos, infiltrado inflamatório intersticial e edema[41]. Os mecanismos que levam à IRA na malária são complexos e incluem a interação entre fatores mecânicos, imunológicos, liberação de citocinas e resposta de fase aguda.

Hipergamaglobulinemia é frequentemente detectada na malária. A malária induz uma imunossupressão de células T generalizada, secundária à produção de citocinas inflamatórias imunossupressoras por macrófagos e células T, desencadeada quando o organismo interage com o sistema imune inato que pode levar à ativação de células B induzindo à produção de imunoglobulinas. A produção de imunoglobulinas e a formação de imunocomplexos estão diretamente relacionadas ao desenvolvimento das lesões glomerulares[41]. Os mecanismos moleculares da nefropatia da malária ainda estão sendo investigados, sendo sugerida a participação de TNF-α, IL-1α, IL-6, IL-10 e fator estimulador de colônias de granulócitos-macrófagos[41].

Existem poucos estudos sobre o envolvimento glomerular na malária por *P. falciparum*. Vários padrões histológicos podem ser identificados, incluindo glomerulonefrite, necrose tubular aguda e nefrite intersticial, isoladamente ou associadas[43]. Alterações da membrana basal glomerular usualmente estão ausentes[41]. Pode-se observar a presença de eritrócitos parasitados no lúmen dos vasos e infiltrado inflamatório no tecido renal. Alguns estudos encontraram evidências de lesões glomerulares na malária por *P. falciparum*, sendo caracterizadas por proliferação mesangial proeminente, com expansão modesta da matriz mesangial e espessamento ocasional da membrana basal; ocorrem depósitos de material granular eosinofílico no endotélio, mesângio e cápsula de Bowman[44,45,42].

À imunofluorescência, podem-se observar depósitos subendoteliais e mesangiais de IgM e C3, bem como antígenos do parasita[41]. Os achados da microscopia eletrônica evidenciam a presença de depósitos elétron-densos na região subendotelial e mesangial, associados à presença de materiais granular, fibrilar e amorfo[41]. Autoanticorpos também já foram detectados em pacientes com glomerulonefrite associada à malária[46]. Sua evolução é benigna, e as alterações tendem a desaparecer em poucas semanas após a cura da infecção[43].

Alterações tubulares incluem depósitos granulares de hemossiderina e presença de cilindros hemáticos no lúmen tubular, associadas a edema intersticial com infiltrado de células mononucleares[43]. A ocorrência de nefrite intersticial é um dos padrões de nefropatia associada à malária por *P. falciparum* mais frequentes, sendo considerada uma consequência da resposta imune do hospedeiro à infecção[43]. Consumo de complemento, C3 e C4, pode ser observado na fase aguda da parasitose[45].

Necrose tubular aguda ocorre em 1 a 4% dos casos de malária por *P. falciparum*. A fase oligúrica pode durar de poucos dias a várias semanas e caracteriza-se por alterações na microcirculação, como vasodilatação periférica, podendo estar associadas a hemólise, rabdomiólise e coagulação intravascular disseminada. Espécies reativas de oxigênio, TNF-ά e óxido nítrico são responsáveis pelos distúrbios hemodinâmicos. A hipovolemia relativa causa aumento de catecolaminas, renina plasmática, prostaglandinas dilatadoras e vasopressina, levando à IRA.

Em alguns países da África, a malária é causa importante de IRA, chegando a ser responsável por mais de 12% dos casos de IRA em algumas séries[47]. A diminuição da oferta sanguínea leva a dano tecidual e, consequentemente, produção de ácido láctico e radicais livres de oxigênio. Aumento de bilirrubinas, conjugadas e não conjugadas, quase sempre acontece na IRA por malária. É raro causar hepatite (com elevação de ALT). Pode haver acometimento pulmonar em casos graves, com síndrome da angústia respiratória[46].

O prognóstico depende do grau de complicações extrarrenais, da gravidade da doença, da resposta ao tratamento e da necessidade de diálise. A mortalidade varia de 15 a 30%. Nefrite instersticial aguda é atribuída ao influxo de linfócitos Th1 e encontrada nos estudos de pacientes com necrose tubular aguda e glomerulonefrite. Glomerulonefrite por *P. falciparum* pode acometer indivíduos em qualquer faixa etária. Estima-se que sua incidência seja de 18% dos pacientes com malária. Proteinúria leve e micro-hematúria são relatadas em 20 a 50% dos casos[43].

Síndromes nefrítica e nefrótica podem ocorrer e, diferentemente da glomerulonefrite por *P. malariae*, a lesão glomerular por *P. falciparum* é reversível em 2 a 6 semanas após a erradicação do parasita.

Nefropatia por *P. malariae*

A glomerulopatia por malária é causada principalmente pelo *P. malariae*, agente causal da malária quartã. Proteinúria é encontrada em torno de 46% dos pacientes, estando ocasionalmente associada à hematúria microscópica[42]. Geralmente o complemento se encontra normal nesse tipo de glomerulopatia. O envolvimento renal na malária quartã é causado principalmente por depósitos de imunocomplexos, associados à glomerulonefrite mesangiocapilar, levando ao desenvolvimento de síndrome nefrótica, que ocorre tipicamente após várias semanas do início da parasitose[41].

As manifestações clínicas ocorrem de duas formas: um quadro benigno, com proteinúria discreta e transitória, sem perda da função renal, que surge na segunda ou terceira semanas após a infestação, e uma forma mais grave, com proteinúria persistente ou síndrome nefrótica.

A glomerulopatia encontrada mais comumente em caso de malária quartã é a membranoproliferativa. O estudo pela microscopia eletrônica mostra espessamento segmentar das paredes capilares glomerulares, causado por depósitos subendoteliais, dando a aparência de duplo contorno, com hiperplasia e proliferação mesangial[48]. A imunofluorescência revela depósitos com padrão granular ao longo do endotélio, contendo IgG (principalmente IgG3), IgM, C3 e antígenos do parasita em 25-33% dos casos e, menos frequentemente, podem-se encontrar depósitos granulares de IgG2[42]. Casos de malária com glomerulonefrite proliferativa associada a infiltrado eosinofílico já foram descritos[42].

Como em outras doenças parasitárias, a progressão da lesão glomerular na malária depende de vários fatores e requer a associação de depósitos de imunocomplexos, contendo antígenos do parasita, com fatores genéticos do hospedeiro e mecanismos patogênicos adquiridos[41].

Em estudos de biópsias renais de adultos com malária, já foram identificadas hemácias parasitadas, sequestradas nos capilares glomerulares e nos vasos tubulointersticiais, dano tubular agudo e hipercelularidade glomerular, resultante do acúmulo de monócitos, sem evidências de depósitos de imunocomplexos[49].

Glomerulonefrite rapidamente progressiva relacionada à infecção por *P. malariae* é mais comum em áreas endêmicas de malária e em crianças[41]. Não há uma apresentação clínica específica. Micro-hematúria é ocasionalmente observada em pacientes de mais idade; síndrome nefrótica pode ser evidenciada; hipertensão arterial é uma manifestação tardia. A doença progride apesar da erradicação do parasita, levando à doença renal crônica em 3 a 5 anos[41].

TRATAMENTO

Cloroquina é a droga de escolha para o tratamento da malária, embora já existam cepas resistentes de *P. falciparum*, cujo tratamento deve incluir primaquima e sulfato de quinina ou mefloquina isoladamente. Para garantir uma boa eficácia e baixa toxicidade, é necessário ajustar as doses dos antimaláricos ao peso do paciente. Em malária por *P. vivax* ou *P. ovale*, deve ser utilizada também primaquina, para erradicar as formas hipnozoítas. Todos os antimaláricos podem induzir hemólise em pacientes com deficiência de G-6-PD, principalmente se a via intravenosa é utilizada, levando à febre da urina escura (causada por hemólise maciça e hemoglobinúria). Quinina e cloroquina interagem com ciclosporina; portanto, pacientes transplantados renais devem usar doses maiores de antimaláricos, para mantê-los em concentração terapêutica no sangue.

Diálise precoce deve ser considerada no tratamento da IRA, sendo a diálise peritoneal menos eficaz, devido ao comprometimento circulatório decorrente da doença. Os antimaláricos não são depurados adequadamente por diálise ou hemofiltração. Pacientes com elevada parasitemia e com icterícia grave podem precisar de transfusão sanguínea. Tratamento antibiótico deve ser instituído para aqueles com infecção concomitante. É contraindicado o uso de corticoide, isoladamente ou em associação com outros imunossupressores, pois não altera o curso da doença e pode agravar o quadro de malária cerebral.

PONTOS DE DESTAQUE
- A malária é uma doença infecciosa que acomete milhões de pessoas em regiões tropicais.
- As alterações tubulares são mais proeminentes que as glomerulares e podem variar desde alterações discretas até necrose tubular aguda.
- Alterações glomerulares também podem ser detectadas, mediadas por imunocomplexos contendo IgG (principalmente IgG3), IgM, C3 e antígenos do *Plasmodium*.

LEISHMANIOSE

A leishmaniose visceral ou calazar é uma doença parasitária crônica e fatal. As leishmânias são protozoários intracelulares e, como consequência do parasitismo intenso das células do sistema reticuloendotelial (medula óssea, fígado, baço, trato digestório, linfonodos), causam amplo espectro de manifestações clínicas como febre irregular, hepatoesplenomegalia, pancitopenia, fenômenos hemorrágicos e hipergamaglobulinemia[50]. O comprometimento renal na forma crônica é frequente e, quando presente, aumenta a mortalidade.

EPIDEMIOLOGIA

Trata-se de uma doença infecciosa endêmica de regiões tropicais, subtropicais e do sul europeu. Afeta 1-2 milhões de pessoas, com aproximadamente 500.000 novos casos e 5.000 mortes a cada ano[51,52]. Tem letalidade em torno de 95% nos casos não tratados. O calazar passou a ser considerado pela OMS uma das prioridades entre as doenças tropicais.

No Brasil, é causada pelo protozoário *L. chagasi* transmitido em sua forma flagelada (promastigota metacíclico) através da picada do inseto vetor hematófago flebotomíneo *Lutzomyia longipalpis*, infectado[53]. Cães domésticos e raposas selvagens funcionam como reservatório da doença. A doença é endêmica no Brasil, sendo 90% dos casos registrados na Região Nordeste. Nos últimos 10 anos, tem sido observada uma tendência de urbanização do calazar, sobretudo nos grandes centros urbanos do País[54,53].

MANIFESTAÇÕES CLÍNICAS

A doença instala-se de modo insidioso, com febre prolongada, irregular e sintomas inespecíficos precedidos por um período de incubação que pode variar de 3 a 18 meses. Um terço dos pacientes em dois a seis meses progride para a forma clássica, que se caracteriza por quadro de desnutrição grave, observando-se ao exame físico: cabelos quebradiços, cílios alongados, pele seca de cor cérea e abdome globoso à custa do aumento importante de fígado e baço. Na evolução clínica, surgem os efeitos da invasão da medula óssea, com consequente pancitopenia, podendo levar a insuficiência cardíaca por anemia grave, infecções bacterianas secundárias à leucopenia e sangramentos frequentes por plaquetopenia. Observam-se ainda diarreia frequente e tosse. Uma característica muito marcante é a presença de hipoalbuminemia, associada à hipergamaglobulinemia com padrão policlonal e pancitopenia[50].

A demonstração do parasita em diferentes amostras de tecido (medula óssea, baço) com a coloração pelo método de Giemsa confirma o diagnóstico, além de testes sorológicos, tais como ELISA e detecção do antígeno K39 da leishmânia[50].

ACOMETIMENTO RENAL

As alterações do sedimento urinário e a diminuição da filtração glomerular têm sido descritas em pacientes com leishmaniose visceral[55,56]. Estudos prospectivos envolvendo pacientes com a forma crônica do calazar identificaram hematúria, leucocitúria e discreta proteinúria em mais de 50% dos casos[55,57,58]. Estudo retrospectivo recente com 227 pacientes com a forma crônica do calazar mostrou que 11,4% dos pacientes tinham queda da filtração glomerular à admissão. Essas alterações normalmente regridem após o tratamento com antiparasitários[58].

Mecanismo imunológico da lesão glomerular

Uma característica importante da maioria das infecções parasitárias é sua cronicidade, caracterizada por flutuações na antigenemia e na resposta imune dos hospedeiros. Existem várias razões para isto, incluindo fraca resposta imune natural e habilidade dos parasitas de escaparem do sistema imune do hospedeiro. O papel das respostas imunes natural, celular e humoral ainda é motivo de debate. Resultados de estudos experimentais mostram que a aquisição de resistência contra parasitas intracelulares é geralmente função de células T CD4, que produzem interferon (IFN) gama e é do tipo Th1. Os parasitas extracelulares são combatidos por meio de uma combinação de respostas Th2 e Th1[59].

Dependendo do parasita e do estágio de vida, pode haver produção de citocinas para combater a infecção. Para escapar da resposta protetora das células T *helper*, diferentes parasitas manipulam o sistema imune. Exemplos disso são a tripanossomíase africana (causada por um parasita extracelular) e a leishmaniose (causada por um parasita intracelular). Para se opor à resposta Th1 do hospedeiro, a *Leishmania* spp. induz a produção de fator de crescimento β (uma citocina capaz de inibir a ação de macrófagos), aumenta a expressão de interleucina-10 (citocina tipo Th2 com propriedades imunossupressoras) e interfere com a sinalização IFN gama. Estas alterações levam à imunossupressão de células T em geral e à resposta Th2. Esse tipo de resposta está associado à ativação policlonal de células B. Essa ativação está associada ao desenvolvimento da doença glomerular no calazar[59].

Anticorpos produzidos durante a infecção parasitária, tanto pela via clássica como no contexto da ativação policlonal de células B, podem depositar-se nos glomérulos por meio de diferentes mecanismos, como o depósito de imunocomplexos, formação *in situ* de imunocomplexos (ligação de anticorpos aos antígenos previamente "implantados" nos glomérulos) e ligação direta de autoanticorpos aos antígenos glomerulares[60]. Estudo recente do mesmo grupo demonstrou que apenas os anticorpos não são suficientes para o desenvolvimento de proteinúria[59]. A imunidade inata também é importante na patogênese da doença glomerular associada a infecções parasitárias. Macrófagos, granulócitos, células *natural killer*, entre outras, são parte da resposta do hospedeiro à infecção e podem ter importância no dano glomerular. Estes componentes do sistema imune agem por meio de uma intrincada rede de citocinas e outros mediadores inflamatórios, como fatores do complemento, radicais de oxigênio, enzimas e cininas. Estes mediadores estão envolvidos nas lesões glomerulares em alguns modelos experimentais, causando dano celular direto ou ativando a cascata da coagulação[59].

Padrões histológicos

Os principais padrões histológicos de nefropatia no calazar já descritos são as glomerulonefrites proliferativa mesangial e membranoproliferativa, glomerulosclerose focal colapsante e nefrite intersticial, à semelhança do que ocorre em outras parasitoses, como malária e esquistossomose[55,61-63]. O grau de acometimento intersticial é variável, podendo abranger desde infiltração intersticial mononuclear focal até processo inflamatório difuso, com plasmócitos, macrófagos e linfócitos[64,65]. Na análise histológica, podem ser encontradas alterações glomerulares mínimas, hipercelularidade mesangial, glomerulosclerose segmentar e focal, padrão membranoproliferativo e depósitos elétron-densos no mesângio e na membrana basal glomerular. À imunofluorescência, encontram-se depósitos de IgG, IgM, IgA e C3 na matriz mesangial. Em estudo experimental com cães naturalmente infectados com calazar, as lesões mais frequente foram observadas em túbulos em 92,7% dos casos, seguidas de nefrite intersticial em 81,8%.

Amiloidose, glomerulonefrite rapidamente progressiva e síndrome nefrótica foram descritas em casos de humanos com leishmaniose[66-69]. Foi demonstrado em estudo experimental que a proliferação mesangial induzida pela *Leishmania donovani* pode ser substituída por depósitos amiloides[70]. Presença de *Leishmania* no glomérulo também já foi relatada[71].

A proliferação de células mesangiais é a alteração glomerular mais descrita na literatura[70-73]. Durante o parasitismo das células do sistema reticular fagocitário, há aumento da expressão de TNF-α[74]. Geralmente ocorre intenso parasitismo no baço, fígado e medula óssea dos animais ou pacientes doentes, o que aumentaria os níveis plasmáticos desta citocina e poderia mediar a proliferação das células mesangiais.

A hipergamaglobulinemia contribui para sobrecarregar a reabsorção tubular das grandes cadeias de proteínas, o que posteriormente provocará efeitos tóxicos sobre os túbulos renais, resultando em um declínio da capacidade de concentração e acidificação urinária, principal achado no rim do calazar[64,75]. Assim, o aumento da produção de gamaglobulinas parece ter papel patogênico no desenvolvimento da nefrite intersticial aguda, que é a lesão histológica mais frequente. Esta se manifesta principalmente como déficit de acidificação urinária, caracterizando acidose tubular incompleta do tipo distal.

Raramente, encontram-se formas amastigotas nos rins. Entretanto, o material antigênico relacionado às leishmânias pode ser encontrado na intimidade dos focos inflamatórios, no citoplasma de macrófagos, ou livre na matriz extracelular do interstício renal. Não são observados sinais de vasculites, agressão da membrana do epitélio tubular ou da membrana basal pelo infiltrado inflamatório[59].

PROGNÓSTICO E TRATAMENTO

O envolvimento renal na leishmaniose é leve e transitório na maioria das vezes. Os antimoniais pentavalentes permanecem como drogas de escolha para o tratamento da leishmaniose visceral. No Brasil, o medicamento disponível é o antimoniato de meglumina (Glucantime®). A anfotericina B é outra droga que também pode ser utilizada, geralmente em pacientes nos quais se evidenciou falha na resposta ao Glucantime®. Dá-se preferência ao uso da forma lipossomal da anfotericina nos casos de insuficiência renal por ser menos nefrotóxica. Logo após a cura da infecção, há tendência ao desaparecimento das alterações urinárias e à normalização da filtração glomerular e da capacidade de concentração e acidificação urinárias[76]. Em uma avaliação dos pacientes que tiveram calazar, não se observou nenhuma anormalidade da função renal a longo prazo[61].

> **PONTOS DE DESTAQUE:**
> - O calazar é uma doença endêmica, que ocorre principalmente na Região Nordeste do Brasil.
> - Hematúria, leucocitúria e discreta proteinúria são achados frequentes na forma crônica do calazar.
> - O comprometimento glomerular é discreto mas, quando ocorre, o achado histopatológico mais frequente é a glomerulonefrite proliferativa mesangial.
> - Amiloidose é uma complicação rara do calazar.
> - Nefrite intersticial é mais comum e manifesta-se principalmente por alterações da função tubular.
> - As alterações renais tendem a reverter com o tratamento específico da doença.

HISTOPLASMOSE

A histoplasmose é uma doença infecciosa causada pelo fungo dimórfico *Histoplasma capsulatum* e ocorre de forma endêmica na América Latina[77-79]. A transmissão se dá por via inalatória[77]. A infecção é caracterizada por um amplo espectro de manifestações clínicas, que vão desde formas assintomáticas até a forma disseminada, com acometimento de diferentes órgãos e sistemas[80].

A histoplasmose aguda é uma doença autolimitada, cujas manifestações mais comuns são febre, calafrios, tosse não produtiva, cefaleia e mal-estar generalizado. A forma disseminada é usualmente encontrada em pacientes imunocomprometidos, especialmente aqueles com aids, sendo considerada uma doença definidora de aids desde 1987[80,81]. Na aids, a doença é caracterizada por sintomas inespecíficos, geralmente febre de origem indeterminada associada à perda de peso. Aproximadamente 10 a 20% destes pacientes apresentam, já no início do quadro, febre, hipotensão, insuficiência renal, hepática e respiratória, coagulopatia e choque séptico[82].

O acometimento renal decorrente da histoplasmose disseminada ainda é pouco estudado. Foram publicados alguns relatos de caso mostrando a associação entre a infecção pelo *H. capsulatum* e a ocorrência de disfunção renal, sendo a maioria dos casos associada à infecção pelo HIV[83-88].

EPIDEMIOLOGIA

Os primeiros casos de histoplasmose foram descritos no início do século XX nos Estados Unidos. Atualmente, a doença tem uma distribuição mundial, sendo descrita em mais de 60 países e diagnosticada em praticamente todas as regiões de clima tropical e temperado[77,78]. Sua prevalência é maior na África e nas Américas, ocorrendo de forma endêmica em algumas regiões dos Estados Unidos, da Argentina e do Brasil.

Estima-se uma incidência de mais de 500.000 infecções subclínicas por ano. Entretanto, apenas 1 em cada 2.000 a 5.000 casos resultam na forma grave de histoplasmose[78]. No Brasil, a incidência de histoplasmose é desconhecida. Em um estudo realizado no Sul do País, 89% dos indivíduos entre 17 e 19 anos estudados apresentaram teste cutâneo com histoplasmina positivo[89]. No Estado do Ceará, a histoplasmose disseminada vem sendo descrita, nos últimos anos, como a doença oportunista mais notificada em pacientes com HIV[90].

Em um estudo prospectivo realizado nos Estados Unidos, a histoplasmose ocorreu em 20 de 304 pacientes (6,6%) com exposição a fatores de risco para o desenvolvimento da doença, como atividades de campo, exposição a dejetos de aves, exploração de cavernas e escavações[91].

DIAGNÓSTICO

O diagnóstico da histoplasmose é baseado no isolamento do *H. capsulatum*, através de culturas, coloração para fungos de tecidos ou fluidos corporais e testes imunológicos para a pesquisa de antígenos e anticorpos[78,80,92,93]. Materiais provenientes da árvore respiratória, como escarro ou lavados, são bons para o isolamento do micro-organismo em pacientes com a forma pulmonar aguda. Na forma crônica, nem sempre se consegue um bom isolamento a partir desses materiais, sendo necessárias biópsias pulmonares[78].

Na histoplasmose disseminada, vários são os órgãos acometidos. Podem-se utilizar sangue periférico, aspirado de medula óssea ou biópsias de diversos órgãos para a pesquisa do fungo. As hemoculturas conseguem isolar o *H. capsulatum* em 70% dos casos associados à aids, quando se emprega a técnica de lise-centrifugação (DuPont Isolator)[77,78]. As mieloculturas são positivas em mais de 60% dos casos[77]. O citodiagnóstico de Tzanck, de material obtido por raspado de lesões cutâneas moluscoides, permite observar o agente causal ao exame microcópico direto[77]. Em estudos prévios, a positividade dos testes para o diagnóstico da histoplasmose foi de 81% no aspirado de medula óssea, 79% na pesquisa de *Histoplasma* no sangue periférico, 48% na mielocultura e 58% no exame histopatológico de outros tecidos[94].

À microscopia, utilizando-se a coloração pelo método de Giemsa, o micro-organismo apresenta-se como uma pequena estrutura leveduriforme (2-4µm), mostrando em sua periferia um halo claro, por apresentar uma parede espessa que não é corada. O *H. capsulatum* é um micro-organismo de crescimento lento, mostrando colônias maduras com 15 a 21 dias de incubação. Em algumas cepas, este crescimento pode demorar até 40 a 60 dias[78].

A histoplasmina é um antígeno extraído de culturas de *H. capsulatum*, que pode ser utilizado para testes sorológicos do tipo intradermorreação. Estes testes são frequentemente utilizados para inquéritos epidemiológicos e mostram boa correlação em zonas endêmicas[78].

MANIFESTAÇÕES CLÍNICAS

A infecção causada pelo *H. capsulatum* é usualmente assintomática nos pacientes imunocompetentes, compreendendo aproximadamente 90 a 95% dos casos de histoplasmose. O único dado observado está relacionado a uma conversão para positividade da reação intradérmica à histoplasmina. Em um terço dos casos podem ser observados focos de calcificação nos pulmões e em órgãos do sistema reticuloendotelial[78].

As apresentações clínicas incluem histoplasmose pulmonar aguda, infecção pulmonar crônica, forma cutânea por inoculação primária e histoplasmose disseminada, sendo esta última mais comum em indivíduos imunocomprometidos[78,93]. A histoplasmose é a primeira infecção oportunista em 22 a 85% dos pacientes HIV-positivos[91,95,96].

Aproximadamente 5% dos pacientes que entram em contato com o fungo desenvolvem primoinfecção, com sintomatologia que lembra um processo gripal (*influenza-like*). Pode ocorrer febre, sudorese noturna, tosse, perda de peso, eritema multiforme e eritema nodoso. Em alguns casos, a cura espontânea não ocorre e observam-se persistência da tosse, com perda de peso, expectoração mucopurulenta, com hemoptoicos, dispneia e febre vespertina baixa. Esta forma crônica de histoplasmose assemelha-se bastante com a tuberculose pulmonar[78].

A histoplasmose disseminada é uma forma grave e pouco frequente da infecção. Esse tipo de manifestação é mais comumente observado em pacientes HIV-positivos, crianças na primeira infância (com menos de 2 anos de idade) ou pessoas com outras formas de imunossupressão, como linfomas e leucemias[78]. Os principais diagnósticos diferenciais da histoplasmose disseminada incluem tuberculose miliar e doenças hematológicas (leucemias, linfomas). As manifestações clínicas são variáveis e incluem febre, perda de peso, astenia, diarreia, vômitos, hepatoesplenomegalia, linfadenopatia generalizada, infiltrados pulmonares e alterações hematológicas, como leucopenia, trombocitopenia e anemia[77,78,96,97,80]. Lesões de pele, caracterizadas por pápulas violáceas, ulceradas no centro e cobertas por secreção serossanguinolenta, as quais podem secar e formar uma crosta, também podem ser encontradas. Outros tipos de lesões cutâneas que podem ocorrer são: púrpuras petequiais, máculas, pápulas escamosas e pruriginosas, nódulos, pústulas, abscessos, úlceras e lesões vegetantes[78].

Em alguns pacientes com a forma disseminada, pode ser observado comprometimento do sistema nervoso central, trato gastrintestinal, suprarrenais, rins, mucosa oral e quadros de osteólise. As radiografias de tórax mostram acentuação da trama pulmonar, infiltrado intersticial micronodular difuso, semelhante ao que ocorre na tuberculose miliar[77,78]. Cerca de 20% dos pacientes apresentam meningoencefalite com liquor claro, que acomete os núcleos da base do encéfalo. Cursa com cefaleia, confusão mental, vertigens, convulsões e paralisia de nervos cranianos[77].

Em um estudo realizado por nosso grupo, no Estado do Ceará, encontramos como principais manifestações na histoplasmose disseminada em 164 pacientes HIV-positivos: febre (95,1%), tosse (75%), perda de peso (73%), diarreia (61%), adinamia (56%), anorexia (48%) e vômitos (39%)[94]. A comparação destes pacientes com aqueles HIV-positivos sem histoplasmose mostrou que as seguintes manifestações foram mais frequentes na histoplasmose: febre, calafrios, tosse, adinamia, perda ponderal, hipotensão, hepatomegalia e esplenomegalia. Insuficiência renal aguda e insuficiência respiratória também foram mais comuns nos pacientes com histoplasmose, em 59% e 33% dos casos, respectivamente[94].

A alteração laboratorial mais característica é a elevação expressiva do LDH (geralmente > 1.000UI/L), que é altamente sugestiva de histoplasmose, sendo associada à síndrome hemofagocítica[98]. Muitos estudos demonstram a ocorrência de hepatomegalia e elevação dos níveis de AST e ALT em pacientes com histoplasmose[84,85,96,99,100]. Anemia, leucopenia e trombocitopenia também têm sido descritas na histoplasmose, com pancitopenia sendo observada em alguns casos[83,84]. Trombocitopenia é associada à morte precoce nos pacientes com histoplasmose e ocorre provavelmente devido à hemofagocitose, coagulação intravascular disseminada ou infiltração da medula óssea[101]. Em estudo da UFC, nos pacientes com histoplasmose, foram mais frequentes níveis mais elevados de ureia, creatinina, LDH, AST, ALT, fosfatase alcalina, bilirrubinas direta e indireta, bem como níveis mais baixos de hematócrito, hemoglobina, leucócitos, plaquetas, tempo de protrombina, proteínas totais e albumina. A carga viral foi mais elevada nos pacientes com histoplasmose, e os níveis de CD4 foram menores nestes pacientes.

ACOMETIMENTO RENAL

Estudos anteriores demonstraram que alguns fungos, como *Candida*, *Aspergillus*, agente da mucormicose, criptococos e *Histoplasma*, têm a capacidade de invadir os rins, causando diferentes manifestações clínicas, que vão desde anormalidades no sedimento urinário até insuficiência renal grave e óbito[100]. Em raras ocasiões uma micose sistêmica pode destruir a arquitetura renal sem ocorrer disseminação para outros órgãos[85]. O impacto das doenças fúngicas disseminadas aumentou após a melhora na sobrevida de pacientes imunocomprometidos.

O acometimento renal na histoplasmose disseminada pode ocorrer devido ao depósito de imunocomplexos, levando à glomerulonefrite, ou devido à invasão direta do tecido renal pelo fungo com apresentação de nefrite intersticial e necrose papilar. Mesmo antes do advento da aids, o acometimento renal na histoplasmose já tinha sido relatado[79,86,87,102]. Foram encontradas alterações renais em pacientes com histoplasmose, sem a ocorrência de disseminação da doença[86]. Nefrite intersticial e necrose papilar também foram descritas em casos de histoplasmose disseminada, sendo o *H. capsulatum* facilmente identificado por meio da coloração com hematoxilina-eosina nas áreas de necrose papilar[87,102].

Glomerulonefrites

Em um estudo realizado por Rubin et al., com 17 pacientes com histoplasmose, o envolvimento renal foi observado em 18% dos casos[103]. O achado histopatológico mais frequentemente encontrado às necropsias de pacientes com histoplasmose disseminada foi a proliferação mesangial, com infiltrado inflamatório mononuclear. Bullock et al. relataram um caso de glomerulonefrite, com o depósito de imunocomplexos, diretamente associada à histoplasmose em um paciente não infectado pelo HIV[104]. Os casos de histoplasmose em pacientes com aids publicados na literatura são, na maioria, relacionados à forma disseminada (Quadro 25.3). Proteinúria em níveis nefróticos com função renal preservada em pacientes HIV-positivos com histoplasmose disseminada foi descrita por Burke et al. Esses mesmos autores demonstraram, à biópsia renal, a presença de imunocomplexos e antígenos do *Histoplasma* na região mesangial. Após terapia com antifúngico (itraconazol), houve redução significativa da proteinúria[84].

IRA e nefrite intersticial

Vários relatos de literatura demonstram a presença de nefrite instresticial granulomatosa. Ahuja et al. descreveram o caso de um paciente HIV-positivo que desenvolveu nefrite intersticial secundária à histoplasmose, com níveis de ureia e creatinina elevados; ao exame de urina, foram encontrados hematúria, proteinúria discreta (365mg/dia) e cilindros granulares[83]. À biópsia renal, havia infiltrado inflamatório intersticial, composto de linfócitos, monócitos e plasmócitos, além de granuloma não caseoso, fibrose intersticial leve e atrofia tubular e presença do *H. capsulatum* na região intersticial[84]. Em um estudo prospectivo, realizado por Smith e Utz, o *H. capsulatum* foi identificado através de uroculturas em 10 de 26 pacientes com histoplasmose disseminada, seis dos quais tinham níveis séricos elevados de ureia e creatinina[105]. Kedar et al. relataram um caso de doença renal crônica como manifestação isolada da infecção pelo histoplasma. O exame histopatológico mostrou a

Quadro 25.3 – Relatos de casos de acometimento renal na histoplasmose.

	Nº de casos	Idade (anos)	Manifestações clínicas	IRA	Imunossupressão	Biópsia renal	Óbito
Basgoz e Mattia, 1994[110]	1	38	Diarreia, dispneia, febre, fraqueza, perda de peso, tosse	Não	HV	Não	Não
Gérard et al., 1995[111]	1 (de 2)	38	Disfagia, febre, perda de peso	Sim	HIV	Não	Sim
Borges et al., 1997[95]	2 (de 6)	35,8	–	Não	HIV	Identificação de *Histoplasma*	Sim
Am J Med, 1997[85]	1	31	Diarreia, dor abdominal, febre, náuseas	Sim	HIV	Não	Não
Burke et al., 1997[84]	1	46	Dispneia, fraqueza, perda de peso, síndrome nefrótica	Não	HIV	Glomerulonefrite mesangioproliferativa	Não
Ahuja et al., 1998[83]	1	37	Diarreia, dor abdominal, febre, tosse	Sim	HIV	Infiltrado inflamatório intersticial, fibrose intersticial, atrofia tubular, identificação de *Histoplasma*	Não
Ansari e Young, 2001[112]	1	59	Anorexia, dor abdominal, náuseas, perda de peso, sepse	Sim	Não	*Identificação de Histoplasma*	Sim
Nand et al., 2001[100]	1	30	Adenopatia axilar, anorexia, febre, fraqueza	Sim	HIV	Não	Não
Cavassini et al., 2002[97]	1	31	Astenia, febre	Sim	Não	Não	Não
Nasr et al., 2003[88]	1	47	Febre, fraqueza, hipotensão, náuseas, vômitos	Sim	HIV	Nefrite intersticial granulomatosa, identificação de *Histoplasma*	Não
Daher et al., 2006[94]	164	19-53	–	97 (59%)	HIV	Não	32%
Dwyre et al., 2006[113]	2	19-49	IRA, febre, náuseas, vômitos, diarreia	Sim	Transplante renal	Necrose tubular aguda, microangiopatia trombótica	Não
Adams e Cook, 2007[114]	1	61	IRA, perda de peso, tosse, febre, calafrios	Sim	Não	Nefrite intersticial granulomatosa	Não
Den Bakker et al., 2009[115]	1	56	Perda de peso, massa renal	Não	Linfopenia idiopática	Infiltrado histiocitário	Não
Lo et al., 2010[116]	2	18-22	IRA, febre, pancitopenia, perda de peso	Sim	Transplante renal	Não	Não
Bani-Hani et al., 2010[117]	1	35	IRA, náuseas, vômitos, mal-estar, perda de peso	Sim	HIV	Nefrite intersticial	Não
Vargas et al., 2010[118]	1	15	IRA, falência de múltiplos órgãos	Sim	Transplante renal	Nefrite intersticial granulomatosa	Sim
Pontes et al., 2010[90]	134	35,8	IRA (26,2%)	Sim	HIV	Não	32,8%

presença de granulomas não caseosos[106]. Nars et al. relataram o caso de um paciente imunocompetente, com diagnóstico confirmado de histoplasmose e biópsia renal demonstrando nefrite intersticial granulomatosa[88]. Sethi descreveu o caso de um paciente transplantado que apresentou quadro de febre e insuficiência renal aguda e, à biópsia renal, a presença do *Histoplasma*. Foi feito tratamento com anfotericina B e hemodiálise, com posterior recuperação da função renal[107].

TRATAMENTO

O tratamento da histoplasmose disseminada é feito com drogas antifúngicas, sendo a droga de escolha a anfotericina B, até uma dose total de 1 a 2g. A administração inicial por via intravenosa típica da anfotericina B consiste em diluir a droga em soro glicosado até uma concentração de 0,1mg/mL. Essa solução é então administrada por um período de 6 horas, até uma dose inicial de 0,25mg/kg/dia. Tal dosagem pode ser aumentada sem que se exceda 1,5mg/kg/dia. Esse aumento deve ser gradual e depende dos efeitos colaterais evidenciados[78]. Alguns trabalhos mostraram boa resposta terapêutica com o uso de outros antifúngicos, como o itraconazol, na dose de 100-200mg/dia durante 6 a 12 meses[78].

Os portadores de aids ou com outros problemas sérios de imunossupressão devem ser sempre reavaliados clinicamente e o tratamento deve ser mantido cronicamente para se evitar a reativação da infecção. Nesses casos, pode ser administrado itraconazol ou cetoconazol[78].

É preciso avaliar a necessidade de tratamento dialítico nos casos de IRA, devendo-se realizar um balanço hídrico rigoroso, bem como correção de distúrbios hidroeletrolíticos.

PROGNÓSTICO

A histoplasmose disseminada em imunossuprimidos apresenta mortalidade alta, chegando a quase 90% em alguns estudos[78]. O acometimento renal pode ser considerado um fator determinante de mau prognóstico em pacientes com aids e histoplasmose. Os principais fatores associados ao óbito na histoplasmose são a presença de hipotensão, insuficiência respiratória, hipoalbuminemia, plaquetopenia, LDH e AST elevados e insuficiência renal aguda[94,101].

A histoplasmose não tratada pode ser complicada por choque séptico e falência múltipla de órgãos, tendo alta mortalidade, especialmente em pacientes que residem em áreas não endêmicas, onde raramente se suspeita do diagnóstico de histoplasmose[82,97].

Em um estudo que comparou pacientes brasileiros e norte-americanos com histoplasmose foi encontrada uma taxa de mortalidade maior entre os brasileiros[108]. A histoplasmose e a toxoplasmose foram as principais causas de óbito relacionadas à aids em um estudo realizado na Guiana Francesa, sendo responsáveis por 67% dos óbitos em pacientes HIV-positivos[109].

DOENÇA DE CHAGAS

A doença de Chagas ou tripanossomíase americana é uma zoonose causada pelo protozoário flagelado *Trypanosoma cruzi*, possuindo como vetor insetos da família dos Triatomideos119. Estima-se que existam mais de 10 milhões de pessoas infectadas na América Latina, com mais de 60 milhões de pessoas sob risco de transmissão[120]. O número de casos de doença de Chagas apresentou redução importante nos últimos anos, passando de 30 milhões de casos na década de 1990 para 10 milhões em 2006, com incidência anual caindo de 700.000 para 41.000, e óbitos de 45.000 para 12.500[121].

Sua transmissão se dá por ingestão por via oral de parasitas[122], por inoculação, através da ferida provocada pela picada do inseto ou de membranas mucosas, de material fecal contendo o parasita, por transmissão vertical, por transfusão sanguínea ou por transplante de órgão de doadores infectados[123].

MANIFESTAÇÕES CLÍNICAS

A doença tem duas apresentações clínicas. A fase aguda é normalmente assintomática; entretanto, sintomas como febre, adenopatia generalizada, edema, hepatosplenomegalia, miocardite e meningoencefalite podem ocorrer em formas moderadas ou graves da doença[124]. O período de incubação é de 1 a 2 semanas, mas em pacientes transplantados ou transfundidos, que são receptores de doadores infectados, esse período é mais longo, sendo de cerca de 4 meses[125,126].

A fase crônica da doença pode apresentar as formas indeterminada, cardíaca ou gastrintestinal. Normalmente, cursa com queda na parasitemia, que ocorre por volta da 8ª à 12ª semana após a infecção, caso não seja iniciada nenhuma terapia antiparasitária.

ACOMETIMENTO RENAL

O acometimento renal não é comum na doença de Chagas, havendo poucos estudos sobre o assunto na literatura[121,127]. Reativação da doença é importante após transplantes de órgãos sólidos em pacientes de áreas endêmicas[121]. A ocorrência de glomerulonefrite na fase crônica da doença já foi relatada tanto para infecções por *Trypanosoma cruzi*[128], quanto para outras espécies de tripanossomo, como o africano[129]. A subespécie *T. brucei*, apesar de não infectar humanos, causa doença com comprometimento glomerular em muitos mamíferos. Devido a isso, tal tripanossomídeo é utilizado em diversos modelos experimentais para estudar os mecanismos envolvidos na glomerulopatia das tripanossomíases[128-130].

A fisiopatologia do acometimento renal na doença de Chagas parece incluir fenômenos autoimunes. A detecção de fator reumatoide e os anticorpos antinucleares (FAN) em estudos experimentais com ratos infectados pelo *T. cruzi* demonstram que os depósitos glomerulares na doença de Chagas não são apenas de imunocomplexos contendo antígenos do parasita, mas também de autoanticorpos[128]. Estes autoanticorpos surgiriam por ativação policlonal de células B[127].

Em estudos experimentais recentes não foi observada perda significativa da função renal em ratos infectados por *T. cruzi*[131]. A análise histopatológica evidenciou discreto dano tubular proximal e atrofia glomerular, associados a infiltrado inflamatório leve[133]. Formas amastigotas intracitoplasmáticas já foram identificadas em tecido renal de paciente transplantado[132]. Antígenos do *T. cruzi* também já foram identificados no glomérulo e no interstício de enxerto renal em paciente com a forma aguda da doença de Chagas[133].

Fase aguda

A lesão renal da fase aguda ocorre por volta do sexto dia de infecção e está relacionada à disfunção cardiovascular, devido à diminuição transitória do fluxo sanguíneo renal, o que foi comprovado por estudos que demonstram a mesma lesão em modelos de lesão por isquemia e reperfusão[134]. A lesão não tem relação com a presença ou a multiplicação do parasita, sendo que vestígios desse só foram encontrados por volta dos 15 dias de doença[134]. A insuficiência renal aguda é uma complicação descrita na doença de Chagas aguda, sendo importante marcador de pior prognóstico[135].

Fase crônica

Na fase crônica da doença de Chagas observa-se queda na parasitemia que contrasta com o acometimento de órgãos como coração, esôfago, intestino e rins[119,136]. Levantou-se a hipótese de que o mimetismo molecular acarrete distúrbios de autoimunidade nesta condição[127]. Vários antígenos de *T. cruzi*, como B13, cruzipaína e Cha, dão reação cruzada com antígenos do hospedeiro ao nível de células B ou T. Quando a imunização com esses antígenos e/ou transferência passiva de linfócitos T autorreativos é realizada em camundongos, são encontrados distúrbios clínicos semelhantes aos achados em pacientes com doença de Chagas[127].

A lesão glomerular na fase crônica da doença de Chagas está associada a depósitos de IgM, IgG e C3 no mesângio, provocando proliferação[127]. Os antígenos do *T. cruzi* e o fator reumatoide são encontrados tanto no sangue como no glomérulo, formando complexos com IgG e C3. Apesar de a progressão da doença e níveis séricos dos antígenos do parasita diminuírem, os níveis renais permanecem estáveis, em conjunto com uma elevação dos níveis de fator reumatoide encontrados nos glomérulos, estimulando, dessa forma, a proliferação mesangial, a qual é mediada por depósito secundário de imunocomplexos[127]. Assim, as lesões mais comumente associadas à tripanossomíase são a glomerulonefrite proliferativa mesangial e a glomerulonefrite membranoproliferativa[128-130].

À microscopia eletrônica podem ser observados depósitos elétron-densos[127]. Infarto renal também tem sido descrito na forma crônica da doença de Chagas[137]. Em uma revisão de necropsias de 78 pacientes com a forma crônica da doença de Chagas, 24% desenvolveram infarto renal, que foi mais frequente entre aqueles com insuficiência cardíaca (53%)[137].

TRATAMENTO

O tratamento da doença de Chagas inclui o de suporte, como afastamento das atividades profissionais, escolares ou desportivas, a critério médico, e dieta livre, evitando-se bebidas alcoólicas. O tratamento específico é feito com benznidazol, que é a droga de escolha. O nifurtimox pode ser utilizado como alternativa em casos de intolerância ao benznidazol. Na fase aguda, o tratamento deve ser realizado em todos os casos e o mais rápido possível após confirmação diagnóstica. O tratamento específico é eficaz na maioria dos casos agudos (superior a 60%). O tratamento específico tem como objetivos curar a infecção, prevenir lesões orgânicas ou sua evolução e diminuir a possibilidade de transmissão do *T. cruzi*. O benznidazol é apresentado na forma de comprimidos de 100mg e deve ser usado em 2 ou 3 tomadas diárias durante 60 dias[138].

OUTRAS DOENÇAS PARASITÁRIAS

AMEBÍASE

GN por imunocomplexos já foi descrita em **amebíase**[139], mas o antígeno de ameba não foi demonstrado nos depósitos imunes.

CRIPTOSPORIDIOSE

A **criptosporidiose** é causada pelo protozoário *Cryptosporidium*. Nesta condição, o envolvimento renal expressa-se como proteinúria e alterações do sedimento urinário[139].

HIDATIDOSE

A **equinococose-hidatidose** em humanos afeta diversos órgãos, e o acometimento renal pode ser discreto ou subclínico. A infestação por *Echinococcus granulosus*, em humanos, afeta diversos órgãos e o acometimento renal pode ser discreto ou subclínico. A maior parte das descrições de envolvimento renal nessa doença corresponde à presença de cistos nos rins. Lesões glomerulares associadas com a hidatidose também têm sido documentadas, embora sejam incomuns. Nesta doença, tem-se descrito lesão glomerular imunomediada que se manifesta por proteinúria leve a moderada. Não foi até o momento relatado acometimento renal quando o parasita é o *E. multilocularis*.

No que se refere à patogênese, a maior parte dos casos de lesões glomerulares associadas à hidatidose parece ser reversível com o tratamento da parasitose. Já se demonstrou, em tecido renal de pacientes acometidos por essa parasitose, a presença de antígenos eluídos de equinococos juntamente com anticorpos contra esses antígenos, o que dá suporte a um mecanismo de doença mediado por imunocomplexos. Além disso, vale ressaltar que existe um modelo natural, em ovelhas, de glomerulonefrite membranoproliferativa associada a *E. granulosus*, que pode contribuir para a compreensão do desenvolvimento dessa doença[139].

ESTRONGILOIDÍASE

É importante tecer alguns comentários sobre a **estrongiloidíase**, não tanto por sua participação como causa de doenças glomerulares, já que relatos de glomerulonefrite secundária a essa parasitose são raros, mas como complicação no curso do tratamento imunossupressor dessas doenças.

Em pacientes que estão recebendo medicações imunossupressoras, existe a possibilidade de desenvolvimento de hiperinfestação por *Strongyloides stercoralis* que pode resultar em doença disseminada potencialmente fatal. A superposição de infecção bacteriana geralmente contribui para o desfecho, levando a choque séptico, falência de múltiplos órgãos e taxa de mortalidade elevada[140].

É interessante notar que a hiperinfestação deve ser lembrada em paciente imunossuprimido que em qualquer momento foi exposto ao parasita, mesmo que isso tenha ocorrido há muitos anos. Eosinofilia persistente pode ser um indicador da infestação e deve-se sempre afastar essa possibilidade antes de iniciar a imunossupressão[141].

Glomerulonefrite associada à estrongiloidíase não foi até o momento adequadamente documentada e sua possível existência baseia-se em relatos de casos. A ausência de resposta com imunossupressão, seguida de melhora da doença glomerular, inclusive de síndrome nefrótica, após o tratamento da estrongiloidíase, levanta a suspeita de uma relação causal entre as duas condições. Há descrição de glomerulonefrite proliferativa mesangial com síndrome nefrótica, que respondeu ao tratamento específico para a parasitose[139].

FILARIOSE

A **filariose** é mais prevalente na África, Ásia e América do Sul. No Brasil, é eminentemente causada pela *Wuchereria brancrofti*, embora outros helmintos sejam capazes de determinar a doença. Das espécies de filária que infectam os seres humanos, as mais encontradas na prática clínica são *W. brancrofti*, *Brugia malayi*, *Onchocerca volvulus* e *Loa loa*.

Existem relatos da ocorrência de glomerulonefrite associada à filariose[142-145]; mas essa associação é, de modo geral, difícil de estabelecer devido ao diagnóstico frequente de coinfecções (hepatite B e malária) nesses pacientes. A maioria das descrições é de glomerulonefrites membranoproliferativa e mesangioproliferativa. Entre os pacientes com doença causada por *L. loa*, vários casos de glomerulopatia membranosa foram descritos.

A doença glomerular é, de modo geral, considerada imunocomplexo mediada. Antígenos parasitários já foram demonstrados em pacientes com doença glomerular proliferativa devido à oncocercose, dando suporte a esse mecanismo patogenético.

Curiosamente, o tratamento da filariose por *W. brancrofti* e por *O. volvulus* tem acarretado aumento da incidência de hematúria e proteinúria após o tratamento. Esse comportamento é visto como um ponto favorável à possível ação patogênica dos imunocomplexos, uma vez que se presume que ocorra aumento na quantidade de imunocomplexos circulantes durante o tratamento devido à desintegração dos parasitas. Esses complexos são eliminados após o tratamento efetivo da doença. No caso das infestações por *L. loa* e *B. malayi*, entretanto, não foi observado nenhum efeito do tratamento sobre o acometimento glomerular, de modo que outros fatores devem estar envolvidos.

O espectro clínico da glomerulonefrite por filariose vai de proteinúria assintomática a doença renal crônica em estágio avançado. Em áreas endêmicas, é comum atribuir a síndrome nefrótica a essa infestação, que também já foi descrita em associação com síndrome nefrítica. O tratamento específico de tal helmintíase pode ajudar a resolver as lesões glomerulares iniciais, mas usualmente falha diante de síndrome nefrótica manifesta.

Quando realizada biópsia renal, têm sido descritos como tipos histológicos associados à filariose por *W. brancrofti*: glomerulonefrites membranoproliferativa, proliferativa mesangial e membranosa, assim como glomerulonefrites eosinofílicas.

Infestação por *Loa loa* também tem sido relacionada a glomerulonefrites diagnosticadas por biópsia. No caso desse parasita, há relatos de associação com glomerulonefrite membranoproliferativa, glomerulopatias membranosa e colapsante[146,147].

O mesmo pode-se dizer de pacientes infectados por *Brugia malayi*, para os quais existem descrições de proteinúria em vários estágios desse tipo de filariose linfática, em que a doença parece acometer os compartimentos tubular e glomerular[148].

A lesão renal mais bem definida na filariose está associada com a infestação por *O. volvulus*. Em região hiperendêmica, proteinúria foi mais frequentemente observada entre os indivíduos acometidos por filariose que entre os demais. Vale ressaltar que a glomerulonefrite por oncocercose recorre em rins transplantados.

W. brancrofti e *B. malayi* causam filariose linfática, que se caracteriza por obstrução linfática e elefantíase, mas é assintomática em muitos casos. A quilúria é uma manifestação clínica que chama à atenção para a possibilidade de filariose, mas não de doença glomerular, pois decorre da ruptura de linfáticos retroperitoneais para a pelve renal. Na infestação por *W. brancrofti* geralmente ocorre obstrução linfática e dilatação acentuada acima do local de obstrução, com consequente elefantíase das extremidades e genitália; a ruptura dos vasos linfáticos, por sua vez, determina efusões quilosas, como hidrocele e ascite e, em particular, quilúria.

TOXOPLASMOSE

A toxoplasmose é causada pelo *Toxoplasma gondii*, devido à ingestão de cistos ou oocistos ou ainda por via transplacentária ou hematogênica (transfusão, transplante).

A maior parte dos relatos de doença renal associada com *T. gondii* está relacionada ao desenvolvimento de insuficiência renal aguda, decorrente do depósito de cristais de sulfadiazina no trato urinário, após tratamento de encefalite por *Toxoplasma* com esta medicação.

Entretanto, doença glomerular aparentemente associada a tal parasitose já foi documentada em animal de experimentação. Glomerulonefrite mesangioproliferativa foi descrita em camundongos infestados com *T. gondii*, modelo em que se demonstrou que os imunocomplexos glomerulares continham antígeno de *Toxoplasma*. Afora isso, raríssimos relatos em humanos foram atribuídos a este parasita, inclusive com síndrome nefrótica, em crianças, mais raramente em adultos[148].

TRIQUINOSE

A **triquinose** é uma helmintíase determinada por *Trichinella spiralis*, que é adquirida por ingestão de larvas encistadas em músculos estriados (carne). Manifesta-se clinicamente por diarreia, miosite, febre, prostração, edema periorbital, eosinofilia e, ocasionalmente, miocardite, pneumonite ou encefalite. A maioria das vezes é assintomática[119].

No que se refere ao envolvimento renal, as lesões são principalmente glomerulares, em geral com proteinúria discreta e micro-hematúria, com destaque para a ocorrência de proliferação mesangial na análise histológica. Foram descritos uns poucos casos de glomerulonefrite membranoproliferativa associada com triquinose. Casos mais graves podem ser fatais, chamando à atenção para a ocorrência de necrose tubular aguda e mioglobinúria[44]. Em alguns casos, as alterações urinárias resolveram-se após o controle da parasitose. Foram observados imunocomplexos nos glomérulos, mas não há relato de pesquisa de antígeno de *Trichinella*[119].

COMENTÁRIOS FINAIS

É interessante notar que, no caso das doenças parasitárias, em geral se fala em associação com glomerulopatias. Há certa relutância em atribuir a doença glomerular à parasitose, principalmente pela falta de relação causa-efeito quando se alcança a cura da infestação e não ocorre melhora paralela da doença glomerular. De qualquer forma, este tipo de comportamento não afasta que o acometimento glomerular seja secundário a cada uma das doenças parasitárias e pode ser decorrente, por exemplo, do estágio mais avançado de desenvolvimento da glomerulopatia.

Em relação aos tipos histológicos, embora em poucas doenças parasitárias uma clara associação tenha sido documentada, alguns dos tipos mais frequentemente descritos podem ser vistos no quadro 25.4.

Com a melhora das condições sanitárias, é esperado que glomerulopatias associadas às doenças parasitárias se tornem menos frequentes no contexto das doenças secundárias.

Quadro 25.4 – Associações mais citadas entre parasitoses específicas e os tipos histológicos das glomerulopatias.

Doença parasitária	Agente	Tipos histológicos
Esquistossomose	S. mansoni	GNMP, GESF
Filariose	W. brancrofti	GNP mesangial, GNMP
	Loa loa	GNMP, GNM
Histoplasmose	H. capsulatum	GNP mesangial
Leishmaniose	L. chagasi	GNP mesangial, GNMP
Malária	P. malariae	GNMP
	P. falciparum	GNP mesangial, GNP difusa
Tripanossomíase	T. cruzi	GNP mesangial, GNMP

GESF = glomerulosclerose segmentar e focal; GNM = glomerulopatia membranosa; GNMP = glomerulonefrite membranoproliferativa; GNP = glomerulonefrite proliferativa.

Agradecimentos

As autoras agradecem a ajuda dos colaboradores a elas diretamente vinculados em seus setores de atuação nas universidades a que estão vinculadas (UFPE, UFC e UNIFESP).

REFERÊNCIAS BIBLIOGRÁFICAS

1. Coura JR, Amaral RS. Epidemiological and control aspects of schistosomiasis in Brazilian endemic areas. Mem Inst Oswaldo Cruz 99 (Suppl1):13-19, 2004.
2. Barsoum RS. Schistosomiasis and the kidney. Semin Nephrol 23 (1):34, 2003.
3. Domingues ALC, Silva G. Esquistossomose mansônica. In: Filgueira N, et al. Condutas em clínica médica. 4ª ed. Rio de Janeiro: Guanabara Koogan, 2007 p. 595-512.
4. Gelfand M. A possible relationship between the nephrotic syndrome and urinary schistosomiasis. Trans R Soc Trop Med Hyg 57:191-193, 1963.
5. Lehman JS, Mott KE, Souza CA, Leboreiro O, Muniz TM. The association of Schistosomiasis mansoni and proteinuria in an endemic area. Am J Trop Med and Hyg 24 (4):616-618, 1975.
6. Andrade ZA, Queiroz AC. Renal lesions in hepatoesplenic schistosomiasis. Rev Inst Med Trop São Paulo 10 (1):36-40, 1968.
7. Rocha H, Cruz T, Brito E. Susim M. Renal involvement in patients with hepatosplenic schistosomiasis mansoni. Am J Trop Med Hyg 25(1):108-115, 1976.
8. Sobh M, Moustafa F, El-Arbagy A, El-Din M, Shamaa S, Amer G. Nephropathy in asymptomatic patients with active Schistosoma mansoni infection. Int Urol Nephrol 22 (1):37-43, 1990.
9. Bina JC, Andrade Z, Dietze A, Prata A. A field study of individuals infected with Schistosoma mansoni. Rev Soc Med Trop 18 (1):7-19, 1985.
10. Rabello AL, Lambertucci JR, Freire MH, Garcia MM, Amorim MN, Katz N. Evaluation of proteinuria in an area of Brazil endemic for schistosomiasis using a single urine sample. Trasn R Soc Trop Med Hyg 87(2):187-189, 1993.
11. Coimbra ATP, Farias CM, Conceição SC. Microalbuminúria em pacientes portadores de esquistossomose mansoni. An Fac Med Univ Fed Pernamb 41:23-26, 1998..
12. Madwar MA, Voller A. Circulating soluble antigens and antibody in schistosomiasis. Br Med J 1:435-436, 1975.
13. Houba V, Sturrock RF, Butterworth AE. Kidney lesions in baboons infected with Schistosoma mansoni. Clin Exp Immunol 30(3):439-449, 1977.
14. Moruearty PL, Brito E. Eluition of renal anti-schistosome antibodies in human Schistosomiasis mansoni. Am J Trop Med Hyg 26:717-722, 1977.
15. Jassim A, Catty D, Hassan K. Antibody isotypes of immune complexes in schistosomiasis mansoni. Parasite Immunol 9:651-656, 1987.

16. Sobh MA, Moustafa FE, Sally SM, Deelder AM, Ghoniem MA. Caracterization of kidney lesions in early schistosomal-specific nephropathy. Nephrol Dial Transplant 3:392-398, 1988.

17. Djeon M, Droz D, Noel LH, et al. A role of circulating immune complexes in glomerular disease of experimental hepatoesplenic schistosomiasis. Clin Exp Immunol 35:329-335, 1979.

18. Sasazuki T, Ohta N, Kaneota R, Kojimi S. Association between HLA haplotype and low responsiveness to schistosomal worm antigen in man. J Exp Med 152:314-318, 1980.

19. Lambertucci JR, Godoy P, Neves J, Bambirra EA, Ferreira MD. Glomerulonephritis in Salmonella--Schistossoma mansoni association. Am J Trop Med Hyg 38:97-102, 1988.

20. Lyra LG, Rebouças G, Andrade Z. Hepatitis B surfaceantigen carrier state in hepatoesplenic schistosomiasis. Gastroenterology 71(4):641-645, 1976.

21. Pereira LM, Melo MC, Saleh MG, Massarolo P, Koskinasm J, Domingues AC, et al. Hepatitis C vírus infection in schistosomiasis mansoni in Brazil. J Med Virol 45 (4):423-428, 1995.

22. Barsoum RS. Schistossomal glomeruopathies. Kidney Int 44:1-12, 1993.

23. Silva P. Contribuição para o estudo da shistosomíase na Bahia. Brasil – Médico 29:281-283, 1908.

24. Martinelli R, Rocha H. Envolvimento glomerular na esquistossomose manssônica. J Bras Nefrol 18 (3):278-282, 1996.

25. Malta J, Oliveira Jr W, Távora MEG, Jucá M, Ribeiro L, Malta LBL, et al. Esquistossomose mansônica. In Hinrichsen SL. Doenças Infecciosas e Parasitárias, 1ª ed, Editora Guanabara Koogan. Rio de Janeiro, 1995, p 319-342.

26. Domingues ALC, Lima ARF, Dias HS. An ultrassonographic study of liver fibrosis in patients infected with Schistosoma mansoni in northeast Brasil. Trans Royal Soc Trop Med Hyg 81:555-558, 1993.

27. Queiroz FP, Brito E, Martinelli R. Influence of regional factors in the distribution of the histologic patterns of glomerulophaties in the nephrotic syndrome. Nephron 14:466-470, 1975.

28. Valente Lopes LM, Sesso R. Aspectos clínicos da glomerulonefrite membranoproliferativa. J Bras Nefrol 18(2):159-162, 1995.

29. Barsoum R, Bassily S, Ramizy M. Renal amyloidosis and schistosomiasis. Trans R SocTrop Med Hyg 73:367-374, 1979.

30. Martinelli R, Pereira LJ, Rocha H. The influence of anti-parasitic therapy on the course of the glomerulopathy associated with Schistossomiasis mansoni. Clin Nephrol 27(5):229-232, 1987.

31. Martinelli R, Noblat ACB, Brito E, Rocha H. Schistosoma Mansoni. Induced Mesangiocapillary Glomerulonephritis: Influence of therapy. Kidney Int 35:1227-1233, 1989.

32. Martinelli R, Pereira JLC, Brito E, Rocha H. Clinical course of focal segmental glomerulosclerosis associated with heptosplenic Schistossomiasis mansoni. Nephron 69:131-134, 1995.

33. Sobh MA, Moustafa FE, Sally SM, Foda MAM, Deelder AM, Ghoneim MA. A prospective, randomized therapeutic trial for schistosomal specific nephropathy. Kidney Int 36:904-907, 1989.

34. Martinelli R, Rocha H. Envolvimento glomerular na esquistossomose mansônica. J Bras Nefrol 18 (1):278-282, 1996.

35. Sobh MA, Moustafa FE, Sally SM, Deelder AM, Ghoneim MA. Effect of anti-schistosomal treatment on schistosomal-specific nephropathy. Nephrol Dial Transplant 3(6):744-51, 1988.

36. Hostetter TH, Olson JL, Rennke HG, Venkatachalan MA, Brenner BM. Hyperfiltration in remmant nephrons: a potentially adverse response to renal ablation. Am J Physiology 24:85-89, 1981.

37. Mahmoud KM, Sobh MA, El-Agroud AE. Impact of schistossomiasis on patient and graft outcome after renal transplantation: 10 years' follow-up. Nephrol Dial Transplant 16 (11):2214-2221, 2001.

38. Fairhurst RM, Wellems TE. Plasmodium species (malaria). In Mandell: Mandell, Douglas, and Bennett's. Principles and Practice of Infectious Diseases. 7th ed. Philadelphia: Churchill Livingstone Elsevier, 2010, p. 3437-3462.

39. Ministério da Saúde. Secretaria de Vigilância em Saúde. Guia de vigilância epidemiológica / Ministério da Saúde. Secretaria de Vigilância em Saúde. 7ª ed. Brasília: Ministério da Saúde, 2010.

40. Bulbol WS, Silva EB, Souza JJS, Gazzana M L. Alterações renais em pacientes com malária por Plasmodium falciparum. J Bras Nefrol 20:198-206, 1998.

41. Elsheikha HM, Sheashaa. Epidemiologia, pathophysiology, management and outcome of renal dysfunction associated with plasmodia infection. Parasitol Res 101:1183-1190, 2007.

42. Barsoum, R S. Malarial nephropathies. Nephrol Dial Transplant 13:1588-1597, 1998.

43. Das BS. Renal failure in malaria. J Vector Borne Dis 45:83-97, 2008.

44. El-Shoura SM. Falciparum malaria in naturally infected human patients: X ultrastructural pathological alterations of renal glomeruli. Parasite 1:205-210, 1994.

45. Barsoum R, Sitprija V. Tropical nephrology. In:Schrier RW, Gottaschalk CW (eds). Diseases of the kidney. 6th ed. Boston: Little Brown, 1994, p. 2221–2268.

46. Eisenhut M. Auto-antibodies and glomerulonephritis in Plasmodium falciparum malaria. Autoimmunity 43 (8):640-641, 2010.

47. Assounga AG, Assambo-Kieli C, Mafoua A, Moyen G, Nzingoula S. Etiology and outcome of acute renal failure in children in Congo-Brazzaville. Saudi J Kidney Dis Transpl 11 (1):40-43, 2000.

48. Walker A, Ellis J, Irama M, Senkungu J, Nansera D, Axton J, et al. Eosinophilic glomerulonephritis in children in Southwestern Uganda. Kidney Int 71 (6):569-573, 2007.

49. Nguansangiam S, Day NP, Hien TT, Mai NT, Chaisri U, Riganti M, et al. A quantitative ultrastructural study of renal pathology in fatal Plasmodium falciparum malaria. Trop Med Int Health 12:1037-1050, 2007.

50. Magill AJ. Leishmania species: visceral (kala-azar), cutaneous, and mucosal leishmaniasis. In: Mandell: Mandell, Douglas, and Bennett's. Principles and Practice of Infectious Diseases. 7th ed. Philadelphia, Churchill Livingstone Elsevier, 2010, p. 3463-3480.

51. Dantas-Torres F, Brandão-Filho SP. Visceral leishmaniasis in Brazil: revisiting paradigms of epidemiology and control. Rev Inst Med Trop São Paulo 48:151-156, 2006.

52. Camargo LB, Langoni H . Impact of leishmaniasis on public health. Trop Dis 12:527-548, 2006.

53. Ministério da Saúde. Secretaria de Vigilância em Saúde. Guia de vigilância epidemiológica / Ministério da Saúde. Secretaria de Vigilância em Saúde. 7ª ed. Brasília: Ministério da Saúde, 2010.

54. Albuquerque PL, Silva Junior GB, Freire CC, Oliveira SB, Almeida DM, Silva HF, et al. Urbanization of visceral leishmaniasis (kala-azar) in Fortaleza, Ceará, Brazil. Rev Panam Salud Pública 26:330-333, 2009.

55. Dutra M, Martinelli R, de Carvalho EM, Rodrugues LE, Brito E, ROCHA H. Renal involvement in visceral leishmaniasis. Am J Kidney Dis 6:22-27, 1985.

56. Oliveira MJC, Silva Junior GB, Abreu KLS, Rocha NA, Garcia AVV, Franco LFLG, et al. Risk factors for acute kidney injury in visceral leishmaniasis (kala-azar). Am J Trop Med Hyg 82:449-453, 2010.

57. Salgado Filho N, Ferreira TMAF, Costa JML. Envolvimento da função renal em pacientes com leishmaniose visceral (calazar). Rev Soc Bras Med Trop 36:217-221, 2003.

58. Daher EF, Rocha NA, Oliveira MJ, Franco LF, Oliveira JL, Silva Junior GB, et al. Renal function improvement with pentavalent antimonial agents in patients with visceral leishmaniasis. Am J Nephrol 33:332-336, 2011.

59. Costa FA, Prianti MG, Silva TC, Silva SM, Guerra JL, Goto H. T cells, adhesion molecules and modulation of apoptosis in visceral leishmaniasis glomerulonephritis. BMC Infect Dis 10:112, 2010.

60. Prianti MG, Yokoo M, Saldanha LCB, Costa FAL, Goto H. Leishmania (Leishmania) chagasi-infected mice as a model for the study of glomerular lesions in visceral leishmaniasis. Braz J Med Biol Res 40:819-823, 2007.

61. Duarte MI, Silva MR, Goto H, Nicodemo EL, Amato Neto V. Interstitial nephritis in human kala-azar. Trans R Soc Trop Med Hyg 77:531-537, 1983.

62. Costa FAL, Goto H, Saldanha LCB, Silva SMMS, Sinhorini IL, Silva TC, et al. Histopathologic patterns of nephropathy in naturally acquired canine visceral leishmaniasis. Vet Pathol 40:677-684, 2003.

63. Sayari M, Avizeh R, Barati F. Microscopic evaluation of renal changes in experimental canine visceral leishmaniasis after chemo. and immunotherapy. Pak J Biol Sci 11:1630-1633, 2008.

64. Daher EF, Silva Junior GB, Libório AB. Nefropatia nas doenças tropicais. In: Riella MC. Princípios de nefrologia e distúrbios hidreletrolíticos. 5ª ed. Rio de Janeiro: Guanabara Koogan, 2010 p.617-640.

65. Lima Verde FAA, Lima Verde FA, Daher EF, Santos GM, Saboia Neto A, Lima Verde EM. Renal tubular dysfuncion in human visceral leishmaniasis (kala-azar). Clin Nephrol 71:492-500, 2009.

66. Navarro M, Bonet J, Bonal J, Romero R. Amiloidosis secundaria por leishmaniasis visceral como causa de frecaso renal agudo irreversible en paciente con SIDA. Nefrología 26:745-746, 2006.

67. De Vallière S, Mary C, Joneberg JE, Rotman S, Bullani R, Greub G, et al. AA-amyloidosis caused by visceral leishmaniasis in a human immunodeficiency virus-infected patient. Am J Trop Med Hyg 81:209-212, 2009.

68. Suankratay C, Suwanpimolkul G, Wilde H, Siriyasatien P. Autochtonous visceral leishmaniasis in a human immunodeficiency virus (HIV)-infected patient: the first in Thailand and review of the literature. Am J Trop Med Hyg 82:4-8, 2010.

69. Chaigne V, Knefati Y, Lafarge R, Bronner J, Mc Gregor B, Fouque D, et al. Leishmaniose viscerale autochtone avec insuffisance rénale aiguë par glomérulonéphrite infectieuse. Nephrologie 25 (5):179-183, 2004.

70. Oliveira AV, Roque-Barreira MC, Sartori A, Campos Neto A, Rossi MA. Mesangial proliferative glomerulonephritis associated with progressive amyloid deposition in hamsters experimentally

infected with leishmania donovani. Am J Pathol 120:256-262, 1985.

71. Kumar PV, Daneshbod Y, Sadeghiporr A. Leishmania in the glomerulus. Arch Pathol Lab Med 128:935-936, 2004.

72. Albuquerque BCNC, Maia FCL, Silva Jr VA, Lima AMA, Albuquerque ERC, Pimentel DS, et al. Alterações estruturais em rins de caninos naturalmente infectados por Leishmania (Leishmania) chagasi. Rev Bras Cien Vet 15:3-5, 2008.

73. Duarte MIS, Sesso A, Brito T. Relationship between glomerular mesangial cell proliferation and amyloid deposition as seen by ultrastructural and morphometric analysis in experimental kala-azar of the hamster. Am J Pathol 92:85-98, 1978.

74. Ruhland A, Leal N, Kime PE. Leishmanis promastigotes activate P13K/Akt signaling to confer host cell resistance to apoptosis. Cell Microbiol 9:84-96, 2007.

75. Lima Verde FAA, Lima Verde FA, Lima Verde IA, Silva Junior GB, Daher EF, Lima Verde EM. Evaluation of renal function in human visceral leishmaniasis (kala-azar): a prospective study on 50 patients from Brazil. J Nephrol 20:430-436, 2007.

76. Martinelli R, Silva MA, Rocha H. Glomerulonefrites associadas às doenças parasitárias. In: Barros RT, Alves MAR, Dantas M, Kirsztajn GM, Sens YAS (eds). Glomerulopatias. Patogenia, Clínica e Tratamento. São Paulo: Sarvier, 2ª ed, 2006, p 352-371.

77. Negroini R. Histoplasmose. In: Veronesi R, Focaccia R. Tratado de infectologia, 2ª ed. São Paulo, Atheneu, 2002, pp 1140-1149.

78. Sidrim JJC, Oliveira FGM. Micoses Profundas. In: Sidrim JJC, Moreira JLB. Fundamentos Clínicos e Laboratoriais da Micologia Médica, editado por Rio de Janeiro, Guanabara Koogan, 1999, p 152-170.

79. Weinberg GA, Kleiman MB, Grosfeld JL, Weber TR, Wheat LJ. Unusual manifestations of histoplasmosis in childhood. Pediatrics 72:99-104, 1983.

80. Cano MVC, Hejjeh RA. The epidemiology of histoplasmosis: a review. Semin Respir Infect 16 (2):109-118, 2001.

81. Centers for Disease Control and Prevention. Revision of the CDC surveillance case definition for the acquired immunodeficiency syndrome. MMWR Morb Mortal Wkly Rep 36:1S, 1987.

82. Hajjeh RA. Disseminated histoplasmosis in persons infected with human immunodeficiency virus. Clin Infect Dis 21 (Suppl 1): S108-110, 1995.

83. Ahuja TS, Remmers Jr A, Rajaraman S, Funtanilla M. Acute renal failure in a patient with AIDS: Histoplasmosis-induced granulomatous interstitial nephritis. Am J Kidney Dis 32 (2): E3, 1998.

84. Burke DC, Emancipator SN, Smith MC, Salata RA. Histoplasmosis and kidney disease in patients with AIDS. Clin Infect Dis 25:281-284, 1997.

85. Anonymous. Fever and renal failure in a 31-year-old male with AIDS. Am J Med 102:310-315, 1997.

86. Parsons RJ, Zarafonetis C. Histoplasmosis in man: report of seven cases and review of 71 cases. Arch Intern Med 75:1-23, 1945.

87. Walker JV, Baran D, Yakub N, Freeman R. Histoplasmosis with hypercalcemia, renal failure and papillary necrosis. JAMA 28:1350-1352, 1977.

88. Nasr SH, Koscica J, Markowitz GS, D'Agati VD. Granulomatous Interstitial Nephritis. Am J Kidney Dis 41 (3):714-719, 2003.

89. Zembrzuski MM, Bassanesi MC, Wagner LC, Severo LC. Inquérito intradérmico com histoplasmina e paracoccidiodina em duas regiões do Rio Grande do Sul. Rev Soc Bras Med Trop 29:1-3, 1996.

90. Pontes LB, Silva Leitão TMJ, Lima GG, Gerhard ES, Fernandes TA. Características clínico-evolutivas de 134 pacientes com histoplasmose disseminada associada a SIDA no Estado do Ceará. Rev Soc Bras Med Trop 43 (1):27-31, 2010.

91. Mckinsey DS, Spiegel RA, Hutwagner L, Stanford J, Driks MR, Brewer J, et al. Prospective study of histoplasmosis in patients infected with human immunodeficiency virus: incidence, risk factors, and pathophysiology. Clin Infect Dis 24:1195-1203, 1997.

92. Wheat LJ. Laboratory diagnosis of histoplasmosis: update 2000. Semin Respir Infect 16 (2):131-140, 2001.

93. Wheat LJ. Current diagnosis of histoplasmosis. Trends Microbiol 11(10):488-494, 2003.

94. Daher EF, Barros FAS, Silva Júnior GB, Takeda CF, Mota RM, Ferreira MT, et al. Risk factors for death in AIDS-associated disseminated histoplasmosis. Am J Trop Med Hyg 74 (4):600-603, 2006.

95. Borges AS, Ferreira MS, Silvestre MT, Nishioka S de A, Rocha A. Histoplasmose em pacientes imunodeprimidos: estudo de 18 casos observados em Uberlândia, MG. Rev Soc Bras Med Trop 30 (2):119-124, 1997.

96. Pietrobon D, Negro-Marquínez L, Kilstein J, Galíndez J, Greca A, Battagliotti C. Histoplasmosis diseminada y sida en un hospital argentino: manifestaciones clínicas, diagnóstico y tratamiento. Enferm Infecc Microbiol Clin 22 (3):156-159, 2004.

97. Cavassini M, Lepori M, Baur AS, Bille J, Schaller MD, Marchetti O. Disseminated histoplasmosis in Switzerland: an unexpected cause of septic shock and multiple organ dysfunction. Intensive Care Med 28:1501-1502, 2002.

98. Corcoran GR, Al-Abdely H, Flanders CD, Geimer J, Patterson TF. Markedly elevated serum lactate dehydrogenase levels are a clue to the diagnosis of disseminated histoplasmosis in patients with AIDS. Clin Infect Dis 24:942-944, 1997.

99. Goswami RP, Pramanik N, Banerjee D, Raza MM, Guha SK, Maiti PK. Histoplasmosis in eastern India: the tip of the iceberg? Trans R Soc Trop Med Hyg 93:540-542, 1999.

100. Nand N, Aggarwal HK, Singh M, Arora BR, Sen J. Renal failure in a case of histoplasmosis. J Assoc Physicians India 49:833-4, 2001.

101. Couppié P, Sobesky M, Aznar C, Bichat S, Clyti E, Bissuel F, El Guedj M, et al. Histoplasmosis and acquired immunodeficiency syndrome: a study of prognostic factors. Clin Infect Dis 38 (1):134-138, 2004.

102. Binford CH. Histoplasmosis: tissue reactions and morphologic variations of the fungus. Am J Clin Pathol 25:25-36, 1955.

103. Rubin H, Furrcolow ML, Yates JL, Brasher CA. The course and prognosis of histoplasmosis. Am J Med 27:278-282, 1959.

104. Bullock WE, Artz RP, Bhathena D, Tung KSK. Histoplasmosis: association with circulating immune complexes, eosinophilia, and mesangiopathic glomerulonephritis. Arch Intern Med 139:700-702, 1979.

105. Smith JW, Utz JP. Progressive disseminated histoplasmosis. Ann Intern Med 76:557-565, 1972.

106. Kedar SS, Eldar S, Abrahamson J, Boss J. Histoplasmosis of kidneys presenting as chronic recurrent renal disease. Urology 31 (6):490-494, 1988.

107. Sethi S. Acute renal failure in a renal allograft: an unusual infectious cause of thrombotic microangiopathy. Am J Kidney Dis 46 (1):159-162, 2005.

108. Karimi K, Wheat LJ, Connolly P, Cloud G, Hajjeh R, Wheat E, et al. Differences in histoplasmosis in patients with acquired immunodeficiency syndrome in United States and Brazil. J Infect Dis 186:1655-1660, 2002.

109. Lewden C, Sobesky M, Cabié A, Couppié P, Boulard F, Bissuel F, et al. Causes de decés des adultes infectés par le VHI dans les departements français d'Amérique à l'ère des traitments antirétroviraux hautement actifs. Méd Mal Infect 34:286-292, 2004.

110. Basgoz N, Mattia AR. Case 4-1994. A 38-year-old man with AIDS and the recent onset of diarrhea, hematochezia, fever, and pulmonary infiltrates. N Engl J Med 330:273-280, 1994.

111. Gérard Y, Couppié P, del Giudice P, Mille H, Cuchet T, Sainte-Marie D, Pradinaud R. Histoplasmose disséminée: deux cas des patients infectés par le virus de l'immuno déficience humaine (VIH) en Guyane française. Rev Méd Interne 16:767-770, 1995.

112. Ansari SH, Young RL. A case of disseminated histoplasmosis with hepatic failure. Am J Gastroenterol 96 (9 Suppl):S175, 2001.

113. Dwyre DM, Bell AM, Siechen K, Sethi S, Raife TJ. Disseminated histoplasmosis presenting as thrombotic microangiopathy. Transfusion 46:1221-1225, 2006.

114. Adams AL, Cook WJ. Granulomatous interstitial nephritis secondary to histoplasmosis. Am J Kidney Dis 50 (4):681-685, 2007.

115. Den Bakker MA, Goemaere NN, Severin JA, Nouwen JL, Verhagen PC. Histoplasma-associated inflammatory pseudotumor of the kidney mimicking renal carcinoma. Virch Arch 454 (2):229-232, 2009.

116. Lo MM, Mo JQ, Dixon BP, Czech KA. Hemophagocytic lymphohistiocytosis in kidney transplant recipients. Am J Transplant 10:687-691, 2010.

117. Bani-Hani S, Patel V, Larsen CP, Walker PD, Cooke CR, Showkat A. Renal disease in AIDS: it is not always HIVAN. Clin Exp Nephrol 14 (3):263-267, 2010.

118. Vargas F, Gedalia a, Craver RD, Vehaskari VM. Recurrence of granulomatous interstitial nephritis in transplanted kidney. Pediatr Transplant 14:54-57, 2010.

119. Maguire, JH. Trypanosoma. In: Gorbach, S, Bartlett, J, Blacklow, N (eds). Infectious Diseases, 2nd ed. Lippincott, Williams & Wilkins, Philadelphia, 2004, p 2327-2334.

120. Dias JCP. Globalization, inequity and Chagas disease. Cad Saúde Pública, Rio de Janeiro, 23:S13-S22, 2007.

121. Le Loup G, Lescure FX, Develoux M, Pialoux G. Maladie de Chagas: formes cliniques et prise en charge en zone non endémique. Presse Med 38:1654-1666. 2009.

122. Beltrão HB, Cerroni MP, Freitas DR, Pinto AY, Valente VC, Valente SA, et al. Investigation of two outbreaks of suspected oral transmission of acute Chagas disease in the Amazon region, Para State, Brazil, 2007. Trop Doct 39:231-232, 2009.

123. Riarte A, Luna C, Sabatiello R, Sinagra A, Schiavelli R, De Rissio A, et al. Chagas' disease in patients with kidney transplants: 7 years of experience 1989-1996. Clin Infect Dis 29:561-567,1999.

124. Coura JR. Chagas disease: what is known and what is needed. A background article. Mem Inst Oswaldo Cruz, Rio de Janeiro 102:113-122, 2007.

125. Centers for Disease Control and Prevention (CDC). Chagas disease after organ transplantation-United States, 2001. MMWR Morb Mortal Wkly Rep 51:210-212, 2002.

126. Kun H, Moore A, Mascola L, et al. Transmission of Trypanosoma cruzi by heart transplantation. Clin Infect Dis 48:1534-1540, 2009.

127. Costa RS, Monteiro RC, Lehuen A, Joskowicz M, Noël LH, Droz D. Immune complex-mediated glomerulopathy in experimental Chagas' disease. Clin Immunol Immunopathol 58:102-114, 1991.

128. Bruijn JA, Oemar BS, Ehrich JH, Oemar BS, Ehrich JM. Anti-basement membrane glomerulopathy in experimental trypanosomiasis. J Immunol 139:2482-2488, 1987.

129. van Velthuysen MLF, Bruijn JA, van Leer EHG, Fleuren GJ. Pathogenesis of trypanosomiasis--induced glomerulonephritis in mice. Nephrol Dial Transplant 7:507-515, 1992.

130. Rickman W J, Cox H W. Association of autoantibodies with anemia, splenomegaly, and glomerulonephritis in experimental. African trypanosomiasis. J Parasitol 65:65-73, 1979.

131. Oliveira GM, Masuda MO, Rocha NN, Schor N, Hooper CS, Araújo-Jorge TC, Henriques-Pons A. Absence of Fas-L aggravates renal injury in acute Trypanosoma cruzi infection. Mem Inst Oswaldo Cruz 104:1063-1071, 2009.

132. Arias LF, Duque E, Ocampo C, Henao J, Zuluaga G, Varela G, Carvajal J, et al. Detection of amastigotes of Trypanosoma cruzi in a kidney graft with acute dysfunction. Transplant Proc, 38:885-887, 2006.

133. Silva AE, Silva AC, Faleiros AC, Guimarães CS, Corrêa RR, Oliveira FA, et al. Acute Chagas' disease in postrenal transplant and treatment with benzonidazole. Ann Diagn Pathol 14:199-203, 2010

134. Oliveira GM, da Silva TM, Batista WS, Franco M, Schor N. Acute Trypanosoma cruzi experimental infection induced renal ischemic/reperfusion lesion in mice. Parasitol Res 106:111-120, 2009.

135. Pinto AY, Valente SA, Valente VC. Emerging acute Chagas disease in Amazonian Brazil: case reports with serious cardiac involvement. Braz J Infect Dis 8:454-460, 2004.

136. World Health Organization. Expert Committee. Control of Chagas Disease. World Health Organization, Brasília, Brazil p:1-109, 2002.

137. Mohallem SV, Ramos SG, dos Reis MA, Seabra DD, Teixeira VP. Prevalence of renal infarcts in autopsies of chronic Chagas disease patients. Rev Soc Bras Med Trop 29:571-574, 1996.

138. Ministério da Saúde. Secretaria de Vigilância em Saúde. Guia de vigilância epidemiológica / Ministério da Saúde. Secretaria de Vigilância em Saúde, 7ª edição. Brasília, Ministério da Saúde, 2010.

139. Schrier RW. Diseases of the kidney & urinary tract, 8th. Philadelphia, Lippincott Williams & Wilkins, 2007.

140. Igra-Siegman Y, Kapila R, Sen P, Kaminski ZC, Louria DB. Syndrome of hyperinfection with Strongyloides stercoralis. Rev Infect Dis 3:397-407, 1981.

141. Wong TY, Szeto CC, Lai FF, Mak CK, Li PK. Nephrotic syndrome in strongyloidiasis: remission after eradication with anthelmintic agents. Nephron 79:333-336, 1998.

142. Yap HK, Woo KT, Yeo PP, Chiang GS, Singh M, Lim CH. The nephrotic syndrome associated with filariasis. Ann Acad Med Singapore 11:60-63, 1982.

143. Pillay VK, Kirch E, Kurtzman NA. Glomerulopathy associated with filarial loiasis. JAMA 225:179, 1973.

144. Waugh DA, Alexander JH, Ibels LS. Filarial chyluria associated glomerulonephritis and therapeutic considerations in the chyluric patient. Aust N Z J Med 10:559-562, 1980.

145. Ngu JL, Chatelanat F, Leke R, Ndumbe P, Youmbissi J. Nephropathy in Cameroon: evidence for filarial derived immune-complex pathogenesis in some cases. Clin Nephrol 24:128-134, 1985

146. Pakasa NM, Nseka NM, Nyimi LM. Secondary collapsing glomerulopathy associated with Loa loa filariasis. Am J Kidney Dis 30:836-839, 1997.

147. Brenner BM. Brenner and Rector's The Kidney. Philadelphia, Saunders Elsevier, 2008.

148. Langhammer J, Birk HW, Zahner H. Renal disease in lymphatic filariasis: evidence for tubular and glomerular disorders at various stages of the infection. Trop Med Int Health 2:875-884, 1997.

SEÇÃO V

GLOMERULOPATIAS EM SITUAÇÕES ESPECIAIS

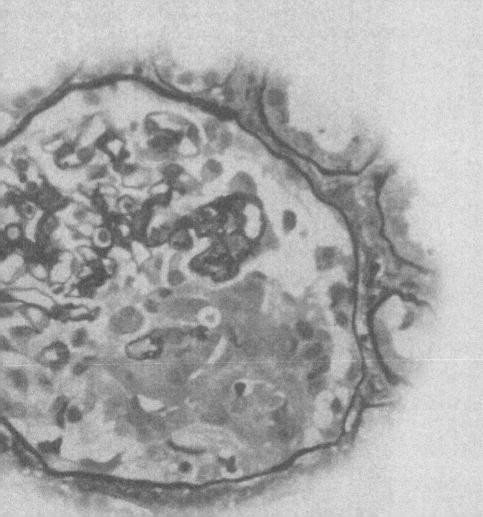

26

GLOMERULOPATIAS HEREDITÁRIAS

Maria Almerinda V. F. Ribeiro Alves

As doenças glomerulares hereditárias podem ser abordadas de acordo com o local de origem dos componentes acometidos.

- A membrana basal glomerular tem como principais doenças a síndrome de Alport (considerada a doença glomerular hereditária responsável pelo maior número de pacientes com insuficiência renal crônica dialítica) e a doença de membrana fina (*thin membrane*).
- As doenças da célula podocitária, cuja expressão clínica principal é a presença de proteinúria, têm, portanto, a síndrome nefrótica (em geral com insuficiência renal) como a principal manifestação.

Nessas doenças, os cromossomos, o tipo de herança e os genes responsáveis já foram identificados[1] (Quadros 26.1 e 26.2), porém, com frequência, novas proteínas e suas mutações envolvidas, principalmente nos casos de GESF (glomerulosclerose segmentar e focal), são descritas.

MEMBRANA BASAL GLOMERULAR[2]

A membrana basal glomerular (MBG) é uma barreira seletiva de filtração atuando de acordo com a carga e o tamanho das moléculas que serão filtradas. À microscopia eletrônica, a MBG é vista como se fosse composta de três camadas distintas – duas lâminas raras: interna (em contato com as células endoteliais) e externa (em contato com as células epiteliais) e uma lâmina densa (Fig. 26.1). A média de espessura da MBG varia de acordo com a idade, tendo aproximadamente 100nm ao nascimento e 310-375nm (respectivamente, nas mulheres e nos homens) na idade adulta. A membrana basal glomerular, embora específica, é composta por substâncias semelhantes às de outras membranas basais. Colágeno tipo IV, laminina, entactina (nidógeno) e proteoglicanos são os componentes mais importantes da membrana basal glomerular. Outros componentes da MBG incluem a fibronectina. As lâminas raras são compostas de laminina, fibronectina e proteoglicanos e a lâmina densa

Quadro 26.1 – Localização cromossômica e gene responsável pelas doenças glomerulares hereditárias principalmente hematúricas (OMIM 2012).

Componente	Localização	Cromossomo	Gene	Fenótipo
Colágeno IV	Membrana basal	Xq22.3 XR	COL4A5	Síndrome de Alport
		2q36-3 2q36-3 AR/AD	COL4A3 COL4A4	
Colágeno IV	Membrana basal	2q36-3 2q36-3 AD	COL4A3 COL4A4	Doença de membrana fina

AD = autossômica dominante; AR = autossômica recessiva; XR = ligado ao X.

Quadro 26.2 – Localização cromossômica e gene responsável pelas doenças glomerulares hereditárias proteinúricas (OMIM 2012).

Componente	Localização	Cromossomo Herança	Gene	Fenótipo
Nefrina	Diafragma de fenda	19q13.12 AR	NPHS1	Síndrome nefrótica tipo 1
Podocina	Diafragma de fenda	1q25-q31 AR	NPHS2	Síndrome nefrótica tipo 2
CD2 Associated Protein	Diafragma de fenda	6p12.3 AR/AD	CD2AP	Glomerulosclerose segmentar e focal tipo 3
Transient Receptor Potential Cation Channel	Membrana celular	11q22.1 AD	TRPC6	Glomerulosclerose segmentar e focal tipo 2
Phospholipase C, Epsilon-1	Membrana celular	10q23.33 AR	PLCE1	Síndrome nefrótica tipo 3
Actinin, Alpha-4	Citoesqueleto	19q13.2 AD	ACTN4	Glomerulosclerose segmentar e focal tipo 1
Inverted Formin 2	Citoesqueleto	14q32.33 AD	INF2	Glomerulosclerose segmentar e focal tipo 5
Miosina 1E	Citoesqueleto	15q21 AR	Myo1E	Glomerulosclerose segmentar e focal tipo 6
WT1 (Wilms Tumor 1)	Núcleo	11p13 AD	WT1	Síndrome nefrótica tipo 4 Síndrome de Denys-Drash Síndrome de Frasier
Myosin, Heavy Chain 9, Nonmuscle	Citoesqueleto	22q12.3 AR	MYH9	Síndrome de Fechtner Síndrome de Epstein
Lim Homeobox Transcription Factor 1, Beta	Núcleo	9q34.1 AD	LMX1B	Síndrome de *nail-patella*
Laminina beta-2	Membrana basal	3p21.31 AR	LAMB2	Síndrome nefrótica tipo 5

AD = autossômica dominante; AR = autossômica recessiva.

de colágeno tipo IV. A laminina, uma molécula de matriz extracelular, é a proteína não colágena mais abundante da membrana. Cada molécula é constituída por três cadeias: A (α), B1 (β) e B2 (γ). Cada uma das três cadeias apresenta variantes, de tal forma que em diferentes tecidos, em diferentes estágios de maturação, a distribuição das cadeias na molécula de laminina pode variar, criando, dessa forma, vários tipos de laminina, por exemplo: laminina 1 (α_1-β_1-γ_1), laminina 2 (α_2-β_1-γ_1), laminina 3 (α_1-β_2-γ_1). A laminina é detectada já em fases muito precoces do desenvolvimento renal humano. A função da laminina envolve, principalmente, adesão e migração celular, sendo essa proteína o mais importante componente (na membrana basal) de contato com as células. Várias integrinas ligam-se à laminina. Embora seja um componente de MBG, é considerada também parte do citoesqueleto podocitário.

A entactina (ou nidógeno) é uma glicoproteína encontrada em todas as membranas basais. É observada em toda a espessura da membrana basal glomerular, durante os diversos estágios de desenvolvimento. A entactina liga-se à laminina na razão 1/1, ao colágeno e ao sulfato de heparan. Admite-se que a entactina sirva como organizadora dos diversos componentes da membrana basal. A entactina também exerce papel na adesão celular.

Os proteoglicanos compreendem vários tipos de proteínas encontrados em membranas basais, em outras matrizes extracelulares e em superfícies celulares. O sulfato de heparan é o proteoglicano mais abundante na MBG, onde também são encontrados o sulfato de condroitina e o ácido hialurônico. O perlecan é o sulfato de heparan presente em maior quantidade na membrana basal glomerular e tem papel importante na seletividade por carga. Os proteoglicanos também servem como "ligadores" de fatores de crescimento e citocinas.

O colágeno é a proteína encontrada em maior quantidade no corpo humano. Existem 19 tipos de colágeno. Toda a molécula de colágeno é formada por três cadeias polipeptídicas denominadas cadeias alfa, que se caracterizam por apresentar uma grande parte composta por uma sequência estrutural, na qual todo o terceiro aminoácido é uma glicina. Assim, uma cadeia alfa é constituída por "n" sequências (variável de cadeia alfa para cadeia alfa e de colágeno para colágeno) de *glicina X-Y* (X e Y correspondem a outros aminoácidos que vão variar com o tipo de colágeno). Existem cerca de 30 cadeias alfa distintas, cada qual codificada por um gene diferente.

O colágeno tipo IV é encontrado somente em membranas basais. Em 1971, o colágeno tipo IV foi isolado, pela primeira vez, na membrana basal glomerular. Esse tipo de colágeno caracteriza-se por formar estruturas semelhantes a redes. Em geral, no colágeno tipo IV os aminoácidos da sequência *glicina X-Y* são a prolina (X) e a hidroxiprolina (Y). Existem 6 cadeias alfa distintas do colágeno tipo IV, codificadas cada qual por seu próprio gene. Assim, as cadeias α_1 (IV) (cadeia alfa-1 do colágeno tipo IV) e α_2 (IV) (cadeia alfa-2 do colágeno tipo IV) são codificadas, respectivamente, pelos genes COL4A1 (gene codificador da cadeia alfa-1 do colágeno tipo IV) e COL4A2 (gene codificador da cadeia alfa-2 do colágeno tipo IV), ambos localizados, lado a lado, no cromossomo 13. As cadeias α_3 (IV) e α_4 (IV) são codificadas pelos genes COL4A3 e COL4A4 localizados, também lado a lado no cromossomo 2 (região q35).

Os genes COL4A5 e COL4A6 localizados no cromossomo X (região q22) codificam as cadeias α_5 (IV) e α_6 (IV). Cada cadeia alfa tem três domínios estruturais distintos: um domínio aminoterminal não colágeno constituído de 14 a 23 aminoácidos (na dependência do tipo de cadeia), um domínio colágeno de aproximadamente 1.400 aminoácidos e um domínio globular, também não colágeno, carboxiterminal, chamado de NC1, com cerca de 230 aminoácidos. No domínio colágeno ocorrem mais ou menos 26 pequenas interrupções não colágenas, aparentemente para promover maior flexibilidade (Fig. 26.1). As cadeias alfa combinam-se entre si (três a três) para formar a molécula de colágeno tipo IV, possivelmente, em duas redes distintas, a rede formada por moléculas de colágeno tipo IV de cadeias α_1 (IV) e α_2 (IV) em diferentes combinações [2 α_1 (IV) e 1 α_2 (IV) ou 3 α_1 (IV)] e a rede formada pelas cadeias α_3 (IV), α_4 (IV) e α_5 (IV) também em diferentes combinações. A molécula de colágeno tipo IV tem formação helicoidal associando-se uma à outra pelo domínio carboxiterminal (formando dímeros) e pelo aminoterminal (formando tetrâmeros) para formar a rede de colágeno (Figs. 26.2 e 26.3).

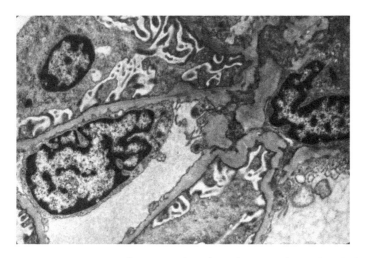

Figura 26-1 – Microscopia eletrônica identificando a membrana basal glomerular com as duas lâminas raras (interna e externa) e a lâmina densa.

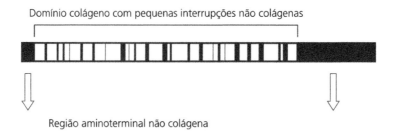

Figura 26-2 – Esquema da estrutura das cadeias alfa do colágeno tipo IV.

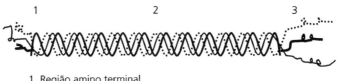

1. Região amino terminal.
2. Região helicoidal colágena.
3. Região carboxiterminal – NC1.

Figura 26-3 – Esquema da estrutura da molécula de colágeno tipo IV.

As cadeias α_1 (IV) e α_2 (IV) são as mais encontradas nas membranas basais. Estão presentes em praticamente todas as membranas. As cadeias α_3 (IV), α_4 (IV), α_5 (IV) e α_6 (IV) são distribuídas de forma diferente nos tecidos. Todas as cadeias alfa do colágeno tipo IV são expressas no rim. As cadeias α_1 (IV) e α_2 (IV) parecem estar restritas às regiões subendoteliais da MBG, além de presentes nos túbulos proximais e distais, ductos coletores e alça de Henle. As cadeias α_3 (IV) e α_4 (IV) são expressas na MBG, cápsula de Bowman e túbulos distais. A cadeia α_5 (IV) distribui-se na MBG, na cápsula de Bowman, túbulos distais e ductos coletores. Curiosamente, a cadeia α_6 (IV) que se distribui da mesma forma que a cadeia α_5 (IV) não é encontrada na membrana basal glomerular. No mesângio, nos vasos sanguíneos, na pele e na cápsula anterior do cristalino, encontram-se apenas as cadeias α_1 (IV) e α_2 (IV), exceto na pele, onde também podem ser evidenciadas as cadeias α_5 (IV) e α_6 (IV).

O chamado antígeno de Goodpasture (a região do colágeno tipo IV com a qual reagem os anticorpos antimembrana basal glomerular de pacientes com síndrome de Goodpasture) está localizado no domínio globular NC1 com maior reatividade na α_3 (IV).

Todas as cadeias alfa do colágeno IV, assim como os genes responsáveis pela sua codificação, foram identificados a partir de 1988. A distribuição dessas cadeias na MBG é objeto de vários estudos e, recentemente, pode ser observado que à medida que os glomérulos vão-se formando, as cadeias α_1 (IV) e α_2 (IV) vão desaparecendo da membrana basal glomerular enquanto as outras cadeias – α_3 (IV), α_4 (IV) e α_5 (IV) – permanecem, sugerindo que ocorre uma mudança na distribuição das cadeias alfa de acordo com o desenvolvimento glomerular. A rede formada por α_1 (IV)/α_2 (IV) seria essencial para o desenvolvimento glomerular normal e a rede de α_3 (IV)/α_4 (IV)/α_5 (IV) manteria a estabilidade a longo prazo da MBG, sendo, portanto, responsável pela manutenção da função renal.

Em resumo, a membrana basal glomerular é formada por uma série de proteínas, das quais o colágeno tipo IV é a mais abundante. Possivelmente, o colágeno tipo IV é constituído por duas redes distintas, localizadas na lâmina densa, sendo a rede mais superficial formada por cadeias alfa-1 e alfa-2, e a rede mais profunda, por cadeias alfa-3, alfa-4 e alfa-5. Provavelmente, o colágeno dá suporte às outras proteínas. Mutações em quaisquer das cadeias alfa-3, alfa-4 ou alfa-5 promoveriam a maturação inadequada da MBG, não permitindo a formação do trímero que compõe a maior parte da lâmina densa interna na vida pós-natal.

A síndrome de Alport e a doença de membrana fina constituem doenças cuja fisiopatogênese se refere a mutações nas cadeias alfa-3, alfa-4 ou alfa-5 do colágeno tipo 4.

COLAGENOPATIAS GLOMERULARES FAMILIAIS (Quadro 26.1)

SÍNDROME DE ALPORT

A síndrome de Alport é a mais frequente das doenças glomerulares hereditárias que evoluem para doença renal crônica (DRC), correspondendo a aproximadamente 1/5.000. É responsável por 0,6% das causas de DRC terminal na Europa. A doença está relacionada a mutações na cadeia alfa-5 do colágeno tipo IV (forma ligada ao X) e a mutações das cadeias alfa-3 e/ou alfa-4 (formas autossômicas decorrentes de homozigose ou heterozigose mista)[3].

Analisando o material de 700 biópsias renais de rim nativo (microscopia óptica, de imunofluorescência e eletrônica) realizadas no Hospital de Clínicas da Universidade Estadual de Campinas, 5% dos diagnósticos correspondiam à síndrome de Alport.

Credita-se a Guthrie, em 1902, a descrição inicial da família que originou, em 1927, a descrição por Arthur Cecil Alport (médico sul-africano radicado em Londres) da doença hereditária caracterizada por hematúria acompanhada de surdez neurossensorial, com o desenvolvimento de uremia nos homens afetados, contrariamente às mulheres que sobreviviam até à velhice.

A síndrome de Alport é definida como uma glomerulonefrite hereditária, progressiva e hematúrica, caracterizada por alterações morfológicas da membrana basal glomerular observadas à microscopia eletrônica. Assim, a doença apresenta aspectos genéticos, clínicos e morfológicos que muitas vezes comprometem o diagnóstico adequado da doença. Alguns critérios diagnósticos têm sido propostos, para padronizar adequadamente os casos da doença. Em 1987, Flinter et al.[4] sugeriram que o diagnóstico de síndrome de Alport deveria ser feito apenas quando três dos seguintes quatro critérios fossem preenchidos: 1. história familial de hematúria e DRC; 2. microscopia eletrônica do tecido renal evidenciando síndrome de Alport; 3. surdez neurossensorial progressiva de alta tonalidade; e 4. sinais oculares característicos (lenticone anterior, *flecks* na retina). Recentemente, Gregory et al. sugeriram outros critérios para o diagnóstico de Alport [5] (Quadro 26.3). De acordo com os autores, pelo menos quatro dos dez critérios devem ser preenchidos pelos membros da família para o diagnóstico de síndrome de Alport na família. No caso do diagnóstico de um determinado indivíduo, de uma família com síndrome de Alport, um dos critérios de 2 a 10 sugere o diagnóstico no paciente e dois desses critérios são diagnóstico definitivo. No caso de paciente sem história familial, pelo menos quatro dos critérios precisam estar presentes. Futuramente, com o advento da genotipagem de forma mais ampla, talvez o diagnóstico possa ser baseado apenas na presença da mutação. Recentemente, sugeriu-se a utilização da característica da expressão tecidual (rim e pele) das cadeias alfa-3, alfa-4 e alfa-5 como critério diagnóstico.

Quadro 26.3 – Critérios diagnósticos de síndrome de Alport – Gregory MC et al.[5]

1. História familiar de nefrite ou hematúria inexplicável em parente de primeiro grau do paciente ou em parente do sexo masculino _____
2. Hematúria persistente sem evidência de qualquer outra nefropatia hereditária (doença de membrana fina, rins policísticos ou nefropatia por IgA) _____
3. Perda auditiva neurossensorial bilateral (em 2.000 a 8.000 Hz). A perda auditiva desenvolve-se gradualmente. Não está presente em fases precoces da infância e comumente se apresenta antes dos 30 anos de idade _____
4. Mutação no COL4 A 3,4 ou 5
5. Evidência na imuno-histoquímica de perda completa ou parcial do epítopo de Alport (antígeno de Goodpasture) na membrana basal glomerular, ou membrana basal da epiderme ou ambos _____
6. Anormalidades ultraestruturais da membrana basal glomerular (afilamento, espessamento e lamelação) _____
7. Lesões oculares que incluem lenticone anterior, catarata subcapsular posterior, distrofia polimorfa posterior e *flecks* (manchas) de retina _____
8. Progressão gradual para doença renal crônica terminal no paciente ou em pelo menos dois membros da família _____
9. Macrotrombocitopenia ou inclusões granulocíticas _____
10. Leiomiomatose difusa do esôfago, genitália feminina ou ambos _____

Pelo menos quatro critérios (na família) devem ser preenchidos para o diagnóstico.

Em relação à doença, alguns aspectos são relevantes: 1. embora a herança ligada ao X seja predominante, o modo de transmissão é heterogêneo; 2. nas famílias de herança ligada ao X, os homens são mais (e com maior gravidade) acometidos pela doença que as mulheres; 3. a idade de aparecimento da insuficiência renal e do comprometimento auditivo é variável; 4. podem coexistir outros defeitos; e 5. na mesma família são esperados fenótipos semelhantes.

Aspectos clínicos

Existem três formas de herança genética envolvidas no aparecimento da síndrome de Alport. A mais comum (responsável por cerca de 80% dos casos) é a de caráter dominante ligada ao X. Segue-se, por ordem de frequência, a forma autossômica dominante e a autossômica recessiva (muito rara)[6]. Uma classificação baseada no modo de herança, na idade de aparecimento da DRC terminal e na presença ou ausência de surdez tem sido adotada pelo grupo da Universidade de Utah[5]. Assim, a síndrome de Alport, de acordo com os autores, pode ser classificada em:

- **Tipo I** – herança dominante, com nefrite tipo juvenil (idade de aparecimento da DRC terminal, nos homens, ocorre com menos de 31 anos de idade) associada à perda auditiva. Os homens não têm filhos, de forma que a distinção entre herança ligada ao X e autossômica é difícil. Alterações oculares podem estar presentes.

- **Tipo II** – herança dominante ligada ao X com nefrite do tipo juvenil e perda auditiva.
- **Tipo III** – herança dominante ligada ao X com nefrite do tipo adulto (aparecimento da DRC terminal, nos homens, ocorre com mais de 31 anos de idade) com perda auditiva.
- **Tipo IV** – herança dominante ligada ao X com nefrite do tipo adulto, sem quadro extrarrenal.
- **Tipo V** (conhecido como síndrome de Epstein) – herança autossômica dominante com perda auditiva e macrotrombocitopatia.
- **Tipo VI** – herança autossômica dominante, com nefrite do tipo juvenil e perda de audição.
- **Tipo VII** – associada à leiomiomatose e à perda auditiva.
- **Tipo VIII** – herança autossômica recessiva com perda de audição.

A distinção entre a forma juvenil e a forma adulta de nefrite é interessante na abordagem do paciente: a surdez acomete praticamente todos os indivíduos com a forma juvenil e em torno de 50% da forma adulta. As lesões oculares são restritas à forma juvenil e o fenótipo juvenil é o mais suscetível à presença de doença por anticorpo antimembrana basal glomerular pós-transplante renal.

Os homens com síndrome de Alport, de herança dominante ligada ao X, são mais gravemente acometidos que as mulheres portadoras do mesmo defeito, em geral evoluindo para DRC terminal em torno dos 25 anos. A progressão da doença renal parece estar associada ao tipo de mutação. A hematúria (macroscópica ou microscópica) é o sinal mais precoce e presente em praticamente todos os pacientes com síndrome de Alport, de tal forma que é considerada condição *sine qua non* para o diagnóstico. Nos homens, geralmente, a hematúria é detectada antes dos 10 anos de idade e alguns autores admitem que um paciente do sexo masculino (em risco de ser acometido pela doença) que mantenha exame de urina normal até os 5 anos de idade não desenvolverá a doença. As mulheres desenvolvem a hematúria em torno dos 20 anos de idade. A maioria dos pacientes vai apresentar proteinúria (mais de 90% dos homens e cerca de 60% das mulheres), porém nunca antecedendo o aparecimento de hematúria. A proteinúria pode apresentar características nefróticas, inclusive com a presença de síndrome nefrótica. Como em outras doenças glomerulares, quanto mais intensa a proteinúria, pior o prognóstico de função renal. Nos casos da forma tipo adulto de nefrite (aquela na qual a DRC terminal se desenvolve depois dos 31 anos de idade) a função renal pode permanecer normal por vários anos e a partir de então declinar rapidamente. Os homens com a doença evoluem para a DRC terminal. De maneira geral, homens acometidos evoluem para DRC terminal antes dos 40 anos em cerca de 90% dos casos e mulheres heterozigotas, em 12% dos casos, principalmente acima dos 40 anos de idade[7].

A surdez neurossensorial é um sintoma frequente, embora não esteja presente em todos os pacientes. Acomete aproximadamente 80% dos homens com a doença e 50% das mulheres (nestas, a surdez desenvolve-se a partir dos 30 anos de idade).

É uma surdez bilateral, simétrica para altas frequências (entre 4.000-8.000 Hz) e progressiva, desenvolvendo-se, em geral, a partir dos 10 anos (em homens). Caracteristicamente, a surdez congênita não é sinal de síndrome de Alport. Considera-se a possibilidade da realização de audiometria em qualquer paciente, mesmo sem história familial, que apresente hematúria idiopática. Da mesma forma que a doença renal, a surdez é mais grave em homens.

Originariamente, na descrição de Alport não havia referência ao acometimento ocular. Os primeiros relatos sobre essa associação datam de 1954. Os sinais oculares característicos da síndrome de Alport são visíveis com a utilização de oftalmoscópio de lâmpada de fenda. As alterações oculares parecem limitar-se aos tipos de síndrome de Alport associados à nefrite do tipo juvenil com surdez. Das alterações oculares, a presença da lenticone anterior (deformação anterior do cristalino, em geral bilateral) parece corresponder a um sinal de alta especificidade para a doença, sendo considerado, inclusive, patognomônico[8], embora não tão frequente quanto outros sinais oculares. Manchas esbranquiçadas na mácula (*macular fleck*) são mais comuns que a lenticone e, também, muito sugestivas da doença. Nos casos analisados por Flinter et al.[4], 72% dos homens e 38% das mulheres portadoras de síndrome de Alport apresentavam uma ou outra ou ambas as alterações oculares. De acordo com Gregory e Atkin[8], são sinais oculares da síndrome de Alport: lenticone anterior, manchas retinianas (*retinal flecks*), distrofia polimorfa de córnea, catarata. Outros sinais oculares, possivelmente em associação, incluiriam a lenticone posterior. As alterações oculares típicas são encontradas menos frequentemente em crianças com Alport (cerca de 32%), sugerindo que, talvez, as alterações apareçam com a idade.

Outros aspectos clínicos, raros, envolvem a presença de leiomiomatose esofágica, hipertrofia de genitália feminina e macrotrombocitopenia. Esses aspectos provavelmente fazem parte de uma diversidade fenotípica, talvez associada a diferentes alterações genotípicas.

Aspectos morfológicos

A análise de biópsias de tecido renal em pacientes com síndrome de Alport é extremamente importante e a microscopia eletrônica (ME) é obrigatória para a detecção das lesões ultraestruturais características da membrana basal glomerular. As alterações observadas na ME de indivíduos com síndrome de Alport foram descritas na década de 1960[9,10]. As alterações incluem espessamento e adelgaçamento da MBG, com fragmentação da lâmina densa (Fig. 26.4). Tais lesões podem ser observadas em outras doenças, mas quando o acometimento envolve grandes extensões da MBG são muito sugestivas (quase específicas) de síndrome de Alport. As lesões características aparecem no decorrer do desenvolvimento da doença, sendo que em biópsias seriadas é possível, em fases precoces, observar-se a MBG à ME dentro dos padrões da normalidade, com posterior aparecimento das lesões típicas. Há também relatos do aparecimento ultraestrutural da lesão, em casos de síndrome de Alport, apenas com a hematúria como sinal clínico da doença. É importante lembrar que, em fases iniciais da doença de Alport, a lesão ultraestrutural pode ser indistinguível da lesão observada em portadores de doença de membrana fina (Fig. 26.5).

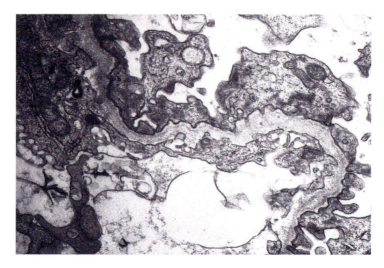

Figura 26-4 – Microscopia eletrônica identificando a membrana basal glomerular de paciente com doença de Alport. Notar a irregularidade de espessura da membrana basal glomerular (imagem cedida por Athanase Bilis).

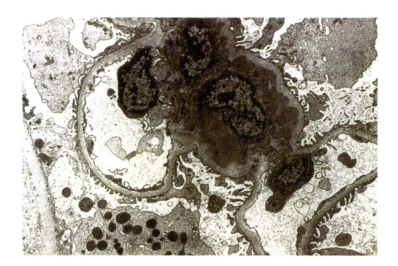

Figura 26-5 – Microscopia eletrônica identificando a membrana basal glomerular de paciente com doença membrana fina. Notar a espessura da membrana basal glomerular (imagem cedida por Athanase Bilis).

À microscopia óptica, as lesões não são específicas. Os glomérulos na fase precoce da doença têm aspecto normal. Em alguns casos, ainda na fase precoce, podem ser observados glomérulos de aspecto fetal. Com o desenvolvimento da doença, esclerose glomerular (também segmentar) é observada e posteriormente lesões tubulointersticiais e glomerulares se apresentam. À microscopia imunofluorescente, geralmente se observa um padrão de negatividade (para os anticorpos diagnósticos clássicos). A observação da perda de reatividade, à imunofluorescência, quando utilizado (para reagir contra o tecido renal) o soro de pacientes com síndrome de Goodpasture (portanto, com a presença de anticorpos antimembrana basal glomerular) em pacientes com síndrome de Alport permitiu o desenvolvimento de anticorpos monoclonais contra epítopos associados às cadeias α_3 (IV) (principalmente), α_4 (IV) e α_5 (IV) para serem utilizados (em vez do soro antimembrana basal). Assim, usando-se a técnica de imunofluorescência, em biópsias renais, com anticorpos contra as cadeias do colágeno tipo IV, cerca de 80% dos homens com síndrome de Alport podem ser identificados. Ou seja, pacientes com síndrome de Alport apresentam IF negativa (para um dos anticorpos). De qualquer forma, embora o teste de IF com anticorpos contra as cadeias do colágeno seja praticamente diagnóstico em homens com a doença, um resultado normal não afasta a possibilidade da presença da doença. Em mulheres, o uso da IF é menos específico, dado o fato de serem heterozigotas (o que de alguma forma permite a reatividade, mesmo que em menor proporção)[11]. Padrões de imunofluorescência semelhantes aos observados na membrana basal glomerular podem ser notados em biópsias de pele.

Aspectos genéticos

Credita-se a Spear, em 1973[12], a ideia de que a síndrome de Alport poderia ser uma anormalidade genética da estrutura química da MBG. Dezessete anos se passaram até a descrição de uma mutação no gene COL4A5, finalmente identificando uma alteração genética na informação estrutural de um dos componentes da MBG[13]. A maioria dos pacientes com síndrome de Alport apresenta herança dominante ligada ao X. No gene COL4A5 (localizado no cromossomo X, região q22), mais de 200 mutações (dos mais variados tipos) foram descritas em pacientes com síndrome de Alport. Tentativas de associações das mutações com o fenótipo dos pacientes são frequentes. Recentemente foi publicado trabalho envolvendo 681 portadores da síndrome de Alport ligado ao X para correlacionar genótipo e fenótipo dos pacientes. A princípio, foi possível associar-se expressão clínica com o tipo de mutação[14].

Em cerca de 50% dos casos não é possível identificar-se nenhuma alteração no COL4A5 em pacientes com síndrome de Alport, possibilitando a teoria de que talvez existam mutações fora da região codificada do gene COL4A5 ou (teoria menos aceita) de que possa haver um segundo gene ligado ao X na síndrome de Alport. Mutações envolvendo o gene COL4A5 e o gene COL4A6 (mutações isoladas, na cadeia 6, não parecem causar doença) têm sido relatadas em associação com a síndrome de Alport e leiomiomatose.

Em aproximadamente 10% dos casos de síndrome de Alport é possível identificar uma herança autossômica recessiva. Nestes casos, têm-se demonstrado mutações envolvendo os genes COL4A3 e/ou COL4A4[15].

Síndrome de Alport e transplante renal

Admite-se que cerca de 3 a 5% dos pacientes com síndrome de Alport submetidos a transplante renal desenvolvam, no pós-transplante, um quadro de glomerulonefrite por anticorpo antimembrana basal glomerular[16]. Cerca de 50% desses pacientes apresentam uma deleção maior (como mutação encontrada) no gene COL4A5. Os anticorpos encontrados no soro desses pacientes reagem com o domínio NC1 das cadeias α_5 (IV) e das cadeias α_3 (IV) e α_4 (IV).

Tratamento

O tratamento específico da síndrome de Alport não existe. O melhor tratamento, no momento, é provavelmente um aconselhamento genético adequado. Tentativas de tratamento com imunossupressores (poucas na literatura) não mostraram benefícios. O controle adequado da hipertensão arterial é recomendado. O uso de inibidores de enzima de conversão da angiotensina II (como renoprotetores) parece adequado nas fases precoces da doença (ou mesmo para controlar a proteinúria), embora não haja estudos controlados sobre esse aspecto.

Em resumo, o diagnóstico da nefrite hereditária hematúrica progressiva, como foi conhecida durante vários anos a síndrome de Alport, é importante, quer, e principalmente, no caráter de aconselhamento genético, quer no aspecto evolutivo da doença. Dada a variabilidade fenotípica e provavelmente genotípica, a atenção deve ser redobrada. O médico deve estar atento, sempre, à possibilidade desse diagnóstico na avaliação de pacientes com hematúria glomerular de origem indeterminada e na avaliação de pacientes jovens do sexo masculino com DRC terminal acompanhada de surdez bilateral.

DOENÇA DA MEMBRANA FINA
(*THIN BASEMENT MEMBRANE NEPHROPATHY*)

A doença da membrana fina (Fig. 26.6) também é conhecida como hematúria familial benigna, hematúria benigna persistente e hematúria benigna essencial. Esse tipo de doença hereditária, possivelmente de caráter autossômico dominante, é uma forma hematúrica de evolução benigna (raramente evolui para a perda de função renal), caracterizada pela presença, à microscopia eletrônica, de uma MBG afilada, praticamente na sua totalidade[17]. Em torno de 6% das crianças e 50% dos adultos acometidos podem ser identificados com proteinúria discreta. Quase a totalidade dos portadores de doença de membrana fina apresenta hematúria, embora cerca de 8% desses indivíduos possam não apresentar esse sinal. Está claro que a diferenciação entre doença de membrana fina e síndrome de Alport é necessária, já que a primeira é de evolução extremamente benigna. Estudos realizados em pacientes submetidos à biópsia renal em decorrência de hematúria chegam a identificar em torno de 30% dos pacientes com essa doença[18]. Existem dados sugerindo que a doença de membrana fina acomete em torno de 1% da população. Saliente-se que em aproximadamente um terço dos pacientes não é identificado um outro membro da família com hematúria[19].

Em pacientes muito jovens, às vezes é difícil diferenciar a lesão tecidual da ME daquela observada em fases iniciais de pacientes com síndrome de Alport. Do ponto de vista fisiopatogênico, de forma diferente em relação aos pacientes com síndrome de Alport, foi verificada a presença do antígeno de Goodpasture nas biópsias renais dos pacientes com membrana fina. Atualmente, a doença de membrana fina é considerada uma doença genética heterozigótica das cadeias alfa-3 e alfa-4 do colágeno tipo IV. Várias mutações dessas cadeias têm sido descritas em pacientes com a doença. Descreve-se a possibilidade de que a doença de membrana fina possa representar uma situação de portador da forma autossômica recessiva da síndrome de Alport.

Os riscos da utilização de rins de pacientes com membrana fina como doadores renais são desconhecidos. Os fatores de risco para a evolução de perda de função renal (proteinúria, hipertensão) devem ser tratados.

Um ponto importante a ser discutido refere-se ao diagnóstico diferencial entre doença de membrana fina e doença de Alport. Esse diagnóstico diferencial faz-se necessário em decorrência da gravidade evolutiva (em termos de função renal) da doença de Alport. A utilização de técnica de imuno-histoquímica para cadeias alfa do colágeno tipo IV no tecido renal tem sido sugerida como uma possibilidade diagnóstica diferencial. Assim, em mutações ligadas à cadeia alfa-5 (Alport ligado ao X) em pacientes do sexo masculino, não haveria positividade tecidual. Essa mesma técnica poderia ser aplicada à pele. Ao contrário, essa cadeia estaria presente em pacientes com diagnóstico de membrana fina. As formas de Alport autossômicas recessivas (homozigose ou heterozigose mista de cadeias alfa-3 e alfa-4) não exibiriam positividade para alfa-3 (homozigose de 3) ou alfa-4 (homozigose de 4). Do ponto de vista prático, história familial detalhada, heredograma, exame de urina dos familiares podem identificar características que permitam o diagnóstico diferencial. A presença de homens com insuficiência renal na família é altamente sugestiva de doença de Alport.

PODOCITOPATIAS FAMILIAIS

As podocitopatias familiais apresentam-se clinicamente com proteinúria, muitas vezes com síndrome nefrótica, em geral, corticorresistente. Mutações monogênicas de diversos componentes do podócito têm sido descritas. Tais componentes podem ser divididos de acordo com a localização podocitária[20-22]. Constituem proteínas do diafragma de fenda (interação podócito-podócito): nefrina, podocina e CD2AP (CD2 *Associated Protein*). Na membrana celular podocitária encontram-se, em especial, o TRPC6 (*Transient Receptor Potential Cation Channel*) e a PLCE1 (*Phospholipase C, Epsilon-1*); no citoesqueleto, a actinina alfa-4, a Miosina IE (MyoIE), a Laminina beta-2 (aqui considerada por ser parte da ligação entre a MBG e o podócito) e a *Inverted Formin 2* (INF2); e no núcleo celular, a proteína WT1 e a *Lim Homeobox Transcription Factor 1 beta* (LMX1B) (Quadro 26.2).

É interessante lembrar que, apesar de em apenas 15% dos casos estudados as alterações terem sido evidenciadas em pacientes adultos, não se justifica a falta da investigação familial nos casos de síndrome nefrótica não responsiva à terapia imunossupressora. Mutações de NPHS1, PLCE1 e LAMB2 predominam em crianças com idade inferior a 6 anos. Em adolescentes e adultos, são mais prevalentes as mutações de TRPC6, CD2AP, ACTN4 e INF2[23].

O OMIM (*on line mendelian inheritance in man*)[1], que é a base de dados que cataloga todas as doenças humanas que têm componente genético, classificou o fenótipo das doenças podocitárias de acordo com o nome e a ordem cronológica da primeira descrição na literatura. Assim a síndrome nefrótica tipo 1 foi descrita pela primeira vez na literatura como uma síndrome nefrótica e a nefrina foi a primeira proteína podocitária mutada identificada. A glomerulosclerose segmentar 1 e focal foi descrita inicialmente pela sua apresentação anatômica e a actinina 4 a primeira proteína podocitária associada a esse quadro.

SÍNDROME NEFRÓTICA TIPO 1 (TIPO FINLANDÊS)

É uma doença de caráter autossômico recessivo, que já mostra sinais de doença renal grave intraútero, por meio da detecção do aumento de alfafetoproteína no líquido amniótico após o terceiro mês de gestação. Foi descrita na Finlândia, onde a incidência é em torno de 12/100.000 nascimentos, porém é diagnosticada em todas as partes do mundo. O gene responsável está localizado no cromossomo 19 (região q13.1). O diagnóstico pré-natal pode ser feito com acurácia de 95% por meio de análise de DN[24,25].

A doença caracteriza-se por proteinúria maciça, com evolução para DRC terminal (mesmo com tentativas terapêuticas diversas) se não ocorrer o óbito por infecções associadas à síndrome nefrótica. As lesões renais à microscopia óptica dependem da idade na qual foram realizadas, variando da normalidade até à presença de lesões proliferativas mesangiais, com microcistos tubulares corticais presentes em cerca de 70% dos pacientes (sugestivos, porém não específicos). À microscopia eletrônica, as lesões assemelham-se a lesões mínimas glomerulares.

O gene envolvido na doença é denominado NPHS1 e responsável pela codificação da nefrina, que é expressa predominantemente nos podócitos, constituindo o diafragma da fenda podocitária e exercendo papel importante na sinalização celular. Embora apenas duas mutações sejam responsáveis pela maioria dos casos (*fin major* e *fin minor*), várias outras têm sido descritas[26,27].

SÍNDROME NEFRÓTICA TIPO 2

Caracteriza-se pelo aparecimento precoce da síndrome nefrótica (na infância), pela resistência à corticoterapia e pela rápida progressão para insuficiência renal. O padrão anatômico comum é o de glomerulosclerose segmentar e focal. Tem caráter autossômico recessivo e o gene mutante é o NPHS2, localizado no cromossomo 1 e responsável pela codificação da podocina. Essa proteína também está localizada no diafragma da fenda podocitária e interage diretamente com a nefrina[28,29]. A doença é geneticamente heterogênea, tendo sido descritas, até o momento, 11 variantes alélicas mutacionais, algumas em casos de síndrome nefrótica corticorresistente esporádica ou em proteinúria de aparecimento a partir da segunda década[1].

SÍNDROME NEFRÓTICA TIPO 3

Doença de caráter autossômico recessivo também com o aparecimento da síndrome nefrótica na infância e com a característica de não responsividade à terapia[30]. Menos de 10% dos casos descritos correspondem à síndrome nefrótica esporádica[1]. A maioria dos pacientes apresentam à biópsia renal, esclerose mesangial difusa. A fosfolipase C, épsilon-1, envolvida no desenvolvimento do quadro por alteração do gene PLCE1, pertence à família das fosfolipases, sendo auxiliar na formação de produtos que iniciam a cascata intracelular que culmina em diferenciação celular e expressão gênica.

SÍNDROME NEFRÓTICA TIPO 4

O gene WT1 codifica uma proteína que atua na transcrição de um fator supressor tumoral normalmente expresso em podócitos e é necessária para o desenvolvimento do sistema geniturinário e mesotelial. Está localizado no cromossomo 11 (região p13)[31,32]. Está implicado em várias doenças, incluindo o tumor de Wilms. No quesito doença renal, está relacionado a síndrome de Denys-Drash, síndrome de Fraiser (pseudo-hermafroditismo, proteinúria e insuficiência renal) e a síndrome nefrótica tipo 4. A síndrome de Denys-Drash tem caráter autossômico recessivo, é caracterizada por anormalidades genitais (pseudo-hermafroditismo em homens), glomerulopatia progressiva e predisposição ao desenvolvimento de tumor de Wilms. A doença apresenta alguns aspectos fenotípicos diversificados: 1. homens com nefropatia e genitália ambígua; 2. mulheres com nefropatia e tumor de Wilms; e 3. homens com a tríade descrita originariamente. A doença renal caracteriza-se por esclerose mesangial difusa com evolução para glomérulos totalmente escleróticos. À microscopia eletrônica, a MBG pode estar normal ou assemelhar-se às lesões vistas na síndrome de Alport. Proteinúria é o sinal cardinal da doença renal com desenvolvimento de síndrome nefrótica grave no primeiro ano de vida e rápida evolução para DRC terminal. O prognóstico da doença é grave e alguns autores propõem a nefrectomia, seguida do transplante renal precocemente para melhorar a sobrevida dos pacientes.

O quadro de síndrome nefrótica e insuficiência renal desenvolve-se na ausência de anormalidades urogenitais e tumor de Wilms (o que caracterizaria Denis-Drash ou Fraiser). A evolução para o estágio 5 de doença renal costuma ser na primeira infância.

SÍNDROME NEFRÓTICA TIPO 5

Caracteriza-se pela precocidade do aparecimento do edema (às vezes intraútero), na maioria das vezes antes dos 3 meses de idade. É acompanhada por alterações oculares (miopia, nistagmo ou astigmatismo). É de caráter autossômico recessivo. A proteína envolvida é a laminina beta-2 responsável pela ligação do podócito à membrana basal glomerular. Uma variante da doença se desenvolve com, além da proteinúria, anormalidades de desenvolvimento de sistema nervoso e microcoria, sendo conhecida como síndrome de Pierson.

GLOMERULOSCLEROSE SEGMENTAR E FOCAL 1

A alfa-actinina 4 é responsável pela manutenção da integridade entre a interação do citoesqueleto e da membrana celular, ancorando os microfilamentos a estruturas celulares. É a única actinina expressa em rins humanos. É codificada pelo gene ACTN4. Caracteriza-se pela ocorrência de glomerulosclerose segmentar e focal familial, não responsiva a corticoterapia e com evolução para DRC terminal. Em estudos de numerosas famílias, pode ser observado caráter autossômico dominante na herança dessa doença. O quadro clínico corresponde à presença de proteinúria, geralmente já acompanhada de insuficiência renal (em pacientes jovens) e com quadro histológico de glomerulosclerose segmentar e focal (confirmado em pelo menos dois membros da família)[33]. O aparecimento do quadro é na segunda década de vida e, por volta dos 50 anos de idade, os pacientes encontram-se em doença renal crônica estágio 5[34]. A evolução para insuficiência renal ocorre de forma mais lenta do que na doença de caráter recessivo.

GLOMERULOSCLEROSE SEGMENTAR E FOCAL 2

O *Transient Receptor Potential Cation Channel* (TRPC6) é considerado elemento importante no crescimento celular, na homeostase iônica e na modulação da entrada de cálcio celular. Localiza-se na membrana celular. Mutações no gene TRPC6 estão implicadas no aparecimento de pacientes com GESF autossômica dominante. O influxo de cálcio fica aumentado nos indivíduos com mutações nesse gene[35]. É predominantemente uma síndrome nefrótica de aparecimento tardio.

GLOMERULOSCLEROSE SEGMENTAR E FOCAL 3

É descrita como doença tanto de caráter autossômico recessivo quanto dominante, cuja expressão é também de proteinúria e apresenta alterações no gene CD2AP, responsável pela codificação da *CD2 Associated Protein*, que se liga diretamente à nefrina e à podocina. Embora a associação entre a GESF e a mutação seja evidente em modelos experimentais, em humanos poucos casos foram identificados[36].

GLOMERULOSCLEROSE SEGMENTAR E FOCAL 5

A doença é de aparecimento na adolescência e na idade adulta com proteinúria moderada. A síndrome nefrótica é incomum. Hematúria e hipertensão costumam estar presentes. É progressiva e a biópsia renal não se diferencia de nenhuma outra com esclerose glomerular segmentar e focal. A *inverted formin* 2 (INF2) é uma proteína que influencia na polimerização e despolimerização da actina. Tem caráter autossômico dominante.

GLOMERULOESCLEROSE SEGMENTAR E FOCAL 6

Trata-se de doença autossômica recessiva de aparecimento em crianças, com quadro clínico de síndrome nefrótica e progressão de doença renal. A proteína mutada é a miosina 1E (MYO1E) e é responsável pela integridade estrutural do podócito.

SÍNDROME DA OSTEO-ONICODISPLASIA (SÍNDROME DE *NAIL-PATELLA*)

A síndrome de *nail-patella* é uma doença de caráter autossômico dominante com o gene LMX1B localizado no braço longo do cromossomo 9 (região q34), na mesma região do COL5A1. A proteína LIM-*homeodomain* é responsável pela diferenciação podocitária. A doença é caracterizada pela presença de: 1. displasia do leito ungueal; 2. hipoplasia ou ausência de patela; 3. deformidade ou luxação da cabeça do rádio; e 4. esporões ósseos no osso ilíaco. A tétrade pode estar completa ou não. A prevalência da doença varia de 4,5 a 22 por milhão. Raramente a doença apresenta aparecimento de comprometimento renal, com evolução para DRC terminal, embora a doença renal ocorra em 30-50% dos indivíduos acometidos com proteinúria discreta e hematúria. O diagnóstico da doença não necessita de biópsia renal, pois os sinais ósseos são praticamente diagnósticos. A análise do tecido renal revela, à microscopia óptica, espessamento de membrana basal glomerular e à microscopia eletrônica notam-se depósitos de fibras colágenas dentro da MBG[37].

SÍNDROME DE FECHTNER E SÍNDROME DE EPSTEIN

São doenças autossômicas dominantes raras, de penetrância variável, caracterizadas por proteinúria (às vezes com síndrome nefrótica) e discreta hematúria, perda auditiva neurossensorial, macrotrombocitopenia (síndrome de Fechtner) e catarata (síndrome de Epstein). A Myosin, Heavy Chain 9, Nonmuscle (MYH9) é uma proteína de citoesqueleto presente no podócito, nas células da orelha interna e nas plaquetas.

As doenças podocitárias proteinúricas familiares descritas acima são caracteristicamente corticorresistentes e as propostas terapêuticas com outros agentes imunossupressores não surtem bons resultados[38]. Sem dúvida, é nessa situação (resistência à corticoterapia e aos outros imunossupressores) que a suspeita de podocitopatia hereditária se torna mandatória. Embora alguns trabalhos tenham tentado identificar a possibilidade de uma resposta terapêutica parcial ao uso de ciclosporina nesses indivíduos, partindo do princípio de que a droga pode ter uma atuação adicional na estabilização do citoesqueleto podocitário[39], os resultados obtidos não foram satisfatórios, exceto em dois casos afetados por mutações em WT1[40], sugerindo que a maioria dos pacientes com podocitopatias hereditárias deve ser poupada da imunossupressão adicional. A recorrência no pós-transplante é incomum[23].

OUTRAS DOENÇAS COM PROTEINÚRIA GLOMERULAR (Quadro 26.4)

Várias outras doenças hereditárias que podem aparecer com proteinúria e perda de função renal são descritas, envolvendo diversos componentes não específicos. Em geral, são doenças de aparecimento sistêmico, algumas com estigmas clínicos muito bem determinados.

No momento, entre as doenças heredofamiliais que comprometem o capilar glomerular, a doença de Fabry é a única com perspectivas terapêuticas específicas à disposição. A doença de Fabry é uma doença metabólica hereditária, rara, ligada ao X, decorrente de um defeito na produção da alfa-galactosidase A (uma enzima lisossômica). Essa deficiência enzimática é responsável pelo acúmulo intracelular de glicoesfingolipídeos com manifestações renais, cardíacas, dermatológicas, gastrintestinais, neurológicas e oculares. Embora a doença já esteja presente na infância, o diagnóstico é suspeitado, em geral, na idade adulta. A avaliação histológica é importante pelo fato de que os depósitos dos glicoesfingolipídeos podem ser evidenciados nas células (*zebra bodies*). O diagnóstico em homens decorre da quantificação plasmática da enzima. Essa quantificação é pouco útil para o diagnóstico em mulheres. Nessa situação, a avaliação genotípica é uma arma diagnóstica importante[41]. A terapia de reposição da enzima já é factível, embora os resultados sejam questionados pela falta de randomização dos pacientes[42].

Em resumo, são aspectos importantes a se considerar para a investigação de doença glomerular familial em pacientes com hematúria e/ou proteinúria glomerulares:

1. As glomerulopatia familiais podem apresentar-se em qualquer idade, embora com mais frequência em crianças ou adolescentes.
2. Presença de história familial de doença renal (hematúria familial, proteinúria familial, familiares em terapia renal substitutiva).
3. Síndrome nefrótica resistente à corticoterapia e outros imunossupressores, com caráter progressivo de perda de função renal, em especial com diagnóstico histológico de glomerulosclerose segmentar e focal.
4. A presença de doença glomerular em indivíduos com estigmas sindrômicos sugere alterações genéticas.

Quadro 26.4 – Outras doenças glomerulares hereditárias proteinúricas (OMIM 2012).

Componente	Localização	Cromossomo herança	Gene	Fenótipo
Swi/Snf-Related, Matrix-Associated, Actin-Dependent Regulator of Chromatin, Subfamily A-Like Protein 1	Núcleo	2q35 AR	SMARCAL1	Displasia imuno-óssea tipo Schimke
Coenzima Q10	Mitocôndria	4q21.23	COQ2	Comprometimento muscular Sistema nervoso Síndrome nefrótica
Proteína epitelial glomerular 1 ou		12p12.3	GLEPP1	
Protein Tyrosine Phosphatase Ptp-U2 ou	Membrana celular podocitária		PTPU2	Síndrome nefrótica tipo 6
Protein-Tyrosine Phosphatase, Receptor-Type, O			PTPRO	
Fibronectina	Membrana celular Fluidos extracelulares Membrana basal	2q35 AD	FN1	Glomerulopathy with fibronectin deposits 2
Alfa-galactosidase A	Lisossomo	Xq22.1 XR	GLA	Doença de Fabry
Apolipoprotein L-I	Circulante	2q12.3	APOL1	Glomerulosclerose segmentar e focal tipo 4

AD = autossômica dominante; AR = autossômica recessiva; XR = ligada ao sexo.

REFERÊNCIAS BIBLIOGRÁFICAS

1. OMIM Online Mendelian Inheritance in Man. 2012. http://www.ncbi.nlm.nih.gov/omim.
2. Miner JH. Renal basement membrane components. Kidney Int 56(6):2016-24, Dec 1999.
3. Kashtan CE. Familial hematuria due to type IV collagen mutations: Alport syndrome and thin basement membrane nephropathy. Curr Opin Pediatr 16(2):177-181, 2004.
4. Flinter FA, Bobrow M, Chantler C. Alport's syndrome or hereditary nephritis? Pediatric Nephrol 1: 438-440, 1987.
5. Gregory MC, Terreros DA, Barker DF, Fain PN, Denison JC, Atkin CL. Alport syndrome – clinical phenotypes, incidence and pathology. Contrib Nephrol 117:1-28, 1996.

6. Pescucci C, Mari F, Longo I, Vogiatzi P, Caselli R, Scala E, et al. Autosomal-dominant Alport syndrome: natural history of a disease due to COL4A3 or COL4A4 gene. Kidney Int 65(5):1598-1603, 2004.

7. Jais JP, Knebelmann B, Giatras I, De Marchi M, Rizzoni G, Renieri A, et al. X-linked Alport syndrome: natural history and genotype-phenotype correlations in girls and women belonging to 195 families: a "European Community Alport Syndrome Concerted Action" study. J Am Soc Nephrol. 14(10):2603-2610, 2003.

8. Gregory MC, Atkin CL. Alport's syndrome, Fabry's disease, and nail-patella. syndrome. In Schrier RW, Gottschalk CW (eds). Diseases of the kidney. Boston Little, Brown & Co, 561-590, 1996.

9. Churg J, Sherman RL. Pathological characteristics of hereditary nephritis. Arch Pathol 95:374-379, 1973.

10. Spear GS. Morphologic alterations and biochemical studies of the glomerular. Basement membrane in Alport syndrome. Contrib Nephrol 80:41-46, 1990.

11. Knebelmann B, Antignac C, Gubler MC, Grünfeld JP. A molecular approach to inherited kidney disorders. Kidney Int 44:1205-1216, 1993.

12. Spear GS. Alport's syndrome: a consideration of pathogenesis. Clin Nephrol 1:336-337, 1973.

13. Barker DF, Hostikka SL, Zhou J, Chow LT, Oliphant AR, Gerken SC, et al. Identification of mutations in the COL4A5 collagen gene in Alport syndrome. Science 248:1224-1227, 1990.

14. Bekheirnia MR, Reed B, Gregory MC, McFann K, Shamshirsaz AA, Masoumi A, Schrier RW. Genotype-phenotype correlation in X-linked Alport syndrome. J Am Soc Nephrol 21(5):876-883, 2010.

15. Tazon Vega B, Badenas C, Ars E, Lens X, Mila M, Darnell A, Torra R. Autosomal recessive Alport's syndrome and benign familial hematuria are collagen type IV diseases. Am J Kidney Dis 42(5):952-959, 2003.

16. van de Heuvel LPW, Schroder CH, Savage COS, Menzel D, Assmann KJM, Monnes LAH. The development of anti-glomerular basement membrane nephritis in two children with Alport syndrome after renal transplantation. Characterization of the antibody target. Pediatr Nephrol 3:406-413, 1989.

17. Savige J, Rana K, Tonna S, Buzza M, Dagher H, Wang YY. Thin basement membrane nephropathy. Kidney Int. 64(4):1169-1178, 2003.

18. Tiebsch ATMG, Wolters J, Frederik PFM, van der Weil TWM, Zeppenfeldt E, Van Breda Vriesman PJC. Epidemiology of idiopathic glomerular disease: a prospective study. Kidney Int 32:112-116, 1987.

19. Wang YY, Rana K, Tonna S, Lin T, Sin L, Savige J. COL4A3 mutations and their clinical consequences in thin basement membrane nephropathy (TBMN). Kidney Int. 65(3):786-790, 2004.

20. D'Agati V. Pathobiology of focal segmental glomerulosclerosis: new developments. Curr Opin Nephrol Hypertens 21(3), 243-250, 2012.

21. Machuca E, Benoit G, Antignac C. Genetics of nephrotic syndrome: connecting molecular genetics to podocyte physiology. Hum Mol Genet. 15;18(R2):R185-R194, 2009.

22. Chiang CK, Inag R. Glomerular diseases: genetic causes and future therapeutics. Nature Rev Nephrol 6:539-554, 2010.

23. Büscher AK, Weber S. Educational paper: the podocytopathies. Eur J Pediatr 2012 Jan 13.

24. Mannikko M, Kestila M, Holmberg R, Norio R, Ryynanen M, Olsen A, Peltonen L, Truggvason K. Fine mapping and haplotype analysis of the locus for congenital nephrotic syndrome on chromossome 19q13.1. Am J Hum Genet 57:1377-1383, 1995.

25. Mannikko M, Kestila M, Lenkkeri U, Alakurtti H, Holmberg C, Leiste J, et al. Improved pre natal diagnosis of the congenital nephrotic syndrome of the Finnish type based on DNA analysis. Kidney Int 51:868-872, 1997.

26. Beltcheva O, Martin P, Lenkkeri U, Tryggvason K. Mutation spectrum in the nephrin gene (NPHS1) in congenital nephrotic syndrome. Hum Mutat. 17(5):368-373, 2001.

27. Papez KE, Smoyer WE. Recent advances in congenital nephrotic syndrome. Curr Opin Pediatr 16(2):165-170, 2004.

28. Chugh SS, Kaw B, Kanwar YS. Molecular structure-function relationship in the slit diaphragm. Semin Nephrol 23(6):544-555, 2003.

29. Caridi G, Bertelli R, Di Duca M, Dagnino M, Emma F, Onetti Muda A, et al. Broadening the spectrum of diseases related to podocin mutations. J Am Soc Nephrol 14(5):1278-1286, 2003

30. Boyer O, Benoit G, Gribouval O, Nevo F, Pawtowski A, Bilge I, et al. Mutational analysis of the PLCE1 gene in steroid resistant nephrotic syndrome. J Med Genet 47:445-452, 2010.

31. Yang Y, Jeanpierre C, Dressler GR, Lacoste M, Niaudet P, Gubler MC. WT1 and PAX2 podocyte expression in Denys Drash syndrome and isolated diffuse mesangial sclerosis. Am J Pathol 154(1): 181-192, 1999.

32. Baird PN, Santos A, Groves N, Jadresic L, Cowell JK. Constitutional mutations in the WT1 gene in patients with Denys-Drash syndrome. Hum Mol Genet 1(5):301-305, 1992.

33. Pollak MR. The genetic basis of FSGS and steroid-resistant nephrosis. Semin Nephrol 23(2):141-146, 2003.

34. Weins A. et al. Disease-associated mutant alpha--actinin-4 reveals a mechanism for regulating its F-actin-binding affinity. Proc. Natl Acad Sci U S A 104:16080-16085, 2007.

35. Spassova MA, Hewavitharana T, Xu W, Soboloff J, Gill DL. A common mechanism underlies stretch activation and receptor activation of TRPC6 channels. Proc Natl Acad Sci U.S.A 103:16586-16591, 2006.

36. Gigante, M. et al. CD2AP mutations are associated with sporadic nephrotic syndrome and focal segmental glomerulosclerosis (FSGS). Nephrol Dial Transplant 24:1858-1864, 2009.

37. Sweeney E, Fryer A, Mountford R, Green A, McIntosh I. Nail patella syndrome: a review of the phenotype aided by developmental biology. J Med Genet 40(3):153-162, 2003.

38. Ruf RG, Lichtenberger A, Karle SM, Haas JP, Anacleto FE, Schultheiss M, et al. Arbeitsgemeinschaft Für Pädiatrische Nephrologie Study Group. Patients with mutations in NPHS2 (podocin) do not respond to standard steroid treatment of nephrotic syndrome. J Am Soc Nephrol 15(3):722-322, 2004.

39. Faul C, Donnelly M, Merscher-Gomez S, Chang YH, Franz S, Delfgaauw J, et al. The actin cytoskeleton of kidney podocytes is a direct target of the antiproteinuric effect of cyclosporine A. Nat Med14(9):931-938, 2008.

40. Büscher AK, Kranz B, Büscher R, Hildebrandt F, Dworniczak B, Pennekamp P, et al. Immunosuppression and renal outcome in congenital and pediatric steroid-resistant nephrotic syndrome. Clin J Am Soc Nephrol 5(11):2075-2084, 2010.

41. Siamopoulos KC. Fabry disease: kidney involvement and enzyme replacement therapy. Kidney Int 65(2):744-753, 2004.

42. Alfadhel M, Sirrs S. Enzyme replacement therapy for Fabry disease: some answers but more questions. Ther Clin Risk Manag 7:69-82, 2011.

27

SÍNDROME HEMOLÍTICO-URÊMICA

Yvoty Alves dos Santos Sens
Dino Martini Filho
Pedro Jabur

A síndrome hemolítico-urêmica (SHU) caracteriza-se pela ocorrência simultânea de anemia hemolítica, trombocitopenia e insuficiência renal aguda. É doença heterogênea, com etiologia multifatorial, que acomete mais frequentemente as crianças e raramente os adultos. Há considerável superposição entre o quadro clínico e morfológico da SHU e da púrpura trombótica trombocitopênica (PTT), que podem representar características clínicas variáveis de uma mesma doença. Na SHU ocorre envolvimento renal predominante, enquanto na PTT os sintomas neurológicos e dermatológicos predominam, sendo mais frequente em adultos. A microangiopatia trombótica é a lesão anatômica característica desta síndrome clínica, levando à trombocitopenia por agregação plaquetária na microcirculação de vários órgãos e anemia hemolítica pela ruptura eritrocitária na microcirculação lesada.

Esta síndrome foi descrita inicialmente em 1925, e posteriormente Gasser et al., em 1955, a diferenciaram da PTT, definiram as principais manifestações clínicas (anemia hemolítica, trombocitopenia e insuficiência renal aguda) e observaram a ocorrência de uma forma familial recorrente e outra associada a prognóstico mais favorável[1]. Em 1967, Habib et al. descreveram a lesão histopatológica renal da microangiopatia trombótica[2]. Kaplan et al. definiram o conceito da síndrome, suas diferentes etiopatogenias, deram ênfase às diferentes entidades clínicas que podem estar presentes nesta síndrome, incluindo a forma familial e sua transmissão genética[3]. No Brasil, Penna et al. em 1967, descreveram pela primeira vez um caso clínico da SHU[4].

Desde a descrição de Gasser et al., vários estudos têm estabelecido o caráter multissistêmico da microangiopatia trombótica[1]. Observa-se na literatura um aumento crescente do número de casos descritos, o que pode corresponder ao aumento da incidência ou à realização de mais diagnósticos pelo melhor conhecimento da doença.

> **PONTO DE DESTAQUE**
> A SHU caracteriza-se pela ocorrência simultânea de anemia hemolítica, trombocitopenia e insuficiência renal aguda.

EPIDEMIOLOGIA

A incidência de SHU é estimada em 2,1 casos por 100.000 pessoas/ano, com maior incidência em crianças menores de 5 anos, e menor em adultos de 50 a 59 anos[5]. Ambos os sexos são igualmente afetados e a raça branca é a mais acometida. No Estado de São Paulo, no período de 1998 a 2011, foram notificados 93 casos, com letalidade de 37,6%, a maioria em crianças menores de 5 anos[6].

A **forma típica** ou forma clássica da SHU ocorre principalmente em lactentes e pré-escolares, frequentemente em epidemias no verão e outono, com pródromo de diarreia **(D+)**, algumas vezes com sangue, geralmente associada com infecção intestinal por bactérias (*Escherichia coli, Shigella dysenteriae* e *Streptococcus pneumoniae*) produtoras de toxina chamada *Shiga-like* ou verotoxina. Já a forma **atípica** ou esporádica geralmente não é precedida de diarreia **(D-)**, ocorre em casos isolados (5-10%), geralmente em adultos e tem pior prognóstico. Neste caso, está associada a diversas condições como medicamentos, gravidez, infecções virais, doenças sistêmicas, transplante de órgãos, e em alguns casos têm história familial por alterações genéticas na regulação da via alternativa do complemento.

PATOGÊNESE

A lesão endotelial é o fator primordial na SHU, levando à liberação de substâncias pró-agregantes, particularmente os multímeros de alto peso molecular do fator de von Willebrand, sendo fundamental na sequência de eventos que levam à agregação e à adesão plaquetária nas superfícies vasculares danificadas. Não está claro como a lesão endotelial ocorre ou se o envolvimento das plaquetas é primário ou secundário. *In vitro*, são tóxicos para o endotélio: endo e esotoxinas bacterianas, anticorpos, imunocomplexos e certas drogas. Até 90% das crianças com SHU associada à diarreia têm evidência de infecção por *E. coli*, e o sorotipo O157:H7 foi reconhecido em 70% destes pacientes. A *E. coli* produtora de verotoxina pode produzir dois tipos de toxinas: verotoxina-1 e verotoxina-2, que são conhecidas como toxinas *Shiga-like* pela semelhança com a toxina da *Shigella dysenteriae* tipo 1. As verotoxinas são formadas por duas subunidades: "A" com efeitos tóxicos e "B" que se liga a receptores glicolipídicos específicos (Gb3) na superfície da célula. A subunidade "A" liga-se a receptores na parede celular, penetra na célula por endocitose, é dissociada e então transferida do aparelho de Golgi para o retículo endotelial, onde é clivada em subunidades A1 e A2. O efeito tóxico é mediado pela subunidade A1 que inibe a síntese de proteínas. A *E. coli* liga-se ao receptor específico na mucosa do cólon, multiplica-se e causa morte celular com consequente diarreia. Cepas capazes de produzir verotoxina lesam a vasculatura da mucosa, causando colite hemorrágica. A toxina, alcançando a circulação sistêmica, causa lesão microvascular em órgãos-alvo, levando ao quadro clínico da SHU[5,7]. A figura 27.1 resume a patogenia da SHU (D+). Lipopolissacárides bacterianos podem atuar sinergicamente com verotoxinas para iniciar a reação inflamatória em órgãos-alvo pela indução da produção local de mediadores

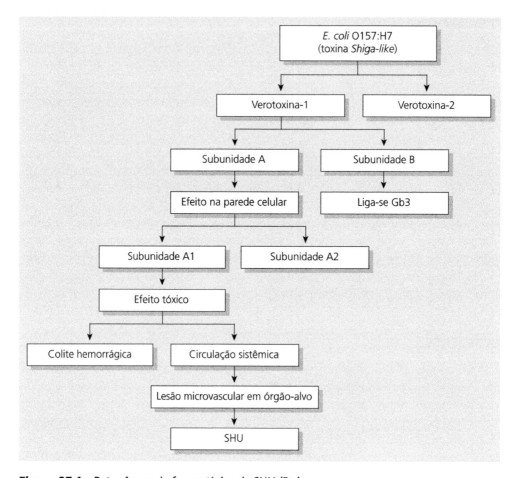

Figura 27.1 – Patogênese da forma típica da SHU (D+)

inflamatórios, como o fator de necrose tumoral alfa (TNF-α) ou as interleucinas[8]. O aumento da produção de TNF-α pode ser importante na patogênese da lesão vascular, favorecendo a adesão de neutrófilos com liberação de mediadores citotóxicos para a parede do vaso, inclusive nos rins, o que explicaria em parte o envolvimento renal na SHU por infecção pela *E. coli* produtora de verotoxina. A verotoxina liga-se no rim proporcionalmente à quantidade de receptores presentes, e as células mesangiais humanas expressam grande número de receptores sob condições basais[9,10].

Na fase aguda da SHU D+, níveis plasmáticos de endotelina estão muito aumentados e o plasma destes pacientes estimula a síntese de endotelina em culturas de células da microvasculatura de rato.

PONTO DE DESTAQUE
A lesão do endotélio vascular é o fator primordial na SHU.

A lesão do endotélio vascular libera para a circulação grandes multímeros do fator von Willebrand (vWF) que são estocados nos corpos de Wibel-Pallade das células endoteliais. A diminuição da clivagem dos grandes multimeros do fator de von Willebrand será também o resultado da deficiência da protease ADAMTS13 (*A Disintegrin And Metalloprotease with ThromboSpondin type 1 motif, member 13*) levando ao acúmulo desses multímeros no plasma e aumento da agregação plaquetária, com formação de trombos na microvasculatura caracterizando a microangiopatia trombótica. A deficiência de ADAMTS13, que apresenta componente genético, é mais acentuada na PTT, podendo diferenciá-la da SHU[11,12]. Em pacientes com PTT crônica recorrente, estes multímeros são cronicamente liberados na circulação e desaparecem durante a fase aguda da doença. Especula-se se a fragmentação anormal do vWF na fase aguda da doença seja consequência do aumento da *shear stress* gerado pelo fluxo sanguíneo na microcirculação lesada, e este fenômeno poderia ativar as plaquetas e causar a trombose microvascular. O aumento da *shear stress* também contribuiria para a liberação de grandes multímeros das células endoteliais e o da proteólise do vWF na microvasculatura lesada[13]. Além disso, o aumento da *shear stress* gerada pelo fluxo sanguíneo sobre os sensores mecânicos no endotélio aumenta a liberação de óxido nítrico (NO) das células endoteliais, estimulando a secreção de TNF-α e interleucina-1, com posterior ativação de leucócitos. O NO pode interagir com radicais O_2^-, derivado dos neutrófilos ativados, para formar outros radicais citotóxicos, favorecendo a reação inflamatória e a lesão morfológica[7,14]. As citocinas têm várias ações sobre o endotélio, sendo que os dois principais efeitos pró-inflamatórios são a promoção de trombose e o aumento da adesão de leucócitos[10]. Além disso, a bioviabilidade reduzida da prostaglandina I2 (PGI2) e do inibidor do fator tecidual plasmático, uma proteína anticoagulante endógena, e alternativamente concentrações aumentadas do inibidor tecidual do ativador do plasminogênio (PAI-1) podem contribuir para manter o processo microangiopático, pela redução da tromborresistência endotelial, estabilizando o trombo microvascular[15].

As células endoteliais lesadas também podem favorecer a agregação plaquetária pela liberação do fator ativador das plaquetas (PAF) e de outros ativadores plaquetários específicos.

Numerosos estudos na última década demonstram que na patogênese da **SHU atípica (D-)** está implicado um componente genético que se associa com frequência com mutações e polimorfismos de genes que codificam as proteínas do sistema complemento. As mutações do fator H (glicoproteína sérica que regula a homeostase do sistema complemento, controlando a ativação de C3) causariam sua deficiência e consequentemente diminuição da proteção das superfícies celulares devido à ativação do complemento. Além das mutações do fator H, estão associadas à SHU atípica mutações de outros genes reguladores do complemento como MCP (*membrane cofactor protein*) ou CD46, fator I, fator B ou C3. Mutações nos genes do fator H, MCP e do fator 1 do complemento são aquelas com perda de função, enquanto mutações do fator B ativador do complemento ou de C3 são aquelas com ganho de função. Desse modo, a alteração da via alternativa do complemento seria consequente à diminuição de atividade das proteínas reguladoras, ou aumento anormal dos ativadores das C3 convertases. A combinação de ambos, um sistema do complemento ativado no plasma e um defeito na proteção da superfície celular, resultam em lesão e destruição celulares[16]. Este conceito de lesão causada pelo sistema complemento justifica a utilização de inibidores do complemento no tratamento da SHU atípica.

Em portadores de mutações de alguns dos genes do complemento, a penetrância da doença está em torno de 50%. Em famílias em que se identificaram mutações desses genes, somente alguns desenvolvem a enfermidade e com apresentação clínica variável em gravidade, o que sugere que existem fatores adicionais que modulam o desenvolvimento e a evolução da doença. Fatores ambientais que ativam o complemento provavelmente modulam a predisposição genética, como infecções, drogas imunossupressoras, contraceptivos orais, gravidez, entre outros. Observou-se também que 7 a 10% de pacientes com SHU atípica têm mutação em mais de um gene do complemento[17]. O quadro 27.1 mostra a frequência de mutações dos genes da via alternada do complemento na SHU (D-) atípica.

PONTO DE DESTAQUE

Na SHU atípica (D-) em torno de 50% dos pacientes apresentam uma ou mais mutações em genes do complemento ou anticorpos anti-fator H.

Há um grupo de pacientes com SHU atípica que não apresentam mutações no fator H ou de outros genes do complemento, mas apresentam autoanticorpos antifator H com consequências semelhantes[18]. O título de anticorpos pode diminuir espontaneamente no decorrer do tempo, os quais seriam detectados somente no início ou na recorrência da doença[19].

Recentemente foi descrita associação da SHU atípica com mutação da proteína anticoagulante trombomodulina, que também altera a regulação do complemento nas superfícies celulares[20].

Quadro 27.1 – Incidência de mutações nas proteínas da via alternativa do complemento em pacientes com SHU (D-) atípica.

Gene	Frequência (%)	Característica funcional
Fator H	10-30	Perda de função
MCP	10-15	Perda de função
Fator I	5-10	Perda de função
Fator B	0-3	Ganho de função
C3	Indisponível	Ganho de função

Adaptado de Hirt-Minkowski et al.[57].

A deficiência de vitamina E pode estar envolvida na patogênese da SHU, porque em animais de experimentação, nesta condição, observam-se lesão endotelial e maior suscetibilidade à coagulopatia microtrombótica. Ratas prenhes alimentadas com dieta deficiente de vitamina E desenvolvem eclâmpsia. Valores reduzidos de vitamina E têm sido descrito na SHU e em recém-nascidos com síndrome semelhante à SHU[10].

A explicação clássica para a anemia hemolítica angiopática é de que as hemácias sofrem lise mecânica quando passam através da microcirculação parcialmente ocluída. A fragmentação das hemácias é também causada, em parte, pela liberação de radicais livres dos leucócitos ativados, que causa não somente hemólise, mas também torna as hemácias mais suscetíveis a lesão mecânica por danificar a membrana celular e contribuir para sua deformidade. A liberação aguda intravascular das proteínas heme contribuiria para a doença da SHU, toxicidade que é exacerbada pela verotoxina[10].

A plaquetopenia é causada pelo aumento do consumo e destruição das plaquetas. Há ativação intravascular das plaquetas que pode persistir por semanas após o número de plaquetas ter retornado ao normal. As plaquetas circulam desgranuladas e a sobrevida está diminuída.

Estudos *in vitro* em células tubulares proximais humanas sugerem que a insuficiência renal oligoanúrica pode não ser resultado somente de lesão vascular ou glomerular, mas por lesão tubular proximal diretamente induzida pelos efeitos tóxicos da toxina Shiga-1 ou verotoxina-1[21].

Há diversas propostas para a classificação da SHU. Recentemente, foi publicada uma classificação baseada nos conhecimentos atuais das causas conhecidas e possíveis causas associadas, considerando fatores desencadeantes ambientais e/ou fatores de risco hereditários[22]. O quadro 27.2 mostra, de forma resumida, a classificação das principais entidades associadas à SHU. Independentemente da causa, a SHU resulta em extensa lesão endotelial da microvasculatura renal.

MANIFESTAÇÕES CLÍNICAS

O quadro típico da SHU é de anemia hemolítica, trombocitopenia e insuficiência renal aguda com oligúria em 60% dos casos[7], e deve ser sempre considerada em pacientes com anemia de início agudo e trombocitopenia. A SHU típica ou D+ ocorre frequentemente 2 a 14 dias após os sintomas prodrômicos gastrintestinais: vômitos, dor abdominal, febre e diarreia, que é hemorrágica em 72% dos casos. A presença de colite hemorrágica é um sinal de prognóstico favorável porque sugere SHU D+, mas pacientes com diarreia prolongada têm pior evolução do que aqueles com menor período de diarreia. Pode ocorrer necrose intestinal ou prolapso retal. Três por cento de 468 pacientes com SHU D+ apresentaram infartos do cólon e destes 40% morreram[23]. Perfuração do cólon pode ocorrer com incidência de 1 a 2%, geralmente no final da segunda semana da doença, sendo difícil diferenciar dos sintomas abdominais associados à colite da SHU. Sintomas clínicos adicionais resultam de trombose microvascular no cérebro, pulmões, pâncreas, musculatura

Quadro 27.2 – Classificação da SHU.

Etiologia
1. **Infecções**
    a) Bactérias produtoras de toxina *Shiga-like*; entero-hemorrágica *E. coli*, *Shigella dysenteriae* tipo 1, *Citrobacter*
    b) *S. pneumoniae* – neuraminidase e exposição ao antígeno T
    c) Outras infecções
2. **Alterações da regulação do complemento**
    a) Genéticas
    b) Adquiridas, como anticorpo antifator H
3. **Proteinase de von Willebrand, deficiência de ADAMTS13**
    a) Alteração genética de ADAMTS13
    b) Deficiência adquirida da proteinase de von Willebrand
4. **Defeito no metabolismo da cobalamina**
5. **Induzida por droga**

Associações clínicas
1. Vírus da imunodeficiência humana
2. Neoplasias, quimioterapia, radioterapia
3. Inibidores da calcineurina e transplante de órgãos
4. Gravidez, síndrome HELLP, contraceptivos orais
5. LES e síndrome do anticorpo antifosfolipídeo
6. Glomerulopatias
7. Familial (não incluída em etiologia conhecida)
8. Outras, não classificadas

Adaptado de Besbas et al.[22].

esquelética e cardíaca. Os sintomas neurológicos incluem sonolência, confusão mental, convulsões ou coma em um terço dos pacientes. Complicações cardiovasculares e pulmonares incluem a síndrome da angústia respiratória em adultos e a insuficiência cardíaca congestiva. Miocardiopatia pode ocorrer em 43% dos casos. Até 3% de crianças com SHU desenvolvem microangiopatia no pâncreas e *diabetes mellitus*[24]. Complicações raras são a rabdomiólise, as úlceras necróticas da pele e a parotidite bilateral. Na fase aguda da doença, a mortalidade é de 5 a 10%, devido a complicações extrarrenais.

É essencial para o diagnóstico a presença de anemia hemolítica microangiopática: o esfregaço de sangue periférico revela aumento do número de esquizócitos, a contagem de reticulócitos está aumentada e há elevação da desidrogenase láctica e valores baixos de haptoglobina. O teste de Coombs é negativo, indicando que a anemia não é mediada imunologicamente. Leucocitose moderada pode acompanhar a anemia hemolítica. Valores baixos de hemoglobina e leucocitose à admissão parecem indicar evolução desfavorável. São normais os tempos de protrombina e de tromboplastina parcial, o fibrinogênio e fatores da coagulação, o que diferencia a SHU da coagulação intravascular disseminada. Entretanto, pode ser observada leve fibrinólise com discreta elevação dos produtos de degradação da fibrina. Há aumento da concentração plasmática do inibidor tecidual do ativador do plasminogênio 1 (PAI-1), e os valores são mais elevados nos pacientes com má evolução. Trombocitopenia está presente, geralmente, abaixo de 60.000/mm^3. Os achados urinários mais comuns são hematúria microscópica e proteinúria discreta, mas pode ocorrer hematúria macroscópica.

Nas formas típicas D+, a *E. coli* produtora de verotoxina ou a verotoxina livre pode ser encontrada nas fezes no início da diarreia, e mais tarde podem ser detectado na circulação aumento do título de antiverotoxina ou antipolissacárides da *E. coli*.

A SHU atípica (D-) pode ser precedida por infecção do trato respiratório superior, e nos adultos em 50% dos casos está associada a outras condições predisponentes. A apresentação clínica da SHU também está relacionada ao paciente que apresentar ou não mutações nos genes do complemento. Tem sido proposto que nas formas atípicas (D-) deveria ser realizado o diagnóstico genético, tendo em vista que mutações no gene do fator H se associam, em geral, com apresentação mais agressiva, enquanto pacientes com mutações do gene do MCP têm melhor evolução[19].

A gravidade e a duração da insuficiência renal são os fatores prognósticos mais importantes da evolução a longo prazo, sendo que somente 60% dos pacientes que necessitam de diálise por mais de 8 dias têm função renal normal após 10 anos, e aqueles que necessitam diálise por mais de 28 dias nunca recuperam a função renal[8]. O comprometimento do sistema nervoso central está associado à maior mortalidade na fase aguda.

A evolução algumas vezes, é crônica, com recorrências. Até 50% dos casos progridem para doença renal crônica terminal ou apresentam lesão cerebral irreversível.

A figura 27.2 apresenta algoritmo para diagnóstico diferencial das diversas formas da SHU.

SHU ASSOCIADA A INFECÇÕES

A incidência da doença ocorre em paralelo com a flutuação sazonal de infecção por *E. coli* O157:H7, produtora de verotoxina. Na América do Norte, a *Escherichia coli* sorotipo O157:H7 é o germe mais frequente, porém, na Argentina, onde é relatada a maior prevalência mundial, foi identificada somente em 2% das crianças com SHU D+, sugerindo que outros patógenos produtores de verotoxina são importantes como causa dessa doença[25]. O mais importante modo de transmissão da doença parece ser através de alimentos contaminados, como carne malcozida, leite não pasteurizado, verduras e suco de frutas. O gado parece ser um reservatório importante da *E. coli* O157:H7, sendo frequentemente isolada no leite e nas fezes. A transmissão também pode ocorrer de pessoa a pessoa em casos esporádicos ou em epidemias. A carga necessária é baixa, menor que 100 unidades formadoras de colônia, o que pode explicar a transmissão de pessoa a pessoa. Sugere-se que o contato estreito com um indivíduo com diarreia é o fator de risco mais importante para desenvolver SHU na criança do que a exposição direta à carne malcozida. O período de incubação para o início da diarreia é de 1 a 8 dias. A *E. coli* O157 é rapidamente

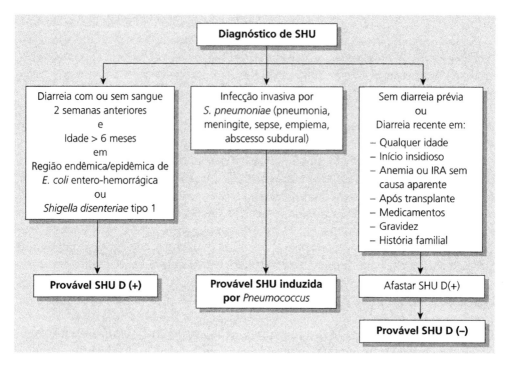

Figura 27.2 –. Algoritmo para o diagnóstico diferencial das formas da SHU D (+) e D(-). Adaptado de Hirt-Minkowski et al.[57].

depurada das fezes, mas crianças podem continuar a excretar a bactéria por mais de três semanas. Portadores crônicos assintomáticos têm sido observados em 13% dos pacientes. O espectro clínico da infecção pela *E. coli* O157 inclui formas leves de diarreia, colite hemorrágica e a SHU D+ que se inicia, em geral, após 5 a 7 dias após o início da diarreia. Alguns pacientes podem não apresentar diarreia. Estima-se que, após exposição à *E. coli* O157:H7, de 38% a 61% das pessoas desenvolvem colite hemorrágica e 2% a 7% destes evoluem para SHU[8].

Epidemias de SHU podem ser causadas por subtipos da *E. coli* O157:H7 que não são detectados por métodos tradicionais ou pela *Shigella dysenteriae* tipo1[26]. A SHU também pode seguir-se a infecção urinária produzida pela *E. coli* O103:H2. Em 2008, ocorreu epidemia causada por *E. coli* O111 em Oklahoma nos Estados Unidos, e SHU desenvolveu-se em 16,7% de 156 indivíduos infectados, especialmente em adultos, sendo que mais da metade necessitou de diálise[27].

Há relatos de SHU causada por *Salmonella typhi, Campylobacter jejuni, Yersinia pseudotuberculosis, Pseudomonas*, bacteroides e vírus (*Portillo*, Coxsackie, Epstein-Barr, *Influenzae*, entre outros), e especialmente em adultos também associada ao vírus da imunodeficiência adquirida.

Em 2011, ocorreu na Alemanha um grande surto de diarreia sanguinolenta em casos que evoluíram para SHU, identificados também em outros países da Europa,

Estados Unidos e Canadá, relacionados à bactéria *E. coli* O104:H4 e ao consumo de brotos de alfafa orgânicos. A ocorrência da SHU foi maior no sexo feminino, com idade superior a 20 anos, e com aparecimento de sintomas neurológicos graves em 50%, entre 3 e 10 dias, quando os pacientes estavam melhorando. A *E. coli* O104:H4 é uma bactéria incomum do grupo das entero-hemorrágicas, com as características das enteroagregativas. Estudo do genoma da cepa que causou a epidemia a caracterizou como uma mutação genética altamente virulenta e resistente a antibióticos[28].

A forma **atípica**, esporádica ou **D-**, não apresenta variação sazonal e ocorre em qualquer idade. Diferencia-se da forma clássica ou D+ pelas características epidemiológicas e pelo prognóstico desfavorável. Evolui frequentemente com sequelas renais como proteinúria, hipertensão arterial grave, doença renal crônica e maior mortalidade. Os fatores predisponentes incluem gravidez, medicamentos, doenças sistêmicas, incluindo o lúpus eritematoso sistêmico (LES), hipertensão arterial maligna, esclerodermia, infecções virais, transplantes de órgãos sólidos ou de medula óssea, neoplasias e seu tratamento com antiblásticos, e associada à herança genética.

SHU ASSOCIADA À GRAVIDEZ

As formas associadas à gestação geralmente ocorrem no terceiro trimestre da gravidez, como complicação da pré-eclâmpsia, geralmente com bom prognóstico; muitos casos se recuperam completamente após o parto. No período pós-parto apresenta insuficiência renal aguda com hipertensão grave e pior prognóstico[8].

SHU E LÚPUS ERITEMATOSO SISTÊMICO

A ocorrência de microangiopatia trombótica no LES tem sido considerada rara, mas nestes últimos tempos maior número de casos tem sido relatado, e estudos de necropsia mostram maior ocorrência da associação não diagnosticada pela similaridade dos sintomas. Os anticorpos antifosfolipídeos e o anticoagulante lúpico têm sido encontrados frequentemente nestes casos. Assim, a SHU deve ser considerada em pacientes com LES que apresentam sintomas neurológicos ou insuficiência renal, e seu reconhecimento precoce e terapêutica com infusão de plasma ou plasmaférese podem melhorar o prognóstico[29].

SHU ASSOCIADA A NEOPLASIAS E DROGAS

Embora a SHU possa ser associada com adenocarcinoma mucinoso do trato gastrintestinal, pâncreas ou próstata, tem sido relatada mais comumente como complicação da quimioterapia, em especial com a mitomicina C, quando a dose total é superior 30 a 50mg/m², com de bleomicina e cisplatina combinadas, ou com o uso de radiação e altas doses de quimioterapia antes do transplante de medula[30]. Uma síndrome semelhante à SHU também pode ser induzida por contraceptivos orais contendo estrógenos[31]. A primaquina, associada à deficiência de glicose-6-fosfato desidrogenase, pode levar à SHU. A quinina tem sido associada a episódios recorrentes de SHU e às vezes pelas bebidas que contêm quinino[32]. A ticlopidina utilizada como antiagregante plaquetário também tem sido implicada. E a SHU foi descrita associada à administração de alfa-interferon no tratamento da leucemia mielocítica crônica[33].

SHU E TRANSPLANTE RENAL

No transplantado renal, como a doença primária é rara, exceto pela possível toxicidade da ciclosporina A ou tacrolimus, é mais frequente a recorrência em pacientes com SHU familial e crônica recorrente[8]. A análise do risco de recorrência da SHU no transplante renal apresenta alguma dificuldade porque a microangiopatia trombótica pode: 1º apresentar o quadro anatomopatológico semelhante ao da rejeição vascular aguda; 2º ser diagnosticada em transplantados recebendo ciclosporina; e 3º a recorrência após o transplante renal tem sido relatada em crianças e adultos com recorrência prévia ou nas formas familiais.

A SHU primária pode levar à perda do enxerto em 10 a 50% dos casos. Em 436 receptores de transplante renal, a SHU foi encontrada em 5%, com prevalência semelhante em receptores de rim de doador falecido ou vivo. O prognóstico foi pobre quando ocorreu precocemente após o transplante em receptores de rim de doador cadáver, com 55% de perda do enxerto, sendo mais favorável naqueles em que a SHU ocorreu tardiamente ou naqueles com doador vivo, independente do tempo da ocorrência[34]. Em estudo multicêntrico em adultos com SHU como doença primária, observou-se 33% de recorrência após o transplante renal e outros 16% mostraram evidência patológica de possível recorrência da SHU, sem manifestações clínicas. A sobrevida do enxerto em um ano foi de 42% e em dois anos de somente 35%[35].

Ducloux et al.[36] em estudo de metanálise encontraram, em 157 transplantes renais, 27,8% de recorrência em média após 51 dias. Identificaram como fatores de risco para recorrência: idade mais avançada, menor intervalo de tempo entre a SHU e o desenvolvimento da doença renal crônica, menor intervalo de tempo entre a SHU e o transplante, doador vivo relacionado e uso de ciclosporina ou tacrolimus. A sobrevida do enxerto em um ano foi 76,6% nos pacientes sem recorrência e 33,3% naqueles em que houve recorrência. Em outro estudo que analisou o risco de recorrência em pacientes com formas típicas ou atípicas de SHU, a recorrência foi quase exclusivamente restrita às formas atípicas, e não foi mais frequente naqueles que receberam ciclosporina ou preparações antilinfócitos[37].

Crianças com a forma típica ou epidêmica que recebem transplante renal têm baixo risco de recorrência, e a evolução a longo prazo não é diferente de transplantados por outras causas.

A implicação da ciclosporina A na SHU pós-transplante também é controversa, embora tenha numerosos efeitos que podem promover trombose: efeito citotóxico direto sobre a célula endotelial, aumentos da agregação plaquetária, da liberação de tromboxano A_2; da geração de tromboplastina e da atividade do fator VII e decréscimo da produção de prostaciclina e trombomodulina[38]. Tacrolimus e OKT3, usados como imunossupressores, também estão implicados na patogenia da SHU. Scantlebury et al. compararam a evolução de 11 pacientes com SHU como doença primária e que foram submetidos a transplante renal e tratados com ciclosporina ou tacrolimus, e encontraram perda do enxerto por recorrência da doença em 40% sob terapêutica com ciclosporina e 25% com tacrolimus. Neste grupo de pacientes, a sobrevida do enxerto em um ano foi de 70%[39]. Independente do imunossupressor usado, a forma familial parece ter pior evolução e maior risco de recorrência do que a forma adquirida.

SHU FAMILIAL

A prevalência da forma familial entre os pacientes de SHU na Argentina é de 3%, e na Europa, 10%[40]. Kaplan et al., baseados no estudo de 83 irmãos em 41 famílias, diferenciaram as formas familiais em dois grupos[3]. No primeiro grupo, entre irmãos, os casos foram esporádicos, com intervalo entre o início da doença de dias a semanas e bom prognóstico. Estas seriam formas provavelmente adquiridas. No segundo grupo de irmãos, o intervalo foi maior que um ano, com recorrências frequentes, mau prognóstico e mortalidade de 68%. Esta forma os autores consideraram que seria herdada com padrão autossômico recessivo ou dominante. Alguns pacientes com a forma atípica podem ter a forma autossômica recessiva, mesmo sem outros familiares acometidos, e haveria a recorrência após o transplante renal[40]. Há um subgrupo de crianças com uma ou mais recorrências, frequentemente gêmeos, que apresentam alta mortalidade e grande probabilidade de recorrer em rins transplantados. Nas formas hereditárias a hipocomplementemia é comum ou pode caracterizar a recorrência no transplante[41].

A maioria das famílias relatadas na literatura apresenta herança autossômica recessiva acometendo crianças ou adultos, evoluindo de forma gradual com recorrências frequentes, levando à doença renal crônica terminal e ao óbito em 65% dos casos. A forma autossômica dominante é mais rara, acometendo principalmente adultos, e identificada pela presença de hipocomplementemia e do haplótipo HLA-A3, B7. O acometimento renal pode ser desencadeado pela gravidez, e a mortalidade é de 90%[42].

Recentemente, os estudos genéticos de famílias com SHU atípica demonstraram anormalidade primária hereditária de hiperatividade da via alternativa do complemento determinada geneticamente por mutações de um ou mais genes, como descrito na patogênese.

PATOLOGIA

Na fase aguda da síndrome hemolítico-urêmica, os rins ao exame macroscópico mostram-se congestos e edemaciados, exibindo na superfície subcapsular petéquias ou mesmo sufusões hemorrágicas. Outras vezes, podem apresentar comprometimento cortical renal por necrose, identificada macroscopicamente na superfície de corte como áreas irregulares de tonalidade amarelada substituindo o parênquima. A extensão deste processo depende da gravidade da doença.

Na fase crônica, os rins são normais ou pouco diminuídos. As áreas que sofreram necrose apresentam fibrose intersticial com glomérulos esclerosados e muitas vezes focos de calcificação. Nos pacientes que desenvolveram doença renal crônica as alterações do parênquima não diferem em nada daquelas observadas em glomerulopatias cronificadas ou mesmo em atrofia renal por arteriolosclerose.

As lesões próprias da síndrome hemolítico-urêmica são microscópicas e estão sediadas nos vasos arteriais e glomérulos. Nos glomérulos, as lesões apresentam grande variabilidade. Assim, à microscopia óptica é frequente a visualização de glomérulos aparentemente normais ao lado de outros com importante comprometimento. As alterações glomerulares da SHU estão representadas por processos degenerativos acompanhados de edema das células endoteliais. Espessamento das paredes dos capilares glomerulares, com aspecto em "duplo contorno", mais microtrombos intra-luminares completam o quadro histológico. Secundariamente, encontramos intensa congestão vascular com retração do novelo capilar e consequente aumento do espaço de Bowman (Fig. 27.3).

A célula endotelial atingida pelo processo destaca-se da membrana basal. O espaço subendotelial que se forma é ocupado por fluido semelhante ao precipitado plasmático. Em meio a este material encontramos fibrina, fragmentos plaquetários, restos citoplasmáticos de células mesangiais e endoteliais e microfibrilas.

Apesar de a capacidade funcional da célula endotelial estar comprometida, a síntese da membrana basal não é interrompida. Este fato contribui para o surgimento do aspecto em "duplo contorno" nas paredes dos capilares glomerulares. Com o passar do tempo, os depósitos subendoteliais tornam-se densos. Fibrinogênio e seus subprodutos desaparecem e as estruturas voltam ao normal.

As alterações mesangiais são muito mais sérias e de pior consequência. Inicialmente, a matriz mesangial assume aspecto fibrilar com edema acentuado. Posteriormente, surgem degenerações celulares, depósito de fibrina, colapso parcial ou total das alças capilares e mesangiólise. A estrutura do novelo capilar é total ou parcialmente destruída e o glomérulo transforma-se, com o passar do tempo, em esférula fibrosa. O termo mesangiólise representa a dissolução total ou parcial das estruturas da matriz mesangial e suas células. Foi criado por Yajima em 1956 ao descrever as alterações renais secundárias à endocardite bacteriana subaguda.

Os trombos intraluminares, quando presentes, são formados por fibrina e plaquetas. Normalmente, localizam-se no hilo glomerular, estendendo-se para os demais capilares do novelo (Figs. 27.4 e 27.5). Obstruções totais são raras.

As lesões arteriais e arteriolares são similares às dos glomérulos. O endotélio destaca-se da membrana basal e o espaço é ocupado por plaquetas, fibrinogênio, proteínas plasmáticas e depósitos fibrinoides (Fig. 27.6). Acúmulos desta natureza podem ocorrer também nas túnicas média e íntima das paredes dos vasos. A túnica íntima fica espessada à custa de proliferação celular e acúmulo de material mucoide de aspecto hialino. Trombos de plaquetas e fibrina estão presentes. Microaneurismas podem-se formar, principalmente ao nível das arteríolas aferentes, que com a evolução da doença sofrem trombose com posterior organização do trombo.

SÍNDROME HEMOLÍTICO-URÊMICA

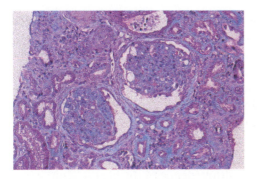

Figura 27.3 – Glomérulos com novelos capilares retraídos, matriz mesangial expandida. Congestão vascular e segmentos de paredes capilares espessadas. Coloração com tricrômico de Masson. Aumento de 450x.

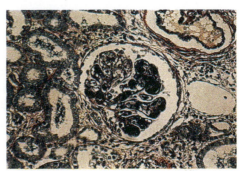

Figura 27.4 – Paredes de alças glomerulares substituídas por necrose fibrinoide. Trombos de fibrina obstruindo as luzes de algumas alças capilares. Coloração com hematoxilina fosfotúngsica. Aumento de 750x.

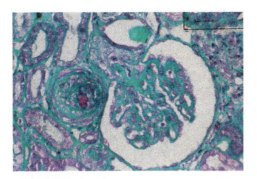

Figura 27.5 – Glomérulo com tufos capilares retraídos, de aspecto isquêmico, com aumento do espaço de Bowman. Arteríola do pedículo vascular glomerular de parede espaçada por proliferação das túnicas média e íntima. Focos de necrose fibrinoide e trombo de fibrina ocluindo a luz. Coloração com tricrômico de Masson. Aumento de 750x.

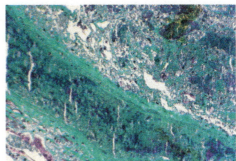

Figura 27.6 – Necrose do parênquima renal. Vaso de médio calibre em corte sagital com a luz totalmente ocluída por trombose recente. Coloração com tricrômico de Masson. Aumento 600x.

A intensidade das lesões tubulares e intersticiais é diretamente proporcional ao grau de isquemia. Nos comprometimentos leves encontramos sempre processos degenerativos tubulares. Nos mais graves, necrose tubular ou mesmo infartos anêmicos do parênquima podem ser encontrados. O interstício fica edemaciado, podendo encerrar faixas de fibrose acompanhada ou não de infiltrado inflamatório linfocitário e plasmocitário. Congestão vascular e focos hemorrágicos podem estar presentes, principalmente em torno de áreas de necrose cortical.

À microscopia eletrônica, o achado mais frequente constitui-se em espessamento das paredes dos capilares glomerulares devido a alargamento do espaço subendotelial, local no qual encontram abrigo, acúmulos de material elétron-denso, ora granular ora fibrilar. A lesão das células endoteliais é a mais precoce e caracteriza-se por edema citoplasmático com lise de organelas. As células assim alteradas destacam-se da membrana basal. Em determinadas áreas, plaquetas ou mesmo fragmentos destes elementos infiltram estes espaços interpondo-se, assim, entre o citoplasma do endotélio e a lâmina densa da membrana basal. O mesângio também é afetado, torna-se edematoso, fibrilar ou finamente granular. Mesangiólise e posterior desintegração das organelas levam à necrose do novelo capilar. As células epiteliais exibem fusão dos processos podais.

As técnicas de imunofluorescência identificam depósito de fibrinogênio e/ou fibrina ao longo das paredes dos capilares glomerulares em padrão granular ou serrilhado, por vezes associados à IgM e ao fator C3 do complemento. Positividade em região mesangial pode ocorrer raramente. Trombos intraluminares, quando observados, reagem à fibrina e/ou ao fibrinogênio.

Habib em 1958, analisando nove casos de crianças, considerou as alterações histopatológicas descritas acima próprias da SHU e propôs o termo *microangiopatia trombótica* para defini-lo[43]. Segundo a autora, o quadro anatomopatológico da microangiopatia trombótica pode ser de três tipos:

1. **Microangiopatia trombótica predominantemente glomerular** – as lesões concentram-se predominantemente nos glomérulos. O novelo capilar apresenta células endoteliais tumefeitas, descoladas da membrana basal, com luzes parcial ou totalmente obstruídas. O mesângio está expandido de disposição axial e hipertrófico. Microtrombos são raros. Os glomérulos não comprometidos têm tufos capilares retraídos com consequente aumento dos espaços de Bowman. As lesões arteriais são discretas e representadas por tumefação das células endoteliais.
2. **Microangiopatia trombótica predominantemente arteriolar** – caracteriza-se por comprometimento difuso e intenso, não somente das arteríolas, como também das artérias interlobulares e arciformes. Os vasos estão obstruídos ou por tumefação das células endoteliais ou por endoarterite fibrosa com ou sem trombose. As estruturas glomerulares estão conservadas.
3. **Necrose cortical** – a necrose do parênquima renal associada à SHU não tem especificidade. Pode ser difusa ou limitada a determinadas porções do tecido cortical. Nas áreas de necrose encontramos lesões arteriolares ou glomerulares próprias da microangiopatia trombótica. Em fase mais tardia, estes focos podem encerrar cristais de cálcio.

Apesar destas diferenças, sabe-se que a necrose cortical, a microangiopatia trombótica glomerular e a microangiopatia trombótica arterial representam variedades morfológicas de uma mesma doença onde a lesão primária da célula endotelial atinge eletivamente os glomérulos na microangiopatia trombótica glomerular, as arteríolas de médio calibre na microangiopatia trombótica arteriolar, culminando com necrose tecidual em focos nos casos de tromboses extensas[44-46].

TRATAMENTO

Devido aos diferentes aspectos de apresentação e o retardo no diagnóstico, com frequência os pacientes são vistos muito depois do início do processo. Isso é importante de se comentar quando se analisa a resposta à terapêutica. Assim, adultos apresentando-se tardiamente com hipertensão arterial grave frequentemente já mostram dano renal irreversível e não se pode esperar que respondam ao tratamento. A hipertensão arterial pode ser grave na SHU (D-), mas é geralmente controlada pelos meios habituais. É mediada pela renina e os inibidores da enzima de conversão são a terapêutica de escolha[10].

A SHU típica (D+) recupera-se espontaneamente em 85 a 95% das crianças. O tratamento baseia-se no controle do balanço hidroeletrolítico, suporte nutricional e repouso intestinal. Transfusão de hemácias pode ser indicada quando a anemia é sintomática, e transfusão de plaquetas é raramente necessária, a menos que haja sangramento ativo ou necessidade de procedimento invasivo. Antibióticos não são efetivos, exceto nas formas causadas pela *Shigella dysenteriae*, e podem aumentar o risco de desenvolver SHU em crianças com colite hemorrágica por infecção com *E. coli* O157:H7[7]. O trimetoprima-sulfametoxazol pode aumentar a liberação de verotoxina pela *E. coli* O157:H7 por lise bacteriana, porém seu efeito nocivo não foi confirmado em metanálise[47]. Antibióticos β-lactâmicos induzem lisogênese do bacteriófago e aumentam a expressão das toxinas *Shiga-like*. Na epidemia da Alemanha de 2011, observou-se que a produção de toxina pela *E. coli* O104:H4 poderia ser induzida pela utilização de quinolona[28]. A administração de inibidores da motilidade intestinal pode ser fator de risco para SHU naqueles pacientes com diarreia por *E. coli*. Portanto, o tratamento com antibióticos de certas classes e com estes inibidores está contraindicado.

Estão em investigação terapêuticas específicas para proteção de órgãos-alvo antes da exposição à verotoxina, que inclui administração por via oral de resinas que se ligam à toxina na luz do trato gastrintestinal, assim como imunização ativa e passiva. Estas resinas (oligossacárides específicos) neutralizam a atividade biológica da toxina A em amostras de fezes e previnem a lesão em cultura de células. Sua efetividade *in vivo* está em investigação[24]. Corticosteroides não são efetivos[48]. Anticoagulantes e antiagregantes plaquetários podem aumentar o risco de hemorragia e não têm mostrado efeitos benéficos. São necessários estudos controlados para confirmar a efetividade de antioxidantes como a vitamina E[10]. A diálise é utilizada nos pacientes urêmicos, e alguns autores têm dado preferência à diálise peritoneal, em crianças, pela maior depuração do inibidor tipo I do ativador do plasminogênio[24]. Plasma fresco ou plasmaférese não é indicado na SHU típica (D+).

A SHU após infecção por *Streptococcus pneumoniae* é uma forma rara e geralmente grave. As crianças apresentam-se com sepse, pneumonia com empiema e algumas vezes com meningite ou outras complicações neurológicas, sendo frequente a insuficiência renal. Nessas crianças, todos os produtos de sangue deverão ser lavados e evitada a infusão de plasma para prevenir a administração adicional de anticorpos antiantígeno T (antígeno de Thomsen-Friedenreich) contidos no plasma normal, que pode acelerar a aglutinação de eritrócitos e a hemólise[49].

> **PONTO DE DESTAQUE**
> Na SHU (D-) atípica o consenso geral é favorável à plasmaférese como terapia de primeira escolha.

A indicação de plasmaférese deve seguir as Diretrizes da *Apheresis Applications Committee of the American Society for Apheresis*[58]. De forma geral, na SHU (D-) atípica a indicação é favorável ao uso de infusão de plasma fresco ou plasmaférese em adultos e nas formas com envolvimento neurológico e tem reduzido a mortalidade de 50 para 25%. A infusão de plasma permitiria a reposição das proteínas reguladores do complemento com mutações com perda de função, e a plasmaférese eliminaria as proteínas com mutação com ganho de função ou dos autoanticorpos antifator H[19]. Idealmente, diante dos novos conhecimentos das alterações genéticas da regulação da via alternativa do complemento que ocorrem em até 50% dos pacientes com SHU atípica, tem sido proposta a análise genética da mutação do fator H, autoanticorpos antifator H, fator I, MCP e C3, especialmente em indivíduos que serão submetidos ao transplante renal. Em casos com mutações no fator H ou fator I, a recorrência é ao redor de 80% e menor em pacientes com mutação do MCP, em torno de 20%. É importante ressaltar que o transplante com doador vivo parente deve ser cuidadosamente analisado pelo risco do doador[50]. Nesses casos, recomenda-se a análise genética completa do doador para avaliar a presença de mutações ou polimorfismos genéticos do complemento que possam conferir risco de desenvolver SHU após a doação[19]. Para a prevenção da SHU no receptor de transplante renal, é aconselhável o uso judicioso de ciclosporina ou tacrolimus, com suspensão ou redução da dose em 50% ao primeiro sinal de recorrência. Em pacientes transplantados com recorrência ou SHU *de novo*, a efetividade da terapêutica com infusão de plasma e plasmaférese tem sido feita com algum sucesso.

Recentemente, tem sido sugerido como nova opção de tratamento o eculizumab, um anticorpo monoclonal humanizado que bloqueia a atividade do complemento pela clivagem de C5, evitando sua ativação final e prevenindo a lesão lítica das superfícies celulares. Há poucos casos descritos com bom resultado, especialmente em pacientes com recorrência após o transplante renal, mas estes dados necessitam de confirmação[51].

A infusão de plasma fresco tem sido recomendada na dose inicial de 30 a 40mL/kg e, a seguir, 15 a 20mL/kg diariamente, ou então 1.000mL por dia. A plasmaférese seria realizada inicialmente com indicação diária, seguida em dias alternados e mantida até que a contagem de plaquetas volte ao normal e a hemólise tenha cessado[10,52]. A plasmaférese também teria efeito benéfico atribuído a um aumento da atividade da PGI2, que está deficiente na SHU. A terapêutica com plasma parece não afetar a evolução a longo prazo, e deve ser considerado o risco de hiper-hidratação, infecção e alergia.

O papel da prostaciclina é incerto. Em fase precoce, a infusão de prostaciclina pode inibir a interação plaqueta-endotélio e promover diurese, se a droga for bem tolerada, sem hipotensão ou desconforto abdominal[10]. Em crianças, a prostaciclina pode piorar a diarreia e não mostrou melhora na evolução da SHU D+.

Na SHU associada à gravidez, a indução do parto é a terapêutica de primeira escolha, e a terapêutica com plasma deve ser considerada naqueles casos que têm sinais de atividade da doença 48 a 72 horas após o parto[7]. A terapêutica de suporte inclui controle da hipertensão arterial com hidralazina, sulfato de magnésio para prevenir convulsões e diálise na insuficiência renal. A SHU pós-parto e aquelas que se desenvolvem no segundo trimestre da gravidez também poderiam beneficiar-se da plasmaférese[24].

Nos casos de SHU associada ao HIV, a terapêutica com plasma também pode ser efetiva quando a doença pelo HIV não está manifesta. Em pacientes imunossuprimidos, devem ser evitados esteroides e imunossupressores.

Em neoplasias, o tratamento deve ser de suporte, existindo a possibilidade do papel de complexos imunes circulantes, quando então a plasmaférese pode ser efetiva, embora a remissão seja rara. Um procedimento efetivo para remover imunocomplexos circulantes parece ser a adsorção, pela perfusão de plasma autólogo em filtros que contenham proteína A do *Staphylococcus*, que se liga não especificamente à porção Fc da IgG. Não está bem estabelecido se este procedimento é mais efetivo que a plasmaférese. Nos casos associados à mitomicina, a droga deve ser retirada.

Em resumo, é difícil avaliar qualquer forma de tratamento, pois a história natural da SHU (D+) é de doença autolimitada e de recuperação espontânea e, na SHU (D–), não há estudos clínicos randomizados e controlados que avaliam a eficácia e segurança dos tratamentos propostos.

EVOLUÇÃO A LONGO PRAZO

A evolução de 312 crianças com SHU mostrou que 2,5% morreram na fase aguda e as restantes mostraram quatro padrões de evolução: 62,7% se recuperaram, 17,7% evoluíram com proteinúria sem ou com hipertensão arterial, 16,1% com diminuição da depuração de creatinina, frequentemente com proteinúria e hipertensão, e 3,4% para doença renal crônica terminal. Os indicadores prognósticos mais úteis foram a gravidade da insuficiência renal aguda determinada pelos dias de anúria e a presença de proteinúria um ano após a fase aguda[53]. A SHU é responsável por 20% das crianças com doença renal crônica terminal na Argentina[42]. Em crianças com a forma atípica da SHU, a evolução em 5,5 anos mostrou que 26% recuperaram completamente, 32% tiveram uma ou mais recorrências e 42% desenvolveram doença renal crônica terminal.

Biópsias renais de pacientes com a forma típica que apresentavam proteinúria persistente, hipertensão e insuficiência renal após seguimento de 11 anos mostraram predomínio de glomerulosclerose segmentar e focal e menos frequentemente glomerulonefrite proliferativa mesangial difusa, glomerulosclerose difusa e lesão glomerular mínima[54]. A deterioração da função renal após período de estabilização ou função renal normal seria por mecanismos hemodinâmicos, incluindo hiperfiltração sobre os néfrons remanescentes e desenvolvimento de microalbuminúria[42]. Nesses casos, a administração de inibidores da enzima de conversão da angiotensina a longo prazo estaria indicada.

Para ilustrar a heterogeneidade da SHU, descrevemos a seguir os possíveis fatores desencadeantes, a apresentação clínica e a evolução de nove pacientes adultos com diagnóstico de SHU confirmado pela histologia renal, observados na Santa Casa de São Paulo[55]. Os pacientes apresentaram-se com insuficiência renal aguda, anemia hemolítica microangiopática e trombocitopenia. Oito pacientes eram do sexo feminino, oito da raça branca e um negro. Apresentavam fatores desencadeantes diversos, sendo que três pacientes eram receptores de transplante renal: um havia recebido enxerto de doador vivo relacionado há oito anos, estava em uso somente de azatioprina e prednisona e a SHU ocorreu dois dias após o início de diarreia sem sangue; dois outros pacientes transplantados com rim de doador cadáver e recebendo ciclosporina desenvolveram a SHU no 5º e 14º dia após o transplante. Quatro pacientes apresentaram SHU associada à gravidez: duas no período pós-parto (10º e 37º dias), uma na 20ª semana de gravidez após abortamento pelo uso de misoprostol, e outra no 3º trimestre da gravidez. Os outros pacientes foram: um com infecção urinária precedente; e o outro sem causa aparente no momento do diagnóstico, sendo que seis meses após a SHU apresentou provas laboratoriais compatíveis com lúpus eritematoso sistêmico, na ausência de anticorpos antifosfolipídeos e anticardiolipina. Dois pacientes apresentaram comprometimento neurológico (acidente vascular cerebral e convulsões tipo grande mal), e quatro comprometimento do trato respiratório (insuficiência respiratória aguda e hemoptise). Todos os pacientes apresentaram hematúria, e sete deles, oligoanúria. Hipertensão arterial ocorreu na maioria, sendo um deles com características malignas.

Os dados bioquímicos e hematológicos mostraram anemia hemolítica com abundantes esquizócitos no sangue periférico, hemoglobina variando de 6,6 a 12g/dL, desidrogenase láctica de 620 a 6.389U/L, plaquetas de 32.000 a 161.000/mm^3 e creatinina sérica de 1,8 a 10mg/dL. As biópsias renais mostraram microangiopatia trombótica (MAT): quatro com envolvimento arteriolar predominante e cinco com envolvimento glomerular predominante, sendo dois deles com necrose cortical renal.

A hemodiálise foi realizada em sete pacientes. Todos receberam plasma fresco, e 78% que desenvolveram oligoanúria foram submetidos à plasmaférese. Nos pacientes que apresentaram insuficiência respiratória ou convulsões, a introdução da plasmaférese foi associada com melhora clínica evidente.

O período de seguimento foi em média de 13 meses. Três pacientes morreram (1 com MAT pós-parto com hemorragia cerebral e insuficiência renal; 1 com MAT pós-infecção com perfuração intestinal, mas função renal recuperada; e 1 que havia recebido transplante renal há oito anos e após a SHU evoluiu para doença renal crônica e estava em hemodiálise; 6 estão vivos, 4 com doença renal crônica e 2 com recuperação completa da função renal.

Os possíveis fatores desencadeantes, a apresentação clínica e a evolução dos pacientes apresentados ilustram a heterogeneidade da SHU. Somente um paciente teve diarreia prodrômica. Hipertensão arterial esteve presente em 78%. A evolução da doença, nesta série, foi para doença renal crônica ou óbito em 78% dos pacientes, semelhante àquela encontrada em crianças na forma "atípica" por outros autores[56].

A histologia renal mais frequentemente observada foi MAT com envolvimento arteriolar predominante, que é mais frequente em crianças de mais idade e adultos, e relacionado com pior prognóstico[56]. Alterações isquêmicas glomerulares observadas em dois pacientes em biópsias tardias podem resultar de lesões arteriolares prévias.

Não houve relação entre a forma histológica e a evolução. O papel da terapêutica é difícil de avaliar nesta doença, que pode ter resolução espontânea. Nessa série de pacientes apresentados, o benefício da plasmaférese foi evidente na recuperação das manifestações extrarrenais, embora não pareça ter mudado a evolução renal. O prognóstico foi pobre pela alta mortalidade (33%) e/ou doença renal crônica (44%). Completa recuperação da função renal foi obtida em 22% dos pacientes.

REFERÊNCIAS BIBLIOGRÁFICAS

1. Gasser VC, Gauthier E, Steck A, Seibenmann EE, Oeschlin R. Hämolytische-urämische syndrome: Bilaterale Nierenindennekrosen bei akuten erwobenen hämolytischen Anemia. Schweiz Med Wochensch 85:905-919, 1955.

2. Habib R, Mathieu H, Royer P. Le syndrome hémolytique et urémique de l'enfant: aspects cliniques et anatomiques dans 27 observations. Nephron 4:139-172, 1967.

3. Kaplan B, Chesney RW, Drummond KN. Hemolytic uremic syndrome in families. N Engl J Med 292:1090-1093,1975.

4. Penna HAO, Manissadjian A, Okay Y. Síndrome hemolítico-urêmico (microangiopatia trombótica): apresentação de um caso. Rev Hosp Clin Fac Med USP 22:295-302, 1967.

5. Su C, Brandt LJ. Escherichia coli O157:H7 infection in humans. Ann Intern Med 123:698-714, 1995.

6. Centro de Vigilância Epidemiológica. Disponível em <http;/www.cve.saude.sp.gov.br. > [Setembro, 2011]

7. Remuzzi G, Ruggenenti P. The hemolytic uremic syndrome. (Perspectives in Clinical Nephrology) Kidney Int 47:2-19, 1995.

8. Ruggenenti P, Lutz J, Remuzzi G. Pathogenesis and treatment of thrombotic microangiopathy. Kidney Int 58:S97-S101, 1997.

9. Harel Y, Silva M, Giroir B,et al. A report transgene indicates renal-specific induction of tumor necrosis factor (TNF) by Shiga-like toxin. J Clin Invest 92:2110-2116, 1993.

10. Neild GH. Hemolytic uremic syndrome/thrombotic thrombocytopenic purpura: pathophysiology and treatment. Kidney Int 53:S45-S49, 1998.

11. Han-Mou T. Advances in the patogénesis, diagnosis and treatment of thrombotic thrombocitopenic purpura. J Am Soc Nephrol 14:1072-1081, 2003.

12. Coppo P, Bengoufa D, Veyradier A et al. Severe ADAMTS13 deficiency in adult idiopathic thrombotic microangiopathies defines a subset of patients characterized by various autoimmune manifestations, lower platelet count, and mild renal involvement. Medicine 83:233, 2004.

13. Tsai HM, Sussman II, Nagel RL. Shear stress enhances the proteolysis of von Willebrand factor in normal plasma. Blood 83:2172-2179, 1994.

14. Noris M, Ruggenenti P, Todeschini M, et al. Increased nitric oxide formation in recurrent thrombotic microangiopathies: a possible mediator of microvascular injury. Am J Kidney Dis 27:790-796, 1996.

15. Kobaiashi M, Wada H, Wakita Y,et al. Decreased plasma tissue factor pathway inhibitor levels in patients with thrombotic thrombocytopenic purpura. Thromb Haemost 73:10-14, 1995.

16. Rodriguez de Córdoba S. and Goiechea de Jorge E. Translational mini-review series on complement factor H: genetics and disease associations of human complement factor H. Clin Exp Immunol 151:1-13, 2008.

17. Esparza-Gordillo J, Goiechea de Jorge E, Garrido CA, et al. Insights into hemolytic uremic syndrome: segregation of three independent predisposition

factors in a large, multiple affected pedigrre. Mol Immunol 43:1769-1775, 2006.

18. Dragon-Durey M-A, Loirat C, Cloarec S, et al. Anti-factor H autoantibodies associated with atypical hemolytic uremic syndrome. J Am Soc Nephrol 16:555-563, 2005.

19. Rodriguez de Córdoba S, Montes T. Síndrome hemolítico urêmico atípico. Nefrologia (Sup Ext) 2:58-65, 2011.

20. Delvaeye M, Noris M. Trombomodulin mutations in atypical hemolytic-uremic syndrome. N Engl J Med 361:345-357, 2009.

21. Kaplan BS. Shiga toxin-induced tubular injury in hemolytic uremic syndrome. Kidney Int 54: 648-649, 1998.

22. Besbas N, Karpman D, Landau D et al. European Paediatric Research Group for HUS. A classification of hemolytic uremic syndrome and thrombotic thrombocytopenic purpura and related disorders. Kidney Int 70:423-431, 2006.

23. Kaplan BS, Meyers KE, Schulman SL. The pathogenesis and treatment of hemolytic uremic syndrome. J Am Soc Nephol 9:1126-1133, 1998.

24. Remuzzi G, Ruggenenti P. The hemolytic uremic syndrome. Kidney Int 15(Suppl 66):S54- S57, 1998.

25. Lopez EL, Diaz M, Grinstein S, et al. Hemolytic uremic syndrome and diarrhea in Argentinian children: the role of Shiga-like toxins. J Infect Dis 160:469-475, 1989.

26. Bender JB, Hedberg CW, Besser JM, et al. Surveillance by molecular subtype for Escherichia coli O157:H7 infections in Minnesota by molecular subtyping. N Engl J Med 337:388-394, 1997.

27. Piercefield EW, Bradley KK, Coffman RL, et al. Hemolytic uremic syndrome after an Escherichia coli O111 outbreak. Arch Intern Med 170:1656-1663, 2010.

28. Rasko DA, Webster DR, Sahl JW, et al. Origins of the E. coli strain causing an outbreak of hemolytic-uremic syndrome in Germany. N Engl J Med 365:709-717, 2011.

29. Nesher G, Hanna VE, Moore TL, Hersh M, Osborn TG. Thrombotic microangiopathic hemolytic anemia in systemic lupus erythematosus. Semin Arthritis Rheum 24:165-172, 1994.

30. Groff JA, Kozak M, Boehmer JP, Demko TM, Diamond JR. Endotheliopathy: a continuum of hemolytic uremic syndrome due to Mitomycin therapy. Am J Kidney Dis 29:280-284, 1997.

31. Hausglustaine D, van Damme B, van Renterghem Y, Michielsen P. Recurrent hemolytic-uremic syndrome during oral contraception. Clin Nephrol 15:148-153, 1981.

32. McDonald SP, Shanahan EM, Thomas AC, et al. Quinine-induced hemolytic uremic syndrome. Clin Nephrol 47:397-400, 1997.

33. Honda K, Ando A, Endo M, et al. Thrombotic microangiopathy associated with alpha-interferon therapy for chronic myelocytic leukemia. Am J Kidney Dis 30:123-130, 1997.

34. Wiener Y, Nakhleh RE, Lee MW, et al. Prognostic factors and early resumption of cyclosporin A in renal allograft recipients with thrombotic microangiopathy and hemolytic uremic syndrome. Clin Transplant 11:157-162, 1997.

35. Conlon PJ, Brennan DC, Pfaf WW, et al. Renal transplantation in adults with thrombotic thrombocytopenic purpura/haemolytic-uraemic syndrome. Nephrol Dial Transplant 11:1810-1814, 1996.

36. Ducloux D, Rebibou JM, Semhoun-Ducloux SS, et al. Recurrence of hemolytic-uremic syndrome in renal transplant recipients. Transplantation 65:1405-1407, 1998.

37. Miller RB, Burke BA, Schmidt WJ, et al. Recurrence of haemolytic-uraemic syndrome in renal transplants: a single-centre report. Nephrol Dial Transplant 12:1425-1430, 1997.

38. Schriber JR, Herzig GP. Transplantation-associated thrombotic thrombocytopenic purpura and hemolytic uremic syndrome. Sem Hematol 34:126-133, 1997.

39. Scantlebury VP, Shapiro R, Mccauley J, et al. Renal transplantation under cyclosporine and FK 506 for hemolytic uremic syndrome. Transplant Proc 27:842-843, 1995.

40. Voyer LE, Wainsztein RE, Quadri BE, Corti SE. Hemolytic uremic syndrome in families - an Argentinien experience. Pediatric Nephrol 10:70-72, 1996.

41. Reppetto HA. Epidemic hemolytic-uremic syndrome in children. Kidney Int 52:1708-1719, 1997.

42. Pirson Y, Lefebvre C, Arnout C, van Ypersele de Strihou C. Hemolytic uremic syndrome in three adult siblings: a familial study and evolution. Clin Nephrol 28:250-255, 1987.

43. Habib R. Syndrome hémolytique et urémique. In Habib R, Royer P, Broyer M, Mathieu H. Néphrologie Pédiatrique. Paris, France. Flamarion Médecine-Sciences, 1983, cap 17, pp. 401-414.

44. Churg J, Goldeistein MH, Bernstein J. Thrombotic microangiopathy including hemolytic-uremic syndrome. In Brenner BM, Tisher CC. Renal pathology with clinical and functional correlations. Philadelphia. J.B. Lippincott Company. Cap 35, 1989, pp. 1081-1113.

45. Rego Filho, E. Síndrome hemolítico-urêmica. In Toporosvski J, Mello VR, Perrone H.C, Martini

Filho D. Nefrologia pediatrica. São Paulo. Sarvier, 1991. pp. 67-71.

46. Heptinstall R.H. Hemolytic uremic syndrome. In Heptinstall RH. Pathology of the Kidney. Lippincott Williams & Wilkins, Philadelphia USA Cap 16, 2007. pp. 701-764.

47. Safdar N, Said A, Gangnon RE, Maki DG. Risk of hemolytic uremic syndrome after antibiotic treatment of Escherichia coli O157:H7 enteritis: a meta-analysis. JAMA 288:996-1001, 2002.

48. Perez N, Spizzirri F, Rahman R, et al. Steroids in the hemolytic uremic syndrome. Pediatr Nephrol 12:101-104, 1998.

49. Scheiring J, Rosales A, Zimmerhacke LB. Clinical practice: todays understanding of the uraemic syndrome. Eur J Pediatr 169:7-13, 2010.

50. Donne RL, Abbs I, Barany P, et al. Recurrence of hemolytic uremic syndrome after live related renal transplantation associated with subsequent de novo disease in the donor. Am J Kidney Dis 40:E22, 2002.

51. Kasanagh D, Goodship TH. Atypical hemolytic uremic syndrome. Curr Opin Hematol 17:432-438, 2010.

52. George JN. How I treat patients with thrombotic-thrombocytopenic purpura- hemolytic uremic syndrome. Blood 96:12-9, 2000.

53. Spizzirri FD, Rahman RC, Bibiloni N, Amoreo OR. Childhood hemolytic syndrome in Argentina: long-term follow-up and prognostic features. Pediatr Nephrol (Germany) 11:156-160, 1997.

54. Caletti MG, Gallo G, Gianantonio CA. Development of focal segmental sclerosis and hyalinosis in hemolytic uremic syndrome. Pediatr Nephrol (Germany) 10:687-692, 1996.

55. Sens YAS, Miorin LA, Silva HGC, Malheiros DMAC, Filho DM, Jabur P. Acute renal failure due to hemolytic uremic syndrome in adult patients. Ren Fail 19:279-282, 1997.

56. Renaud C, Niaudet P, Gagnadoux MF, Broyer M, Habib R. Haemolytic uraemic syndrome: prognostic factors in children over 3 years of age. Pediatr Nephrol 9:24-29, 1995.

57. Hirt-Minkowski P, Dickenmann M, Schifferli JA. Atypical hemolytic uremic syndrome: update on the complement system and what is new. Nephron Clin Pract 114:c219-c235, 2010.

58. Szczepiorkowski ZM, Winters JL, Bandarenko N, et al. Guidelines on the use of therapeutic apheresis in clinical practice-evidence-based approach from the Apheresis Applications Committee of the American Society for Apheresis. J Clin Apheresis 25:83-177, 2010.

28

GLOMERULOPATIAS E GESTAÇÃO

Cilene Carlos Pinheiro
Viktoria Woronik

A gestação normal acompanha-se de mudanças fisiológicas renais, cardiovasculares, hematológicas, respiratórias e gastrintestinais. É importante que saibamos distinguir aquilo que é fisiológico do patológico no binômio materno-fetal[1], além do impacto que muitas dessas mudanças exercem em gestantes com alterações renais prévias e qual a influência da doença renal na gravidez. Durante a gestação, podemos nos deparar com doenças específicas desse período, como, por exemplo, a pré-eclâmpsia (PE), assim como quaisquer glomerulopatias primárias ou secundárias. Diagnóstico correto, tratamento considerando a unidade materno-fetal, acompanhamento nos períodos gestacional e pós-gestacional fazem parte da atuação do nefrologista. Neste capítulo abordaremos esses aspectos.

ANATOMIA, HEMODINÂMICA E FISIOLOGIA RENAL NA GESTAÇÃO

As alterações anatômicas renais mais relevantes presentes na gestação são o aumento do volume em até 30% do comprimento em aproximadamente 1cm e a dilatação do sistema coletor (cálices, pelve e ureteres). Hidronefrose fisiológica, principalmente à direita, chega a estar presente em 80% das gestantes a partir do terceiro trimestre, o que propicia estase urinária e pielonefrite[2,3].

Entre as alterações hemodinâmicas sistêmicas destacamos o aumento do volume sanguíneo que começa na 4ª-5ª semana de gestação e atinge, no final, um aumento de 40-50%. Ocorre tanto o ganho de volume plasmático, quanto de massa eritrocitária, porém como o aumento do volume plasmático é maior do que o da massa eritrocitária, observa-se anemia fisiológica, mais evidente a partir da 30ª-34ª semana da gestação, com valores de hematócrito entre 31 e 33% e hemoglobina de 11g/dL[1,4,5]. A presença desse estado de hipervolemia gera hemodiluição com diminuição da concentração sérica de proteínas e, portanto, da pressão oncótica plasmática. Outros aspectos importantes da hemodinâmica sistêmica incluem o aumento da frequência cardíaca em 15 a 20bpm, do débito cardíaco entre 30 e 50%, diminuição da resistência vascular periférica e da pressão arterial (Tabela 28.1).

Tabela 28.1 – Alterações hemodinâmicas sistêmicas presentes na gestação normal

Parâmetro	Gestante	Valores
Frequência cardíaca	Aumento	90-100bpm
Volume sanguíneo	Aumento	↑ 40-50% acima do basal
Débito cardíaco	Aumento	↑ 30-50% acima do basal
Pressão arterial sistólica	Diminuição	105mmHg
Pressão arterial diastólica	Diminuição	60mmHg
Osmolalidade plasmática	Diminuição	275mOsm/kg

Na hemodinâmica renal, verifica-se aumento progressivo do fluxo plasmático renal, atingindo seu ápice no início do terceiro trimestre, entre 50 e 80% dos valores basais, com discreta diminuição até o termo. Ocorre também o aumento da taxa de filtração glomerular, atingindo o máximo entre 40 e 65% dos valores basais no início do terceiro trimestre e mantendo-se num platô até próximo do final da gestação (Fig. 28.1). A fração de filtração inicialmente diminui, já que o aumento do fluxo plasmático renal é maior que o aumento da taxa de filtração glomerular, voltando ao normal no final da gestação, quando o fluxo plasmático sofre queda e a taxa de filtração glomerular se estabiliza[2,3].

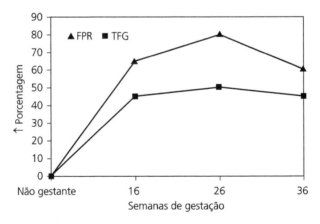

Figura 28.1 – Porcentagem de alteração do fluxo plasmático renal efetivo (FPR) e da taxa de filtração glomerular (TFG) durante a gestação[3].

O aumento da taxa de filtração glomerular faz com que a concentração sérica da creatinina diminua para valores de normalidade de 0,4 a 0,5mg/dL. A presença de maior taxa de filtração glomerular é atribuída ao aumento do fluxo plasmático renal e à diminuição da pressão oncótica do plasma[2,6].

Estudos com modelos animais demonstraram que a pressão hidrostática intraglomerular não sofre elevação, visto que ocorre diminuição concomitante da resistência arteriolar, tanto pré quanto pós-glomerular. Portanto, a piora de função renal que pode acontecer em gestantes com doença renal prévia não estaria relacionada ao aumento da pressão intraglomerular[2]. A estimativa da função renal através de fórmulas, como a de Cockcroft-Gault, ou equações, como a de MDRD (*modification of diet in renal disease*) não se mostraram fidedignas para uso no período gestacional. Desse modo, a monitorização da creatinina sérica têm maior utilidade na avaliação das alterações da função renal durante a gestação[2,7].

Nesse período ocorrem também mudanças no manejo de solutos, pois observa-se aumento da excreção de algumas substâncias relacionado a elevaçãoda taxa de filtração glomerular. Considera-se que o aumento de reabsorção tubular que ocorre durante a gestação seja o fator limitante a perdas maiores. A seguir, as mudanças mais relevantes são apresentadas na tabela 28.2.

PROTEÍNA

Discreto aumento da excreção urinária de proteína pode ser observado na gestação normal, podendo ser atribuído a hiperfiltração, alterações na capacidade de reabsorção tubular ou presença de outros materiais proteicos na urina de gestantes[6]. Estudo realizado por Higby et al. mostrou que, em gestantes saudáveis, o limite superior de normalidade de proteinúria era 260mg/24h, e de albuminúria, 29mg/24h[8]. A medida da proteinúria pode ser obtida por coleta de urina de 24 horas (valor de normalidade < 300mg), relação proteína/creatinina urinária (valor de normalidade < 0,3mg/mg creatinina urinária) e em amostra isolada (< 30mg/dL). Se houver dúvida quanto aos resultados, coleta de urina de 24 horas é recomendada[2,9]. Na classificação de doenças hipertensivas da gestação, valores de proteinúria ≥ 300mg em coleta de urina de 24 horas são considerados patológicos[10,11]. Na gestante saudável, a normalização da proteinúria e/ou albuminúria pode acontecer em até seis meses após o parto[2].

ÁCIDO ÚRICO

Proveniente da dieta e do metabolismo das purinas, circula livre no plasma, sendo filtrado e quase totalmente reabsorvido no túbulo proximal e apenas 7-12% sendo excretado. Na gestação há aumento da depuração do ácido úrico, podendo corresponder tanto a aumento da filtração glomerular, quanto à diminuição de sua reabsorção. Observa-se queda de concentração sérica em aproximadamente 25%, atingindo os menores valores por volta da 24ª semana, com aumento gradual até o final da gestação, quando atinge valores próximos ao período não gestacional, sendo isso atribuído à diminuição da fração de excreção[2,3]. Na pré-eclâmpsia ocorre diminuição da depuração ao ácido úrico e sua elevação muitas vezes precede o aparecimento da proteinúria. Níveis superiores a 7,8mg/dL na PE estariam associados à maior morbidade materna[12]. No entanto, as evidências são de que valores elevados não predizem o aparecimento da pré-eclâmpsia.

Tabela 28.2 – Alterações laboratoriais presentes na gestação normal.

Variáveis	Valores na gestação
Creatinina (mg/dL)	0,4-0,5
Taxa de filtração glomerular	↑ 40-65% acima do basal
Depuração de creatinina	↑ 25% acima do basal
Ácido úrico (mg/dL)	2,0-3,0 (início da gestação) 4,3 (final da gestação)
Proteinúria (mg/24h)	< 300
pH sérico	7,44
pCO_2 arterial (mmHg)	30
Bicarbonato sérico (mmol/L)	20
Sódio sérico (mEq/L)	↓ 5-6 mEq/L do valor normal

EQUILÍBRIO ACIDOBÁSICO

A gestação normal é caracterizada por hiperpneia. Há aumento do volume-minuto respiratório e como consequência ocorre alcalose respiratória, com diminuição da pCO_2 de 40mmHg para níveis médios de 30mmHg. Observa-se de maneira compensatória o aumento da excreção urinária de bicarbonato e consequente diminuição sérica desse tampão[1,2].

METABOLISMO DO SÓDIO/REGULAÇÃO DE VOLUME

Discutimos anteriormente que ocorre expansão volêmica e redução da resistência vascular sistêmica na gestação. Nesse mesmo período é observado balanço positivo de sódio entre 900 e 950mEq, pois, a despeito de uma elevação de carga filtrada, a presença de um aumento significativo de reabsorção tubular favorece o balanço positivo desse íon. O exato mecanismo de interação entre fatores natriuréticos (aumento de taxa de filtração glomerular, peptídeo atrial natriurético, óxido nítrico, prostaglandinas, progesterona) e antinatriuréticos (aumento de aldosterona, renina, angiotensina II, estrógeno, desoxicorticosterona) e seu desbalanço em favor da retenção de sódio ainda não estão esclarecidos, porém essa expansão é considerada essencial para o desenvolvimento fetal adequado. Há evidências de que situações de contração de volume plasmático materno estariam associadas a fetos com restrição de crescimento intrauterino (RCIU)[2].

GLICOSE

A gestação é um período no qual pode ocorrer glicosúria, não ligada a um aumento sérico de glicemia, mas a uma taxa de reabsorção tubular diminuída.

DOENÇAS HIPERTENSIVAS NA GESTAÇÃO

A doença hipertensiva na gestação associa-se à alta morbimortalidade materno-fetal. Sua classificação, de acordo com o grupo de estudos americano *National High Pressure Education Program Working Group on High Blood Pressure in Pregnancy*, compreende quatro categorias: pré-eclâmpsia/eclâmpsia, hipertensão crônica, pré-eclâmpsia superimposta à hipertensão crônica e hipertensão gestacional[10].

A **pré-eclâmpsia** é uma condição específica da gestação, ocorrendo primariamente após a 20ª semana. Para o diagnóstico, consideram-se valores de pressão arterial (PA) sistólica ≥ 140mmHg e/ou PA diastólica ≥ 90 mmHg em duas ou mais ocasiões, com intervalo mínimo de 4 horas e máximo não superior a sete dias, e proteinúria ≥ 300mg/24h, ou se apenas a amostra isolada de urina for disponível considera-se o valor de 1+ (≥ 30mg/dL) em duas amostras nos mesmos intervalos descritos para a definição de hipertensão arterial. Assim definida, essa é considerada sua apresentação clássica.

No entanto, o espectro clínico da pré-eclâmpsia engloba formas de apresentação atípica. Na ausência de proteinúria, gestante que apresente hipertensão arterial associada a pelo menos uma dessas alterações: sintomas de pré-eclâmpsia (cefaleia persistente, borramento visual, dor abdominal em quadrante superior direito, epigastralgia, dor retroesternal, náuseas, vômitos), plaquetopenia (< 100.000/mm³), elevação de enzimas hepáticas (ALT ou AST; duas vezes o limite superior de normalidade) ou hemólise, considerar diagnóstico de pré-eclâmpsia. Do mesmo modo, proteinúria gestacional, sem hipertensão arterial, porém com as associações acima descritas, considerar o diagnóstico de pré-eclâmpsia[13].

Define-se como **eclâmpsia** a associação de crises convulsivas ao quadro de pré-eclâmpsia. A **hipertensão crônica**, seja de etiologia primária, seja secundária, é aquela presente antes da gestação ou diagnosticada antes da 20ª semana, sendo definida como PA sistólica ≥ 140mmHg e/ou PA diastólica ≥ 90mmHg. A **hipertensão gestacional** é a que se desenvolve após a 20ª semana de gestação, não se acompanha de proteinúria, podendo ser transitória (duração de até 12 semanas pós-parto) ou crônica (mantém-se além da 12ª semana pós-parto). A **pré-eclâmpsia superimposta** à hipertensão arterial crônica é caracterizada por aparecimento ou piora de proteinúria já existente e súbito aumento na pressão arterial, que acontece após a 20ª semana de gestação em mulheres previamente hipertensas.

Edema não faz mais parte dos critérios diagnósticos de pré-eclâmpsia e em 30% dos casos pode estar ausente. Quando presente, é frequentemente generalizado e de rápida progressão[10,14]. É importante salientar que hipertensão gestacional pode progredir para pré-eclâmpsia, sabendo-se que a porcentagem de progressão depende da idade gestacional do início do quadro, quanto mais precoce, maior a probabilidade de ocorrer essa progressão. Se a hipertensão gestacional se desenvolve antes da 32ª semana, a taxa de progressão pode atingir 50%[13].

Na Europa e nos EUA, aproximadamente 5 a 7% das gestações são complicadas pelo desenvolvimento de pré-eclâmpsia, podendo acarretar ao feto RCIU, oligo-

-hidrâmnio, prematuridade e morte, e à gestante, quadros de insuficiência renal aguda, insuficiência hepática, edema agudo de pulmão, convulsões, coagulação intravascular disseminada, acidente vascular cerebral, entre outros[15]. A incidência mundial foi estimada em 8.370.000 casos por ano[16]. No Brasil, Laurenti et al. verificaram que pré-eclâmpsia/eclâmpsia foram responsáveis por 37% de todas as mortes obstétricas diretas, considerando mortalidade materna nas capitais brasileiras[17].

Sabe-se que história prévia de pré-eclâmpsia, extremos de idade, *diabetes mellitus*, distúrbio renal prévio, hipertensão arterial, história familial de pré-eclâmpsia, primigestas, gestação de múltiplos fetos, história obstétrica adversa (antecedente de abortamento, prematuridade) e presença de anticorpos antifosfolipídeos são fatores de risco para o desenvolvimento da pré-eclâmpsia[15,18] (Quadro 28.1).

Quadro 28.1 – Fatores de risco de pré-eclâmpsia.

História prévia de pré-eclâmpsia
Distúrbio renal prévio
Hipertensão arterial sistêmica prévia
Primiparidade
Gestação de múltiplos fetos
Diabetes mellitus/ obesidade
Trombofilia
História obstétrica adversa (antecedente de abortamento, prematuridade)

Quanto à apresentação clínica, a pré-eclâmpsia pode ser leve ou grave. Em geral, a forma leve é de aparecimento mais tardio, a partir da 34ª semana, cursando com menor morbidade materno-fetal. Na forma grave, os níveis pressóricos estão em geral mais elevados, proteinúria atinge níveis ≥ 5g/dia, podendo ainda ocorrer disfunção renal, HELLP síndrome (plaquetopenia, aumento de enzimas hepáticas e anemia hemolítica microangiopática), cefaleia, epigastralgia, distúrbios visuais, alterações psicomotoras e convulsões[10]. No quadro 28.2 estão listados critérios de pré-eclâmpsia grave, considerando-se este diagnóstico quando pelo menos um dos critérios está presente.

PATOGÊNESE DA PRÉ-ECLÂMPSIA

As manifestações clínicas da pré-eclâmpsia são a expressão de lesão endotelial difusa materna e, embora muito estudada, sua etiologia não está completamente elucidada. A teoria mais aceita é que a disfunção placentária desempenhe papel central em sua patogênese. Sabe-se que para ocorrer perfusão materno-fetal adequada é necessária a invasão adequada das artérias espiraladas uterinas pelo citotrofoblasto

Quadro 28.2 – Critérios de pré-eclâmpsia grave.

PA sistólica ≥ 160mmHg e/ou diastólica ≥ 110mmHg (pelo menos duas medidas com intervalo ≥ 6 horas)
Proteinúria ≥ 5g/24h ou Razão proteína/creatinina ≥ 5mg/mg (amostra isolada)
Oligúria < 500mL/ 24h
Alterações visuais ou cerebrais (convulsões, acidente vascular encefálico, perda visual)
Edema agudo de pulmão ou cianose
Dor no quadrante superior direito do abdome ou epigastralgia
Plaquetopenia (plaquetas < 100.000mm³)
Lesão hepatocelular (valores de transaminases pelo menos 2 vezes maiores que a normalidade)
Desidrogenase láctica DHL sérica > 600UI/L
Restrição de crescimento intrauterino

extraviloso, processo conhecido como pseudovasogênese. As células endoteliais e da musculatura lisa das artérias espiraladas são substituídas por células trofoblásticas fetais, que assumem características endoteliais, resultando no aumento do diâmetro desses vasos em até 10 vezes, com consequente redução da pressão local e aumento do volume sanguíneo oferecido ao espaço viloso, garantindo que o feto receba nutrientes e gases respiratórios de maneira adequada para seu crescimento[19]. Na pré-eclâmpsia, a remodelação das artérias espiraladas ocorreria de maneira inadequada, e os vasos manteriam a característica de alta resistência, o que geraria fluxo tipo jato pulsátil, levando a concentrações variáveis de oxigênio. Tal situação, semelhante à isquemia-reperfusão, geraria estresse oxidativo, que por sua vez ativaria vias de sinalização de inflamação, liberando citocinas inflamatórias, *debris* apoptóticos e fatores angiogênicos na circulação materna, resultando em inflamação e disfunção endotelial sistêmica presente na pré-eclâmpsia[20]. Por estar presente em outras doenças como perda fetal precoce e RCUI, a isquemia placentária *per se* não explica integralmente o aparecimento de pré-eclâmpsia[12]. Outros fatores envolvidos aventados seriam aumento do estresse oxidativo sistêmico, liberação de endotelina 1, ação de autoanticorpos agonistas do receptor AT_1 da angiotensina II (AT(1)AAs), *down regulation* da óxido nítrico sintetase, aumento de moléculas de adesão e da resposta vascular à angiotensina II[21-23].

A partir de 2003, acumularam-se evidências de que um desequilíbrio entre fatores pró-angiogênicos e antiangiogênicos exerceria papel central na patogênese da pré-eclâmpsia. Os fatores VEGF (*vascular endothelial growth factor*) e PlGF (*placental growth factor*) são considerados essenciais para a homeostase do endotélio, assim como TGF-β_1 (*tissue growth factor*); sua função faz-se através da ligação a receptores de membrana, Flt-1 no caso do VEGF e PlGF e do complexo Alk5-TβRII-endoglina para TGF-β_1. Na pré-eclâmpsia ocorreria aumento da produção placentária de proteínas antiangiogênicas, sFlt-1 (*soluble fms-like tyrosine kinase-1*) e sEng (*soluble endonglin*), que, ao se ligarem aos fatores circulantes VEGF, PlGF e TGF-β_1, diminuiriam sua biodisponibilidade, o que resultaria em dano endotelial e aparecimento do quadro clínico de pré-eclâmpsia[24-27]. Vários artigos demonstraram que os níveis circulantes de sFlt-1 e do PlGF se encontram alterados semanas antes da manifestação clínica da pré-eclâmpsia, o mesmo acontecendo com a sEng, daí o interesse crescente em estudá-los e de estabelecer valores de normalidade para que possam ser utilizados tanto como preditores do desenvolvimento da pré-eclâmpsia em gestantes sob risco de desenvolver a doença[28], quanto de sua gravidade (Fig. 28.2).

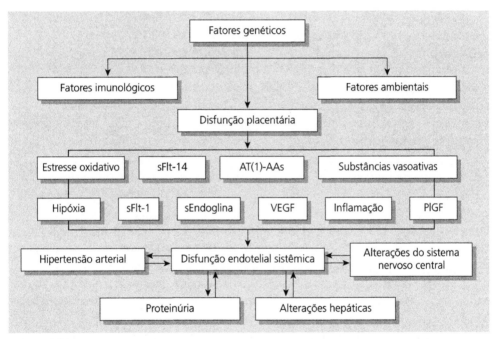

Figura 28.2 – Mecanismos envolvidos com a geração das manifestações sistêmicas da pré-eclâmpsia a partir da disfunção placentária.

Na última década, vários estudos epidemiológicos têm associado pré-eclâmpsia com o aumento do risco materno em desenvolver hipertensão arterial, doença coronariana, acidente vascular encefálico e doença renal, anos após a gestação[29-31]. Uma metanálise recente mostrou que o risco relativo (RR) para o desenvolvimento de hipertensão arterial crônica foi de 3,7 após 14,1 anos de seguimento, RR 2,16 para insuficiência coronariana após 11,7 anos e RR de 1,81 para acidente encefálico isquêmico após 10,4 anos[32].

Pré-eclâmpsia, RCIU e doenças cardiovasculares dividiriam marcadores em comum, tais como obesidade, dislipidemia, hipertensão arterial e resistência a insulina, podendo significar uma predisposição vascular e metabólica para essas doenças, e não uma lesão vascular direta causada pela pré-eclâmpsia[31]. Por outro lado, pode-se aventar a possibilidade que pré-eclâmpsia cause dano permanente, tanto vascular quanto metabólico, resultando em futuras complicações cardiovasculares[6].

HISTOLOGIA RENAL NA PRÉ-ECLÂMPSIA

A lesão histológica renal característica da pré-eclâmpsia é a endoteliose glomerular difusa, caracterizada à microscopia óptica por edema e hipertrofia das células endoteliais e em menor grau das células mesangiais, o que acarreta aumento do volume glomerular, oclusão da luz capilar e, ao mesmo tempo, hipoperfusão do glomérulo[33]. O grau de endoteliose pode variar, porém a maioria dos glomérulos apresentará algum envolvimento. Os achados de biópsia renal da PE apresentam alguns padrões patológicos compatíveis com os de microangiopatias trombóticas, tais como síndrome hemolítico-urêmica (SHU) e hipertensão arterial maligna (HAM), onde o local primário da lesão é o endotélio. A celularidade glomerular não apresenta aumento significativo, com alterações limitadas aos capilares glomerulares, já que as arteríolas se encontram preservadas. Trombose à microscopia óptica é achado incomum, porém, à imunofluorescência, podem-se observar depósitos de fibrina ou derivados de fibrinogênio nos glomérulos. A ausência de trombos na pré-eclâmpsia é uma diferença marcante em relação aos achados de trombose presentes na SHU e HAM. Em casos de pré-eclâmpsia grave, onde trombose vascular esteja presente, frequentemente há sinais clínicos sugerindo microangiopatia trombótica "não pré-eclâmptica". À microscopia eletrônica, observa-se oclusão da luz dos capilares, edema das células endoteliais com perda de fenestração endotelial, presença de material elétron-denso em região subendotelial, ocasionalmente presente também no mesângio, com relativa preservação dos processos podocitários. Foram observados casos de hipertensão gestacional sem proteinúria que apresentavam formas leves de endoteliose, assim como gestantes sem hipertensão arterial com traços de endoteliose, o que se poderia supor um *continuum* entre gestantes saudáveis e pré-eclâmpsia[34]. Após aproximadamente oito semanas do parto, tanto o aumento glomerular quanto o edema endotelial desaparecem e é nesse período, de três a oito semanas após o parto, que, na sua grande maioria, observa-se a resolução da proteinúria[33]. A relação entre pré-eclâmpsia e doença renal futura, inclusive HAS, é controversa. Se tomarmos como exemplo glomerulosclerose segmentar e focal (GESF) que pode ser observada tanto na HAS essencial quanto como lesão inespecífica de glomerulopatias, e que pode acompanhar endoteliose em uma porcentagem dos casos, na pré-eclâmpsia parece ser reversível. Entretanto, como já discutido anteriormente, há um crescente de estudos mostrando relação entre pré-eclâmpsia e doença cardiovascular futura[32]. A indicação de biópsia renal reserva-se aos casos que mantenham proteinúria em um período superior a seis meses ou anterior a esse, caso ocorra piora da função renal, exame de urina com sedimento ativo ou piora da proteinúria.

DIAGNÓSTICOS DIFERENCIAIS

As manifestações clínicas da pré-eclâmpsia podem ocorrer antes da 34ª semana de gestação (pré-eclâmpsia precoce), após a 34ª semana (pré-eclâmpsia tardia), durante o parto e no pós-parto. O diagnóstico de pré-eclâmpsia e a avaliação de sua gravidade baseiam-se em suas manifestações clínicas e alterações laboratoriais, porém alguns sinais e sintomas estão superponíveis aos de outras doenças, dificultando o diagnóstico de doença renal prévia, hipertensão gestacional, hipertensão arterial prévia, pré-eclâmpsia, HELLP, lúpus eritematoso sistêmico (LES), síndrome hemolítico-urêmica (SHU), entre outras.

O diagnóstico diferencial entre **pré-eclâmpsia leve** e **hipertensão arterial preexistente** pode ser difícil, principalmente se a gestante não souber ser portadora de hipertensão arterial previamente à gestação. Devido à diminuição fisiológica da pressão arterial que ocorre principalmente nos dois primeiros trimestres, a gestante hipertensa prévia pode apresentar-se às consultas iniciais do pré-natal com pressão normal. No entanto, a ocorrência de hipertensão arterial antes da 20ª semana sugere diagnóstico de HAS prévia, visto que quadros de pré-eclâmpsia ocorrem por definição após a 20ª semana. A maior incidência de pré-eclâmpsia em nulíparas e a tendência a níveis mais elevados de ácido úrico na pré-eclâmpsia (> 5,5mg/dL) podem auxiliar no diagnóstico.

Por outro lado, o diagnóstico entre **pré-eclâmpsia grave** e **hipertensão preexistente** pode ser mais fácil, devido às alterações clinicolaboratoriais presentes na pré-eclâmpsia grave (Quadro 28.3). Conforme discutido anteriormente, a HAS presente na pré-eclâmpsia tende a se resolver até 12 semanas após o parto, a persistência após esse período favorece o diagnóstico de hipertensão arterial crônica. A **hipertensão gestacional** desenvolve-se após a 20ª semana e **não se acompanha de proteinúria**, na maioria das vezes é transitória e de pouca morbidade materno-fetal, porém pode evoluir para pré-eclâmpsia, principalmente se iniciada antes da 32ª semana.

Tanto a presença de HAS prévia, quanto da doença renal crônica são consideradas fatores de risco para o desenvolvimento de pré-eclâmpsia. Em algumas situações, saber se estamos diante de a um quadro de pré-eclâmpsia, à exacerbação da própria doença de base ou se a alteração é devido às alterações fisiológicas da própria gestação, não é tarefa das mais fáceis. Nos quadros de pré-eclâmpsia grave, sintomas maternos, alterações fetais e alterações laboratoriais podem direcionar o diagnóstico, já a presença de sedimento urinário "rico" (leucocitúria, hematúria, cilindros) ou alterações laboratoriais sugestivas de doenças sistêmicas, como, por exemplo, o consumo de fatores do completo, fazem direcionar o diagnóstico para outras doenças que não pré-eclâmpsia.

A pré-eclâmpsia é uma síndrome na qual vários órgãos podem estar comprometidos e com graus distintos de acometimento e, embora as alterações relacionadas sejam as mais comuns, devemos considerar alguns diagnósticos diferenciais, tais como fígado gorduroso agudo da gestação (FGAG), colestase da gravidez, púrpura trombocitopênica trombótica/síndrome hemolítico-urêmica (PTT/SHU), exacerbação de lúpus eritematoso sistêmico (LES), trombocitopenia gestacional, acidente vascular encefálico hemorrágico, enxaqueca, entre outros (Quadro 28.3).

Quadro 28.3 – HELLP, FGAG, PTT/SHU – comparação clínica /laboratorial[12].

Sinais/Sintomas	HELLP	FGAG	PTT/SHU
HAS	+++	+/-	+/-
Proteinúria	++	+/-	+/-
Anemia hemolítica	++	+/-	+++
Plaquetopenia	++	+/-	+++
Coagulopatia	+/-	+	-
Aumento de AST	++	+++	+/-
Aumento de bilirrubinas	+	+++	++
Amônia sérica	Normal	Alta	Normal
Lesão renal aguda	+	++	+++
Sintomas do SNC	+/-	+/-	++
Efeito do parto	REC	REC	Nenhum

HELLP = hemólise, aumento de enzimas hepáticas, plaquetopenia; FGAG = fígado gorduroso agudo da gestação; PTT/SHU = púrpura trombocitopênica trombótica/síndrome hemolítico-urêmica; HAS = hipertensão arterial sistêmica; AST = aspartato aminotransferase; SNC = sistema nervoso central; REC = recuperação.

TRATAMENTO DA PRÉ-ECLÂMPSIA

Pré-eclâmpsia é doença relacionada à presença da placenta, portanto seu tratamento definitivo é o parto. A decisão de indicação da interrupção da gestação ou de conduta conservadora leva em consideração a idade gestacional, as condições materno-fetais e a gravidade da pré-eclâmpsia. Nas gestações a termo, a interrupção está indicada, no entanto no pré-termo, a conduta conservadora está indicada, desde que as condições do feto e da gestante o permitam.

O controle pressórico visa diminuir complicações maternas, tais como hemorragia de SNC, edema cerebral, edema agudo de pulmão, entre outros. Lembrar que a diminuição dos níveis pressóricos abaixo de 120/80mmHg pode comprometer o fluxo sanguíneo placentário com potencial prejuízo para o feto[12]. Noronha et al., em revisão recente, destacam a necessidade de estudos clínicos randomizados sobre os reais benefícios de tratamento hipotensor de manutenção na pré-eclâmpsia[35], no entanto, não há dúvida sobre a recomendação de tratamento dos quadros emergenciais de aumento da pressão arterial. Na indicação emergencial de diminuição rápida da pressão arterial, pode-se utilizar hidralazina por via intravenosa (bolo de 5mg a cada 20 minutos, dose máxima de 20mg). Em países como os Estados Unidos, onde o labetalol é disponível, indica-se esse como primeira escolha. É contra-indicado o uso de bloqueadores de enzima de conversão, bloqueadores de receptor 1 da angiotensina II e inibidores de renina durante a gestação por levarem à malformação fetal. Medicações anti-hipertensivas de uso por via oral que podem ser utilizadas são: alfametildopa, hidralazina, bloqueador de canal de cálcio de ação lenta (nifedipina *retard* e nicardipina) e pindolol. O uso de sulfato de magnésio é efetivo na prevenção de crises convulsivas e diminuição da pressão arterial[12], com devida atenção a sinais de intoxicação (diminuição de reflexos profundos, sonolência), principalmente em gestantes com déficit de função renal ou que estejam apresentando oligúria.

August[36] argumenta que a indicação da terapia anti-hipertensiva na pré-eclâmpsia se baseia mais na experiência de anos de vivência do que em estudos clínicos bem estabelecidos. A maior indicação de tratamento anti-hipertensivo seria a prevenção de complicações maternas, no entanto ainda não há consenso de qual seria o nível de pressão arterial para se iniciar o tratamento. Nos casos de tratamento agudo da hipertensão grave, sugere-se redução da pressão arterial média em aproximadamente 25% em um intervalo de 2 horas, atingindo PA sistólica-alvo de 130 a 150mmHg e PA diastólica de 80 a 100mmHg. No tratamento conservador da pré-eclâmpsia, o autor sugere iniciar tratamento das gestantes assintomáticas, quando apresentarem níveis de PA sistólica ≥ 150mmHg, e diastólica ≥ 100mmHg ou, antes disso, se o basal da PA no período pré-gestacional fosse baixo (< 90/75mmHg). Em gestantes com histórico de hipertensão prévia à gestação, a PA sistólica alvo seria de 140 a 150mmHg e diastólica de 90 a 100mmHg, desde que não apresentassem lesão de órgãos-alvo. Em gestantes com lesão de órgão-alvo, a meta é de PA < 140/90mmHg, atingindo níveis de PA de 120/80mmHg. O autor ressalta que, devido a poucos estudos clínicos, as decisões baseadas nessas recomendações devem ser individualizadas, levando em consideração a situação clínica materno-fetal.

DOENÇAS RENAIS PREEXISTENTES E GESTAÇÃO

Em 2007, Imbasciati et al.[37] estudaram 49 gestantes brancas, com idade gestacional superior a 20 semanas, não diabéticas e sem outras doenças sistêmicas, que apresentavam antes da concepção taxa de filtração glomerular (TFG) inferior a 60mL/min/1,73m² e graus variáveis de proteinúria. Foi observado que valores de TFG inferiores a 40mL/min/1,73m² associados à proteinúria superior a 1g/dia eram preditores de um efeito deletério no curso da doença renal após a gestação, além de estarem relacionados à pior evolução fetal.

Em artigo de revisão recente, Davison e Lindheimer destacam que, no início dessa década, as evidências eram de que o prognóstico renal materno não seria influenciado negativamente pela gestação, desde que a perda funcional pré-concepção fosse discreta, com valores de creatinina inferiores a 1,4mg/dL. Nessa situação, o curso da gestação seria favorável, embora com aumento da incidência de pré-eclâmpsia, hipertensão gestacional tardia e de partos prematuros. A presença de descontrole pressórico e maior comprometimento renal determinariam pior evolução[38].

Os fatores pré-gestacionais considerados de maior impacto como preditores de evolução são o grau de disfunção renal, controle pressórico e o grau de proteinúria. Estes fatores são considerados mais importantes do que a doença renal de base[39] (Quadro 28.4).

Quadro 28.4 – Aspectos maternos e fetais x creatinina pré-gestacional.

Ceatinina < 1,5mg/dL
– < 10% gestantes evoluem com perda permanente de função renal
– HAS é o maior determinante de DRC terminal
– > 90% de nascidos vivos
Creatinina 1,5-2,5mg/dL
– 30% gestantes evoluem com perda permanente ou declínio da função renal
– Se PA descontrolada – aumento de 30 para 50% de perda/declínio da função renal
– 10% das gestantes logo após gestação evoluem para DRC terminal
– 60% prematuridade-indicação médica por apresentar PE e/ou RCIU
– 85% de nascidos vivos – desde que PA controlada (PAm < 100mmHg) na concepção
Creatinina > 2,5mg/dL
– Progressão para DRC terminal durante ou logo após a gestação
– Alta taxa de perda fetal – 45%[38]
– Parto prematuro –100%[38]

DRC = doença renal crônica; HAS = hipertensão arterial sistêmica; PE = pré-eclâmpsia; RCIU = restrição do crescimento intrauterino; PA = pressão arterial.

O controle pressórico é fundamental para que ocorra menor agressão sobre a doença renal durante a gestação, com faixa de tratamento aceitável de PA sistólica entre 110 e 140mmHg e PA diastólica entre 80 e 90mmHg. Valores abaixo de 110 × 80mmHg devem ser evitados, sob o risco de acarretarem hipoperfusão fetal[39].

Na gestação pode também ocorrer aumento de proteinúria, principalmente a partir da segunda metade da gestação, podendo chegar a níveis nefróticos, o que nem sempre significa piora funcional da doença de base, podendo ser atribuído à exacerbação da situação fisiológica de aumento de excreção proteica presente na gestação normal[39] ou, conforme discutido previamente neste capítulo, à sobreposição de pré-eclâmpsia, visto que tanto a doença renal prévia, quanto a hipertensão arterial são fatores de risco para pré-eclâmpsia.

Davison e Lindheimer[38] destacam ainda que a evolução de algumas doenças renais tais como LES, GNMP, esclerodermia (ESCl) e poliarterite nodosa (PAN) podem sofrer maior influência da gestação. Nos casos de ESCl ou PAN que apresentem envolvimento renal e hipertensão arterial, a evolução é ruim e a gestação deveria ser desaconselhada. Embora sem consenso na literatura, na opinião dos autores, gestantes portadoras de nefropatia por IgA (NIgA), glomerulosclerose segmentar e focal (GESF) ou nefropatia do refluxo evoluem de maneira similar à de outras doenças renais, principalmente quando apresentem, previamente à gestação, controle pressórico e função renal preservada.

LES

Em 2010, Garovic et al.[40] publicaram uma revisão sistemática e metanálise sobre gestação, LES e nefrite lúpica. Sabendo-se que a maior incidência de LES é em mulheres em idade fértil, as questões que se apresentam são a influência da gestação na atividade lúpica e os efeitos adversos sobre a função renal a longo prazo, assim como quais os riscos de complicações obstétricas nas gestantes lúpicas. A metanálise incluiu 133 estudos, com apenas 37 preenchendo os critérios de inclusão, totalizando 1.842 pacientes e 2.751 gestações. A taxa de abortamento induzido foi de 5,9% e, quando se excluía essa situação, as complicações fetais mais comuns foram: abortamento espontâneo (16%), RCIU (12,7%), natimortos (3,6%) e mortes neonatais (2,5%). A taxa de insucesso da gestação, desconsiderando abortamento induzido, foi de 23,4%, e a taxa de prematuridade, de 39,4%. As complicações maternas mais comuns foram: *flare* do LES (25,6%), hipertensão arterial (16,3%), nefrite (16,1%) e pré-eclâmpsia (7,6%). Eclâmpsia/acidente vascular encefálico/morte materna foram observados em aproximadamente 1% das gestantes. Hemodiálise foi necessária em duas mulheres durante a gestação e em outra gestante houve perda de função renal definitiva, sendo iniciada diálise crônica. A presença de nefrite ativa foi associada à hipertensão arterial (HAS) materna ($p < 0,001$) e ao parto prematuro ($p = 0,020$), enquanto o histórico de nefrite foi associado à HAS ($p < 0,001$) e à pré-eclâmpsia ($p = 0,017$). Mesmo após o controle pressórico, manteve-se a associação entre nefrite aguda e parto prematuro ($p = 0,016$). Portanto, a presença de nefrite lúpica ativa parece aumentar o risco de evolução gestacional adversa, o que reforça as recomendações atuais de evitar gestação até que as manifestações agudas de nefrite lúpica estejam quiescentes. A presença de anticorpos antifosfolipídeos também foi associada à HAS materna ($p = 0,029$) e à prematuridade ($p = 0,004$). Não houve associação estatisticamente significativa entre positividade de anticorpos antifosfolipídeos e taxa de nefrite ativa. Não foi observada diferença quanto à evolução materna ou fetal em relação ao tipo histológico, se proliferativo (classes III e IV) ou não proliferativo (classes II e V).

Alguns autores[40] preconizam que mulheres com LES devam estar em remissão da doença por pelo menos 12 meses antes de engravidar, recebendo doses de prednisona inferiores a 20mg/dia Podem ser utilizadas na gestação: hidroxicloroquina, prednisona e azatioprina. No entanto, a ciclofosfamida é contraindicada devido à sua ação teratogênica.

NEFROPATIA DIABÉTICA

Powe e Thadhani[41], em artigo de revisão sobre diabetes e rim na gestação, relatam que os dados disponíveis de literatura apontam para nenhum efeito negativo da gestação na progressão a longo prazo da nefropatia diabética, desde que a função renal seja normal e não haja proteinúria importante. Gestantes portadoras de DM (*diabetes mellitus*) com função renal normal e sem microalbuminúria apresentam na gestação aumento da excreção urinária de albumina (3-4 vezes), principalmente após a 20ª semana de gestação, com resolução após o parto. A taxa de filtração glomerular (TFG) também aumenta durante a gestação e no pós-parto espera-se função renal normal. Portadoras de microalbuminúria e função renal preservada evoluem na gestação com proteinúrias mais elevadas, podendo atingir níveis nefróticos que retornam aos níveis basais após o parto; quanto à função renal, após a gestação, há uma tendência de se manter a mesma velocidade de declínio que era observada antes da gravidez. Portadoras de DM que apresentem macroalbuminúria de base e função renal preservada evoluem na gestação com proteinúria nefrótica e TFG variável. No entanto, diabéticas que iniciam a gestação com nefropatia diabética e TFG alterada apresentam deterioração com aceleração do declínio da função renal (Quadro 28.5).

Quadro 28.5 – Características funcionais na gestação e no pós-parto dos diferentes estágios da gestante diabética.

	DM/TFG NL/ normoalbuminúria	DM/TFG NL/ microalbuminúria	DM/TFG NL/ proteinúria	DM/TFG↓/ proteinúria
Proteinúria na gestação	+	++/+++	++++	+++/++++
Função renal na gestação	↑	NL/↑	↑/↓	↓
Proteinúria pós-parto	–	NB	++/+++	++++
Função renal pós-parto	NL	NB	NL/↓	↓

DM = *diabetes mellitus*; TFG = taxa de filtração glomerular; NL = normal; NB = níveis basais pré-gestação.

O diabetes aumenta o risco de parto prematuro, mortalidade fetal perinatal e pré-eclâmpsia[39]. O controle glicêmico rigoroso e o da pressão arterial são fundamentais para melhor evolução, tanto materna quanto fetal. A reintrodução de inibidor da enzima de conversão da angiotensina deve ocorrer logo após o parto, sendo captopril, enalapril e benazepril compatíveis com a amamentação.

CONSIDERAÇÕES FINAIS

1. Pacientes com diagnóstico de doença glomerular e que planejam engravidar, devem ser cuidadosamente esclarecidas sobre os riscos da gestação sob dois aspectos:
   – efeitos da gestação sobre a doença renal;
   – efeitos da doença renal sobre a gestação.

São consideradas gestações de alto risco materno-fetal, quando a paciente apresenta à concepção:
– DRC com creatinina plasmática (Pcr) > 2,5mg/dL;
– doença renal ativa;
– *flare* de nefrite lúpica dentro dos últimos seis meses.

Assim, em situação de alto risco, a gravidez deve ser desaconselhada. Caso a paciente mantenha sua decisão de engravidar, esclarecimentos sobre as consequências graves e potencialmente irreversíveis devem ser fornecidos.

Os aspectos mais importantes a serem lembrados são:
– exacerbação da doença de base;
– perda funcional renal;
– instalação de doenças hipertensivas gestacionais;
– repercussão sobre o concepto: perda fetal, restrição de crescimento intrauterino, prematuridade, limitação ao uso de drogas imunossupressoras;
– indicações quanto à interrupção da gestação;
– complicações por ocasião do parto: HAS, sangramento, tromboses venosas;
– limitações ao aleitamento (uso de medicações secretadas no leite).

Situações em que, à concepção, a paciente apresente creatinina acima de 1,5mg/dL, porém inferior a 2,5mg/dL, também caracterizam risco materno-fetal. Nesta situação, a frequência de eventos é menor, mas mesmo assim pode comprometer o binômio materno-fetal (ver Quadro 28.4).

2. Considerar biópsia renal na gestação[39]:
   – Após a 32ª semana: se a biópsia for essencial para mudança de conduta terapêutica, considerar interrupção da gestação, fazer a biópsia e tratar fora do período gestacional.
   – Antes da 32ª semana: gestantes com glomerulonefrite de base que apresentem declínio rápido e inexplicado da função renal ou em pacientes com lesão renal aguda com sedimento "rico" ou na situação de declínio da função renal e/ou aumento de proteinúria em gestantes com nefrite lúpica ou diagnóstico prévio de LES sem nefrite.
   – Antes da 32ª semana de gestação: em transplantada renal que apresente piora de função renal sem causa aparente, para descartar rejeição aguda.

A técnica de realização de biópsia renal utilizada é a mesma que se aplica à população não gestante, embora a posição sentada seja mais bem tolerada a partir do segundo trimestre de gestação. São necessários controle pressórico e estado adequado de coagulação para a realização do procedimento, sendo que a taxa de complicações descritas é semelhante à da população não gestante.

3. Seguimento em gestantes com DRC:
   – Visitas quinzenais até a 24ª semana (alternativamente entre obstetra e nefrologista) e a partir daí semanalmente: controle da HAS, avaliação periódica da função renal e a da vitalidade fetal devem ser realizadas.

- Atenção a sinais e sintomas de pré-eclâmpsia no decorrer da gestação.
- Não havendo contraindicação, utilizar aspirina em baixas doses como prevenção de pré-eclâmpsia.
- Na vigência de síndrome nefrótica, salvo se houver contraindicação, utilizar heparina por via subcutânea profilática.
- Conforme discutido previamente: utilizar creatinina sérica para a avaliação da função renal, e para a avaliação de proteinúria pode ser realizada proteinúria de 24 horas ou relação proteína/creatinina urinária em amostra isolada. Sempre que houver dúvida quanto aos resultados, coleta de urina de 24 horas é recomendada.
- Acompanhamento no pós-parto: risco de piora da função renal nesse período, deve-se monitorar a função renal "com atenção e periodicidade", principalmente nos primeiros seis meses.
- Drogas imunossupressoras que podem ser utilizadas na gestação: glicocorticoides, azatioprina, ciclosporina, tacrolimus, hidroxicloroquina. Lembrar que todo imunossupressor apresenta efeitos colaterais, considerar risco-benefício e intensidade de imunossupressão pretendida.
- Drogas imunossupressoras que são contraindicadas na gestação: ciclofosfamida, clorambucil, micofenolato, metotrexato, rapamicina.
- Hipotensores que podem ser utilizados na gestação: metildopa, nifedipina *retard*, pindolol, metoprolol, hidralazina[36].
- Hipotensores contraindicados na gestação: bloqueadores do receptor de angiotensina II, inibidores de enzima de conversão e inibidores da renina[36].

O acompanhamento da gestante com DRC deve ser preferencialmente multidisciplinar: ginecologista, nefrologista, medicina fetal, neonatologista e anestesista, para que possamos aperfeiçoar o cuidado tanto da gestante quanto do feto.

4. Indicação de parto em gestantes com PE ou DRC[10,39]:
    - Fetais: RCIU grave, provas de vitalidade fetal e/ou ultrasonografia Doppler obstétrico alterados, oligo-hidrâmnio.
    - Maternas: idade gestacional > 37 semanas, plaquetopenia, piora de função hepática, piora progressiva da função renal, alterações neurológicas persistentes, persistência de epigastralgia, náuseas e vômitos, insucesso no controle pressórico.

5. Drogas e amamentação[42]:
    - Vasodilatadores arteriais: hidralazina (compatível), minoxidil (compatível).
    - β-bloqueadores e α/β-bloqueadores: labetalol (compatível), propranolol (compatível, porém evitar em mães cujo filho tenha asma), metoprolol (uso criterioso), carvedilol (uso criterioso), sotalol (uso criterioso).
    - Bloqueadores de canal de cálcio: verapamil (compatível), nitrendipina (compatível), nifedipina (compatível), nicardipina (compatível), nimodipina (compatível), anlodipina (uso criterioso).

- Inibidores de enzima de conversão: captopril (compatível), enalapril (compatível), benazepril (compatível), aliskireno (uso criterioso), losartana (uso criterioso), irbesatana (uso criterioso), ramipril (uso criterioso), telmisartana (uso criterioso).
- Diuréticos: hidroclorotiazida (compatível), espironolactona (compatível), furosemida (uso criterioso), clortalidona (uso criterioso).
- Inibidores adrenérgicos: metildopa (compatível), clonidina (uso criterioso).
- Imunossupressores: metilprednisolona (compatível), prednisolona (compatível), prednisona (compatível), deflazacort (compatível), hidrocortisona (compatível), cloroquina (compatível), azatioprina (uso criterioso), ciclosporina (uso criterioso), tacrolimus (uso criterioso), ciclofosfamida (contraindicada, suspender a amamentação por pelo menos 72 horas após a administração do fármaco), clorambucil (contraindicado, suspender a amamentação por pelo menos 24 horas após a administração do fármaco), rituximab (contraindicado).

REFERÊNCIAS BIBLIOGRÁFICAS

1. Yeomans ER, Gilstrap III LC. Physiologic changes in pregnancy and their impact on critical care. Crit Care Med 33(10): S256-258, 2005.
2. Baylis C, Davison JM. Renal physiology in normal pregnancy. In Floege J, Johnson RJ, Feehally J. Comprehensive Clinical Nephrology. 4th, 2010, pp. 497-503.
3. Jeyabalan A, Lain KY. Anatomic and functional changes of the upper urinary tract during pregnancy. Urol Clin North Am 34:1-6, 2007.
4. Souza AI, Filho MB, Ferreira LOC. Alterações hematológicas e gravidez. Revisão Rev Bras Hematol Hemoter 24(1):29-36, 2002.
5. Foley MR. Maternal cardiovascular and hemodynamic adaptations to pregnancy. Uptodate, nov, 2010.
6. Cornelis T, Odutayo A, Keunen J, Hladunewich M. The kidney in normal pregnancy and preeclampsia. Semin Nephrol 31(1):4-14, 2011.
7. Thadhani RI, Maynard SE. Renal and urinary tract physiology in normal pregnancy. Uptodate, junho, 2011.
8. Higby K, Suiter CR, Phelps JY, Siler-Khodr T, Langer O. Normal values of urinary albumin and total protein excretion during pregnancy. Am J Obstet Gynecol 171(4):984-989, 1994.
9. Maynard SE, Thadani R. Pregnancy and the Kidney. J Am Soc Nephrol 20:14-22, 2009.
10. Report of the national high blood pressure education program working group on high blood pressure in pregnancy. Am J Obstet Gynecol 18:S1-S22, 2000.
11. Diagnosis and Management of Preeclampsia and Eclampsia Acog Practice Bulletin Nº 33 Vol 99, no 1, 2002.
12. Karumanchi SA, August P, Podymow T. Renal complications in normal pregnancy. In Floege J, Richard J. Johnson JR, Feehally J. Comprehensive Clinical Nephrology 4th, 2010, pp. 504-515.
13. Sibai BM, Stella CL. Diagnosis and management of atypical preeclampsia-eclampsia. Am J Obstet Gynecol 2008, p. 199.
14. Matias L. Hipertensão induzida pela gravidez. In Cruz J, Cruz HMM, Barros RT. Atualidades em Nefrologia 8, São Paulo: Sarvier. 2004, pp. 90-101.
15. Solomon CG, Seely EW. Preeclampsia-Searching for the cause. N Engl J Med 350(7):641-642, 2004.
16. Noris M, Perico N, Remuzzi G. Mechanisms of disease: pre-eclampsia. Nature Clin Pract Nephrol 1(2):98-114, 2005.
17. Laurenti R, Mello Jorge MH, Gotlieb SLD. A mortalidade materna nas capitais brasileiras: algumas características e estimativa de um fator de ajuste. Rev Bras Epidemiol 7(4):449-460, 2004.
18. Davison JM, Homuth V, Jeyabalm A, Conrad KP, Karumanchi SA, Quajjin S, Decherd R, Luft FC. New aspects in the pathophysiology of Preeclampsia. J Am Soc Nephrol 15: 2440-2448, 2004.
19. Whitley GSJ, Cartwright JE. Trophoblast-mediated spiral artery remodeling: a role for apoptosis. J Anat 215(1):21-26, 2009.
20. Cindrova-Davies T. Gabor Than Award Lecture 2008: pre-eclampsia – from placental oxidative

stress to maternal endothelial dysfunction. Placenta 30(Suppl A): S55-S65, 2009.

21. Lafayette R. The kidney in preeclampsia. Kidney Int 67:1194-1203, 2005.

22. Levine RJ, Thadhani R, Qian C, Lam C, Lim KH, Yu KF, et al. Urinary placental growth factor and risk of preeclampsia. JAMA 293(1):77-85, 2005.

23. Granger JP, Alexander BT, Llinas MT, Bennet WA, Khalil RA. Pathophysiology of preeclampsia: linking placental ischemia/hypoxia with microvascular dysfunction. Microcirculation 9(3):147-160, 2002.

24. Maynard SE, Min J-Y, Merchan J, Lim K-H, Li J, Mondal S, et al. Excess placental soluble fms-like tyrosine kinase 1 (sFlt 1) may contribute to endothelial dysfunction, hypertension, and proteinuria in preeclampsia. J Clin Invest 111:649-658, 2003.

25. Aggarwal PK, Jain V, Sakhuja V, Karumanchi SA, Jha V. Low urinary placental growth factor is a marker of pre-eclampsia. Kidney Int 69:621-624, 2006.

26. Widmer M, Villar J, Benigni A, Conde-Agudelo A, Karumanchi SA, Lindheimer M. Mapping the theories of preeclampsia and the role of angiogenic factors. Obstet Gynecol 109:168-179, 2007.

27. Maynard SE, Karumanchi AS. Angiogenic factors and preclampsia. Semin Nephrol, 31(1):33-46, 2011.

28. Biennial technical report 2009-2010 / Department of Reproductive Health and Research, including UNDP/UNFPA/WHO/World Bank Special Programme of Research, Development and Research Training in Human Reproduction. WHO web site (www.who.int), pp. 23-24.

29. Vikse BE, Irgens LM, Leivestad T, Skjaerven R, Iversen BM. Preeclampsia and the risk of end-stage renal disease. N Engl J Med 359:800-809, 2008.

30. Smith GCS, Pell JP, Walsh D. Pregnancy complications and maternal risk of ischaemic heart disease: a retrospective cohort study of 129 290 births. Lancet 357:2002-2006, 2001.

31. Berends AL, de Groot CJM, Sijbrands EJ, Sie MPS, Benneheij SH, Pal R, et al. Shared constitutional risks for maternal vascular-related pregnancy complications and future cardiovascular disease. Hypertension 51:1034-1041,2008.

32. Bellamy L, Casas JP, Hingorani AD, Williams DJ. Pre-eclampsia and risk of cardiovascular disease and cancer in later life: systemic review and meta-analysis. BMJ 335(7627):974-985, 2007.

33. Karumanchi AS, Maynard SE, Stillman IE, Epstein FH, Sukhatme VP. Preeclampsia: a renal perspective. Kidney Int 67:2101-2113, 2005.

34. Stillman IE, Karumanchi AS. The glomerular Injury of preeclampsia. J Am Soc Nephrol 18:2281-2284, 2007.

35. Noronha Neto C, Rolland de Souza AS, Ramos Amorim MM. Tratamento da pré-eclâmpsia baseado em evidências. Rev Bras Ginecol Obstet 32(9):459-468, 2010.

36. August P, Management of hypertension in pregnant and postpartum women. Uptodate Last Literature Review Version 19.2: maio 2011.

37. Imbasciati E, Gregorini G, Cabiddu G, Gammaro L, Ambroso G, Del Giudice A, Ravani P. Pregnancy in CKD stages 3 to 5: fetal and maternal outcomes. Am J Kidney Dis 49(6):753-762, 2007.

38. Davison JM, Lindheimer MD. Pregnancy and chronic kidney disease. Semin Nephrol 31(1):86-99, 2011.

39. Brown MA. Pregnancy with preexisting kidney disease. In Floege J, Johnson RJ, Feehally J. Comprehensive Clinical Neurology 4th. 2010, pp. 516-526.

40. Smyth A, Oliveira GHM, Lahr BD, Bailey KR, Norby SM, Garovic VD. A systematic review and meta-analysis of pregnancy outcomes in patients with systemic lupus erythematosus and lupus nephritis. Clin J Am Soc Nephrol 5:2060-2068, 2010.

41. Powe CE, Thadhani R. Diabetes and the kidney in pregnancy. Semin Nephrol 31(1):59-69, 2011.

42. Ministério da Saúde- Departamento de ações programáticas e estratégicas. Amamentação e uso de medicamentos e outras substâncias. 2ª ed., 2010- http://portal.saude.gov.br/portal/arquivos/pdf/amamentação_drogas.pdf

29

GLOMERULOPATIAS APÓS O TRANSPLANTE RENAL

Maria Fernanda Cordeiro de Carvalho
Marilda Mazzali

Glomerulopatias Recidivantes e Glomerulopatias *de Novo*

As glomerulonefrites (GN) são importante causa de insuficiência renal e sua prevalência varia entre 10 e 26% nos grandes registros de diálise e transplante mundiais[1]. No censo de 2010 da Sociedade Brasileira de Nefrologia (SBN)[2], as GN foram responsáveis por 12,6% dos casos de pacientes em diálise e na Faculdade de Medicina de Botucatu por 27,4% dos pacientes submetidos a transplante renal.

Conforme apontado no quadro 29.1, as GN podem manifestar-se no rim transplantado sob a forma de recidiva, como glomerulopatia *de novo*, como glomerulopatias específicas do transplante, associadas às drogas imunossupressoras e associadas às infecções virais. Na forma de recidiva, há recorrência da mesma GN que ocorreu nos rins nativos. Já na GN *de novo* a glomerulopatia acomete o enxerto em indivíduos em que a doença de base não era glomerular ou, então, a GN que afeta o enxerto é distinta daquela que ocorreu nos rins primitivos.

Para se classificar corretamente as GN após o transplante, é primordial o conhecimento da doença que ocorreu nos rins nativos. Infelizmente, não são raros os casos de pacientes que chegam ao serviço de nefrologia já em doença renal crônica terminal, impedindo o diagnóstico correto de sua doença de base. Assim, no Censo 2010 da SBN[2], a doença de base foi indefinida em 8,5% dos pacientes em diálise. Na Faculdade de Medicina de Botucatu, em 23,7% dos pacientes transplantados a doença de base foi considerada indeterminada e dos pacientes com GN diagnosticados clinicamente apenas 54,5% têm comprovação histológica. Também é prioritário termos a biópsia do rim transplantado para que possamos distinguir as GN das lesões do enxerto secundárias a rejeição, infecções virais, nefrotoxicidade pelos inibidores de calcineurina etc. O ideal seria ter também a biópsia tempo zero para que se possam excluir GN "herdadas" do doador[3,4].

A incidência geral de recorrência varia na literatura entre 6 e 20%[5-7]. Parece haver maior probabilidade de recidiva nas crianças, uma vez que a recorrência nas séries pediátricas é mais alta[1,8].

Quadro 29.1 – Causas de proteinúria pós-transplante renal.

- Doenças glomerulares clássicas
  Recorrentes: glomerulonefrite pós-transplante com apresentação histológica igual à doença em rins nativos
  De novo: doença glomerular pós-transplante distinta da glomerulonefrite dos rins nativos
  Indeterminadas: glomerulonefrites pós-transplante em receptores sem glomerulonefrite como causa de doença renal primária
- Alteração glomerular específica do transplante
  Glomerulopatia do transplante
  Glomerulite da rejeição aguda
- Alterações glomerulares associadas a drogas imunossupressoras
  Proteinúria associada ao uso de inibidores da mTOR
  Microangiopatia trombótica
  Nefrotoxicidade por inibidores de calcineurina
- Alterações glomerulares associadas a infecções virais
  Citomegalovírus
  Poliomavírus
  Hepatite C

A presença de GN recorrente no rim transplantado impacta negativamente na sobrevida do enxerto. Assim, Hariharan et al. relataram que a vida média dos rins transplantados nos pacientes sem recorrência foi de 3,135 ± 385 dias *versus* 2,038 ± 225 dias naqueles com recidiva[9].

A GN *de novo* é a segunda causa de síndrome nefrótica após o transplante. Sua incidência oscila em torno de 2% nas várias séries[10,11].

Independente da variante de GN que se manifeste no enxerto, o tratamento com IECA e/ou de BRA está indicado.

Potencialmente, todas as GN podem recorrer no rim transplantado. A seguir discutiremos em detalhes cada glomerulopatia e suas características no enxerto.

GLOMERULOSCLEROSE SEGMENTAR E FOCAL (GESF)

Vamos avaliar a entidade GESF que se caracteriza à biópsia renal por lesão segmentar do tufo glomerular geralmente associada a áreas de colapso do lúmen das alças capilares e/ou sinéquias com a cápsula de Bawman em pacientes que desenvolvem proteinúria maciça. Quadros histológicos cicatriciais consequentes à hiperfiltração ou reduções da massa renal, comuns a inúmeras doenças que se manifestam com esclerose total ou parcial do glomérulo, não serão aqui discutidos.

A GESF primária é a causa de síndrome nefrótica em 7 a 15% das crianças e a principal causa em adultos. No Registro Paulista de Glomerulonefrites, a GESF foi a GN mais frequente, sendo responsável por 29,7% de todos os casos biopsiados[12]. A mortalidade renal oscila em 30% em 5 anos e 60% após 10 anos de seguimento, sendo que os fatores que se associam a mau prognóstico são a magnitude da proteinúria e o nível da creatinina, quando da manifestação do quadro, e a intensidade de fibrose intersticial à biópsia,

Desde a década de 1970, sabe-se que a GESF pode recorrer no rim transplantado. A característica desta recidiva, diferente das outras glomerulopatias, é que geralmente ela é precoce. O aparecimento de proteinúria maciça muitas vezes é detectado imediatamente ao término das anastomoses vasculares, o que tem sido motivo de especulações quanto a um fator circulante como responsável pela etiopatogenia desta GN.

A GESF familial não recorre após o transplante renal, uma vez que está relacionada a defeito específico e extrínseco do rim na codificação de genes que codificam proteínas podocitárias, sendo o transplante o tratamento eficaz.

RECORRÊNCIA

A incidência da recorrência da GESF no rim transplantado relatada na literatura varia entre 20 e 40%[5,7,13,14]. Na Faculdade de Medicina de Botucatu, de 25 casos confirmados por biópsia com GESF nos rins nativos, 5 recidivaram a doença (20%) pós- transplante.

Os fatores de risco notavelmente aceitos na literatura para a recorrência de GESF são: idade menor que 15 anos, curso agressivo da GN com o tempo menor que três anos entre o aparecimento da síndrome nefrótica e a evolução para doença renal crônica terminal e a presença de proliferação mesangial difusa à biópsia do rim nativo[5,7,13-16].

Crianças com menos de 6 anos de idade apresentam 50% de probabilidade de recidivar a GESF após o transplante, contra apenas 10 a 15% em pacientes com idade superior a 30 anos[5]. Na Faculdade de Medicina de Botucatu, de 4 crianças com idade entre 5 e 15 anos que tinham GESF como doença de base, 2 (50%) apresentaram recorrência precoce desta glomerulopatia no enxerto, enquanto dos 21 pacientes com mais de 15 anos apenas 3 (14%) recidivaram. A explicação para este fato poderia ser decorrente da diminuição da atividade da doença que ocorre em muitas crianças durante e após a adolescência[16] e/ou a maior incidência de GESF secundária (que não recorre) em pacientes adultos[5].

O curso "maligno" desta glomerulopatia nos rins nativos com evolução rápida para a doença renal crônica terminal é fator de risco considerado unânime na literatura[5,7,13-16], revelando os casos mais graves com proteinúria maciça e resistência ao tratamento.

De forma semelhante à presença de proliferação mesangial difusa à biópsia dos rins primitivos, também está associada a maior incidência de recidiva. Assim, em 24 crianças com GESF submetidas a 10 transplantes, 6 apresentaram proliferação mesangial difusa à biópsia dos rins nativos, e, destas, 8 (80%), recorrência desta glomerulonefrite após o transplante[15], possivelmente refletindo a grande gravidade da doença de base e a resistência aos esteroides[5].

Parece haver maior freqüência de recorrência da GESF quando o transplante é realizado com doadores vivos relacionados, porém, em revisão do USRDSD, embora a recidiva tenha ocorrido em 18,7% dos casos com doador vivo e somente em 7,8% dos casos com doadores cadáveres, o transplante com doadores vivos não demonstrou associação com a perda do enxerto e promoveu melhor sobrevida do rim e redução do risco da perda do enxerto[17]. De forma semelhante, Cibrik et al.[18] avaliaram a sobrevida do primeiro enxerto, censurando o óbito, de 2.414 pacientes com GESF e observaram que, quando o transplante era realizado com doador vivo com 0 *mismatched*, a sobrevida após 5 anos era de 95%; com doador vivo com algum *mismatched* era de 83,1%; com doador cadáver e 0 mismatched era de 80,2%, e com doador cadáver com mismatched era de 72,9%. Eles concluíram que a boa compatibilidade HLA não é fator de risco para a perda do enxerto, estando associada à melhor sobrevida do enxerto.

A probabilidade de recorrência da GESF em transplantes subsequentes quando a causa da perda foi a recidiva da doença é de 75 a 100%[14-16], sendo que nesta situação não é recomendável a realização de transplante com doador vivo.

A manifestação clínica clássica da GESF recidivante é de aparecimento de proteinúria maciça horas ou dias após o transplante. Este fato levou a se postular a presença de um fator circulante que poderia induzir a redistribuição e perda de nefrina e podocitina, componentes críticos do *slit*-diafragma dos podócitos glomerulares, reduzindo assim a eficiência da barreira glomerular a proteínas. Infelizmente, a natureza bioquímica deste suposto fator ou fatores circulantes permanece desconhecida[14]. Mais recentemente, o receptor solúvel de urocinase vem mostrando-se um possível candidato no desencadeamento desta doença[46].

A perda do enxerto secundária à GESF recorrente varia entre 15 e 44%[16], dependendo do tempo de seguimento pós-transplante.

Vários tratamentos para a GESF recorrente têm sido propostos, entre eles temos:

- **Uso de ciclosporina em altas doses** – erstudos em crianças com GESF recorrente demonstraram que a ciclosporina em altas doses é efetiva na indução de remissão total ou parcial da proteinúria em torno de 80% dos casos, tanto dada por via oral na dose 6 a 25mg/kg/dia[19], quanto por via intravenosa em infusão contínua na dose de 3mg/kg/dia[20], mantendo-se a concentração sanguínea entre 200 e 350ng/mL, durante uma a três semanas.
- **Plasmaférese** – é o tratamento mais utilizado. Vários estudos têm descrito variáveis graus de sucesso na remissão da GESF recidivante[21], sendo que quando o tratamento é instituído precocemente, logo após o aparecimento da proteinúria, os resultados são melhores, havendo remissão em torno de 80% dos casos. Geralmente a prescrição da plasmaférese é a retirada de uma a duas vezes a volemia com reposição de albumina a 5%, três a quatro vezes por semana até a remissão[8,21]. Plasmaférese profilática pré-transplante também tem sido relatada com bons resultados em pacientes com alto risco de recidiva[22].
- **Rituximab** – são poucos os trabalhos que avaliam a ação desta droga associada ou não ao tratamento com plasmaférese. Geralmente são relato de casos

ou pequenas séries em centro único, a maioria apresentando bons resultados, principalmente em crianças. A dose preconizada é de 375mg/m^2/dose a cada uma a duas semanas[21].

DE NOVO

Geralmente, a GESF *de novo* está associada à disfunção crônica do enxerto, atualmente denominada como fibrose intersticial e atrofia tubular (FIAT) sem causa definida, ou à glomerulopatia do transplante. Diferente da GESF recorrente, seu aparecimento é tardio e a proteinúria na maioria dos pacientes é menor que 3g/dia[15].

Recentemente foi relatado o desenvolvimento de GESF *de novo* em três pacientes tratados com altas doses de sirulimus[23]. Esta observação ainda necessita de confirmação por outros autores e deve ser avaliada com cautela.

NEFROPATIA POR IgA

A nefropatia por IgA, descrita por Berger em 1968, caracteriza-se por depósito mesangial de imunoglobulina A à microscopia de imunofluorescência. Quanto a sua apresentação morfológica, à microscopia óptica há grande diversidade, variando desde ausência de alterações glomerulares, proliferação mesangial de várias intensidades até GN crescêntica.

A nefropatia por IgA é atualmente considerada a GN mais frequente em escala mundial, acometendo 40 a 50% dos pacientes japoneses e 8 a 12% dos americanos com GN primária. No Registro Paulista de Glomerulonefrites, a incidência de nefropatia por IgA foi de 17,8%[12].

A manifestação clínica inicial mais frequente é a hematúria macroscópica, que acomete 40 a 50% dos casos, não sendo rara também a associação entre hematúria microscópica e proteinúria assintomáticas, o que ocorre entre 30 e 40% dos pacientes.

A evolução para a doença renal crônica ocorre entre 30 e 35% dos portadores desta GN, sendo considerados sinais de mau prognóstico a presença de insuficiência renal e proteinúria acima de 1,5g/dia na apresentação da doença.

RECORRÊNCIA

A incidência de recorrência da nefropatia por IgA oscila entre 3 e 60% na literatura[1,6,8,13,14,24]. Esta enorme variação entre as diversas séries é decorrente da política de biópsia do centro, se protocolar ou somente quando houver alteração do sedimento urinário e/ou déficit de função renal, de diferenças geográficas e do tempo de seguimento. Na Faculdade de Medicina de Botucatu de 12 casos confirmados de nefropatia por IgA em rim nativo, 3 (25%) recidivaram clínica e histologicamente após o transplante.

Diferente da GESF recidivante, a recorrência da nefropatia por IgA ocorre geralmente após o primeiro ano do transplante[14,24], e as manifestações clínicas mais frequentes são proteinúria associada ou não a hematúria macro ou microscópica[14,24].

Entre os fatores de risco descritos para a recorrência da nefropatia por IgA, temos a rápida evolução para doença renal crônica terminal e a presença de crescentes à biópsia demonstrando a agressividade da doença nos rins nativos[14,26], pacientes jovens[7,14,26,27] e a perda de transplante prévio devido à recidiva[26,29]. Se há maior probabilidade de recorrência com doadores vivos ainda há controvérsias[7,13,24,26-28].

A frequência de perda da nefropatia por IgA recidivante varia na literatura de 7 a 10%[8,26,29,30], sendo diretamente proporcional ao tempo de seguimento, sendo que a sobrevida do enxerto após 10 anos geralmente é excelente, não diferindo daquela de pacientes com outras doenças renais[24,26,31].

Entre os fatores de risco para a perda do enxerto, a retirada do corticoide parece ter impacto negativo na sobrevida. Assim, recentemente Clayton et al.[30] avaliaram 15.021 receptores de transplante renal que tinham como doença de base nefropatia por IgA confirmada por biópsia. Destes, 428 tiveram perda de seus enxertos, sendo que 54 casos eram decorrentes da recidiva. A prevalência do uso de corticoides foi de 92% no início do seguimento, 84% após um ano e 64% após cinco anos, sendo que pela análise multivariada a retirada do corticoide associou-se fortemente com a perda do enxerto.

Não há tratamento específico preconizado para a nefropatia por IgA recidivante[7,13,14,26,29], sendo aceito por muitos que o uso de inibidores da enzima de conversão da angiotensina ou bloqueadores do receptor da angiotensina podem associar-se à redução da proteinúria e preservação da função renal[13,14,29]. Recentemente, Manno et al.[32] publicaram trabalho, prospectivo, randomizado, controlado e multicêntrico onde avaliaram o tratamento da IgA recorrente com ramipril ou ramipril mais corticoide, sendo que os pacientes do último grupo tiveram significante redução do risco de progressão da função renal. Finalmente, a tonsilectomia tem sido proposta como tratamento na GN por IgA recorrente com efeitos benéficos por investigadores japoneses[33].

DE NOVO

São muito raros os casos de GN por IgA *de novo* relatados na literatura. Na Faculdade de Medicina de Botucatu, tivemos dois casos de GN por IgA *de novo* confirmados por biópsia. Ambos os pacientes receberam rins de doadores vivos relacionados e tinham como esquema imunossupressor a azatioprina e a prednisona.

O primeiro paciente tinha como doença de base GNMP tipo I e desenvolveu hematúria microscópica dois meses após o transplante e proteinúria em níveis nefróticos quatro meses após. O diagnóstico por biópsia foi realizado com oito meses de seguimento. Evoluiu com piora progressiva da função do enxerto, retornando à diálise 18 meses após o transplante.

No segundo caso a doença de base era GESF, o aparecimento de hematúria microscópica foi detectado 44 meses após o transplante, proteinúria em torno de 1g/dia após 65 meses e síndrome nefrótica após 84 meses de seguimento. O diagnóstico confirmado por biópsia foi realizado após 69 meses. A perda do enxerto decorrente a esta glomerulopatia se deu 134 meses após o transplante.

Assim, levando-se em consideração os pouquíssimos casos descritos, a manifestação clínica e a evolução da glomerulonefrite por IgA *de novo* parecem ser semelhantes àquelas da IgA recorrente.

GLOMERULONEFRITE MEMBRANOPROLIFERATIVA (GNMP)

A GNMP caracteriza-se histologicamente por hipercelularidade do tufo glomerular, principalmente à custa de proliferação de células mesangiais e espessamento difuso da membrana basal glomerular. O espessamento pode ser decorrente da presença de depósitos subendoteliais e interposição de células mesangiais entre a membrana basal glomerular e o endotélio (GNMP tipo I), ou devido ao depósito de material elétron-denso no interior da membrana basal glomerular (doença de depósito denso, DDD, ou GNMP tipo II).

Burkholder et al. descreveram, em 1970, a GNMP tipo III, caracterizada pela presença de depósitos subendoteliais associada a depósitos subepiteliais à microscopia eletrônica[34].

A apresentação clínica mais frequente na GNMP é a presença de síndrome nefrótica na primeira consulta, mas também pode manifestar-se como síndrome nefrítica aguda ou ainda com hematúria e proteinúria assintomática.

Uma das características mais importantes desta GN é a presença de hipocomplementemia, principalmente da queda de C3, o que ocorre em 40 a 60% dos casos. Esse achado é dado importante para o diagnóstico porque as outras glomerulopatias que cursam com síndrome nefrótica geralmente apresentam nível sérico de C3 normal.

A história natural dessa glomerulopatia é variável, porém a maioria dos pacientes apresenta deterioração progressiva da função renal com sobrevida renal após cinco anos entre 51 e 75% e em 10 anos entre 36 e 65%.

O diagnóstico da GNMP no rim transplantado deve ser avaliado com cautela devido à semelhança à microscopia óptica com a glomerulopatia do transplante, sendo indispensável o encontro de depósitos de C3 periféricos pela imunofluorescência característico da GNMP para a certeza diagnóstica.

RECORRÊNCIA

GNMP tipo I

A incidência de recorrência da GNMP tipo I varia na literatura entre 14,5% e 46%[1,6,8,13,29,35-37]. Na Faculdade de Medicina de Botucatu, de 8 casos com o diagnóstico confirmado por biópsia de GNMP tipo I, apenas 1 (12,5%) apresentou recidiva após o transplante.

Os fatores de risco associados à recorrência são pacientes jovens[29,35,37], presença de crescentes à biópsia dos rins nativos[29,37] e baixos níveis de C3[35].

A manifestação clínica inicial mais frequente é a presença de proteinúria entre 1 e 2g/dia, sendo que no decorrer do seguimento mais de 60% dos pacientes desenvolvem síndrome nefrótica[35]. O tempo do diagnóstico da recidiva varia entre 0,5 e 6 anos após o transplante[8,35].

A recorrência da GNMP tipo I apresenta impacto negativo na sobrevida do enxerto. Recentemente, Angelo et al.[36], avaliando dados do UNOS com 811 casos de GNMP tipo I, observaram que a sobrevida do enxerto óbito censurado após 10 anos foi de 56,2% para os pacientes com GNMP tipo I e de 65,2% para os portadores de outras glomerulopatias.

Não há tratamento preconizado para a GNMP tipo I recidivante. Uso de ciclofosfamida ou plasmaférese foi utilizado como estratégia em alguns esparsos relatos de casos, porém sem grupo controle, impedindo a avaliação correta desta terapêutica. Em pacientes com GNMP tipo I associado ao vírus da hepatite C, o tratamento da hepatite parece ter efeito benéfico na evolução do enxerto.

GNMP tipo II

A incidência de recorrência na GNMP tipo II varia na literatura de 30 a 100%[8,29,36,37], dependendo da política de biópsia dos Serviços. A recidiva apenas histológica, não acompanhada de alterações do sedimento urinário e/ou da função renal, pode ser observada já no primeiro mês de seguimento, enquanto quando clinicamente manifesta, geralmente por proteinúria, o diagnóstico se dá cerca de um ano pós-transplante.

A presença de crescentes à biópsia do rim primitivo é um fator preditivo de recidiva[37], além de também, quando presente no rim transplantado, ser um fator de risco para a perda do enxerto junto com a presença de proteinúria maciça[8].

Pacientes com recorrência de GNMP tipo II apresentam impacto negativo na sobrevida do enxerto. Recentemente, Angelo et al.[36], avaliando dados do UNOS com 179 casos de GNMP tipo II, observaram que a sobrevida do enxerto óbito censurado após 10 anos foi de 57,5% para os pacientes com GNMP tipo II e de 65,2% para portadores de outras glomerulopatias.

Sendo uma glomerulopatia rara, não há substrato na literatura quanto a uma terapêutica eficaz para a recidiva da GNMP tipo II.

GNMP tipo III

São pouquíssimos os trabalhos na literatura que abordam a recorrência da GNMP tipo III, sendo a maioria relato de caso. O trabalho mais consistente é o de Little et al.[37], que avaliaram 17 casos de pacientes com GNMP tipo III submetidos a transplante renal na Irlanda. Destes, 33% apresentou recidiva desta GN pós-transplante. Os fatores de risco associadas à recorrência foram a presença de crescentes e de proliferação mesangial à biópsia dos rins nativos e de síndrome nefrótica à apresentação da doença, conferindo maior grau de agressividade nestes casos.

DE NOVO

A maioria dos casos de GNMP tipo I *de novo* pós-transplante está associada à presença do vírus da hepatite e será abordada no final deste capítulo.

Não há descrição de casos de GNMP tipos II e III *de novo* na literatura.

GLOMERULONEFRITE MEMBRANOSA

Na glomerulonefrite membranosa (GNM), o aspecto dos glomérulos à microscopia óptica é variável, dependendo da duração da doença e da época da biópsia. Inicialmente, os glomérulos podem ser normais, posteriormente se observam espículas da membrana basal glomerular pela coloração da prata e, finalmente, espessamento global desta membrana.

No Registro Paulista de Glomerulonefrites, a GNM foi a segunda GN mais freqüente, com incidência de 20,7% dos casos biopsiados[12].

A apresentação clínica desta glomerulopatia é de síndrome nefrótica com proteinúria maciça. Na evolução, observa-se remissão espontânea em 40 a 50% dos casos. A função permanece estável na maior parte dos pacientes, enquanto cerca de 25 a 30% dos casos evoluem para insuficiência renal após 10 a 20 anos de seguimento.

Os dados que se associam com pior prognóstico são: sexo masculino, síndrome nefrótica persistente, hipertensão arterial, déficit de função renal na primeira consulta e presença de lesão tubulointersticial à biópsia.

RECORRÊNCIA

A incidência de recorrência da GNM varia entre 30 e 50%[7,8,11,14,29,38-40]. Não há fatores de risco associados à recidiva[7,8,13,14,37]. Na Faculdade de Medicina de Botucatu, de dois pacientes diagnosticados por biópsia com GNM como causa da doença de base, um recorreu.

A recorrência ocorre geralmente no primeiro ano pós-transplante[5,11,13,36,39] e manifesta-se pela presença de proteinúria, sendo que pelo menos 50% dos pacientes apresentam síndrome nefrótica[5,39].

A perda do enxerto secundária à recidiva varia entre 10 e 15%[1,13,29,40], sendo que a recorrência não parece ser um preditor de doença renal crônica terminal[14,39] ou da sobrevida do paciente[39].

O uso de corticosteroides ou drogas citostáticas não afeta a evolução da doença, porém, o de inibidores anti-CD20 (rituximab) parece ter efeito benéfico tanto na proteinúria como na função renal de pacientes com GNM recorrente[39,40].

DE NOVO

A GNM é a glomerulopatia que mais frequentemente se manifesta da forma *de novo* pós-transplante. Cerca de 2% de todos os pacientes submetidos a transplante renal com evolução superior a um ano apresentam GNM *de novo* em seus enxertos[10,11].

Muitos dos pacientes com GNM *de novo* são portadores do vírus da hepatite C. Assim, Aline-Fardin et al. observaram em sua casuística que, de 11 pacientes que apresentavam GNM *de novo*, 6 (54,5%) eram portadores do vírus da hepatite C[11], sendo portanto obrigatória a solicitação desta sorologia diante de um caso de GNM *de novo*.

Frequentemente, as alterações histológicas compatíveis com GNM *de novo* são observadas em associação com aquelas da nefropatia crônica do enxerto[10]. A possível explicação para esta associação é que a lesão da parede do capilar glomerular, secundária à nefropatia crônica do enxerto, poderia facilitar o depósito subepitelial de antígenos circulantes ou ainda expor antígenos *in situ* resultantes da formação local de imunocomplexos. Embora sedutora, esta hipótese ainda não foi comprovada.

O diagnóstico da GNM *de novo* geralmente ocorre após o segundo ano de transplante[5,10,11] e na grande maioria dos casos manifesta-se com síndrome nefrótica[5,10].

A frequência de perda devido a esta glomerulopatia ocorre entre 50 e 72%[5,10,11] dos pacientes, porém, na maioria das vezes, decorrente de rejeição com componente vascular e não devido à GN em si. Assim, Schwartz et al.[10] observaram 14 perdas em 21 casos (66,6%) com GNM *de novo*, em média 62,7 ± 44 meses após o transplante, porém, destes 21 pacientes, 17 apresentavam sinais de rejeição vascular à biópsia e em apenas um caso a perda do enxerto foi devida à GNM *de novo*.

GLOMERULONEFRITE CRESCÊNTICA

Dependendo do mecanismo etiopatogênico, a glomerulonefrite crescêntica (GNCr) pode ser dividida em três tipos. No tipo I, a formação de crescentes é mediada por reação antígeno-anticorpo *in situ* (anticorpo antimembrana basal glomerular); no tipo II, por depósito de imunocomplexos circulantes, e no tipo III, por alterações da imunidade celular, com imunofluorescência negativa (pauci-imune).

A apresentação clínica é semelhante nos três tipos, com aparecimento abrupto de edema e hematúria, macro ou microscópica. Em alguns pacientes, a síndrome nefrótica pode ser a única manifestação clínica. Sinais inespecíficos como febre, artralgia, mialgia não são incomuns. Diminuição acentuada do volume urinário associado ao rápido aumento da creatinina plasmática são sinais que sugerem GNCr.

À microscopia óptica, a GNCr caracteriza-se pela presença de várias camadas de células que preenchem o espaço de Bowman, assumindo a forma de meia lua (crescentes celulares) que acometem pelo menos 50% dos glomérulos.

A diferenciação dos três tipos de GNCr faz-se por meio da microscopia de imunofluorêscencia. No tipo I observam-se depósito linear de IgG e complemento ao longo da membrana basal glomerular; no tipo II, depósito granular de IgG e/ou IgM comumente associada a C3 ao longo da membrana basal glomerular e mesângio; e no tipo III a imunofluorescência é negativa.

Quanto à evolução, dependendo do número de glomérulos acometidos e do tamanho das crescentes, os pacientes podem evoluir para doença renal crônica terminal em semanas ou meses após a instalação da glomerulopatia.

RECORRÊNCIA

Apesar do mau prognóstico das GNCr nos rins nativos, a frequência de recorrência após o transplante renal é afortunadamente rara nos três tipos de GNCr, com apenas relatos esporádicos de recidiva. Na Faculdade de Medicina de Botucatu, de 12 casos confirmados de GNCr, apenas um recorreu após o transplante.

RECORRÊNCIA DA GNCR TIPO I (ANTIMEMBRANA BASAL GLOMERULAR)

A recidiva histológica da GNCr tipo I pode ser alta, em torno de 50%, se o transplante foi realizado em vigência de anticorpo antimembrana basal glomerular positivo[13]. Preconiza-se que os títulos deste anticorpo esteja negativo por seis meses há um ano antes da realização de transplante renal[7,13,41]. Tomando-se essa precaução, a recorrência é baixa, menor de 5%[7,41].

Mesmo em casos que esta medida foi tomada, a recidiva pode ocorrer. Khandelwal et al.[42] relataram o caso de uma paciente que após dois anos com títulos negativos para o anticorpo antimembrana basal glomerular foi submetida a transplante com doadora HLA idêntica. A recorrência deu-se oito anos após o transplante e o enxerto foi resgatado com o uso de plasmaférese, pulso de esteroides e ciclofosfamida por via oral.

RECORRÊNCIA DA GNCr TIPO II

Não existe relato de referência específica da recidiva da GNCr tipo II em rim transplantado na literatura.

RECORRÊNCIA DA GNCr TIPO III (PAUCI-IMUNE)

A incidência da recorrência da GNCr tipo III varia na literatura entre 2 e 17%[6,43]. A recidiva ocorre entre 4 e 89 meses pós-transplante[6], porém existe relato da recorrência clínica, confirmada por biópsia no 20º pós-operatório[44].

O curso pré-transplante da doença, os títulos de ANCA na ausência de doença clinicamente ativa no momento do transplante, tempo de seguimento e tipo de doador não são fatores preditores de recidiva[43].

Recentemente, Shen et al.[45] descreveram a evolução pós-transplante de 919 pacientes com granulomatose de Wegener. De 97 receptores de rim que perderam seus enxertos, em apenas quatro a causa de perda foi a recidiva. Avaliando a sobrevida ajustada do enxerto para vários fatores, como idade e raça do receptor, painel de reatividade, tempo em diálise pré-transplante, compatibilidade e outros, a sobrevida do enxerto dos pacientes com granulomatose de Wegener foi significantivamente melhor que do grupo controle.

DE NOVO

Dos três tipos de GNCr, a única que se manifesta na forma *de novo* é a GNCr tipo I, na maioria das vezes associada à síndrome de Alport.

A síndrome de Alport é doença hereditária, ligada ao cromossomo X, que leva à insuficiência renal e à redução da acuidade auditiva. Tem sido identificada a mutação do gene COL4A5 levando à alteração na molécula da cadeia α_3 (IV) do colágeno tipo IV, componente normal da membrana basal glomerular. Devido a esta alteração, esses indivíduos, quando submetidos a transplante renal, reconhecem o colágeno tipo IV normal como um antígeno, desenvolvendo anticorpos antimembrana basal glomerular, semelhante ao que ocorre na síndrome de Goodpasture.

Embora muito interessante do ponto de vista fisiopatológico, este evento é raro, sendo que apenas poucos casos foram relatados na literatura. A manifestação clínica dá-se nos primeiros meses após o transplante e em todos os casos a perda do enxerto foi inevitável.

REFERÊNCIAS BIBLIOGRÁFICAS

1. Golgert WA, Appel GB, Hariharan S. Recurrent glomerulonephritis after renal transplantation: an unsolved problem. Clin J Am Soc Nephrol 3:800-807, 2008.

2. Censo 2010 Sociedade Brasileira de Nefrologia (SBN). www.sbn.org.br/leigos/pdf/censo2010finalizado_leigos.ppt

3. Suzuki K, Honda K, Tanabe K et al. Incidence of latent mesangial IgA deposition in renal allograft donor in Japan. Kidney Int 63:2286-2294, 2003.

4. Curchellas E, Landmann J, Dürig M, et al. Morphologic findings in "zero-hour" biopsies of renal transplants. Clin Nephrol 36:215-222, 1991.

5. Couser W. Recurrent glomerulonephritis in renal allograft: an update of selected areas. Exp Clin Transplant 3:283-288, 2005.

6. Briganti EM, Russ GR, McNeil JJ et al. Risk of renal allograft loss from recurrent glomerulonephritis. N Engl J Med 347:103-109, 2002.

7. Floege J. Recurrent glomerulonephritis following renal transplantation: an update. Nephrol Dial Transplant 18:1260-1265, 2003.

8. Cochat P, Fargue S, Mestrallet G et al. Disease recurrence in pediatric renal transplantation. Pediatr Nephrol 24:2097-2108, 2009.

9. Hariharan S, Peddi VR, Savin VJ et al. Recurrent and de novo renal disease after renal transplantation: a report from the renal allograft disease registry. Am J Kidney Dis 31:928-931, 1998.

10. Schwartz A, Krauser PH, Offermann G et al. Impact of de novo membranous glomerulonephritis on the clinical course after kidney transplantation. Transplantation 58:650-654, 1994.

11. Aline-Fardin A, Rifle G, Martin L et al. Recurrent and de novo membranous glomerulopathy after kidney transplantation. Transplant Proc 41:669-671, 2009.

12. Malafronte P, Mastroianni-Kirsztajn G, Betônico GN et al. Paulista registry of glomerulonephritis: 5-year data report. Nephrol Dial Transplant 21:3098-3105, 2006.

13. Choy BY, Chan TM & Lai KN. Recurrent glomerulonephritis after transplantation. Am J Transpl 6:2535-2542, 2006.

14. Ponticelli C, Glassock RJ. Posttransplant recurrence of primary glomerulonephritis. Clin J Am Soc Nephrol 5:2363-2372, 2010.

15. Newstead CG. Recurrent disease in renal transplants. Nephrol Dial Transplant 18(Suppl 6):vi68-vi74, 2003.

16. Ulinski T. Recurrence of focal segmental glomerulosclerosis after kidney transplantation: strategies and outcome. Curr Opin Organ Transplant 15:628-632, 2010.

17. Abbott KC, Sawyers ES, Oliver JD 3rd et al. Graft loss due recurrent focal segmental glomerulosclerosis in renal transplant recipients in United States. Am J Kidney Dis 37:366-376, 2001.

18. Cibrik DM, Kaplan B, Campbell DA et al. Renal allograft survival in transplant recipients with focal segmental glomerulosclerosis. Am J Transplant 3:64-67, 2003.

19. Raafat RH, Kalia A, Travis LB et al. Hight-dose oral cyclosporin therapy for recurrent focal segmental glomerulosclerosis in children. Am J Kidney Dis 44:50-56, 2004.

20. Salomon R, Gagnadoux MF, Niaudet P. Intravenous cyclosporine therapy in recurrent nephrotic syndrome after renal transplantation in children. Transplantation 75:810-814, 2003.

21. Vinai M, Waber P, Seikaly MG et al. Recurrence of focal segmental glomerulosclerosis in renal allograft. An in-depth review. Pediatr Transplant 14:314-325, 2010.

22. Gohh RY, Yango AF, Morrissey PE et al. Preemptive plasmapheresis and recurrence of FSGS in high--risk renal transplant recipients. Am J Transplant 5: 2907-2912, 2005.

23. Letavenier E, Bruneval P, Mandet C et al. High sirulimus levels may induce focal segmental glomerulosclerosis de novo. Clin J Am Soc Nephrol 2:326-333, 2007.

24. Andresdottir MB, Hoitsma AJ, Assmann KJ et al. Favorable outcome of renal transplantation in patients with IgA nephropathy. Clin Transplant 55:279-288, 2001.

25. Jeong HJ, Huh KH, Kim YS et al. IgA nephropathy in renal allografts-recurrence and graft dysfunction. Yonsei Med J 45:1043-1048, 2004.

26. Floege J. Recurrent IgA nephropathy after renal transplantation. Semin Nephrol 24:287-291, 2004.

27. Hass SS, Huh W, Park SK et al. Impact of recurrent disease and chronic allograft nephropathy on the long-term allograft outcome in patients with IgA nephropathy. Tranplant Int 23:169-175, 2010.

28. Chacko B, George JT, Neelakantan N, et al. Outcomes of renal transplantation in patients with immunoglobulin A nephropathy in India. J Postgrad Med 53:92-95, 2007.

29. Fairhead T, Knoll G. Recurrent glomerular disease after kidney transplantation. Curr Opin Nephrol Hypertens 19:578-585, 2010.

30. Clayton P, McDonald S, Chadban S. Steroids and recurrent IgA nephropathy after kidney transplantation. Am J Transplant 11:1645-1649, 2011.

31. Jeong HJ, Park SK, Cho YM et al. Progression of renal allograft histology after renal transplantation in recurrent and nonrecurrent immunoglobulin A nephropathy. Hum Pathol 39:1511-1518, 2008.

32. Manno C, Torres DD, Rossini M et al. Randomized controlled clinical trial of corticosteroids plus ACE-inhibitors with long-term follow-up in proteinuric IgA nephropathy. Nephrol Dial Transplant 24:3694-3701, 2009.

33. Ushigome H, Susuki T, Fujiki M et al. Efficacy of tonsillectomy for patients with recurrence of IgA nephropathy after kidney transplantation. Clin Transpl 23(Suppl.20):17-22, 2009.

34. Burkholder PM, Marchand A, Krueger RP. Mixed membranous and proliferative glomerulonephritis. A correlative light immonufluorescence, and electron microscopic study. Lab Invest 23(5):459-479, 1970.

35. Maroni G, CasatiC, Quaglini S et al. Membranoproliferative glomerulonephritis type I in renal transplantation patients: a single-center study of a cohort of 68 renal transplants followed up for 11 years. Transplantation 91:1233-1239, 2011.

36. Angelo JR, Bell CS, Braun MC. Allograft failure in kidney transplant recipients with membranoproliferative glomerulonephritis. Am J Kidney Dis 57:291-299, 2011.

37. Little MA, Dupont P, Campbell E et al. Severity of primary MPGN, rather than MPGN type determines renal survival and post-transplantation recurrence risk. Kidney Int 69:504-511, 2006.

38. Dabade TS, Grande JP, Norby SM et al. Recurrent idiopathic membranous nephropathy after kidney transplantation: a surveillance biopsy study. Am J Transpl 8:1318-1322, 2008.

39. Sprangers B, Lefkowitz GI, Cohen SD et al. Beneficial effect of rituximab in the treatment of recurrent idiopathic membranous nephropathy after kidney transplantation. Clin J Am Soc Nephrol 5:790-797, 2010.

40. El-Zoghby ZM, Grande JP, Froile MG et al. Recurrent idiopathic membranous nephropathy: early diagnosis by protocol biopsies and treatment with anti-CD20 monoclonal antibodies. Am J Transpl 9:2800-2807, 2009.

41. Ivanyi B. A primer on recurrent and de novo glomerulonephritis in renal allografts. Nat Clin Pract Nephol 4:446-457, 2008.

42. Khandelwal M, MacCormick BB, Lajoie G et al. Nephrol Dial Transplant 19:491-494, 2004.

43. Nachman PH, Segelmark M, Westman K et al. Recurrence ANCA-associated small vessel vasculitis after transplantation: a pooled analysis. Kidney Int 56:1544-1550, 1999.

44. Schaefer HM, Langone A, Heiderman JH et al. Recurrent pauci-immune necrotizing crescentic glomerulonephritis in a kidney transplant patient. Am J Kidney Dis 55:604-608, 2010.

45. Shen J, Gill J, Shangguan M et al. Outcomes of renal transplantation in recipients with Wegener's granulomatosis. Clin Transplant 25:380-387, 2011.

46. Wei C, et al. Circulating urokinase receptor as a cause of focal segmental glomerulosclerosis. Nat Med 17:952-960, 1911.

Glomerulopatias específicas do transplante, associadas às drogas imunossupressoras e às infecções virais

PROTEINÚRIA E LESÕES GLOMERULARES APÓS O TRANSPLANTE RENAL

Proteinúria é uma alteração frequente após o transplante renal, ocorrendo em cerca de 45% dos receptores de transplante renal. É a manifestação mais comum de lesão estrutural do rim transplantado e atua como preditor de mau prognóstico, tanto para a sobrevida de enxerto como de paciente, atuando como importante fator de risco cardiovascular. Pela importância prognóstica, o *Kidney Disease Improving Global Outcome* (KDIGO-transplantes) recomenda a quantificação da proteinúria em receptores de transplante renal e a biópsia renal é indicada para proteinúrias de aparecimento abrupto ou para proteinúria nefrótica de etiologia não definida.

A primeira grande questão diante da proteinúria do transplante é em relação à sua fonte: rim nativo ou enxerto renal? Habitualmente, a proteinúria é atribuída aos rins nativos quando ocorre precocemente e em indivíduos com diurese residual. Na maioria dos casos, proteinúrias ascendentes ou iniciadas após o primeiro mês do transplante decorrem de alterações estruturais do enxerto renal, com desaparecimento da diurese residual dos rins nativos.

Entre as causas de proteinúria pós-transplante destacam-se as glomerulonefrites clássicas (recidivantes, *de novo* ou indeterminadas), as alterações glomerulares específicas do transplante, proteinúria associada aos imunossupressores e alterações glomerulares associadas à infecções virais.

ALTERAÇÕES GLOMERULARES ESPECÍFICAS DO TRANSPLANTE

Glomerulopatia do transplante

O termo glomerulopatia do transplante define um padrão peculiar de lesões histológicas encontradas em vários enxertos renais com disfunção crônica.

Em 1971, Bush, Galvaneck e Reynolds descreveram uma entidade anatomopatológica, a glomerulopatia do transplante, na tentativa de diferenciar as alterações glomerulares isquêmicas das glomerulonefrites. Zollinger, em 1973, foi o primeiro a utilizar a denominação glomerulopatia do transplante, em receptores de transplante renal de rim de doador cadáver, com longo tempo de sobrevida e que apresentavam graus variados de esclerose glomerular e espessamento de membrana basal. Clinicamente, a glomerulopatia do transplante caracterizava-se por elevação dos níveis de creatinina, proteinúria progressiva e hipertensão arterial, raramente acompanhada de hematúria glomerular.

Marinyak, na década de 1980, estudando rins transplantados com mais de 10 anos de acompanhamento, observou aumento da prevalência de disfunção do enxerto, descrevendo então alterações estruturais da glomerulopatia do transplante e sua evolução histológica. Inicialmente, a lesão caracterizava-se por edema e proliferação de células endoteliais e mesangiais, porém ainda com membrana basal glomerular normal. A avaliação de biópsias seriadas mostrou aumento do volume glomerular, consequência da progressão do edema de células endoteliais e mesangiais, acompanhada de lesão de duplo contorno de alças capilares em algumas regiões. Na fase tardia, o espessamento da membrana basal glomerular torna-se evidente, com presença de *debris* e fibrina em região mesangial. O acometimento de alças capilares também poderia evoluir com dilatações aneurismáticas.

Ao longo dos anos, várias teorias foram aventadas para a ocorrência desta lesão glomerular. Na década de 1990, a glomerulopatia do transplante foi considerada uma forma alternativa de rejeição, uma vez que em biópsias era frequente o encontro de linfócitos T CD8+, além de infiltrados de macrófagos e monócitos. Shu et al. (1996) postulavam que a patogênese da doença envolvia lesão específica de células endoteliais glomerulares e que a lesão repetitiva levaria a reparo tecidual e reduplicação da membrana basal glomerular. Entre os mecanismos propostos na época, considerava-se a infecção pelo citomegalovírus (CMV) como fator desencadeante da lesão endotelial, hipótese que foi descartada nos anos seguintes.

Em 2005, a classificação de Banff elimina o termo nefropatia crônica do transplante (CAN, *chronic allograft nephropathy*), uma vez que o conceito de nefropatia crônica englobava uma série de diferentes mecanismos e lesões anatômicas. A partir de então, a glomerulopatia do transplante tornou-se uma lesão morfológica específica, associada a mecanismos de imunidade humoral.

A grande variedade de lesões anatômicas, que ocorrem ao longo do tempo, também dificultou o entendimento e a definição deste tipo de lesão glomerular. Em contraste com as doenças glomerulares clássicas, recidivantes ou *de novo* no enxerto renal, a apresentação clínica, histológica e a patogênese da glomerulopatia do transplante permanecem controversas.

A incidência de glomerulopatia do transplante varia entre grupos com biópsia protocolar do enxerto (maior incidência e diagnóstico mais precoce), comparado aos grupos nos quais a biópsia renal é indicada, geralmente por proteinúria, com incidência de cerca de 20% dos casos após o quinto ano de transplante.

Apresentação anatômica

A glomerulopatia do transplante é caracterizada, do ponto de vista histológico, por duplo contorno de membrana basal glomerular e por aumento de matriz mesangial.

Em sua fase precoce, as lesões são focais e segmentares, tendo início com edema difuso de células endoteliais levando à redução de luz capilar, ativação das células mesangiais com produção de matriz extracelular. Nesta fase, o diagnóstico histológico, à microscopia de luz, assemelha-se à glomerulosclerose segmentar e focal ou à glomerulosclerose isquêmica. A impregnação com metenamina de prata pode mostrar vacuolização ou reticulado de membrana basal glomerular, correspondendo à fase inicial da lesão.

Durante a progressão, os glomérulos apresentam-se aumentados de volume, com formação de microaneurismas, além de mesangiólise e duplicidade de membrana basal glomerular, com aspecto que pode sugerir tanto glomerulonefrite membranoproliferativa como microangiopatia trombótica.

Na fase avançada, a duplicação da membrana basal glomerular torna-se evidente, com espessamento eletrolucente de lâmina rara interna e depósito de substância membrana *like*, com o aspecto típico de duplo contorno em microscopia de luz.

Ao contrário das outras doenças glomerulares, a imunofluorescência é negativa na maioria dos casos, podendo apresentar, por vezes, depósitos inespecíficos de IgM.

Os diagnósticos diferenciais são com glomerulosclerose isquêmica, microangiopatia trombótica e glomerulonefrites recidivadas ou *de novo*.

Apresentação clínica

A apresentação clínica mais frequente da glomerulopatia do transplante é a proteinúria, cursando com mau prognóstico para o enxerto (Ponticelli e Banfi). Também são frequentes o comprometimento da função renal e a hipertensão arterial.

Classicamente, a glomerulopatia do transplante manifesta-se tardiamente após o transplante, porém estudos recentes descrevem alterações características precocemente após transplante, em biópsias protocolares, detectadas a partir do quarto mês de transplante.

Cerca de 4% dos transplantes convencionais têm achados de glomerulopatia do transplante no primeiro ano, evoluindo até cerca de 20% dos casos no final do quinto ano de acompanhamento. Na fase inicial, a lesão da glomerulopatia do transplante é focal, afetando poucos glomérulos. Entretanto, estudos com biópsias sequenciais demonstraram a progressão da lesão para o aspecto global e difuso. O acometimento glomerular não é um achado isolado, sendo frequentemente associado com inflamação intersticial e acometimento de capilares peritubulares, com capilarite.

Patogênese e fatores de risco

Possíveis fatores associados ao desenvolvimento da glomerulopatia do transplante incluem o aumento de expressão de PV1 (*plasmalemal vesicle associated protein 1*) em endotélio glomerular. Outros grupos sugerem que a PALE (*pathological anatomie leiden endothelium*), uma proteína semelhante à PV1, pode ser utilizada como marcador histológico de glomerulopatia do transplante.

Entre os fatores de risco para a ocorrência de glomerulopatia do transplante consideram-se rejeição aguda, transplante prévio e presença de anticorpos anti--HLA do doador (anticorpo doador específico, ou DSA) na ocasião do transplante, com aumento do risco de rejeição aguda mediada por anticorpos (45% *versus* 6% nos casos sem anticorpo). A rejeição aguda prévia, normalmente, está associada a episódios de repetição, tanto celular como mediada por anticorpos. Aparentemente, a presença de glomerulopatia durante a rejeição aguda (índice "cg" pela classificação de Banff) seria o maior fator de risco para a ocorrência tardia da glomerulopatia do transplante.

A associação de depósitos de C4d e o desenvolvimento de glomerulopatia do transplante ainda não é clara. Enquanto alguns grupos encontram forte associação entre biópsias prévias C4d+ com a glomerulopatia do transplante, em outros esta associação não foi demonstrada.

A presença de anticorpos anti-HLA de classe II do doador está associada com a maior incidência de glomerulopatia do transplante e perda do enxerto. Presença de anticorpos anti-HLA pré-transplante tem alta associação com o desenvolvimento de glomerulopatia do transplante, sugerindo o componente imunológico do quadro. Dentre os anticorpos formados pós-transplante, os anticorpos anti-HLA de classe II têm maior associação com a lesão. Os protocolos de dessensibilização, apesar de permitirem o transplante com prova cruzada negativa, não impedem o desenvolvimento tardio da lesão glomerular. Anticorpos não HLA também têm sido implicados na patogênese da glomerulopatia do transplante. Jooster et al. observaram presença de anticorpos de classe IgG, antiproteoglicanas de membrana basal glomerular, em pacientes com glomerulopatia do transplante, porém sem relação com a gravidade da proteinúria.

Prognóstico e tratamento

A presença de glomerulopatia do transplante está associada à redução da sobrevida do enxerto. Preditores de mau prognóstico incluem o grau de fibrose intersticial, o grau de lesão de capilares peritubulares e a intensidade da arteriolosclerose. A presença de depósitos de C4d como marcador de mau prognóstico permanece controversa.

Apesar de a glomerulopatia do transplante ser considerada uma forma crônica da rejeição mediada por anticorpos, a remoção de anticorpos com imunoglobulina por via intravenosa ou rituximab, prática comum na rejeição aguda, não apresenta efeito benéfico na lesão estabelecida. A alteração de imunossupressão para regimes mais potentes, incluindo micofenolato e tacrolimus, é a prática sugerida, apesar de não existirem estudos controlados para avaliar a eficácia desta conduta.

O controle da proteinúria e da hipertensão arterial, com bloqueadores do sistema renina-angiotensina tem-se mostrado uma terapêutica efetiva para retardar a progressão da nefropatia do enxerto.

Novas terapias, incluindo o uso de anticorpos monoclonais anti-CD20 (rituximab) ou anti-C5 (bortezomib), encontram-se em investigação.

Glomerulite na rejeição aguda

A alteração glomerular na rejeição aguda, ou glomerulite, foi descrita pela primeira vez por Richardson et al., em 1981, e é definida como o infiltrado de leucócitos em capilares glomerulares. Desde então, tem sido considerada uma forma de rejeição aguda. Entretanto, a associação com lesão endotelial permanece controversa. Enquanto alguns autores sugerem que apenas o edema de células endoteliais seria suficiente, outros sugerem a necessidade da lesão oclusiva endocapilar.

A caracterização histológica da glomerulite também permanece controversa. A OMS define, para rins não transplantados, a necessidade de mais de 5 células infiltrativas por glomérulo. Entretanto, a classificação de Banff não elucida o número mínimo de células inflamatórias necessárias para o diagnóstico de glomerulite do transplante. De acordo com a classificação de Banff 1997, glomerulite é graduada de acordo com o percentual de glomérulos com infiltrado inflamatório por amostra de tecido: g0 – ausente; g1 – < 25% de glomérulos acometidos; g2 – 25 a 75% de glomérulos com infiltrado inflamatório; e g3 – > 75% de glomérulos comprometidos.

O impacto da glomerulite na sobrevida de enxerto e desenvolvimento de proteinúria no rim transplantado foi avaliado por diferentes estudos. Em 2010, Batal et al. avaliaram, de forma retrospectiva, biópsias renais pós-transplante e quantificaram glomerulite por diferentes métodos: utilizando a classificação de Banff (% de glomérulos acometidos), a definição da OMS (> 5 células/glomérulo) e um escore sim/não. Estes autores encontraram boa correlação entre o número de glomérulos acometidos e o número de células infiltrantes, indicando lesão mais intensa e com maior incidência de lesão oclusiva endocapilar. Também sugeriram que o índice de porcentagem de glomérulos acometidos apresenta boa viabilidade como marcador prognóstico para o desenvolvimento de proteinúria, presença de C4d em capilares peritubulares e evolução para glomerulopatia crônica do transplante. Este e outros estudos sugerem que glomerulite intensa (Banff g2 e g3) apresente correlação com rejeição aguda mediada por anticorpos, enquanto glomerulite leve (Banff g1) possa ser detectada em rejeição aguda celular, inclusive na apresentação de infiltrados limítrofes.

ALTERAÇÕES GLOMERULARES ASSOCIADAS AO USO DE IMUNOSSUPRESSORES

Microangiopatia trombótica *de novo*

A microangiopatia trombótica *de novo* é uma complicação rara em transplante renal, acometendo menos de 1% dos transplantes, segundo análise do banco de dados do USRDS.

A microangiopatia trombótica *de novo*, após o transplante renal, pode ser associada tanto à terapia imunossupressora, em especial ao uso de inibidores de calcineurina, como a episódios de rejeição aguda. A associação de microangiopatia trombótica com inibidores de calcineurina foi inicialmente observada em receptores de transplante de outros órgãos, que desenvolviam insuficiência renal aguda e anemia hemolítica associadas ao uso de ciclosporina como imunossupressor. Relatos posteriores mostraram quadro semelhante em receptores de transplante renal, sem antecedente de microangiopatia trombótica pré-transplante e sem evidência de rejeição aguda à biópsia renal. A partir dos anos 2000, casos de microangiopatia trombótica foram também descritos em associação com tacrolimus e sirolimus. Nestes casos, a lesão ocorre independente dos níveis sanguíneos dos imunossupressores, podendo ser desencadeada apenas pela exposição às drogas.

A lesão histológica cursa com presença de trombos em capilares glomerulares e vasos arteriais, acúmulo de hemácias em capilares, edema e destacamento de células endoteliais da membrana basal, isquemia glomerular e hipertrofia de paredes arteriolares em "casca de cebola". Sinais indiretos de toxicidade por inibidores de calcineurina, como vacuolização tubular proximal e arteriolopatia obliterativa também podem ser encontrados.

Clinicamente, a microangiopatia trombótica *de novo* pode apresentar-se de forma sistêmica ou localizada. A forma sistêmica ocorre em 70% dos casos e cursa com insuficiência renal aguda, trombocitopenia e anemia microangiopática, com presença de esquizócitos em sangue periférico. Já a forma localizada caracteriza-se pela presença de microtrombos em capilares glomerulares de biópsias renais indicadas habitualmente por piora de função renal. O principal diagnóstico diferencial é com a rejeição aguda mediada por anticorpos. A presença de depósitos de C4d em capilares peritubulares e a presença de anticorpos circulantes anti-HLA do doador permitem a diferenciação com rejeição aguda mediada por anticorpos. A maioria dos casos de microangiopatia trombótica ocorre no pós-transplante precoce (geralmente durante a primeira quinzena pós-transplante), mas casos tardios, após o quinto ano de transplante, também foram descritos.

São considerados fatores de risco para microangiopatia trombótica pós-transplante renal: isquemia fria prolongada, rins provenientes de doadores pós-parada cardíaca ou de doadores com critérios expandidos, episódios de rejeição aguda, infecções virais (especialmente citomegalovírus e parvovírus B19), esclerodermia, presença de anticorpo antifosfolipídeo ou anticardiolipina e neoplasias.

A fisiopatologia da microangiopatia trombótica *de novo* ainda não é bem estabelecida. Postula-se que a lesão endotelial induzida pelo processo de isquemia e reperfusão, episódios de rejeição aguda e/ou infecções virais seria amplificada pelo uso de inibidores de calcineurina, resultando em proliferação de células musculares lisas e edema de célula endotelial, com obliteração de luz vascular, ativação de agregação plaquetária, desencadeando o fenômeno trombótico. Os inibidores de calcineurina facilitariam o processo, tanto pelo estímulo de vasoconstrição, via ativação de sistema renina-angiotensina-aldosterona e endotelina 1, como pela inibição do fator ativador do plasminogênio. Os inibidores da mTOR, inibindo a liberação do VEGF (*vascular endothelial growth factor*), fundamental para a recuperação da lesão isquêmica, agravariam este processo.

O tratamento inclui a retirada do inibidor de calcineurina. Para o tratamento da forma sistêmica não existe consenso na literatura, com resultados semelhantes comparando o tratamento com plasma fresco congelado ou plasmaférese. A utilização de altas doses de corticoide (terapia em pulso), assim como a utilização de imunoglobulina, também permanece controversa. Após a resolução do quadro, alguns estudos demonstram que a reintrodução de inibidores de calcineurina foi segura.

O prognóstico varia com o tempo de ocorrência pós-transplante e com a apresentação histológica. Pacientes com microtrombos glomerulares isolados ou com diagnóstico tardio cursam com melhor prognóstico, assim como a forma localizada apresenta melhor sobrevida de enxerto quando comparada à forma sistêmica.

Alterações glomerulares associadas ao uso de inibidores da mTOR

A associação entre proteinúria e inibidores da mTOR foi descrita pela primeira vez em 2003, pelo grupo do Hospital Necker, em pacientes utilizando cronicamente inibidores de calcineurina e convertidos para sirolimus por disfunção crônica do enxerto. A associação de disfunção crônica com alterações glomerulares isquêmicas, interrupção do inibidor de calcineurina e introdução de sirolimus sugeria que a proteinúria seria consequência do hiperfluxo/hiperfiltração secundários à interrupção dos inibidores de calcineurina. Entretanto, estudos posteriores demonstraram que pacientes sem disfunção crônica do enxerto ou uso prévio de inibidores de calcineurina também desenvolviam proteinúria em presença de inibidores de mTOR.

O mecanismo provável para a proteinúria inclui a alteração estrutural dos podócitos, por meio da inibição da fosforilação da Akt e de inibição da ação e liberação do VEGF, fatores fundamentais na diferenciação e sobrevivência dos podócitos. Dessa forma, na presença de inibidores da mTOR, os podócitos manteriam um fenótipo fetal, sem expressão de sinaptopodina e PAX2, com perda da barreira de filtração da membrana basal glomerular. Estes efeitos são revertidos com a descontinuação do uso de sirolimus ou everolimus, sugerindo que a principal alteração é funcional.

Estas alterações funcionais induzidas pelos inibidores de mTOR são mais evidentes em pacientes com proteinúria prévia à conversão da terapia imunossupressora, e sugere-se que, para pacientes com relação proteína/creatinina em urina superior a 0,8mg/g, a utilização de sirolimus ou everolimus seja evitada.

ALTERAÇÕES GLOMERULARES ASSOCIADAS ÀS INFECÇÕES VIRAIS

Poliomavírus

A lesão clássica da nefropatia pelo poliomavírus é a alteração citopática de células epiteliais tubulares, com infiltrado inflamatório intersticial rico em plasmócitos. Relatos isolados de acometimento glomerular foram descritos, mas não há consenso na literatura sobre esta lesão. Em 2004, o grupo da Universidade de Pittsburg publicou a primeira revisão de biópsias de rins transplantados com nefropatia por poliomavírus, avaliando as alterações glomerulares. À microscopia de luz comum, cerca de 17% das biópsias avaliadas apresentavam inclusões virais com efeito citopático em células epiteliais do folheto parietal da cápsula de Bowman, e estas alterações chegavam a 25% dos casos avaliados pela coloração específica com anticorpos anti--SV40 (imuno-histoquímica). Outras lesões observadas incluíam aumento de matriz mesangial e dilatação aneurismática de capilar glomerular, que foram consideradas inespecíficas. Não foram observadas inclusões virais em podócitos.

Esta predileção do poliomavírus e de outros vírus, como o adenovírus e o citomegalovírus, pelas células epiteliais do folheto parietal é atribuída à origem embrionária comum com as células epiteliais tubulares, diferenciadas a partir da vesícula nefrogênica. Além disso, as células epiteliais viscerais, ou podócitos, seriam resistentes às infecções virais pela sua baixa capacidade proliferativa. Ao contrário de outras infecções virais com acometimento do folheto parietal da cápsula de Bowman, não se observam crescentes na infecção pelo poliomavírus, fato este atribuído às características de proteínas de capsídeo do BK vírus, em especial ao antígeno Large T, que exerceria efeito inibitório sobre o p53, reduzindo a capacidade replicativa celular.

Citomegalovírus

Glomerulonefrite aguda associada à infecção por citomegalovírus (CMV) foi descrita pela primeira vez em 1981, por Richardson et al., com a apresentação histológica de hipertrofia de células endoteliais com áreas de necrose, estreitamento e obliteração de lúmen capilar, presença de depósitos fibrilares em capilar glomerular, hipercelularidade segmentar e infiltrado inflamatório mononuclear, na ausência de tubulite. À microscopia de imunofluorescência foram observados depósitos de C3, IgM e IgG em membrana basal e mesângio. Na maioria dos casos, não foram observadas inclusões virais à microscopia eletrônica. Relatos de achados semelhantes foram feitos por outros grupos, incluindo um caso de glomerulonefrite imunotactoide, resolvida após o tratamento com ganciclovir. Entretanto, a semelhança histológica entre a glomerulonefrite pelo CMV com a glomerulite aguda do transplante e a baixa frequência de acometimento glomerular nas infecções por CMV levaram Rubin et al. a sugerirem que o CMV seria o fator desencadeante da lesão mediada por anticorpos. Nesta teoria, a infecção por CMV ativaria os linfócitos T, levando à liberação de citocinas, com aumento de expressão de moléculas de histocompatibilidade em tecido renal, especialmente de HLA-DR, favorecendo o reconhecimento antigênico e o desenvolvimento de lesão histológica crônica mediada por anticorpos ou glomerulopatia do transplante.

Apesar de a apresentação renal mais comum da infecção por CMV ser a nefrite tubulointersticial, a glomerulite pode ser suspeitada nos casos de rejeição aguda aparente, que não responda ao tratamento antirrejeição convencional. Nestes casos, a imuno-histoquímica pode ser utilizada como método diagnóstico.

Em resumo, as alterações glomerulares não clássicas nos receptores de transplante renal são resultado de alterações no equilíbrio tênue da imunossupressão, com rejeições mediadas por anticorpos em casos de imunossupressão insuficiente contrastando com alterações glomerulares resultantes de infecções virais ou toxicidade de imunossupressores, indicando imunossupressão excessiva. O desenvolvimento de métodos de quantificação fiel do estado de imunossupressão e o melhor entendimento da fisiopatogenia das lesões glomerulares são o grande desafio atual.

REFERÊNCIAS BIBLIOGRÁFICAS

INTRODUÇÃO
1. Shamseddimm MK, Knoll GA. Post transplantation proteinuria: an approach to diagnosis and management. Clin J Am Soc Nephrol 6:1786-1793, 2011.

2. KDIGO- Clinical Practice Guideline for the care of kidney transplant recipients. Am J Transplant 9:S1-S157, 2009.

3. D`Cunha PT, Parasuraman R, Venkatt KK. Rapid resolution of proteinuria of native kidney origin following live donor renal transplantation. Am J Transplant 5;351-355, 2005.

4. Myslak M, Amer H, Morales P, et al. Interpreting post transplant proteinuria in patients with proteinuria pretransplant. Am J Transplant 6:1660-1665, 2006.

GLOMERULOPATIA DO TRANSPLANTE
1. Campos EF, Tedesco Silva H, Machado PG, et al. Post transplant anti HLA class II antibodies as risk factor for late kidney allograft failure. Am J Transplant 6:2316, 2006.

2. Cosio FG, Grande JP, Wadei H, et al. Predicting subsequent decline in kidney function from early surveillance biopsies. Am J Transplant 5: 2464, 2005.

3. Fotheringham J, Angel CA, Mckane W. Transplant glomerulopathy: morphology, associations and mechanism. Nephron Clin Practice 113:c1-c7, 2009.

4. Gloor JM, Cosio FG, Rea DJ, et al. Histologic findings one year after positive cross match or ABO blood group incompatible living donor kidney transplantation. Am J Transplant 6:1841, 2006.

5. Gloor JM, Seith S, Stegall MD, et al. Transplant glomerulopathy: subclinical incidence and association with alloantibody. Am J Transplant 9:2124-2132, 2007.

6. John R, Konvalinka A, Tobar A, et al. Determinants of long term graft outcome in transplant glomerulopathy. Transplantation 90: 57-764, 2010.

7. Joosten SA, Sjipkens YW, van Ham V, et al. Antiody response against the glomerular basement membrane protein agrin in patients with transplant glomerulopathy. Am J Nephrol 5:383-393, 2005.

8. Langan LL, Park LP, Hughes TL, et al. Post transplant anti HLA class II antibodies and high soluble CD30 levels are independently associated with poor kidney graft survival. Am J Transplant 7:847, 2007.

9. Maryniak RK, First RM, Weiss MA. Transplant glomerulopathy: evolution of morphologically distinct changes. Kidney Int 27:799-806, 1985.

10. Ponticelli C, Banfi G. Transplant glomerulopathy: new clues in the puzzle of chronic allograft nephropathy? Am J Transplant 3:1043, 2003.

11. Racusen LC, Solez K, Colvin RB, et al. The Banff 97 working classification of renal allograft pathology. Kidney Int 55:713, 1999.

12. Shimizu T, Ishida H, Shirakawa H, et al. A case of transplant glomerulopathy early after kidney transplantation. Clin Transplant 25 (Supl 23):34-38, 2011.

13. Shu YS, Lu CH, Chang CR, et al. Transplant glomerulopathy: a clinicopathological study. Transplant Proceed 28:1527-1528, 1996.

14. Sis B, Campbell PM, Mueller T, et al. Transplant glomerulopathy, late antibody mediated rejection and the ABCD treated in kidney allograft biopsies for causes. Am J Transplant 7:1743, 2007.

15. Solez K, Colvin RB, Racusen LC, et al. Banff'05 meeting report: differential diagnosis of chronic allograft injury and elimination of chronic allograft nephropathy (CAN). Am J Transplant 7:518-526, 2007.

16. Yamamoto I, Horita S, Takahashi T, et al. Glomerular expression of plasmalemmal vesicle associated protein I in patients with transplant glomerulopathy. Am J Transplant 7:1954, 2007.

17. Zollinger HU, Moppert J, Thiel G, et al. Morphology and pathogenesis of glomerulopathy in cadaver kidney allografts treated with anti thimocyte globulin. Curr Top Pathol 57:1, 1973.

GLOMERULITE DA REJEIÇÃO AGUDA
1. Batal I, Lunz III JG, Aggarwal N, et al. A critical appraisal of Methods to grade transplant glomerulitis in renal allograft biopsies. Am J Transplant 10:2442-2452, 2010.

2. Batal I, Azzai J, El-Haddad N, et al. Immunohistochemical markers of tissue injury in biopsies with transplant glomerulitis. Hum Pathol 43:69-80, 2012.

3. Papadimitriou JC, Drachemberg CB, Munivenkatappa R, et al. Glomerular inflammation in renal allograft biopsies after the first year: cell types and relationship with antibody mediated rejection and graft outcome. Transplantation 90:1478-1485, 2010.

4. Tinckam KJ, Djurdjev O, Magil AB. Glomerular monocytes predict worse outcomes after acute renal allograft rejection independent of C4d status. Kidney Int 68:1866-1874, 2005.

GLOMERULONEFRITES ASSOCIADAS A IMUNOSSUPRESSORES
Microangiopatia trombótica
1. Grupp C, Schimidt F, Braun F, et al. Haemolytic uraemic syndrome (HUS) during treatment with

cyclosporin A after renal transplantation – is tacrolimus the answer? Nephrol Dial Transplant 13:1629-1631, 1998.

2. Langer RM, Van Buren CT, Katz SM, et al. De novo hemolytic uremic syndrome after kidney transplantation in patients treated with cyclosporin A and sirolimus combination. Transplant Proceed 33: 3236-3237, 2001.

3. Leithner C, Sinzinger H, Pohanka E, et al. Occurence of hemolytic uremic syndrome under cyclosporine treatment: accident or possible side effect mediated by a lack of prostacyclin-stimulating plasma factor? Transplant Proceed 4:2787-2789, 1983.

4. Mor E, Lustig S, Tovar A, et al. Thrombotic microangiopathy early after kidney transplantation: hemolytic uremic syndrome or vascular rejection? Transplant Proceed 32:686-687, 2000.

5. Noris M, Remuzzi G. Thrombotic microangiopathy after kidney transplantation. Am J Transplant 10:1517-1523, 2010.

6. Ponticelli C, Banfi G. Thrombotic microangiopathy after kidney transplantation. Transplant International 19:789-794, 2006.

7. Said T, Al-Otaibi T, Al-Wahaib S, et al. Post-transplantation calcineurin inhibitor-induced hemolytic uremic syndrome: single-center experience. Transplant Proceed 42:814-816, 2010.

8. Schwarz A, Haller H, Schmitt R, et al. Biopsy-diagnosed renal disease in patients after transplantation of other organs and tissues. Am J Transplant 10:2017-2025, 2010.

9. Schwimmer J, Nadasdy TA, Spitalnik PF, et al. De novo thrombotic microangiopathy in renal transplant recipients: a comparison of hemolytic uremic syndrome with localized renal thrombotic microangiopathy. Am J Kidney Dis 41:471-479, 2003.

ALTERAÇÕES GLOMERULARES E INIBIDORES DA mTOR

1. Dervaux T, Caillard S, Meyer C, et al. Is sirolimus responsible for proteinuria? Transplant Proceed 37:2828-2829, 2005.

2. Dieckman F, Andrés A, Oppenheimer F. mTOR inhibitor-associated proteinuria in kidney transplant recipients. Transplant Rev 26:27-29, 2012.

3. Letavernier E, Legendre C. mTOR inhibitors induced proteinuria: mechanisms, significance and management. Transplant Rev 22:125-130, 2008.

4. Letarvenier E, Bruneval P, Mandet C, et al. High sirolimus levels may induce focal segmental glomerulosclerosis de novo. Clin J Am Soc Nephrol 2:326-333, 2007.

5. Morelon E, Kreis H. Sirolimus therapy without calcineurin inhibitors: Necker Hospital 8 years experience. Transplant Proceed 35:S52-S57, 2003.

ALTERAÇÕES GLOMERULARES NAS INFECÇÕES VIRAIS

1. Birk PE, Chavers BM. Does cytomegalovirus cause glomerular injury in renal allograft recipients? J Am Soc Nephrol 8:1801-1808, 1997.

2. Celik B, Randhawa PS. Glomerular changes in BK virus nephropathy. Human Pathol 35:367-370, 2004.

3. Detwiler RK, Singh HK, Bolin P, et al. Cytomegalovirus induced necrotizing and crescentic glomerulonephritis in a renal transplant patient. Am J Kidney Dis 32:820-824, 1998.

4. Herrera GA, Alexander RW, Cooley CF, et al. Cytomegalovirus glomerulopathy: a controversial lesion. Kidney Int 29:725-733, 1986.

5. Kashyap R, Shapiro R, Jordam M, et al. The clinical significance of cytomegaloviral inclusions in the allograft kidney. Transplantation 67:98-103, 1999.

6. Rao KV, Hafner GP, Crary GS, et al. De novo immunotactoid glomerulopathy of the renal allograft: possible association with CMV infection. Am J Kidney Dis 24:97-103, 1994.

7. Richardson WP, Colvin RB, Cheeseman SH, et al. GLomerulopathy associated with CMV viremia in renal allografts. N Engl J Med 305:57-63, 1981.

8. Tauzon TV, Scheneeberger EE, Bahn AK et al. Mononuclear cells in acute allograft glomerulopathy. Am J Pathol 129:119-132, 1987.

30

GLOMERULOPATIAS NOS IDOSOS

Miguel Moysés Neto
Osvaldo Merege Vieira Neto
Márcio Dantas

Os rins humanos, à semelhança do que ocorre em vários outros órgãos, também apresentam modificações estruturais e funcionais com o envelhecimento[1-4]. O peso dos rins de indivíduos com idade próxima dos 80 anos é 20 a 30% inferior ao de indivíduos na faixa dos 30 anos e a redução do volume renal pode atingir 40%. Em paralelo, observa-se aumento da quantidade de glomérulos com esclerose global. Nos glomérulos também se verifica aumento da espessura da membrana basal glomerular e da área mesangial, mas com diminuição do volume glomerular. As alterações mais intensas são verificadas nos glomérulos justamedulares. Redução do volume tubular e focos de atrofia tubular também são observados e o compartimento intersticial pode conter áreas de fibrose. Em adição às alterações estruturais, os rins de indivíduos idosos apresentam redução tanto do fluxo plasmático renal, quanto da taxa de filtração glomerular. A redução média do fluxo plasmático renal é estimada em aproximadamente 10% a cada década a partir dos 30 anos de idade e a taxa de filtração glomerular diminui na faixa média de 8mL/min/1,73m^2 por década.

Entretanto, aquelas alterações raramente ocasionam, *per se*, proteinúria ou qualquer outra manifestação clínica. A função tubular também é pouco influenciada pelo envelhecimento, embora ocorra redução da capacidade de concentração e diluição urinárias e da habilidade do néfron para conservar sódio.

Se por um lado existe escassez de manifestações clínicas e laboratoriais renais próprias do envelhecimento, por outro as doenças renais nos idosos podem resultar em lesão renal com maiores repercussões clínicas em relação aos indivíduos mais jovens porque a reserva funcional renal dos idosos já está, supostamente, bastante reduzida. Como consequência, os idosos são mais suscetíveis a: 1. redução mais rápida da taxa de filtração glomerular; 2. instalação mais rápida de insuficiência renal aguda; 3. deterioração mais acelerada da função renal na glomerulonefrite crescêntica; e 4. menor possibilidade de recuperação da função renal para os níveis anteriores à instalação da insuficiência renal aguda (IRA).

MANIFESTAÇÕES CLÍNICAS E EPIDEMIOLOGIA

A apresentação clínica das doenças glomerulares nos idosos é semelhante à observada na população como um todo[5,6]. As alterações clínicas e laboratoriais encontradas nas doenças glomerulares dos idosos também são agrupadas e classificadas nas cinco síndromes glomerulares clássicas: síndrome nefrítica aguda, glomerulonefrite rapidamente progressiva, síndrome nefrótica, hematúria e/ou proteinúria assintomática e glomerulonefrite crônica progressiva[5,6]. Estas síndromes estão descritas em outro capítulo e não serão aqui revisadas.

As frequências das diferentes apresentações clínicas que foram motivos para indicar biópsia renal em pacientes com idade de 60 anos ou acima deste valor estão apresentadas na tabela 30.1[6,7]. Chama a atenção que nos indivíduos idosos as indicações de biópsias renais são mais frequentes na síndrome nefrótica, síndrome nefrítica aguda e na insuficiência renal aguda, enquanto nos pacientes com menos de 60 anos de idade predominam a síndrome nefrótica e as anormalidades urinárias assintomáticas (hematúria e proteinúria)[6,7].

Tabela 30.1 – Apresentações clínicas com indicação de biópsia renal nas doenças glomerulares na população idosa e não idosa (valores em %)[6,7].

Apresentação clínica	Idade ≤ 60 anos	Idade > 60 anos
Síndrome nefrótica	24	31
Síndrome nefrítica aguda/insuficiência renal aguda	12	26
Doença renal crônica	12	25
Hematúria/proteinúria assintomática	35	8
Hipertensão	2	1
Desconhecida	15	9

Em relação à estatística de biópsias em idosos no Brasil, recentemente dois estudos foram feitos naqueles com mais de 60 anos. Em um deles[8] foram avaliados 71 pacientes com idade média de 67,3 ± 6,5 anos submetidos à biópsia, a maioria (49,3%) devido à apresentação clínica de síndrome nefrótica. A nefropatia membranosa foi a mais prevalente, seguida de glomerulosclerose segmentar e focal e amiloidose. A insuficiência renal aguda foi outra causa importante de indicação de biópsia (26,7%) e a maioria dos diagnósticos encontrados foram necrose tubular aguda e nefropatia do cilindro. Em outro estudo[9] foram avaliados 113 pacientes idosos com idade de 66 ± 6 anos. A síndrome nefrótica foi a apresentação clínica mais frequente (32,7%), seguida da insuficiência renal aguda em 18,6%. As doenças glomerulares mais prevalentes foram a nefropatia membranosa, glomerulosclerose segmentar e focal e glomerulonefrite de lesões mínimas. Nos casos de insuficiência renal aguda, os achados mais frequentes foram vasculites, glomerulonefrites agudas e necrose tubular aguda.

Na população de idosos, as doenças glomerulares que se associam mais frequentemente com cada uma das "síndromes glomerulares" apresentam algumas diferenças em relação ao verificado na população não idosa[5,6,10,11]. Em um estudo retrospectivo foi verificado que, nos pacientes com síndrome nefrítica aguda, mais de 50% deles apresentavam glomerulonefrite crescêntica, principalmente pauci-imune, que possivelmente evoluiriam como glomerulonefrite rapidamente progressiva[11]. Diferentemente da população não idosa, nenhum paciente com glomerulonefrite pós-infecciosa e apenas um com nefrite lúpica foi encontrado apresentando síndrome nefrítica aguda, as duas causas mais comuns desta síndrome aguda em crianças e adultos não idosos. Entretanto, glomerulonefrite aguda pós-estreptocócica pode ocorrer e a evolução clínica guarda algumas semelhanças às da população geral[6].

Entre as causas de síndrome nefrótica é de se destacar que aparentemente ocorre aumento do percentual de casos de glomerulopatia de lesões mínimas após os 80 anos de idade e redução daqueles de glomerulopatia membranosa, enquanto os casos de glomerulosclerose segmentar e focal permanecem constantes[11]. Neste trabalho também foi verificado número expressivo de casos de síndrome nefrótica causado por nefrosclerose benigna, que habitualmente está mais associado à proteinúria assintomática e à glomerulonefrite crônica. Em outros estudos, a amiloidose aparece como a terceira causa mais comum de síndrome nefrótica no idoso[12-14]. Síndrome nefrótica secundária a várias formas de doenças neoplásicas também chama a atenção na população acima de 60 anos de idade[12].

Entre os pacientes idosos com glomerulonefrite rapidamente progressiva, as glomerulonefrites crescênticas pauci-imunes ou por anticorpo antimembrana basal glomerular são as que se destacam, podendo ainda ocorrer nefropatia por depósito de IgA (doença de Berger ou púrpura de Henoch-Schönlein) e outras[5,6,10,11].

O conhecimento das doenças glomerulares em pacientes com anormalidades urinárias assintomáticas é bem menor, uma vez que biópsia renal raramente é realizada nesta população, na suposição de que se trata de doença com comportamento benigno e sem tratamento definido. Ainda assim, nefrosclerose benigna (proteinúria assintomática), doença de Berger, doença da membrana basal glomerular fina, glomerulonefrite fibrilar ou imunotactoide e glomerulonefrite membranoproliferativa (hematúria e/ou proteinúria) são descritas[6,11].

A classificação entre glomerulopatias primárias e secundárias também é igual nas populações de idosos e não idosos[6]. São primárias as glomerulopatias que têm o glomérulo como única ou principal estrutura comprometida e as manifestações sistêmicas são consequentes às anormalidades glomerulares. São classificadas como secundárias quando o envolvimento glomerular ocorre devido ou relacionado a doenças sistêmicas. Em geral, a biópsia renal nos pacientes idosos mostra doenças glomerulares primárias em cerca de 70% dos casos e secundária em aproximadamente 30%[6]. Deve ser destacado que algumas doenças secundárias, como o *diabetes mellitus*, por exemplo, não estão representadas nas biópsias renais porque geralmente não se biopsia rotineiramente esses casos. Por outro lado, existe resistência de se realizar biópsia renal em pacientes com anormalidades urinárias assintomáticas, especialmente nos idosos, o que subestima a ocorrência de doença de Berger, por exemplo.

Assim, a distribuição exata das glomerulopatias nos idosos é muito difícil de ser determinada com exatidão porque as biópsias renais são realizadas principalmente nos pacientes com síndrome nefrótica ou nos casos mais graves, com insuficiência renal aguda ou glomerulonefrite rapidamente progressiva, mas raramente naqueles com proteinúrias ou hematúrias assintomáticas. Além disso, existe grande variação nos critérios de indicação de biópsia renal entre os diferentes Serviços. Entretanto, em um estudo que incluiu biópsia renal de um grande número de pacientes idosos (idade entre 66 e 79 anos) e muito idosos (idade igual ou superior a 80 anos), foram observadas diferenças importantes com os tipos de glomerulopatias encontradas, não apenas quando comparados com adultos e crianças, mas também com os idosos e os muito idosos[11]. As glomerulonefrites crescênticas foram os diagnósticos mais comuns (19%) nos pacientes muito idosos, enquanto nos adultos foi de 5% e nos idosos de 13%. Mesmo nos pacientes com síndrome nefrótica idiopática existem grandes variações (Tabela 30.2). A glomerulopatia membranosa é a causa mais comum de síndrome nefrótica idiopática nos idosos (23 a 38%) e adultos (35 a 40%), mas foi diagnosticada em apenas 15% da população muito idosa (Tabela 30.2). Já a glomerulopatia de lesões mínimas e a glomerulosclerose segmentar e focal acometeram 46% e 38%, respectivamente, dos pacientes muito idosos, uma distribuição mais próxima daquela encontrada na população infantil (Tabela 30.1)[11]. Essa diferença ainda pode ser vista em um trabalho recente onde 235 biópsias foram feitas em adultos, cuja idade variou de 80 a 99 anos[15]. Entre os que apresentavam síndrome nefrótica, 22% tinham nefropatia membranosa, 18% amiloidose, 16% GN de lesões mínimas e 6% nefropatia por IgA. Entre aqueles que se apresentaram como doença crônica progressiva, a glomerulosclerose segmentar e focal e a nefrosclerose foram responsáveis por 44% dos casos. Curiosamente, entre aqueles que se apresentaram com síndrome nefrótica com lesão renal aguda tinham predominantemente glomerulonefrite de lesões mínimas ou glomerulonefrite crescêntica pauci-imune (GNPI) (35% do total de casos). Nessa série, as GNPI foram as lesões glomerulares mais prevalentes e a nefropatia membranosa menos prevalente do que nos grupos menos idosos. A nefrite lúpica foi responsável em menos de 1% dos casos. Em outro relato recente, em que foram biopsiados 150 pacientes acima de 70 anos, as GNPI também foram as doenças glomerulares mais prevalentes (37%)[16]. Nesse relato, podemos verificar ainda a variação da prevalência no diagnóstico dos casos com síndrome nefrótica, em que a glomerulopatia mais comum foi a glomerulonefrite membranoproliferativa tipo 1 (20%), a maioria secundária (neoplasia e hepatite C) e a glomerulonefrite de lesões mínimas (20%), todas primárias. A nefropatia membranosa primária apresentou prevalência de 13%.

Entre as causas de glomerulopatias secundárias, deve também ser apontada a maior incidência de vasculites (33%), amiloidose (25%) e paraproteinemias (21%)[3].

Tabela 30.2 – Distribuição das glomerulopatias primárias em pacientes com síndrome nefrótica conforme a faixa etária (valores expressos em %).

Glomerulopatia primária	Crianças	Adultos	Idosos (66 a 79 anos)	Muito idosos[103] (9) (≥ 80 anos)	Muito idosos[15] (9A) (≥ 80 anos)
Doença de lesões mínimas	58	26	20	46*	16
Glomerulosclerose segmentar e focal	36	39	39	38	4
Nefropatia membranosa	6	35	41	15*&	22

Adaptado de Nair et al., 2004[103] e de Moutzouris et al., 2009[15].
*p < 0,001 *versus* idosos e adultos;
&p < 0,001 *versus* crianças.

É importante destacar que a nefropatia diabética, certamente a maior causa de doença glomerular, não está representada porque raramente a biópsia renal é realizada em pacientes com diabetes estabelecido, com retinopatia diabética e mesmo com síndrome nefrótica. Também deve ser destacada a importante redução da nefropatia lúpica, que tem elevada incidência na população adulta não idosa, especialmente nas mulheres, mas que apresenta sensível diminuição nos idosos.

Sobre a indicação de biópsia renal nos pacientes muito idosos, um dos estudos anteriormente citados[11] verificou que em pelo menos 40% dos casos a biópsia mostrou uma condição renal que se beneficiaria de uma intervenção terapêutica (glomerulonefrite crescêntica pauci-imune, glomerulopatia de lesões mínimas e nefrite intersticial aguda grave). Nos outros casos, a biópsia, um procedimento que se revelou seguro, foi importante para fornecer informações prognósticas ou para afastar uma condição mais grave, evitando a introdução de terapia empírica potencialmente de risco.

A discussão seguinte abordará as doenças glomerulares mais comumente encontradas nos pacientes idosos, com ênfase no tratamento. Uma vez que o quadro clínico, etiologia, fisiopatologia e tratamento já foram discutidos em outros capítulos, estes itens apenas serão abordados aqui se relevantes para a discussão da doença no idoso.

GLOMERULONEFRITE MEMBRANOSA

Entre as lesões glomerulares idiopáticas que mais comumente provocam síndrome nefrótica nos pacientes idosos, a glomerulofrite membranosa (GM) é uma das mais frequentes, com prevalência variando entre 35 e 75%[12,13,17,18]. Entretanto, é menos comum nos muito idosos[15,19]. Na Divisão de Nefrologia da Faculdade de Medicina de Ribeirão Preto-USP (FMRP-USP), em 800 biópsias para diagnóstico de glomerulopatias, a prevalência de GM foi de 18,5%[8]. Entre as glomerulopatias primárias foi a segunda mais prevalente. Entre os pacientes com GM, aproximadamente 15 a 25% estão na idade acima de 60 anos quando se descobre a doença. Na Divisão de Nefrologia da FMRP-USP foi encontrada porcentagem de 15,1% nesse grupo de pacientes. A razão disso é desconhecida, mas parece que pode estar influenciada pela diminuição da imunocompetência à medida que o indivíduo envelhece[5]. Esta doença é idiopática na maioria dos casos de GM nos pacientes com mais de 60 anos. Entretanto, as formas secundárias de GM, como, por exemplo, as neoplasias, provocadas por drogas ou infecções virais crônicas (hepatites B e C), parecem ser mais frequentes nessa faixa etária do que em jovens com a mesma doença. Neoplasia subjacente é o desafio diagnóstico mais difícil. Estima-se que entre 5 e 20% dos pacientes com GM tenham uma neoplasia a ser diagnosticada[5,6,12,14]. Em um estudo foi observado que a incidência de neoplasias em idosos com síndrome nefrótica foi semelhante àquela verificada na população idosa não nefrótica[20]. Entretanto, em outro estudo mais recente foi verificada maior prevalência[21]. Existe o risco de que o diagnóstico da neoplasia pode demorar a ser feito, como em estudo em que os autores mostraram que o diagnóstico de câncer demorou em média 60 meses após o diagnóstico de GM para ser obtido[22]. Portanto, a GM pode, inadvertidamente, ser taxada de primária, recebendo terapia imunossupressora que pode influenciar a evolução dessa mesma neoplasia. As neoplasias malignas são particularmente a associação mais frequente com as GM secundárias. A maioria das neoplasias malignas associadas à GM são do estômago, cólon, pulmões ou mama, mas outras neoplasias podem também estar envolvidas, incluindo as de origem hematopoiéticas (leucemia linfocítica ou mieloma múltiplo)[21]. Em pacientes com mais de 60 anos de idade com GM é, portanto, fundamental pesquisar doença neoplásica. Além da história clínica detalhada, o exame físico deve ser feito com especial atenção nos linfonodos, mamas, pele, próstata e exame ginecológico[6]. Como exames complementares, é recomendado que se realizem hemograma, exames bioquímicos para a função hepática, radiografia de tórax e pesquisa de sangue oculto nas fezes (três amostras)[6]. É comum que pacientes idosos usem vários medicamentos e é necessário investigar suas possíveis relações com o quadro clínico renal[6].

Do ponto de vista histológico, o número de células inflamatórias no glomérulo é um traço patológico útil para a distinção entre GM associada ou não a câncer. Além disso, o padrão de depósito de subclasses de IgG pode ser útil, sugerindo formas secundárias de GM. Na lesão idiopática, IgG4 predomina, enquanto IgG1 e IgG3 são encontradas primariamente em GM associada a câncer[23,24]. Outra característica sugerindo lesão de GM secundária (por câncer) são depósitos elétron-densos mesangiais associados aos típicos depósitos elétron-densos subepiteliais, além de testes negativos para anticorpos ao receptor de fosfolipase A_2, que são característicos da forma idiopática de GM[23].

Do ponto de vista clínico, a manifestação mais comum da GM é a síndrome nefrótica com proteinúria intensa (acima de 3,5g/24h) em torno de 75% dos casos[18]. O restante apresenta-se clinicamente com proteinúria menos intensa. A taxa de filtração glomerular pode estar discretamente diminuída. O edema pode ser intenso, particularmente se estiver associado a quadro de insuficiência cardíaca e desnutrição. As alterações bioquímicas no soro refletem a perda das proteínas na urina como hipoabuminemia, hipercolesterolemia, hipercoagulopatia, aumento do risco de infecções[5,6,18]. Os níveis de complemento sérico são normais. No exame do sedimento urinário, podemos encontrar, com certa frequência, hematúria microscópica. A trombose da veia renal pode complicar a GM em 5 a 50% dos casos. Geralmente, ocorre quando os níveis da albuminemia estão abaixo de 2g/dL. As complicações trombóticas da GM são mais comuns nos idosos, e o tratamento consiste em anticoagulação por períodos prolongados[5,14,18,25].

A história natural da GM parece ser semelhante à dos pacientes não idosos[26]. Um possível pior prognóstico verificado nos pacientes idosos provavelmente é consequência da função renal basal menor que ocorre nestes pacientes em razão do envelhecimento e não pela glomerulopatia[26,27]. Cerca de 15 a 20% dos pacientes apresentam remissão espontânea da proteinúria e mantêm função renal normal. Aproximadamente 20 a 40% apresentam persistência de proteinúria intensa e evoluem para insuficiência renal em torno de três anos após a descoberta da doença. O restante dos pacientes mantém remissão parcial ou continua com proteinúria intensa sem, entretanto, evoluir para insuficiência renal. Devido à evolução relativamente favorável, na maioria das vezes os pacientes idosos deverão receber tratamento específico se houver indicações de prognóstico ruim na época do diagnóstico, como proteinúria acima de 10g nas 24 horas, aumento da creatinina sérica, GM em estádios II, III e IV e lesões tubulointersticiais crônicas com fibrose à biópsia renal[6].

Na formas mais leves, com albumina sérica em torno de 2,5g/dL, a retenção de sódio, a expansão de volume e a hipertensão podem ser tratadas somente com diuréticos e hipotensores. Quando há síndrome nefrótica mais grave, com a albuminemia caindo abaixo de 2,5g/dL, a volemia pode cair e os pacientes podem apresentar hipotensão. O uso de diuréticos, nessa situação, pode precipitar quadro de IRA[18]. Pacientes com síndrome nefrótica grave podem apresentar queda acentuada dos níveis de IgG abaixo de 600mg/dL, deixando os pacientes mais suscetíveis a infecções e quadros sépticos. O manuseio desses quadros pode ser difícil, especialmente se considerarmos desnutrição prévia, doença hepática, osteoporose subjacente, doença aterosclerótica[18]. A hiperlipidemia também pode ser um alvo no tratamento nos pacientes que não respondem bem ao tratamento específico e as estatinas parecem ser os agentes mais seguros nesses casos[18]. A utilização de inibidores da enzima de conversão da angiotensina II (ECA) e dos bloqueadores dos receptores AT_1 da angiotensina II têm efeito benéfico na hipertensão e podem reduzir a incidência de fibrose renal.

Quanto ao tratamento específico, ainda não está demonstrado um efeito benéfico da utilização de imunossupressores na GM de acordo com uma metanálise recentemente publicada[28]. Neste estudo, verificou-se que há um número grande de suspensão do tratamento por efeitos colaterais.

Os glicocorticoides, atuando isoladamente, parecem não exercer nenhum benefício se administrados em pacientes com GM[26]. Há consenso de que essas drogas provocam maior incidência de efeitos colaterais nos idosos, como retenção de sódio, intolerância à glicose e hipertensão. Além disso, alteram o grau de consciência em alguns casos, provocando quadros de agitação psicomotora[18]. Por essas razões, a maioria dos investigadores preconiza o tratamento sem corticoides ou com baixa dosagem associados aos imunossupressores[18]. A combinação de agentes citotóxicos alquilantes (clorambucil ou ciclofosfamida) com corticoides por via oral ou intravenosa tem sido associada a aumento de remissões parciais ou totais do quadro com estabilização da função renal. Em um estudo retrospectivo, foi verificado um número maior de remissões parcial e completa em idosos após tratamento com corticosteroide e clorambucil, em comparação com idosos que foram mantidos sem tratamento ou tratados apenas com corticosteroide[26]. Infelizmente, os estudos com pacientes idosos são poucos e não dá para tirar conclusões definitivas. Outro agravante nesses casos é que pacientes idosos com esse tipo de tratamento podem desenvolver complicações infecciosas, especialmente o desenvolvimento de herpes-zóster.

De qualquer maneira, a utilização de imunossupressores em pacientes com GM ainda não mostra um efeito benéfico a longo prazo e que de fato aumente a taxa de remissão em qualquer faixa etária de acordo com uma metanálise recente[28]. Nessa revisão[28], verificou-se que há um número grande de suspensão do tratamento por efeitos colaterais e que a ciclofosfamida teria menos efeitos colaterais que o clorambucil. Portanto, a terapia deveria ser instituída naqueles pacientes com grande risco de progressão para insuficiência renal. Além disso, há necessidade do melhor entendimento da fisiopatologia da GM com detalhes dos mecanismos envolvidos para encontrar-se tratamentos mais adequados[29,30].

A ciclosporina A, apesar utilizada para tratar a GM em adultos não idosos, ainda que com resultados controversos[28], não é mencionada nos textos e estudos que abordam o tratamento desta glomerulopatia nos idosos. Outras drogas, como o rituximab e o micofenolato mofetil, têm sido pouco estudadas em pesquisas controladas nos idosos[19].

Nos pacientes com GM que mantêm proteinúria persistente deve ser introduzido o tratamento inespecífico com base nas medidas para reduzir a proteinúria e retardar a evolução da doença renal (uso de inibidores da ECA, bloqueadores dos receptores da angiotensina II, controle da hipertensão arterial, uso de estatinas e outros), conforme já discutido em outro capítulo deste livro.

GLOMERULOPATIA DE LESÕES MÍNIMAS

A glomerulopatia de lesões mínimas (GLM), apesar de ser uma doença que ocorre tipicamente na população infantil, pode acometer pacientes de qualquer faixa etária, sexo, raça e região geográfica[6,31]. Em adultos, a frequência relatada da GLM pode variar de 15 a 25%[6]. Há registros de pacientes na oitava década de vida com essa doença[18] e verifica-se mesmo aumento da incidência de GLM em relação às outras causas de síndrome nefrótica na faixa etária acima de 80 anos[11].

Na maioria dos casos, a GLM é idiopática. Entretanto, vem sendo relatada a associação entre GLM e drogas (sais de ouro, penicilamina, ampicilina, mercúrio, anti-inflamatórios não hormonais, lítio), neoplasias (linfoma de Hodgkin, linfoma não Hodgkin), infecções (virais, esquistossomose, síndrome de Guillain-Barré) e outras doenças como dermatite herpetiforme e *miastenia gravis*. As drogas anti-inflamatórias não esteroides, particularmente o fenoprofeno, estão entre as causas mais comuns de GLM secundária. Nessas circunstâncias, a interrupção do uso da droga tende a induzir à resolução da síndrome nefrótica. A GLM pode estar associada com várias neoplasias hematológicas, como a doença de Hodgkin em particular, e outros tumores sólidos. Essas observações reforçam a necessidade de se considerar as doenças neoplásicas como fatores desencadeadores da GLM, principalmente em pacientes acima de 50 anos de idade.

Do ponto de vista clínico, a GLM mais comumente se apresenta com síndrome nefrótica e, com menor frequência, com proteinúria na margem não nefrótica (abaixo de 3g nas 24 horas). Pacientes idosos apresentam maior prevalência de hipertensão[6,29,31,32]. É uma doença que responde bem à corticoterapia e tem a característica de apresentar altas taxas de recidiva, as quais parecem ser menores nos pacientes idosos[31]. A taxa de filtração glomerular é menor que a dos indivíduos não idosos, refletindo o declínio da função renal como consequência do envelhecimento[31]. Em raras ocasiões pode ocorrer hipovolemia como complicação da síndrome nefrótica evoluindo para insuficiência renal aguda por necrose tubular aguda (NTA)[6]. A prevalência de insuficiência renal aguda em pacientes com GLM e idade acima de 60 anos já foi relatada estar acima de 20% dos casos[32], e até 40% dos pacientes idosos com GLM[33]. Há predisposição para fenômenos tromboembólicos e infecções como peritonite, sepse ou celulite.

O padrão histopatológico da GLM nos idosos não apresenta diferenças em relação àquele encontrado nos pacientes não idosos. Entretanto, o diagnóstico de GLM pode ser difícil devido à existência concomitante de nefrosclerose senil (glomerulosclerose global, arteriolonefrosclerose, atrofia tubular, fibrose intersticial). O encontro de esclerose global de glomérulos é considerado normal desde que comprometido até o máximo de 10% da população glomerular, o que ocorre também normalmente em pacientes de até 40 anos de idade sem nenhuma doença renal. Esses achados não devem ser considerados se as alterações à microscopia por imunofluorescência e eletrônica (tipicamente fusão generalizada de pedicelos, porém não patognomônica) forem compatíveis com a doença de lesões mínimas[5,6].

O tratamento segue os protocolos usualmente utilizados para os adultos jovens. Não existem estudos dirigidos especificamente para a população idosa e, assim, os níveis de evidência são baseados em estudos retrospectivos e não controlados[12,31,32].

Nos adultos, bem como nas crianças, a GLM é uma lesão que responde bem à corticoterapia e tem um prognóstico benigno na maioria dos casos. Ao contrário das crianças que respondem com oito semanas de terapia, os pacientes de mais idade podem necessitar de 16 semanas de tratamento para que a mesma resposta seja obtida[6,29]. Um protocolo apropriado seria a administração de prednisona na dose de 1mg/kg/peso dado de uma vez pela manhã durante oito semanas, após as quais a dose se reduziria para 0,5mg/kg por mais oito semanas, a menos que ocorra remissão total durante as primeiras semanas[6]. Após esse outro período, deve ser iniciada redução gradativa da dose nas oito semanas subsequentes. Se houver remissão nessas primeiras semanas, o paciente pode ter a dose convertida para dias alternados, aproximadamente com uma semana de resultados negativos para proteinúria na urina[6]. Aproximadamente 80-90% dos pacientes adultos responderão com remissão total entre 16 e 20 semanas de tratamento. Entretanto, 20 a 50% dos pacientes terão recidiva subsequente[6,29]. Em pacientes com recidivas frequentes e que também recidivam durante a diminuição da corticoterapia, pode-se administrar ciclofosfamida 1,5-2mg/kg/dia (dose máxima de 100mg/dia), durante 10 a 12 semanas após ou em conjunto com doses de corticoides, geralmente 0,2mg/kg de peso/dia. Pode-se utilizar a mesma dose/dia até atingir a dose total acumulada de 200mg/kg/tratamento. Em alguns casos, pode haver remissão espontânea[31,32]. Nos pacientes idosos com poucos sintomas, cujo edema possa ser controlado facilmente com pequenas doses de diuréticos, pode ser tentado tratamento sem corticoides ou imunossupressores, apenas com medidas para reduzir proteinúria, uso de diuréticos e restrição de sal, devido à evolução benigna da GLM e ao fato de que 20 a 30% dos pacientes podem desenvolver remissão espontânea ao longo do primeiro ano de evolução[6].

Pacientes idosos com outras morbidades como diabetes tipo 2, osteoporose grave, imunodeficiências ou sangramentos gastrintestinais prévios podem ser candidatos ruins para tratamento com esteroides. Protocolos alternativos, como inibidores da calcineurina, não foram ainda validados, mas poderão ter utilidade[34,35]. Os inibidores da calcineurina em combinação com corticoides em doses baixas e em dias alternados podem ser utilizados, embora sejam contraindicados em pacientes com lesão renal aguda. As remissões podem ser obtidas por essas drogas, mas recidivas são muito frequentes quando suspensas. O tratamento prolongado com os inibidores da calcineurina pode provocar nefrotoxicidade. As doses iniciais para ciclosporina ficam em torno de 3,5mg/kg/dia (em duas doses) e 0,05mg/kg/dia de tacrolimus. Os níveis séricos devem ser monitorados para toxicidade.

Recidivas são menos frequentes em adultos e remissões mais estáveis são mais comuns quando se associa ciclofosfamida[32]. O prognóstico é bom a longo prazo nos pacientes com tratamento bem-sucedido, mas a taxa de mortalidade nos pacientes idosos com síndrome nefrótica é superior àquela esperada pela idade[32]. Em casos de associação de GLM com o uso de anti-inflamatórios não hormonais associado ao quadro de síndrome nefrótica, a recomendação é suspender essa medicação por várias semanas, fazer biópsia renal para confirmar o diagnóstico histológico e finalmente implementar o tratamento com corticosteroides se o paciente permanecer nefrótico[29].

Nos pacientes com GLM que não apresentam remissão e persistem com proteinúria, deve ser introduzido o tratamento inespecífico baseado nas medidas para reduzir a proteinúria e retardar a evolução da doença renal (uso de inibidores da

ECA, bloqueadores dos receptores da angiotensina II, controle da hipertensão arterial, uso de estatinas e outros), conforme já discutido em outro capítulo deste livro.

GLOMERULOSCLEROSE SEGMENTAR E FOCAL

A maioria das lesões renais que acompanham o envelhecimento é similar às lesões da glomerulosclerose segmentar e focal (GESF). Logo, uma biópsia renal em paciente idoso deve ser interpretada com muito cuidado porque as alterações glomerulares com o avanço da idade são frequentemente acompanhadas por arterionefrosclerose com frequência mais global do que segmentar[5,6].

A GESF pode ocorrer em pacientes de qualquer faixa etária, sexo, raça e região geográfica. Nos adultos, a GESF tem sido diagnosticada em menos de 10% nas biópsias renais em adultos acima de 60 anos[29]. Alguns relatos são sugestivos de que a GESF ocorre em menos de 10% das biópsias renais nos idosos com síndrome nefrótica[12,14,20,36], enquanto outro trabalho mais recente sugere que a frequência é semelhante nas diversas faixas etárias, incluindo idosos ou muito idosos (> 80 anos; Tabela 30.2)[11]. Em nosso meio, GESF é a terceira causa mais frequente de glomerulopatia primária (nefróticos e não nefróticos) entre os pacientes adultos, correspondendo a 16,4% dos casos biopsiados em um total de 800 biópsias para o diagnóstico de glomerulopatias, na Divisão de Nefrologia da Faculdade de Medicina de Ribeirão Preto-USP. Desse total, a prevalência é de 7,5% em pacientes acima de 60 anos[8].

Na maioria dos casos, a GESF é classificada como primária. Algumas situações que podem estar associadas com a GESF secundária são: uso de analgésicos, heroína, hipertensão arterial, obesidade mórbida, pacientes HIV-positivos, *diabetes mellitus*, envelhecimento, neoplasias, esquistossomose.

Na GESF, o quadro clínico predominante é a síndrome nefrótica em cerca de 65 a 80% dos casos. Com menor frequência, os pacientes podem apresentar-se com proteinúria na margem não nefrótica. A incidência de hipertensão arterial e insuficiência renal é significativamente maior na população de idosos[36].

O tratamento da GESF nos idosos permanece mal definido. Na verdade, não existem evidências de que a idade influencie negativamente a evolução da GESF, embora mais de 50% dos pacientes nefróticos idosos apresentem insuficiência renal e hipertensão[36]. Também não existem estudos prospectivos e controlados que avaliem o tratamento da GESF nos idosos. Em um estudo retrospectivo com pequeno número de casos, remissão completa ocorreu em 44% entre nove pacientes tratados com corticosteroide associado ou não à ciclofosfamida, e nenhuma remissão no grupo de oito pacientes não tratados[36]. Ainda neste estudo, 63% dos pacientes não respondedores ou não tratados desenvolveram insuficiência renal, enquanto nenhum paciente do grupo com remissão completa apresentou esta evolução, nem tampouco apresentou recidiva.

Um protocolo terapêutico sugerido para pacientes idosos com "estado clínico satisfatório" consiste em prednisona até o máximo de 2mg/kg em dias alternados (dose máxima de 150mg de 48h/48h) durante 3 meses[29,36]. Se o paciente apresentar remissão neste período, a dose de prednisona deve ser reduzida em 30 dias. Se a resposta for parcial, o tratamento com até 2mg/kg em dias alternados pode ser tentado por até seis meses. Se nenhuma resposta tiver sido observada nos primeiros três meses, ou se não ocorrer remissão completa após seis meses, a dose de prednisona deve ser reduzida gradativamente até sua retirada[29,36]. É recomendado associar as medidas profiláticas para proteção gástrica durante a corticoterapia[6,18,29].

O uso de ciclosporina A associada à prednisona em baixa dose é uma alternativa a ser tentada nos pacientes que não apresentam remissão, desde que tomados os devidos cuidados para evitar a nefrotoxicidade provocada por este medicamento. Nos pacientes adultos, mas não idosos, o uso da ciclosporina A chega a atingir 70% de remissão parcial ou total[37]. Além da nefrotoxicidade, o tratamento da GESF em pacientes idosos com ciclosporina envolve duas outras situações indesejáveis: 1. elevadas taxas de recidiva após a interrupção desta droga; e 2. inexistência de estudos controlados em pacientes idosos com GESF e ciclosporina A.

Também não existem estudos controlados para avaliação do tratamento com ciclofosfamida ou clorambucil da GESF em idosos com corticorresistência. De qualquer maneira, o tratamento com agentes alquilantes não parece ser satisfatório. Em adição, devem ser lembrados os eventos adversos dos imunosupressores que, em pacientes idosos, podem ser mais graves, particularmente no que se refere às infecções.

Nos pacientes com GESF e proteinúria persistente, deve ser introduzido o tratamento inespecífico com base nas medidas para reduzir a proteinúria e retardar a evolução da doença renal (uso de inibidores da ECA, bloqueadores dos receptores da angiotensina II, controle da hipertensão arterial, uso de estatinas e outros), conforme já discutido em outro capítulo deste livro.

GLOMERULONEFRITE CRESCÊNTICA E VASCULITE DE PEQUENOS VASOS

Glomerulonefrite crescêntica é a causa mais comum de glomerulonefrite aguda em pacientes idosos, podendo alcançar 15% de todas as biópsias em algumas séries e até 50% dos pacientes com insuficiência renal aguda[38]. O conjunto de GN crescênticas mais frequentemente observadas nos idosos é do tipo "pauci-imune" necrosante, associadas aos autoanticorpos anticitoplasma de neutrófilos circulantes (GN crescênticas associadas a ANCA)[39-41]. Alguns desses pacientes apresentarão uma forma sistêmica de vasculites, por exemplo, a granulomatose de Wegener ou a poliangiíte microscópica, enquanto outros apresentarão uma doença "limitada ao rim". Doença antimembrana basal glomerular é relativamente rara em idosos, contudo há prevalência crescente da doença sem hemorragia pulmonar em mulheres com mais de 60 anos de idade. Quando há hemorragia pulmonar, o quadro é grave, e o prognóstico reservado[42]. Doença antimembrana basal glomerular e associada a ANCA podem ocorrer simultaneamente ou em sequência tanto no idoso quanto nos indivíduos mais jovens[43]. Em relato recente[44] foram descritos 221 pacientes (22,6% acima de 65 anos), com doença antimembrana basal glomerular. Esses pacientes tiveram maior proporção de anticorpos ANCA positivos em relação ao restante da amostra (46,0% vs. 14,6%). Esse grupo também mostrou doença renal mais leve e baixa prevalência de envolvimento pulmonar. As glomerulonefrites pauci-imunes associadas a ANCA são a forma mais frequente de achados em biópsias de idosos com insuficiência renal aguda[45]. Nesse relato, foram avaliados 78 pacientes com idade superior a 80 anos e com GN pauci-imune, dos quais 72% eram p-ANCA positivos e 20% c-ANCA positivos. O diagnóstico diferencial das glomerulonefrites crescênticas é extenso e a biópsia renal é fundamental na orientação correta para um diagnóstico etiológico e tratamento. Os achados à microscopia óptica são inespecíficos e orientam quanto à gravidade e ao prognóstico renal, que dependem do grau de acometimento dos glomérulos e do grau de atividade e cronicidade das lesões. A microscopia de imunofluorescência é fundamental para o diagnóstico etiológico, podendo ser encontrados os padrões granular, linear e pauci-imune, que orientam o diagnóstico diferencial, conforme descrito em capítulo anterior.

O tratamento das GN crescênticas e das vasculites sofreu mudanças importantes na década passada[24,42]. A ciclofosfamida (por via oral ou intravenosa) associada a doses altas de corticoides são atualmente o tratamento de escolha na maioria dos pacientes[24]. A complementação ao tratamento imunossupressor com plasmaférese para os pacientes com doença renal grave mostrou ser efetiva, ao menos a curto prazo. O prognóstico a longo prazo ainda é incerto[46,47]. Pode haver complicações infecciosas com germes oportunísticos durante os primeiros 6 a 12 meses de tratamento com ciclofosfamida e corticoides[48-50]. Portanto, pacientes idosos devem ser considerados de alto risco para apresentar complicações. Os protocolos de tratamento de manutenção para os pacientes idosos com vasculite positivos para ANCA são os mesmos utilizados para indivíduos mais jovens, pois não há evidências de maior índice de recidiva nos idosos. Em um relato recente[45], os pacientes que foram tratados com imunossupressores evoluíram com menor incidência de doença renal crônica terminal. Novos protocolos de tratamento, nesses casos, para substituir a ciclofosfamida e corticoides, como o rituximab, são promessas interessantes, mas ainda há poucos dados para confirmação do risco/benefício. Particularmente a doença recidivante parece responder ao rituximab[51].

Glomerulonefrite difusa aguda pós-infecciosa é mais comum em crianças e incomum em pacientes em idade avançada. Entretanto, é causa crescente de doença renal em indivíduos mais idosos[52]. Nos idosos, a GN pós-infecciosa é mais frequente em diabéticos e em pacientes imunodeprimidos. Diferentemente das crianças, os indivíduos mais idosos têm mais infecção estafilocócica do que estreptocócica como causa. As infecções que mais comumente predominam no quadro clínico são abscessos de tecido subcutâneo, infecção da ferida cirúrgica, infecções viscerais mais profundas e, com menos frequência, faringites. Em um relato mais recente[53], foram relatados 109 casos de GN aguda pós-infecciosa em pacientes acima de 65 anos de idade.

Esses episódios foram associados na maioria com infecções estafilocócicas (46%), seguidas das estreptocócicas (16%). Nesse relato, o local mais comum de infecção foi a pele, seguida de pneumonia e infecção do trato urinário. Deve-se suspeitar de endocardite bacteriana nos pacientes submetidos a procedimentos urológicos, proctológicos ou dentários, naqueles com cateteres centrais e nos usuários de drogas injetáveis, mas a investigação deve ser feita mesmo na ausência destes antecedentes.

O quadro clínico geralmente apresenta insuficiência renal aguda e sobrecarga hídrica com sinais de insuficiência cardíaca. A evolução geralmente é ruim, particularmente na presença de diabetes[53,54]. A maioria dos pacientes não se recupera completamente e em torno de 30 a 50% desenvolverá doença renal crônica terminal. Pulsoterapia com corticosteroides e ciclofosfamida deve ser feita nos casos de complicação com crescentes após avaliação dos riscos em pacientes idosos, apesar da falta de estudos controlados que mostrem benefício definitivo.

Nefropatia por IgA é condição rara em idosos e pode associar-se à glomerulonefrite crescêntica. Na forma rapidamente progressiva com crescentes e/ou lesões necrosantes focais não há estudos controlados, embora nestes casos a terapêutica deva ser agressiva, com pulsos mensais de metilprednisolona e ciclofosfamida[55], conforme descrito em capítulo anterior.

A crioglobulinemia mista com nefrite pode desenvolver-se no paciente idoso. A ativação monoclonal de IgM (fator reumatoide) contra um componente IgG policlonal (tipo II) resulta no desenvolvimento de crioprecipitados. Cerca de 95% dos casos são secundários à hepatite C[56]. Entretanto, em outras situações, podem ocorrer devido à hepatite B e à infecção por vírus Epstein-Barr. A terapêutica no idoso não difere de outras faixas etárias.

Lúpus eritematoso sistêmico com envolvimento renal é incomum em populações mais idosas, e tem sido relatada prevalência de < 20% nos indivíduos acima de 65 anos de idade[57-59]. É mais frequentemente uma condição benigna com manifestações cutâneas, hematológicas ou articulares, e a gravidade da doença renal é menor nessa população. O espectro das manifestações histopatológicas da nefropatia lúpica é similar aos achados descritos nos indivíduos mais jovens, mas parece haver aumento da prevalência de nefropatia membranosa (classe V)[57-59]. A presença de fator antinuclear positivo em idosos pode ser um fenômeno inespecífico e deve-se ter precaução para firmar o diagnóstico de lúpus baseado somente em achados sorológicos. Outras manifestações clínicas e sorológicas devem estar presentes, como anti-DNA dupla-hélice e/ou anti-Sm. A terapêutica no idoso não difere de outras faixas etárias, porém, nessa população, pode haver mais complicações devido ao uso de altas doses de ciclofosfamida e corticoides, favorecendo o aparecimento de osteoporose, diabetes e infecções oportunistas.

A glomerulonefrite membranoproliferativa (GNMP) primária é condição muito rara em pacientes idosos com glomerulonefrite crescêntica, e seu diagnóstico deve ser feito por exclusão, uma vez que esta forma histológica pode ser manifestação de inúmeras condições clínicas, como endocardite bacteriana, nefrite lúpica, nefrite por *shunt*, hepatite C e crioglobulinemia, entre outras. Todos os pacientes idosos com diagnóstico histopatológico de GNMP necessitam, portanto, de avaliação cuidadosa para cada uma das doenças acima, especialmente com estudos imunopatológicos adequados utilizando reagentes para a detecção de depósitos de Ig monoclonais, além da microscopia eletrônica. Quando associada à doença com grande número de crescentes, a GNMP pode ser grave e evoluir para doença renal crônica terminal em alguns meses. A GNMP tipo II (doença de depósitos densos) é rara no idoso[60]; a maioria é diagnosticada como tipo I, associada com depósitos elétron-densos subepiteliais. Quando a microscopia por imunofluorescência mostrar somente depósitos de C3, deve-se considerar uma doença própria do metabolismo alterado do complemento, como a deficiência do fator H[60]. O prognóstico da GNMP nos idosos é ruim, especialmente quando associada à doença com crescentes. O tratamento, de maneira geral, deve ser feito com ciclofosfamida e corticosteroides, preferencialmente em forma de pulsos mensais intravenosos[61], após avaliação dos riscos. Se houver diagnóstico de metabolismo alterado do complemento, a infusão de plasma fresco pode ser útil[60]. O tratamento de uma neoplasia concomitante ou de uma gamopatia monoclonal pode levar à melhora ainda que temporária[62].

AMILOIDOSE RENAL

A amiloidose é uma doença caracterizada pelo depósito de substância amorfa, que se cora com vermelho-Congo à microscopia óptica e apresenta cor de maçã verde quando exposta à luz polarizada[63]. A microscopia eletrônica mostra a presença de fibrilas de 10 a 12nm, com aspecto β-preguedo[64]. É a terceira causa mais comum de síndrome nefrótica na idade avançada, acometendo 10-13% dos casos[13,14]. A presença de síndrome do túnel do carpo, cardiomegalia inexplicada com insuficiência cardíaca ou bloqueios atrioventriculares, neuropatia periférica ou autonômica, hepatosplenomegalia, diarreia com má absorção ou hipotensão postural elevam a suspeita clínica de amiloidose.

A amiloidogênese é interpretada como um processo em que determinado estímulo causa alteração na concentração e/ou estrutura de uma proteína sérica, que sofre clivagem proteolítica anômala e em seguida processo de polimerização e depósito tecidual. Há várias proteínas envolvidas, porém as mais comuns são a cadeia leve das imunoglobulinas (AL)[65] e a proteína amiloide A (AA). Outras proteínas podem ser encontradas mais raramente, como transtiretina, gelsolina, apolipoproteína β_2, microglobulina, calcitonina, polipeptídeo amiloide da ilhota de Langerhans, fator atrial natriurético, proteína *Scrapie* e cistatina C.

Os depósitos nos rins geralmente se iniciam no mesângio e podem apresentar diversos padrões, como nodular mesangial, mesangiocapilar, perimembranoso e hilar[66].

A amiloidose pode ser primária ou secundária, com grau de acometimento sistêmico variado. O tipo de fibrila depositada no glomérulo (AL ou AA) orienta para um diagnóstico. Quando a amiloidose mostra depósitos de fibrilas AL, os diagnósticos possíveis são amiloidose primária ou mieloma múltiplo; quando o depósito é de fibrilas AA, o diagnóstico é de amiloidose secundária. Há diferentes maneiras de diferenciar os tipos de fibrilas, como a digestão por permanganato de potássio (fibrila AL não é digerível) e a fenotipagem. Embora o diagnóstico de amiloidose AL seja mais comumente feito pela detecção de paraproteína anormal através de imunofixação (em soro ou urina), documentação de discrasia de plasmócitos na medula óssea continua a ser útil em 10 a 15% dos pacientes que não apresentam uma paraproteína detectável no soro ou urina[67].

A amiloidose primária é assim considerada quando não se associa a nenhuma outra doença sistêmica. Cerca de 80% dos pacientes apresentam proteinúria, e os rins geralmente estão aumentados em tamanho. Em pacientes idosos com síndrome nefrótica, deve ser pesquisada por meio da presença de proteína monoclonal no soro e urina por imunoeletroforese. Cerca de 60% dos pacientes apresentam proteína monoclonal no soro e em 20% dos casos detecta-se proteína de Bence Jones na urina. À biópsia renal, a cadeia leve tipo λ predomina em relação à κ na microscopia de imunofluorescência.

A terapia convencional para amiloidose primária é feita com agentes alquilantes, dirigida a depletar o clone de células plasmáticas produtoras de cadeias leves. As taxas de sobrevida são baixas (50% em um ano)[68]. O prognóstico da amiloidose primária é pobre nos idosos, mas está melhorando como resultado de avanços no tratamento[68-70]. Pacientes com síndrome nefrótica frequentemente evoluem para doença renal crônica poucos anos após o descobrimento. A combinação com envolvimentos cardíaco e renal com níveis elevados do peptídeo natriurético B é particularmente sinal de prognóstico ruim[68-70]. Terapia mais agressiva com altas doses de melfalano com dexametasona ou bortezomida e lenolinamida (um similar da talidomida) tem melhorado o prognóstico da amiloidose primária[70,71]. Transplantes de medula óssea e de células-tronco têm sido úteis em pacientes selecionados[67]. Entretanto, esses procedimentos são muito pouco tolerados nos pacientes idosos, especialmente quando há envolvimento cardíaco[71,72].

A amiloidose secundária associa-se a estímulo inflamatório crônico acompanhando doenças infecciosas, inflamatórias e neoplásicas variadas, tais como artrite reumatoide, espondilite anquilosante, artrite psoriática, síndrome de Sjögren, síndrome de Reiter, síndrome de Behçet, doença de Whiple, doença intestinal inflamatória, lúpus eritematoso sistêmico, polimiosite, esclerodermia, tuberculose, osteomielite, paraplegia, abuso de heroína, bronquiectasia, moléstia de Hansen, sífilis, doença de Hodgkin, carcinoma de células renais, carcinoma medular de tireoide e outros. À biópsia renal, são encontrados depósitos de fibrilas AA. A proteína amiloide A (AA) possui um componente sérico antigenicamente relacionado, a proteína sérica amiloide A (SAA), que se apresenta de forma solúvel. É sintetizada pelo fígado e seu nível basal pode elevar-se em cerca de 1.000 vezes em resposta a determinado estímulo inflamatório agudo ou necrose tecidual. A degradação de SAA para AA determina o potencial amiloidogênico e o local de depósito. Na amiloidose AA, terapia intensiva direcionada à reversão do estado inflamatório pode associar-se à melhora significativa das manifestações renais. Isso tem sido observado em pacientes com artrite reumatoide tratados com pulsos de ciclofosfamida[73].

GLOMERULONEFRITES FIBRILAR E IMUNOTACTOIDE

As glomerulonefrites fibrilar e imunotactoide são condições muito raras, que eventualmente podem ser encontradas em indivíduos idosos[74-76]. O nome destas entidades deve-se a suas características microscópicas, onde se encontram depósitos extracelulares de microfibrilas ou microtúbulos que não se coram com vermelho-Congo no glomérulo. Estes depósitos podem localizar-se tanto no mesângio quanto na membrana basal glomerular, e podem ser observados à microscopia eletrônica. As principais manifestações clínicas são proteinúria, habitualmente nefrótica, hematúria, hipertensão e insuficiência renal. Os níveis séricos de complemento são habitualmente normais, entretanto podem estar diminuídos em alguns casos[77]. A evolução clínica é muito variável, e em alguns casos pode haver evolução para doença renal crônica terminal em semanas ou meses, enquanto alguns casos podem manter função renal normal por muitos anos[78].

A maioria dos pacientes não apresenta doenças associadas, mas estas podem ocorrer. As mais frequentes são neoplasias (linfoma não Hodgkin, leucemia linfoide crônica, mieloma múltiplo, adenocarcinoma de estômago, carcinoma metastático de fígado), doenças imunoalérgicas (artrite reumatoide, doença mista do tecido conjuntivo, síndrome de Sjögren, vasculite leucocitoclástica, gamopatia monoclonal benigna, gamopatia policlonal benigna), doenças virais (hepatite C, citomegalovírus) e outras.

A patogenia das glomerulonefrites fibrilar/imunotactoide é desconhecida. Todavia, o encontro de depósitos de fibrilas em outros órgãos como pulmões, fígado e medula óssea e a recorrência em rins transplantados sugere que os depósitos fibrilares tenham origem sistêmica[78,79].

Diversos esquemas terapêuticos, como corticosteroides isolados[77,80] ou associados à ciclofosfamida e à plasmaférese, têm sido propostos, entretanto o número de casos estudados é muito pequeno e não há evidências de que tenham eficácia.

NEFROPATIA POR DEPÓSITO MESANGIAL DE IgA

A ocorrência da nefropatia por depósito mesangial de IgA (nefropatia por IgA) é incomum a partir dos 50 anos de idade e, na maioria das séries, menos de 5% dos pacientes estão acima de 60 anos[5]. Esta raridade de diagnósticos de nefropatia por IgA nesta faixa etária pode ser consequência da resistência em realizar biópsia renal nestes pacientes com hematúria isolada. O quadro clínico e o curso da doença aparentemente são os mesmos que das outras faixas etárias, mas não existe experiência no tratamento desta doença nos idosos[5]. Em geral, o tratamento conservador com inibidores da ECA ou bloqueadores do sistema renina-angiotensina é utilizado nos casos em que a proteinúria se mantém >1g/24 horas[81]. Nos casos de nefropatia por IgA complicada com crescentes, a terapêutica pode ser agressiva com pulsos mensais de metilprednisolona e ciclofosfamida, conforme esquema de Tumlin[55]. Nestes casos devem ser considerados o risco e o benefício deste tratamento.

DOENÇAS POR DEPÓSITO DE IMUNOGLOBULINAS MONOCLONAIS NÃO AMILOIDES

Essas doenças, associadas ao depósito de imunoglobulinas sem a formação de fibrilas amiloides, são frequentes em pacientes idosos[68,82,83]. Consistem nas doenças de depósito de cadeias leves, cadeias pesadas, mistura de cadeias leves e pesadas, crioglobulinemia monoclonal (tipo I), doença por depósito de IgG monoclonal e GN imunotactoide[82-91]. A mais frequente dessas nos idosos é a doença por depósito de cadeias leves (DDCL). A apresentação típica é proteinúria, geralmente na faixa nefrótica e evolução progressiva para insuficiência renal. Os resíduos de dissulfeto nas cadeias leves monoclonais podem caracterizar os depósitos (amiloide *vs.* não amiloide)[88]. Pode haver diminuição dos níveis do complemento sérico[90], especialmente nos casos das doenças por depósito de cadeias pesadas, ou mistas (pesadas/leves), ou na presença de uma doença por depósito monoclonal de IgG com GN proliferativa[89,91]. A biópsia renal frequentemente mostra glomerulosclerose intercapilar (lembrando a lesão de Kimmelstiel-Wilson), com depósito de cadeias leves (tipicamente κ), mas as lesões podem ser muito heterogêneas[86]. A microscopia eletrônica pode mostrar depósitos elétron-densos em localização sub ou intramembrana basal glomerular e/ou nas membranas tubulares basais (algumas vezes lembrando a doença de depósitos densos ou GNMP tipo II)[90]. Quando não tratadas, o prognóstico é ruim e a evolução para doença renal crônica é frequente, especialmente com a idade avançada e na presença de diabetes[92]. A quimioterapia, incluindo clorambucil e prednisona, melfalano e prednisona, e talvez bortezomida, podem melhorar a evolução[93]. A doença pode recidivar no enxerto renal se não houver tratamento prévio[94]. O depósito monoclonal de IgG pode provocar uma forma de GN proliferativa que lembra uma GN por depósito de imunocomplexos[89,91].

OUTRAS DOENÇAS GLOMERULARES NOS IDOSOS

Drogas podem provocar efeitos colaterais nos idosos como hipersensibilidade e nefrotoxicidade, mas são causas menos frequentes de glomerulopatias. Os agentes inflamatórios não hormonais podem provocar síndrome nefrótica e insuficiência renal aguda como resultado de glomerulonefrite por lesões mínimas, com ou sem nefrite intersticial[95]. Essas drogas têm sido responsabilizadas também como causa de nefropatia membranosa e talvez glomerulosclerose segmentar e focal[96]. Compostos mercuriais por via oral, parenteral ou tópico, bem como ouro oral ou parenteral podem provocar nefropatia membranosa[97,98]. Algumas drogas, como penicilamina, rifampicina, alopurinol, hidralazina, propiltiouracil e metimazol, têm sido associadas a uma GN crescêntica ANCA positivas[99]. Quimioterapia para câncer pode provocar lesões glomerulares. Pamidronato e outros bifosfonatos utilizados para o tratamento de hipercalcemia em câncer ou osteoporose podem provocar GESF colapsante[100].

A glomerulosclerose idiopática nodular é uma doença recentemente descrita e que tem afetado indivíduos mais idosos, em particular mulheres com história de tabagismo[101,102]. Essa lesão é muito similar à glomerulosclerose nodular intercapilar provocada pelo diabetes (lesão de Kimmelstiel-Wilson). A fisiopatologia e a etiologia são desconhecidas, e a evolução com proteinúria e insuficiência renal é a regra. O tratamento consiste somente do controle da pressão arterial sistêmica e da inibição do sistema renina-angiotensina.

REFERÊNCIAS BIBLIOGRÁFICAS

1. Bergijk EC, Munaut C, Baelde JJ et al. A histologic study of the extracellular matrix during the development of glomerulosclerosis in murine chronic graft-versus-host disease. Am J Pathol 140(5):1147-1156, 1992.

2. Lindeman RD. Renal hemodynamics and glomerular filtration and their relationships to aging. In Martinez-Maldonado M (ed.) Hypertension and Renal Disease in the Elderly. Boston, Blackwell Scientific Publications, 1992, pp. 10-25.

3. Broyer M, Meyrier A, Niaudet P, Habib R. In Davison AM, Cameron JS, Grünfeld JP, Kerr D, Ritz E, WCG. (eds). Oxford Textbook of Clinical Nephrology. Oxford University Press. 1998, pp. 493-535.

4. Porush JG. The kidney in aging. In Greenberg A, Cheung AK, Coffmann TM, Falk RJ, Jennette JC (eds). Primer on Kidney Diseases. San Diego, Academic Press, 1998, pp. 395-399.

5. Glassock RJ. Glomerular disease in the elderly. In Martinez-Maldonado M (ed). Hypertension and Renal Disease in the Elderly. Boston, Blackwell Scientific Publications, 1992, pp. 211-224.

6. Glassock RJ. Glomerular disease in the elderly population. Geriatr Nephrol Urol 8(3):149-154, 1998.

7. Davison AM, Johnston PA. Glomerulonephritis in the elderly. Nephrol Dial Transplant 11(Suppl 9):34-37, 1996.

8. De Oliveira CM, Costa RS, Vieira Neto OM, et al. Renal diseases in the elderly who underwent to percutaneous biopsy of native kidneys. J Bras Nefrol 32(4):379-385, 2010.

9. Carmo PA, Kirsztajn GM, Carmo WB, Franco MF, Bastos MG. Histopathological findings in elderly patients. J Bras Nefrol 32(3):286-291, 2010.

10. Shin JH, Pyo HJ, Kwon YJ, et al. Renal biopsy in elderly patients: clinicopathological correlation in 117 Korean patients. Clin Nephrol 56(1):19-26, 2001.

11. Bajwa ZH, Sial KA, Malik AB, Steinman TI. Pain patterns in patients with polycystic kidney disease. Kidney Int 66(4):1561-1569, 2004.

12. Zech P, Colon S, Pointet P, Deteix P, Labeeuw M, Leitienne P. The nephrotic syndrome in adults aged over 60: etiology, evolution and treatment of 76 cases. Clin Nephrol 17(5):232-236, 1982.

13. Kingswood JC, Banks RA, Tribe CR, Owen-Jones J, Mackenzie, JC. Renal biopsy in the elderly: clinicopathological correlations in 143 patients. Clin Nephrol 22(4):183-187, 1984.

14. Cameron JS. Nephrotic syndrome in the elderly. Semin Nephrol 16(4):319-329, 1996.

15. Moutzouris DA, Herlitz L, Appel GB, et al. Renal biopsy in the very elderly. Clin J Am Soc Nephrol 4(6):1073-1082, 2009.

16. Pincon E, Rioux-Leclercq N, Frouget T, Le Pogamp P, Vigneau C. Renal biopsies after 70 years of age: a retrospective longitudinal study from 2000 to 2007 on 150 patients in Western France. Arch Gerontol Geriatr 51(3):e120-124, 2010.

17. Abrass CK. Glomerulonephritis in the elderly. Am J Nephrol 5(6):409-18, 1985.

18. Abrass CK. Treatment of membranous nephropathy in the elderly. Semin Nephrol 23(4):373-378, 2003.

19. Deegens JK, Wetzels JF. Membranous nephropathy in the older adult: epidemiology, diagnosis and management. Drugs Aging 24(9):717-732, 2007.

20. Davison AM, Johnston PA. Idiopathic glomerulonephritis in the elderly. Contrib Nephrol 105:38-48, 1993.

21. Lefaucheur C, Stengel B, Nochy D, et al. Membranous nephropathy and cancer: Epidemiologic evidence and determinants of high-risk cancer association. Kidney Int 70(8):1510-1517, 2006.

22. Bjorneklett R, Vikse BE, Svarstad E, et al. Long-term risk of cancer in membranous nephropathy patients. Am J Kidney Dis 50(3):396-403, 2007.

23. Beck LH Jr, Salant DJ. Membranous nephropathy: recent travels and new roads ahead. Kidney Int 77(9):765-770, 2010.

24. Mukhtyar C, Guillevin L, Cid MC, et al. EULAR recommendations for the management of primary small and medium vessel vasculitis. Ann Rheum Dis 68(3):310-317, 2009.

25. O'Callaghan CA, Hicks J, Doll H, Sacks SH, Cameron JS. Characteristics and outcome of mem-

branous nephropathy in older patients. Int Urol Nephrol 33(1):157-165, 2002.

26. Zent R, Nagai R, Cattran DC. Idiopathic membranous nephropathy in the elderly: a comparative study. Am J Kidney Dis 29(2):200-206, 1997.

27. Anderson S, Brenner BM. Effects of aging on the renal glomerulus. Am J Med 80(3):435-442, 1986.

28. Perna A, Schieppati A, Zamora J, Giuliano GA, Braun N, Remuzzi, G. Immunosuppressive treatment for idiopathic membranous nephropathy: a systematic review. Am J Kidney Dis 44(3):385-401, 2004.

29. Kunis CL, Teng SN. Treatment of glomerulonephritis in the elderly. Semin Nephrol 20(3):256-264, 2000.

30. Glassock RJ. The treatment of idiopathic membranous nephropathy: a dilemma or a conundrum? Am J Kidney Dis 44(3):562-566, 2004.

31. Anders HJ, Vielhauer V, Schlondorff D. Chemokines and chemokine receptors are involved in the resolution or progression of renal disease. Kidney Int 63(2):401-415, 2003.

32. Nolasco F, Cameron JS, Heywood EF, Hicks J, Ogg C, Williams DG. Adult-onset minimal change nephrotic syndrome: a long-term follow-up. Kidney Int 29(6):1215-1223, 1986.

33. Waldman M, Crew RJ, Valeri A, et al. Adult minimal-change disease: clinical characteristics, treatment, and outcomes. Clin J Am Soc Nephrol 2(3):445-453, 2007.

34. Cattran DC, Alexopoulos E, Heering P, et al. Cyclosporin in idiopathic glomerular disease associated with the nephrotic syndrome : workshop recommendations. Kidney Int 72(12):1429-1447, 2007.

35. Eguchi A, Takei T, Yoshida T, Tsuchiya K, Nitta, K. Combined cyclosporine and prednisolone therapy in adult patients with the first relapse of minimal-change nephrotic syndrome. Nephrol Dial Transplant 25(1):124-129, 2010.

36. Nagai R, Cattran DC, Pei Y. Steroid therapy and prognosis of focal segmental glomerulosclerosis in the elderly. Clin Nephrol 42(1):18-21, 1994.

37. Cattran DC, Appel GB, Hebert LA, et al. A randomized trial of cyclosporine in patients with steroid-resistant focal segmental glomerulosclerosis. North America Nephrotic Syndrome Study Group. Kidney Int 56(6):2220-2226, 1999.

38. Furci L, Baraldi A, Medici G, Maccari D, Lusvarghi E. Nephropathies in the elderly. An epidemiological study. Contrib Nephrol 105:157-160, 1993.

39. Gately MK, Carvajal DM, Connaughton SE, et al. Interleukin-12 antagonist activity of mouse interleukin-12 p40 homodimer in vitro and in vivo. Ann N Y Acad Sci 795:1-12, 1996.

40. Jayne D. Renal vasculitis in the elderly. In The aging kidney in health and disease. Macias Nunes JF, Cameron JS, Oreopoulos DG (eds). New York, Springer, 2008. pp. 373-384.

41. Uezono S, Hara S, Sato Y, et al. Renal biopsy in elderly patients: a clinicopathological analysis. Ren Fail 28(7):549-555, 2006.

42. Jayne D, Rasmussen N, Andrassy K, et al. A randomized trial of maintenance therapy for vasculitis associated with antineutrophil cytoplasmic autoantibodies. N Engl J Med 349(1):36-44, 2003.

43. Lindic J, Vizjak A, Ferluga D, et al. Clinical outcome of patients with coexistent antineutrophil cytoplasmic antibodies and antibodies against glomerular basement membrane. Ther Apher Dial 13(4):278-281, 2009.

44. Cui Z, Zhao J, Jia XY, Zhu SN, Zhao, MH. Clinical features and outcomes of anti-glomerular basement membrane disease in older patients. Am J Kidney Dis 57(4):575-582, 2011.

45. Bomback AS, Appel GB, Radhakrishnan J, et al. ANCA-associated glomerulonephritis in the very elderly. Kidney Int 79(7):757-764, 2011.

46. Jayne DR, Gaskin G, Rasmussen N, et al. Randomized trial of plasma exchange or high-dosage methylprednisolone as adjunctive therapy for severe renal vasculitis. J Am Soc Nephrol 18(7):2180-2188, 2007.

47. Walters GD, Willis NS, Craig JC. Interventions for renal vasculitis in adults. A systematic review. BMC Nephrol 11:12, 2010.

48. Brijker F, Magee CC, Tervaert JW, O'Neill S, Walshe JJ. Outcome analysis of patients with vasculitis associated with antineutrophil cytoplasmic antibodies. Clin Nephrol 52(6):344-351, 1999.

49. Little MA, Nazar L, Farrington K. Outcome in glomerulonephritis due to systemic small vessel vasculitis: effect of functional status and non-vasculitic co-morbidity. Nephrol Dial Transplant 19(2):356-364, 2004.

50. Little MA, Nightingale P, Verburgh CA, et al. Early mortality in systemic vasculitis: relative contribution of adverse events and active vasculitis. Ann Rheum Dis 69(6):1036-1043, 2010.

51. Stone JH, Merkel PA, Spiera R, et al. Rituximab versus cyclophosphamide for ANCA-associated vasculitis. N Engl J Med 363(3):221-232, 2010.

52. Moroni G, Ponticelli C. Acute post-infectious glomerulonephritis. In C. Ponticelli Treatment of primary glomerulonephritis. Glassock RJ (eds). Oxford, Oxford Medical Publishers, 2009, pp. 133-178.

53. Nasr SH, Fidler ME, Valeri AM, et al. Postinfectious glomerulonephritis in the elderly. J Am Soc Nephrol 22(1):187-195, 2011.

54. Nasr SH, Share DS, Vargas MT, D'Agati VD, Markowitz GS. Acute poststaphylococcal glomerulonephritis superimposed on diabetic glomerulosclerosis. Kidney Int 71(12):1317-1321, 2007.

55. Tumlin JA, Lohavichan V, Hennigar R. Crescentic, proliferative IgA nephropathy: clinical and histological response to methylprednisolone and intravenous cyclophosphamide. Nephrol Dial Transplant 18(7):1321-1329, 2003.

56. Stehman-Breen C, Alpers CE, Willson R, Johnson RJ. Is there a hepatitis C virus-associated membranoproliferative glomerulonephritis? Am J Kidney Dis 30(4):589-590, 1997.

57. Boddaert J, Huong DL, Amoura Z, Wechsler B, Godeau P, Piette JC. Late-onset systemic lupus erythematosus: a personal series of 47 patients and pooled analysis of 714 cases in the literature. Medicine (Baltimore) 83(6):348-359, 2004.

58. Lalani S, Pope J, de Leon F, Peschken C. Clinical features and prognosis of late-onset systemic lupus erythematosus: results from the 1000 faces of lupus study. J Rheumatol 37(1):38-44, 2010.

59. Rovensky J, Tuchynova A. Systemic lupus erythematosus in the elderly. Autoimmun Rev 7(3):235-239, 2008.

60. Glassock RJ. Membranoproliferative glomerulonephritis. In Molony DA Evidence based nephrology. Craig JC (eds). Oxford, Wiley-Blackwell, 2009, pp. 183-198.

61. Glassock RJ. Management of intractable edema in nephrotic syndrome. Kidney Int Suppl 58:S75-S79, 1997.

62. Sethi S, Zand L, Leung N, et al. Membranoproliferative glomerulonephritis secondary to monoclonal gammopathy. Clin J Am Soc Nephrol 5(5):770-782, 2010.

63. Casanova S, Donini U, Zucchelli P, Mazzucco G, Monga G, Linke RP. Immunohistochemical distinction between amyloidosis and fibrillar glomerulopathy. Am J Clin Pathol 97(6):787-795, 1992.

64. Rosenstock JL, Markowitz GS, Valeri AM, Sacchi G, Appel GB, D'Agati VD. Fibrillary and immunotactoid glomerulonephritis: distinct entities with different clinical and pathologic features. Kidney Int 63(4):1450-1461, 2003.

65. Ganeval D, Noel LH, Preud'homme JL, Droz D, Grunfeld JP. Light-chain deposition disease: its relation with AL-type amyloidosis. Kidney Int 26(1):1-9, 1984.

66. Gertz MA, Kyle RA. Amyloidosis: prognosis and treatment. Semin Arthritis Rheum 24(2):124-138, 1994.

67. Gertz MA, Lacy MQ, Dispenzieri A. Immunoglobulin light chain amyloidosis and the kidney. Kidney Int 61(1):1-9, 2002.

68. Dember LM. Amyloidosis-associated kidney disease. J Am Soc Nephrol 17(12):3458-3471, 2006.

69. Dimopoulos MA, Kastritis E, Rajkumar SV. Treatment of plasma cell dyscrasias with lenalidomide. Leukemia 22(7):1343-1353, 2008.

70. Kastritis E, Wechalekar AD, Dimopoulos MA, et al. Bortezomib with or without dexamethasone in primary systemic (light chain) amyloidosis. J Clin Oncol 28(6):1031-1037, 2010.

71. Gertz MA, Zeldenrust SR. Treatment of immunoglobulin light chain amyloidosis. Curr Hematol Malig Rep 4(2):91-98, 2009.

72. Dember LM. Modern treatment of amyloidosis: unresolved questions. J Am Soc Nephrol 20(3):469-472, 2009.

73. Chevrel G, Jenvrin C, McGregor B, Miossec P. Renal type AA amyloidosis associated with rheumatoid arthritis: a cohort study showing improved survival on treatment with pulse cyclophosphamide. Rheumatology (Oxford), 40(7):821-825, 2001.

74. Korbet SM, Genchi RM, Borok RZ, Schwartz MM. The racial prevalence of glomerular lesions in nephrotic adults. Am J Kidney Dis 27(5):647-651, 1996.

75. Korbet SM, Schwartz MM, Lewis EJ. Immunotactoid glomerulopathy. Am J Kidney Dis 17(3):247-257, 1991.

76. Alpers CE, Rennke HG, Hopper J Jr, Biava CG. Fibrillary glomerulonephritis: an entity with unusual immunofluorescence features. Kidney Int 31(3):781-789, 1987.

77. Fogo A, Qureshi N, Horn RG. Morphologic and clinical features of fibrillary glomerulonephritis versus immunotactoid glomerulopathy. Am J Kidney Dis 22(3):367-377, 1993.

78. Bakir AA, Ainis H, Rhee HL. Nonamyloidotic fibrillar glomerulopathy and recurrent gestational anasarca. Am J Nephrol 10(4):333-338, 1990.

79. Korbet SM, Rosenberg BF, Schwartz MM, Lewis EJ. Course of renal transplantation in immunotactoid glomerulopathy. Am J Med 89(1):91-95, 1990.

80. Iskandar SS, Falk RJ, Jennette JC. Clinical and pathologic features of fibrillary glomerulonephritis. Kidney Int 42(6):1401-1407, 1992.

81. Floege J, Eitner F. Immune modulating therapy for IgA nephropathy: rationale and evidence. Semin Nephrol 28(1):38-47, 2008.

82. Lin J, Markowitz GS, Valeri AM, et al. Renal monoclonal immunoglobulin deposition disease: the disease spectrum. J Am Soc Nephrol 12(7):1482-1492, 2001.

83. Touchard G, Aucountier P, Hermine O, Ronco P. Monoclonal gammopathies and the kidney. Kluwer Academic Publishers, Dordrecht, 2003.

84. Davern S, Tang LX, Williams TK, et al. Immunodiagnostic capabilities of anti-free immunoglobulin light chain monoclonal antibodies. Am J Clin Pathol 130(5):702-711, 2008.

85. Glassock RJ. Glomerular disease in the elderly. Clin Geriatr Med 25(3):413-422, 2009.

86. Gokden N, Barlogie B, Liapis H. Morphologic heterogeneity of renal light-chain deposition disease. Ultrastruct Pathol 32(1):17-24, 2008.

87. Herrera GA, Turbat-Herrera EA. Renal diseases with organized deposits: an algorithmic approach to classification and clinicopathologic diagnosis. Arch Pathol Lab Med 134(4):512-531, 2010.

88. Kaplan B, Ramirez-Alvarado M, Sikkink L, et al. Free light chains in plasma of patients with light chain amyloidosis and non-amyloid light chain deposition disease. High proportion and heterogeneity of disulfide-linked monoclonal free light chains as pathogenic features of amyloid disease. Br J Haematol 144(5):705-715, 2009.

89. Nasr SH, Markowitz GS, Stokes MB, et al. Proliferative glomerulonephritis with monoclonal IgG deposits: a distinct entity mimicking immune-complex glomerulonephritis. Kidney Int 65(1):85-96, 2004.

90. Salant DJ, Sanchorawala V, D'Agati VD. A case of atypical light chain deposition disease--diagnosis and treatment. Clin J Am Soc Nephrol 2(4):858-867, 2007.

91. Soma J, Sato K, Sakuma T, et al. Immunoglobulin gamma 3-heavy-chain deposition disease: report of a case and relationship with hypocomplementemia. Am J Kidney Dis 43(1):E10-E16, 2004.

92. Stratta P, Gravellone L, Cena T, et al. Renal outcome and monoclonal immunoglobulin deposition disease in 289 old patients with blood cell dyscrasias: a single center experience. Crit Rev Oncol Hematol 79(1):31-42, 2011.

93. Hassoun H, Flombaum C, D'Agati VD, et al. High-dose melphalan and auto-SCT in patients with monoclonal Ig deposition disease. Bone Marrow Transplant 42(6):405-412, 2008.

94. Leung N, Lager DJ, Gertz MA, Wilson K, Kanakiriya S, Fervenza FC. Long-term outcome of renal transplantation in light-chain deposition disease. Am J Kidney Dis 43(1):147-153, 2004.

95. Kleinknecht D. Interstitial nephritis, the nephrotic syndrome, and chronic renal failure secondary to nonsteroidal anti-inflammatory drugs. Semin Nephrol 15(3):228-235, 1995.

96. Markowitz GS, Falkowitz DC, Isom R, et al. Membranous glomerulopathy and acute interstitial nephritis following treatment with celecoxib. Clin Nephrol 59(2):137-142, 2003.

97. Bigazzi PE. Metals and kidney autoimmunity. Environ Health Perspect, 107(Suppl 5):753-765, 1999.

98. Li SJ, Zhang SH, Chen HP, et al. Mercury-induced membranous nephropathy: clinical and pathological features. Clin J Am Soc Nephrol 5(3):439-444, 2010.

99. Chen M, Kallenberg CG. The environment, geoepidemiology and ANCA-associated vasculitides. Autoimmun Rev 9(5):A293-A298, 2010.

100. Markowitz GS, Fine PL, D'Agati V D. Nephrotic syndrome after treatment with pamidronate. Am J Kidney Dis 39(5):1118-1122, 2002.

101. Li W, Verani RR. Idiopathic nodular glomerulosclerosis: a clinicopathologic study of 15 cases. Hum Pathol 39(12):1771-1776, 2008.

102. Nasr SH, D'Agati VD. Nodular glomerulosclerosis in the nondiabetic smoker. J Am Soc Nephrol 18(7):2032-2036, 2007.

103. Nair R, Bell JM, Walker PD. Renal biopsy in patients aged 80 years and older. Am J Kidney Dis 44:618-626, 2004.

ÍNDICE REMISSIVO

A

Acantócito 105
Ácido
  graxo ômega-3 308
  micofenólico 203
Addis, Thomas 12, 22
  contagem de 12
Albuminúria
  Bright, Richard 9, 21
Amebíase 481, 506
Amiloidose 392
  AA 396
  AL 338, 393, 400
    diagnóstico 394
      imunoeletroforese 394, 400
      imunofixação 394, 400
    leucemia, 403, 404
      de células plasmáticas 404
      linfocítica crônica 403
      mieloide 403
    linfoma 403, 404
      de Burkitt 404
      de Hodgkin 403
      linfoblástico 404
    macroglobulinemia de Waldenström 403
    mieloma múltiplo 392, 393, 400
    nefropatia dos cilindros 392, 401
      diagnóstico 402
      tratamento 402
    tratamento 394, 399
      bortezomib 395
  de cadeia leve 393
  doença de depósito
    de cadeias leves 392, 397
    de cadeias pesadas 392
  gamopatia monoclonal 396
  paraproteinemias 391
  primária 393
  renal 327, 328
    hereditária 397
  proteínas de Bence Jones 392

  secundária 396
    AA 395, 396
    febre familial do Mediterrâneo 396
      diagnóstico 396
      colchicina 396
  síndrome de Fanconi 403
  vermelho-Congo 337
Angiopoietin-like-4 187
Angiotensina II 171
Anticorpo
  anticitoplasma de neutrófilo (ANCA) 376, 379-382
    antimieloperoxidase (MPO) 380-382
    antiproteinase 3 (PR3) 380-382
  antiestreptolisina O 113
  antígenos estreptocócicos 112
Aristóteles 3, 18

B

Barreira de filtração glomerular 182
Biópsia renal 14, 143
  crianças 196
  percutânea 143
    complicações 150
    contraindicações 144
    cuidados pós-biópsia 149
    indicações 143
      em crianças 196
    preparação pré-biópsia 144
    técnica 146
Bowman
  William Bowman 26
  cápsula de 27
Bright, Richard 8, 9, 13

C

Cápsula de Bowman 27, 29
CD-80 186
Célula
  endotelial 39
  epitelial
    parietal 53

visceral 43
glomerular 30, 42
  pedicelo 43
  fenda de filtração 43, 46
    nefrina 47
    podocina 31, 49
  mesangial 28, 37
    citocinas
    proliferação 38
    quimiocinas 40
Ciclofosfamida 367
  nefropatia membranosa 260
  toxicidade 205
Ciclosporina 206
  nefropatia membranosa 262
Cilindros hemáticos 105
Citocinas 40
Clorambucil
  nefropatia membranosa 260
Codócitos 105
Colágeno tipo IV 32, 42, 520-523
  cadeias alfa 32, 42, 184, 521-523
  colagenopatias, 524
  membrana basal glomerular 32, 519
Colagenopatias 524
Complemento (sistema do) 113
  glomerulonefrite membranoproliferativa 278, 279
Conselho Nacional de Controle de Experimentação Animal 59
Corpúsculo (ver Malpighi)
Corticosteroides 202
  efeitos colaterais 205
Crescentes (ver glomerulonefrite crescêntica) 377
Crioglobulinas 118, 345
  classificação 345
  glomerulonefrite
    crioglobulinêmica 344, 345, 349, 350
      classificação 349
    membranoproliferativa 473, 474, 477
Criptosporidiose 506

D
Diabetes mellitus 407
  controle glicêmico 438
  gestação 576
  glomerulosclerose
    nodular intercapilar 423
    de Kimmelstiel-Wilson 423
    difusa 424
  glomerulopatia diabética 425
    índice de gravidade 425
  glomerulopatia não diabética 408
  hemoglobina glicosilada 415
  hiperfiltração 416-419, 424
  hipertensão arterial 416, 432, 435
  macroalbuminúria 409, 413, 416, 421, 424
  microalbuminúria 409, 412-416, 419, 424
    doença cardiovascular 415, 418, 443
    mortalidade 415
    prevalência 409, 414
  nefropatia diabética
    avançada 420
    clínica 414, 416, 437
    diagnóstico 436
    epidemiologia 408
    história natural 410
    incidência 410
    incipiente 412, 413
    morfologia renal 421
    patogênese 427, 430
      fatores familiais 431
      fatores genéticos 431
        gene da enzima de conversão da angiotensina 436
        polimorfismo 436
      fatores hemodinâmicos 430, 431
    resistência insulínica 435
    tratamento 442
  neuropatia autonômica 416
  normoalbuminúria 411, 413, 418
  prevenção
    primária 438
    secundária 439
  modelos animais de 74-76
    camundongos NOD (*non obese diabetic*) 76
    estreptozotocina 75
Diafragma da fenda (ver fenda da filtração)
Doença de
Alport 299
Berger 295
Bright 13
Chagas 504
Klebs 11, 21
membrana fina 299, 530

E
Edema 130
  overfill 133
  glomerulopatia de lesões mínimas 188
  tratamento 133
  underfill 133
Endocardite bacteriana 458
Epidemiologia
  glomerulopatias 91, 95, 99
    frequência 95-99
    glomerulosclerose segmentar e focal 96, 98-100
    glomerulonefrite
      aguda 95
      pós-infecciosa 95
        Streptococcus zooepidemicus 95
        surto 95
    idosos 605
    incidência 92
    nefrite lúpica 96
    nefropatia
      membranosa 233
      por depósito mesangial de IgA
    prevalência 92, 94
    Registro
      Italiano de glomeruloptias 93
      Paulista de Glomerulopatias 94
Epitélio
  parietal 29
  visceral 29, 30
    podócito 30
      pedicelo 43
        fenda de filtração 43
        CD2-AP 31, 47
        nefrina 31, 47, 185, 520
        podocina 31, 49, 185, 520
Especificidade 113
Esquistossomose 481-488
  diagnóstico 486
  hepatoesplênica 481, 482
  hepatointestinal 483
  intestinal 483
Estreptococo beta-hemolítico 449
Estreptozotocina 75
  nefropatia diabética 74
Estrongiloidíase 507

F
Febre familial do Mediterrâneo 396
  colchicina 396
  diagnóstico 396
Fenda de filtração 43, 46, 186
Fibrilas 337, 341, 343, 344, 391
Fibrilose diabética 341, 343
Filariose 507
Filtração glomerular
  barreira de 183

G
Galeno 3, 18
Gestação 562
  endoteliose 570
  doenças hipertensivas na gestação 566
  hipertensão gestacional 571
  nefropatia diabética 576
  pré-eclâmpsia 566-575
    patogênese 568
  síndrome
    HELLP 567
    hemolítico-urêmica 549
Glomérulo 26
  arteríola aferente 27
  arteríola eferente 27
  cápsula de Bowman, 27, 29, 37
  Malpighi, 26
  tufo glomerular 37
Glomerulosclerose
  diabética (ver *diabetes mellitus*)
    nodular intercapilar 423
    de Kimmelstiel-Wilson 423
    difusa 424
  segmentar e focal 218
    achados histopatológicos 221
    classificação 219
      morfológica 222
    epidemiologia 96, 98-100, 220
    familial 534
    primária
      fisiopatologia 219
      prognóstico 229
      receptor solúvel de urocinase 219
      β3-integrina 220
      recidiva 228
      transplante renal 230, 582
        de novo 585
        recorrência 583
      tratamento 225
        corticosteroides 226

                KDIGO 228
                inibidores de calcineurina 226
                micofenolato 228
        quadro clínico 220
    mecanismos 153
Glomerulonefrite
    aguda 83, 85, 95
        epidemiologia 95
            pós-infecciosa 95
                Streptococcus zooepidemicus 95
                surto 95
    crescêntica 319
        associada a ANCA 321, 326, 327, 329, 333
            biópsia renal 328
            diagnóstico diferencial 329
            patogênese 325
                pauci-imune 321, 325
                    granulomatose de Wegener 329
                    síndrome de Churg-Strauss 329, 373, 377, 378, 381, 383
        crescentes 319-322
            celulares 319, 320
            fibrocelulares 319
            fibrosas 319
        crioglobulinemia 333
        doença de
            Alport 326
            Churg-Strauss 329, 373, 377, 378, 381, 383
        endocardite bacteriana 331, 458
    infecções bacterianas 449
        por imunocomplexos 321, 325, 327
            lúpus eritematoso sistêmico 333
        por anticorpo antimembrana basal glomerular 321, 325, 326, 331
            síndrome de Goodpasture 327
        sobrevida 330
        tratamento 332
            plasmaférese 332, 334
        vasculites 327, 333
    crioglobulinêmica 344, 345, 349, 350, 392, 404
        classificação 349
        diagnóstico 405
    Doença de Klebs 11
    fibrilar 392, 399
    hipocomplementêmica 329
    imunotactoide 392, 399
    membranoproliferativa 277

        achados laboratoriais 278
        aspectos morfológicos 281
        classificação 285
            tipo I 282
            tipo II 284
            tipo III 284
        complemento 278
        etiologia 279
            doenças autoimunes 281
            gamopatia monoclonal 281
            hepatite C 281
            infecções 280
        fator nefrítico 279
        modelo experimental 71
        patogênese 286
        sobrevida 291
        secundária 279
            crioglobulinemia 280, 285, 293
            deficiência de alfa-1- antitripsina 279
            doenças autoimunes 281
            doenças sistêmicas 279
            doenças infecciosas 279
            doenças parasitárias 279
            gamopatia monoclonal 281
            hepatite B 279, 280, 292
            hepatite C 279-281, 292
            lipodistrofia parcial 279
            microangiopatia trombótica 279
            neoplasias 279
            síndrome hemolítico-urêmica 279
        transplante renal 292, 587
            de novo 589
            recorrência 292, 587
        tratamento 287-289
    mesangiocapilar (ver glomerulonefrite membranoproliferativa)
    pós-estafilocócica 467
        nefropatia por IgA 467
    pós-estreptocócica 449-457
        diagnóstico diferencial 452
        epidemiologia 450
        etiopatogenia 455
        incidência 450
        prognóstico 457
        tratamento 457
        Streptococcus zooepidemicus 451
    rapidamente progressiva 83, 85, 320, 328, 331

Glomerulopatia
  colágeno-fibrótica 338
  colapsante 470
    HIV 470
  diabética (ver *diabetes mellitus*) 425
    índice de gravidade 425
  do colágeno tipo III 338
  esquistossomótica (ver esquistossomose)
    diagnóstico histológico 484, 486
    patogênese 483
    prognóstico 487
    tratamento 487, 488
  fibrilar 338, 340, 342, 350
  hereditária 519
  imunotactoide 338, 344, 345, 348, 350
  não diabética 408
  por depósitos de fibronectina 335, 347
  por depósitos fibrilares 337, 350
    não amiloides 337
    diagnóstico diferencial 344, 348
    etiopatogenia 339, 342, 343, 346, 347
  por depósitos organizados 337, 350
  de lesões mínimas 181
    achados histopatológicos 193
    adultos 207
      tratamento 207
    angiopoietin-like-4 187
    CD-80 186
    etiopatogenia 182
    idosos 212
    indicações de biópsia renal em crianças 196
    índice de seletividade 191
    manifestações clínicas
      edema 188
      hiperlipidemia 191
      hipoalbuminemia 188
      sódio 188
    exames complementares
      urina rotina 189
      proteinúria 189
        ácido tricloroacético 190
        ácido sulfossalicílico 190
    primária 182
    tratamento 204
      recidivas em crianças 204
    secundária 182
    síndrome nefrótica idiopática em crianças
      ciclofosfamida

    corticoterapia 196
      corticodependente 196, 205
      corticorresistente 196
      corticossensível 196
      corticossensível recidivante frequente 196, 205
  diabética (ver *diabetes mellitus*)
    Kimmelstiel-Wilson 29
  epidemiologia 91
    registro
      italiano 93
      paulista de glomerulopatias 94
  hepatite B (ver hepatite B) 476
  hepatite C (ver hepatite C) 476
  HIV (ver HIV)
  idosos (ver Idosos) 604
    amiloidose renal 618
    glomerulosclerose segmentar e focal 614
    glomerulonefrite
      crescêntica 615
      fibrilar 620
      imunotactoide 620
    glomerulopatia de lesões mínimas 611
    nefropatia
      por depósito de
        imunoglobulinas monoclonais não amiloides 621
      mesangial de IgA 620
      membranosa 608
    vasculites de pequenos vasos 611
  infecções bacterianas 449
    abscessos viscerais 466
    endocardite bacteriana 458
    estreptococo beta-hemolítico 449
    pós-estafilocócica 467
      nefropatia por IgA 467
    pós-estreptocócica 449-457
      diagnóstico diferencial 452
      epidemiologia 450
      etiopatogenia 455
      Streptococcus zooepidemicus 451
      incidência 450
      prognóstico 457
      tratamento 457
    nefropatia por IgA pós-estafilocócica 467
    Streptococcus zooepidemicus 451
KDIGO (*Kidney Disease: Improving Global Outcomes*) 176

glomerulosclerose segmentar e focal 228, 229
nefropatia membranosa 258
tratamento 176
mecanismos de progressão 153
glomerulosclerose 155
imunológicos 153
inflamação 160
PDGF 161
TGF-β 161
não imunológicos 156
sinéquias 158
propedêutica 103
Granulomatose de Wegener 329, 373, 377, 378, 381, 383
critérios diagnósticos 384

H
Habib, R. 15
Hematúria 104
glomerular 105
acantócitos 105
microscópica assintomática 83
macroscópica recorrente 83, 85
Hepatite
vírus B 114, 476
glomerulonefrite
membranoproliferativa 279-281, 292, 474, 477
membranosa 475, 477
poliarterite nodosa 475, 477
tratamento 475, 477
vírus C 114, 474
crioglobulinemia mista 474
Hidatidose 506
Hipertensão
arterial 104, 170
diabetes mellitus 416, 432, 435
gestacional, 566, 571
Hipócrates 3, 18
Histoplasmose 481-502
diagnóstico 498
epidemiologia 498
glomerulonefrite 501
nefrite intersticial 501
prognóstico 502
tratamento 502
HIV 114
glomerulosclerose segmentar e focal 470

glomerulonefrite 473
lúpus *like* 470
membranoproliferativa 473
microangiopatia trombótica 473
HAART 472

I
Idosos 604
síndrome nefrótica 605
glomerulopatias 604
manifestações clínicas 605
epidemiologia 605
amiloidose renal 618
glomerulosclerose segmentar e focal 614
glomerulonefrite
crescêntica 615
fibrilar 620
imunotactoide 620
glomerulopatia de lesões mínimas 611
nefropatia
por depósito de
imunoglobulinas monoclonais não amiloides 621
mesangial de IgA 620
membranosa 608
vasculites de pequenos vasos 611
Índice
de seletividade 110
proteinúria/creatininúria 107
Inibidores
de calcineurina 203

K
KDIGO (*Kidney Disease: Improving Global Outcomes*) 176
glomerulopatias
tratamento 176

L
Leishmaniose 494
epidemiologia 494
nefropatia 496
prognóstico 497
tratamento 497
Lúpus eritematoso sistêmico 355, 356
diagnóstico 355, 356
critérios 355, 356
nefrite lúpica
classes histológicas 359

classe I, alterações mesangiais mínimas 359
classe II, alterações proliferativas mesangiais 358, 364
classe III, glomerulonefrite lúpica focal 359, 364
classe IV, glomerulonefrite lúpica difusa 360
classe V, glomerulonefrite lúpica membranosa 362, 369
classe VI, glomerulonefrite esclerosante avançada 362
classificação 358
OMS 358
ISN/RPS 358
índices de atividade 363
índices de cronicidade 363
patogênese 356
prognóstico 366
tratamento 366-370

M

Macroglobulinemia de Waldenström 403
Mácula densa 29
Malária 481
Marcelo Malpighi 6, 26, 36 (ver Malpighi)
Malpighi, Marcelo 6, 19, 26, 36
corpúsculo
de Malpighi 9
renal 26
Membrana basal glomerular 31, 41, 183, 519
colágeno tipo IV 32, 42, 520
cadeias alfa 184
laminina 32
microscopia eletrônica 31
proteoglicanos 42
sulfato de heparan
Mesângio 28
células de Goormaghtigh
células mesangiais 28, 37
extraglomerular 27
matriz mesangial 28
colágenos 28
Micofenolato 368
nefropatia membranosa 265
nefrite lúpica 368
Microangiopatia trombótica (ver Síndrome hemolítico-urêmica) 540
ADAMTS 13 543
epidemiologia 541

gestação 549
glomerulonefrite membranoproliferativa 279
manifestações clínicas 545
nefrite lúpica 363
patogênese 541
patologia 551
púrpura trombótica trombocitopênica 540
síndrome hemolítico-urêmica 540
transplante renal 550
tratamento 554
Microscopia
eletrônica 15
imunofluorescência, de 15
Microtúbulos 338
Mieloma múltiplo 392, 393, 401
AL 338, 393, 400
diagnóstico 394
imunoeletroforese 394, 400
imunofixação 394, 400
tratamento 394, 399
bortezomib 395
Modelos animais (modelos experimentais) 58
diabetes mellitus 74-76
estreptozotocina 75
doença antimembrana basal glomerular 60
síndrome de Goodpasture 60
geneticamente deficientes 58
glomerulonefrite
mesangial 68
anticorpo anticélulas mesangiais 69
anticorpo anticitoplasma de neutrófilo (ANCA) 73
anticorpo antiThy-1 68
habu snake venom 69
membranoproliferativa 71
glomerulosclerose segmentar e focal 65
puromicina 65
adriamicina 65
ablação de massa renal 66
microangiopatia trombótica 74
nefropatia
diabética 74
camundongos NOD (*non obese diabetic*) 76
espontâneo
estreptozotocina 75
membranosa 67
mesangial 68
mesangiólise 68

nefrite
  de Heymann 67, 237
    ativa 67, 238
    passiva 67, 238
  de Masugi 60
  de Steblay 63
  lúpica 70
  soro nefrotóxico 60
nefropatia induzida por puromicina 63
vasculites 73
Morgagni, Giovani Battista 7, 20

N
Nefrina 31, 47, 520
  gene NPHS1 185
Nefrite
  de Masugi 60, 61
  de Heymann ativa 67, 238
  de Heymann passiva 67, 238
  de Steblay 63
  lúpica (ver lúpus eritematoso sistêmico) 70, 344
    epidemiologia 96
    fatores antinucleares 114
  induzida pela puromicina 63, 65
  induzida pela adriamicina 65
Nefropatia
  diabética (ver *diabetes mellitus*) 74, 407
  nefropatia dos cilindros 392, 402
    diagnóstico 402
    tratamento 402
  membranosa 233
    anatomia patológica 241
      estágios das lesões glomerulares 244
    etiologia 234
    epidemiologia 233
    fatores prognósticos 251
    em idosos 608
    incidência 233
    mecanismos patogênicos 237
      endopeptidase neutra 238
      nefrite de Heymann 237
      proteinúria 239
      receptor tipo M de fosfolipase A2 239
      sistema complemento 239
    primária
      quadro clínico e laboratorial 247
        proteinúria 247

síndrome nefrótica 247
trombofilia 248
secundária
  alérgenos 237
  hepatite B 236
  doenças autoimunes 235
  neoplasias 236
tratamento 255
  ciclofosfamida 260
  ciclosporina 262
  clorambucil 260
  KDIGO 258
  micofenolato 265
  rituximab 265
  tacrolimus 264
transplante renal 589
  de novo 589
  recorrência 589
por depósito mesangial de IgA
  biópsia renal 298, 303
  classificação 297, 304, 305
    de Haas 304
    de Oxford 305
  diagnóstico diferencial 298
  distribuição geográfica 295
  hematúria macroscópica 296
  mecanismos fisiopatológicos 300
    glicosilação anômala da IgA1 300
    imunocomplexos 300-302
  primária 297
  secundária 297, 301
    púrpura de Henoch-Schönlein 297, 301
  tratamento 306
  epidemiologia 98-100
  transplante renal 585
    de novo 586
    recorrência 585

P
Parasitoses 481
Plasmodium
  falciparum 480, 489
  malariae 489
Parvovírus B19 478
Podocina 31, 49, 520
  gene NPHS2 185
Podócito 30, 43
  GLEPP-1 45

integrinas 45
pedicelo 31, 43
   fenda de filtração 43, 46
      nefrina 47
      podocina 31, 49
   podocalixina 44
nefrina 31, 520
Podocitopatias
   familiais 531
   glomerulosclerose segmentar e focal 534
   glomerulopatia de lesões mínimas 182
Poliarterite nodosa 372, 373, 375, 475, 477
Postulados de Koch 58
Pressão arterial
   proteinúria 170
Propedêutica das glomerulopatias 103
   anticorpo
      anticitoplasma de neutrófilo (ANCA) 116
      antiestreptolisina O 113
   cilindros hemáticos 105
   complemento 113
   fatores antinucleares 114
   hematúria 104
   hepatite
      vírus B 114
      vírus C 114
   HIV 114
   índice proteinúria/creatininúria 107
   microalbuminúria 109
   proteinúria 106
      ácido sulfossalicílico 106
      albuminúria 110
      glomerular 109
         índice de seletividade 110
      tubular 111
   sinais e sintomas 103
Proteínas de Bence Jones 392
Proteinúria
   angiotensin II 170
      bloqueio da 170
   assintomática 83, 86
   dieta 172
      restrição de proteína 172
   história da
      Domenico Cotugno 8, 20
   índice proteinúria/creatininúria 107
   glomerular 108

marcador de doenças renais 168
nefropatia membranosa 247
pressão arterial 170
Tamm-Horsfall 9
transplante renal 582, 594
tubular 111
Proteoglicanos
   membrana basal glomerular 42
Púrpura de Henoch-Schönlein 377

Q
Quimiocinas 40

R
Registro Paulista de Glomerulopatias 94
Rituximab 203
   nefropatia membranosa 165

S
Salmonelose septicêmica 484
Schistosoma mansoni (ver esquistossomose) 481, 482, 484
   ver glomerulopatia esquistossomótica
Sensibilidade 113
Síndrome
   da ósteo-onicodisplasia (*nail-patela*) 535
   de Alport 524-530
      critérios diagnósticos 525
      aspectos morfológicos 527
      aspectos genéticos 529
   de Churg-Strauss 373, 377, 378, 381, 383
   de Epstein 535
   de Fechtner 535
   de Goodpasture 60, 327, 377
   HELLP 567
   hemolítico-urêmica (ver Microangiopatia trombótica) 338, 540
      ADAMTS 13 543
      epidemiologia 541
      evolução 557
      glomerulonefrite membranoproliferativa 279
      manifestações clínicas 545
      patogênese 541
      patologia 551
      tratamento 555
   nefrítica 83, 85, 88
   nefrótica 83, 86, 88, 123
      do tipo finlandês 532
      complicações

anemia 200
crianças 197
   infecções 197
disfunção endocrinológica 199
hipercoagulabilidade 134
hiperlipidemia 137
   tratamento 202
injúria renal aguda 199
tromboembolismo pulmonar 135, 197
trombose de veia renal 135
crianças 197
definição 123
edema 130
   overfill 133
   tratamento 133, 201
   underfill 133
etiologia 123
fisiopatologia 124
   proteinúria normal 124
nefropatia membranosa 247
Sistema renina-angiotensina-aldosterona 170
  angiotensina II 171
  bloqueio 171
  inibição 170
  proteinúria 170
Streptococcus
  beta-hemolítico 449
  zooepidemicus 451

T
Tacrolimus 206
  nefropatia membranosa 264
Tamm-Horsfall (ver proteinúria) 9
Toxoplasmose 481, 508
Tripanossomíase 481, 497
Triquinose 509
Trypanosoma cruzi 504
Transplante renal 581
  citomegalovírus 601
  glomerulite na rejeição aguda 597
  glomerulopatia 581

  de novo 581
  do transplante 594
  recidivantes 581
glomerulosclerose segmentar e focal 230, 582
  de novo 585
  recorrência 583
glomerulonefrite membranoproliferativa 292, 587
  de novo 589
  recorrência 587
glomerulonefrite
  membranosa 589
    de novo 589
    recorrência 589
  crescêntica 590
    de novo 591
    recorrência 591
microangiopatia trombótica *de novo* 598
nefropatia por IgA 585
  de novo 586
  recorrência 585
poliomavírus 600
proteinúria 582, 594
Tufo glomerular 37

U
Uroscopia 4

V
Valor preditivo
  negativo 113
  positivo 113
Vasculites
  classificação 373, 376
  granulomatosas 372
  leucocitoclásticas 372
  necrosantes 372, 478, 379, 381, 383
  tratamento 384, 385
    de indução 385
    de manutenção 386
    de recidivas 386
Vesalius 6, 19